Psychiatrie der Gegenwart

erscheint in der dritten, völlig neu gestalteten Auflage mit neuem Konzept in neun handlichen Bänden. Jeder Band ist in sich abgeschlossen und umfaßt einen praktisch bedeutsamen Themenkreis der Psychiatrie. In ihrer Gesamtheit bilden die Bände ein Informations- und Nachschlage-Werk für Psychiater, Psychotherapeuten, Psychosomatiker und klinische Psychologen, welche in der praktischen Arbeit oder in der Forschung stehen. Es soll zugleich denjenigen Lesern dienen, welche in Weiterbildung und Fortbildung nach einer systematischen Darstellung des heutigen Erfahrungsstandes der Psychiatrie suchen.

Band 1 Neurosen, Psychosomatische Erkrankungen, Psychotherapie

Band 2 Krisenintervention, Suizid, Konsiliarpsychiatrie

Band 3 Abhängigkeit und Sucht

Band 4 Schizophrenien

Band 5 Affektive Psychosen

Band 6 Organische Psychosen

Band 7 Kinder- und Jugendpsychiatrie

Band 8 Alterspsychiatrie

Band 9 Brennpunkte der Psychiatrie
Diagnostik, Datenerhebung, Krankenversorgung

Psychiatrie der Gegenwart 1

Dritte, völlig neu gestaltete Auflage

Herausgegeben von
K. P. Kisker   H. Lauter   J.-E. Meyer
C. Müller   E. Strömgren

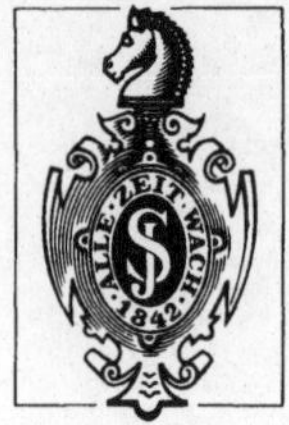

Neurosen
Psychosomatische Erkrankungen
Psychotherapie

Bearbeitet von
U. Baumann, H. Bommert, L. Ciompi, P. Fürstenau,
P. E. Garfinkel, D. M. Garner, I. Hand, P. Hertoft,
S. O. Hoffmann, H. Kächele, A. Kuhr, Ch. Reinecker-Hecht,
G. Rodin, Ch. Rohde-Dachser, H. Schepank, F. B. Simon,
H. Stierlin, H. H. Strupp, H. Thomä, R. Tölle, S. Zepf

Mit 9 Abbildungen

Springer-Verlag
Berlin Heidelberg New York Tokyo

Professor Dr. Dr. K. P. KISKER
Medizinische Hochschule Hannover, Psychiatrische Klinik
Konstanty-Gutschow-Str. 8, D-3000 Hannover 61

Professor Dr. H. LAUTER
Psychiatrische Klinik und Poliklinik rechts der Isar der Technischen Universität
Möhlstr. 26, D-8000 München 80

Professor Dr. J.-E. MEYER
Klinikum der Georg-August-Universität, Psychiatrische Klinik
von-Siebold-Str. 5, D-3400 Göttingen

Professor Dr. C. MÜLLER
Hôpital de Cery, Clinique Psychiatrique Universitaire de Lausanne
CH-1008 Prilly

Professor Dr. E. STRÖMGREN
Psychiatrisches Krankenhaus, DK-8240 Risskov

ISBN-13:978-3-642-70860-2   e-ISBN-13:978-3-642-70859-6
DOI: 10.1007/978-3-642-70859-6

CIP-Kurztitelaufnahme der Deutschen Bibliothek:
Psychiatrie der Gegenwart / hrsg. von K. P. Kisker...
– Berlin; Heidelberg; New York; Tokyo: Springer – 3. Aufl. – 1986
NE: Kisker, Karl Peter [Hrsg.]
1. Neurosen, psychosomatische Erkrankungen, Psychotherapie. – 1986
Neurosen, psychosomatische Erkrankungen, Psychotherapie/bearb. von U. Baumann... –
Berlin; Heidelberg; New York; Tokyo: Springer, 1986
(Psychiatrie der Gegenwart; 1)
ISBN-13:978-3-642-70860-2

NE: Baumann, Urs [Mitverf.]

Gesamtherstellung: Brühlsche Universitätsdruckerei, Gießen
2122/3130-543210

Mitarbeiterverzeichnis

BAUMANN, U., Prof. Dr.; Universität Salzburg, Institut für Psychologie Akademiestr. 22, A-5020 Salzburg

BOMMERT, H., Prof. Dr.; Psychologisches Institut I der Universität, Psychologische Diagnostik und Klinische Psychologie, Schlaunstr. 2, D-4400 Münster

CIOMPI, L., Prof. Dr.; Sozialpsychiatrische Universitätsklinik, Murtenstr. 21, CH-3010 Bern

FÜRSTENAU, P., Prof. Dr.; Institut für angewandte Psychoanalyse, Grafenberger Allee 365, D-4000 Düsseldorf 1

GARFINKEL, P. E., Prof. Dr.; Toronto General Hospital, Department of Psychiatry, 101 College Street, Toronto, Ontario M5J 1L7, Canada

GARNER, D. M., Dr.; Toronto General Hospital, Department of Psychiatry, 101 College Street, Toronto, Ontario M5J 1L7, Canada

HAND, I., Prof. Dr.; Universitäts-Krankenhaus Eppendorf, Psychiatrische und Nervenklinik, Martinistr. 52, D-2000 Hamburg 20

HERTOFT, P., Dr.; Rigshospitalets Psykiatriske Poliklinik, Blegdamsvej 9, DK-2100 Kopenhagen Ø

HOFFMANN, S. O., Prof. Dr.; Klinik und Poliklinik für Psychosomatische Medizin und Psychotherapie der Universität, Langenbeckstr. 1, D-6500 Mainz

KÄCHELE, H., Prof. Dr.; Sektion Psychoanalytische Methodik, Abteilung Psychotherapie der Universität, Am Hochsträß 8, D-7900 Ulm

KUHR, A., Dr.; Medizinische Hochschule Hannover, Arbeitsbereich Klinische Psychologie, Postfach 610180, D-3000 Hannover 61

REINECKER-HECHT, CHRISTA, Dr.; Institut für Psychologie der Universität, Akademiestr. 22, A-5020 Salzburg

RODIN, G., Dr.; Toronto General Hospital, Department of Psychiatry, 101 College Street, Toronto, Ontario M5J 1L7, Canada

ROHDE-DACHSER, CHRISTA, Priv.-Doz. Dr.; Medizinische Hochschule Hannover, Abteilung Klinische Psychiatrie, Konstanty-Gutschow-Str. 9, D-3000 Hannover 61

SCHEPANK, H., Prof. Dr.; Universität Heidelberg, Zentralinstitut für Seelische Gesundheit, Psychosomatische Klinik, Quadrat J5, Postfach 5970, D-6800 Mannheim 1

SIMON, F. B., Dr.; Klinikum der Universität, Psychosomatische Klinik, Abt. 3.2.3. – Psychoanalytische Grundlagenforschung und Familientherapie, Mönchhofstr. 15a, D-6900 Heidelberg 1

STIERLIN, H., Prof. Dr. Dr.; Klinikum der Universität, Psychosomatische Klinik, Abt. 3.2.3. – Psychoanalytische Grundlagenforschung und Familientherapie, Mönchhofstr. 15a, D-6900 Heidelberg 1

STRUPP, H. H., Prof. Dr.; Vanderbilt University, Department of Psychology, Nashville, Tennessee 37240, USA

THOMÄ, H., Prof. Dr.; Abteilung Psychotherapie der Universität, Am Hochsträß 8, D-7900 Ulm

TÖLLE, R., Prof. Dr.; Klinik für Psychiatrie der Universität, Albert-Schweitzer-Straße 11, D-4400 Münster

ZEPF, S., Prof. Dr.; Klinisches Institut für Psychotherapie und Psychosomatik der Medizinischen Einrichtungen der Universität Düsseldorf, Moorenstr. 5, D-4000 Düsseldorf 1

Vorwort

„Psychiatrie der Gegenwart" erscheint jetzt mit neuem Konzept. Diesem ersten Band werden in halbjährigen Abständen acht weitere folgen. Jeder Band umfaßt einen praktisch bedeutsamen Themenkreis der Psychiatrie. In ihrer Gesamtheit bilden sie ein Informations- und Nachschlage-Werk für Psychiater, Psychotherapeuten, Psychosomatiker und klinische Psychologen, welche in der praktischen Arbeit und in der Forschung stehen. Es soll zugleich denjenigen Lesern dienen, welche in Weiterbildung und Fortbildung nach einer systematischen Darstellung des heutigen Erfahrungsstandes der Psychiatrie suchen.

Wenngleich Psychiatrie heute mehr denn je international orientiert ist, so liegt dieser Neuauflage des Werkes doch die publizistische Idee zugrunde, den europäischen Leser anzusprechen. Diese Zielrichtung kann sich auf eine seit einem Jahrzehnt zu beobachtende erstaunliche „Renaissance" nosologisch-diagnostischer Ansätze berufen, deren Ursprung in der Tradition europäischer klinischer Forschung liegt.

Die Beiträge von Autoren außerhalb des deutschen Sprachgebietes wurden übersetzt, um das Werk sprachlich einheitlich zu halten.

Jeder Einzelband ist handlich. Die im Band versammelten Beiträge sind nicht auf eine – heute durch Literatur-Dienste bequemer erreichbare – handbuchhafte Perfektion der Darstellung und der Literatur-Verweise angelegt; sie erschließen vielmehr neuere und neueste Entwicklungen des Wissens und Könnens zum jeweiligen Thema unter straffer Verwertung zusammenfassender Darstellungen und wissenschaftlich bzw. praktisch weiterführende Einzelarbeiten.

Die völlige Neugestaltung dieses Werkes hätte den Gedanken nahelegen können, es nicht als dritte „Neuauflage" zu bezeichnen und ihm einen neuen Titel zu geben. Die Herausgeber haben dies erwogen und der Tradition des Namens „Psychiatrie der Gegenwart" die Treue gehalten. In manchen Kapiteln dieser neun Bände wird auf herausragenden Beiträgen der 2. Auflage aufgebaut.

Wir hoffen, daß „Psychiatrie der Gegenwart" gerade in dieser neuen Gestalt dazu beiträgt, die erfreulichen Anstöße und Bewegungen widerzuspiegeln und zu fördern, welche die Entwicklung unseres Faches heute allenthalben kennzeichnen.

Wir gedenken hier MAX MÜLLERs. Er starb 1980. Gestalt und Wirkung der „Psychiatrie der Gegenwart" sind an sein Wirken wesentlich geknüpft.

Wir danken den Autoren für ihre Bereitschaft zur Mitwirkung in dieser so vielgliedrig gewordenen editorischen Unternehmung. Der Springer-Verlag hat die Neugestaltung dieses Werkes in allen Hinsichten gefördert und ermöglicht.

Die Herausgeber

Inhaltsverzeichnis

Epidemiologie psychogener Störungen

H. Schepank

A. Einleitung

Forschungsgegenstand der Epidemiologie sind seit langem nicht mehr nur die kurzfristig über eine Population hereinbrechenden Infektionskrankheiten. Epidemiologie versteht sich in einem sehr viel weiteren Sinne als „ein Wissenschaftszweig, der sich mit der Verteilung von physiologischen Variablen sowie von Krankheiten und deren physikalischen, chemischen, psychischen und sozialen Determinanten und Folgen in der Bevölkerung befaßt" (PFLANZ 1973).

Eine sinnvolle und berechtigte grundwissenschaftliche Frage lautet: „Wie kommt es, daß … (Diagnosebezeichnung) bei uns jetzt so häufig geworden ist?". – Die Antwort bei psychogenen Störungen muß auch der Epidemiologe meist schuldig bleiben, weil sich bereits in der Frage die Problematik des Forschungsgegenstandes und die gegenwärtigen Wissenslücken kondensieren: Der unbestimmte Häufigkeitsbegriff ist zu global. Oft ist es nicht einmal bekannt, wie verbreitet eine bestimmte Störung hier und jetzt überhaupt wirklich ist; noch seltener weiß man, wie häufig sie vergleichsweise früher auftrat; die epidemiologischen Daten aus anderen Ländern und Kulturbereichen sind meist noch weniger zuverlässig, und für den Fall einer eventuell bekannten Änderung der Inzidenzraten bestehen über die beteiligten ursächlichen Faktoren kaum gesicherte Erkenntnisse.

Behandlungspraxis, Inanspruchnahmedaten und klinische Erfahrung spiegeln wohl selten bei einer Krankheit so *wenig* die epidemiologische Realität wider wie bei den psychogenen Störungen. Alle Interessierten und Betroffenen – nicht nur die Mediziner – sind deshalb auf solide epidemiologische Kenntnisse und Forschungsergebnisse angewiesen.

Ein Konsensus der Kundigen besteht wohl nur darüber: Die in diesem Band besprochenen Phänomene sind relativ häufig zu beobachten; und sie sind meist den leichteren Störungen zuzurechnen. Die Meinung der Fachleute divergiert aber bereits bei den Konsequenzen aus diesem Wissen: Krankheitswert und Relevanz bezüglich therapeutischer Versorgungsnotwendigkeit oder gar Behandlungsstrategien werden sehr unterschiedlich beurteilt. Tatsache ist: Weniger als 1% der Kosten unseres sehr großzügigen Gesundheitswesens werden derzeit für eine fachgerechte Psychotherapie dieser Störungen aufgewendet. Das betrifft sowohl den stationären wie den ambulanten (FABER 1984) Versorgungssektor. KISKER bedauert in seinem Vorwort zu REIDS (1966) „Epidemiologische Methoden der psychiatrischen Forschung" das Fehlen eines entsprechenden Aufsatzes in der ersten Auflage des vorliegenden Handbuches. Wenn die Herausgeber der dritten Auflage nunmehr den psychogenen Erkrankungen einen eigenen Band widmen und ihn mit einem Epidemiologie-Kapitel einleiten, so signalisiert das bereits ein in den letzten Jahrzehnten angewachsenes Interesse: Denn die betroffene Patientenklientel befindet sich vorwiegend noch in einer sehr berufsaktiven Lebensphase, und für die meisten hier besprochenen Störungen bestehen vergleichsweise günstige Therapiechancen.

Der Begriff „psychogen" wirft einige erkenntnistheoretische Probleme auf. Wir gaben einer operationalen Definition den Vorzug vor einer philosophischen Erörterung: Als psychogen sind die in diesem Band abgehandelten Krankheitsbilder zu verstehen; der Katalog wäre noch um einige kinder-/jugendpsychiatrische Störungen sowie den Komplex der Süchte und die Suizidthematik zu erweitern. – Der Begriff „Störungen" in unserem Thema umfaßt mehr als Erkrankungen und trifft insofern die Zielgruppe besser. Wir nehmen in Kauf, daß die begriffliche Grauzone sich bei Verwendung des Terminus „Störungen" noch ausdehnt. „Krankheit" ist uns aber zu eng mit Medizin und morphologischer Veränderung sowie mit Inanspruchnahme ärztlicher Hilfeleistung assoziiert. – Das gesteigerte Problembewußtsein gegenüber dem Krankheitsbegriff in der Psychiatrie (DEGKWITZ 1981) und in der Psychotherapie (BACH 1981) fand in letzter Zeit seinen Ausdruck in mehrtägigen Kongressen. Analog befaßte sich in England ein Expertensymposion ausführlich mit dem wissenschaftlichen Fallbegriff in der epidemiologischen Psychopathologie: What is a case? (WING 1981).

Aus redaktionellen Gründen wird darauf verzichtet, einige wesentliche Grundbegriffe der allgemeinen Epidemiologie zu erläutern. Dazu gehören insbesondere die unterschiedlichen Kennwerte für die Häufigkeitsangaben (Inzidenz, Punktprävalenz, Periodenprävalenz, „behandelte" versus „wahre" Prävalenz, Erkrankungsrisiko); die Bedeutung von Falldefinition und Fallidentifikationstechniken; der Einfluß von Krankheitsdauer und -verlauf auf die genannten Kennzahlen und deren Interdependenz; die Bezugsgrößen (der Nenner in einer angegebenen Rate); schließlich die Abhängigkeit der erhaltenen Daten von den jeweils verschiedenen angewandten Forschungsstrategien (administrative versus Feldstudie; Querschnitt- o. Longitudinalstudie) (Lit. s. COOPER u. MORGAN 1977; PFLANZ 1973; SCHEPANK 1986). Die Erörterung dieses Begriffsrepertoires ist einem späteren Handbuchband vorbehalten.

Der folgende Beitrag zentriert die theoretisch-methodischen Erörterungen auf die besonderen Probleme bei der epidemiologischen Erforschung psychogener Erkrankungen/Störungen. Dem Leser möchten wir damit Kriterien für die eigenständige Beurteilung der oft verwirrenden widersprüchlichen Daten und Fakten an die Hand geben, dem auf diesem Gebiet forschenden Kollegen einige vielleicht nützliche Hinweise. – Im zweiten Teil werden vorliegende neuere Forschungsergebnisse nur global dargestellt oder tabellarisch aufgelistet. Einzelne Projekte mit ihrer Methodik vergleichend und kritisch zu diskutieren, erforderte sehr viel mehr Raum. Die wichtigsten Fragestellungen aus der deskriptiven Epidemiologie und einige Aspekte aus der analytischen Epidemiologie werden skizziert.

B. Spezielle Epidemiologie psychischer und psychogener Störungen

I. Psychiatrische Epidemiologie

Im Rahmen der allgemeinen und besonders auch der psychiatrischen Epidemiologie wurde ein fester Bestand an Methodologie und an Grundwissen erarbeitet. So dürfte die umfassende Darstellung von ÖDEGARD (1972) über die Epidemiologie der Psychosen in der letzten Auflage von PSYCHIATRIE DER GEGENWART noch aktuell sein. Das von SCHARFETTER (1980) auf gut drei Seiten prägnant skizzierte epidemiologische Basiswissen über Schizophrenie ist umfassend und solide. Für die Oligophrenie und den Bereich der Gerontopsychiatrie sind in den letzten Jahren Erkenntnisse erarbeitet worden, die zukunftweisend und auch auf andere Gesellschaften übertragbar sein dürften. So scheint es möglich, für die Entwicklungs- und Schwellenländer folgende Trendprognose zu stellen: Falls die allgemeine Lebenserwartung dort steigt und sich die fachpsychiatrische Versorgung der Bevölkerung verbessern läßt, wird man dort künftig mehr Schizophrene finden, weil es mehr längere und auch chronifizierte Verläufe geben wird; auch die Zahl gerontopsychiatrischer Patienten wird dort gemäß berechenbarer Risikokurven ansteigen (HÄFNER 1985). In der Alkoholismusforschung ist Bewegung (PROPPING 1981), obgleich die Forschungsintensität hier noch weit hinter der sozialen Bedeutung des sehr hohen Konsums zurückbleibt. Die Kinder-/Jugendpsychiatrie (SCHMIDT 1981) und die Suizidforschung (POHLMEIER et al. 1983) sind späteren Bänden vorbehalten.

Zusammenfassende Darstellungen und weiterführende Literatur finden sich bei COOPER u. MORGAN (1977), DOHRENWEND et al. (1965, 1980), HÄFNER (1978), JABLENSKY u. HUGLER (1982), H. B. M. MURPHY (1982). Auf neue empirische Befunde aus dem deutschsprachigen Raum ist hinzuweisen (ANGST et al. 1984; HINTERHUBER 1982), besonders auf die im Rahmen des Sonderforschungsbereiches 116 (Psychiatrische Epidemiologie) erarbeiteten Ergebnisse (HÄFNER 1978; DILLING et al. 1984 etc.).

Von den genannten psychiatrischen Krankheitsbildern sind die psychogenen Störungen ausdrücklich abzuheben, vor allem wegen ihrer 1. theoretisch-klassifikatorischen und nosologischen Besonderheit; dann aber auch 2. aus versorgungsbezogenen und forschungspraktischen Gründen. Zum ersten handelt es sich bei den sog. kleinen psychiatrischen Störungen nicht um abgemilderte Formen der o. g. „großen" Krankheitsbilder. Die überwiegend psychogenen Störungen gehören vielmehr in eine andere ätiologische Kategorie und werden auch im klinischen Alltag mit Recht anders zugeordnet. – Ein zweites Argument für eine Abgrenzung resultiert aus der realen therapeutischen Versorgungslage: Unsere arbeitsteilige Gesellschaft stellt an ihre Mitglieder hohe qualifizierte Leistungsanforderungen. Erfüllt ein Individium diese aufgrund einer klassisch-psychiatrischen Erkrankung nicht, so wird es dank unseres großzügigen, flächendeckend organisierten Gesundheitssystems mit größter Wahrscheinlichkeit – spätestens in einem fortgeschrittenen Stadium seiner Krankheitsmanifestation – einer therapeutischen Versorgungsinstitution zugeführt werden, und zwar meist einer fachspezifisch psychiatrischen! Diese Inanspruchnahme ermöglicht die forschungsrelevante Erfassung von Erkrankungsfällen über die Versorgungsinstanzen. Dagegen werden Patienten mit Psychoneurosen nur in seltenen Ausnahmen stationär psychiatrisch behandelt, häufiger schon in der psychiatrischen Ambulanz, meist aber in zahlreichen anderen Institutionen, oder aber sie treten überhaupt nicht als Inanspruchnahmeklientel in Erscheinung. Dieses Verteilungsmuster ist noch ausgeprägter bei den psychosomatischen Störungen: Von diesen Patienten kommt nur ein verschwindend kleiner Prozentsatz je in Kontakt mit dem fachpsychiatrischen Versorgungsnetz. Menschen mit psychogenen Erkrankungen weisen nicht nur ein ganz anderes Inanspruchnahmeverhalten auf; sondern diesen Störungen immanente Spezifika stellen auch besondere Schwierigkeiten für die Forschung dar. Das beeinträchtigte ihre verläßliche Erfassung bisher und ließ vorliegende Befunde so widerspruchsvoll erscheinen. Sie erfordern deshalb auch spezielle Forschungsstrategien.

II. Epidemiologische Methodik bei psychogenen Störungen

1. Spezifika psychogener Erkrankungen/Störungen

Psychogene Störungen gleiten *interindividuell* (d. h. bei einer die Individuen vergleichenden Betrachtung) *kontinuierlich* hinsichtlich des Grades ihrer Manifestation. Das erschwert grundsätzlich die Ja-/Nein-Entscheidung bei der Frage, ob eine Störung vorliegt; – es sei denn, ein Mensch definiert sich selbst durch Inanspruchnahme von Fachkompetenz als krank. Das Charakteristikum stufenloser Übergänge gilt für die meisten Störungen: Depressionen, Ängste, Zwanghaftigkeit, ebenso wie Kopfschmerzen, Schlafstörungen oder die Obstipation, Abweichungen im Kontaktverhalten, bei der Arbeit oder mit Partnern ebenso wie beim Alkoholkonsum. – Ein Kontinuum wie beim interindividuellen Vergleich bereitet uns nicht selten ebensolche Schwierigkeiten bei *intra*individueller Längsschnittbetrachtung. So sind *Beginn* und *Dauer* einer Störung oft nicht festzulegen.

Das berührt ein weiteres Charakteristikum: die große Variabilität möglicher *Verläufe*. Kurzzeitige Krankheitsepisoden gibt es ebenso wie langfristig schleichend an Intensität zunehmende oder sich stetig weiter ausbreitende Syndrome (z. B. bei Phobien, Zwängen). Akut anfallsartig, „lärmend" beginnende Symptome (Panik-Angstanfälle, Kopfschmerzen, Impulshandlungen) können wieder abflauen, länger bestehen oder auch wellenförmig episodisch erneut auftreten. – Es erschwert die Beurteilung, daß Monosymptomatik eher selten vorkommt, das Auftreten *mehrerer Symptome* dagegen die Regel zu sein scheint. Unterschiedliche Manifestationen psychogener Störungen – aus dem psychoneurotischen Erlebniskomplex, den funktionell-somatischen Symptomen und dem charakterologisch-kommunikatorischen Verhaltensbereich – können jede für sich (a) voneinander unabhängige, eigenständige Verlaufsmuster haben oder (b) sich im Sinne eines Symptomwandels komplementär ablösen oder (c) clusterartig zusammenhängen und sich u. U. gegenseitig potenzieren. – Diese Vielfalt erschwert schon hinsichtlich des zeitlich eng umschriebenen Kriteriums der Punktprävalenz die diagnostische Festlegung, sehr viel mehr noch die diagnostische Beurteilung der lebenslangen Prävalenz.

Selbst bei einer Inanspruchnahmeklientel ist es dem klinisch Erfahrenen oft nicht möglich, sich bei einem Patienten konstant über einen längeren Zeitabschnitt auf eine gleichbleibende Diagnose festzulegen, es sei denn, er faßt die Kategorien aller genannten „psychogenen Störungen" unter eben diesem Oberbegriff oder als „neurotisch" zusammen. Beginnt doch beispielsweise eine herzneurotische Symptomatik nicht selten mit körperlich-funktionellen Herzbeschwerden, wird aber im weiteren Verlauf überwiegend als Todesangst und (Agora-)Phobie erlebt und führt über Tranquilizer- oder Alkoholabusus zu Partnerschafts- und/oder Berufsproblemen. Je nach Beobachtungszeitpunkt ist eine der ICD-Chiffrenummern 305, 300, 304, 303 und 301 (WHO, 8. Rev., Degkwitz et al. 1975) angemessen. – Wie häufig Spontanheilungen oder desolate Verläufe und mit welcher Regelhaftigkeit und Sequenz Symptomwandlungen auftreten, ist bisher nur vage abzuschätzen. Die Kenntnis darüber ist jedoch ein wesentliches Ziel epidemiologischer Forschung.

Ebenfalls ohne Beispiel in der somatischen Medizin oder im Bereich der Psychosen ist das extrem breite Spektrum möglicher *Schweregrade* von Krankheitsmanifestationen, Leidensdruck und Beeinträchtigung: Vom unerwartet plötzlichen oder auch langsam herannahenden Tod (Suizide, psychogene Fehlleistung mit Unfallfolge, Alkoholtod, Anorexia nervosa) über sehr leidvolle Beeinträchtigungen mit völliger Leistungsunfähigkeit und Invalidität erstreckt sich die Schweregradausprägung über mittlere, leichte und fast unauffällige Störungen (z. B. Flugphobien, die durch Vermeidung von Flugreisen umgangen werden können) bis zu dem – sonst in der somatischen Medizin nicht vorkommenden – Paradoxon, daß eine Krankheitsmanifestation unmittelbar betont lustvoll sein kann: sexuelle Perversionen, neurotische Ersatzbefriedigungen, Süchte und Verwahrlosung.

Auch die extreme Variabilität des *Inanspruchnahmeverhaltens* (interindividuell ebenso wie im individuellen Krankheitsverlauf) hebt die psychogenen Störungen von allen anderen deutlich ab. Selbst bei umschriebenen Krankheitsbildern wie der Herzneurose oder der Anorexia nervosa werden die unterschiedlichsten Fachdisziplinen konsultiert. Das gilt besonders bei multiplen und gemischt psychosomatisch-psychoneurotisch-charakterneurotischen Manifestationen. Hier können grundsätzlich alle verschiedenen klinisch-medizinischen Disziplinen in Anspruch genommen werden; aber auch Suchtspezialisten, Psychologen, Ehe-, Erziehungs- und Studentenberatungsstellen, Heilpraktiker, die Telefonseelsorge, der Geistliche, das Sozialamt, das Arbeitsamt, das Gericht (z. B. wegen eines unter Alkohol verursachten Unfalles, eines Arbeitsgerichtsverfahrens, Scheidungsprozesses, hypochondrischer Querulanz oder natürlich wegen eines Deliktes) sind mögliche Anlaufstellen. Zwar kann auch bei einem metastasierenden Karzinom ein Patient verschiedene Spezialisten konsultieren; diesen allen ist dann jedoch stets die Grundkrankheit als diagnostisches und therapeutisches Leitmotiv bewußt. Bei dem breiten Inanspruchnahmespektrum der psychogenen Symptomträger dagegen geht dieser einheitliche Gesichtspunkt meist verloren. Vor allem aber ist zu betonen, daß viele Menschen mit psychogenen Störungen – und selbst solchen von ausgeprägtem Schweregrad – überhaupt keine Hilfe in Anspruch nehmen. Leider wissen wir nicht, wie hoch die Zahl dieser heute sog. „Underutilizer" unter den eigentlich therapiebedürftigen und expertendefinierten Fällen wirklich ist.

2. Konsequenzen für die epidemiologische Forschung

Die geschilderten Besonderheiten psychogener Erkrankungen sind bei der Entwicklung von Forschungsstrategien zu berücksichtigen. Spezielle Anforderungen richten sich 1. an den Untersuchungsplan und seine sorgfältige Durchführung sowie 2. an die Kompetenz der Forschenden. – Für eine korrekte Auswertung und behutsame Interpretation der Befunde gelten die sonst in der epidemiologischen Forschung üblichen Maßstäbe.

Eine erste Entscheidung betrifft die Festsetzung der *Zielgruppen*. Die Erfassung psychogener Störungen im Rahmen eines umfassenden gesamtgesundheitlichen Surveys kann nur sehr unsichere Ergebnisse liefern. Auch die Suche nach psychogenen Erkrankungen im Rahmen eines weitverstandenen psychiatrischen Krankheitsspektrums hat sich oft als problematisch erwiesen: Die Fallfindungsstrategien sind zu sehr auf die Klientel der stationär oder ambulant arbeitenden Psychiater ausgerichtet; psychosomatische Störungen werden dann nicht genügend berücksichtigt. Das quantitative Ungleichgewicht zwischen den wenigen und präzis erfaßbaren großen psychiatrischen Störungen und den relativ vielen und häufigen und dazu mit den o. g. Problemen behafteten psychogenen Störungen beeinträchtigt den Wert der Ergebnisse erheblich. Zweckmäßig scheint es deshalb, entweder das Gesamt aller psychogenen Störungen – aber auch nur diese – zu untersuchen oder sich auf einzelne, enger begrenzte psychopathologische Zielgruppen im Rahmen dieser Kategorie zu beschränken. – Auch eine Altersbegrenzung nach oben ist anzuraten, um die zunehmenden Überschneidungen mit altersspezifischen Abnutzungserscheinungen, primär somatischen Erkrankungen (bis hin zur Demenz) und die damit verbundene diagnostische Unsicherheit zu verringern. Die wichtige Frage nach der Häufigkeit psychogener Störungen im höheren Alter sollte Spezialuntersuchungen überlassen werden oder als Schätzwert und „Nebenprodukt" bei gerontopsychiatrischen Studien beantwortbar sein. – Grundsätzlich zu beachten ist folgende Diagnosenhierarchie: Die Feststellung einer Psychose bei einem Probanden oder gar einer hirnorganisch bedingten Erkrankung schließt meist die treffsichere Diagnose einer Psychoneurose aus. Analoges gilt bei differentialdiagnostisch relevanten primär somatischen Erkrankungen für die Diagnose symptomatisch ähnlicher funktionell-psychosomatischer Beschwerden.

Eine präzise *Falldefinition* erfordert die ausdrückliche Festsetzung eines Kennwertes. Leider wurden beispielsweise bei vielen bekannten epidemiologischen Feldstudien bereits im Stadium der Datensammlung Punktprävalenz und lebenslange Prävalenz miteinander vermischt. Meist ist die Kenntnis der wahren Punktprävalenz am wichtigsten. Die retrospektive Erhebung von Krankheitsbeginn, -dauer und -verlauf ist das nächstwichtige Ziel. Einjahres-Periodenprävalenz und die lebenslange Prävalenz sind ebenfalls von Interesse. – Grundsätzlich ist eine Festlegung auf eine Diagnose zu fordern. – Außerordentlich wichtig für die Falldefinition ist die Einschätzung des Schweregrades, weil so der klinische Bezug die spätere Interpretation erleichtert. Die Verwendung eines Meßinstrumentes, das dem oben geschilderten Kontinuum Rechnung trägt, und die Festsetzung eines Cut-off-points scheinen uns notwendig. Die oft praktizierte Beurteilung des Schweregrades in Form einer Einschätzung der Behandlungsnotwendigkeit (z. B. nach der Abstufung: keine; praktischer Arzt; ambulant fachärztlich; Notwendigkeit stationär psychiatrischer Therapie) ist wenig valide, subjektiv und vom lokalen Versorgungssystem abhängig. – Kasuistische Kurzskizzen machen dem Leser Forschungsergebnisse transparenter, da sie den Vergleich mit der klinischen Inanspruchnahmeklientel oder mit anderen Forschungsprojekten ermöglichen.

Das Instrumentar zur *Fallidentifikation* muß wohlüberlegt sein: Sog. Papier- und Bleistift-Tests, bei denen sich die Probanden selbst einstufen, können – im Rahmen einer gründlichen persönlichen Untersuchung – nur als Einstieg, nicht als alleinige Basis der Datengewinnung dienen. Als Screening-Verfahren sind die Papier- und Bleistift-Tests bzw. Fragebögen bei psychogenen Erkrankungen weitgehend ungeeignet. Wahre Prävalenzraten sind unseres Erachtens am verläßlichsten zu erhalten, indem man einen Teil eines Untersuchungsganges strukturiert (eventuell bis zum Extrem vorgegebener Antworten), den anderen Teil jedoch ausdrücklich der freigestalteten Exploration durch den erfahrenen Experten überläßt. Ein Übermaß an Strukturierung deckt manches zu; andererseits können bei einem zu hohen Spielraum im Interview wichtige Informationen verlorengehen, oder die erhaltenen Daten werden zu „weich", schwer interpretierbar und schlecht vergleichbar.

Wegen der Besonderheiten der Inanspruchnahme ist der Wert *administrativer Studien*[1] bei psychogenen Erkrankungen grundsätzlich beschränkt. Über klinische Spezialinstitutionen am verläßlichsten erfaßbar sind wohl die psychosomatischen Erkrankungen im engeren Sinne (Asthma bronchiale, Ulcus pepticum etc.), zumal deren sorgfältige Diagnostik apparativen Aufwand erfordert. Administrative Studien bieten sich für einzelne seltener vorkommende Störungen an, da hier bei einem gewissen Schweregrad (Suizide, Suizidversuche, sexuelle Perversionen, Anorexia nervosa) gewöhnlich Spezialinstitutionen *in Anspruch genommen* werden, über die sie dann zu ermitteln sind. – Für die Erfassung eines breiteren Spektrums psychogener Erkrankungen/Störungen und insbesondere der funktionell-psychosomatischen Syndrome ist auch die Klientel von Allgemeinärzten vergleichsweise gut geeignet (Studien von DILLING 1984; KESSEL 1960; LEITNER 1970; STROTZKA et al. 1969; ZINTL-WIEGAND et al. 1977). Das gilt insbesondere dort, wo die Organisation des Gesundheitswesens den Weg zum Facharzt nur über den Allgemeinarzt gestattet, wie z. B. in Großbritannien (SHEPHERD et al. 1966). Die Diagnostik bei dieser Strategie kann selbstverständlich nicht diesen Kollegen allein überlassen werden; Falldefinition und Fallidentifikation müssen vielmehr in der Hand von epidemiologisch wie psychosomatisch erfahrenen Forschern liegen, um die Interrater-Reliabilität zu gewährleisten. – Wegen der vergleichsweise guten Erreichbarkeit sind auch bestimmte Partialpopulationen für die Forschung gut geeignet, obwohl man eine Vorselektion in Kauf mehmen muß: Berufstätige bei der Einstellungsuntersuchung, Rekruten zur Musterung oder Risikopopulationen anläßlich obligater Reihenuntersuchungen (ANGST et al. 1984; FRASER 1947; FUNKE 1962; WINTER 1959).

Für ein breites Spektrum psychogener Störungen sind *wahre Prävalenzraten* nur durch die aufwendige Forschungsstrategie einer *Felduntersuchung* zu ermitteln. Wichtig ist hier die Entscheidung über den Stichprobenumfang: Gleiche verfügbare Forschungskapazität vorausgesetzt, kann man (a) die flüchtige Untersuchung sehr vieler Menschen (2000 bis 40000) vorziehen oder (b) eine mittelgroße Stichprobe (ca. 500) gründlich oder (c) sehr wenige Probanden (50 bis 100) besonders intensiv und in mehrfach regelmäßigem Follow-up untersuchen. – Mit der Zahl untersuchter Menschen wächst die Chance, auch seltenere Störungen zu erfassen; der Nachteil besteht in der geringen diagnostischen Validität. – Verständlicherweise erhöhen sich die praktischen Schwierigkeiten beim Übergang vom stationären Krankengut auf die Klientel des Allgemeinarztes bis zum Feldforschungsdesign drastisch. Hier stellen die Verweigerer ein besonderes Problem dar. – Gleichzeitig sollten demographische Daten sowie der Einfluß von Spezialvariablen wie Life-events, Coping-Mechanismen, Attribuierung, Inanspruchnahmeverhalten etc. erfaßt werden.

---

1 Als administrative epidemiologische Studien bezeichnet man solche, bei denen die gesuchten „Fälle von …" über Institutionen (Gesundheitsamt, Fallregister, Kliniken, Fachärzte) ermittelt werden, die Erfassungs- oder Anlaufstelle für entsprechende Merkmalsträger/Patienten waren.

Der Wert vieler aufwendiger epidemiologischer Forschungsarbeiten wird in Frage gestellt, wenn die wesentlichste Bedingung nicht erfüllt ist: eine für die Zielgruppe optimale klinisch-diagnostische *Kompetenz des Forschenden!* Gerade bei psychogenen Störungen – und dort insbesondere bei Feldstudien mit einer Diagnostik vor Ort – ist der unmittelbare persönliche diagnostische Kontakt zwischen dem psychopathologischen Experten und dem Probanden eine unabdingbare Notwendigkeit. Bei einigen klassischen psychiatrischen Erkrankungen mag es genügen, trainierte Laien (Lehrer, Studenten, Soziologen) mit standardisierten Erhebungsbögen ins Feld zu schicken, Befunde erheben und „Verdächtige" herausfiltern zu lassen und diese Vorergebnisse dann einem Fachmann zur Beurteilung vorzulegen. Für die Erfassung psychogener Erkrankungen ist dieses Vorgehen absolut unzureichend. Ein Beispiel liefert die bekannte Taiwan-Studie (LIN 1953): Hier wurden 40 Medizinstudenten ins Feld geschickt zur Voruntersuchung von fast 20 000 Menschen mit einem Zeitaufwand von 5 Minuten pro Proband. Das Ergebnis: Die (gleichzeitig ermittelte Punkt- und lebenslange) Prävalenz betrug 0,38% für Psychosen. Wahrscheinlich spiegelt diese Zahl den wahren Wert durchaus zutreffend wider in Anbetracht der damaligen und dortigen Altersstruktur. Man fand jedoch nur 0,12% Psychoneurosen! In einer vergleichbaren Studie aus dieser Region 15 Jahre später waren dort die Raten von Neurosen erwartungsgemäß sehr hoch (RIN 1985). – So hilfreich lokale Informanden (Pfarrer, Verwaltungsangestellte, Arbeitgeber, Nachbarn, Familienoberhäupter) grundsätzlich für die Werbung um Mitarbeit im Projekt sein können – insbesondere bei überschaubaren Kleingruppen (Isolate, Inseln, Dörfer) –, für die Hilfe bei der Fallidentifikation psychogener Erkrankungen sind deren Ergebnisse sicher nicht valide genug. Da die Informanden vorher ausführlich über die Zielfragestellung informiert werden müssen, könnten sogar aus naheliegenden Gründen systematische, nicht kontrollierbare Fehler in die Fallfindung/Fallidentifikation eingehen.

Von besonderem Wert vor allem für die analytische Epidemiologie und d. h. für die Ursachenforschung (z. B. bei der Abwägung soziokultureller versus erbgenetischer Einflußfaktoren) sind Untersuchungen an Emigranten: in den USA lebende Chinesen, Japaner, Italiener, Schwarze, – besonders im Vergleich zur jeweils seßhaft gebliebenen Ursprungspopulation. Sprachschwierigkeiten, Selektionsfaktoren und die Besonderheit der Untersucher-Proband-Soziodynamik sind bei der Planung und Durchführung solcher Studien zusätzlich zu berücksichtigen.

C. Epidemiologische Forschungsergebnisse

Man unterscheidet die deskriptive und die analytische Epidemiologie. Die deskriptive Epidemiologie beschreibt die Häufigkeit des Vorkommens von Störungen und interessiert sich für ihre Verteilung nach demographischen und regionalen Variablen: Alter, Geschlecht, Sozialstatus; Stadt/Land, transkulturell etc. Ziel der deskriptiven Epidemiologie ist somit die Erarbeitung basaler empirischer Daten. – Die analytische Epidemiologie geht einen Schritt weiter: Sie analysiert die erhobenen Häufigkeiten und Verteilungsmuster mit Hilfe statistischer Methoden in der Erwartung, (ggf. ursächliche) Zusammenhänge aufzudecken.

I. Aus der deskriptiven Epidemiologie

1. Globale Resultate

In einer Zusammenstellung 24 bedeutender Feldstudien aus Nordamerika und Europa nach 1949 ermittelten NEUGEBAUER u. DOHRENWEND (1980) für *Neurosen* eine mittlere (Medianwert) wahre Prävalenz von 9,38% in der gesamten Bevölkerung. Die Schwankungsbreite erstreckte sich allerdings vom Minimalwert 0,28% bis zum Maximum 53,51% in den beiden extremen Studien. – Für das als *Persönlichkeitsstörung* etikettierte Krankheitsbild gruppieren sich die Werte aus 20 internationalen Studien um den Median 4,76%. Unterer Extremwert: 0,7%, Maximum: 63,0%. – *Funktionell-psychosomatische* Störungen wurden nicht gesondert berechnet.

Die extremen Schwankungsbreiten lassen sich erklären mit 1. fehlender Differenzierung nach verschiedenen Kennwerten in der Gesamtauflistung: Inzidenzraten ergeben sehr niedrige Werte, lebenslange Prävalenzraten sehr hohe; 2. unterschiedlich strenger Falldefinition in den verschiedenen Forschungsprojekten, sowohl den Schweregrad der Störung als auch die Art der in die Untersuchung einbezogenen Symptome/Störungen/Krankheiten betreffend; 3. Fallidentifikations-Instrumenten von unterschiedlicher Sensitivität; 4. unterschiedlicher Kompetenz der Untersucher und schließlich 5. unterschiedlichen Untersuchungsdesigns (bezüglich Probandengewinnung, Fokussierung der Fragestellung, Altersgruppen).

2. Ausgewählte Projekte und Störungen

In der folgenden Tabelle 1 sind die empirischen Werte aus einigen wichtigen Forschungsprojekten zusammengetragen.

Die aufgelisteten Studien haben meist das gesamte Spektrum psychiatrischer Erkrankungen untersucht. Eine Folge dieser Strategie: Die Psychosen wurden recht genau, die Neurosen und Persönlichkeitsstörungen hingegen mit sehr unterschiedlicher Validität ermittelt. Die psychosomatischen Erkrankungen fanden wegen des fachspezifisch-psychiatrischen Forschungsinteresses oft keine besondere Berücksichtigung. – In Tabelle 1 wurden nur Projekte aufgenommen, bei denen die Neurosen ausdrücklich gezählt worden sind. Untersuchungen vor dem II. Weltkrieg wurden schon aus diesem Grunde nicht berücksichtigt.

In einigen Feldstudien wurden die *funktionellen psychosomatischen* Störungen mit Hilfe von Beschwerdelisten direkt erfragt. Man ermittelte dann Prävalenzwerte von 50,3% bis 59,5%, z. B. in der Midtown-Manhattan-Studie und der Stirling-County-Studie (Punktprävalenz und lebenslange Prävalenz wurden hier vermengt). – Mit einem anderen Instrument (DIS) und nach den DSM III-Kriterien kategorisiert, resultierten – bei sonst ähnlichem Vorgehen in einer großangelegten Feldstudie, der NIMH-ECA-Studie (ROBINS et al. 1984) – nur 0,1% (!) lebenslange (!) Prävalenz.

Tabelle 1. Häufigkeitsangaben für psychogene Erkrankungen in ausgewählten Studien

Autor[b] Publikationsjahr Land	N = untersuchte Stichprobe Untersuchungsjahr	Kennwerte[a] Raten in Prozent				Gesamtpopulation Bemerkungen
		PN[c]	Per[c]	PSM[c]	Sonstige	
A. Betriebssurveys, Allgem.-Ärzte-Studien, Inanspruchnahmeklientelen						
1. WINTER (1959) Berlin (Ost u. West)	N = 200 18–76 J. $\bar{X}$ = 36,6 J. 1957/58	llP 55,5 mittel- schwere llP 8,5 schwere		s. PN		Gesunde Arbeitnehmer
2. SHEPHERD et al. (1966) London/UK	N = 14 697 1961/62	1 JP 8,85	1 JP 0,55	1 JP 2,99		Beim Allgemeinarzt registrierte u. IA-Klientel
3. STROTZKA et al. (1969) „Kleinburg"/Österr.	N = 600 1963/64	ptP ca. 12	s. PN	s. PN		Inanspruchnahmeklientel eines Landarztes. Geschätzte ständige Punktprävalenz, Neurosebegriff weit gefaßt
4. STRÖMGREN (1968) NIELSEN (1976) Samsö/Dänemark	N = 3 965 1964 N = 4 941 1974	1 JP 11,31 1 JP 9,1	1 JP 2,74 1 JP 2,4			Zentralregister für spezielle Inanspruchnahme- klientel
5. ZINTL et al. (1980) Mannheim/BRD	N = 1 026 1974–76	ptP 11,0	ptP 1,2	ptP ca. 9,0	Alkohol. ptP 2,4	Inanspruchnahmeklientel aus 13 Allgemeinärztepraxen
6. KÜNSEBECK et al. (1984) Hannover/BRD	N = 322 15–65 J. 1982/83			6,6 i.e. S. 10,76 i.e. u. w. S.		Stationäre Klientel verschiedener somatischer Kliniken. Prävalenzbegriff nicht differenziert, ptP? ♀:♂ = 1,9:1

[a] Kennwerte für Häufigkeitsangaben: ptP = Punktprävalenz; 1 JP = Einjahresprävalenz; llP = lebenslange Prävalenz; 1 JI = Einjahresinzidenz (= Neuerkr.)

[b] Soweit die Autoren der einzelnen Studien nicht auch im Klartext zitiert sind, wurde aus redaktionellen Gründen auf ihre Nennung im Literaturverzeichnis verzichtet; ausführliche Literaturangaben in SCHEPANK (1986) oder direkt beim Verfasser

[c] PN = Psychoneurosen, gelegentlich auch im weiteren Sinne verstanden, d.h. inkl. funktion. PSM-Beschwerden. Per = Persönlichkeitsstörungen, Charakterneurosen; gelegentlich auch s.v.w. Psychopathie. PSM = funktionelle psychosomatische Störungen (in USA = psycho-physiologische Störungen). Gelegentlich aber auf psychosomatische Erkrankungen im engeren Sinne beschränkt

Tabelle 1 (Fortsetzung)

Autor[b] Publikationsjahr Land	N = untersuchte Stichprobe Untersuchungsjahr	Kennwerte[a] Raten in Prozent				Gesamtpopulation Bemerkungen
		PN[c]	Per[c]	PSM[c]	Sonstige	
B. Feldstudien						
1. LANGNER MICHAEL (1963) New York/USA	N = 1 660 20–59 J. 1953	ptP + llP 50,3	ptP + llP 9,8	ptP + llP 6,2 i.e. S. →	–	Midtown-Manhattan-Studie. Detaillierte Befragung durch 99 freiwillige Interviewer. – Weitere 5,7% neurotisch psychosomatisch
2. VAISÄNEN (1975) Finnland	N = 991 15–64 J. 1969/70	llP 37,9 leicht 18,7 stark	llP 7,1	llP 52,3 mild 8 stark	llP borderl. 0,7	–
3. ROTSTEIN (1977) UdSSR	N = 35 590 (!) 1975	ptP 1,69	–	–	–	Direkte Befragung, persönliche Untersuchung durch Psychiater
4. HINTERHUBER (1982) Lüsen/Südtirol/Ital.	N = 1 337 1974–80	ptP 3,3	ptP 5,3	–	–	Ländliches Isolat, Alpental
5. RIN (1984) Musan/Taiwan	N = 488 1963/64	llP 13	llP 6	llP 42	–	Vororte von Taipeh
6. SCHEPANK et al. (1984) Mannheim/BRD	N = 600 25–45 J. 1979–1982	ptP 7,17	ptP 5,67	ptP 11,66	Alkoh./Drog. ptP 1,5	Großstadt
7. DILLING et al. (1984) Bayern/BRD	N = 1 536 ≧ 15 J. 1975–77	ptP 11,3 incl. PSM	–	s. PN	–	Land und Kleinstadt
8. XIA et al. (1984) VR China	N = 3 123 18–64 J. ca. 1983	–	–	6,6 i.e. S. 10,76 i.e. u. i.w. S.	–	Undifferenzierte Prävalenz-angabe drei Volkskommunen bei Shanghai ♀ : ♂ = 1,9:1
9. ROBINS et al. (1984) USA	N = 9 543 ≧ 18 J. 1980–82	llP 10,4–25,5	llP 2,1–3,3	llP 0,1!	llP 11,5–15,2 Alk. llP 2,1–3,8 Dysthymie	NIMH-ECA-Studie drei Großstädte 6-Monats-P-Werte geringfügig niedriger. – Psychiatr. Ges.-Morbidität: 28–38%, davon 1–2% schizophr.

C. Wiederholungs-Feldstudien

1. LIN (1953)	N = 19 931 o–xJ, 1946–48	ptP + llP 0,12	ptP + llP 0,09	–	–	Fünf-Minuten-Interviews durch 40 Studenten. Psychiatr. Gesamtmorbid. 1946 1,08%,
LIN (1969) Taiwan	N = 29 184 1961–64	llP 0,78				1961 1,72%
2. ESSEN-MÖLLER (1956)	N = 2 550 1947	llP ♂ 4,4 ♀ 8,2	–	–	–	ptP f. Neurosen ♂ 1,4% ♀ 2,3%
HAGNELL (1966) Lundby/Schweden	N = 4 563 1957–59	llP 13,1				bezogen auf Erwachsene
3. JUHASZ (1974)	N = 448 1961	ptP 30,1	–	–	–	Dorf
Ungarn	N = 412 1970 ≦ 16 J.	ptP 42,2				
4. BREMER (1951) BJÄRNAL et al.	N = 1 325 1944	–	–	–	ptP ≦ 20	Die Angabe bezieht sich auf psychiatr. Gesamtprävalenzen,
(1975) Berlevag/Norwegen	N = 1 800 1972–74				llP 20,5	davon entfallen ca. 2,3% auf Psychosen
5. HELGASON (1964)	N = 5 395, 1957	llP 11,5	–	s. PN	–	Psychiatr. Gesamt –
HELGASON (1974) Island/Dänemark	N = 2 388 1966–67	llP ♂ 7,8 ♀ 15,93 JI ♂ 0,225 ♀ 0,406	1 JI ♂ 0,024 ♀ 0,032	–	1 JI ♂ 0,119 ♀ 0,031 Alkohol	1 JI 0,607
6. LEIGHTON et al. (1959–63)	N = 1 150 1950	ptP 51,9	ptP 6,0	ptP 59,5	ptP 5,8 Soziopathen	ländliche Gemeinde
MURPHY (1984) Stirling-County/Kanada	N = 2 125 1970	s. dort→				nur Depressionen u. Ängste: 12,5% ptP in 1952, 12,7% ptP in 1970

Feldstudien über *psychosomatische Erkrankungen im engeren Sinne* sind laut KATSCHNIG (1977) nicht bekannt. Allerdings sind die von internistischen Epidemiologen angeregten Studien dabei wohl nicht berücksichtigt, wie z. B. Großprojekte und prospektive Risikostudien koronarer Herzkrankheiten. In praktisch-klinischer Hinsicht ergeben auch Inanspruchnahmestudien aus Allgemeinpraxen für das Vorkommen psychosomatischer Erkrankungen brauchbare Anhaltswerte: SHEPHERD et al. (1966), CURTIUS u. ADAM (1949), ZINTL et al. (1977). Für Patienten mit psychosomatischen Erkrankungen im engeren Sinne (Kolitis, Ulcus pept., Asthma bronch., Anorexia nervosa etc.), die fachärztliche Hilfe und meist sogar stationäre Versorgung in Anspruch nehmen, bieten die im klinischen Bereich erarbeiteten Zahlen gewisse Richtwerte. Die folgende Tabelle 2 enthält eine aus psychosomatischen Standardlehrbüchern gewonnene Auflistung.

In einer Feldstudie an einer ländlichen Population Bayerns fanden DILLING et al. (1984) neben dem breiten Diagnosespektrum der großen psychiatrischen Erkrankungen eine Punktprävalenz von 9,4% für Psychoneurosen, 0,7% für Persönlichkeitsstörungen, 1,8% für Alkoholismus und Medikamentenabhängigkeit sowie 1,8% für psychosomatische Erkrankungen. In mehr als 50% der Fälle bestand die Störung schon über fünf Jahre lang.

Unser eigenes, ausschließlich auf psychogene Erkrankungen zentriertes Projekt ermittelte in einer Felduntersuchung an der 25- bis 45jährigen Bevölkerung

Tabelle 2. Psychosomatische Störungen

Krankheit	Zahl	Kenn-werte[a]	Bezugsgruppe	Autor[b]
A. PSM-Erkrankungen im engeren Sinne				
Asthma bronch.	0,5–1%	P?	„Bevölkerung"	(Hermann et al.)
	0,5%	P?	BRD	ANDERS
	1,1%	P?	städt. Angestellte u. Landbevölk. i. USA	(Hermann et al.) (Bräutigam u. Christian)
Ulcus ventriculi et/aut duodeni	1%	1 JP	alle Männer	(Schüffel u. von Uexküll)
	10%	llP	alle Männer	(Bräutigam u. Christian)
Adipositas	35%	PtP	Männer mit 40 J. (USA)	(Stunkard)
	40%	PtP	Frauen mit 40 J. (= Altersgipfel)	(Stunkard)
Anorexia nervosa	0,1–0,6	1 JI	pro 100 000 Einw.	(Bräutigam u. Christian)
	15–75	1 JI	pro 100 000 Einw. 15–25j. Frauen	(Köhle u. Simons)
	1%	R	Frauen i. Risik. Alter	(Köhle u. Simons)
	2%	llP	18jähr. Studentinnen	(Köhle u. Simons)
Morb. Crohn	0,8– 3,4	1 JI	pro 100 000 Einw.	(Schultheis u. von Uexküll)
	9,1–32,5	1 JP	pro 100 000 Einw.	(Schultheis u. von Uexküll)
Colitis ulc.	1	bP	pro 1 000 internist. Behandelte	(Bräutigam u. Christian)
Rheumatoide Arthritis	0,7–2,1%	P?	Gesamtpopulation	(Hermann u. Schonecke) BELART
	0,3–3%	P?	Gesamtpopulation?	(Bräutigam u. Christian)

Tabelle 2 (Fortsetzung)

Krankheit	Zahl	Kenn-werte[a]	Bezugsgruppe	Autor[b]
B. Funktionelle psychosomatische Beschwerden				
Funktionelle Syndrome	25,5–40%	bP	Pat. versch. Med. Polikliniken u. Praxen	(von Uexküll) CREMERIUS, CURTIUS,
	81,4%	bP	Pat. v. angereicherter Spezialambulanz	HOFF, JORES KAUFMANN
Kopfschmerzen	20%	P?	Gesunde	(Bräutigam u. Christian)
Obstipation	15%	P?	Gesunde „Betriebsangehörige"	(Bräutigam u. Christian)
	25%	bP	Klinikpat. m. vegetat. Erschöpfung	(Bräutigam u. Christian)
Herzneurose, Herz-Kreislaufbeschw.	6,5%	bP	Pat. aus nervenärztl. Praxis	(Bräutigam u. Christian)
	2%	P?	?	(Schonecke u. Hermann) GROSS 1948
	8–27%	bP	Pat. aus PSM-, Psther-, Intern. Kliniken/Ambulanzen, Nerven- u. Allgem.-Praxen	(Bräutigam u. Christian) versch. Autoren
Funktionelle gastrointestinale Beschwerden	7,4–8,8%	bP	Pat. aus Medizinischen Polikliniken	PFLANZ
	27,7–30%	bP	Pat. m. Oberbauchbeschwerden	(Schüffel u. von Uexküll)
	40–60%	bP	Pat. m. Magenbeschw. in Inn. Med.	(Schüffel u. von Uexküll)
	90%	bP	Kinder m. Magenbeschwerden	(Schüffel u. von Uexküll)
Essent. Hypertonie	8–19%	P	20-b. 80j. Erw. in USA	(Hermann et al.)
	6,3 Mill.	P	alle Einw. d. BRD	(Bräutigam u. Christian)
	25%	PtP	Männer üb. 60 Jahre in USA	(Bräutigam u. Christian)
	46,6%	PtP	Frauen üb. 60 Jahre in USA	(Bräutigam u. Christian)

[a] Kennwerte
bP, „behandelte" Prävalenz (= Inanspruchnahmeklientel)
P?, unbestimmte Häufigkeits-/Vorkommensangabe
R, Gesamtrisiko
P, undifferenzierter Prävalenzbegriff ⎤
ptP, Punktprävalenz ⎟
1 JP, Einjahresprävalenz ⎬ meist soviel wie „wahre" Prävalenz oder
llP, lebenslange Prävalenz ⎟ „wahre" Inzidenz
1 JI, Einjahresinzidenz ⎦

[b] Autoren
(Name), referierende Lehrbuchautoren; mit Ausnahme von (Bräutigam u. Christian) sind die Referenten aus dem Lehrb. von VON UEXKÜLL et al. (1979) entnommen
NAME, in Kapitälchen und mit Einzug gesetzte Namen von Originalautoren, s. bei den Referenten

Tabelle 3. Wahre Punktprävalenzraten für Fälle von psychogenen Erkrankungen aus der Mannheimer Kohorten-Feldstudie (SCHEPANK 1986)

ICD	Klartext	f	Fälle in % der Population
300	*alle Psychoneurosen*	*43*	*7,167*
300.0	Angstneurosen	11	1,833
300.4	Depressionen	23	3,833
.1, .2, .3, .5, .7, .9	Hy., Phob., Zn., Neur., Hypoch., sonst.	9	1,500
301	*alle Persönlktstrg.*	*34*	*5,667*
301.1	zyklothyme P.	6	1,000
301.2	schizoide P.	7	1,167
301.4	anankast. P.	4	0,667
.0, .3, .5, .7, .8, .9	alle anderen P., insbes. Mischbilder	17	2,833
303	*Alkoholismus*	*8*	*1,333*
303.2	chron. A.-Mißbr.	5	0,833
.0, .1	andere	3	0,500
304.4	*Medikam.-Abusus*	*1*	*0,167*
305	*PSM*	*47*	*7,833*
305.3	Herz/Kreisl.	8	1,333
305.5	Magen/Darm	21	3,500
.0, .1, .6, .9	verschiedene, u. Haut, Muskel, Urog.	18	3,000
306	*„PSM"*	*23*	*3,833*
306.4	Schlafstrg.	5	0,833
306.5	Eßstrg.	9	1,500
306.8	Kopfschm.	9	1,500

N = 600. 25- bis 45jährige deutsche Einwohner
ICD (WHO, 8. Rev.) 300 + 301 + 303 − 306 (= alle pg. Strg.):
Absolute Zahl der *Fälle: 156.* Das sind von N = 600 Prob.: *26,0%*

Mannheims folgende Fallzahlen als Punktprävalenz (= definiert als „in den letzten sieben Tagen") für spezielle psychogene Störungen, angegeben in vierstelligen ICD-Nummern (WHO, 8. Rev.): Unter den Psychoneurosen überwiegen deutlich die Depressionen und die Ängste; als häufigste Gruppe unter den psychosomatischen Diagnosen fanden wir Magen-Darm-Beschwerden, Eßstörungen, Kopfschmerzen und Herz-Kreislauf-Erkrankungen.

3. Verlaufsuntersuchungen

Die Frage nach dem Verlauf hat (a) einen individuellen und (b) einen kollektiven Aspekt. – (a) Die oben geschilderte Variabilität möglicher *individueller Verläufe* psychogener Störungen erschwert die epidemiologische Grundlagenforschung erheblich. Bisher resultiert unser Wissen überwiegend aus der klinischen Empirie über die Klientel aus Fachpraxen und ggf. daran anknüpfende systematische Langstreckenbeobachtungen oder katamnestische Studien (CREMERIUS 1968; DÜHRSSEN 1962; ERNST et al. 1968 etc.). Ein gravierender Nachteil dieses Forschungsansatzes ist jedoch die starke Selektion schwerer Erkrankter. Ungünstige und chronifizierte Verläufe überwiegen hier. – Dem stehen Beobachtungen über hohe Spontanheilungsraten gegenüber: DENKER (1946) fand – wenn auch mit zeitentsprechend dürftiger Methodologie – von den Patienten eines Allgemeinpraktikers 90% symptomfrei bei erneuter Befragung nach fünf Jahren. Ein möglicher Symptomwandel ist hier allerdings nicht sorgfältig genug ausgeschlossen. GIEL et al. (1978) sahen von 32 neurotischen Probanden nach fünfjährigem Follow-up zwei Drittel wiederhergestellt. – KATSCHNIG u. STROTZKA (1977) unterscheiden zwei Verlaufstypen psychogener Erkrankungen: die mit guter Spontanheilungschance und die chronischen. – Obgleich die Todesursache „Neurose" in Mortalitätsstatistiken praktisch fehlt, stellte SIMS (1984) eine signifikant erhöhte Letalitätsrate bei Patienten fest, 10 Jahre nach stationärer psychiatrischer Therapie wegen der Hauptdiagnose „Neurose". Die Todesursachen waren keineswegs nur Suizide. – Über die Häufigkeitsverteilung bestimmter Verlaufstypen verschiedener Formen psychogener Störungen in der Allgemeinbevölkerung wissen wir bisher noch nichts Präzises. Dafür wären langfristig angelegte Feldstudien an einer Zufallsauswahl aus der Allgemeinbevölkerung erforderlich. Dieselben Probanden müßten in regelmäßigen Abständen mehrfach nachuntersucht werden, – selbstverständlich nicht nur die eingangs diagnostizierten Fälle, sondern ebenso die anfänglichen Nicht-Fälle. Auch die zwischenzeitlichen therapeutischen Interventionen und Inanspruchnahmen hätte man zu registrieren sowie die den Spontanverlauf möglicherweise beeinflussenden, etwa auch soziokulturellen Moderatorvariablen, Life-events etc. Wir bemühen uns gegenwärtig in Mannheim um solche Daten im Rahmen der bis Ende 1985 laufenden Follow-up-Kohortenuntersuchung.

(b) Unabhängig vom Ablauf einer Störung bei einem Individuum interessiert jedoch auch der Verlauf verschiedener Erkrankungen: unter dem Aspekt eines möglichen *Wandels des Krankheitsspektrums* in einer Bevölkerung im Laufe größerer Zeitperioden. Sowohl Verschiebungen von Morbiditätsraten (also von Quantitäten) als auch qualitative Veränderungen sind möglich. Soweit Änderungen nachgewiesen werden können, schließt sich unmittelbar die Frage nach den dafür verantwortlichen Bedingungen/Ursachen an.

Verbürgte Beobachtungen lassen vermuten, daß hysterische Zustandsbilder mit heftiger motorischer Entladung, wie die Tanzwut des Mittelalters oder die von CHARCOT und FREUD beschriebenen Manifestationen, früher häufiger waren. Auch Kriegszitterer wie im Ersten Weltkrieg sah man im Zweiten und danach kaum. Andererseits war im Zweiten Weltkrieg ein so extremer Anstieg der Häufigkeit von Ulkuserkrankungen bei den Soldaten zu verzeichnen, daß ganze „Magen-Kompanien" aufgestellt werden konnten (SCHÜFFEL u. VON UEXKÜLL 1979).

Außer den in Tabelle 1 C genannten sind weitere Longitudinalstudien veröffentlicht worden, wie das Projekt aus Bornholm (STRÖMGREN 1938; FREMMING 1947, 1951), die Studie des Forschungsehepaares BASH (1948) im Iran u. a. – Während JUHÁSZ (1978) in Ungarn einen Prävalenzanstieg für Neurosen in einer Dorfpopulation synchron mit einer Änderung der soziokulturellen Umstände feststellte, zeigte sich bei einer anderen sogfältigen Wiederholungsuntersuchung, der Stirling-County-Studie aus Kanada (MURPHY et al. 1984), daß die Erkrankungsraten von Depressionen und Ängsten in 18 Jahren (von 1952 bis 1970) praktisch unver-

ändert blieben trotz nachweislich gravierenden sozialen Wandels in dieser Dorf-
gemeinschaft. Gerade dieses Ergebnis sollte zivilisationskritisch Engagierte vor
voreiligen Schlußfolgerungen warnen. – Methodenkritische Überlegungen und
Fakten zu der Frage: „Sind psychische Krankheiten häufiger geworden?" bringt
HÄFNER (1985) in seinem Referat, das sich allerdings überwiegend auf die großen
psychiatrischen Krankheitsbilder bezieht, bei denen wir bekanntlich heute schon
über wesentlich fundierteres Wissen verfügen.

4. Demographie

a) Geschlechterverteilung

Die Verteilung über die *Geschlechter* ist eindrucksvoll und eindeutig (NEUGEBAU-
ER u. DOHRENWEND 1980): In allen erfaßten 18 Studien überwogen bei den *Neurosen* die Frauen. Nicht ganz so einheitlich sind die Ergebnisse hinsichtlich der
Persönlichkeitsstörungen: Hier zeigten 10 Studien ein Überwiegen der Männer,
während in vier Studien bei dieser Diagnose mehr Frauen gefunden werden. – Die
psychosomatischen Beschwerden wurden in den psychiatrischen Surveys teils den
neurotischen zugeordnet, oft aber auch vernachlässigt. – In unserer Mannheimer
Feldstudie diagnostizierten wir 32% der weiblichen Probanden als Fälle, jedoch
nur 18% der Männer. Bei Psychoneurosen und psychosomatischen Störungen
überwiegen die Frauen. Bei den Persönlichkeitsstörungen sind die absoluten Zahlen gleich, was ein relatives Überwiegen der Männer bedeutet (SCHEPANK et al.
1984).

Für einzelne Syndrome ist nach klinischer Erfahrung das Überwiegen eindeutig: die Anorexia nervosa bei Frauen; auch Depressionen, Ängste und hysterische
Strukturen werden häufiger bei Frauen diagnostiziert. Dagegen finden sich Stot-
tern, Verhaltensstörungen, Alkoholismus und Suizide beim männlichen Geschlecht häufiger, vermutlich auch zwangsneurotische Strukturen.

Die Ursachen der festgestellten geschlechtsspezifischen Manifestationsdiffe-
renzen sind letztlich unbekannt. Im Einzelfall werden sowohl bestimmte biologische Geschlechtsunterschiede dafür verantwortlich sein (z. B. Körperkräfte, Hor-
monspiegel und Differenzen aus den Antriebsbereichen Sexualität, Aggression,
Motorik) als auch soziokulturelle Faktoren: geschlechtsrollentypische Konflikte
und Chancen, unterschiedliche Leistungsanforderungen von seiten der Gesellschaft, Arbeitsteilung, Konsumgewohnheiten, Klagsamkeit und nicht zuletzt
auch geschlechtsrollenspezifische Krankheitsattributierungen, die zu einem unterschiedlichen Inanspruchnahmeverhalten führen.

b) Variable Alter

Es wäre für die Versorgungspraxis wichtig, die wahre Verteilung manifestierter
psychogener Störungen über die *Altersklassen* zu kennen. Offenbar sind die meisten klinischen Experten und zahlreiche Epidemiologen der Meinung, daß bei Erwachsenen die psychogenen Erkrankungen mit höherem Alter eher abnehmen
(DOHRENWEND et al. 1980; VON UEXKÜLL 1979). Das vorherrschende Manifesta-
tionsalter liege etwa zwischen 20 und 50 Jahren, wobei für die Erstmanifestation
ein Gipfel in der dritten Lebensdekade angenommen wird (SCHWIDDER 1972).

Diese Beobachtungen können sich auf Inanspruchnahmeklientelen berufen. Hiergegen wird allerdings eingewandt, es handle sich bei den in eine Psychotherapie Vermittelten um eine Auswahl prognostisch relativ günstiger Fälle. – Die bei mittleren Altersgruppen erhobenen Zahlenwerte einfach hochzurechnen und auf die Alten zu übertragen, wäre aber auch nicht statthaft. Zwar ist denkbar, daß durch spezifische Konflikte und Vereinsamung ältere Menschen häufiger psychogen erkranken, was z. B. nachweislich für vollendete Suizide gilt. Auch wäre möglich, daß bei konstanter Prävalenzrate der ältere somatisch erkrankte Mensch eher für diese stärker beeinträchtigenden Leiden Hilfe sucht als für eine noch bestehende neurotische Behinderung. Ebenso plausibel wäre aber auch eine Abnahme psychogener Symptomatik mit zunehmendem Lebensalter, etwa im Gefolge abnehmender Aktivität, reduzierten Triebdrucks, verminderter Leistungsanforderungen und infolgedessen ein insgesamt geringeres Konfliktpotential.

Weitgehend rätselhaft ist bisher auch die zwischen Kindern und Erwachsenen umgekehrte Geschlechterrelation der Prävalenzraten: Die meisten kinderpsychotherapeutischen Institutionen melden ein zwei- bis mehrfaches Überwiegen der Jungen gegenüber den Mädchen (SCHWIDDER 1972). Das Verhältnis kehrt sich – eindeutig zumindest bei den Psychoneurosen – im Erwachsenenalter um. Bezieht man allerdings einen größeren Kreis von Störungen, vor allem Verhaltensdeviationen bei Erwachsenen mit ein, wie z. B. Persönlichkeitsstörungen, Alkoholismus, Suizid, Perversionen und aggressive Formen der Delinquenz, dann ist der Trend nicht mehr so ausgeprägt.

c) Sozialschicht

Bezüglich dieser Variablen ist das wissenschaftliche Urteil noch unsicherer. NEUGEBAUER u. DOHRENWEND (1980) fanden in fünf Studien aus Nordamerika und Europa *Neurosen* überwiegend in der sozialen Unterschicht, in vier anderen Studien dagegen überwog deren Prävalenzrate in anderen Schichten. – Eindeutiger ist die Verteilung der *Persönlichkeitsstörungen:* in fünf Studien ein klares Überwiegen der Prävalenz in der Unterschicht, nur in einer Studie eine höhere Prävalenzrate in einer anderen Schicht. – In unserem Mannheimer Kohortenprojekt fanden wir für psychosomatische Erkrankungen und Persönlichkeitsstörungen in der Unterschicht signifikant mehr Fälle, – nicht jedoch für Psychoneurosen. – Das nur scheinbare Überwiegen der Neurosen in der Oberschicht in der klassischen Untersuchung von HOLLINGSHEAD u. REDLICH (1958/1975) konnte inzwischen aufgeklärt werden: Man war von der Inanspruchnahme ausgegangen und fand, daß neurotische Oberschicht-Patienten sich unter den damaligen ökonomischen und versicherungstechnischen Verhältnissen eher eine fachgerechte – d. h. auch längerfristige – Psychotherapie leisten konnten. Das führte u. a. zu deren statistischem Übergewicht bei einer Stichtags-Querschnittserfassung. Unterschicht-Patienten wurden dagegen mit einer anderen Diagnose versehen und medikamentös behandelt.

Geht man davon aus, daß psychogen Erkrankte wirklich in der Unterschicht häufiger zu finden seien – für einige Diagnosensubgruppen trifft das sicher zu –, so bieten sich alternativ mindestens vier *Erklärungen* an: (a) die Drift-Hypothese, daß jemand aufgrund seiner Erkrankung sozial abgleitet; (b) daß ein sozialer Abstieg die psychogene Erkrankung (mit)verursacht hat; (c) die Hypothese eines verhinderten Aufstiegs durch die Zugehörigkeit bereits der neurosepathogenen Eltern zu einer niedrigen Schicht; und schließlich (d) könnte die Unterschichtzugehörigkeit ebenso wie die Prädisposition zu einer psychogenen Erkrankung eine gemeinsame Wurzel haben, ohne daß Schicht und Erkrankung in einer kausalen Beziehung zueinander stünden. Denkbar wäre etwa eine geringere Frustrationstoleranz, ein höherer Angst-Level, Intelligenzfaktoren etc.

Es besteht kein Zweifel: An der sozialen Schichtzugehörigkeit entzünden sich in bezug auf psychogene Erkrankungen viele Debatten, und Vorurteile finden hier Nahrung.

d) Transkulturelle Aspekte

Als gesichert gilt heute die Feststellung, daß psychogene Störungen grundsätzlich in allen Kulturen vorkommen können. Die romantische Idealisierung des vermeintlich glücklich-konfliktarmen Lebens der Menschen in den weniger zivilisierten Ländern ist ein Mythos. – Wahrscheinlich wird allerdings gerade die Erscheinungsform psychogener Erkrankungen – mehr noch als die der Schizophrenien – deutlich vom Stil einer Kultur mitgeprägt, von der Welt ihrer Werte und Normen, von Religion, Geschichte, politischer Machtstruktur/Gesetzgebung und nicht zuletzt ihrer praktizierten Heilkunde/Krankenversorgung.

Es gibt bereits zahlreiche Mitteilungen über spezielle Krankheitsbilder aus bestimmten Regionen, sog. culture-bound syndromes: Latah (Indonesien), „Spermaverlust" = SuKra prameha (Indien), Koro = Shuk Yang (China), den Kajak-Schwindel der Eskimos, das Malgris bei den Aboriginals in Australien, die Highway-Trance der Autofahrer etc. – Sammlungen solcher Berichte, Interpreationen und weiterführende Literatur bietet der neue Reader von PFEIFFER u. SCHÖNE (1980). In einer systematischen Bearbeitung des Themas beschreibt H. B. M MURPHY (1982) den aktuellen Wissensstand mit großer Sorgfalt.

Eine sachgerechte Erforschung transkultureller epidemiologischer Fakten über psychogene Erkrankungen stößt dort auf unüberwindbare Hemmnisse, wo die ärztliche Versorgung mangelhaft, Unterernährung endemisch ist und eine Sprachbarriere und hohe Analphabetenrate die Verständigung behindern. Außerdem kann man in solchen Regionen oft schon mangels Zensusdaten nicht einmal eine Untersuchungsstichprobe ziehen und die Nenner-Bezugsgröße verläßlich eruieren.

II. Zur Ätiopathogenese: Analytische Epidemiologie

Es ist nicht Aufgabe dieses Abschnittes, eine allgemeine Theorie ätiologischer Faktoren und ihres Zusammenwirkens bei der Pathogenese psychogener Störungen zu entwickeln. Dazu sind verschiedene weitere Wissenschaften mit aufgerufen. Vor allem aber reichen die bisher vorliegenden Befunde zur deskriptiven Epidemiologie bei weitem nicht aus, um entsprechende Modellvorstellungen zu überprüfen.

1. Biologische Aspekte

In den Variablen „Geschlecht" und „Alter" sowie beim transkulturellen Vergleich von Populationen sind bereits biologische Determinanten tangiert worden. Diese mit speziellen Methoden und statistischen Verfahren herauszufiltern, ist eine wesentliche Aufgabe der analytisch-epidemiologischen Forschung. – Humangenetik und Epidemiologie verwenden eine Reihe ähnlicher Methoden: Die Genealogie, früher in Humangentik und Psychiatrie favorisiert, ist heute in Mißkredit geraten. Was vormals als Beweis für Erblichkeit galt, wurde später – teilweise zu Recht – uminterpretiert und psychosozialer Tradierung zugesprochen. Ein methodisch verfeinerter Abkömmling erlangte in den letzten Jahren wieder Bedeutung: die Adoptivstudien, insbesondere an High-risk-Populationen (ZAPOTOCZKY 1980). – Auch die Zwillingsforschung konnte einen Beitrag leisten: Sie wies einen Anteil erblicher Komponenten am Zustandekommen psychoneurotischer und psychosomatischer Störungen nach (Lit. bei P. E. BECKER in: HEIGL-EVERS u. SCHEPANK 1980/81; SCHEPANK 1974). – Die Kooperation von Epidemiologie, Humangenetik und Biochemie hat uns wesentliche Erkenntnisse über populationsgenetische Determinanten in einer erblichen Stoffwechselkomponente bei der Entwicklung des Alkoholismus gebracht (PROPPING 1981). – Aus der Humangenetik kommt die Anregung (VOGEL u. PROPPING 1981), nicht Phänomene abweichenden Verhaltens zum Ausgangspunkt der Forschung zu wählen, sondern umgekehrt bei den meßbaren physiologischen oder morphologischen Abweichungen mit bekanntem genetischem Übertragungsmodus (z. B. seltenen EEG-Varianten, Chromosomenanomalien, erblichen Stoffwechselvarianten) anzusetzen und dann deren psychischen, ggf. psychopathologischen Korrelaten nachzugehen. Auch die Neurotransmitter-Forschung in Kombination mit epidemiologischer Methodik läßt neue Erkenntnisse erwarten. Der korrelative Zusammenhang als solcher, z. B. einer Stoffwechselabweichung mit einem psychopathologischen Phänomen, beweist jedoch noch nicht den ursächlichen Zusammenhang in dieser Richtung. Dasselbe forschungslogische Problem beschäftigt uns im nächsten Absatz.

2. Sozialpsychologische Faktoren

Die Methoden sozialpsychologischer Forschung sind vielfach ähnlich oder identisch mit denen der Epidemiologie, insbesondere wo sie ebenfalls psychopathologische Fragen bearbeiten. Die Analyse von Feldstudien ermöglicht etwa die Differenzierung abhängiger und unabhängiger Variablen, z. B. beim Vergleich von städtischen mit ländlichen Populationen, oder bei der Betrachtung unterschiedlicher Verteilung von Erkrankungen auf verschiedene soziale Schichten (s. o.) oder beim Vergleich von Inzidenz- und Prävalenzraten unter geänderten soziokulturellen Verhältnissen bei Longitudinalstudien. Umfangreiche Untersuchungen sind diesen Fragen gewidmet. Die verläßlichsten Daten liefern hier Wiederholungsuntersuchungen an Populationen derselben Region mit der gleichen Methode (s. Abschn. C. I. 3.) sowie Follow-up-Studien an denselben Probanden über einen längeren Zeitabschnitt, möglichst unter Einbeziehung gut kontrollierbarer Variablen, wie etwa Life-events.

3. Spezielle Forschungsrichtungen

Als eigenständige Methode innerhalb der psychopathologischen Epidemiologie hat sich die *Life-event-Forschung* profiliert. Sie geht der Frage nach, inwieweit alltägliche oder seltenere umschriebene definierbare Ereignisse den Ausbruch oder den Verlauf von Erkrankungen beeinflussen. Die Konzepte wurden in den 60er Jahren in den USA (Holmes u. Rahe 1967) und England (Brown 1974) erarbeitet. Sie stützen sich teilweise auf die Stress-Hypothese. Bei Psychosen und Neurosen, vegetativ-funktionellen Störungen und sogar bei somatischen Erkrankungen fand man in den dem Ausbruch vorausgehenden Monaten überdurchschnittlich viele und belastende Life-events. Die Uniformität solcher Befunde läßt fast den Verdacht auf einen systematischen Fehler aufkommen: daß z. B. kranke Menschen im Bewußtsein ihres Leidens und durch konsequentes Nachdenken im Rahmen der Inanspruchnahme mehr Lebensereignisse erinnern als gesunde, spontan befragte Vergleichsprobanden. Solch eine methodenkritische Vermutung wird allerdings dadurch entkräftet, daß auch in einer Feldstudie an einer Zufallsstichprobe von Probanden aus der Allgemeinbevölkerung eine deutlich höhere Belastungsrate durch Live-events bei denjenigen ermittelt wurde, die – ohne ihr Wissen – von den Experten als Fall eingestuft wurden als bei den gesünderen Nicht-Fällen (Hönmann u. Schepank 1983). Im deutschen Sprachraum befassen sich vor allem die Arbeitsgruppen um Angst/Zürich, Katschnig/Wien und Siegrist/ Marburg sowie einige Kollegen aus dem Mannheimer Sonderforschungsbereich 116 mit dieser Thematik. Katschnig (1980) hat mit seiner Publikation und den darin aufgenommenen englischen Arbeiten den aktuellen Stand der Forschung abgesteckt.

Auch individuelle sog. *Coping-Strategien* fanden wissenschaftliche Aufmerksamkeit und wurden systematisch untersucht. Es handelt sich um die Mechanismen der Bewältigung von Umweltbelastungen oder Krankheitsprozessen. Ein Übersichtsreferat mit Bezug zu Psychosomatik verfaßte Heim (1979).

Untersuchungen über *Risikofaktoren* aus dem klinischen Bereich sind von unterschiedlicher Qualität. Ein umfangreiches Projekt erarbeitet derzeit Dührssen (1984). Aus einer Vielzahl möglicher Einflußfaktoren mit klinischer Evidenz auf die Entstehung psychogener Erkrankungen im Einzelfall seien nur einige systematisch untersuchte herausgegriffen: die Thematik des "broken home", Kohortenstudien an Heimkindern und Pflegekindern. Kontrovers diskutiert wurde auch die Bedeutung der Stellung in der Geschwisterreihe. C. Ernst u. J. Angst (1983) haben in ihrer umfassenden Literaturübersicht dieses Thema monographisch bearbeitet: Birth order.

III. Zur Versorgung und Prävention

Zwar versteht sich die Epidemiologie primär als Grundlagenwissenschaft, jedoch wird Forschung auch durch mögliche Anwendungsbezüge motiviert. Die deskriptive Epidemiologie kann Basisdaten für die Planung der Versorgung liefern und helfen, den Therapiebedarf abzuschätzen. Im günstigen Fall können auch ätiologische Einflußfaktoren aufgeklärt werden. Die experimentell-epidemiologische Methode steckt sich ihre Ziele noch weiter: Sie unterbreitet Vorschläge für sachlich begründete Präventivmaßnahmen (Rudolf u. Tölle 1984) und evaluiert solche Interventionen wissenschaftlich.

Ein weiterer wichtiger Themenkomplex liegt im Blickwinkel der Epidemiologie: die Interdependenz und Wechselwirkung von 1. tatsächlichem (= expertendefiniertem) Bedarf an Psychotherapie und 2. den Besonderheiten von Inanspruchnahme- und Hilfesuchverhalten seitens der Patienten und 3. dem tatsächlichen Angebot von Versorgungsleistungen und schließlich 4. der Attribuierung (sowohl auf individueller Ebene wie in der öffentlichen Meinung).

Die Erkenntnis von der weiten Verbreitung psychogener Erkrankungen in der Bevölkerung fand zunehmendes Interesse auch bei den Therapie-Kostenträgern, bei den für die Ausbildung Verantwortlichen und bei Forschungsinstitutionen. Drei wesentliche Ereignisse gab es in den beiden letzten Dekaden in Deutschland in Richtung auf eine sachgerechte Therapie, auf die Prävention und die Erforschung psychogener Erkrankungen: 1. die Aufnahme von tiefenpsychologischer und analytischer Psychotherapie in den Pflichtleistungskatalog der gesetzlichen Krankenkassen 1967, erweitert auf die Ersatzkassen 1971, unter Einbeziehung der Verhaltenstherapie 1980; 2. die neue Approbationsordnung für Ärzte 1970 mit der Einführung der Psychosomatik/Psychotherapie als gleichrangigem obligatem Lernziel im klinischen Studium sowie der Medizinpsychologie und Medizinsoziologie im vorklinischen Ausbildungsabschnitt. Schließlich 3. die zahlreichen, durch die sog. Psychiatrie-Enquête (1971–75) angeregten Initiativen und ihr richtungweisender Einfluß auf Forschung, Versorgungsplanung und vor allem Humanisierung der Krankenversorgung.

D. Diskussion und Zusammenfassung

Wissenschaftliche Bescheidenheit verpflichtet zu dem Fazit: Die epidemiologische Erforschung psychogener Erkrankungen steht noch in ihren Anfängen; ihre bisherigen Ergebnisse sind zum Teil verwirrend und widersprüchlich; es gibt noch erhebliche Wissenslücken und unterentwickelte Bereiche. – Dennoch darf auch festgestellt werden: In einer großen Anzahl von Untersuchungen ist auf verschiedenen Wegen viel sachkompetentes Wissen zusammengetragen worden. Insbesondere die bis jetzt erarbeitete Forschungsmethodik steht auf soliden Fundamenten und läßt weitere Erkenntnisfortschritte erwarten.

Zusammenfassend sei eine Beurteilung der wahren Prävalenz psychogener Störungen und eine Einschätzung ihrer Behandlungsbedürftigkeit gewagt. Diese Werte gelten hier und heute und für Erwachsene. Meine Bilanz basiert auf dem Studium der Epidemiologie-Literatur sowie auf eigenen Forschungsergebnissen aus einer mehrjährigen Feldstudie, zusammen mit den im SFB 116 (Psychiatrische Epidemiologie) in Mannheim erworbenen Forschungserfahrungen und nicht zuletzt auf jahrzehntelanger praktisch-psychotherapeutischer Tätigkeit und begleitender Arbeit in überregionalen Fachgremien für die Versorgungsplanung:

1. Bezüglich lebenslanger Prävalenz gilt: Die überwiegende Mehrzahl, mindestens 80% bis 95% der Erwachsenen, kennt irgendwelche psychogenen Symptome aus eigener Erfahrung (sei es auch nur passager und/oder geringfügig) am Körper, im Erleben oder Verhalten. Leichte/vorübergehende psychogene Symptome dürften also weit verbreitet sein, ubiquitär vorkommen. Diese fast schon triviale Feststellung berechtigt allerdings nicht automatisch dazu, diese Symptome grundsätzlich zu bagatellisieren und dem klaglos hinzunehmenden gemeinen Elend zu subsummieren.

2. Im Sinne einer Punktprävalenzrate zeigen ca. 50% der Bevölkerung deutliche psychogene Symptome. Probanden dieser Gruppe bekämen eine der ICD-Diagnosen Nr. 300 bis 307 (WHO, 8. Rev.), wenn sie als Inanspruchnahmeklientel in einer Fachinstitution um Hilfe suchten.

Die stärker beeinträchtigte Hälfte dieser Gruppe ist unter 3. aufgeführt. – Von den verbleibenden weniger beeinträchtigten 25% verdient wiederum etwa die Hälfte (= 12,5% der Gesamtbevölkerung) eine betonte Aufmerksamkeit als Risikopopulation und bedarf eines regelmäßigen Beratungs-/Betreuungsangebotes sowie der Möglichkeit, „psycho-kompetente" Allgemeinärzte und/oder psychosomatisch orientierte Fachärzte und Beratungsstellen zu konsultieren.

3. Ungefähr 25% (Punktprävalenz) der Erwachsenen im mittleren Alter (= 20 bis 50 Jahre) gehören zu den nennenswert durch psychogene Störungen (einschließlich Süchte) beeinträchtigten (= „echten") Fällen. (Diese Kategorie umfaßt unter Umständen nur – aber mindestens – 15%, eventuell auch max. 30%).

Expertendefiniert ist der Behandlungsbedarf für die Gruppe so einzuschätzen: Etwa ein Drittel (= 8%) kann man psychotherapeutisch nicht mehr effektiv erreichen; dieser Anteil ist keinesfalls motivierbar und/oder nur noch palliativ-medikamentös zu therapieren. – Ungefähr die Hälfte (= 12,5%) benötigt fachpsychotherapeutische ambulante Therapie in ihren verschiedenen Formen als Beratung, autogenes Training, dynamische/Kurz-/Fokalpsychotherapie, Krisenintervention, kürzere oder längere intensivere Verhaltenstherapie oder analytisch orientierte Einzel- oder Gruppentherapie. – Ca. ein Sechstel (= 4%) erfordert stationäre Fachpsychotherapie (einschließlich psychotherapeutischer Heilverfahren).

4. Bei der unter Punkt 3. genannten Kategorie handelt es sich überwiegend um längerfristige oder rezidivierende psychogene Störungen und Beeinträchtigungen. Die lebenslange Prävalenzrate dürfte also für diese Gruppe von Fällen nicht wesentlich höher liegen.

5. Frauen sind insgesamt wesentlich häufiger betroffen, besonders von Psychoneurosen und psychosomatisch-funktionellen Störungen; gehäuft bei Männern finden sich Persönlichkeitsstörungen, Alkoholismus, Suizide und Delinquenz.

Eine nüchterne Beurteilung der Epidemiologie psychogener Störungen wird nicht nur durch die ausführlich dargestellten sachimmanenten Probleme erschwert. Vielmehr tangiert jede Beantwortung der Frage nach Häufigkeiten die Interessenkonflikte vieler betroffener Gruppen: Therapeutischen Versorgungsgesichtspunkten steht die lawinenartige Kostenentwicklung im Gesundheitswesen gegenüber; professionelle Therapie konkurriert mit Seelsorge, Naturheilpraktik und gegenseitiger/Selbsthilfe; Verteilungskämpfe und Prestigerivalität zwischen klinischer Psychologie und Medizin, somatischer Medizin und psychologischer Medizin, auch Psychiatrie und Psychosomatik/Psychotherapie sind nicht zu leugnen. Auf kaum einem anderen Gebiet der Medizin wirken sich divergierende gesellschaftspolitische Strebungen und die Kollision verschiedener tradierter und progressiver Wertordnungen so drastisch aus wie bei der Beurteilung psychogener Störungen. Es geht schließlich auch um die Verteilung von Gütern, Dominanzstreben, die Regulierung von Macht, Aggression und Sexualität sowie um andere zwischenmenschliche Antinomien. – Das Risiko einer tendenziösen Verwendung redlich erarbeiteter epidemiologischer Forschungsergebnisse ist daher erheblich. Mögen unsere methodenkritischen Erörterungen dazu beitragen, den nüchternen Blick zu schärfen.

Literatur

Angst J, Dobler-Mikola A, Binder J (1984) The Zurich study. – A prospective epidemological study of depressive, neurotic and psychosomatic syndroms. I. Problem, methodology. Eur Arch Psychiatr Neurol Sci 234:13–20

Bach H (1981) Der Krankheitsbegriff in der Psychoanalyse. Vandenhoeck & Ruprecht, Göttingen

Bash KW, Bash-Liechti J (1978) Psychiatrisch-epidemiologische Nachuntersuchung eines mitteliranischen Dorfes nach 13 Jahren. Nervenarzt 49:713–719

Bräutigam W, Christian P (1973) Psychosomatische Medizin. Ein kurzgefaßtes Lehrbuch für Studenten und Ärzte. Georg Thieme, Stuttgart

Brown GW (1974) Meaning, measurement, and stress of live events. In: Dohrenwend BS, Dohrenwend BP (eds) Stressfull life events, their nature and effects. Wiley, New York

Cooper B, Morgan HG (1977) Epidemiologische Psychiatrie. Urban & Schwarzenberg, München Wien Baltimore

Cremerius F (1968) Die Prognose funktioneller Syndrome. Enke, Stuttgart

Curtius F, Adam R (1949) Über psychogene und funktionelle Erkrankungen in der inneren Medizin. Dtsch Arch Klin Med 196:70–101

Degkwitz R (1981) Zum umstrittenen psychiatrischen Krankheitsbegriff. Urban & Schwarzenberg, München Wien Baltimore

Degkwitz R, Helmchen H, Kockott G, Mombour W (Hrsg) (1975) Diagnosenschlüssel und Glossar psychiatrischer Krankheiten. Springer, Berlin Heidelberg New York

Denker PG (1946) Results of the treatment of psychoneuroses by the general practitioner. Follow-up study of 500 cases. N Y State J Med 46:2164–2166

Dilling H, Weyerer S, Castell R (1984) Psychische Erkrankungen in der Bevölkerung. Enke, Stuttgart

Dohrenwend BP, Dohrenwend BS (1983) The problem of validity in field studies of psychological disorders. J Abnorm Psychol 70/1:52–69

Dohrenwend BP, Dohrenwend BS, Schwartz-Gould M, Link B, Neugebauer R, Wunsch-Hitzig R (1980) Mental illness in the United States – Epidemiological estimates. Praeger, New York

Dührssen A (1962) Katamnestische Ergebnisse bei 1 004 Patienten nach analytischer Psychotherapie. Z Psychosom Med Psychoanal 8:94–114

Dührssen A (1984) Risikofaktoren für die neurotische Krankheitsentwicklung. Ein Beitrag zur psychoanalytischen Geneseforschung. Z Psychosom Med Psychoanal 30:18–42

Ernst K, Kind H, Rotach-Fuchs M (Hrsg) (1968) Ergebnisse der Verlaufsforschung bei Neurosen. In: Monographien aus dem Gesamtgebiete der Neurologie und Psychiatrie, H 125. Springer, Berlin Heidelberg New York

Ernst C, Angst J (1983) Birth order: Its influence on personality. Springer, Berlin Heidelberg New York

Faber FR (1984) Psychotherapie und Allgemeinmedizin – Thesen, Daten und Vorschläge zur ärztlichen Psychotherapie. Psychother Psychosom Med Psychol 34:134–139

Fraser R (1947) The incidence of neurosis among factory workers. Med Res Counc Rep No 90, London

Fremming KH (1951) The expectation of mental infirmity in a sample of the Danish population. In: Occasional Papers on Eugenics, No 7, Cassell, London

Funke W (1962) Reihenuntersuchungen über die Häufigkeit von Alltagsbeschwerden (zugleich ein Beitrag zum Problem des Krankheitsbegriffes). Psychiatr Neurol Med Psychol (Leipz) 14:353–355

Giel R, ten Horn GHMN, Ornel J, Schudel WJ, Wiersma D (1978) Mental illness, neuroticism and life events in a Dutch village sample: follow-up. Psychol Med 8:235–243

Goldberg DP, Cooper B, Eastwood MR, Kedward HB, Shepherd M (1970) A standardized psychiatric interview for use in community surveys. Br J Prev Soc Med 24:18–23

Häfner H (Hrsg) (1978) Psychiatrische Epidemiologie. In: Monographien aus dem Gesamtgebiete der Psychiatrie, Bd 17. Springer, Berlin Heidelberg New York

Häfner H (1985) Sind psychische Krankheiten häufiger geworden? Nervenarzt 56:120–133

Heigl-Evers A, Schepank H (Hrsg) (1980/81) Ursprünge seelisch bedingter Krankheiten: Eine Untersuchung an 100 + 9 Zwillingspaaren mit Neurosen und psychosomatischen Erkrankungen. Vandenhoeck & Ruprecht, Göttingen

Heim E (1979) Coping oder Anpassungsvorgänge in der psychosomatischen Medizin. Z Psychosom Med Psychoanal 25:251–262

Hinterhuber H (1982) Epidemiologie psychiatrischer Erkrankungen. Eine Feldstudie. Enke, Stuttgart

Hönmann H, Schepank H (1983) Life-events in der Allgemeinbevölkerung. Vorläufige Ergebnisse aus einer psychosomatisch-epidemiologischen Feldstudie. Z Psychosom Med Psychoanal 29:110–126

Hollingshead A, Redlich FC (1975) Der Sozialcharakter psychischer Störungen. Fischer, Frankfurt (Originalausgabe englisch 1958)

Holmes H, Rahe RH (1967) The social readjustment rating scale. J Psychosom Res 11:213–218

Jablensky A, Hugler H (1982) Möglichkeiten und Grenzen psychiatrischer epidemiologischer Surveys für geographisch definierte Populationen in Europa. Fortschr Neurol Psychiat 50:215–239

Juhász P (1974) Über den Wandel in der Neurosemorbidität in einem ungarischen Dorf während der Phase des wirtschaftlichen Aufstiegs und der Urbanisation. Psychiatria Fen 1974:101–109

Katschnig H (Hrsg) (1980) Sozialer Streß und psychische Erkrankung. Lebensverändernde Ereignisse als Ursache seelischer Störungen. Urban & Schwarzenberg. München Wien Baltimore

Katschnig H, Strotzka H (1977) Epidemiologie der Neurosen und psychosomatischen Störungen. In: Blohmke M, v Ferber CH, Kisker KP, Schäfer H (Hrsg) Handbuch der Sozialmedizin, Bd 2. Enke, Stuttgart

Kessel WIN (1960) Psychiatric morbidity in a London general practice. Brit J Prev Soc Med 14:16–22

Leitner J (1970) Die Situation des psychisch kranken Patienten in der Allgemeinpraxis. Münch Med Wochenschr 112:2003

Lin TY (1953) A study of the incidence of mental disorders in Chinese and other cultures. Psychiatry 16:313–336

Murphy HBM (1982) Comparative Psychiatry. The international and intercultural distribution of mental illness. In: Monographien aus dem Gesamtgebiete der Psychiatrie, Bd 28. Springer, Berlin Heidelberg New York

Murphy JM, Sobol AM, Neff RK, Oliviers DC, Leighton AH (1984) Stability of prevalence. Arch Gen Psychiatr 41(10):990–997

Neugebauer R, Dohrenwend BP, Dohrenwend BS (1980) Formulation of hypotheses about the true prevalence of functional psychiatric disorders among adults in the United States. In: Dohrenwend BP et al. (1980) Mental illness in the United States. Praeger, New York

Ödegard Ö (1972) Epidemiology of the Psychoses. In: Kisker KP, Meyer JE, Müller C, Strömgren E (Hrsg) Klinische Psychiatrie 1. Springer, Berlin Heidelberg New York (Psychiatrie der Gegenwart, 2. Aufl., Bd II/1, 213–258)

Pfeiffer WM, Schoene W (Hrsg) (1980) Psychopathologie im Kulturvergleich. Enke, Stuttgart.

Pflanz M (1973) Allgemeine Epidemiologie. Aufgaben, Technik, Methoden. Thieme, Stuttgart

Pohlmeier H, Schmidtke A, Welz R (Hrsg) (1983) Suizidales Verhalten: Methodenprobleme und Erklärungsansätze. Roderer S, Regensburg

Propping P (1981) Genetische Aspekte des Alkoholismus. In: Häfner H, Welz R (Hrsg) Drogenabhängigkeit und Alkoholismus. Band 7. Rheinland-Verlag GmbH, Köln

Reid DD (1966) Epidemiologische Methoden in der psychiatrischen Forschung. Übersetzung und herausgegeben von Kisker KP. Thieme, Stuttgart

Rin H (1984) Psychophysiologic disorders: clinical and epidemiological observations. In: The 1st congress of the Asian chapter of the International College of Psychosomatic Medicine, May 19–20 1984, Tokyo, p 12

Robins LN, Helzer JE, Weissmann MM, Orvascheel H, Gruenberg E, Burke JD, Regier DA (1984) Lifetime prevalence of specific psychiatric disorders in three sites. Arch Gen Psychiatry 41(10):949–958

Rudolf GAE, Tölle R (1984) Prävention in der Psychiatrie. Springer, Berlin Heidelberg New York Tokyo

Scharfetter C (1980) Epidemiologie der Schizophrenie. In: Peters UH (Hrsg) Die Psychologie des 20. Jahrhunderts. Bd X. Kindler, Zürich, S 421–425

Schepank H (1974) Erb- und Umweltfaktoren bei Neurosen. Tiefenpsychologische Untersuchungen an 50 Zwillingspaaren. In: Monographien aus dem Gesamtgebiete der Psychiatrie, Bd 11. Springer, Berlin Heidelberg New York

Schepank H (1986) Die psychogenen Erkrankungen der Stadtbevölkerung. Springer, Berlin Heidelberg New York Tokyo (in Druck)

Schepank H, Hilpert H, Hönmann H, Janta B, Parekh H, Riedel P, Schiessl N, Stork H, Tress W, Weinhold-Metzner (1984) Das Mannheimer Kohortenprojekt. – Die Prävalenz psychogener Erkrankungen in der Stadt. Z Psychosom Med 30:43–61

Schmidt MH (1981) Epidemiological approaches in child psychiatry. In: Schmidt MH (ed) International Symposium. Thieme, Stuttgart

Schüffel W, Uexküll T v (1979) Ulcus duodeni. In: Uexküll T v (Hrsg) (1979) Lehrbuch der Psychosomatischen Medizin. Urban & Schwarzenberg, München Wien Baltimore

Schwidder W (1972) Klinik der Neurosen. In: Kisker KP, Meyer JE, Müller C, Strömgren E (Hrsg) Klinische Psychiatrie 1. (Psychiatrie der Gegenwart, 2. Aufl, Bd II/1, S 351–476) Springer, Berlin Heidelberg New York

Shepherd M, Cooper B, Brown AC, Kalton GW (1966) Psychiatric illness in general practice. Oxford Univ Press, London

Siegrist J (1980) Die Bedeutung von Lebensereignissen für die Entstehung körperlicher und psychosomatischer Erkrankungen. Nervenarzt 51:313–320

Sims A (1984) Neurosis and mortality: Investigating an association. J Psychosom Res 28(5):353–362

Strömgren E (1938) Beiträge zur psychiatrischen Erblehre. Acta Psychiat Scand [Suppl] 19

Strömgren E, Hoch P, Zubin J (1961) Comparative epidemiology of the mental disorders. Grune and Stratton, London

Strotzka H, Leitner I, Czerwenka-Wenkstetten G, Graupe SR, Simon MD (1969) Kleinburg. Eine sozialpsychiatrische Feldstudie. Österreichischer Bundesverlag für Unterricht, Wissenschaft und Kunst, Wien München

Uexküll T v (Hrsg) (1979) Lehrbuch der psychosomatischen Medizin. Urban & Schwarzenberg, München Wien Baltimore

Vogel F, Propping P (1981) Ist unser Schicksal mitgeboren? Severin und Siedler, Berlin

Weyerer S, Dilling H (1984) Prävalenz und Behandlung psychischer Erkrankungen in der Allgemeinbevölkerung. Ergebnisse einer Feldstudie in drei Gemeinden Oberbayerns. Nervenarzt 55:30–42

Wing JK (Hrsg) (1981) What is a case? The problem of definition in psychiatric community surveys. McIntire, London

Winter E (1959) Über die Häufigkeit neurotischer Symptome bei „Gesunden". Z Psychosom Med 5:153–167

Zapotoczky HG (1980) Adoption. In: Spiel W (Hrsg) Die Psychologie des 20. Jahrhunderts, Bd XI. Kindler, Zürich, S 520–547

Zintl-Wiegand A, Cooper B, Krumm B (1980) Psychisch Kranke in der ärztlichen Allgemeinpraxis: Eine Untersuchung in der Stadt Mannheim. Beltz, Weinheim

Psychoneurosen und Charakterneurosen

S. O. Hoffmann

INHALTSVERZEICHNIS

Vorbemerkung. In der zweiten Auflage dieses Handbuchs war der früh verstorbene WERNER SCHWIDDER, Tiefenbrunn, Verfasser des Kapitels „Klinik der Neurosen". Sein Beitrag stellte den bis 1972 international ausführlichsten Versuch dar (1 248 Referenzen), das gesamte klinische Wissen über die Neurosen zusammenzufassen. SCHWIDDERs Leistung bleibt in der vorliegenden Auflage dieses Handbuchs in mehrfacher Hinsicht unerreicht. Zum einen ist der Umfang des Neurosekapitels um mehr als drei Viertel gekürzt worden, zum anderen hat sich die editorische Konzeption geändert: Zu Gunsten von Übersichtlichkeit und Lesbarkeit sollen vor allem Übersichtsreferate und grundlegende Arbeiten referiert werden. Im Sinne dieser editorischen Anweisung bleibt SCHWIDDERs Beitrag von 1972 die erste Referenz für den Verfasser dieses Kapitels. Der Akzent der Neubearbeitung liegt auf der Literatur der zurückliegenden 15 Jahre. Die epidemiologischen Daten und die Ausführungen zur Therapie sind wegen der gesonderten Kapitel kurz gehalten.

Neuere Entwicklungstendenzen der Neurosenlehre

Die neuere Forschung seit etwa 1970 ist durch einige auffallende Trends gekennzeichnet. Beiträge, die sich speziell mit der Psychodynamik, Psychopathologie und Nosologie der Neurosen allgemein oder einzelner Neurosen speziell befassen, sind seltener geworden. Beiträge, die irgendeinen Bezug zur Therapie haben, machen den größten Teil der Neuerscheinungen aus. Der Anteil der verhaltenstherapeutisch orientierten Arbeiten steigt dabei ständig, die psychodynamisch ausgerichteten nehmen eher ab. Am ausgeprägtesten ist diese Tendenz in England und Skandinavien. In den USA und in Deutschland, wo der psychoanalytische Einfluß noch relativ groß ist, deutet sich diese Entwicklung ebenfalls an. Der eingangs erwähnte Publikationstrend kehrt auch in den eigentlichen psychoanalytischen Organen wieder, die einst den Hort der Neurosenpsychologie darstellten. Studien über die psychoanalytische Theorie und ihre Probleme, Anwendungen der Psychoanalyse auf die verschiedensten Gebiete, Fragen des Behandlungsprozesses und seltener der Therapietechnik und andere übersteigen die neurosenpsychologischen Artikel zahlenmäßig – mit zwei Ausnahmen. Dem Konzept der narzißtischen Neurose (Persönlichkeitsstörung), vor allem unter dem Einfluß von Kohut, und dem Konzept des Borderline-Syndroms, vor allem unter dem Einfluß von Kernberg, werden breite Aufmerksamkeit geschenkt.

Epidemiologische Fragen, Life-Event-Forschung, Studien zur Ätiologie und (gegenüber den 60er Jahren rückläufig) Verlaufsuntersuchungen absorbieren im Bereich der Klinik der Neurosen viel Interesse. In den Worten von Ernst (1980) ist der „Strom der Verlaufsforschung" in das „Meer der Epidemiologie" eingemündet. Kasuistische Beiträge gehen immer mehr zurück, was zu bedauern ist, – auffallenderweise wiederum auch in den psychoanalytischen Fachzeitschriften, die früher eine Domäne dieser Publikationsform darstellten.

Die *Nosologie* der Neurosen zerfällt zusehends. In den USA ist unter den Einflüssen der 3. Auflage des Diagnostic and Statistical Manual (DSM-III) so etwas wie eine Kraepelinsche Renaissance am Werk, die sich auch auf die Neurosenlehre auswirkt. Der Begriff der Neurose wurde gestrichen und durch den der Störung (disorder) ersetzt. Bei der Rückkehr zu den Phänomenen lösen sich insbesondere die traditionellen Einheiten der Angstneurose, der neurotischen Depression ("disthymic disorder") und der Hysterie auf, während sich die Zwangsneurose und die einfache Phobie noch einigermaßen zu halten scheinen. Das Borderline-Syndrom, ursprünglich von Psychoanalytikern „erfunden", konstituiert sich auch phänomenologisch. Die International Classification of Diseases (ICD) der WHO, 9. Revision, erscheint, kaum daß sie sich durchgesetzt hat, durch die Entwicklung der Forschung wieder in Frage gestellt.

Aktueller Stand des Neurosekonzepts

Die hinter dem Neurosebegriff stehenden nosologischen Konzepte variieren weiterhin stark. Extreme stellen die rein deskriptive (Vermeidung des Neurosebegriffs im DSM-III) und die rein psychoanalytische Erfassung dar. Offenbar verbindliche *gemeinsame Elemente der heutigen Verwendung des Neurosebegriffs* bzw.

seiner Ersatzkonstruktionen sind die folgenden: Neurosen sind überwiegend psychogen und nur zum geringeren Teil somatogen bedingt. Die pathologische Abweichung von der Norm läßt sich eher als quantitative, denn als qualitative beschreiben. In der Regel ist die soziale Einordnung erhalten und der Verlauf nicht so destruierend wie bei den Psychosen.

Eine *Definition,* welche die beiden Hauptmodelle berücksichtigt, könnte folgendermaßen aussehen: *Neurosen* sind psychogene, überwiegend umweltbedingte Erkrankungen, die eine Störung im psychischen und/oder körperlichen und/oder charakterlichen Bereich bedingen. Das psychoanalytische Verständnis sieht in den Neurosen unzureichende symbolische Verarbeitungsversuche unbewußter, in ihrer Genese infantiler Konflikte oder Traumen. Die Lerntheorie betont die genetische Bedeutung von Konditionierungen in der Folge verfehlter, zu starker oder zu schwacher Lernvorgänge.

Neurosengenetisch werden heute vor allem 4 Modelle diskutiert, die sich zum Teil erheblich überschneiden. Es sind dies 1. das Modell des *reaktualisierten Entwicklungskonflikts* („Neurosen sind Kompromißbildungen, Lösungsversuche, Folgezustände von reaktivierten, unbewußten, infantilen Konflikten"), 2. das Modell des *erhaltenen Entwicklungsschadens* („Neurosen sind direkte Folgen von oder Kompensationsbildungen für durch real traumatische Entwicklungsbedingungen entstandene Entwicklungsschäden"), 3. das Modell der *verfehlten Lernvorgänge* („Neurosen sind das Ergebnis von fehlgeleiteten oder unzureichenden Lernvorgängen") und 4. das *genetisch-konstitutionelle Modell* („Für die Entstehung von Neurosen, mehr noch für die Wahl des Neurosetyps haben die Faktoren der Persönlichkeitskonstitution und der Vererbung eine mitbestimmende Bedeutung"). Von den weiteren Modellen seien noch das daseinsanalytische, das kognitive, das materialistisch-gesellschaftliche und das biologische (ethologische) genannt. Alle diese Konstrukte sind als sich (mehr oder minder) wechselseitig ergänzende anzusehen.

A. Die Psychoneurosen

I. Neurosen mit vorrangiger Angstentwicklung

Angst ist ein ubiquitäres menschliches Phänomen. Für die Evolution und die Anpassungsleistungen des Menschen kommt ihm wahrscheinlich eine besondere Bedeutung zu. BOWLBY stellt fest, daß auffällig nur zwei Varianten seien: wenn ein Mensch zu viel oder zu wenig Angst habe. Angst ist erst einmal eine „natürliche Disposition des Menschen" (1973, S. 113).

Die Pathologie der Angst ist wegen ihrer Häufigkeit klinisch von erheblicher Bedeutung. In der Frage der Klassifikation und Nosologie haben sich in den letzten 15 Jahren weitgehende Veränderungen ergeben. Ein wichtiges Faktum stellt hier die sich zunehmend durchzusetzende Erkenntnis dar, daß es neben den psychogenen oder psychoreaktiven klinischen Angstformen andere Zustände gibt, von denen mit einer gewissen Berechtigung angenommen werden kann, daß an ihrer Entstehung maßgeblich genetische und biologische Faktoren beteiligt sind. Dieser Angsttyp wird meist als Panikattacke (panic attack) bzw. als Paniksyndrom (panic disorder) bezeichnet. Dieses „neue" Syndrom überschneidet sich mit den uns bekannten Klassen in vielerlei Hinsicht und reicht weit in den Bereich der Angstneurose und der Phobien, insbesondere der Agoraphobie hinein. SHEEHAN u. SHEEHAN (1983) versuchen den Begriff des „endogenen Angstsyndroms" einzuführen. Setzte sich diese Tendenz durch, dann wiederholte sich im Bereich der Angstphänomene, was aus dem Bereich der Depressionen allseitig bekannt ist: die Etablierung einer mehr psychoreaktiv-psychogenen und einer mehr biologisch begründbaren Form. Der Zusammenhang mit den Depressionen stellt sich auch auf anderem Wege her. Die Ausarbeitung des „Paniksyndroms" hängt eng zusammen mit der Isolierung einer Gruppe von Symptomen (Panikattacken, überwältigende Angst und zahlreiche sekundäre Symptome), die auf die Behandlung mit trizyklischen Antidepressiva und MAO-Hemmern ansprechen. Die Gefahr des Zirkelschlusses liegt nahe, wie ROTH (1984) in seiner kritischen Übersicht anmerkt. Natürlich drängt sich der Verdacht auf, daß hier die gute antidepressive Wirkung trizyklischer Psychopharmaka an einem depressiven Begleitsymptom, eben der Angst, nachgewiesen wurde. KLEIN (1981) und andere Autoren glauben dies sicher ausschließen zu können.

Die Klassifikation der Angstkrankheiten wird durch diese Entwicklung noch unübersichtlicher. SHEEHAN u. SHEEHAN (1983) gehen am weitesten, wenn sie anhand der Alternative endogene Angst ja/nein eine neue Dichotomie der (phobischen) Ängste vorschlagen, die sich dann jeweils in die tradierten Formen aufgliedert. Auch im DSM-III sind bereits Ansätze zu einer solchen Dichotomie enthalten: Agoraphobie mit Panikattacken (300.21) und ohne solche (300.22). Dabei gibt es schon ohne diese Neueinführungen Grund zur Unzufriedenheit mit der überkommenen Klassifikation. Letztlich ist die traditionelle Unterscheidung von Angstneurosen und Phobien klinisch schon deswegen nicht haltbar, weil jeder Patient mit allgemeinen auch gerichtete Ängste hat, und jeder Phobiker in gewissem Maße auch an frei flottierenden Ängsten leidet. Die alte Zweiteilung wird sich, wie die Begründung aller Klassen im Bereich der Neurosen, wohl nur aus der Prävalenz des einen oder anderen Symptomtyps begründen lassen. Entgegen der Ansicht von SNAITH (1981) sprechen auch persönlichkeitsstrukturelle Gründe *für* eine gewisse Abgrenzung (s. u.). ROTH (1984) kritisiert an SHEEHAN et al. die Tendenz, letztlich Zwangsbefürchtungen, Agoraphobien, hysterische Angstbilder und Hypochondrien auf *ein* Syndrom zurückzuführen. ROTH fährt fort, daß man dann auch konsequent die depressive Neurose, die primäre Depersonalisation und die Anorexia nervosa unter den gleichen großen Regenschirm stellen müsse und so zu einer Art von *Einheitsneurose* komme. Die Gefahren einer völligen Auflösung der bisherigen Nosologie sind offensichtlich. Ob die vorliegenden Befunde eine so weitgehende Revision überhaupt rechtfertigen, scheint angesichts der bisherigen Forschungsergebnisse eine berechtigte Frage. Bedenklich erscheint auch, wie allgemein im neuen Trend der *anthropologische Gesichtspunkt der Angst* kaum noch Relevanz hat. In der Depressionsforschung hat die Verarmung menschlicher psychologischer Phänomene durch ihre Reduktion auf behaviouristisch-lerntheoretische Gesichtspunkte einerseits und neuro-biologische andererseits genauso sicher zu eindrucksvollen Forschungsergebnissen geführt, wie sie das psychodynamische und anthropologische Depressionsverständnis aus dem Bewußtsein des Arztes weitgehend verdrängt hat. Ob die sich für die Klinik der Ängste in gleicher Weise abzeichnende Entwicklung nur zu begrüßen ist, scheint mir deshalb noch offen.

1. Die Angstneurose

Definition. Als Angstneurose wird ein Stimmungsbild beschrieben, bei welchem die Patienten unter diffusen Angstzuständen wechselnder Intensität leiden, welche sich bis zu Angstanfällen steigern können. Die Ängste sind nicht gebunden, sondern „frei flottierend" (FREUD) und zeigen eine ausgeprägte Tendenz zur Somatisierung. Oft nimmt der Patient anfangs nur die körperlichen Beschwerden und nicht seine Ängste wahr. Das Krankheitsbild wurde 1895 erstmalig von S. FREUD beschrieben. In seiner moderneren Bedeutung meint der Begriff zumindest in Deutschland eine Störung, die sich um den Affekt der Angst zentriert. In den USA ist der Begriff noch stärker an die mehr internistischen Konzepte des da Costa-Syndroms, des *Effort-Syndroms* (LEWIS) oder der *neurozirkulatorischen Asthenie* (OPPENHEIMER) gebunden, obwohl auch dort die Angstgenese dieser körperlichen Erscheinungen sich bei den Psychiatern durchgesetzt hat (NEMIAH 1980a). Vermutlich ist die „Herzneurose" (RICHTER u. BECKMANN 1973) eine relativ distinkte Untereinheit der Angstneurose.

Vorkommen und Häufigkeit. Die Angstneurose ist ein häufiges Krankheitsbild; generell gehören Ängste neben Depressionen zu den meistgeklagten Beschwerden psychisch Kranker. HÖNMANN u. SCHEPANK (1984) fanden für die BRD (Mannheim) ein Vorkommen von 3,9% Angstneurosen in der Normalbevölkerung. Sie liegen damit in der gleichen Größenordnung, die auch für andere Länder gesichert wurde (bis 5%). Eine klinisch relevante „Ängstlichkeit" zeigten bereits 8,5% der Patienten in der genannten Studie (Phobien 7,1%, Hypochondrien 10%). Eine alters-, geschlechts- und schichtspezifische Verteilung wurde nicht gefunden.

Verlauf und Prognose. Das Ersterkrankungsalter liegt im jungen Erwachsenenalter, vorwiegend im 3. Lebensdezennium. Der Krankheitsverlauf der Angstneurose zeigt nach Feststellung aller Autoren eine deutliche Tendenz zur Chronifizierung. Im Alter tritt, wie bei vielen neurotischen Symptomen, eine spontane Milderung auf (n. STRIAN 1983). Offensichtlich ist insgesamt die Behinderung durch die Erkrankung nicht so schwer wie bei vergleichbaren Störungen. Mit gut 40% stellen depressive Verstimmungen die häufigste Komplikation dar.

Symptomatik. FREUD (1895) stellte folgende Symptome zusammen, denen spätere Autoren kaum noch etwas hinzufügen konnten:

1. Allgemeine Reizbarkeit, wie gesteigerte Erregung, Überempfindlichkeit gegen Geräusche und Schlaflosigkeit.

2. Ängstliche Erwartung. „Man kann etwa sagen, daß hier ein *Quantum Angst frei flottierend* vorhanden ist, welches bei der Erwartung die Auswahl der Vorstellungen beherrscht und jederzeit bereit ist, sich mit irgend einem passenden Vorstellungsinhalt zu verbinden" (S. 318f.). Hier ordnet FREUD auch die gesundheitsbezogene Hypochondrie ein.

3. Angstanfälle. Diese brechen entweder plötzlich ein (Gefühl des „Schlagtreffens") oder sind an Körperfunktionen (Atmung, Herztätigkeit, Vasomotorik usw.) gebunden.

4. Vegetative Äquivalente des Angstanfalls. FREUD zählt hier Störungen der Herztätigkeit (Herzklopfen, Arrhythmien, Tachykardien), Störungen der Atmung (Dyspnoe, asthmaartige Anfälle), Schweißausbrüche, Zittern und Schütteln, Anfälle von Heißhunger, oft mit Schwindel verbunden, anfallsartige Diarrhoen, lokomotorische Schwindelanfälle, Kongestionen und mit Angst verbundene Parästhesien.

5. *Nächtliches Aufschrecken,* das einen Angstanfall vertritt.

6. *Schwindelphänomene* bis hin zu ohnmachtsartigen Zuständen und Herzanfällen.

7. *Phobische Phänomene,* die FREUD bereits in 2 Gruppen aufteilt, nämlich isolierte Phobien (vor Schlangen, Gewittern, Dunkelheit usw.) und zwanghafte Skrupulanz/Zweifelsucht. Die zweite Gruppe entspricht der Agoraphobie.

8. *Eingeweide-Beschwerden* (Brechreiz, Übelkeit, Durchfall, Harndrang).

9. *Parästhesien,* die den Schwindel oder Angstanfall begleiten, können fest mit ihm verbunden werden.

10. Abschließend betont FREUD die Tendenz zur *Chronifizierung.*

Psychodynamik und Pathogenese. FREUDs anfängliches Verständnis ging dahin, daß die Angstneurose durch an der Abfuhr gehinderte sexuelle Erregung verursacht werde. Dieses noch physiologische Modell ließ er selbst wieder fallen. SCHWIDDER (1972) nimmt an, daß das Modell der gestauten Erregung für alle Motivationsverarbeitungen der Angstneurotiker auf eine Weise doch zutrifft. Im Gegensatz zum Konversionsneurotiker seien den Angstneurotikern aufgrund ihrer Hemmungen keine entlastenden Handlungen (Agieren) und somit keine motorische Abfuhr möglich. Deswegen seien die Patienten bei stärkeren Reizen dem im Inneren entfesselten Erregungssturm mit seinen Angstaffekten hilflos ausgeliefert. In diesem Modell sieht SCHWIDDER ähnlich wie FREUD die Angstneurose wesentlich durch ödipale und präödipale Konflikte verursacht. Auch NEMIAH (1980 a) diskutiert die Breite der psychoanalytischen Angsttheorie für die Genese der Angstneurose (Überichängste, Kastrationsängste, Triebängste). Es ist offensichtlich, daß diese beiden Autoren, die stellvertretend für viele andere stehen, meinen, auch das Krankheitsbild der Angstneurose am besten mit dem Konfliktmodell erklären zu können. Daß dieses Verständnis für eine Reihe von angstneurotischen Patienten das geeignetste ist, steht außer Frage. Inzwischen muß aber als gesichert angenommen werden, daß bei der Angstneurose mehr noch als bei der Phobie früh erworbene Ich-strukturelle Veränderungen pathogenetisch eine Rolle spielen.

Diese dynamische Deduktion auf klinischer Ebene ist zwischenzeitlich auch empirisch gestützt worden. BOWLBY (1973) hat eine große Anzahl von Untersuchungen anderer Autoren über Angstpatienten neu interpretiert. Die erhebliche vorangegangene Schädigung, die die Autoren zwar berichtet, aber wenig beachtet hatten, war in vielen Fällen nachweisbar. STUDT (1984) untersuchte 88 Angstpatienten mit Angstneurosen und Phobien. Er fand aufgrund einer Inhaltsanalyse der Entwicklungsbedingungen, insbesondere der frühen Bezugspersonen, der Natur der Objektbeziehungen, des Kindheitsverhaltens, der frühesten Kindheitserinnerungen und traumatisierender Erlebnisse, daß die Angstneurotiker sich in ihrer Ätiopathogenese als deutlich schwerer gestört denn die Phobiker erwiesen. Folgende Erklärung bietet sich an: Die Ängste des Angstneurotikers persistieren größtenteils, weil seine Entwicklungsbedingungen es ihm nicht erlaubten, eine stabile Persönlichkeit mit stabilen Angstbewältigungsmechanismen zu etablieren.

Der konflikthafte Umgang mit den Ängsten, das oft hysterieforme Agieren und Dramatisieren könnten in diesem Sinne als sekundäre Versuche der „Neurotisierung" von erhaltenen Entwicklungsschäden interpretiert werden. Die Grenzen zum Borderline-Syndrom sind gerade im Bereich der Angstneurose, wie sie hier konzipiert wird, fließend. Aus biologisch-psychiatrischer Sicht nimmt KLEIN (1981) an, daß die Angstneurose wesentlich mit der Etablierung rezidivierender Angstanfälle zu tun hat.

Ein genetischer Faktor geringeren Ausmaßes liegt wahrscheinlich vor. TORGERSEN (1983) fand in seiner Zwillingsstudie bei den EZ eine doppelt so hohe Erkrankungsrate an Angstneurosen wie bei den ZZ. Sicher ist der genetische Faktor deutlich schwächer als bei den Phobien und erheblich geringer als bei den Zwangsneurosen. *Was* vererbt wird, steht weiterhin offen. KLEIN (1981) hat vermittelnd vorgeschlagen, daß man von einem Zusammenwirken biologischer Mechanismen im Sinne einer konstitutionell herabgesetzten Schwelle für Streßbelastung und schädigenden Umweltfaktoren ausgehen könne.

Persönlichkeit, soziale Beziehungen und Herkunftsfamilie. Eine einheitliche Grundpersönlichkeit bei der Angstneurose ist so wenig gesichert, wie bei den anderen Angsterkrankungen. SCHWIDDER (1972) betont, daß neben der Grundängstlichkeit der Angstneurotiker eher gehemmt, erregt, kopflos und unschlüssig sei, was ihn bei allem hysterischen Gepräge doch von den Konversionsneurotikern abgrenze. Von der regelmäßig beschriebenen sozialen Abhängigkeit läßt sich schwer sagen, ob sie der Ausbreitung der Angstsymptomatik fördernd zugrunde liegt oder Folge davon ist. Wahrscheinlich geht das eine Geschehen in das andere über.

In der Herkunftsfamilie der Angstneurotiker finden sich gehäuft Angsterkrankungen. NOYES et al. (1978) fanden bei Verwandten 1. Grades von Angstneurotikern ein Erkrankungsrisiko an der gleichen Krankheit von 18% (gegenüber 3% in der Kontrollgruppe). Die Wahrscheinlichkeit, daß die Mutter an einer Angstneurose litt, war doppelt so groß wie das Erkrankungsrisiko des Vaters. Auch deutet sich an, daß weibliche Kinder die Erkrankung eher „übernehmen".

2. Die phobischen Neurosen (Phobien)

Definition. Phobien sind Neurosen mit gerichteten, an einen Gegenstand oder eine Situation gebundenen Ängsten. Diese Begrenztheit unterscheidet sie hauptsächlich von der allgemeinen Angstkrankheit, der Angstneurose. Die Erwartungsängste spielen bei den Phobien eine entscheidende Rolle. Die Bezeichnung des gerichteten Angstaffektes als Furcht (fear) im Gegensatz zur diffusen Angst (anxiety) hat sich nicht allgemein durchgesetzt.

Eine Phobie ist durch folgende Charakteristika gekennzeichnet: 1. Unverhältnismäßigkeit der Angst in bezug auf die reale Situation; 2. die Angst kann nicht durch die Vernunft erklärt oder beseitigt werden, 3. sie ist der Kontrolle des Willens entzogen und 4. sie führt zu einer nennenswerten Einschränkung (Leiden) des täglichen Lebens (nach MARKS 1969; SNAITH 1981). Von Wichtigkeit erscheint mir, als Phobien nur Ängste von erheblicher Relevanz (bis zur Angstüberflutung) zu bezeichnen. So lassen sich banale Alltagsphobien, die immer subklinisch bleiben, ausgliedern und auch die Befürchtungen der Hypochonder (ohne Panikzustände) von den krankheitsbezogenen Phobien abgrenzen.

Klassifikation. Die klassifikatorischen Kataloge der Vergangenheit sind obsolet. MARKS (1969) unterteilt nach *äußeren* [a) Agoraphobien, b) soziale Phobien, c) Tierphobien, d) verschiedene spezifische Phobien] und *inneren Angstauslösern* [a) Krankheitsphobien, b) Zwangsphobien]. Diese Einteilung wurde durch faktorenanalytische Studien insgesamt bestätigt.

Scheint z. B. noch in der Klassifikation SCHWIDDERS (1972) die Agoraphobie eine unter mehreren, so haben alle neueren Einteilungen die Sonderstellung dieses Krankheitsbildes betont (s. u.). Dies dürfte vor allem auf den Einfluß von I. M. MARKS zurückgehen. Agoraphobien machten in seiner Population 60% aus (gegenüber 3% Tierphobien, 15% Krankheitsphobien und weiteren). Auch nahmen diese Bilder, was Schwere und Ausmaß angeht, eine Sonderstellung ein.

Vorkommen und Häufigkeit. Phobien sind regelmäßig vorkommende klinische Erscheinungen. In der Gesamtbevölkerung (USA) treten sie etwa zu 7,5% auf, erreichen jedoch nur in 0,2% ein schweres Ausmaß. Frauen sind allgemein häufiger betroffen als Männer; bei der Agoraphobie macht ihr Anteil 80 bis 90% aus. Verheiratete Frauen in formal geordneten Beziehungen überwiegen, sozioökonomische Differenzen sind nicht nachweisbar, das Geschlechterverhältnis der sozialen Phobie ist nicht bekannt. Das *Ersterkrankungsalter* variiert. Tierphobien haben einen Gipfel in der Kindheit bei 4 bis 5 Jahren und werden dann weniger. Sie können beim Erwachsenen aber wieder auftreten oder als isoliertes Symptom überhaupt persistieren. Schulphobien treten naturgemäß im Schulalter auf. Der Beginn sozialer Phobien häuft sich in der Adoleszenz. Der Beginn der Agoraphobie liegt im 3. Dezennium, beim Mann um 24,5, bei der Frau um 28,5 Jahre, kann aber noch deutlich später eintreten. Vielleicht besteht eine bimodale Verteilung für den Anfang der 20er und den Anfang der 30er Jahre. In der Gesamtpopulation der Neurosen über 18 Jahren liegt der Anteil der Phobien wahrscheinlich unter 5%.

Verlauf und Prognose. Der Verlauf der Phobien ist variabel. Neben spontanen Rückbildungen, die nach einem Jahr Dauer seltener werden, überwiegen chronische Verläufe. Da sich die Patienten durch das Leiden beschämt fühlen, wird fachärztliche Hilfe im Schnitt erst 3 Jahre oder später nach Erkrankungsbeginn aufgesucht. Chronische Verläufe über Jahrzehnte sind als Einzelfälle bekannt (nach NEMIAH 1980 b; ROTH 1984; TEARNAN et al. 1984).

Symptomatik. Die an ein Objekt oder eine Situation gebundene Furcht ist das Leitsymptom der Phobie. Insgesamt variiert die Symptomatik deutlich. Dies gilt einerseits für die Intensität der Symptome, die z. B. von der subklinischen Angst vor Spinnen, welche viele Frauen verspüren und der man Symptomrang kaum zubilligen kann, bis hin zu Zuständen schwerster Behinderung reicht. Andererseits ist auch die Varianz der Symptomqualitäten groß. Sie reicht von den isolierten, stabilen Phobien, mit denen ihre Träger oft einen erträglichen modus vivendi finden, bis hin zu den schweren, progredienten und chronifizierenden Formen, die sich immer mehr ausbreiten. Bekanntestes Beispiel hierfür ist die Agoraphobie (s. u.). Die klinisch bedeutsamsten Phobien sind solche vor offenen Plätzen, Menschenansammlungen oder geschlossenen Räumen (Kabinen, Kino, Theater u. a.), Verkehrsmitteln (Bahnen, besonders Flugzeuge). Diese Störungen können sich untereinander vielfältig kombinieren. Bei den Ängsten in geschlossenen Räumen (Klaustrophobien) spielt wohl die Furcht, die Situation nicht jederzeit verlassen zu können, eine wichtige Rolle. Alle Phobien, insbesondere die Agoraphobie und die letztgenannten, können mit panikartigen Angstanfällen verbunden sein. Dann richtet sich die Angst oft auf den Punkt, in der Öffentlichkeit einen Angstanfall zu bekommen, in eine hilflose Position zu geraten. Es entsteht das klinisch so bekannte Phänomen der *„Angst vor der Angst"*, gewissermaßen eine Phobophobie. Diese Ängste sind in Gegenwart von „schützenden Objekten" deutlich gemildert. Entweder sind dies Personen oder sicherheitsgebende Symbole (ein Hund oder auch nur eine Handtasche oder ein Regenschirm). Fast die meisten Agoraphobiker können solche Symbole benennen, obwohl sie sich gewöhnlich schämen, dies spontan zu tun. Durch *Vermeidung* der gefürchteten Gegenstände oder

Situationen kann sich der Phobiker im Prinzip *Angstfreiheit* verschaffen. Dadurch unterscheidet er sich wesentlich vom Angstneurotiker, der über solche Mechanismen nicht verfügt. Das Ausmaß der Vermeidungen kann seinerseits eine neue Form krankhafter Unfreiheit bedingen: Die Patienten müssen zwanghaft das tun, wovor sie eigentlich Angst haben. In Anlehnung an FENICHEL bezeichnet man sie als *Kontraphobiker.*

Eine Reihe von Ängsten kann durch Vermeidung nur unvollständig begrenzt werden. Es sind dies insbesondere die Phobien, welche sich auf den eigenen Körper, Organe oder Krankheiten beziehen. Die quälende Befürchtung in der eigenen Erscheinung (Nase, Haut, Kopfform u. a.) mißgebildet zu sein, wird *Dysmorphophobie* genannt. Sie zeigt fließende Übergänge zur monosymptomatischen Paranoia. Die Krankheitsängste, vor allem die Karzinophobie, sind gerade wegen der mangelnden Vermeidungsmöglichkeiten oft kaum erträglich, für Patienten und Ärzte gleichermaßen belastend. Sie zeigen zahlreiche Ähnlichkeiten mit den hypochondrischen Entwicklungen. Ängste, sich zu beschmutzen oder andere zu verletzen, bilden oft den Übergang zur Zwangsdynamik. Nosologisch nimmt eine Reihe von phobischen Phänomenen eine echte Mittelstellung zwischen Hysterie und Zwangsneurose ein (s. SCHWIDDER 1972).

Die Sonderstellung der Agoraphobie. Während früher die „Platzangst" (griechisch, agora = Marktplatz) im Sinne der Angst vor weiten Flächen und Räumen verwandt wurde, meint der Begriff heute eher mehr klaustrophobe Ängste, z. B. solche in Menschenmassen, beim Schlangestehen, in Kaufhäusern, bevölkerten Straßen, Läden und Verkehrsmitteln. Der Bereich der sozialen Ängste geht hier kaum unterscheidbar für eine Reihe von Patienten in die agoraphoben über. Die Furcht beginnt oft damit, überhaupt das Haus oder die Wohnung ohne Begleitung zu verlassen. Manchmal besteht eine Angst vor Ansteckung, öfters jedoch die vor einem Ohnmachtsanfall oder einer Herzattacke in der Öffentlichkeit. Damit verdeutlicht sich auch, daß das Syndrom nicht nur durch Ängste, sondern auch durch vegetative Angstäquivalente wie Schwindel, Benommenheit, Kreislauferscheinungen, Herzsensationen, Schweißausbrüche und anderes gekennzeichnet ist. Oft kristallisieren sich die agoraphoben Ängste später im Bilde der Herzneurose oder Herzphobie. Auch ist bei 60% der Agoraphobiker die Phobie mit Hyperventilationsanfällen kombiniert. Wegen dieser auffallenden Ähnlichkeit mit angstneurotischen Zuständen will HALLAM (1978) das Krankheitsbild als Sonderform der Angstneurose und nicht der Phobie verstanden wissen. Auch BOWLBY (1973) hatte das Bild als eine *Pseudo-Phobie* bezeichnet, das nicht eigentlich durch Furcht vor etwas, sondern durch die *Abwesenheit einer sicherheitgebenden Bindungsfigur* in einer großen Anzahl von Situationen hervorgerufen werde. Diese Position zeigt Ähnlichkeit mit lerntheoretischen Aspekten. RACHMAN (1984) hat gegenüber der klassischen Furcht-Vermeidungs-Perspektive die Beachtung des Sicherheits-Signal-Gesichtspunktes für die Agoraphobie vorgeschlagen. Das Vermeidungsverhalten würde so gesehen nicht mehr ausschließlich durch die Vermeidung von Ängsten, sondern durch den Gewinn von Sicherheit verstärkt. STRIAN (1983) nimmt eine vermittelnde Position ein. Er hebt insgesamt auf die kommunikativen Befürchtungen ab. Diese können sich auf Trennung von sicherheitsvermittelnden Personen und Orten, aber auch auf Situationen beziehen, die für den Patienten in ihrem kommunikativen Aufforderungscharakter bedrohlich wirken, wie Plätze, Säle und weite Flächen. „Für die meisten agoraphoben Patienten stehen jedoch jene Ängste im Vordergrund, die mit der Situation verbunden sind, eine vertraute Umgebung oder Bezugsperson verlassen zu müssen oder ihres Schutzes ungewiß zu sein" (1983, S. 132).

Psychodynamik und Pathogenese. Die Beschreibung der Psychodynamik der Phobie ist über weite Strecken identisch mit der psychoanalytischen Konzeption dieses Krankheitsbildes. Da FREUD aufgrund ähnlicher Basiskonflikte die Phobie für eine Sonderform der Hysterie hielt, bezeichnete er sie durchgehend als *„Angsthysterie".* Die entscheidende Ausarbeitung FREUDS (1926) stellte eine bis heute gültige Theorie der phobischen Psychodynamik vor. Konfliktbasis der Phobie ist in dieser Auffassung der ungelöste Ödipuskomplex. Im Erwachsenenalter resultiert eine assoziative Verkoppelung von Sexualität und Bedrohung durch das Inzesttabu. Die Angst übernimmt jetzt die Rolle eines Signals für eine intrapsychisch erlebte Bedrohung in der Folge eines Triebkonfliktes. Klassische, an das Inzesttabu gekoppelte Ängste sind die sogenannten Kastrationsängste. Dieser Terminus meint im weiteren Sinne die Angstaffekte infolge einer Bedrohung der körperlichen Integrität. Bei der Phobie erfolgt nun ein charakteristischer Ablauf: Zum zentralen Abwehrvorgang wird die *Verschiebung,* welche die inneren Ängste auf äußere unverfängliche Situationen verlagert. Dieses Modell ist in der Vergangenheit erweitert worden. Neben der Abwehr der ödipalgenitalen Konflikte wurden eine Reihe weiterer Gesichtspunkte beachtet. Im sexuellen Bereich können abgewehrte Wünsche zur Exhibition, Prostitutions- und Promiskuitätsphantasien eine Rolle spielen, wie dies gerade bei der Platzangst öfters der Fall ist. Die Rolle der Aggression für die Genese der Phobie wurde schon 1928 von DEUTSCH eingeführt. Wenn die unbewußten Wünsche gegenüber dem schützenden Begleiter (in den meisten Fällen der Ehepartner) eine starke aggressive Komponente haben, dann gibt die dauernde Anwesenheit des Partners die beruhigende Rückversicherung, daß die unbewußten, destruktiven Wünsche nicht realisiert worden sind. Diese Dynamik erinnert in vielem an zwangsneurotische Abläufe.

Die *lerntheoretischen Konstrukte* gehen von der Entwicklung bedingter Reflexe aus. Nachem WATSON u. RAYNER 1920 erstmals experimentell am Menschen eine phobische Neurose erzeugen konnten, hat diese Konzeption eine zunehmende Differenzierung erfahren. Zufallslernen, von dem WATSON ausging, müßte der Wahrscheinlichkeit nach für Stadtbewohner so gut wie keine Phobie vor Schlangen und Mäusen, aber zahlreiche Phobien vor elektrischen Geräten hervorrufen: Die klinische Realität ist umgekehrt. Man sieht heute ein eher komplexes Verstärkungslernen am Werk, das insbesondere über operantes Konditionieren wirkt. Die Konstitution und Veranlagung des Individuums, seine vorausgegangenen Lernerfahrungen, seine Bereitschaft auf bestimmte Reize zu reagieren, die „Eignung" bestimmter Reize und besonders das Verhalten der Umwelt (soziale Verstärkung!) sind heute die Variablen der lerntheoretischen Phobie-Genese (zur Entstehung der Agoraphobie s. o.).

Persönlichkeit, soziale Beziehungen und Herkunftsmilieu. Eine einheitliche phobische Grundpersönlichkeit existiert wohl nicht. Agoraphobe Patienten werden häufig als ängstliche und scheue, passive bis abhängige Menschen beschrieben. Viele vermeiden Selbständigkeit und Eigenverantwortlichkeit. Fast alle Autoren fanden die Partnerbeziehungen der Agoraphobiker in vielerlei Hinsicht gestört – trotz formaler Intaktheit. Meist besteht eine ausgeprägte Asymmetrie der Beziehungen. Insgesamt sind die Familienbande eher eng und stabil. Bei sozialen Ängsten wird die Disposition im Sinne einer ängstlich-sensitiven Persönlichkeit betont (nach STRIAN 1983). Bei den mehr zwangsneurotisch strukturierten Ängsten überwiegen naturgemäß die zwanghaften Persönlichkeitszüge. KÖNIG (1981) hat eine Studie der phobischen Persönlichkeit aus psychoanalytischer Sicht vorgelegt. Sein entscheidendes Konzept arbeitet mit der Feststellung, daß dem Phobiker die sicherheitsgebende Identifizierung mit einem „steuernden Objekt" nicht gelungen sei. Die Struktur der *Herkunftsfamilie* gleicht in manchem der der aktuellen Familie. Sie gilt als fest und eher kontrollierend. Im Vergleich mit anderen Phobien ist die Altfamilie der Agoraphobiker am vergleichsweise instabilsten. Die Mehrzahl weiblicher Patientinnen mit Agoraphobie bezeichnet ihre Mütter als überprotektiv (ROTH 1984). Wahrscheinlich sind es die der Angstneurose gleichenden schweren Formen, welche auch aus dem gestörtesten und instabilsten Milieu kommen. In der Herkunftsfamilie agoraphober Patienten finden sich auch Häufungen von diversen Angstkrankheiten. Dies wurde öfters beschrieben und zuletzt von HARRIS et al. (1983) bestätigt. Die Agoraphobie mit Angstattacken ist wahrscheinlich genetisch mitbedingt. TORGERSEN (1983) fand bei EZ eine fünfmal höhere Erkrankungskonkordanz als bei ZZ.

3. Das hypochondrische und das neurasthenische Syndrom

Obwohl die ICD (9. Rev.) die Hypochondrie und die Neurasthenie in den Rang von Neurosen erhebt, neigt die Mehrzahl der zeitgenössischen Bearbeiter zu der Ansicht, daß es sich bei beiden Störungsbildern eher nicht um nosologisch ausreichend abgrenzbare Einheiten handelt. KENYON (1976) macht deshalb für die Hypochondrie den Vorschlag, den Begriff nur noch als „deskriptives Adjektiv" zu benutzen. Die Konzeptgeschichte und Wechselbeziehung von Hypochondrie und Neurasthenie haben SCHÄFER (1980, überwiegend psychopathologisch) und CHRZANOWSKI (1974, eher psychodynamisch) dargestellt. Die allgemeine Verwendung des Hypochondriekonzepts ist heute durch folgende Charakteristika gekennzeichnet (nach KENYON 1976; SNAITH 1981):

1. Ein krankhaftes Interesse an Fragen der Gesundheit.
2. Die Überzeugung an einer Krankheit zu leiden oder an dieser noch zu erkranken. Im Gegensatz zum ersten ist dieser Zustand mit Ängsten verbunden.
3. Eine Neigung, aus Krankheiten inneren oder äußeren Gewinn zu ziehen.
4. Damit hängt ein spezifisches Krankheitsverhalten bzw. ein bestimmter Stil der Arzt-Patient-Beziehung zusammen.

Hypochondrische Beschwerden können sich ähnlich wie die oft nur schwer abgrenzbaren Konversionssymptome – praktisch auf jedes denkbare Phänomen beziehen. Die Sexual-Hypochondrie ist möglicherweise die bekannteste Form geworden. Eine spezifische *Psychodynamik* wurde nie erfaßt, sondern diese richtet sich nach dem jeweiligen Typ der Störung. Von FREUD (1914) stammt die prägnante Vermutung, daß bei der Hypochondrie das „umsorgte" Körperorgan (bzw. die Absorption des Interesses durch die Sorge um die Gesundheit) an die Stelle des Interesses an den sozialen Objekten trete. Dies ist wohl bei vielen Patienten der Fall. Ein gestörtes Körperbild, welches meist magisch strukturiert ist, spielt oft eine wichtige Rolle.

Es spricht einiges für den von KENYON 1976 gemachten Vorschlag, das hypochondrische Syndrom als ein *nosologisch unspezifisches Kontinuum* aufzufassen, welches von einer Überschätzung körperlicher Phänomene, über milde Besorgnis, phobische Betroffenheit bis hin zu überwertigen Ideen und wahnhaften Überzeugungen reicht. Ich habe allerdings den Eindruck, daß die meisten Kliniker mit Hypochondrie die übersteigerte Besorgnis und nicht regelmäßig die Panikzustände oder den Wahn bezeichnen. Eine gewisse Sonderstellung scheinen die hypochondrischen Befürchtungen im Rahmen der Angstneurose, der Phobie und der Depression einzunehmen. Die *Grundpersönlichkeiten* ordnen sich am ehesten dem ängstlich-zwanghaften, dem unreif-hysterischen und dem sensitiv-schizoiden Typ zu. Der *Verlauf* reicht von benignen Episoden (Medizinstudenten!) bis zu der wohl überwiegenden Chronifizierungstendenz (KENYON 1976).

Die *Neurasthenie* oder das *neurasthenische Syndrom* wird von vielen Autoren als der Hypochondrie nahestehend angesehen und ist ebenfalls nicht als nosologische Einheit („neurasthenische Neurose"), sondern nur als deskriptives Syndrom erfaßbar (VERHAEST u. PIERLOOT 1980). – Der Terminus Neurasthenie, der 1880 von G. M. BEARD eingeführt wurde, hat eine große Reichweite. *Leitsymptome* sind jedoch die „nervöse Erschöpfbarkeit", Gefühle von Unfähigkeit, Müdigkeit („fatigue"), geringe Leistungsfähigkeit, allgemeines Schwächeempfinden und Schlafstörungen. Im Laufe der Zeit wurden aber auch alle Beschwerden, die zum weiteren Begriff der „funktionellen Syndrome" (funktionelle Organbeschwerden, vegetative Dystonie, psychovegetative Syndrome) gehören, auch als Neurasthenie bezeichnet. Die *Pathogenese* wird entweder als reaktiv bedingt oder als psychogen aufgefaßt. Eine reaktive Neurasthenie kann etwa Folge einer chronischen Überarbeitung oder starker körperlich-seelischer Belastungen („Streß-Intoleranz-Syndrom", BERGER 1973) sein. Schwäche und Fatigue sind häufig auch symbolische Abwehrkonfigurationen, die in gleicher Weise Schuldentlastung (z. B. gegenüber Gewissensvorwürfen) wie Appell nach Hilfe anderer darstellen (MCCRANIE 1980). Als *Grundpersönlichkeit* der Neurasthenie sind die sogenannten analen Züge der „Übergenauigkeit" und „Übersauberkeit", nicht jedoch weitergehende, zwanghafte Elemente nachweisbar (VERHAEST u. PIERLOOT 1980). – Insgesamt muß davon ausgegangen werden, daß der Begriff der Neurasthenie weitgehend aus dem klinischen Gebrauch verschwunden ist. Wahrscheinlich werden die entsprechenden Patienten als neurotische Depressionen, Hypochondrien oder psychovegetative Syndrome erfaßt.

Therapie von Angstkrankheiten. Die therapeutischen Möglichkeiten zur Behandlung von Angsterkrankungen haben sich in den letzten 15 Jahren verbessert. Dies gilt sowohl für die pharmakologischen wie die im weiteren Sinne psychotherapeutischen Behandlungsverfahren. Für den schweren Angstanfall sind Diazepam-Derivate das Mittel der Wahl, falls eine Behandlung erforderlich ist. Eine Dauerbehandlung mit dieser Stoffgruppe sollte wegen der oft auftretenden Abhängigkeit und der nachlassenden Wirkung vermieden werden. Bei Patienten deren Angstneurose oder Phobie mit Angstattacken kombiniert ist, kann der therapeutische Effekt von trizyklischen Antidepressiva (besonders wurde das Imipramin untersucht) und MAO-Hemmern als ausreichend belegt gelten. Wie lange die Wirkung nach Absetzen der Medikamente anhält, ist noch ungeklärt. Je mehr Erwartungsängste, Vermeidungen und in engerem Zusammenhang mit intraindividuellen und sozialen Konflikten stehende Ängste das Bild bestimmen, desto weniger ist ein Erfolg der Antidepressiva zu erwarten. Die Verhaltenstherapie erreicht bei den Angstkrankheiten ihre schnellsten Erfolge mit in vivo-Immersion (COBB 1983). Hierarchisches Desensitivieren und Selbstsicherheitstraining sind offensichtlich ebenfalls wirksam. Für Angstneurosen kommen wegen der nicht differenzierten Symptomatik ohnehin nur die Reizüberflutungstechniken in Frage. Chronifizierte und generalisierte Störungen zeigen eine deutliche Resistenz und Neigung zur Symptomverschiebung. Wie spezifisch die Wirkung der Verhaltenstherapie ist, bleibt unklar, nachdem in vergleichenden Studien stützende Psychotherapie zu denselben guten (KLEIN et al. 1983) oder sogar besseren Effekten (ALSTRÖM et al. 1984) kam. Für konfliktzentrierte Phobien bei motivierten Patienten ist die psychoanalytisch orientierte Therapie weiterhin als Mittel der Wahl anzusehen (SHADER u. GREENBLATT 1983). Wegen der passiven Grundhaltung vieler angstkranker Patienten sollten generell, wenn irgend möglich, die psycho- und verhaltenstherapeutischen Methoden den pharmakotherapeutischen vorgezogen oder mit ihnen kombiniert werden.

II. Neurosen mit vorrangig depressiven Symptomen

Die Vieldeutigkeit des Etiketts „depressiv" ist ein altes Problem. Als depressiv werden vorübergehender Kummer, reale Trauer, Unzufriedenheit mit den Lebensumständen, pessimistische Grundeinstellung, überwältigende Verstimmungen und anderes mehr einheitlich bezeichnet. Diese Vieldeutigkeit schlägt sich im weiterhin unpräzisen Begriff der neurotischen Depression voll nieder. KLERMAN et al. (1979) empfahlen aufgrund einer symptomatischen Kriteriums- und Bedeutungsanalyse die Diagnose fallen zu lassen. Die Abschaffung des Begriffs und die Neueinführung des "dysthymic disorder" durch das DSM-III haben hier einen ihrer Gründe. Das eigentliche klinische Problem, welches immer im Hintergrund stand und steht, ist das der Abgrenzung von den anderen depressiven Erkrankungen. Von KIELHOLZ (1969) stammt der wohl bekannteste Versuch, durch Einführung einer Ergänzungsreihe von somatogenen und psychogenen Faktoren (Hyperbel-Modell) zu einer „Beruhigung" der Klassifikations-Diskussion beizutragen. Die Übersicht von KENDELL (1976) informiert über das jedoch unverändert offene Problem. Zur Psychodynamik gibt es in den letzten 15 Jahren kaum neue Beiträge. Nicht zuletzt durch deutsche Studien (MATUSSEK et al. 1980 a, b) scheint sich aber eine gewisse nosologische Abgrenzung der neurotischen Depression abzuzeichnen, während bisher dieses Krankheitsbild von vielen Autoren lediglich als eine Ausschlußdiagnose endogen-depressiver Charakteristika angesehen wurde. Die meisten älteren und neueren Beiträge sind schulisch festgelegt. Übergreifende Ansätze wie der von AKISKAL u. MCKINNEY (1975), die die Depression als den Abschlußprozeß ("final common pathway") verschiedenster auf die dienzephalen Verstärkungsmechanismen störend einwirkender funktionaler Vorgänge sehen, sind selten.

1. Die neurotische Depression

Definition. Als neurotische Depression wird ein Krankheitsbild mit einer chronischen depressiven Verstimmung gekennzeichnet, das sich hinsichtlich seiner Phänomenologie und Epidemiologie ausreichend von der psychotischen Depression abgrenzen läßt. Dem psychoreaktiven Moment in der Entstehung wird besondere Bedeutung beigemessen. Ängste aller Formen sind die häufigste Begleitsymptomatik. Der *Terminus* neurotische Depression (oder depressive Neurose) kam im ersten Drittel des Jahrhunderts auf, als der alte Begriff der Melancholie zunehmend durch den der Depression (KRAEPELIN) ersetzt wurde. Er entspricht im klinischen Gebrauch häufig der sogenannten depressiven Reaktion (reaktiven Depression). Die unglückliche amerikanische Bezeichnung der "minor depressive disorders" entstammt den "Research Diagnostic Criteria" (RDC, SPITZER et al. 1978).

Vorkommen und Häufigkeit. Angesichts der großen kulturellen Differenzen in der Auffassung darüber, welche Form und welches Ausmaß von trauriger Verstimmung als Depression oder speziell als neurotische Depression zu bezeichnen sei, ist die Morbidität schwer zu bestimmen. Sicher ist jedoch, daß neurotische Depressionen häufig sind. Nach verschiedenen amerikanischen Studien scheint die Morbidität bei etwa 5 bis 10% der Bevölkerung zu liegen (KLERMAN 1980). In der Neurosegruppe machen neurotische Depressionen zwischen 10 bis 20% aus (SCHWIDDER 1972). Zusammen mit den Angstpatienten, mit welchen sie sich oft unabgrenzbar überschneiden, machen neurotisch Depressive mehr als die Hälfte aller Neuroseerkrankungen aus. Die Erkrankung bevorzugt eindeutig Frauen gegenüber Männern. Es wurden für die USA und Europa Verhältnisse von 1:2–3 angegeben.

Verlauf und Prognose. Das Ersterkrankungsalter hat sich vor allem aufgrund der Studie von SPICER et al. (1973) als deutlicher nosologischer Hinweis ergeben: Während psychotisch Depressive den Gipfel der Erkrankungshäufigkeit im 5. und 6. Lebensdezennium haben, liegen die Neurotiker mit ihrer Spitze im 3. und 4. Lebensdezennium. Bezeichnend ist auch ein schleichender Beginn und ein langsames Abklingen der Verstimmung. Der Gesamtverlauf tendiert zu einer schwankenden, wellenförmigen Chronifizierung mit Rezidiven und freien Intervallen. Die mittlere Lebenserwartung der neurotisch Depressiven scheint verkürzt (SCHWIDDER 1972).

Symptomatik. Leitsymptom ist ein *chronischer, depressiver Verstimmungszustand*, oft von wechselnder Intensität. Er wird begleitet von den typischen *Hemmungen* von Aktivität, Interesse, Antrieb, Willenskraft sowie einer ausgeprägten Neigung zu Selbstunsicherheit, Selbstzweifel und schwachem Selbstwertgefühl. Neben der allgemeinen Zurücknahme der eigenen Person bestehen zum Teil ausgeprägte ambivalente Tendenzen mit versteckten oder offenen Vorwürfen, Forderungen, unerfüllbaren Erwartungen und direkten Äußerungen von Aggression. Manifeste oder somatisierte *Ängste* begleiten häufig das Bild und tragen zur Entstehung von Gefühlen von Unruhe und Insuffizienz bei. Die Motivation ist insgesamt „regressiv" und passiv, was nicht ausschließt, daß manche Patienten sich in altruistischen Aktivitäten geradezu erschöpfen. Phasische Verstimmungen sind die Ausnahme, was auch für ausgeprägte Tages- und Jahresrhythmen zu gelten scheint. An *vegetativen Erscheinungen* werden vor allem die Schlafstörungen (hier mehr im Sinne von Einschlafstörungen als Störungen des mittleren Schlafes) und im weiteren Sinne digestive Probleme (Inappetenz, Diarrhoe, Obstipation, Bulimie, Schluckstörungen) mit den Folgen des Gewichtsverlustes oder der Zunahme („Kummerspeck") beobachtet. Vitalisierte Depressionen im engeren Sinne sind eher selten, obwohl andere vegetative Dysfunktionen (wie Müdigkeit, Abgeschlagenheit, Kopfdruck, Schwindelgefühle, Schwitzen) vorkommen und häufig hypochondrisch verarbeitet werden. Die Fähigkeit zu allgemeiner Traurigkeit ist genauso wie die Reagibilität auf die psychosoziale Umwelt erhalten. MATUSSEK et al. (1982a) hatten diese beiden Aspekte neben dem schleichenden Beginn, der langen Dauer, der Fähigkeit zur offenen Aggression, hypochondrischen Zügen und der neurotischen Grundpersönlichkeit als entscheidende phänomenologische „Eckpfeiler" für das neurotisch-depressive Syndrom gefunden.

Suizidalität ist regelmäßig nachweisbar, wenngleich sie nicht so impulshaft ist wie in der psychotisch-depressiven Phase. Suizidgedanken und -pläne spielen in der Phantasie neurotisch Depressiver jedoch eine wichtige Rolle. Patienten mit *hysterischen Persönlichkeitsanteilen* neigen zu starkem Agieren mit Suizidhandlungen, die oft in erpresserischer Weise eingesetzt werden.

Es gibt Hinweise auf *Untertypen* des sicher uneinheitlichen Krankheitsbildes. MATUSSEK et al. (1982b) fanden mit Cluster-Analysen eine endogene, eine neurotische und zwei gemischte Untergruppen (reizbar-aggressiv und hysterisch-hypochondrisch) des depressiven Syndroms. PAYKEL (1971) hatte 4 teilweise ähnliche Gruppen gefunden: psychotisch, neurotisch-ängstlich, neurotisch-aggressiv und jüngere leichter Depressive mit Persönlichkeitsstörungen. Diese Typologie von Untergruppen erscheint insgesamt noch überprüfungsbedürftig.

Psychodynamik und Pathogenese. Die depressive Psychodynamik wurde von psychoanalytischer Seite so ausführlich wie die keines zweiten Krankheitsbildes bearbeitet. Auf Arbeiten von ABRAHAM aufbauend entwickelte FREUD 1917 in seiner klassischen Arbeit „Trauer und Melancholie" eine Konzeption, die vom Vergleich der Phänomene der Trauer, der pathologischen Trauer und der Depression ausging. In einer Phänomenanalyse kommt FREUD zur Feststellung, daß die einfache Trauer sich von der pathologischen dadurch unterscheide, daß sie ohne Selbstwertkrise einher gehe. Hinter dieser Besonderheit sieht FREUD die Ambivalenz in der Einstellung zum verlorenen Objekt. In der Übertragung dieser Befunde auf die Melancholie entwickelt er dann die Konzeption, daß bei der Depression ein unbewußter Objektverlust wirksam sei, der sich durch hohe *Ambivalenz* in der Beziehung auszeichne. (Man kann sich diesen Vorgang z. B. so vorstellen, daß eine Ehefrau, die eine ambivalente Beziehung zu ihrem Ehemann hat, seinen Tod in der Phantasie unbewußt antizipiert. d. h. gleichsam wünscht und fürchtet.) Über eine Reihe von Mechanismen kommt es zu einem libidinösen Rückzug von der Umwelt und zu einem dauernden inneren Konflikt zwischen dem anklagendem Gewissen (Über-Ich) und dem erlebenden und reagierenden Ich. Aus der Ambivalenz zum Objekt wird die Ambivalenz des Depressiven gegenüber seinem Selbst (dies entspricht dem Mechanismus der *Wendung der Aggression gegen die eigene Person*). Diese Konzeption FREUDs sieht also die Selbstanklage des Depressiven als aus der Klage (im alten Wortsinne) entstanden, welche ursprünglich dem sozialen Anderen gilt. Kaum ein Beitrag FREUDs zur klinischen Theorie hat sich zum Verständnis eines Krankheitsbildes als so entscheidend erwiesen wie dieser Ansatz.

Die zweite psychodynamische Konzeptlinie läuft direkt über das Verständnis der *Krise des Selbstwertgefühls,* auf die FREUD in seiner klassischen Arbeit bereits hingewiesen hatte („Ich-Verarmung"). FENICHEL (1945) spricht von einem „neurotischen Minderwertigkeitsgefühl" des Depressiven, welches suchtartig auf narzißtische Stützung durch die Umwelt dränge. „Werden seine narzißtischen Bedürfnisse nicht befriedigt, so sinkt sein Selbstgefühl auf einen Gefahrenpunkt herab" (1975, S. 272). Es war vor allem BIBRING (1952/53) der diese Auffassung in den Vordergrund stellte. Depression wird für BIBRING zu einer allgemeinen Reaktionsmöglichkeit des Ichs auf sein Selbstgefühl bedrohende (narzißtische) Kränkungen. In BIBRINGs Konzeption steht nicht mehr der sogenannte intersystemische Konflikt (zwischen Ich und Über-Ich), sondern ein intrasystemischer Konflikt (zwischen verschiedenen Ich- bzw. Selbstanteilen) im Vordergrund. Die Bedingungen, die der Autor formuliert, sind: Ich-Hemmung, Absinken der Selbstachtung und Hilflosigkeit. Es liegt heute nahe, die Abraham-Freud-Radosche Position und die Bibringsche als sich ergänzende anzusehen, wie FENICHEL es vorweg genommen hat. JACOBSON (1971) hat, obwohl von einer Selbstpsychologie ausgehend, diese Synthese abgelehnt und statt dessen mit dem Konzept der aggressiven Besetzung von Selbstrepräsentanzen gearbeitet. (Übersichten über die Psychodynamik der Depression geben BENEDETTI 1981 und speziell für die psychoanalytische Theorie EICKE-SPENGLER 1977.)

Zusammenfassend besteht die depressive Psychodynamik im Kern aus drängenden Wünschen nach Annahme, großen Ängsten vor Ablehnung, narzißtischen Kränkungserlebnissen im Zusammenhang mit Enttäuschungen und Verlusten, die zu Resignation, Wut und latenter Aggressivität führen, kompensatorischen Versuchen mit diesen fertig zu werden, Schuldgefühlen wegen der „unannehmbaren" Empfindungen und dem Vorgang der Wendung der Aggression gegen das Selbst und damit einer erneuten Verschlechterung des Selbstgefühls.

Die *Psychogenese* liegt im referierten Sinne in Entwicklungskonflikten, die durch Identifizierung (FREUD) mit der ambivalent besetzten Beziehungsperson verinnerlicht werden. Depressive oder ständig streitende Eltern, auch solche mit Neigung zur Delegation von Ehrgeiz, schließlich reale Grausamkeit spielen eine wichtige Rolle (BENEDETTI 1981). Die Life-Event-Forschung konnte allgemein eine tendenzielle Verknüpfung von Verlustereignissen und depressiven Symptomen nachweisen (COOPER 1980). Auch für die Rolle der Aggressionshemmung in der Depressionsgenese sprechen gewisse Life-Event-Befunde (PERRIS 1984). Im tiefenpsychologischen Sinn haben Life events innerhalb einiger Monate vor Krankheitsbeginn konzeptuell nur die Funktion einer „auslösenden Situation". Sie werden als auslösend betrachtet, weil ihre Konfliktstruktur jener pathogenen Konfliktstruktur, welche das Individuum während seiner Entwicklung erlebte, in entscheidenden Aspekten gleicht. Diese Position findet sich auch in *soziologischen Beiträgen* zur Depressionsentstehung, von denen der wohl bekannteste der von BROWN u. HARRIS (1978) ist.

SCHWIDDER (1972) hat die pathogenen Entwicklungsbedingungen aus der Literatur zusammengestellt. Sie reichen von realen Verlusten (Tod, Scheidung der Eltern usw.) und Entbehrung einer emotionalen Zuwendung (versagendes Milieu, broken home, Heimaufenthalte, Krankheit und Devianz der Eltern) bis hin zur – wohl selteneren – Rolle von übergroßer Verwöhnung. In den letzten 15 Jahren ist die Bedeutung der symbiotisch-narzißtischen Wünsche der Eltern in bezug auf das Kind nachdrücklich betont worden. BOWLBY (1980) hat ebenfalls umfassendes, empirisches Material zur Psychogenese der Depression zusammengestellt. Der Entbehrung einer zugewandten Bezugsperson (was nicht identisch mit der Präsenz einer Mutter überhaupt ist) kommt aus seiner Sicht für die Entstehung von Depressionen und Ängsten die entscheidende Bedeutung zu. Durch die bisherigen Befunde werden in gleicher Weise das Modell des verinnerlichten Konfliktes wie das des erhaltenen Entwicklungsschadens (s. o.) gestützt.

Die *lerntheoretische Position* (nach BECK 1974; SNAITH 1981) zeichnet sich durch einfache Prinzipien aus: Depression ist eine Funktion unzureichender oder insuffizienter positiver Verstärker (LAZARUS), es besteht ein Mangel an sozialen Fertigkeiten, was die mangelnde Verstärkung teilweise erklären könnte. Nach ULLMAN u. KRASNER entstehen Depressionen dann, wenn bis dahin positive Verstärker zunehmend ausfallen, z. B. Verlust von sozialem Ansehen beim Ausscheiden aus dem Beruf. Viel diskutiert wurde der Ansatz der „erlernten Hilflosigkeit" (SELIGMAN), der allerdings Laborexperimente an Hunden direkt auf den Menschen überträgt.

Persönlichkeit und soziale Beziehung. Die Grundpersönlichkeit des neurotisch Depressiven ist allgemein als in besonderer Weise durch Wünsche nach Abhängigkeit, Versorgung, Anklammerung und Symbiose charakterisiert gesehen worden. Gefürchtet werden besonders Trennungen, Verlusterlebnisse und Enttäuschungen. Die Grundhaltung ist gefügig und anpassend, um sich die Zuwendung der anderen zu erhalten, dabei sind es oft der prononzierte Altruismus und die Unterwürfigkeit, welche für die Mitmenschen schwer erträglich sind und jene Ablehnung bewirken, die der Depressive befürchtet. Die sozial ebenfalls spürbar werdenden Forderungen, Erwartungen und die latente Aggressivität wirken in der selben Richtung (KUIPER 1980; RIEMANN 1984; SCHWIDDER 1972). Diese Aufzählung darf nicht über die Unklarheiten hinweg täuschen, die in bezug auf eine neurotisch-depressive Grundpersönlichkeit bestehen. VON ZERSSEN (1982) fand keine Hinweise für eine spezifische charakterliche Deviation. Es gibt ausgesprochen zwanghafte oder ausgesprochen hysterische Persönlichkeiten mit eindeutig neurotisch-depressiver Symptomatik. Sind diese beiden Typen sozusagen „Färbungen" des klinischen Bildes (eine Annahme zu der ich selbst neige) oder bestehen Gemeinsamkeiten etwa der zwanghaften Persönlichkeit mit dem sogenannten „Typus melancholicus" (TELLENBACH 1961), den VON ZERSSEN (1976) als Grundpersönlichkeit für die endogene Depression auch validieren konnte? Auch die sogenannte narzißtische Persönlichkeit ist in ihrer Prädisposition für die Depression ungeklärt. MATUSSEK macht aufgrund seiner Untersuchungen wahrscheinlich, daß es Gemeinsamkeiten in den Grundstrukturen von neurotisch und psychotisch Depressiven gibt. Die *Autodestruktion* als Grundzug der allgemein depressiven Persönlichkeit, wie sie aus den psychodynamischen Theorien sich ableiten läßt, kann als gut belegt angesehen werden.

Therapie. Bei ausgeprägter neurotisch-depressiver Verstimmung ist ein pharmakotherapeutischer Versuch mit Antidepressiva berechtigt. Bekanntlich sprechen neurotische Depressionen jedoch deutlich schlechter auf trizyklische Antidepressiva und MAO-Hemmer an als endogene Depressionen. Als Mittel der Wahl sind psychotherapeutische Maßnahmen anzusehen, ggf. in Kombination mit Psychopharmaka. Für motivierte Patienten mit vor allem inneren Konflikten kommt die psychoanalytische Psychotherapie in Frage. Daneben haben sich zunehmend verhaltenstherapeutische Techniken etabliert. BECK (1976) zielt mit seiner kognitiven Therapie auf die Veränderung der Einstellung ab, die bei Depressiven hinsichtlich des Selbst, der Umwelt und der Zukunft negativ ist. Selbstsicherheitstraining, Aktivitätstraining und weitere Verfahren dienen der Verhaltensänderung von Passivität, Rückzug und „Hilflosigkeit" (s. WETZEL u. ARM 1980). Kritisch ist angemerkt worden, daß die meist psychologischen Verhaltenstherapeuten nur wenig die schweren, dem Kliniker vertrauten, depressiven Neurosen behandelt hätten (SNAITH 1981).

III. Neurosen mit vorrangigen Zwangsphänomenen

Zwangsphänomene sind wie etwa Ängste und depressive Verstimmungen ubiquitäre, in Anklängen jedem Menschen bekannte Erscheinungen. Nur bei einer kleinen Zahl kommt es zu einem schweren Krankheitsbild, das meist als Zwangsneurose bezeichnet wird. In den letzten 15 Jahren sind Beiträge zur Zwangsneurose vorwiegend im epidemiologischen und therapeutischen Bereich – hier wiederum überwiegend von Verhaltenstherapeuten – erfolgt. Zur Phänomenologie, Nosologie und Psychodynamik gibt es kaum neue Arbeiten, und es werden im wesentlichen die bekannten Positionen wiederholt. Neuere Übersichten geben HOFFMANN (1980), NEMIAH (1980c) und SALZMANN und THALER (1981).

1. Die Zwangsneurose

Definition. Als Zwangsneurose wird die seltene Ausprägung eines Krankheitsbildes bezeichnet, bei welchem das zentrale Symptom in einem Gefühl subjektiven Zwanges besteht, bestimmte Vorstellungen haben, bestimmte Gedanken denken und bestimmte Handlungen tun zu müssen. Dieser Zwang ist trotz aller Einsicht in seine Unsinnigkeit willentlich nicht unterdrückbar. Als Zwangskrankheit wird meist die maligne Verlaufsform bezeichnet.

Das *Phänomen des Zwanges* definierte WESTPHAL (1877) in folgender Weise: „Unter Zwangsvorstellungen 1. verstehe ich solche, welche, bei übrigens intakter Intelligenz 2. und ohne durch einen gefühls- oder affektartigen Zustand bedingt zu sein 3., gegen und wider den Willen des betreffenden Menschen in den Vordergrund des Bewußtseins treten, sich nicht verscheuchen lassen 4., den normalen Ablauf der Vorstellungen hindern und durchkreuzen, welche der Befallene stets als abnorm, ihm fremdartige anerkennt 5. und denen er mit seinem gesunden Bewußtsein gegenübersteht 6." (zit. nach SCHNEIDER 1939, S. 20).

Vorkommen und Häufigkeit. Die Zwangsneurose ist eine nicht häufige Erkrankung. Nach verschiedenen Übersichten machen Zwangsneurotiker etwa 1% der Patienten in der psychiatrischen Klinik, 4 bis 5% in der Gruppe der Neurosen und 2 bis 3% in der psychotherapeutischen Ambulanz und beim Nervenarzt aus. Die *Geschlechtsverteilung* wird heute als gleich verteilt angenommen, nachdem früher von einem Überwiegen der Männer ausgegangen wurde. Die Morbidität der mittleren und oberen sozialen Schichten scheint höher zu liegen, obwohl es auch gegenteilige Ansichten gibt.

Verlauf und Prognose. Der überraschende Befund vieler der neueren sorgfältigen Katamnesen ist, daß die Prognose der Zwangsneurose sich als deutlich besser erwies als allgemein angenommen worden war. Nach diesen Befunden muß man sie als eine ernste, aber keineswegs hoffnungslose Erkrankung ansehen. Die oft beschriebenen „Endzustände" machen höchstens 30% der Gesamtgruppe aus, wahrscheinlich weniger. Der Verlauf ist *insgesamt chronisch, aber variabel.* 4 Verlaufsformen lassen sich in etwa unterscheiden: 1. Die nicht eigentlich zur Zwangsneurose gehörende anankastische Reaktion von kurzer Dauer und guter Prognose, 2. der episodische, wellenhafte, phasische Verlauf, 3. die chronische Verlaufsform, die für die Zwangsneurose am charakteristischsten ist, 4. die progredient-maligne Verlaufsform. Der *Beginn der Erkrankung* liegt früh, er ist eher schleichend, selten akut und beginnt oft schon in der Kindheit. Vor dem 20. Lebensjahr sind ca. 50%, vor dem 25. Lebensjahr ca. 65%, vor dem 40. Lebensjahr ca. 80% erkrankt. Die *Prognose* ist um so schlechter, je mehr sich die Zwangsdynamik auf die Gesamtpersönlichkeit erstreckt, bzw. um so besser, je mehr intakte Persönlichkeitsanteile und intakte soziale Beziehungen erhalten sind. Die Prognose ist auch um so schlechter, je früher der Beginn liegt; sie ist schlechter für Erkrankungen mit Zwangshandlungen als für solche, bei denen ausschließlich Zwangsgedanken bestehen (nach HOFFMANN 1980).

Symptomatik. 1. Denkstörungen stehen im Mittelpunkt des Bildes. Dabei ist das Denken sowohl *formal* gestört (unablässiges Grübeln, ständiges Wiederholen der gleichen Abläufe, Weitschweifigkeit, Verlust des Blickes für das Wesentliche) als auch *inhaltlich.* Charakteristisch für das zwangsneurotische Denken ist ein alles dominierender *Zweifel.* Nichts ist sicher, alles muß bedacht, kontrolliert, überprüft werden. Ein Denkinhalt kann auch das ganze Leben bestimmen. Oft handelt es sich um sehr abstrakte Vorstellungen (z. B. die Idee der Gerechtigkeit, Gesundheitskonzepte), die nicht selten ideologisch organisiert sind. Das Denken des Zwangsneurotikers wird durch eine *magische Grundeinstellung* beherrscht: Gedanken, Zahlenkombinationen, Farben, Dinge müssen vermieden werden, weil sie Unglück bringen. „Gegengedanken" müssen gedacht werden, damit die negative Wirkung neutralisiert wird. Dem Gedanken wird eine magische Allmacht zugesprochen: Ein falscher Gedanke kann Unglück bringen, töten, hat vielleicht schon getötet. Aber ist er überhaupt schon gedacht worden, oder sollte er erst gedacht werden? Nichts ist sicher, alles muß bezweifelt werden. Bei den Zählzwängen (alles muß gezählt, geordnet, rubriziert werden) bestehen ebenfalls magische Mechanismen: Zahlen stehen für Buchstaben, Worte werden in Zahlen aufgelöst, Zahlenkombinationen stehen für Menschen und Dinge der Umwelt.

2. Bei den *Zwangsimpulsen, Zwangseinfällen* und *Zwangsvorstellungen* handelt es sich um einschießende Antriebe oder Vorstellungen meist aggressiven oder sexuellen Charakters. Die Realisation all dieser Impulse ist jedoch bei den Zwangsneurosen ausgesprochen selten.

3. *Zwangshandlungen* sind in der Regel die Folge der inhaltlichen Zwangsideen. *Magische Rituale* sollen das Böse bannen, welches das eigene Denken und Wünschen heraufbeschwört. Sie erstrecken sich auf Denkvorgänge, Sprache und Handlungen. Kontrollzwänge (ob das Licht aus-, das Wasser abgestellt ist) si-

chern vor den Folgen der Gedanken, müssen aber wiederholt werden, weil sich Zweifel rasch durchsetzen. *Ordnungszwänge* (der Schreibtisch, das Zimmer, der Schrank müssen aufgeräumt und überprüft werden) sollen das Chaos der Impulse steuern. Waschzwänge, die die Hände betreffen, stehen oft neben Verschmutzung des übrigen Körpers und können trotz ständiger Wiederholung das Gefühl von Sauberkeit nicht herstellen.

4. Ängste, die jedoch meist nicht das panische Ausmaß phobischer Ängste erreichen (es sei denn, es handele sich um Phobien vom zwanghaften Typ) bestehen bei einem Teil der Fälle. Bei Unterdrückung der Zwangshandlungen verstärken sie sich. Andere Patienten wirken emotional geradezu erstarrt. Depressive Verstimmungen sind die häufigsten Begleiterscheinungen und werden meist als reaktiv aufgefaßt.

Die *Symptomverteilung* stellt sich folgendermaßen dar: Zwangshandlungen allein bestehen bei weniger als 20% der Fälle, Zwangsgedanken allein bei etwa einem Viertel, Zwangshandlungen und Zwangsimpulse bei etwa einem Drittel und die Kombination von Zwangsdenken und Zwangshandlungen bei etwa drei Viertel der Patienten.

Eine besondere Beziehung besteht zwischen *Zwang* und *Phobie*. Über die Art dieser Beziehung herrschen widersprüchliche Ansichten. Einige Autoren meinen, daß viele Zwangsneurotiker in bezug auf den ihnen bekannten, angstauslösenden Gegenstand eine Phobie entwickelten. Dem entgegengesetzt ist die Meinung anderer Untersucher, nach deren Verständnis eine am Beginn der Zwangsneurose stehende Phobie erst sekundär zu Zwangshandlungen und Vermeidungsritualen führt.

Psychodynamik und Pathogenese. Die von S. FREUD in einer Reihe von Arbeiten entwickelte psychodynamische Konzeption der Zwangsneurose (Übersichtsref. bei A. FREUD 1966), geht von einer defensiven Regression vor den Konflikten der ödipalen Phase zurück auf die sogenannte anal-sadistische aus. Diese anal-sadistischen Impulse (antisoziale, aggressive Wünsche) bestimmen den entscheidenden Teil der Psychodynamik. Daneben sind auch anal-lustvolle (Wünsche sich zu beschmutzen usw.) und deutliche genitale (Onanieproblematik, homo-, heterosexuelle Wünsche) nachweisbar. Der Akzent liegt jedoch auf den antisozialen Bedürfnissen. FENICHEL erörtert schon 1945, daß auch eine Entwicklung denkbar sei, bei der der Ödipuskomplex gar nicht erreicht werde. Heute wird diese Konstellation für die malignen Verlaufsformen der Zwangsneurose allgemein angenommen. Es gilt aber für die Zwangsneurose generell, daß die *pathogenen Impulse* archaische Triebanteile sind, die keinen Anschluß an differenzierte Ich-Bedingungen gefunden haben. Sie sind kaum einmal echt unbewußt, auch wenn sie selten verbalisiert werden. Eher ist für die Zwangsneurose charakteristisch, daß die Impulse ins Bewußtsein eingebrochen sind, so daß die Abwehr weniger auf einer Verdrängung (im engeren Sinne) basiert, sondern vielmehr auf einer Isolierung (inhaltlich und affektiv) dieser Bedürfnisse (FENICHEL). Kern der zwangsneurotischen Dynamik ist meist die auf einen Triebimpuls zurückgehende bewußte Zwangsvorstellung – dies im charakteristischen Gegensatz zur hysterischen Neurose, wo das Symptom auf einer inhaltlich unbewußten Phantasie aufbaut. Die *moralische und idealbildende Struktur* des Zwangsneurotikers, sein Über-Ich, ist immer als in besonderem Maße streng und rigide beschrieben worden. Tatsächlich ist die Zwangsneurose die Neurose, welche sich (neben der masochistischen und depressiven Dynamik) durch ihre Über-Ich-Strenge auszeichnet. Den als antisozial erlebten Triebwünschen steht die Hypermoralität des Gewissens gegenüber. BENEDETTI (1978) meint den gleichen Zusammenhang, wenn er von der gegensätzlichen Charakter- (Gewissen, Moralität) und Triebstruktur (Impulse, Bedürfnisse) des Zwangsneurotikers spricht.

Auf der *Ich-Seite* zeigt die Symptomatik des Kranken jeweils das Überwiegen des Trieb- oder des Gewissensfaktors bzw. des „Befriedigungscharakters" oder des „Buß- und Strafcharakters" (FENICHEL). Meist sind beide Komponenten im Symptom enthalten. So kann z. B. bei einem Patienten das Waschen der Hände einerseits magisch von Schuld reinigen und andererseits gleichzeitig eine Form von dem Gewissen unverdächtiger Onanie symbolisieren. Die *Abwehr*, welche die Symptombildung prägt, basiert bei der Zwangsneurose auf 4 oder 5 Mechanismen, die als klassisch angesehen werden: Reaktionsbildung, Regression, Isolierung, Ungeschehenmachen, Intellektualisierung. Hinter dem Zweifel, der das Denken des Zwangsneurotikers so charakterisiert, steht auf der affektiven Seite die Ambivalenz. Diese Ambivalenz bewirkt eine *Handlungsstörung*. Auf dieser zentralen Ich-Störung baut QUINT (1970, 1974) sein Verständnis der Zwangsneurose auf. Die Unfähigkeit des Ichs zur freien, eigenwilligen Handlungsführung macht es subjektiv höchst gefährlich, Triebimpulse zuzulassen. Dem Gewissen steht kein funktionsfähiger Persönlichkeitsteil zur Verfügung, der es durch probierendes Handeln gelernt hätte, Denken und Tun zu unterscheiden. Wünschen ist gleich tun, der aggressive Affekt allein kann in der Phantasie des Patienten schon töten. Der Magie von Handlung und Wort sind Tür und Tor geöffnet. Die Zwangsdynamik kann sich so über alle Ich-Funktionen ausbreiten, und die Anzahl der möglichen Abwehrkonstellationen ist praktisch unbegrenzt. In diesem Sinne ist die Zwangsneurose die „elastischste" aller Neurosen, woraus wiederum die nicht gute Therapiebarkeit verständlich wird.

Die *Psychogenese* der Zwangsneurose ist gut bearbeitet. Den Beobachtern fiel regelmäßig im Familienmilieu eine Häufung von zwanghaften oder zwangsneurotischen Personen auf. Insgesamt bestehen strenge, rigide, legalistische, sachbezogene Entwicklungsbedingungen (SCHWIDDER 1972). Spontaneität, Eigenwille, lebhafte Motorik und Aggressivität müssen früh unterdrückt und mit Angst- und Schuldgefühlen abgewehrt werden. Der äußere Zwang wird so zu einem inneren. „Beim Zwangsneurotiker fehlt eine ausreichend positive Beurteilung des ausprobierenden Handelns" (QUINT 1974, S. 79). Das Bedürfnis des Kindes nach Autonomie differiert mit seiner Einsicht in die existentielle Abhängigkeit von den Eltern. Das Kind reagiert auf die Einengung mit Wut, die Mutter induziert reaktiv im Kind Schuldgefühle, das Kind muß die Schuld-Angst und mehr noch die ohnmächtige Wut verdrängen, was ihm nur unvollständig gelingt. Es behilft sich, indem es die formale Übererfüllung an die Stelle der inhaltlichen setzt. In dieser Perpetuierung des infantilen Konfliktes zwischen den autonomen Wünschen nach Selbstverwirklichung und den noch stärkeren nach Sicherheit und liebevoller Versorgung durch die anderen, sieht RADO (1974) die eigentliche Dynamik der Zwangsneurose. HOOVER u. INSEL (1984) kommen in einer Studie des familiären Umfeldes von Zwangsneurotikern zu dem Schluß, daß eine Kombination von perfektionistischem Familienstil, symbiotischen Bedürfnissen der Eltern und eine möglicherweise konstitutionell erhöhte Verletzbarkeit gegenüber psychischen Störungen für die Neurosewahl bestimmend sei. Psychodynamische Ansätze, die sich stärker von der Triebpsychologie abheben, haben den der Anpassung dienenden Aspekt der Zwangsdynamik (SALZMANN u. THALER 1981) bzw. den der Selbsterhaltung betont.

Gegenüber der psychodynamischen Konzeption wirkt der *lerntheoretische Beitrag* eher einfach. Zwangsdenken und Zwangshandeln werden als konditionierte Reaktionen auf angstmachende Ereignisse aufgefaßt. Infolge einer Assoziation mit einem unbedingten Angst hervorrufenden Reiz wird der ursprünglich neutrale Zwangsgedanke zu einem angstbesetzten. Die Zwangshandlung entsteht auf einem etwas anderen Wege: Der Mensch erfährt, daß eine bestimmte Aktion Angst, welche an einem Zwangsgedanken gebunden ist, reduziert. Weil sich diese Handlung als hilfreich bei der Reduzierung eines unlustvollen sekundären Triebes (der Angst) herausstellt, wird sie operant konditioniert und in ein gelerntes Verhaltensmuster, eben die Zwangshandlung, überführt. NEMIAH (1980c), dessen Referat ich hier folge, sieht genauso wie SALZMANN u. THALER (1981) den Erklärungswert dieses Beitrages auf einen nur geringen Bereich der tatsächlichen Zwangsphänomene, dort aber plausibel, anwendbar. Ohne daß ein bestimmter Erbgang nachgewiesen wurde, konnte eine *biogenetisch mitbedingte Verursachung* der Zwangsneurose insbesondere durch Zwillingsuntersuchungen wahrscheinlich gemacht werden. Sie ist bei der Zwangsneurose größer als bei jeder anderen Neurose. Am naheliegendsten ist die Annahme einer Ergänzungsreihe von einerseits psychosozialen und andererseits biogenetischen Faktoren.

Grundpersönlichkeit und soziale Beziehungen. Bei nur wenigen Neurosen ist die Beziehung zwischen grundlegender Charakterstruktur und entsprechendem Symptombild so eng wie bei dem Zwangscharakter (Zwangspersönlichkeit) und der Zwangsneurose. In der überwiegenden Mehrzahl der Fälle entwickelt sich das Krankheitsbild bei Menschen, die sich durch Pedanterie, Rigidität und Enge in ihren Denkfunktionen auszeichnen. Ein starkes Bedürfnis nach Sauberkeit auf der körperlichen Seite entspricht häufig ausgeprägten und dominierenden Moralvorstellungen im seelischen Bereich. Aggressive Gehemmtheit, Ängstlichkeit, Unzulänglichkeitsgefühle, Skrupulanz, Entschlußunfähigkeit, peinliche Genauigkeit und Gewissenhaftigkeit, Unfähigkeit das Unwesentliche zu vernachlässigen und ein fruchtloser Kampf mit Nichtigkeiten sind weitere Formeln, mit denen versucht wurde, die Eigenart dieser Charakterstruktur zu beschreiben. Mit großer Wahrscheinlichkeit besteht jedoch *kein* Zusammenhang zwischen der Zwangsneurose und dem sogenannten *Analcharakter* wie FREUD ihn beschrieb (Ordnungsliebe, Sparsamkeit und Eigensinn) (s. HOFFMANN 1984). Die dynamische Struktur des Zwangscharakters läßt sich aus meiner Sicht durch 3 Eigenschaften erfassen: 1. Emotionale Autarkie. Der Zwanghafte ist ein „affektiver Selbstversorger", womit ein Teil seiner Beziehungsarmut beschreibbar ist. 2. Vermeidung autonomer Handlungen, 3. ein Gefühl des ständigen Getriebenseins. Dem Zwanghaften sitzt immer ein imaginärer Aufpasser (Gewissen) im Nacken. Einem Bedürfnis nach emotionaler Distanz entspricht regelmäßig ein ausgeprägter Drang zur Kontrolle der Umwelt. Obwohl die *sozialen Beziehungen*, wenn vorhanden, meist formal stabil sind, führt das (oft unbewußte) Streben nach Dominanz, Kontrolle und Bemächtigung zu Schwierigkeiten.

Therapie. Die Zwangsneurose stellt unter allen Neurosen das therapeutisch größte Problem dar. Die psychoanalytische Therapie ist einheitlich als schwierig und mit spezifischen Problemen verbunden angesehen worden. Bei sorgfältiger Indikationsstellung ist jedoch sowohl mit dem klassischen Verfahren (QUINT 1970), als auch mit modifizierten Vorgehensweisen (SALZMANN 1980) von Erfolgen berichtet worden. Die meisten Publikationen der letzten 15 Jahre befassen sich mit der Verhaltenstherapie. Hierbei wurden insbesondere im Bereich der Zwangshandlungen Erfolge erzielt, wobei eine gewisse Übereinstimmung besteht, daß die sogenannten Implosions-Techniken (flooding) ähnlich wie bei den Angstkrankheiten am wirkungsvollsten sind. Ein einheitliches Prinzip zur Erklärung der verhaltenstherapeutischen Therapieergebnisse, die sich als wirksam erwiesen, fehlt weiterhin (SALZMANN u. THALER 1981). Ein gewisses Bindeglied zwischen psychodynamischen und verhaltenstherapeutischen Techniken scheint die paradoxe Intention (FRANKL 1975) zu sein, die sich gerade bei der Zwangsneurose ebenfalls als wirksam erwies. Eine spezifische Pharmakotherapie fehlt weiterhin. Therapierbar sind vor allem die begleitenden depressiven Verstimmungen, obwohl von einigen Autoren auch ein primärer Effekt der Antidepressiva bei der Zwangsneurose angenommen wird.

IV. Neurosen mit vorrangig körperlichen Symptomen

Neben den Angstkrankheiten wurde das Krankheitsbild der *Hysterie* in den letzten 15 Jahren dem weitestgehenden Konzeptionswechsel unterworfen. Die Kritik an der Annahme einer nosologischen Einheit „Hysterie" ist alt, war oft jedoch wenig begründet. Unübersehbar wurde sie erst, als SLATER (1965) aufgrund seiner Verlaufsuntersuchungen schrieb, es gäbe keinen Hinweis, daß Patienten, die die Diagnose Hysterie erhielten, unter medizinischen Kriterien etwas anderes als eine Zufallsselektion darstellten. Die Omnibus Hysterie mußte spätestens zu diesem Zeitpunkt als endgültig überladen angesehen werden. Als hysterisch wurden und werden bezeichnet eine Vielfalt somatischer Symptome, bestimmte Störungen des Erlebens und der Sexualität, zahlreiche Bewußtseinsveränderungen, ein unpräzise gefaßtes Charakter- bzw. Persönlichkeitsbild, phobische Angstphänomene (FREUD: Angsthysterie), eine Form psychosomatischer Umsetzung von Symptomen (FREUD: Konversion) und weiteres. Wahrscheinlich war es der Einfluß der Psychoanalyse, von der – leider irrtümlich – angenommen worden war, sie habe eine einheitliche Erklärung für die Vielfalt der Symptome zu bieten, der den Auflösungsprozeß so lange verzögerte. Schließlich hat die Diagnose Hysterie seit langem diskriminierenden Charakter, was zu zahlreichen Um- und Neubenennungen Anlaß gab und gibt.

Die neuen Tendenzen, die sich in den RDC und dem DSM-III durchsetzten, zielen auf eine Unterteilung des nosologisch überfrachteten Syndroms ab. GUZE (1975) unterschied in mehreren Arbeiten in den 60er und 70er Jahren die pseudoneurologischen Konversionssymptome und die Hysterie. *Konversionssymptome* in seiner Definition sah er als weitgehend unabhängig von der Hysterie oder der hysterischen Persönlichkeit an. Sie betreffen Männer und Frauen und können in jedem Alter auftreten. Für diese Annahme spricht, daß in 9 verschiedenen Studien beim Vorliegen von Konversionssymptomen nur in 7 bis 55% der Fälle eine hysterische Persönlichkeit nachweisbar war (BISHOP u. TORCH 1979). Als *Hysterie* bezeichnet GUZE ein polysymptomatisches klinisches Syndrom, das weit überwiegend bei Frauen auftritt und meist vor dem 20. Lebensjahr beginnt. Nach dem Erstbeschreiber (1859) wird dieses Bild auch Briquetsches Syndrom genannt. Dieses Syndrom ist infolge operationaler Definition ausreichend diagnostizierbar. Es scheint jedoch eine noch offene Frage, ob, jenseits der Forschung, der Vorteil der klaren Diagnostik durch das Fehlen jedes ätiologischen und erst recht psychodynamischen Konzeptes aufgewogen wird, wie von Kritikern angemerkt wurde.

Dennoch setzt sich diese Unterscheidung z. Zt. durch. Die Vierteilung der Hysterie im DSM-III unterscheidet folgendermaßen:

1. Somatization Disorder (= Briquet-Syndrom; Hysterie, polysymptomatischer Typ).
2. Conversion Disorder (Hysterie, Konversionstyp).
3. Dissociative Disorder (Hysterie, dissoziativer Typ).
4. Histrionic Personality (Hysterische Persönlichkeit).

Nach harten Debatten *keinen* Eingang in das DSM-III fand die „Hysteroid Dysphoria" (Hysterische Depression). Sie gilt als noch unzureichend validiert. Auch die *Psychalgie*, das konversionsneurotische Schmerzsyndrom ist deskriptiv nicht sicher von der Konversionshysterie abgrenzbar. Wir haben es heute demnach mit etwa 4 klinisch ausreichend abgrenzbaren Unterformen der Hysterie zu tun. NEMIAH (1980 d) resümiert, daß diese Aufgliederung verdienstvoll sei. Wenn dem Verständnis der Hysterie bisher die Unfähigkeit entgegen stand, überhaupt zu definieren, was man damit meint, dann hat NEMIAH recht. Ich teile in gleicher Weise seine Zweifel, ob psychogenetisch und psychodynamisch diese deskriptiv wahrscheinlich berechtigten Unterscheidungen relevant sind.

Aber gibt es tatsächlich eine psychodynamisch einheitliche Erklärung des hysterischen Syndroms? Zwar war FREUDS Konzeption der ödipalen Genese und Dynamik lange Zeit unwidersprochen, aber bereits MARMORS (1953) Erweiterung um die orale Komponente brachte erste Einbrüche in die Einheitlichkeit. Über die Frage, was eigentlich eine „richtige" Hysterie sei, debattieren Psychoanalytiker seither ausführlich. Vielleicht zeichnen sich aber neuere psychodynamische Konzeptionen ab, die eine vereinheitlichende Grunderklärung ermöglichen. NEMIAH (1980 d) fragt, ob die *Dissoziation* nicht ein basaler psychischer Vorgang sei, der als Basis der sehr differenten hysterischen Symptome gesehen werden kann. MENTZOS (1980) hat ähnliche Überlegungen für einen basalen „hysterischen Mechanismus" ausgeführt, der auch die Dissoziation umfaßt. Er wirkt darin erfolgreicher als KROHN (1978) in seinem detaillierteren Versuch. Vielleicht stellt sich dem zunehmend differenzierten phänomenorientierten Ansatz auf psychodynamischer Ebene hier doch noch so etwas wie eine vereinheitlichende Konzeption entgegen. Ich ziehe es deshalb vor, die verschiedenen Unterformen unter dem Gesamtkonzept der hysterischen Neurose abzuhandeln, versuche sie jedoch, in der jetzt aktuellen klinischen Differenzierung darzustellen.

1. Die hysterische Neurose

Definition. Als hysterische Neurose wird ein seit altersher als uneinheitlich und facettenreich beschriebenes Krankheitsbild bezeichnet, bei welchem Konversionssymptome und dissoziative Phänomene eine wichtige Rolle spielen. Unbewußte Motive werden sowohl für den Symbolisierungscharakter der Konversionssymptome wie für die Bewußtseinsveränderungen angenommen. Symptomatik und Grundpersönlichkeit tragen oft expressive, agierende und dramatisierende Züge. Ein ausgeprägter sekundärer Krankheitsgewinn ist bei vielen Patienten zu beobachten.

*a) Hysterische Neurose, polysymptomatischer Typ
(Somatisierungssyndrom, Briquet-Syndrom)*

Symptomatik und Vorkommen. (Nach Guze 1975 u. Nemiah 1980 d.)

Die Epidemiologie dieser vor allem von Guze und Mitarbeitern beschriebenen hysterischen Unterform ist nur begrenzt bekannt. Überwiegend betroffen sind junge Frauen, das Ersterkrankungsalter liegt meist vor dem 20. fast immer vor dem 35. Lebensjahr. Die Symptomatik zeigt eine Tendenz zu raschem Wechsel, vermutlich neigt sie insgesamt zur Chronifizierung. Eine familiäre Häufung scheint vorzuliegen.

Die *Leitsymptomatik* sind multiple, vage, wechselhafte Beschwerden ohne erkennbare organische Ursache. Sie können sich auf jeden Teil des Körpers beziehen. Kopfschmerzen, Übelkeit, Bauchbeschwerden, Verdauungsprobleme, Fatigue, Anorgasmie und Dyspareunie werden besonders häufig genannt. Sensomotorische Konversionssymptome kommen vor. Ängste und depressive Verstimmungen sind die häufigsten allgemeinen affektiven Störungen. Im *Verhalten* fällt vor allem die dramatisierende, übertriebene und affektive Art auf, in der die Patientinnen sich und ihre Symptome darstellen.

b) Hysterische Neurose, Konversionstyp

Symptomatik und Vorkommen. (Nach Bräutigam 1978; Nemiah 1980 d; Hoffmann u. Hochapfel 1984.)

Wie erwähnt sind epidemiologische Aussagen wegen der Vieldeutigkeit des Hysteriekonzeptes schwierig einzuschätzen. Eine gewisse Einstimmigkeit besteht hinsichtlich der Tatsache, daß die „großen" hysterischen Konversionssymptome in ihrer Häufigkeit stark abgenommen haben. Das gilt insbesondere für den großen hysterischen Anfall („Arc de cercle"), der im nördlichen und westlichen Europa jetzt ausgesprochen selten ist. Insgesamt hat die Krankheit heute eine Tendenz, sich zu „somatisieren". Der Beginn liegt meist im 2. und 3. Jahrzehnt, kann sich aber bis ins Senium erstrecken. Frauen überwiegen wohl, aber nicht im gleichen Ausmaß wie beim polysymptomatischen Typ.

Die *Symptomatik* entsteht hauptsächlich in 4 Bereichen:

1. Motorische Störungen. Als „Anfälle" werden die verschiedensten pseudoneurologischen Bilder gesehen, die oft eindrucksvoll von organisch Kranken übernommen werden. Schlaffe, selten spastische Paresen, Hemiplegien, grobschlägiger Tremor, choreiforme Bewegungsunruhen, Dysbasien, Abasien und andere sind hier die häufigsten Erscheinungen.

2. Sensorische Störungen. Anaesthesien und Dysaesthesien kommen regelmäßig vor, nicht selten in der Form von kompletten Hemianaesthesien. Hysterische Taubheit (Schwerhörigkeit) und Blindheit (Skotomisierung) sind seltener als die häufigen Schwindelattacken, welche oft mit Angstphänomenen einhergehen. Schmerzen sind heute die wichtigsten psychogenen Erscheinungen dieser Art, wobei der Kopfschmerz an erster Stelle steht, gefolgt von Rückenschmerzen und solchen an praktisch jedem möglichen Organ.

3. Darstellung körperlicher Erkrankungen. Diese stellt bei dem identifikatorischen Vermögen des Konversionsneurotikers oft erhebliche diagnostische Probleme. Durch die Eindrücklichkeit ihrer Symptomatik verführt, werden diese Patienten oft von den Ärzten trotz negativer Organbefunde wie organisch Kranke behandelt und damit iatrogen geschädigt.

4. Symptome als Komplikation körperlicher Krankheit. Die Vorgeschichte realer körperlicher Erkrankungen wurde bei Konversionshysterikern erst in neuerer Zeit beachtet. Man muß davon ausgehen, daß eine Reihe von Konversionshysterien als organische Erkrankungen beginnen und dann psychogen fortgeführt, „ausgestaltet" werden. Die früher manifesten Befunde erschweren hier die richtige Diagnose offensichtlich besonders.

Psychodynamik und Pathogenese. Der klassische Beitrag zum Verständnis der hysterischen Psychodynamik geht auf S. FREUD zurück. Aus seiner Sicht war die Hysterie *die* Neurose mit einer Fixierung der Libido-Entwicklung auf dem ödipalen Niveau. Die unbewußte Bindung an den gegengeschlechtlichen Elternteil führt zur Interferenz mit dem vom Gewissen strikt vertretenen Inzesttabu. Verdrängung des Wunsches und Abfuhr der Triebspannung in symbolischer Form stehen hier hinter dem Mechanismus der „*Konversion*" (1894). Damit ist die sekundäre Umsetzung des primär psychischen Konfliktes in den Bereich des körperlichen gemeint. FREUDS einschränkende Feststellung, daß es sich bei dieser Überführung um einen „rätselhaften Sprung" handele, ist weiterhin aktuell. Der Mechanismus der Konversion ist seither kaum besser gefaßt worden, und das Thema der symbolischen Darstellung eines unbewußten Wunsches im Symptom hat im Bereich des psychoanalytischen Verständnisses seine zentrale Bedeutung gehalten. Allerdings wurde zunehmend deutlich, daß der Konversionsvorgang insgesamt eher komplex als einfach aufgebaut und vor allem nicht so eng mit der hysterischen Persönlichkeit verbunden ist, wie ursprünglich angenommen.

Nicht psychodynamische Theorien stehen sich gegenüber dem Konversionsphänomen noch hilfloser. Für GUZE (1975) etwa sind Konversionssymptome „unerklärte Symptome, die neurologische Erkrankungen vortäuschen". Im Bewußtsein der Problematik jenes Teils psychoanalytischer Theorien, der stark abstrahiert ist, haben neuere Ansätze Definitionen auf einer empirie-näheren Ebene versucht. Der Ansatz von NEMIAH (1980 d) den alten Janetschen Begriff der *Dissoziation* als grundlegende Dynamik hysterischer Störungen anzusehen, wurde schon erwähnt. Er steht stellvertretend für Versuche verschiedener Autoren. Dissoziation meint hier Ausschaltung aus dem rational zugänglichen Bewußtsein. Damit ließen sich sowohl die bekannten Wahrnehmungseigentümlichkeiten von Hysterikern als auch die Breite klassischer hysterischer Symptome bis hin zu den dissoziativen Störungen und Charakterneurosen erklären. Auch MENTZOS hypostasiert einen ähnlichen Mechanismus („der Betreffende versetzt sich innerlich – dem Erleben nach – und äußerlich – dem Erscheinungsbild nach – in einen Zustand, der ihn *sich selbst quasi anders erleben* und in den Augen der umgebenden Personen *anders als er ist erscheinen läßt*" (1980, S.75), den er als „*veränderte Selbstrepräsentanz*" beschreibt. Diese Veränderung des Selbsterlebens erfolgt meist in regressiver Richtung, um sich tendenziell von inneren Schuldgefühlen zu entlasten. Von diesem Verständnis besteht ein fließender Übergang zur Auffassung der Hysterie als kommunikativer Störung, etwa als Mitteilung nicht akzeptabler Inhalte in einer symbolisierenden Körpersprache. HOFFMANN (1984) kommt aufgrund seiner Literaturübersicht zur Annahme, daß der „hysterische Mechanismus" insgesamt komplex sei. Er geht von einer Konfliktbasis aus, die gleichermaßen ödipale, Abhängigkeits- und Selbstwertkonflikte umfaßt. Die dynamischen Mechanismen zur Lösung dieser Konflikte sind eine Kombination spezifischer Veränderungen des Selbstbildes, spezifischer Verwendung von Emotionen, massiven Einsatzes von Identifizierungen, besonderen Umgangs mit Phantasien und Symbolen und breiter Verwendung der Abwehrmechanismen Verdrängung und Verleugnung. Die „Dissoziation", an deren überragender Bedeutung für die hysterische Psychodynamik kein Zweifel bestehen kann, sieht HOFFMANN weniger als Mechanismus, denn als Folgezustand, welchen die genannten Vorgänge bewirken.

Die *Psychogenese* hysterischer Symptome ist damit zum Teil bereits umrissen. Neuere empirische Erkenntnisse kommen hinzu. So scheint die Rolle *realer Entwicklungsschäden* doch relevanter als von FREUD angenommen. Es mehren sich die Studien, die Inzesterlebnisse in der Genese der Hysterie beschreiben. Aber auch Verlusterlebnissen kommt offenbar eine prädisponierende Wirkung zu: Bei einer Massenhysterie von Schulkindern lagen bei den Symptomträgern Scheidung der Eltern und Todesfälle in der Familie in ihrer Häufigkeit signifikant über den nicht von der Epidemie Erfaßten (SMALL u. NICHOLI 1982). *Lerntheoretisch* wurden in den insgesamt wenigen Beiträgen die soziale Verstärkung des in der Symptomatik zu Tage tretenden Abhängigkeitsverhaltens („Ich bin schwach, hilflos usw.") betont, was der Betonung des auffallenden sekundären Krankheitsgewinns durch die Psychoanalyse entspricht.

Persönlichkeit. Die Grundpersönlichkeit der hysterischen Symptomneurose, so viel läßt sich heute sagen, insbesondere die der Konversionsphänomene ist *nicht* regelmäßig die hysterische Persönlichkeit. Während der Zusammenhang bei Zwangsneurosen und Zwangscharakter als relativ eng anzusehen ist, zeigt sich im hysterischen Bereich eine deutlich lockerere Beziehung. Die Indifferenz („belle indifférence") gegenüber der Schwere der Störung scheint klinisch zwar beobachtbar, aber ist nicht als hysterischer Persönlichkeitszug zu verifizieren. Als hysterische Persönlichkeit wird ein Charakterbild bezeichnet, das CHODOFF u. LYONS in ihrer klassischen Studie folgendermaßen umreißen: „Der Terminus hysterische Persönlichkeit kann auf Personen angewandt werden, die eitel und egozentrisch sind, die eine labile und reizbare, aber oberflächliche Affektivität zeigen, deren dramatisches, Aufmerksamkeit heischendes und theatralisches Verhalten bis zu den Extremen des Lügens und der Pseudologie gehen kann, die von sexuellen Dingen sehr eingenommen sind, sich sexuell provokativ verhalten, jedoch selbst frigide sind und die in den zwischenmenschlichen Beziehungen abhängig und fordernd sind" (1958, S. 736). Diese oder ähnliche Eigenschaften wurden clusteranalytisch wiederholt validiert. Die Intelligenz der Symptomhysteriker liegt im Schnitt unter der der Zwangs- und anderen Neurosen. BRÄUTIGAM (1978) weist auf die meist einfache Persönlichkeitsstruktur hin. Der Extraversion (die hoch mit der hysterischen Persönlichkeit korreliert), entspricht die klinisch zu beobachtende Neigung zum Agieren, die Problematik in den interpersonellen Beziehungen und die spezifischen Übertragungskonstellationen (s. SCHWIDDER 1972; HOFFMANN 1984). Ein Grundproblem der hysterischen Persönlichkeit stellt die Diskriminierung durch den Begriff selbst dar, welche CHODOFF u. LYONS seinerzeit als „Karikatur von Weiblichkeit in den Worten von Männern" brandmarkten.

V. Neurosen mit vorrangiger Störung des Selbstgefühls

Eine ausgeprägte Störung des Selbstgefühls oder des Identitätserlebens (die Begriffe werden sehr ähnlich verwandt), kann bei zahlreichen Neurosen vorliegen. Besondere Bedeutung erhält sie bei der sogenannten *narzißtischen Neurose*, deren symptomatisch faßbarer Teil am besten über diese Störung beschreibbar ist, und beim *Borderline-Syndrom*. Die *Störungen des Bewußtseins* gehen in ihrer Schwere regelmäßig über die des Selbstgefühls hinaus. Erstaunlicherweise faßt das allgemeine Empfinden selbst weitgehende Bewußtseinsveränderungen (z. B. beim Somnambulismus, in Trancezuständen, bei Intoxikationen) nicht zwingend als krankhaft auf. Weitergehende Veränderungen von Selbsterleben und Bewußtsein werden im heterogenen Krankheitsbild der hysterischen Neurose vom dissoziativen Typ erfaßt. Hier ist es besonders die seltene Störung der multiplen Persönlichkeit, welche in den letzten Jahren vor allem von der Forschungsgruppe um BRAUN stärker bearbeitet und im DSM-III zur eigenen Kategorie wurde. Auch die Depersonalisation ist in ICD und DSM-III eine besondere Einheit und erfuhr ebenfalls im vergangenen Jahrzehnt verstärkte Aufmerksamkeit.

1. Hysterische Neurose, dissoziativer Typ

Symptomatik und Vorkommen. Allen Phänomenen mit psychogenen Bewußtseinsveränderungen ist, wie den hysterischen Erscheinungen generell, eine große Bandbreite im Ausmaß zueigen, die von „spielerischen", fast subklinischen Bildern einerseits bis hin zu schwersten Bewußtseinsveränderungen andererseits reicht. Die hier besprochenen schweren Formen sind regelmäßig vorkommende, aber im Rahmen der Neurosen eher seltene Erscheinungen. Die klassischen Symptome sind (neben Trancen und Schlafwandeln) Amnesien, Fugue-Zustände und die multiple Persönlichkeit. Alle schweren dissoziativen Phänomene sind durch die scharfe zeitliche Abgrenzung („blitzartig") gekennzeichnet. Als *Fugue* (lat. fugues; Poriomanie) wird ein dranghaftes Verlassen von Heimatort und Identität bezeichnet, oft mit Annahme einer neuen Identität anderswo und Amnesie für die vorangehende. Diese Zustände können Stunden, Tage, oder sehr viel länger anhalten. Das äußere Verhalten ist dabei unauffällig und scheinbar besonnen. Dranghaftes Fortlaufen von Kindern und Jugendlichen, Wandertrieb, zwanghaftes Grenzüberschreiten u. ä. entsprechen nicht dem Vollbild der Fugue. Man kann die Fugue den *psychogenen Dämmerzuständen*, die auch ohne Ortsveränderung auftreten, unterordnen.

Die *psychogene Amnesie* kann sich auf alle relevanten Gedächtnisinhalte bis hin zur eigenen Identität erstrecken. Gewöhnlich ist der Gedächtnisausfall selektiv, selten generalisiert und der Patient ist sich seines Versagens bewußt.

Die eindrucksvollste und wahrscheinlich schwerste dissoziative Störung ist die *multiple Persönlichkeit*. Zentrales Phänomen ist die Existenz zweier oder mehr (auch testpsychologisch) abgrenzbarer Persönlichkeiten in einem Menschen, welche alternieren und wechselseitig füreinander amnestisch sind. Das spektakuläre Interesse des späten 19. und frühen 20. Jahrhunderts ist durch kritische Studien abgelöst worden. Die Häufigkeit wird auf etwa 1000 gegenwärtige Fälle in den USA geschätzt. Von Bedeutung ist die Abgrenzung vom Borderline-Syndrom. In einer Population von 93 Fällen mit multipler Persönlichkeit wiesen zwar 70% Züge des Borderline-Syndroms auf, aber nur 33 Fälle zeigten die Störung im engeren Sinne (HOREVITZ u. BRAUN 1984). Die allgemeine Ich-Defizienz beim Borderline-Syndrom bedingt nicht per se auch Multiplizitäts-Erscheinungen. Kopfschmerzen, hysterische Konversionssymptome, Abusus von Drogen und Alkohol, Suizidhandlungen, Selbstverletzungen und impulshaftes Verhalten sind sehr häufige Begleiterscheinungen. *Differentialdiagnostisch* abzugrenzen sind bei allen dissoziativen Phänomenen vor allem Psychosen, Epilepsien, chronische Intoxikationen, schwere hysterische Persönlichkeiten, das Borderline-Syndrom sowie der konversions- und polysymptomatische Typ der Hysterie (Coons 1984).

Psychodynamik und Pathogenese. „Multiple Persönlichkeiten – nicht Fragmentierungen oder Ich-Zustände – entstehen durch wiederholte Bewußtseinsdissoziation unter extremem Streß; meist handelt es sich um Kindesmißbrauch" (Braun 1984, S. 173). Diese Dissoziation erfährt unter massivem Affektdruck eine Kanalisierung und Automatisierung auf mehreren „Bahnen", die dann abgrenzbare Historien, Emotionen und Verhaltensweisen – eben Persönlichkeiten – ausbilden. Man kann die multiple Persönlichkeit zurecht als die dissoziative Störung par excellence ansehen und davon ausgehen, daß die Basismechanismen im gesamten Feld ähnlich sind. Von den psychoanalytischen Konzeptionen wird insbesondere die Störung der frühen Mutter-Kind-Beziehung für die Genese und die Rolle der Verdrängung, Spaltung und der Entstehung von sogenannten Partialobjekt-Repräsentanzen für die Phänomene diskutiert (Berman 1981). Lern- und informationstheoretische Überlegungen gelten Fragen der Speicherung und Abrufbarkeit von Inhalten, wobei dem sogenannten „state dependent-learning" eine besondere Bedeutung zugeschrieben wird. Auch neurophysiologische Studien, in erster Linie das Sote-Konzept (stimulus, organism, text, exit) sind einbezogen worden. Im sozialen Bereich scheint vor allem das inkonsistente und mißbrauchende Elternverhalten relevant (nach Braun 1984).

2. Das neurotische Depersonalisationssyndrom

Entfremdungserlebnisse sind ein ubiquitäres Phänomen. Sie kommen in verschiedener Intensität bei vielen, vor allem jüngeren Menschen vor und sind besonders charakteristisch für die Adoleszenz. Auch die klinisch relevanten Depersonalisationserlebnisse sind weder krankheits- noch syndromspezifisch. Sie begleiten manche Neurose und viele Psychosen. Sie können genauso Hinweise auf Epilepsien wie auf Hirntumore sein. Es spricht einiges für die von Mayer-Gross (1935) gemachte Annahme einer „unspezifischen zerebralen Reaktion", die durch verschiedenste Reize ausgelöst werden kann.

Symptomatik und Vorkommen. Als *Depersonalisation* wird ein psychisches Erleben bezeichnet, in welchem der Mensch sich gegenüber seinem früheren Zustand verändert fühlt. Das Erlebnis von Unwirklichkeit und Verfremdung steht dabei im Mittelpunkt. Oft ist das Körperbild in das Veränderungserleben mit einbezogen. Die Wahrnehmung einer Identität einer eigenen Person sowie der Realität des eigenen Handelns ist vielfältig gestört. Das veränderte Erleben der Umwelt, ebenfalls im Sinne der Unwirklichkeit, wird *Derealisation* genannt und begleitet die Depersonalisation etwa in der Hälfte der Fälle (Mayer-Gross). Die Varianz der Erscheinungen ist insgesamt groß. Fast alle Patienten erleben das Phänomen als sehr unangenehm und ängstigend, bei gleichzeitiger Wahrnehmung des Zustands als Störung. Aufgrund der engen Koppelung an Angstphänomene glaubte Roth (1960) ein separates Syndrom („phobic anxiety-depersonalization") umreißen zu können.

Das neurotische Depersonalisationssyndrom ist kurzdauernd, Minuten, Stunden, selten Tage anhaltend, aber häufig rezidivierend. Beginn und Ende treten meist plötzlich auf; das Syndrom beginnt oft in der Pubertät und wird nach 30 seltener. Chronifizierung wurde beschrieben (NEMIAH 1980e).

Psychodynamik und Pathogenese. Um die früher dominierenden phänomenologischen Erklärungen ist es insgesamt ruhiger geworden. Von J. E. MEYER stammt das Verständnis, daß die gemeinsame Grundstörung von Depersonalisation und Derealisation in der „Isolierung des Ichs, in der Erschwerung seiner Kommunikation mit der Außenwelt" (1968, S. 305) liegt. MEYER sieht die Depersonalisation interessanterweise als polares Phänomen zum Zwang. In der amerikanischen Literatur dominieren kommunikationstheoretische, familiendynamische und psychosoziale Erklärungen. Den Arbeitsbedingungen, dem gesellschaftlichen „double-bind", dem sozialen Rollenwechsel, der Isolierung des einzelnen werden neben der Dynamik von Familie und Individuum entscheidende ätiologische Potenzen in der Entstehung von Entfremdungserlebnissen zugesprochen (CATTELL u. SCHMAHL-CATTELL 1974). Die psychoanalytischen Hypothesen sind widersprüchlich. Von den libidotheoretischen Ansätzen kommt meines Erachtens nur FEDERNs (1952) Konzept der mangelnden Besetzung der Körpergrenzen einige Relevanz zu. Die Mehrzahl der Autoren versteht Depersonalisation als einen *umfassenden Abwehrmechanismus*, der angesichts einer drohenden Überwältigung durch Angst oder Unlusterlebnisse quasi als ultima ratio das Ich in einen erlebenden und einen beobachtenden Teil spaltet. Die Bedrohung geht aus dieser Sicht entweder von klassischen Triebkonflikten (Adoleszenz!) oder von sogenannten narzißtischen Spannungen (extremen Selbstwertkrisen) aus. Die narzißtischen Krisen können allerdings auch durch eine subjektiv reale Bedrohung des Selbstgefühls ausgelöst werden und wären damit gleichermaßen zurecht erlebte Bedrohungen eines „brüchigen" Ichs. Wie etwa bei der Angstneurose (s. o.) stünde in den Erklärungen hier das Konfliktmodell neben dem des erhaltenen Entwicklungsschadens (s. FRANCES et al. 1977). OBERST (1983) versucht eine vermittelnde Position im Sinne eines übergeordneten Bewältigungsmechanismus, der allerdings bevorzugt von Individuen mit reduzierten Konfliktverarbeitungsmöglichkeiten eingesetzt wird. Von dieser Autorin wie auch von NEMIAH (1980e) stammen gute neuere Übersichten.

B. Die Charakterneurosen und der neurotische Charakter

Geschichte, Synonyme. Das Konzept der Charakterneurose stammt aus der psychoanalytischen Tradition und wurde/wird vor allem von psychodynamisch orientierten Autoren verwandt. W. REICH und F. ALEXANDER benutzten in den 20er Jahren erstmals die noch austauschbaren Begriffe „Charakterneurose" und „neurotischer Charakter". Im Verständnis von Psychoanalytikern sind diese Begriffe geeignet, die stärker deskriptiven der Persönlichkeitsstörung, Psychopathie oder abnormen Persönlichkeit zu ersetzen. In der Praxis verhält es sich so, daß diese Begriffe, je nach der theoretischen Grundorientierung des Autors, weitgehend synonym benutzt werden. Auch die Begriffe der Persönlichkeit und des Charakters sind austauschbar. Der Charakterbegriff ist der ältere, gewissermaßen unmodernere, zeigt aber in der Folge seiner Bevorzugung durch Psychoanalytiker eine stärker dynamische Konnotation.

Symptomatik. Die in Frage stehenden Störungen liegen im Bereich des inneren Erlebens und äußeren Verhaltens, zeigen aber in der Regel nicht die charakteristischen Symptome der Psychoneurosen. Daher ist eine spezifische Symptomatik schon prinzipiell nicht beschreibbar. In der Klinik beobachten wir das ganze Ausmaß an Phänomenen, das in der Beschreibung der abnormen Persönlichkeit erfaßt wird. Zutreffend ist wohl die Aussage, daß keine neurotische Symptomatik sich nicht auch charakterlich niederschlagen kann. Hinzu kommt das Problem, daß die Intensität der neurotischen Persönlichkeitsausprägung des Menschen in einer Breite variiert, die sich einer befriedigenden Klassifikation weitgehend zu entziehen scheint.

Psychodynamik und Pathogenese. REICH (1933), dessen Einfluß in diesem Bereich noch immer nachwirkt, bestreitet einen prinzipiellen Unterschied zwischen Symptomneurose und Charakterneurose. Die Symptome würden von ihren Trägern einfach weniger gut rationalisiert, die Charakterneurose zeige weniger Krankheitseinsicht und sei insgesamt komplexer aufgebaut als die gewöhnliche Neurose. Der Symptomneurotiker in diesem Sinne wäre ein Mensch, welcher zu einer Integration seiner Neurose in seine Persönlichkeit durch eine umfassende Rationalisierung nicht (mehr) fähig ist. Charakterneurose wird damit zum Produkt der Integration von Symptomen, die man nicht länger abwehren kann und die ihrerseits selbst Ergebnis eines unzulänglichen Abwehrvorgangs sind. Die Annahme, daß die Charakterneurose einen progressiven, die Symptomneurose hingegen einen regressiven Anpassungsversuch darstelle, ist sicher sinnvoller als die auch vertretene ätiologische Pauschalierung, daß Charakterneurosen auf eine genetisch frühere (sogenannte „frühe Störungen") und Symptomneurosen auf eine genetisch spätere Konfliktbasis zurückgingen. Die laufende Assimilation pathogenen Konfliktmaterials muß letztlich das Ich verändern („ego distortions"), den Charakter beeinflussen. Der Zeitpunkt, an welchem ein Mensch (symptom-) neurotisch erkrankte, wäre durch einen psychoökonomischen Zusammenbruch definiert, welcher der Überforderung der Abwehr und Anpassungsprozesse des Menschen nachfolgt. (Detaillierte Ausführung bei HOFFMANN 1984.)

Genauso wie das Psychopathiekonzept von K. SCHNEIDER umfaßt das klassische Konzept der Charakterneurose einerseits solche Patienten, die deutlich an sich selbst leiden – wenn auch in einer diffuseren Form als die Symptomneurotiker – und andererseits solche, die agieren, kein Leidensgefühl haben („Aktionen statt Symptome") und andere Menschen durch ihr Verhalten stark beeinträchtigen. Ich habe den Vorschlag gemacht, den psychodynamisch stark mit der Entstehung subjektiven Leidens verbundenen Neurose-Begriff für die erste Gruppe zu reservieren und hier von „Charakterneurosen (im engeren Sinne)" zu sprechen. Für die anderen Personen, die im wörtlichen Sinne auch keine Patienten sind, scheint mir die Beschreibung als „neurotische Charaktere (im engeren Sinne)" sinnvoller. Diese neuere Unterscheidung findet sich auch teilweise bei BERGERET (1974). Daß die Unterscheidung von Charakterneurosen und neurotischen Charakteren für die Therapie größte Bedeutung hat, liegt auf der Hand. Die einen sind einer Psychotherapie eher zugänglich, die anderen eher nicht.

Das Verhältnis von Charakter und Neurose kann heute von 3 Gesichtspunkten her bestimmt werden:

1. Charakter als Basis der Neurose: Charakter in dieser Funktion wird meist als „Charakterstruktur", „Grundstruktur", „Grundpersönlichkeit" oder „charakterliche Basis" bezeichnet. W. SCHWIDDER: „Als grundlegende Voraussetzung für das Auftreten neurotischer Symptome (ist) die Entstehung der neurotischen Charakterstruktur anzusehen" (1958, S. 202). Diese Position wird auch von den meisten deskriptiv orientierten Autoren heute weitgehend angenommen. Die Bedingungen für den Übergang der basalen Charakterstörung in eine Symptomneurose sind nur zum Teil geklärt. Eine Veränderung der psychosozialen Beziehungen ist wohl regelhaft beteiligt. So wird das „Aussteigen" von Bezugspersonen aus einem psychosozialen Arrangement als in besonderem Maße den Symptombeginn fördernd angesehen.

2. Charakter als Alternative zur Neurose: Wenn sich aus den Entwicklungskonflikten der Charakter alternativ zur neurotischen Erscheinung (charakterlich oder symptomatisch) entwickelt, so liegt am ehesten das vor, was als seelische Gesundheit bezeichnet wird. Es handelt sich hier um eine per definitionem ich-syntone Verarbeitungsform. Diese ist an die inneren Bedürfnisse des Individuums und die äußeren Forderungen der Umwelt in ausreichender Weise angepaßt.

3. Charakter als Parallele zur Neurose: Hier werden die Entwicklungskonflikte zumindest im Anfang ebenfalls ich-synton verarbeitet, das Ergebnis ist jedoch individuell und sozial unzureichend. Die ich-dystonen Symptome der sich parallel entwickelnden Neurose werden in jedem Stadium charakterlich integriert, rationalisiert, ich-synton gemacht. Das Ich erleidet Verzerrungen, es entsteht, individuell reich variierend, ein neurotischer Charakter oder eine Charakterneurose. Es gilt das, was GLOVER mit folgenden Worten umschreibt: „Viele ausgedehnte Charakterstörungen können recht genau durch den Grad klassifiziert werden, in welchem sie als Äquivalente wohlbekannter neurotischer Symptombildungen funktionieren" (1959/60, S. 115). Kriterien für die gestörte Entwicklung sind dabei das Versagen in der Anpassung und, bei der Charakterneurose im engeren Sinne, das Entstehen von subjektivem Leiden und Krankheitsgefühl. Beides kommt sonst nur bei Symptomneurosen vor. Diese Form der Charakterstörung kann dann auch jederzeit in eine Symptomneurose dekompensieren. Dem gegenüber wirken die neurotischen Charaktere (im engeren Sinne) insgesamt stabiler, in der Abwehr der manifesten Neurose erfolgreicher, ohne deswegen „gesünder" zu sein, wenn man für Gesundheit hier ein gewisses Maß auch an „innerer Neurosefreiheit" annimmt, womit eine ausreichende Begrenztheit der pathologischen Psychodynamik gemeint ist.

Literatur

Akishal HS, McKinney WT jr (1975) Overview of recent research in depression. Arch Gen Psychiatry 32:285–305

Alström JE et al. (1984) Effects of four treatment methods on agoraphobic women not suitable for insight-oriented psychotherapy. Acta Psychiat Scand 70:1–17

Beck AT (1974) Depressive neurosis. In: Arieti S (ed) American handbook of psychiatry, Vol 3. Basic Books, New York, p 61

Beck AT (1976) Cognitive therapy and the emotional disorders. Int Univ Press, New York

Benedetti G (1978) Psychodynamik der Zwangsneurose. Wiss Buchgesellsch, Darmstadt

Benedetti G (1981) Zur Psychodynamik der Depression. Nervenarzt 52:621–628

Berger DM (1973) The return of neurasthenia. Compr Psychiatry 14:557–562

Bergeret J (1974) La personnalité normale et pathologique. Dunod, Paris

Berman E (1981) Multiple personality: psychoanalytic perspectives. Int J Psychoanal 62:283–300

Bibring E (1952/53) Das Problem der Depression. Psyche (Stuttg) 6:81–101

Bishop ER, Torch EM (1979) Dividing "hysteria": a preliminary investigation of conversion disorder and psychalgia. J Nerv Ment Dis 167:348–356

Bowlby J (1973) Trennung. Kindler, München (1976)

Bowlby J (1980) Verlust. Trauer und Depression. Fischer, Frankfurt (1983)

Bräutigam W (1978) Reaktionen – Neurosen – Abnorme Persönlichkeiten. Thieme, Stuttgart

Braun BG (1984) Towards a theory of multiple personality and other dissociative phenomena. Psychiat Clin North Am 7:171–193

Brown GW, Harris T (1978) Social origins of depression. Tavistock Publ, London

Cattell JP, Schmahl-Cattell J (1974) Depersonalization: psychological and social perspectives. In: Arieti S (ed) American handbook of psychiatry, vol 3. Basic Books, New York, p 766

Chodoff P, Lyons H (1958) Hysteria, the hysterical personality and hysterical conversion. Am J Psychiatry 114:734–740

Chrzanowski G (1974) Neurasthenia and hypochondriasis. In: Arieti S (ed) American handbook of psychiatry, vol 3. Basic Books, New York, p 141

Cobb J (1983) Behavior therapy in phobic and obsessional disorders. Psychiat Develop 1:351–365

Coons PM (1984) The differential diagnosis of multiple personality – a comprehensive review. Psychiat Clin North Am 7:51–67

Cooper B (1980) Die Rolle von Lebensereignissen bei der Entstehung von psychischen Erkrankungen. Nervenarzt 51:321–331

Degkwitz R et al. (1980) Diagnosenschlüssel und Glossar psychiatrischer Krankheiten (ICD, 9. Rev) Springer, Berlin Heidelberg New York

Deutsch H (1928) Zur Genese der Platzangst. Int Z Psychoanal 14:297–314

Eicke-Spengler M (1977) Zur Entwicklung der psychoanalytischen Theorie der Depression. Psyche (Stuttg) 31:1079–1125

Ernst K (1980) Verlaufstendenzen der „Neurosen". In: Schimmelpfennig GW (Hrsg) Psychiatrische Verlaufsforschung. Huber, Bern Stuttgart Wien, S 230

Federn P (1952) Ichpsychologie und die Psychosen. Suhrkamp, Frankfurt (1978)

Fenichel O (1945) Psychoanalytische Neurosenlehre, Bd II. Walter, Olten Freiburg (1975)

Frances A et al. (1977) Depersonalization: a self-relations perspective. Int J Psychoanal 58:325–331

Frankl VE (1975) Theorie und Therapie der Neurosen. UTB/Reinhardt, München Basel

Freud A (1966) Obsessional neurosis: a summary of psycho-analytic views as presented at the congress (24. Int Psychoanal Congr, Amsterdam 1965). Int J Psychoanal 47:116–122

Freud S (1894) Die Abwehr-Neuropsychosen. GWI, S 27, Fischer, Frankfurt (1968)

Freud S (1895) Über die Berechtigung, von der Neurasthenie einen bestimmten Symptomenkomplex als „Angstneurose" abzutrennen. GWI. Fischer, Frankfurt (1968), S 313

Freud S (1914) Zur Einführung des Narzißmus. GWX. Fischer, Frankfurt (1968), S 138

Freud S (1917) Trauer und Melancholie. GWX. Fischer, Frankfurt (1968), S 428

Freud S (1926) Hemmung, Symptom und Angst. GWX IV. Fischer, Frankfurt (1968) S 111

Glover E (1959/60) Zur Frage der Ich-Deformierung. Psyche (Stuttg) 13:112–121

Goodwin J et al. (1979) Hysterical seizures. Sequel to incest. Am J Orthopsychiat 49:698-703

Guze SB (1975) The validity and significance of the clinical diagnosis of hysteria (Briquet's syndrome). Am J Psychiatry 132:138–141

Hallam RS (1978) Agoraphobia – Critical review of concept. Br J Psychiatry 133:314–319

Harris EL et al. (1983) Family study of agoraphobia. Arch Gen Psychiatry 40:1061–1064

Hönmann H, Schepank H (1984) Angst und Phobie als Krankheit und Symptom in der Allgemeinbevölkerung. In: Rüger U (Hrsg) Neurotische und reale Angst. Vandenhoeck & Ruprecht, Göttingen, S 111

Hoffmann SO (1980) Die Zwangsneurose. In: Peters UH (Hrsg) Die Psychologie des 20. Jahrh., Bd 10, Ergebnisse für die Medizin (2) Psychiatrie. Kindler, Zürich, S 791

Hoffmann SO (1984) Charakter und Neurose. Suhrkamp, Frankfurt

Hoffmann SO, Hochapfel G (1984) Einführung in die Neurosenlehre und psychosomatische Medizin. UTB/Schattauer, Stuttgart

Hoover CF, Insel TR (1983) Families of origin in obessive-compulsive disorder. J Nerv Ment Dis 172:207–215

Horevitz RP, Braun BG (1984) Are multiple personalities borderline – an analysis of 33 cases. Psychiatr Clin North Am 7:69–87

Jacobson E (1971) Depression. Suhrkamp, Frankfurt (1977)

Kendell RE (1976) The classification of depressions: A review of contemporary confusion. Brit J Psychiatry 129:15–28

Kenyon FE (1976) Review article: Hypochondrical states. Brit J Psychiatry 129:1–14

Kielholz P (1969) Klassifizierung der depressiven Verstimmungszustände. In: Hippius H, Selbach H (Hrsg) Das depressive Syndrom. Urban & Schwarzenberg, München Berlin Wien, S 341

Klein DF (1981) Anxiety reconzeptualized. In: Klein DF, Rabkin J (eds) Anxiety, new research and changing concepts. Raven Press, New York, p 235

Klein DF et al. (1983) Treatment of phobias. Arch Gen Psychiatry 40:139–145

Klerman GL (1980) Other specific affective disorders. In: Kaplan HJ et al. (eds) Comprehensive textbook of psychiatry, vol 2. Williams & Wilkins, Baltimore London, p 1332

Klerman GL et al. (1979) Neurotic depression – systematic analysis of multiple criteria and meanings. Am J Psychiatry 136:57–61

König K (1981) Angst und Persönlichkeit. Vandenhoeck & Ruprecht, Göttingen

Krohn A (1978) Hysteria: The elusive neurosis. Psychol Issues Monogr. 45/46

Kuiper PC (1980) Die seelischen Krankheiten des Menschen. Klett-Cotta, Stuttgart

Marks IM (1969) Fears and phobias. Heinemann, London

Marmor J (1953) Orality in the hysterical personality. J Am Psychoanal Ass 1:656–671

Matussek P et al. (1982a) Neurotic depression. Results of the cluster analysis. J Nerv Ment Dis 170:588–597

Matussek P et al. (1982b) Depression symptom patterns. Psychol Med 12:765–773

Mayer-Gross W (1935) On depersonalization. Br J Med Psychol 15:103–126

McCranie EJ (1979) Hypochondriacal neurosis. Psychosomatics 20:6–11

Mentzos S (1980) Hysterie. Kindler, München

Meyer JE (1959) Die Entfremdungserlebnisse. Thieme, Stuttgart

Nemiah JC (1980a) Anxiety state (Anxiety neurosis). In: Kaplan HJ (eds) Comprehensive textbook of psychiatry, vol 2. Williams & Wilkins, Baltimore London, p 1483

Nemiah JC (1980b) Phobic disorder (Phobic neurosis). In: Kaplan HJ (eds) Comprehensive textbook of psychiatry, vol 2. Williams & Wilkins, Baltimore London, p 1493

Nemiah JC (1980e) Obsessive-compulsive disorder. In: Kaplan HJ et al. (eds) Comprehensive textbook of psychiatry, vol 2. Williams & Wilkins, Baltimore London, p 1504

Nemiah JC (1980d) Somatoform disorders. In: Kaplan HJ et al. (eds) Comprehensive textbook of psychiatry, vol 2. Williams & Wilkins, Baltimore London, p 1525

Nemiah JC (1980c) Dissociative disorders. In: Kaplan HJ et al. (eds) Comprehensive textbook of psychiatry, vol 2. Williams & Wilkins, Baltimore London, p 1544

Noyes R Jr (1978) The familial prevalence of anxiety neurosis. Arch Gen Psychiatry 5:1057–1059

Oberst U (1983) Einige theoretische Ansätze zur Depersonalisation. Nervenarzt 54:17–22

Paykel ES (1971) Classification od depressed patients: A cluster analysis derived grouping. Br J Psychiatry 118:275–288

Perris H (1984) Life events and personality characteristics in depression. Acta Psychiat Scand 69:350–358

Quint H (1970) Über die Zwangsneurose. Vandenhoeck & Ruprecht, Göttingen

Quint H (1974) Einige Probleme der Zwangssyndrome und des Zwangscharakters in der Sicht der Psychoanalyse. In: Hahn P, Stolze P (Hrsg) Zwangssyndrom und Zwangskrankheit. Lehmanns, München, S 73

Rachman S (1984) Agoraphobia – Safety-signal perspective. Behav Res Ther 22:59–70

Rado S (1974) Obsessive behavior. A. So – called obsessive – compulsive neurosis. In: Arieti S (ed) American handbook of psychiatry, vol 3. Basic Books, New York, p 195

Reich W (1933) Charakteranalyse. Technik und Grundlagen. Selbstverlag, Berlin

Richter H-E, Beckman D (1973) Herzneurose. Thieme, Stuttgart

Riemann F (1984) Grundformen der Angst und die Antinomien des Lebens. Reinhardt, München Basel

Roth M (1960) The phobic anxiety-depersonalization syndrome and some general etiological problems in psychiatry. J Neuropsychiat 1:292–306

Roth M (1984) Agoraphobia, panic disorder and generalized anxiety disorder: Some implications of recent advances. Psychiat Develop 2:31–52

Salzman L (1980) Psychotherapy of the obsessive personality. Aronson, New York

Salzman L, Thaler FH (1981) Obsessive-compulsive disorders – a review of the literature. Am J Psychiatry 138:286–296

Schäfer ML (1980) Zur nosologischen Entwicklung und Wechselbeziehung von Hypochondrie und Neurasthenie. In: Peters UH (Hrsg) Ergebnisse für die Medizin (2) Psychiatrie, Die Psychologie des 20. Jahrh., Bd 10. Kindler, Zürich, S 757

Schneider K (1939) Begriffliche Untersuchung über den Zwang. Allg Z Psychiat 112:17–24

Schwidder W (1972) Klinik der Neurosen. In: Kisker et al. (Hrsg) Psychiatrie der Gegenwart, Bd II. Springer, Berlin Heidelberg New York, S 351

Schwidder W (1958) Neopsychoanalyse (Harald Schultz-Hencke). In: Frankl et al. (Hrsg) Handbuch der Neurosenlehre und Psychotherapie, vol 3. Urban & Schwarzenberg, München Berlin, S 171

Shader RI, Greenblatt DJ (1983) Some current treatment options for symptoms of anxiety. J Clin Psychiatry 44:21–29

Sheehan DV, Sheehan KH (1983) The classification of phobic disorders. Int J Psychiatry Med 12:243–266

Slater E (1965) Diagnosis of "hysteria". Br Med J 1:1395–1399

Small GW, Nicholi AM (1982) Mass hysteria among schoolchildren – Early loss as a predisposing factor. Arch Gen Psychiatry 39:721–724

Snaith P (1981) Clinical neurosis. Oxford Univ Press, Oxford New York Toronto

Spicer CC et al. (1973) Neurotic and psychotic forms of depressive illness: Evidence from age – incidence in a national sample. Br J Psychiatry 123:535–541

Spitzer RL et al. (1978) Forschungs-Diagnose Kriterien (RDC). Beltz, Weinheim Basel (1984)

Spitzer RL et al. (1980) Diagnostisches und statistisches Manual psychischer Störungen der American Psychiat Ass, 3 Aufl (DSM-III). Beltz, Weinheim Basel (1984)

Strian F (1983) Angst. Grundlagen und Klinik. Springer, Berlin Heidelberg New York Tokyo

Studt HH (1984) Zur Ätiopathogenese der Angstneurose und Phobie. In: Rüger U (Hrsg) Neurotische und reale Angst. Vandenhoeck & Ruprecht, Göttingen, S 124

Tearnan BH et al. (1984) Etiology and onset of agoraphobia: a critical review. Compr Psychiatry 25:62

Tellenbach H (1961) Melancholie. Zur Problemgeschichte, Typologie, Pathogenese und Klinik. Springer, Berlin Göttingen Heidelberg

Torgersen S (1983) Genetic factors in anxiety disorders. Arch Gen Psychiatry 40:1085–1089

Verhaest S, Pierloot R (1980) An attempt at an empirical delimination of neurasthenic neurosis and its relation with some character traits. Acta Psychiat Scand 62:166–176

Watson JB, Rayner R (1920) Conditioned emotional reactions. J Exp Psychol 3:1–14

Wetzel H, Arm B (1980) Verhaltenstherapie. In: Linster HW, Wetzel H (Hrsg) Veränderung und Entwicklung der Person. Hoffmann u. Campe, Hamburg

Zerssen D von (1976) Der „Typus melancholicus" in psychometrischer Sicht. Z Klin Psychol Psychopathol Psychother 24:100–220 u 305–316

Zerssen D von (1982) Personality and affective disorders. In: Paykel ES (ed) Handbook of affective disorders. Churchill Livingstone, Edinburgh London Melbourne New York, p 212

Klinik der psychosomatischen Erkrankungen

S. Zepf

INHALTSVERZEICHNIS

Der Ausdruck „psychosomatisch", der vermutlich erstmals 1818 von Heinroth („psychisch-somatisch"), dem Praktiker und späteren Ordinarius für Psychiatrie in Leipzig, benutzt wurde (Margetts 1950), nimmt heute auf dreierlei Bezug. Erstens auf die Lehre von der „psychophysischen Totalität" des Menschen und zweitens auf den sich daraus ergebenden Zugangsweg zu jeder körperlichen Erkrankung, der insbesondere von von Uexküll (1979) vertreten wird. Drittens wird damit Bezug genommen auf eine nosologische Krankheitseinheit (de Boor u. Mitscherlich 1973), für die zwei Bedingungen gelten. Zum einen liegt eine Störung physiologischer Funktionskreise und häufig auch die Beschädigung eines Organs vor, wobei zum anderen das Symptom zugleich als Resultat eines intentionalen Verhaltens verstanden wird, dem im Bezugsrahmen der „psychischen Realität" (Freud 1917) des erkrankenden Individuums zwar Sinn zukommt, zu dem es selbst jedoch keinen Zugang mehr hat. „Psychosomatisch krank" bezeichnet damit eine Perspektive, in der eine körperliche Erkrankung als eine sozialisationsspezifische Verhaltensstrategie zu begreifen ist, in der zwischenmenschliche Konflikte eine pathologische Lösung gefunden haben.

In diesem Vorverständnis gründet auch die Option, welche die Psychoanalyse für die Therapie und Erklärung psychosomatischer Störungen beansprucht. Als körperliche Erscheinungen gehören zwar die Symptome in den Bereich der naturwissenschaftlichen Humanmedizin, sie gründen jedoch ihrem Wesen nach in zwischenmenschlichen Beziehungsstörungen der individuellen Lebensgeschichte, die im hermeneutischen Verfahren der Psychoanalyse eingeholt und aufgearbeitet werden können.

Diese doppelte Bestimmung ihres Gegenstandes markiert auch das zentrale Problemfeld der psychoanalytischen Psychosomatik. In naturwissenschaftlicher Sicht werden Körperstörungen nach dem Paradigma infektiöser Erkrankungen begriffen. Sie sind das Resultat eines bestimmten Zusammenspiels von „inneren" und „äußeren" Faktoren, die beide organischer (chemischer, physikalischer etc.) Natur sind. Auf eine Kurzformel gebracht entsteht dagegen in psychoanalytischer Auffassung Krankheit im Gefolge eines sinnvollen Mißverständnisses. Der Patient versteht seine gegenwärtigen Lebensumstände nicht mehr so, wie sie sind, sondern er mißversteht sie aus Gründen, die in seiner Vergangenheit liegen und die ihm nicht bewußt sind. Diese Gründe werden als frühkindliche Konflikte identifiziert, die eine gestörte Zwischenmenschlichkeit hervorgebracht hat und die in der damaligen, pathologischen Lebenspraxis nicht mehr lösbar waren. Deshalb wurden sie im Unbewußten verinnerlicht. An diese unbewußten Konflikte appelliert nun eine aktuelle Situation und aktualisiert unter Angstentwicklung die früheren, traumatisierenden Ereignisse. Mit der Bildung eines Symptoms sucht der Patient diese Angst aufs neue zu bewältigen, wobei die Bedingungen, die letztlich darüber entscheiden, zu welcher Art von Erkrankung es kommt, ebenfalls von der individuellen Lebensgeschichte verantwortet werden. In dieser Sicht ist die psychosomatische Erkrankung die Folge einer regressiven Reaktion auf eine ebenso regressive Einschätzung objektiver Lebensumstände (Schur 1955).

Während die somatische Medizin eine Störung im anatomischen Modell des menschlichen Körpers ortet, in welchem sich Organsysteme aufgrund komplizierter Stoffwechselvorgänge erhalten, wird sie von der Psychoanalyse hinsichtlich ihres Stellenwertes in einem subjektiven Sinnzusammenhang untersucht und in einem gänzlich andersartigen Modell eines in Es, Ich- und über-Ich gegliederten Apparates lokalisiert. Theoretisch kann im einen Modell eine bestimmte Körperstörung, z. B. Durchfall, in Beziehung stehen zu Kalium-Verlusten, einer erhöhten Thyroxin-Ausschüttung, immunologischen oder entzündlichen Prozessen an der Darmschleimhaut. Im anderen Modell, dem der psychoanalytischen Metapsychologie, kann sie in Beziehung stehen zu Kategorien wie „Angstäquivalent", „strukturelle Ich-Defizite", „Triebabfuhr", „Symbolisierung" etc.

In der naturwissenschaftlichen und psychoanalytischen Theorie werden Erkenntnisse über die verschiedenen, aber objektiv miteinander zusammenhängenden Seiten einer Körperstörung auf unterschiedliche Begriffe gebracht. Wenn man nun wissen will, wie die beiden Seiten miteinander zusammenhängen, dann ist das in verschiedenen Theorien Begriffene metatheoretisch miteinander zu vermitteln.

In der Absicht, die beiden Seiten ihres Gegenstandes zu verbinden, wurden von der Psychoanalyse verschiedene Konzepte vorgelegt, in denen versucht wurde, unter unterschiedlicher Gewichtung verschiedener psychoanalytischer Aspekte die Entwicklung eines Körpersymptoms theoretisch zu begründen (s. Kap. SCHEPANK, THOMÄ u. KÄCHELE, FÜRSTENAU u. VON RAD u. ZEPF 1985). Wie OVERBECK u. OVERBECK (1978) zeigen, wurde dabei die Betonung triebdynamischer Aspekte abgelöst vom Ich-psychologischen und Objekt-psychologischen, wobei zunehmend auch familiendynamische und gesellschaftlich-kulturelle Aspekte akzentuiert werden. In dieser Entwicklung veränderte sich auch das Symptomverständnis. Wurde das Symptom zunächst als verschlüsselte Darstellung eines intrapsychischen Konfliktes verstanden, so wurde seine Genese später gerade in einer fehlenden innerpsychischen Konfliktverarbeitung sowie in der Art der Beziehung zu Schlüsselpersonen verankert und als Resultat gesellschaftlich relevanter Anpassungserfordernisse gesehen. Eine metatheoretische Vermittlung mit naturwissenschaftlichen Einsichten in die psychosomatische Körperstörung fand in diesen Konzepten jedoch nicht statt (für eine Kritik s. ZEPF 1985). Ansätze zu einer metatheoretischen Vermittlung finden sich erst in neuerer Zeit (z. B. VON UEXKÜLL 1979; ZEPF 1976a, b, 1981, 1985).

FREUD selbst hat zwei Modelle der Symptomgenese vorgelegt: Das Konversionsmodell (s. Kap. HOFFMANN), welches bis heute im Kern unverändert geblieben ist und das der Angstneurose. 1895 beschrieb FREUD einige Körpersymptome als Resultat einer direkten Umwandlung libidinöser Körperspannungen. Ihnen liege keine Verdrängungsarbeit zugrunde, weshalb diese Symptome auch keinen Sinn, keine psychische Bedeutung hätten (FREUD 1917). Mit zunehmender Problematisierung der Allgemeingültigkeit des Konversionsmodells und der vielfältig diagnostizierten „Ich-Schwäche" vieler psychosomatisch Kranker wurde dieses Konzept wieder aufgegriffen. ALEXANDER's (1951) Annahme eines Zusammenhanges zwischen Konfliktspezifität, neurosentheoretisch konzipierter Persönlichkeitsstruktur und psychosomatischer Symptomspezifität steht in dieser Tradition. Dieser Zusammenhang wurde jedoch von verschiedenen Seiten und mit unterschiedlichen Begründungen mehr und mehr in Frage gestellt (z. B. GITELSON 1959; GRINKER 1961/62; INDEFREY 1985; WEINER 1977). Autoren wie GILDEA (1949) und RUESCH (1948) hatten schon früher darauf hingewiesen, daß sich psychosomatisch Kranke mit unterschiedlicher Körpersymptomatik eher durch gemeinsame, denn verschiedene psychische Eigentümlichkeiten auszeichnen. In den letzten Jahren wurden diese Gemeinsamkeiten vor allem unter dem Titel „Alexithymie" dargestellt. Unabhängig voneinander beschrieben verschiedene Untersucher an Patienten mit den unterschiedlichsten psychosomatischen Störungen eine Reihe

von gemeinsamen psychischen Eigentümlichkeiten (Übersicht bei VON RAD 1983;
WEINER 1977; ZEPF 1976a, 1981):

1. Ein reduziertes und/oder labiles und brüchiges Selbstwertgefühl.
2. Eine narzißtische Selbst-Objekt-Beziehung im Sinne von KOHUT (1973) zu einer zentralen, sog. Schlüsselfigur. Gemeint ist damit, daß die Patienten symbiotisch eng zumeist an einen Partner gebunden sind, der ihnen Sicherheit vermittelt und der für sie „Hilfs-Ich-Funktionen" erfüllt.
3. Eine reale oder bloß drohende oder phantasierte Auflösung dieser narzißtischen Objektbeziehung als symptomauslösendes Ereignis.
4. Ein hohes Maß an sozialer Konformität (BREDE 1971; ZEPF 1976a). Als „pseu-
   donormal" oder „übernormal" wird hier ein Verhalten beschrieben, mit dem
   sich der psychosomatisch Kranke widerspruchslos an die in seiner relevanten
   Bezugsgruppe herrschenden Normen anpaßt.
5. Eine Unfähigkeit, Gefühle ausreichend differenzieren und/oder mit Worten
   adäquat ausdrücken zu können. Dieser Sachverhalt stellt sich
6. auf sprachlicher Ebene als ein Mangel an emotionalen subjektiven Konotationen dar. Relevante Ereignisse und wichtige Beziehungspersonen werden geschildert, als stünden sie in keinerlei Beziehung zum Patienten. Sie werden eher
   dargestellt wie in einem Reisebericht eines Außenstehenden. Sich selbst schil-
   dern diese Patienten mehr als Zeugen denn als Betroffene. In Interviews gewinnt man den Eindruck, als hätten diese Patienten zwar einen Lebenslauf, in
   dem sie jedoch selbst nicht als Person vorkommen. Verbunden ist dies mit
7. einem operationalen Denken [penseé opératiore (MARTY u. DE M'UZAN 1963)].
   Dieser Begriff nimmt Bezug auf ein Denken, welches ohne Bezug auf Vergan-
   genes oder Zukünftiges ganz dem funktionalen Aspekt der Gegenwart verpflichtet ist. Dieses Denken kann abstrakt und intellektuell sein, bleibt aber
   pragmatisch und instrumentell und ist in jedem Fall vom eigenen Erleben ab-
   gekoppelt. Damit einher geht
8. eine eingeschränkte Phantasietätigkeit und ein Mangel an unbewußten Phantasien. Wenn diese Patienten phantasieren, dann sind die Phantasien entweder
   in der Struktur undifferenziert (DE BOOR 1964), oder aber sie bestehen in einer
   einfachen Reproduktion faktischer situativer Gegebenheiten.
9. Vielfach wurde auch die Unfähigkeit psychosomatisch Kranker beschrieben,
   mit Aggressionen situationsadäquat umzugehen. Aggressive Äußerungen
   scheinen zum größten Teil gehemmt oder nur in undifferenzierter Form möglich.

Obwohl als „alexithym" interpretierbare Merkmale auch bei nicht-psychoso-
matisch Kranken beschrieben wurden (BERGER et al. 1976/77; BLANCHARD et al.
1981; NAKAI et al. 1979), besteht heute ein weitgehender Konsens darüber, daß
diese Merkmale gehäuft bei psychosomatisch Kranken zu finden sind. Die Tatsache, daß diese psychischen Eigentümlichkeiten nicht bei allen Patienten mit psychosomatischen Störungen gefunden werden, mag u. a. auch damit zusammenhängen, daß es sich möglicherweise bei den einzelnen Erkrankungen nicht um nosologische Einheiten, sondern jeweils um ein Krankheitsbild handelt, bei dem differente pathophysiologische Mechanismen in das gleiche Körpersymptom ein-
münden und bei denen psychosomatische Aspekte nicht in gleichem Maße von

Bedeutung sein müssen. Strittig ist jedoch, wie die Kernmerkmale der Alexithymie – das operationale Denken, die Gefühlsleere und die nur mangelhaft subjektivierte Sprache – theoretisch einzuordnen sind. Genetisch-neurophysiologische und entwicklungsbiologische Hypothesen wurden von HEIBERG (1980) und NEMIAH et al. (1977) vorgetragen. Die Aussagekraft der in diesen Arbeiten vorgetragenen Befunde und Überlegungen ist aber noch ganz ungeklärt (DEUTSCH 1980). Auf der Grundlage der Arbeiten von JACOBSON, KERNBERG, KOHUT und MAHLER hat VON RAD (1983) versucht, die alexithymen Verhaltensauffälligkeiten psychodynamisch einzuordnen. Dieser Versuch leidet daran, daß die zugrunde gelegten theoretischen Konzepte nicht problemlos miteinander kompatibel sind. Die französische psychosomatische Schule um PIERRE MARTY (1976) verfolgte die Alexithymie im spekulativen Rahmen der Lebens- und Todestriebhypothese, welcher von ZEPF u. GATTIG (1981) kritisch zurückgewiesen wurde. ZEPF (1976 a, b, 1981) hat versucht, die beschriebenen psychischen Eigentümlichkeiten psychosomatisch Kranker im Rahmen der „Theorie der Interaktionsformen" (LORENZER 1972, 1974) zu interpretieren.

Autoren wie CREMERIUS (1977 a, b) sehen die Kernmerkmale der Alexithymie als Folge einer Unterschichtsozialisation und als Resultat der Verwendung verschiedener sprachlicher „Codes" von Patienten und Untersuchern. Es ist aber zweifelhaft, ob die von Cremerius in seiner Untersuchung vorgelegten empirischen Daten diese Interpretation zulassen (ZEPF u. GATTIG 1981). Auch ROST (1981) konnte die beschriebenen alexithymen Merkmale in der von ihm untersuchten Unterschichtgruppe nicht nachweisen. CREMERIUS et al. (1979), AHRENS et al. (1979) und WOLFF (1977) sehen das alexithyme Verhalten auch als ein Artefakt einer künstlichen Untersuchungssituation. Sicherlich trifft dieser Einwand einen problematischen Aspekt der Untersuchungstechnik, wie sie etwa von den Pariser Autoren (MARTY u. DE M'UZAN 1963) und STEPHANOS (1973) angewandt wurde. Er ist jedoch nicht prinzipieller Art. Die Kernmerkmale der Alexithymie ließen sich unter den verschiedensten Untersuchungsbedingungen immer wieder empirisch nachweisen. Eine kritische Würdigung der bisher angewandten Untersuchungsverfahren findet sich bei VON RAD (1983).

Unklar ist auch die Rolle der alexithymen Merkmale geblieben, die ihnen im Zusammenhang mit der Symptombildung zukommt. Generell gilt heute, daß es sich bei den psychosomatischen Erkrankungen um ein multifaktorielles Geschehen handelt, in dem zwischen somatischen, psychischen und sozialen Prozessen eine wechselseitige Interdependenz besteht. Für die Art der Störung innerhalb eines bestimmten Organsystems ist möglicherweise eine körperliche Prädisposition verantwortlich, die ihre pathogene Wirksamkeit jedoch nicht aus sich selbst heraus, sondern erst durch und in Interaktion mit der Umwelt entwickelt.

Ob genetischen Faktoren eine ätiologische Bedeutung zukommt, von welcher Art sie sind und worin sie sich manifestieren, sind offene Fragen. Es gelang jedenfalls bei keinem psychosomatischen Krankheitsbild, spezifische und pathophysiologisch relevante Parameter in der chromosomalen Struktur zu verankern und ihren Erbgang kenntlich zu machen. Die diskordanten Konkordanzraten offensichtlich relevanter Parameter bei eineiigen und zweieiigen Zwillingen legen jedoch die Vermutung nahe, daß zumindest bei einigen psychosomatischen Erkrankungen genetische Faktoren in irgendeiner Weise beteiligt sind. So fand man bspw. bei knapp 50% der eineiigen und bei knapp 25% der zweieiigen Zwillinge ein konkordantes Blutdruckverhalten. Der Schluß freilich, daß deshalb ein spezifischer, zur essentiellen Hypertonie disponierender genetischer Faktor notwendig anzunehmen ist, ist anfechtbar. Zum einen liegt bei 50% der eineiigen Zwillinge ein diskordantes Blutdruckverhalten, vor und zum anderen wird bei solchen Schlußbildungen von der Differenz abgesehen, die zwischen „angeboren" und „vererbt" besteht. Angeboren meint das, was im Augenblick der Geburt vorhanden ist; vererbt bezieht sich auf den genetischen Code, der einem Individuum von seinen Vorfahren mitgegeben wurde. Das was angeboren ist, hat bereits eine ontogenetische Geschichte. Es ist das Resultat des intrauterinen Zusammenspiels von mütterlichem und foetalem, mit einem anlagemäßigen Potential ausgestatteten Organismus und damit – wie insbesondere Lorenzer (1974) zeigt – Produkt einer spezifischen und d. h. bei zwei foetalen Organismen auch differenten Sozialisation. Aufgrund unterschiedlicher intrauteriner Bedingungen werden dabei bei den foetalen Organismen aus ihren genetisch vorformulierten Möglichkeiten verschiedene herausgegriffen und verwirklicht.

Anlagen können dabei nicht als spezifische, in einem bestimmten Gen lokalisierbare, unterstellt werden, deren Kenntnis etwa erlauben würde, eine bestimmte Erscheinung – z. B. die Augenfarbe – inhaltlich vorauszusagen. „In den Chromosomen und ihren Genen", so Goerttler (1950), „sind immer nur ‚Merkmalsbestimmer' oder ‚Realisationsfaktoren' festgelegt, die ihre Bedeutung erst innerhalb eines ihnen übergeordneten Gesamtplans gewinnen. Sie sind nur die ‚Mittel', mit deren Hilfe der ‚Plan' verwirklicht wird, der als Träger aller Eigenschaften zugleich die *Bedeutung* aller Einzelglieder und Funktionen bestimmt. Sie sind eine Arbeitsgemeinschaft, innerhalb welcher die Wirkung jedes Gens auch von der Mitwirkung anderer Gene abhängt, indem sie einander fördern oder hemmen oder gegenseitig ergänzen. Tatsächlich vererbt wird nur die *Möglichkeit* einer bestimmten Entwicklung – nicht etwa eine besondere Nasenform, Augenfarbe oder ein bestimmtes Temperament." Folgt man dieser Auffassung, dann ist bspw. eine hypertone Blutdruckregulation nicht spezifisch, sondern unspezifisch und der Möglichkeit nach im Insgesamt des genetischen Materials vorhanden. Das genetische Material grenzt den Spielraum, in dem Entwicklung stattfinden kann, negativ ein (vgl. Stiehler 1973), und d. h., daß innerhalb der inhaltlich nicht zu spezifizierenden Möglichkeiten eines vorgegebenen genetischen Rahmens das konkrete Blutdruckverhalten durch die Sozialisation bestimmt wird. So verweist auch die 50%ige Diskordanzrate bei identischer genetischer Ausgangslage auf die Rolle, welche das intrauterine Milieu in der Entwicklung eines bestimmten Blutdruckverhaltens spielt. Die Diskordanz muß in dessen Verschiedenartigkeit gründen, die sich bspw. schon auf den ersten – zugegebenermaßen noch groben – Blick aus der verschiedenen intrauterinen Lage, dem Vorhandensein oder Nicht-Vorhandensein einer gemeinsamen Plazenta etc. ergibt. Wenn aber für die Diskordanz eineiiger Zwillinge ein unterschiedliches intrauterines Milieu verantwortlich ist, dann gilt eine Milieubedingtheit natürlich in gleichem Maße auch für ihre Konkordanz. Auch die Konkordanzrate von knapp 25% bei zweieiigen Zwillingen ist dann darauf zurückzuführen, daß bei knapp 25% der zweieiigen Zwillinge bei aller Verschiedenartigkeit ihrer intrauterinen Existenz das intrauterine Milieu dennoch hinsichtlich der Bedingungen identisch war, welche bei ihnen zu einer identischen Blutdruckregulation führten.

Die Differenz zwischen den Konkordanzraten bei eineiigen und zweieiigen Zwillingen könnte demnach ebensogut mit der genetischen Identität der eineiigen Zwillinge wie auch damit begründet werden, daß bei ihnen die intrauterinen Sozialisationsbedingungen ähnlicher sind als bei zweieiigen Zwillingen. Nur unter der – freilich noch zu prüfenden – Annahme, daß sich die intrauterinen Bedingungen bei eineiigen und zweieiigen Zwillingen im allgemeinen nicht unterscheiden, kann den unterschiedlichen Konkordanzraten entnommen werden, daß das genetische Ausgangsmaterial eine Rolle spielt. Auch wenn es nicht beweisend ist, so spricht für diese Annahme auch, daß sich überzufällig häufig auch bei Blutsverwandten von Patienten mit bestimmten psychosomatischen Erkrankungen diese oder ähnliche Krankheitsbilder oder doch pathophysiologische Merkmale finden, die bei dieser Erkrankung eine Rolle spielen können.

Wenn also von „genetischen Faktoren" die Rede sein wird, dann ist damit immer eine sozialisationstheoretisch geläuterte Fassung dieses Begriffs gemeint, nämlich die Verankerung einer bestimmten körperlichen Reaktionsweise als Möglichkeit im genetischen Code und nicht ihre Lokalisierung in der Wirklichkeit eines genetischen Defektes.

Als Fazit aus den verschiedensten Untersuchungen ergibt sich, daß zwar die Wahl des Körpers als Stätte der Symptombildung sinnvoll, d. h. als Bezugsrahmen der „psychischen Realität" des Patienten verstehbar ist, nicht aber die Ausbildung eines bestimmten Körpersymptoms. So konnten z. B. Engel u. Schmale (1969) zeigen, daß bei einer Reihe von schweren körperlichen organdestruierenden Erkrankungen zwar der Zeitpunkt des Auftretens und der Ort der Symptombildung psychologisch verstanden werden konnten, nicht aber die Art der Störung. Dies wird auch durch den Befund gestützt, daß bei Patienten mit pathophy-

siologisch differenten Erkrankungen desselben Organs – z. B. der Schilddrüse –
die unbewußte Konfliktlage identisch sein kann (WEINER 1970).

Bei der Darstellung verschiedener psychosomatischer Krankheitsbilder werden wir uns auf jene beschränken, die in psychoanalytischer Sicht diesem Krank-
heitstypus zugeordnet werden und auf die sich das psychoanalytische Interesse
vor allem konzentrierte. Die Psychosomatik anderer internistischer Krankheiten
und sonstiger organbezogener Leiden wird unter dem Titel „Konsiliarpsychiatrie" im Band 2 abgehandelt werden. Auf eine gesonderte Darstellung spezieller
funktioneller Syndrome muß aus Platzgründen verzichtet werden (s. dazu JORES
1973; VON UEXKÜLL 1979). Erfahrungen mit psychoanalytisch orientierten Psychotherapien mit diesen Patienten werden in einem gesonderten Abschnitt dargestellt.

A. Funktionelle Störungen

Hinsichtlich Zusammensetzung und Intensität stellen funktionelle Störungen
wechselnde Bilder körperlicher Beschwerden dar, die von relativ genau lokalisier-
baren über weniger konturierte Symptombilder bis zu vagen Gefühlen des Be-
drücktseins reichen können. Ohne feste Grenzen gehen die körperlichen Beschwerden in rein seelisch empfundene Spannungszustände – wie Angst, Unruhe
oder Unlust – über (VON UEXKÜLL 1958/59). Unter vielen Synonyma sind die
funktionellen Störungen beschrieben worden. Da diese Beschwerdebilder auch
bei fast allen organischen Erkrankungen auftreten können, ist eine genaue somatische Abklärung erforderlich. Eine Gefahr liegt dabei darin, daß durch die Über-
bewertung von Teilbefunden durch den Spezialisten die Patienten oft sinnlosen
Operationen unterzogen werden.

Der Prozentsatz der Patienten mit funktionellen Störungen an der Gesamt-
zahl der Patienten, welche wegen körperlichen Erkrankungen einen Arzt aufsuchen, liegt zwischen 25,5 und 81,4% (Übersicht bei VON UEXKÜLL 1979). Zwischen dem 2. und 3. Lebensjahrzehnt treten funktionelle Störungen etwa doppelt so häufig auf wie zwischen dem 35. und dem 64. Lebensjahr. Im Verlaufe
der Erkrankung kann sich die körperliche Symptomatik ändern oder auch chronisch werden. Die Prognose quod sanationem ist trotz der Vielfalt therapeutischer Maßnahmen, die bei diesen Patienten zur Anwendung kamen und kommen, nicht sehr günstig. CHRISTIAN (1969) berichtet über eine Heilungsquote
nach 10 Jahren von nur 12%, und CREMERIUS (1968a), der auch weitere prognostische Untersuchungen referiert, fand nach 10 Jahren eine Spontanheilungsrate
von 8%.

I. Körperliche und psychische Symptomatik

Die körperlichen Beschwerden, die von diesen Patienten geschildert werden, können auf fast alle Organsysteme bezogen sein. 30% der Patienten scheinen bevorzugt über funktionelle Herzbeschwerden zu klagen (ENGELHARDT u. STROTH-

MANN 1971) und nach einer Untersuchung von FAHRLÄNDER (1972) sind bei 40–60% aller Patienten mit Symptomen im gastro-intestinalen Bereich die Beschwerden funktioneller Natur. Für die differentialdiagnostische Abgrenzung von somatisch bedingten Störungen sind sog. „Randsymptome" (VON UEXKÜLL 1979) oft hilfreich, die bei organisch Kranken nicht in gleichem Maße gefunden werden. Dazu gehören ein Globusgefühl, Schwitzen, Parästhesien, Herzsensationen, Aufstoßen, innere Unruhe, Konzentrationsschwäche, Erschöpfbarkeit, depressive Stimmungslage, Angstzustände, Kopfschmerzen und Schlafstörungen. Oft reicht eine funktionelle Störung weit in die Vergangenheit zurück.

Funktionelle Störungen mit Krankheitswert, für die sich keine organischen Ursachen finden lassen, werden in den meisten Fällen von einer gestörten seelischen Dynamik unterhalten (LOCH 1959/60). Eine funktionelle Störung besagt, so formulierten es BALINT u. BALINT (1962), daß der Patient in einer Konfliktlage war, die er durch seine Krankheit zu lösen versuchte. Gelegentlich ist darauf hingewiesen worden, daß die Patienten oft ein süchtiges Verhalten (Alkohol, Zigaretten, Tabletten) zeigen (z. B. JORES 1973) und daß in der Schilderung der Beschwerden eine Anklage kaum überhörbar sei, mit welcher der Patient der Umgebung die Verursachung seiner Beschwerden offen oder versteckt anlastet (HARRIS 1946). ENKE et al. (1964) fanden in testpsychologischen Untersuchungen eine Gefühlshemmung und ein mangelndes Ansprechen auf Außenreize. Eine einheitliche psychische Struktur findet sich bei diesen Patienten jedoch nicht. Deskriptiv lassen sich Patienten mit einer eher wortreichen, klagsamen Theatralik zum einen von den „Symptom-Pedanten" (VON UEXKÜLL 1979) unterscheiden, die ihre Beschwerden aus einer Liste vorlesen und zum anderen von jener fraglos häufigsten, stillen, unauffälligen, depressiven, zu hypochondrischen Ideen neigenden Patientengruppe, die mit großer Hartnäckigkeit immer wieder zur Schilderung ihrer körperlichen Symptome zurückkehrt und die Anklagen nur in Form von Klagen vorbringen kann. Bei der ersten Gruppe finden sich hysterische, bei der zweiten zwanghafte Züge, und bei der dritten Gruppe hat FLANNERY (1978) alexithyme Merkmale beschrieben.

Bei Patienten mit funktionellen Oberbauchbeschwerden stehen oft unbewußte infantile Wünsche nach passiver Versorgung im Vordergrund. Sie scheinen in ihrer psychischen Struktur den Ulkus-Patienten zu entsprechen. Dafür spricht auch, daß im Verlauf der Erkrankung bei ca. 20% dieser Patienten ein Ulcus duodeni oder ventriculi nachgewiesen werden kann (CREMERIUS 1972). Ein „übernormales" Verhalten mit zwangsneurotischer Affektisolierung und Aggressionshemmung sowie ein Streben nach Unabhängigkeit scheint insbesondere bei Patienten mit funktionellen Unterbauchbeschwerden vorzuliegen (SCHÜFFEL et al. 1972/73). Das heißt jedoch nicht, daß man bei Kenntnis einer funktionellen Störung voraussagen könnte, welche psychische Struktur der Patient aufweist. Auch die Kenntnis der psychischen Struktur läßt keine Rückschlüsse auf eine bestimmte funktionelle Störung zu.

II. Ätiologische Faktoren

Die vorliegenden Zwillingsstudien erlauben bisher keine sichere Aussage darüber, ob – und wenn ja, in welchem Ausmaß – genetische Faktoren in der Ätiologie dieser Krankheitsbilder eine Rolle spielen. In verschiedenen Untersuchungen fand man jedoch eine familiäre Häufung funktioneller Störungen. CLAUSER (1963) bspw. fand, daß bei 53% einer Patientengruppe mit funktionellen Herz-, Kreislaufstörungen und 58% der Patienten mit Magen-Darm-Störungen aus vegetativ belasteten Familien kommen. Mit diesen Befunden allein kann aber eine Vererbung nicht bewiesen werden und CLAUSER (1963) macht selbst darauf aufmerksam, daß sich diese Befunde möglicherweise einer „Pseudo-Heredität" verdanken und d. h. sozialisationstheoretisch erklärt werden können. Sozialpsychologische Untersuchungen sprechen denn auch dafür, daß pathogene zwischenmenschliche Beziehungen, deren genaue Beschreibung freilich noch aussteht, in der Kindheit eine entscheidende Rolle spielen. Es hat den Anschein, als ob Patienten mit funktionellen Störungen häufiger aus Familien kommen würden, die sich durch eine „kohäsive" und „rigide" Struktur auszeichnen und die sozial überangepaßt sind (GROLLNICK 1972). In der Disposition zu einer funktionellen Störung sieht JORES (1973) spezielle Formen familiärer Einflüsse auf die Angstverarbeitung, auf das Kind gerichtete unbewußte elterliche Erwartungen, bestimmte Erziehungsbilder und die soziodynamische Familienkonstellation wirksam.

III. Auslösende Situation, Symptomgenese

Ebensowenig wie sich unterschiedliche psychische Strukturen bestimmten funktionellen Störungen zuordnen lassen, ebensowenig korrelieren auch bestimmte funktionelle Störungen signifikant mit bestimmten emotionalen Konflikten. LACEY u. LACEY (1958) u. a. konnten zeigen, daß verschiedene Individuen in bestimmten Situationen zwar mit den gleichen psychologischen Affekten reagieren können, daß aber diese Affekte bei den verschiedenen Individuen mit ganz unterschiedlichen somatischen Abläufen einhergehen. GITELSON (1959) spricht in diesem Zusammenhang von einem „idiosynkratischen", erworbenen somatischen Stil, der den einen bei einer bestimmten Affektlage zittern läßt, der bei einem anderen zu Schwindel, Übelkeit, Polydipsie oder Hyperpnoe führt, während ein anderer dabei ohnmächtig wird, eine Harnflut entwickelt oder einen Durchfall bekommt.

Beschrieben werden funktionelle Störungen als Reaktion auf eine akute seelische Belastung, wobei meist ein enger zeitlicher Zusammenhang besteht. Dabei steht manchmal nicht so sehr eine neurotische Persönlichkeitsstruktur, sondern vielmehr das Ausmaß der seelischen Belastung im Vordergrund. Man findet sie ferner als Resultat einer neurotischen Verarbeitung einer Versuchungs- oder Versagungssituation und als Begleiterscheinungen neurotischer Abwehrmechanismen (z. B. CREMERIUS 1968 b). KILIAN (1970) macht auf funktionelle Störungen bei sog. „Identitätskreisen" aufmerksam. Überwiegend findet man sie jedoch als Resultat der Auflösung einer narzißtischen Selbst-Objekt-Beziehung (Objektverlust). CHESTER (1973) fand bspw. in einer Untersuchung geschiedener Frauen, daß 75% wegen Gesundheitsstörungen zum Arzt gingen und wobei die meisten über Kopfschmerzen, Schwindel, Hautausschläge, Gewichtsabnahme sowie Herz- oder Magenbeschwerden klagten. Als auslösende Bedingung scheint der Objektverlust insbesondere bei jenen Patienten eine Rolle zu spielen, die ständig auf ihre somatischen Beschwerden zurückkommen und die einen Zusammenhang mit der auslösenden Situation ebensowenig sehen wie sie die damit verbundenen Gefühle erleben können. Gelegentlich scheinen auch identifikatorische Prozesse mit der verlorenen Beziehungsperson bedeutsam zu sein, in deren Gefolge es dann zum Auftreten funktioneller Störungen kommen kann, welche eine Krankheit der im subjektiven Erleben verlorengegangenen Person imitieren. Über die Identifikation mit dem verlorenen Objekt wird versucht, dessen Verlust zu anullieren. Möglicherweise signalisieren dabei die Körperbeschwerden eine Tendenz zur Selbstbestrafung wegen der Aggressionen, die auf das verlorene Objekt gerichtet waren.

IV. Anmerkungen

Für die relativ breite Streuung der einzelnen Angaben über die Häufigkeit funktioneller Störungen ist neben der Sorgfalt der Untersuchung sicherlich auch die ärztliche Institution von Bedeutung, an welcher die jeweilige Untersuchung durchgeführt wurde. Nach den vorliegenden Untersuchungen kann man davon ausgehen, daß ca. 50% aller Patienten, die um ärztliche Hilfe nachsuchen, an funktionellen Störungen leiden. Bei diesem großen Prozentsatz erstaunt es, daß die Kenntnisse über Ätiologie, Pathogenese und Psychodynamik bisher außerordentlich dürftig geblieben sind. Die Frage, welche genaue Rolle somatische, soziale und psychische Faktoren beim Zustandekommen dieser Krankheitsbilder spielen, ist ebenso unbeantwortet wie die Frage, ob funktionellen Störungen ein Ausdruckscharakter zukommt oder nicht. Während nach Jores (1973) funktionelle Störungen immer auch in einer Art „Organsprache" etwas ausdrücken und somit prinzipiell als entschlüsselbare Konversionssymptome zu verstehen sind, ist von Uexküll (1963) mit Alexander (1951) der Ansicht, daß es sich hier bei den körperlichen Symptomen nicht um intentionale Akte handelt, in denen eine unbewußte Problematik auf körperlicher Ebene einen verschlüsselten Ausdruck findet. In dieser und heute vorherrschenden Sicht kann eine funktionelle Störung einmal zustande kommen als Angst*korrelat* (Angst wird dabei erlebt) oder als Angst*äquivalent* (Angst besteht, wird aber nicht bewußt erlebt), das im Gefolge einer Situation auftritt, die an frühkindliche unbewußte Konflikte appelliert. Zum anderen kann eine Störung zustande kommen aufgrund eines unbewußten Bedeutungszuwachses, der im Zuge einer sog. Verschiebung hergestellt wird, einer „Sexualisierung" einer Funktion. Eine derartige Verschiebung findet sich gelegentlich bei hysterisch strukturierten Patienten. So kann bspw. ein Hyperventilationssyndrom als Handlungsbruchstück eines Koitus für die aus neurotischen Gründen verbotene Gesamthandlung stehen. Bei prägenitalen Störungen kann auch durch den Verlust einer wichtigen Beziehungsperson der subjektive Bedeutungsraum der „Luft" um die Konotationen erweitert werden, in denen diese Person im Erleben des Patienten stand (s. Engel u. Schmale 1969). Diese Patienten befinden sich meist in einer narzißtischen Selbst-Objekt-Beziehung, deren Auflösung die Abhängigkeit vom versorgenden Objekt offenbar werden läßt. Die daraus resultierende Kränkung ruft Aggressionen hervor, die auf das Objekt gerichtet sind. Sie müssen jedoch abgewehrt werden, weil das Objekt über die Befriedigungsmöglichkeiten für die eigenen Bedürfnisse verfügt. Die Aggressionen werden so auf die eigene Person gerichtet, woraus dann eine depressive Stimmungslage resultieren kann. Palmer et al. (1974) beschreiben diesen Sachverhalt besonders für Patienten mit funktionellen Oberbauchbeschwerden, bei denen gelegentlich auch der Vorgang der Nahrungsaufnahme in unbewußte Bedeutungszusammenhänge eingebunden ist. Möglicherweise spielt dies auch bei Patienten mit funktionellen Unterbauchbeschwerden eine Rolle, bei denen der Defäkationsvorgang oft unbewußt konotiert scheint. Dabei ist zum gegenwärtigen Zeitpunkt allerdings offen, ob dieser unbewußte Bedeutungszuwachs primär ist oder erst nach dem Vorliegen der entsprechenden funktionellen Störung erfolgt.

B. Essentielle Hypertonie

Die Diagnose der essentiellen Hypertonie ist heute im wesentlichen das Resultat einer Diagnostik, in welcher die bekannten Formen eines sekundären Hochdrucks (etwa im Gefolge einer Erkrankung der Nieren oder Nebennieren) ausgeschlossen wurden. Nach SCHETTLER (1972) findet sich die essentielle Form des Hochdrucks bei ca. 75% aller Hochdruckkranken, und es kann davon ausgegangen werden, daß in Westdeutschland etwa 10% der Gesamtbevölkerung an einer essentiellen Hypertonie leiden (PFLANZ 1977). Die Prognose ist sowohl von der Höhe des systolischen als auch von der des diastolischen Blutdrucks abhängig. Die Lebenserwartung eines Hypertonikers wird letztlich durch die Komplikationen der Hypertonie von seiten des Herzens, des zentralen Nervensystems, der peripheren Gefäße und der Nieren bestimmt.

I. Körperliche und psychische Symptomatik

Nach der Definition der WHO gelten heute systolische Blutdruckwerte zwischen 140 und 160 mm Hg und diastolische Werte zwischen 90 und 95 mm Hg als Grenzwerte (Borderline-Hypertonie). Gewöhnlich wird ein erhöhter Blutdruck zufällig entdeckt. TIBBLIN et al. (1972) stellen fest, daß von Hypertonikern eher weniger Beschwerden angegeben werden als von Normalpersonen. Nach 10 jähriger Krankheitsdauer finden sich jedoch gehäuft Belastungsdyspnoen, Präkordialschmerzen, Nervosität, Schwindel und Kopfschmerzen. Dabei kann es sich einmal um Symptome von Gefäßkomplikationen handeln. Zum anderen aber zeigen die Untersuchungen von GOLDRING et al. (1976), daß die Schilderung der Beschwerden auch vom Wissen des Patienten abhängt, daß er einen erhöhten Blutdruck hat und von seiner Beschäftigung damit.

Die Pathophysiologie dieses Krankheitsbildes ist unklar. Es besteht heute jedoch ein Konsens darüber, daß essentielle Hypertonien im Gefolge einer Vielzahl von Störungen im Zusammenspiel der verschiedenen Systeme auftreten, welche die Höhe des Blutdrucks regulieren und die letztlich über eine Engstellung der Arteriolen zu einer Erhöhung des peripheren Widerstandes führen.

Von verschiedenen Autoren (Übersicht bei WEINER 1977) ist immer wieder auf die mehr oder weniger unbewußte und aus der Primärsozialisation resultierende Aggressionsproblematik dieser Patienten hingewiesen worden, in deren Abwehr es zur Ausbildung verschiedenartiger Persönlichkeitszüge kommt. Eine einheitliche Persönlichkeitsstruktur findet sich jedenfalls nicht. Wenn auch nicht alle, so erscheint gleichwohl doch die Mehrzahl der Patienten außerordentlich kontrolliert und „normal", perfektionistisch, gewissenhaft, zuverlässig, gelegentlich auch ängstlich oder depressiv. Hinter dieser Fassade verbirgt sich freilich oft eine Bereitschaft zu aggressiven Auseinandersetzungen, in die einige der Patienten auch eintreten. Untersuchungen machen wahrscheinlich, daß die Patienten oft aggressive Regungen auf andere Personen projizieren. WEINER et al. (1962) fanden, daß hypertone Patienten andere Personen eher als gefährlich und nicht verläßlich wahrnehmen und SAPIRA et al. (1971) konnten feststellen, daß diese Patienten im Gegensatz zu normotonen Kontrollpersonen zwischen einem freundlich zugewandten und einem offen abweisenden und desinteressierten Arzt nicht unterscheiden können. Aus dieser verzerrten Wahrnehmung resultieren dann außerordentlich distanzierte Objektbeziehungen (WEINER 1977). HARBURG et al. (1964) untersuchten Patienten mit einer Grenzwerthypertonie und fanden bei ihnen im Vergleich mit einer Kontrollgruppe u. a. eine erhöhte Unterwürfigkeit und einen Mangel an Selbstvertrauen. Dieser Mangel resultiert möglicherweise aus einer Diskrepanz zwischen dem Erleben der eigenen Person und dem vielfach festgestellten, unrealistisch hochgespannten Anspruchsniveau, wobei die eigene Leistung oft auch als Mittel, um Anerkennung zu erhalten, eingesetzt wird.

II. Ätiologische Faktoren

Aufgrund von Familien- und Zwillingsuntersuchungen wird heute angenommen, daß genetische Faktoren eine Rolle spielen. Es ist allerdings unklar, worin sie bestehen und wie sie wirksam werden. Nach einer Übersicht von JÖRGENSEN (1969) stammen 45–70% aller Patienten mit einer essentiellen Hypertonie aus Hypertoniker-Familien. Bei etwa 50% der eineiigen und bei 23% der zweieiigen Zwillinge findet sich ferner ein konkordantes Blutdruckverhalten.

Der Rückschluß von diesen Befunden auf einen genetischen Faktor ist aber durch neuere Untersuchungen in Frage gestellt worden. CHAKRABORTY et al. (1977) konnten zeigen, daß nicht-genetische Variablen mehr zur Variation des Blutdrucks beitragen als genetische Unterschiede zwischen Personen, und CHAZAN u. WINKELSTEIN (1964) fanden auch bei nicht-verwandten Personen, die in einer Hypertoniker-Familie lebten, häufiger als bei der Durchschnittsbevölkerung eine Hypertonie. Oft besteht auch eine positive Korrelation zwischen den Blutdruckwerten von Ehepartnern (KANNEL 1975). Aus der Zwillingsforschung ist auch bekannt, daß bei eineiigen Zwillingen oft derjenige wesentlich höhere systolische Blutdruckwerte aufweist, der gehorsamer, ruhiger, reservierter, unterwürfiger, depressiver und zurückgezogener ist (TORGERSEN u. KRINGLEN 1971).

Diskutiert wird auch eine Beziehung zwischen den Ernährungsgewohnheiten und einem Hochdruck. Es ist gegenwärtig jedoch noch offen, ob eine Beziehung zwischen einer erhöhten Salzaufnahme oder einem erhöhten Körpergewicht und einem erhöhten Blutdruck besteht (Lit. s. WEINER 1977).

Die frühkindliche Sozialisation von Patienten mit einer essentiellen Hypertonie ist bisher nicht im gleichen Maße untersucht worden wie die von Patienten mit anderen psychosomatischen Erkrankungen. Durchgängig werden jedoch beide Elternteile als dominierend beschrieben, wobei vor allem Auseinandersetzungen mit einem strengen und autoritären Vater vorzuliegen scheint (Lit s. HERRMANN et al. 1979; WEINER 1977). Versucht das Kind seine Aggressionen gegenüber den Eltern auszudrücken, dann droht der Verlust ihrer Zuneigung. Weil beim Kind zugleich verstärkte Abhängigkeitswünsche bestehen, ist es gehalten, die eigenen aggressiven Impulse zu kontrollieren und abzuwehren. Der daraus resultierende Konflikt zwischen Aggressionen und Abhängigkeit, der sich auch im späteren Leben dieser Patienten immer wieder darstellt, ist von ALEXANDER (1939) bereits vor über 40 Jahren formuliert worden. Auch wenn die von ALEXANDER behauptete Spezifität dieses Konfliktes für Patienten mit Hypertonie suspendiert wurde, so wurde dieser Befund dennoch von einer Vielzahl von Autoren bestätigt. In diesem Zusammenhang ist auch die Untersuchung von DAVIES (1970) von Interesse, in der festgestellt wurde, daß Patienten mit einem hohen Blutdruck ihre Väter wesentlich unkritischer schilderten als Patienten mit niederen Blutdruckwerten.

III. Auslösende Situation, Symptomgenese

Das Motiv, das diese Patienten zur Abwehr ihrer aggressiven Regungen veranlaßt, scheint mehrheitlich in einer Trennungsangst zu liegen. So stellten z. B. BINGER et al. (1945) bei 95% ihrer Patienten fest, daß sich eine Hypertonie in einer Situation entwickelte, in der eine aktuelle oder drohende Trennung bestand (w. Lit. WEINER 1977). Im Urteil von HERRMANN et al. (1979) liegt in Ereignissen, die emotionell als Bedrohung oder Kränkung erlebt werden und gegen die sich der Betreffende aus äußeren oder inneren Gründen nicht zur Wehr setzen kann, der gemeinsame Nenner für Situationen, die bei prädisponierten Personen zur Hypertonie führen. In psychoanalytischer Sicht werden durch die drohende und reale Trennung von relevanten Objekten aggressive Tendenzen verstärkt, die sich gegen diese Objekte richten, aber wegen der ebenfalls durch die Trennung verursachten erhöhten Abhängigkeit von diesen Objekten nicht ins Bewußtsein kommen und ausgetragen werden dürfen. Statt Aggressionen tritt Angst auf, die aber ebenfalls nicht notwendigerweise ins Bewußtsein rücken muß. Droht der Zusammenbruch des spezifischen Stils, mit dem sich ein bestimmter Patient zu seinen Objekten in Beziehung setzt, oder findet dieser Zusammenbruch wirklich statt, dann tritt eine Blutdruckerhöhung auf. So fanden beispielsweise PILOWSKY et al. (1973) in einer sorgfältigen Untersuchung, daß im Unterschied zu normotonen bei hypertonen Patienten der periphere Widerstand um so mehr anstieg und andauerte, je ängstlicher sie wurden und je mehr sie versuchten, sich quer zu den eigenen Intentionen den Wünschen relevanter Objekte anzupassen, um so eine Trennung zu vermeiden (WEINER et al. 1962). Dabei muß die Angst nicht bewußt werden. VON UEXKÜLL u. WICK (1962) konnten zeigen, daß es in Interviews zu Blutdruckerhöhungen kommt, wenn die Patienten über emotional belastende (meist Trennungs-) Situationen in der Vergangenheit berichten, wobei es gleichgültig war, ob dabei die emotionale Reaktion wiedererlebt wurde oder nicht.

IV. Anmerkungen

Mit einiger Wahrscheinlichkeit handelt es sich bei der essentiellen Hypertonie um ein in pathophysiologischer Hinsicht heterogenes Krankheitsbild. Genetische und psychische Faktoren sowie eine Erhöhung des peripheren Widerstandes zu irgendeinem Zeitpunkt im Verlaufe der Erkrankung scheinen eine Rolle zu spielen. Es konnte jedoch bisher nicht geklärt werden, worin sich die genetischen Faktoren manifestieren, wie es zu den psychischen Eigentümlichkeiten dieser Patienten kommt und wie sie miteinander so zusammenspielen, daß eine Blutdruckerhöhung das Resultat ist. Die psychophysiologischen Korrelationen wurden bei Patienten festgestellt, bei denen bereits eine Hypertonie vorlag. Es bleibt somit unklar, ob diese Korrelationen auch schon vor der Erkrankung bestanden. Dies zu prüfen ist aber kaum möglich, denn es gibt bisher kein Kriterium, an dem man ablesen könnte, ob ein bestimmtes Individuum in seinem späteren Leben mit Wahrscheinlichkeit an einer Hypertonie erkranken wird. Der Status der psychologischen Befunde ist ebenfalls unklar. In vielen klinisch-psychologischen Untersuchungen blieben Krankheitsdauer, körperliches Stadium und besondere Pathophysiologie der Hypertonie unberücksichtigt. Oft fehlten Kontrollpersonen, oder sie unterschieden sich von Hypertoniepatienten in Variablen, in denen sie eigentlich mit ihnen identisch sein sollten. Wegen der methodischen Insuffizienz vieler Untersuchungen fordert deshalb WEINER (1977), daß sämtliche psychologische Untersuchungen unter genauer pathophysiologischer Charakterisierung der Patientengruppe zu wiederholen sind.

Obwohl viele Arbeiten einer Methodenkritik nicht standhalten, so ist dennoch auffällig, daß verschiedene Untersucher ganz ähnliche psychologische Eigentümlichkeiten an diesen Patienten beschrieben haben. Dies könnte einmal damit zusammenhängen, daß die Untersucher schon vor der Untersuchung wußten, daß eine Hypertonie vorlag. Es könnte auch daran gelegen haben, daß die psychologischen Untersuchungsinstrumente nicht in der Lage waren, Differenzen zwischen Hypertonie-Patienten mit unterschiedlicher Pathophysiologie zu erfassen. Die Übereinstimmung könnte aber auch darauf hinweisen, daß diese Patienten unbeschadet einer unterschiedlichen Pathophysiologie auf psychologischer Ebene doch sehr ähnlich sind und daß es sich bei der körperlichen Erkrankung nicht um die spezifische Folge eines spezifischen Konfliktes handelt, sondern um eine zwar individuelle spezifische – und durch die Sozialisation zumindest mitbedingte – körperliche Reaktion, in der sich eine von bestimmten Situationen unabhängige körperliche Reaktionsbereitschaft darstellt. ENGEL u. BICKFORD (1961) stellten bspw. fest, daß bei diesen Patienten im Vergleich mit normotonen Kontrollpersonen auf ganz verschiedene Reize (Licht, Töne, Rechnen, körperliche Übungen) der systolische Blutdruck auf wesentlich höhere Werte anstieg. Dieses Phänomen kann auch begriffen werden als besondere Erscheinungsform eines sog. „physiologischen Infantilismus", in welchem GRINKER (1953) und MARGOLIN (1953) schon vor 30 Jahren die allgemeine Bedingung einer späteren psychosomatischen Erkrankung sahen. Die individuell spezifische körperliche Reaktion wäre dann zu begreifen als Resultat einer mangelhaften Differenzierung und Integration somatischer Funktionsabläufe bei einer bestimmten körperlichen Ausstattung, für welche die Primärsozialisation verantwortlich ist, in der auch die psychologischen Eigentümlichkeiten dieser Patienten in den Grundzügen hergestellt werden (s. ZEPF 1976 a, b, 1981).

C. Asthma bronchiale

Unter Asthma bronchiale versteht man eine sich wiederholende Verengung des Bronchialvolumens durch spastische Kontraktionen der Bronchialmuskulatur, die mit Hypersekretion und/oder Oedemen der Mucosa verknüpft sein kann. Die Pathophysiologie ist heterogen. Man unterscheidet ein extrinsisches oder allergisches Asthma von einem intrinsischen, nicht-allergischen Asthma. Es besteht ein Konsens darüber, daß in der Genese dieses Krankheitsbildes psychische, immunologische und infektiöse Prozesse eine Rolle spielen. Es ist jedoch bisher unklar geblieben, wieviel Prozent der ätiologischen und pathogenetischen Varianz bei den verschiedenen Gruppen durch die einzelnen Prozesse erklärt werden kann.

ANDERS (1958) schätzt, daß es in der Bundesrepublik Deutschland rund 300000 Asthmatiker gibt. Bei der Hälfte der Patienten beginnt die Erkrankung vor der Adoleszenz und heilt in 30–40% der Fälle praktisch völlig aus. LAMONT (1963) führt dies darauf zurück, daß diese Kinder meist in ihrer Adoleszenz das Elternhaus verlassen. Die Spontanheilungsrate des Asthma bronchiale im Erwachsenenalter wird in verschiedenen Untersuchungen mit 6,5% angegeben (z. B. JORES u. KAHR 1960). Meist wird das Asthma bronchiale jedoch chronisch, wobei im Status asthmaticus zwischen 0,3 und 3% der Patienten sterben (PFLANZ 1962).

I. Körperliche und psychische Symptomatik

Im Anfall zeigen die Patienten neben einer in charakteristischer Weise verlängerten expiratorischen Dyspnoe alle Zeichen einer obstruktiven ventilatorischen Insuffizienz. In anfallsfreien Intervallen können diese Symptome schwächer ausgeprägt sein oder auch vollständig fehlen.

Dem extrinsischen Asthma liegt dabei folgende Pathophysiologie zugrunde. Ein spezifisches Allergen veranlaßt zunächst über eine Teilung und Reifung der B-Lymphozyten in Plasmazellen die Bildung eines spezifischen Immunglobulins E (IgE). Diese sog. Reagine binden sich besonders an die Mast- und basophilen Zellen des Respirationstraktes, die damit sensibilisiert sind. Bei einem erneuten Kontakt verbindet sich das spezifische Allergen mit den Reaginen und führt dadurch zur Freisetzung von verschiedenen Mediatorenstoffen (Histamin und Slow-Reacting-Substance), welche zu einer erhöhten Durchlässigkeit der kleinen Blutgefäße, einer vermehrten Schleimsekretion und zu einer Kontraktion der glatten Muskulatur des Bronchialsystems führen. Beim intrinsischen Asthma sind die pathophysiologischen Abläufe noch weitgehend unbekannt.

Auf der Suche nach einer spezifischen Persönlichkeitsstruktur sind diese Patienten in psychologischer Hinsicht vielfältig untersucht worden. Psychische Eigentümlichkeiten, die für dieses Krankheitsbild spezifisch wären, fanden sich jedoch nicht. Es wurden hysterische und vor allem zwangsneurotische Züge beschrieben. Mehrheitlich wurden jedoch Merkmale gefunden, welche man auch bei anderen psychosomatischen Erkrankungen fand: ein vermindertes oder doch labiles Selbstwertgefühl, eine Unfähigkeit, mit Aggressionen situationsadäquat umzugehen und ein Bedürfnis, von den Mitmenschen als „normal" angesehen zu werden. Gefühlshafte Äußerungen wurden meist vermißt. Im Vergleich mit offen verhaltensgestörten und körperlich kranken Kindern fanden bspw. GARNER u.

Wenar (1959) bei Kindern mit Asthma bronchiale eine ungewöhnliche Kombination von „intellektueller Wachheit" und „affektiver Leere". Die zwischenmenschlichen Beziehungen dieser Patienten waren beherrscht von der Wiederholung einer pathologisch intensivierten Mutter-Kind-Beziehung, in der sie zwischen Abhängigkeit und Unabhängigkeit zwischen den Bedürfnissen nach Anlehnung, Schutz, Fürsorge und der gleichzeitigen Abwehr dieser Bedürfnisse schwanken (Lit. s. DE BOOR 1965; ZEPF 1976a). Gelegentlich wurde aber auch über offene Aggressionen und eine mangelnde Anpassung berichtet (BASTIAANS u. GROEN 1955).

Über ein alternierendes Auftreten von Asthma bronchiale und psychotischen Zuständen liegen widersprüchliche Befunde vor. Es scheint jedoch gesichert, daß psychotische Zustände bei Asthma bronchiale nicht häufiger auftreten als bei anderen Erkrankungen (LEIGH u. MARLEY 1967).

II. Ätiologische Faktoren

Weil unter den Familienangehörigen von Patienten mit Asthma bronchiale diese und andere allergischen Erkrankungen häufiger gefunden werden, wird von vielen Autoren eine Vererbung für erwiesen erachtet (z. B. LEIGH u. MARLEY 1967). VAN ARSDEL u. MOTULSKI (1949) haben jedoch errechnet, daß sich allein aufgrund der Häufigkeit allergischer Erscheinungen in der Gesamtbevölkerung bei 84% aller Individuen – gleichgültig ob sie allergisch oder nicht-allergisch reagieren – Allergien im Kreis ihrer Familienangehörigen finden lassen, und WEINER (1977) macht geltend, daß die Familienangehörigen meistens in der gleichen Umwelt leben und somit den gleichen Pollen, Bakterien und Tieren ausgesetzt sind. In Zwillingsuntersuchungen wurde jedoch bei eineiigen Zwillingen meist eine höhere Konkordanzrate gefunden als bei zweieiigen (z. B. EDFORS-LUBS 1971), woraus zu vermuten ist, daß genetische Faktoren eine Rolle spielen. Es ist jedoch unklar, worin sich der genetische Faktor ausdrückt. Möglicherweise findet er sich in der Bildung spezifischer IgE-Antikörper oder in der Neigung zu Bronchokonstriktionen oder in beidem (WEINER 1977).

Auf der Suche nach der Verursachung der vielfach beschriebenen Abhängigkeit/Unabhängigkeitsproblematik asthmatischer Patienten wurde vor allem die Mutter-Kind-Beziehung untersucht. Unabhängig von den verwendeten Untersuchungsmethoden fand sich dabei in fast allen Anamnesen dieser Patienten entweder eine offene Zurückweisung durch die mütterliche Erziehungsperson, eine unter überfürsorglichem Verhalten verdeckte Ablehnung oder beides alternierend ("loving tyranny", BASTIAANS u. GROEN 1955; "engulfing", ABRAMSON 1963). Im Vergleich von Müttern von asthmatischen und nicht-allergisch erkrankten Kindern stellten MILLER u. BARUCH (1950) fest, daß bei über 98% der Mütter von asthmatisch kranken Kindern eine mütterliche Zurückweisung vorliegt, die bei über 50% durch überfürsorgliches Verhalten überkompensiert ist. GARNER u. WENAR (1959) machten darauf aufmerksam, daß im unbewußten Erleben der Mutter das Kind eine Erweiterung ihrer eigenen Person darstellt und in keiner Weise von der Mutter abgegrenzt ist. Die narzißtische Qualität der Mutter-Kind-Beziehung wird auch von DE BOOR (1965) in den Vordergrund gerückt. Die Mütter sind aktive, dominierende Frauen und zentrale Beziehungsfiguren. Durch ihre teils versagende, teils überfürsorgliche Haltung wird die Voraussetzung für die besondere Bindung an die Mutter geschaffen, welche durch eine Ambivalenz von Anklammerungs- und Distanzierungstendenzen gekennzeichnet ist. Indem das Kind als Projekionsort mütterlicher ungelöster Kindheitskonflikte fungiert, wird es gleichzeitig zum Objekt wiederbelebter Aggressionen, die häufig durch eine überkompensatorische Fürsorge abgewehrt werden. Zugleich sucht die Mutter jede Aktivität und gesunde Aggressivität des Kindes zu unterdrücken (w. Lit. s. ZEPF 1976 a). Die Väter wurden nur wenig untersucht. Meistens werden sie als passiv, abhängig und wenig unterstützend beschrieben (z. B. JACOBS et al. 1967).

PINKERTON (1967) suchte eine Beziehung zwischen der Störung der Atemfunktion des Kindes und der mütterlichen Verhaltensweisen herzustellen. Bei Kindern, die unter Belastung erniedrigte Werte im Tiffenau-Test zeigten, waren die Eltern vorwiegend überfürsorglich; bei Kindern, die auch ohne Belastung einen geringeren Wert im Tiffenau-Test aufwiesen, wiesen die Eltern das Kind überwiegend offen zurück. Es ist jedoch fraglich, ob eine schlechte Lungenfunktion zum Zeitpunkt einer Untersuchung mit einem besonders schweren Asthma bronchiale korreliert.

In verschiedenen Untersuchungen wurde versucht, das mütterliche Verhalten in Abhängigkeit von dem kindlichen Allergie-Potential zu differenzieren. So fanden beispielsweise FREEMANN et al. (1967) mittels testpsychologischer Verfahren die beschriebenen mütterlichen Verhaltensweisen nur bei Kindern, deren allergisches Potential relativ niedrig war. Dem widersprechen allerdings andere Befunde. DUBO et al. (1961) konnten bspw. keine signifikante Beziehung zwischen verschiedenen Variablen der Familiensituation und verschiedenen Variablen des Asthma bronchiale nachweisen.

III. Auslösende Situation, Symptomgenese

Die Auslösesituation für ein Asthma bronchiale wird mehrheitlich in einem phantasierten oder realen Verlust der aktuellen Mutter- oder der sie repräsentierenden Ersatzfigur gesehen (Lit. s. DE BOOR 1965; STUDT 1972). ZEPF et al. (1981 b) fanden ferner einen signifikant positiven Zusammenhang zwischen dem Ausmaß der körperlichen Beschwerden und der Distanz, in der sich ein Asthma-Patient zu seiner mütterlichen Ersatzfigur erlebt. Es wurde jedoch auch festgestellt, daß eine Trennung von der Mutter oder der sie repräsentierenden Figur zu einer Reduzierung der Asthmaanfälle führen kann (z. B. PURCELL 1965). Dieser Widerspruch ist aber nur scheinbar. Mit der physischen Trennung von der Mutter wird dem asthmatischen Kind meist zugleich eine mütterliche Ersatzfigur angeboten, eine Art „Idealmutter", die das Kind nicht den Konflikten aussetzt, die es im Umgang mit der eigenen Mutter erfuhr (FREUND 1979; LAMOT 1963). Die Pathogenität der Auslösesituation vermittelt sich über frühkindliche Erfahrungen, in denen eine Trennung von der Mutter, rsp. eine zu große Nähe zu ihr als traumatisch erlebt wurde. Die Reaktivierung des Traumas führt zum Auftreten einer Reihe verschiedener Affekte, die dann bei den prädisponierten Patienten mit einer Bronchokonstriktion einhergehen können.

LEVENSON (1979) bspw. konnte nachweisen, daß der Atemwiderstand asthmatischer Patienten während der Darbietung eines Filmes, in dem die Mutter ihr neugeborenes Kind einer Adoptionsstelle übergibt, anstieg, während dies in einer Kontrollgruppe nicht der Fall war.

Von psychoanalytischen Autoren wurde und wird dabei angenommen, daß die im Gefolge der Auslösesituation reaktualisierten Erfahrungen im Zuge einer Verschiebung als unbewußte Bedeutungen dem Allergen und/oder der Luft zugeschlagen werden. FRENCH (1939) hat als einer der ersten die Vermutung geäußert, daß bestimmte Stoffe erst dadurch zu einem Allergen werden, daß sie auf dem Wege eines unbewußten Bedeutungszuwachses für das Individuum einen pathogenen Charakter bekommen. Mit dem Argument, daß die Atemfunktion vom ersten Augenblick ihres Beginns an verbunden ist mit der Auflösung der unmittelbaren Einheit von Mutter und Kind, hält auch DE BOOR (1965) dafür, daß sich beim Asthma-Patienten unbewußte Konflikte, die sich um Trennung und Wiedervereinigung mit einem zentralen Beziehungsobjekt ranken, auch in der Beziehung zur Luft darstellen können. Durch die Gleichung Luft = Mutter könne die Luft zu etwas Bösem, Feindlichem werden, das den Körper schädigt und das abgewehrt werden muß. Andererseits könne die Luft dadurch zu etwas werden, das man nicht mehr loslassen will, wenn man sie erst in sich hat. Durch den Verlust einer wichtigen Beziehungsperson wird hier der subjektive Bedeutungsraum der „Luft" unbewußt um Konotationen erweitert, in denen die Beziehungsperson im unbewußten Erleben des Patienten stand. Im Umgang mit der Luft wird nun versucht, die sich unbewußt in ihr darstellende und zumeist die Mutter repräsentierende Beziehungsfigur zu introjizieren, um nachträglich frühkindliche Trennungsängste zu bewältigen (FENICHEL 1945). Beide Formen des Bedeutungszuwachses, so DE BOOR (1965), würde man nun besonders ausgeprägt bei Asthmatikern finden. ZEPF (1980) konnte zeigen, daß Patienten mit Asthma bronchiale im katathymen Bildererleben zur Luft und zum jeweiligen Allergen Szenen imaginieren, deren Struktur durch eine Trennungs- und Wiedervereinigungsproblematik charakterisiert ist. Möglicherweise wird dann aufgrund einer genetischen Prädisposition mit bestimmten körperlichen Mechanismen auf diesen unbewußten Bedeutungszuwachs reagiert.

Es könnte sich dabei freilich auch um eine sog. „sekundäre Symbolisierung" handeln. Auch deshalb wäre eine Untersuchung an Personen sinnvoll, die ein erhöhtes Serum-IgE, aber noch kein Asthma bronchiale aufweisen. Von ihnen weiß man, daß sie mit einer größeren Wahrscheinlichkeit an einem Asthma bronchiale erkranken. Man könnte dann auch die Frage beantworten, welche Rolle die Krankheit und die damit verbundene Medikation für die Ausprägung der psychischen Veränderungen spielt.

IV. Anmerkungen

Das Asthma bronchiale umfaßt wahrscheinlich zumindest zwei pathophysiologisch heterogene Krankheitsgruppen. Im Gegensatz zum extrinsischen findet sich beim intrinsischem Asthma keine familiäre Häufung von allergischen Erkrankungen, die Allergie-Teste sind meist negativ, die Patienten sind älter, und am Beginn der Erkrankung steht meist eine Virus-Infektion (GOLD 1976). Es ist durchaus möglich, daß in beiden Gruppen psychischen und Sozialisationsprozessen ein unterschiedlicher Stellenwert in der Ätiologie und Pathogenese zukommt. Meist wurde jedoch in den psychologischen Untersuchungen dieser pathophysiologischen Unterscheidung nicht Rechnung getragen.

Die Zuordnung eines Patienten in eine der beiden Gruppen ist oft auch problematisch. Bestimmt man etwa das allergische Potential mit Hauttesten, wie dies etwa FREEMAN et al. (1967)

taten, dann läßt ein positiver Testausfall nur mit einer Fehlerquote von 30% auf das Vorliegen eines extrinsischen Asthmas schließen (AAS 1969). Aber auch ein negativer Hauttest schließt die Diagnose eines extrinsischen Asthmas nicht aus (PEARSON 1968). Das Serum-IgE ist nur bei etwa 65–80% eines extrinsischen Asthmas erhöht und kann auch in 5–10% der Fälle von nicht-allergischem Asthma erhöht sein (RUPPERT 1974).

Daraus kann jedoch nicht gefolgert werden, daß bei den restlichen Patienten mit einem intrinsischen Asthma bronchiale keine Antikörper vorhanden sind. Es ist immerhin möglich, daß die Untersuchungsmethoden nicht sensibel genug waren oder daß die Antikörper ausschließlich an die Mastzellen und die basophilen Zellen des Gewebes fixiert sind und deshalb nicht im Serum erscheinen (WEINER 1977). Trotzdem wäre für künftige Untersuchungen eine möglichst genaue immunologische Charakterisierung der Patienten wünschenswert.

Die Vielzahl gleichlautender Befunde, die aus ganz unterschiedlichen Quellen stammen und mit unterschiedlichen Methoden erhoben wurden, legt jedoch nahe, daß Patienten mit pathophysiologisch differentem Asthma bronchiale ebenfalls jene psychischen Eigentümlichkeiten aufweisen, die auch bei Patienten mit andersartigen psychosomatischen Erkrankungen gefunden werden. Es liegen auch einige Befunde vor, die darauf hindeuten, daß allergische und psychische Prozesse in der Genese eines Asthma bronchiale eher zusammenspielen, als daß sie alternativ sind. LAMOT (1963) konnte zeigen, daß eine allergische Reaktion auf ein bekanntes Allergen ausblieb, wenn das Kind außerhalb des Hauses war und die Eltern nicht anwesend waren. LONG et al. (1958) fanden, daß hospitalisierte asthmatische Kinder keine allergische Reaktion auf ihren Hausstaub zeigten, auf den sie noch zu Hause allergisch reagiert hatten. PURCELL et al. (1969) beließen das Kind in der häuslichen Umgebung, ersetzten aber die Eltern durch Sozialarbeiter und konnten unter dieser Bedingung eine deutliche Verminderung der asthmatischen Anfälle feststellen. LUPARELLO et al. (1971) konnen eine allergische Reaktion allein durch die Suggestion des Vorhandenseins des Allergens erreichen. Man weiß ferner, daß bei asthmatischen Patienten eine Bronchokonstriktion durch eine ganze Reihe unspezifischer Reize ausgelöst werden kann. Dies könnte dafür sprechen, daß auch bei Asthma-Patienten eine mangelhafte Differenzierung und Integration körperlicher Funktionsabläufe vorliegt, wobei dann aus Gründen einer bestimmten körperlichen Ausgangslage mit einer obstruktiven Ventilationsstörung reagiert wird.

D. Ulcus duodeni

Das Zwölffingerdarmgeschwür unterscheidet sich vom Magengeschwür hinsichtlich epidemiologischer, pathophysiologischer sowie ätiologischer Parameter.

Früher wurde angenommen, daß bei einem Magengeschwür immer auch eine verminderte Sekretion von Salzsäure und Pepsin vorliegt und daß bei einem Zwölffingerdarmgeschwür die Sekretion beider Substanzen erhöht ist. JOHNSON (1965) fand jedoch auch bei Patienten mit einem Magengeschwür gelegentlich eine erhöhte Säure- und Pepsinproduktion, und GUNDRY et al. (1967) beschrieben Patienten mit Ulcera duodeni mit unterschiedlichen Sekretionsmustern bei einer ebenso unterschiedlichen Basalsekretion, die bis zu einer Achlorhydrie reichte.

Heute nimmt man an, daß etwa 50% der Patienten mit Ulcus duodeni keinen erhöhten Serum-Pepsinogenspiegel (Pepsinogen ist eine Vorstufe des Pepsins) aufweisen (WEINER 1981a, b). Die 4-Wochen-Spontanheilungsrate beträgt ca. 50%, wobei aber bei 90% aller Patienten im Verlauf ein bis mehrere Rezidive auftreten (SONNENBERG 1980). Auffällig ist die hohe Inzidenz von psychischen Auffälligkeiten bei Patienten nach einer chirurgischen Intervention. Von 1000 Patienten waren 20 bis 29 Jahre nach Operation 67 an einem Suizid verstorben, und 92 waren vor allem wegen eines Alkoholismus in die Psychiatrie überwiesen worden (KNOP u. FISCHER 1981). Patienten mit depressiven Verstimmungen, Angst und pathologischen Charakterzügen lassen schlechtere chirurgische Resultate erwarten (ACKERMAN u. WEINER 1976).

I. Körperliche und psychische Symptomatik

Typisch für das Ulcus duodeni ist eine jahreszeitliche und tageszeitliche Periodik. Im Frühjahr und im Herbst treten die Beschwerden gehäuft auf, und zwar meist vor den Mahlzeiten, häufig auch nachts. Sie bessern sich durch Nahrungsaufnahme, während beim Magengeschwür die Beschwerden besonders nach der Nahrungsaufnahme auftreten und sich bessern, wenn der Magen leer ist. Auch im Intervall wird beim Ulcus duodeni meist ein hyperacider Magensaft gefunden. Im Unterschied zum Ulcus ventriculi zeigt das Ulcus duodeni keine Neigung zu maligner Erwartung.

Pathophysiologisch findet sich bei etwa 50% der Patienten eine Verstärkung der sog. „aggressiven" Faktoren, d. h. eine erhöhte HCI- und Pepsinproduktion, die bei den restlichen Patienten nicht erhöht ist. Bei ihnen sind vermutlich die sog. „protektiven" Faktoren vermindert. Eine erhöhte Magensäure- und Pepsinsekretion ist weder eine notwendige noch eine hinreichende Bedingung für die Entstehung eines Ulcus duodeni. Es kann vielmehr als das Resultat verschiedener pathophysiologischer Prozesse und deren Zusammenspiel auftreten. Dabei können Störungen der Autoregulation der Magensekretion (Gastrin und Sekretin), eine Vermehrung der Belegzellen, eine Veränderung der Blutversorgung und der Magenmotilität und eine veränderte Schleimproduktion oder Empfindlichkeit der Mukosa eine Rolle spielen (WEINER 1977).

In der Nachfolge der Arbeiten von ALEXANDER (1951) ist in der psychologischen und psychoanalytischen Literatur immer wieder darauf hingewiesen worden, daß diese Patienten in typischer Weise ein aktives Leben führen, ehrgeizig, effizient sind und sich vor allem unabhängig gebärden, um damit ein tiefsitzendes, unbewußtes Verlangen nach passivem Umsorgtsein und Abhängigkeit abzuwehren. Man fand jedoch diese Charakteristika und die dahinterliegende Psychodynamik ebenso bei anderen Erkrankungen (z. B. Herzinfarktpatienten) und auch bei körperlich gesunden Personen (z. B. GRINKER 1961/62), so daß die Spezifität dieser Psychodynamik zu relativieren war. Zwar wurden immer wieder und mit verschiedenen Untersuchungsverfahren Selbstwertprobleme und unbewußte orale Phantasieinhalte sowie passive Tendenzen diagnostiziert (z. B. SILVERSTONE u. KISSEN 1968); es mehrten sich jedoch Berichte, in dem diese Patienten auch als passiv-abhängig und teilweise auch als offen parasitär geschildert wurden (z. B. DE M'UZAN u. BONFILS 1961). Außerdem wurde an diesen Patienten auch eine soziale Konformität und ein Mangel an Kreativität festgestellt, die auch bei anderen psychosomatischen Erkrankungen aufgefallen waren (z. B. EBERHARDT 1968). OVERBECK (1977) fand bei den von ihm untersuchten Ulkus-Patienten fünf verschiedene Persönlichkeitstypen. Relativ „normale" Persönlichkeiten mit guten Ich-Funktionen und stabilen Objektbeziehungen, die unter oralen psycho-sozialen Belastungen erkranken, Patienten mit pseudo-unabhängigen Reaktionsbildungen oder zwanghaft-depressiven Zügen, Ich-schwache, passiv-abhängige Patienten mit extremer Objektangewiesenheit, die zu Triebdurchbrüchen oder paranoid-querulatorischen Verhaltensweisen neigen, ausdruckslose, phantasiearme Persönlichkeiten im Sine einer Alexithymie und extrem auf Verhaltensnormalität bedachte, überangepaßte Ulkus-Kranke.

II. Ätiologische Faktoren

Es ist bekannt, daß bestimmte Familien eine höhere Inzidenzrate für Ulcera duodeni aufweisen (z. B. VESELY et al. 1968). Dabei bleibt allerdings offen, ob diese Häufigkeit mit der Familienstruktur oder mit genetischen Faktoren oder mit beiden zusammenhängt. Für das Vorliegen genetischer Faktoren sprechen jedoch Zwillingsuntersuchungen, in denen bei eineiigen Zwillingen immer eine höhere Konkordanzrate als bei zweieiigen Zwillingen gefunden wurde (z. B. EBERHARD 1968). Es ist jedoch auch hier unklar geblieben, worin sich dieser genetische Faktor manifestiert.

Diskutiert wird ein Zusammenhang mit einer Erhöhung der säuresezernierenden Belegzellen, in deren Gefolge es dann zu einer erhöhten Salzsäure- und Pepsinproduktion im Magen kommen soll. MIRSKY (1961/62) fand bspw. einen ähnlichen Serum-Pepsinogenspiegel bei eineiigen Zwillingen. Eine Vermehrung der Belegzellen im Magen läßt sich aber auch experimentell an Meerschweinchen durch wiederholte Histamininjektionen herstellen (MARKS 1957), und ein hohes Serum-Pepsinogen, welches in der Untersuchung von WEINER et al. (1957) ein gutes prognostisches Kriterium für das spätere Auftreten eines Zwölffingerdarmgeschwürs abgab, korreliert keineswegs eindeutig mit einer erhöhten Pepsinproduktion im Magen (PILOT u. SPIRO 1961).

Für die psychodynamisch relevante Konfliktlage dieser Patienten wird mehrheitlich eine Primärsozialisation verantwortlich gemacht, in welcher die Mutter entweder eher offen zurückweisend oder überfürsorglich und in jedem Fall dominierend ist, während der Vater schwach zu sein scheint und eher die Rolle eines älteren Bruders spielt (z. B. GOLDBERG 1958). Diese Konstellation wird jedoch auch bei anderen psychosomatischen Erkrankungen gefunden, so daß sie für die Symptomspezifität sicher nicht allein verantwortlich gemacht werden kann. Möglich ist aber, daß sie im Zusammenspiel mit anderen Faktoren eine spezifische Vorbedingung abgibt.

Eine interessante Hypothese wurde von MIRSKY (1961/62) entwickelt. MIRSKY fand schon bei Säuglingen einen erhöhten Serum-Pepsinogenspiegel und folgerte daraus, daß eine vermehrte sekretorische Aktivität des Magens angeboren ist. Daraus würde ein vermehrtes Nahrungsverlangen des Säuglings resultieren, welches die frühen Beziehungen zur Mutter belasten und zwangsläufig zu oralen Frustrationen führen würde. Daraus könnten verstärkte Passivitäts- und Abhängigkeitswünsche entstehen, welche dann im Zuge der weiteren Sozialisation unterschiedlich verarbeitet würden.

III. Auslösende Situation, Symptomgenese

Als auslösende Situation werden mehrheitlich Trennungserlebnisse beschrieben (z. B. OVERBECK 1977; VON UEXKÜLL 1963). Aufgrund einer vergleichenden Untersuchung von fast 10 000 Patienten mit einer ebenso großen Vergleichsstichprobe fand auch PFLANZ (1962), daß das Ulkus häufiger bei Menschen vorkommt, die aus einer Gemeinschaft ausgeschieden sind. In diesem Sinne kann auch die Tatsache interpretiert werden, daß Duodenalgeschwüre überdurchschnittlich häufig bei Gastarbeitern gefunden werden (HORN u. HERFARTH 1978).

Eindrucksvoll wird dies auch durch die Untersuchung von WEINER et al. (1957) belegt. Von diesen Autoren wurden über 2000 zur Armee einberufene Rekruten untersucht. Sie sonderten aus der Gesamtgruppe 63 Rekruten mit den höchsten Serum-Pepsinogen-Werten und 57 mit den niedrigsten Serum-Pepsinogen-Werten aus. Nach einer gründlichen röntgenologischen Untersuchung und verschiedenen psychologischen Tests kamen die Männer in die Grundausbildung und wurden dann zwischen der 8. und 16. Woche psychologisch und röntgenologisch nachuntersucht. Testpsychologisch fanden sich bei den „Hypersekretoren" vermehrt orale Abhängigkeitswünsche. Bei 3 der 63 Männern mit gastrischer Hypersekretion fand sich bei der ersten röntgenologischen Untersuchung ein abgeheiltes und bei einem ein aktives Ulcus duodeni. Bei der zweiten Röntgenuntersuchung fanden sich bei weiteren 5 „Hypersekretoren" ein aktives Ulcus duodeni und in der Gruppe der „Hyposekretoren" keines. MIRSKY (1961/62) folgerte aus dieser Untersuchung, daß die Trennung von zu Hause und die mit der Grundausbildung zusammenhängenden Beschränkungen für Personen, die eine bestimmte somatische Disposition mitbringen, zur Ausbildung eines Ulcus duodeni führen.

Es konnte bisher jedoch nicht genau geklärt werden, wie und über welche somatischen Abläufe es in Situationen, die ein Patient unbewußt als traumatisch diagnostiziert, zu Magenläsionen kommt.

Die vorliegenden psychophysiologischen Untersuchungen erbrachten widersprüchliche Befunde. HOELZEL (1942) bspw. berichtete, daß Ärger, Angst, Schuld- und Kränkungsgefühle zu einer verstärkten Magensaftsekretion und zu einer Senkung des pH-Wertes führen. Unter Hypnose fanden jedoch KEHOE u. IRONSIDE (1964) im Zusammenhang mit Angst nur mittlere und in Verbindung mit Gefühlen der Hilf- und Hoffnungslosigkeit die geringsten Sekretionsraten. MARGOLIN (1951) untersuchte eine Patientin mit einer Magenfistel und fand in Abhängigkeit von unbewußten Konflikten eine Dissoziation von Säuresekretion und Durchblutung. ZANDER (1977) führte psychoanalytische Interviews mit Patienten unter dem Röntgenschirm durch, in denen Situationen besprochen wurden, die bei den Patienten mit Neid und Ärger verbunden waren. Unter dieser Bedingung kam es zu einem spastisch verengten Antrum und zu einer Öffnung des Pylorus.

In der Untersuchung von ZANDER blieb freilich offen, ob diese Veränderungen ausschließlich mit diesen Affekten verbunden waren und ob sie nicht auch durch andere, unspezifische und situative Reize ausgelöst wurden bzw. ausgelöst werden konnten. In den anderen Untersuchungen fokussierte man im wesentlichen auf die HCl-Sekretion und ließ die Pepsin-, Sekretin- und Gastrin-Sekretion, die Schleimbildung und die Durchblutung der Mukosa außer acht. In diesen Untersuchungen wäre auch zu prüfen gewesen, inwieweit die gefundenen Veränderungen durch einen Magenschlauch, eine Magenfistel oder den hypnotischen Zustand mitbedingt waren.

Auch die Korrelation von bestimmten unbewußten Konflikten mit Magenfunktionsstörungen ist problematisch. In Therapiesitzungen fanden bspw. MAHL u. KARPE (1953) eine erhöhte Magensäuresekretion, wenn der Patient ängstlich war. Kamen auf sprachlicher Ebene unbewußte Abhängigkeitswünsche und ihre Frustration zum Ausdruck, dann sank die Sekretionsrate ab. ALEXANDER (1953) deutete die Therapieprotokolle dieses Patienten ganz anders und kam zum Schluß, daß eine erhöhte Magensäureproduktion nur in solchen Therapiesitzungen auftrat, in denen der Patient thematisch auf seine unbewußten oral-abhängigen Wünsche anspielte.

Nach den vorliegenden psychophysiologischen Untersuchungen kann man zwar davon ausgehen, daß Gefühlszustände mit Veränderungen in der Magenfunktion einhergehen. Offen bleibt dabei jedoch, um welche Funktionen es sich

dabei genau handelt und ob diese Funktionsänderungen sowohl bei „Gesunden"
und bei „Kranken" eintreten, ob sie interindividuell verschieden sind, ob sie nur
im Zusammenhang mit spezifischen Affekten auftreten oder ob sie nicht auch
durch andere Reize ausgelöst werden können und ob es sich bei den gefundenen
Zusammenhängen nicht um den gleichen, bloß unterschiedlich bezeichneten, aber
nicht unterschiedlich erlebten Gefühlszustand handelt.

IV. Anmerkungen

Es besteht heute ein weitgehender Konsens darüber, daß Personen mit einer bestimmten körperlichen Prädisposition und einer bestimmten psychodynamischen
Konfliktlage, über welche sich auch die Wirksamkeit sozialer Faktoren vermittelt, unter bestimmten Zuständen ein Ulcus duodeni entwickeln können. Die vorliegenden Untersuchungen weisen diesen Zusammenhang jedoch eher als einen
empirischen, denn als einen begriffenen aus. Man weiß nicht, worin sich die körperliche Prädisposition manifestiert, und es ist nicht bekannt, wie situative Gegebenheiten über welche psychischen Prozesse auf welche Magenfunktionen Einfluß nehmen. Es ist weiter nicht geklärt, ob bestimmte psychologische Eigentümlichkeiten mit bestimmten physiologischen korrelieren oder ob sie davon unabhängig sind, ob sich der psychische Konflikt unspezifisch, d. h. über differente pathophysiologische Mechanismen oder über spezifische Abläufe in ein Ulcus duodeni transportiert. Auch die Frage, ob die sog. „Hypersekretoren" als „Pseudo-
unabhängige" und die normal-HCl-sezernierenden Patienten als die „Offenab-
hängigen" zu identifizieren sind, ist ebenso unbeantwortet wie die Frage, ob bei
beiden Gruppen die gleiche psychodynamische Konstellation vorliegt. Die
Gleichartigkeit der Befunde könnte auch darauf zurückzuführen sein, daß die
verschiedenen Untersucher schon vor der Untersuchung wußten, daß es sich um
einen Ulkus-Patienten handelt.

Aufgrund der vorliegenden Befunde ist jedoch zu vermuten, daß sich Patienten
mit einem Ulcus duodeni in den Bedingungen ihrer Primärsozialisation und in ihrer Abhängigkeitsproblematik qualitativ nicht von Patienten mit anderen psychosomatischen Erkrankungen unterscheiden. Ein Unterschied mag darin bestehen, daß diese Problematik bei ihnen andersartig verarbeitet wird. Um mögliche
Unterschiede in der Gruppe der Ulkus-Kranken zu entdecken, wäre es auch hier
wichtig, in künftigen Untersuchungen die Patienten hinsichtlich ihrer basalen und
unter Stimulation auftretenden Sekretionsmuster sowie sonstiger regulatorischer
Abnormitäten möglichst genau zu charakterisieren.

E. Colitis ulcerosa

Als Colitis ulcerosa wird eine primär diffuse Entzündung mit noch ungeklärter
Ätiologie bezeichnet, welche vorwiegend die Schleimhaut des Rektums befällt
und dort zu ulzerösen Läsionen führt. Nach den Daten von MÜLLER-WIELAND
(1972) beginnt sie in ca. 40% als Proktitis, resp. Proktosigmoiditis, in 20% als

linksseitige Colitis und in 35% als subtotale, resp. totale Colitis. In etwa 50% der
Fälle breitet sich die Erkrankung im weiteren Verlauf oralwärts aus. Edwards
u. Truelove (1964) fanden bei 92% der Patienten einen chronisch-rezidivieren-
den und bei 8% einen chronisch-kontinuierlichen Verlauf. Zwar zeigt die Erkrankung einen Häufigkeitsgipfel in der zweiten und vor allem in der dritten Lebensdekade, sie kann jedoch in jedem Lebensalter auftreten. Nach dem 55. Lebensjahr
ist ein eindeutiger Rückgang zu verzeichnen (Jalan et al. 1971). Der Spontanverlauf ist schlecht. Nach 30 Jahren sind etwa 60% der Patienten mit einer totalen
Colitis ulcerosa verstorben (Gallagher et al. 1962). Insbesondere das Krebsrisi-
ko nimmt kumulativ zu. Nach 25 jähriger Krankheitsdauer ist mit einer Karzi-
nomhäufigkeit von bis zu 42% zu rechnen (Müller-Wieland 1972).

I. Körperliche und psychische Symptomatik

Bei jüngeren Patienten beginnt die Erkrankung meist mit Blutungen aus dem
Darm, die auch nachts auftreten. Meist bestehen auch abdominelle Schmerzen,
Fieber, Gewichtsverlust, Tenesmen, Übelkeit mit Brechneigung, Gelenkschmer-
zen und Obstipation. Die Diarrhoen sind meist mit heftigem Stuhldrang verbun-
den, wobei oft nur etwas Schleim und Blut abgesetzt wird. In unterschiedlicher
Häufigkeit finden sich ferner folgende systemische Komplikationen: Arthritiden,
Hautveränderungen, entzündliche Augenerkrankungen, Leberveränderungen,
Nierenerkrankungen und Gerinnungsstörungen.

Die Pathophysiologie ist noch weitgehend unklar. Diskutiert werden heute vor allem immunologische Mechanismen. In verschiedenen Untersuchungen ließen sich bei bis zu 60% der Patienten humorale Antikörper gegen Kolonbestandteile nachweisen (z. B. Perlmann et al. 1973).
In Gewebskulturen menschlicher Kolonzellen haben sie jedoch keine zytotoxische Wirkung
(Broberger u. Perlmann 1963). Sie sind aber auch nicht bloß die Folge einer Gewebszerstörung,
denn sie lassen sich auch in verstärktem Maße bei Verwandten von erkrankten Patienten nachweisen, die selbst zu keiner Zeit Zeichen einer ulzerösen Colitis aufwiesen (Polcak u. Skalova
1968). Sie finden sich auch in etwa 10% der Seren von gesunden Personen (Perlmann et al.
1973). Antikörper gegen die Kolonschleimheit können also weder als alleinige Ursache noch als
Resultat der ulzerösen Veränderung angesehen werden. Zelluläre, lymphozytäre Antikörper, die
von Broberger u. Perlmann (1963) gefunden wurden, haben dagegen einen zytotoxischen Effekt auf die Kolonzellen. Die passive Übertragung geprägter Lymphozyten bewirkt aber lediglich
eine passagere Schädigung des Dickdarms (Watson et al. 1966). Neuerdings wurden auch Antikörper gegen die sog. Becher-Zellen beschrieben (Otte et al. 1983).

Eine Übersicht über die psychologischen Befunde, die von verschiedenen Autoren mit unterschiedlichen Methoden an diesen Patienten erhoben wurden, geben Zepf (1976 a) und Weiner (1977). In erstaunlicher Gleichförmigkeit wurden
bei diesen Patienten ein mangelndes oder unsicheres Selbstwertgefühl, ein ge-
hemmtes Aggressionsverhalten, eine weitgehende Übereinstimmung mit normativen Verhaltenserwartungen festgestellt sowie über die Unfähigkeit berichtet, Gefühle differenziert ausdrücken zu können. Es imponiert ferner eine extrem enge
Bindung an eine Schlüsselfigur, zu der sich der Patient in ein Abhängigkeitsverhältnis wünscht oder mit der er sich in einem derartigen Verhältnis befindet. Der
Charakter dieser Abhängigkeitsbeziehung wird als infantil und symbiotisch beschrieben, wobei die Patienten narzißtisch eine Vereinigung mit dem bedürfnisbe-
friedigenden Objekt anstreben. Im Urteil von Engel (1955) führen die Colitispa-

tienten ihr Leben durch diese Schlüsselfigur. ZEPF et al. (1981 c, d) konnten zeigen, daß die Höhe des Selbstwertgefühls und das Ausmaß subjektiver Beschwerden positiv mit der Distanz korrelieren, in der sich die Patienten zu ihrer aktuellen Schlüsselfigur erleben. Es hat auch den Anschein, als würde es sich bei der Verhaltensnormalität im wesentlichen um einen subjektiven Tatbestand handeln. ZEPF et al. (1981 e) fanden, daß sich diese Patienten im Vergleich mit gesunden Kontrollpersonen zwar subjektiv in einer größeren Übereinstimmung wähnen, sich aber hinsichtlich einer objektiv existierenden Übereinstimmung nicht von den Kontrollpersonen unterscheiden. Neuerdings stellten auch andere (s. bei VON RAD 1983) eine um emotionale Konotationen verkürzte Sprache fest. Verschiedentlich ist auch auf eine erhöhte intellektuelle Leistungsfähigkeit dieser Patienten hingewiesen worden (z. B. WEINER u. LEWIS 1960). LIEDTKE u. ZEPF (1976) konnten diesen Befund jedoch nicht bestätigen.

Über psychotische Zustände wurde im Vorfeld und am Beginn der Erkrankung berichtet. Diese psychotischen Erkrankungen sind meist paranoider Natur (ENGEL 1955). Es hat den Anschein, als läge bei diesen Patienten die Inzidenzrate für Schizophrenie etwa fünfmal so hoch wie in der Gesamtbevölkerung (WEINER 1977).

II. Ätiologische Faktoren

Ein Hinweis darauf, daß genetische Faktoren eine Rolle spielen, liegt darin, daß sich bei etwa 6% der Patienten eine familiäre Häufung dieser Erkrankung findet (z. B. SINGER et al. 1971). Bedauerlicherweise sind bisher zu wenige Zwillingspaare untersucht worden, als daß die festgestellten Konkordanzraten verwertet werden könnten. Ein weiterer Hinweis für das Vorliegen eines genetischen Faktors findet sich in der Untersuchung von POLCAK et al. (1967), in der bei knapp 80% der Familienmitglieder eines Patienten antinukleäre und bei 50% Antikörper gegen Kolongewebe gefunden wurden.

In psychoanalytischer Sicht werden die psychologischen Vorbedingungen für eine spätere Erkrankung an einer Colitis ulcerosa in der frühkindlichen Mutter-Kind-Beziehung hergestellt. Insbesondere bei diesen Patienten ist diese Beziehung vielfältig untersucht worden. Obwohl die verwendeten Untersuchungsmethoden sehr verschieden waren – psychoanalytische Untersuchung des Patienten und der Mutter, testpsychologische Untersuchung und direkte Beobachtung der Mutter, Schilderung der Mutter durch den Patienten –, sind die erhobenen Befunde weitgehend identisch. Wie bei Patienten mit anderen psychosomatischen Erkrankungen finden sich auch hier in der Beschreibung der Mütter mit auffallender Regelmäßigkeit Angaben über offen oder abgewehrte negative Gefühle dem Kind gegenüber. Es bietet sich eine breite Skala von Verhaltensqualitäten der Mutter, welche von einer Aktivitätseinschränkung, offener Zurückweisung, übertriebener rigider Handhabe der Fürsorge bis zur regelrechten Abschirmung von der Umwelt reichen. Unter der Tarnung einer ungeheuer liebevollen Mutter verbirgt sich oft die Forderung nach absolutem Gehorsam. Meist wird auf der einen Seite die Erwartung gehegt, das Kind möge bei der Beherrschung seiner Körperfunktionen unter Verzicht auf mütterliche Assistenz hohe Leistungen erbringen, wobei jedoch auf der anderen Seite die verschiedenen Mechanismen der Unterdrückung und Einschränkung kindlicher Aktivitäten bewirken, daß die Fähigkeit zu derartigen Leistungen nur sehr schwer entwickelt werden kann. Gemeinsam mit einer strengen mechanischen Ausführung der Pflege werden durch das Vorenthalten liebevoller Kontakte beim Kind Gefühle der Hilflosigkeit und Unzulänglichkeit, der Wut und Angst ausgelöst, die es jedoch nicht zulassen kann. Aus dieser Art von Interaktion entsteht und verfestigt sich ein vielfach beschriebenes Abhängigkeitsverhältnis. Indem die Mutter über das „impotente" Kind (PRUGH 1951) herrscht, kann dieses seine Fähigkeiten und Ich-Funktionen nicht entwickeln, um seine Bedürfnisse selbständig zu befriedigen. Die Auffassung von MURRAY (1930), dem hier historische Priorität zukommt, daß es sich bei dieser Mutter-Kind-Beziehung um eine wechselseitige Abhängigkeit handelt, wird auch heute noch geteilt. SPERLING (1958/59) spricht von einer "toilet-symbiosis", und ENGEL (1955) beschreibt das Kind wie GARNER u. WENAR (1959) als "physical appendage" der Mutter, über das von ihr wie über einen eigenen Körperteil verfügt wird. Das Kind wird als Teil des eigenen Selbst der Mutter behandelt und als ein Objekt benötigt, mit dem die Mutter ihre eigenen ungelösten und unbewußten prägenitalen Konflikte durchagiert (Lit. s. ZEPF 1976 a; WEINER 1977).

Obwohl die Väter gelegentlich als brutal, rüde und fordernd geschildert wurden, gelten sie doch mehrheitlich als passive, enttäuschte, resignierte und ehrgeizlose Figuren (z. B. JACKSON u. YALOM 1966).

III. Auslösende Situation, Symptomgenese

ENGEL (1955) fand, daß bei den meisten Patienten am Beginn der Erkrankung ein realer, drohender oder bloß imaginierter Verlust der für sie wichtigen Schlüsselfigur steht. In der Nachfolge wurde dieser Befund vielfältig bestätigt (Lit. s. WEINER 1977). Dieses Ereignis fand in einem Zeitraum von Stunden bis zu zwei Tagen vor dem Auftreten der ersten Symptome einer Colitis ulcerosa statt. Die vorliegenden Untersuchungen zeigen auch, daß reale oder drohende Trennungen von der Schlüsselfigur auch vor den Rezidiven auftraten. ENGEL (1955) beschrieb beispielsweise Rezidive, die durch eine kurzfristige Trennung vom behandelnden Arzt ausgelöst wurden.

Den affektiven Zustand, der einem Objektverlust folgt, haben ENGEL u. SCHMALE (1969) als Hilflosigkeit, resp. als Hoffnungslosigkeit beschrieben. Hilflosigkeit meint dabei, daß der Zustand durch die Mithilfe anderer noch verändert werden kann, Hoffnungslosigkeit tritt auf, wenn keine Veränderung mehr möglich scheint. Diese Gefühle sind allerdings nicht spezifisch für Patienten mit einer Colitis ulcerosa. Eine Reihe eindrucksvoller Untersuchungen unterstützt die These der Autoren, daß Gefühle der Hilf- und Hoffnungslosigkeit vor dem Krankheitsbeginn für die Auslösung verschiedenster körperlicher Erkrankungen von Bedeutung sind.

Wie die im Gefolge eines Objektverlustes auftretenden Affekte bei diesen Patienten auf die intestinalen Funktionen einwirken, ist freilich unklar.

Abgesehen von methodischen Schwierigkeiten hängt dies sicherlich auch damit zusammen, daß unser Wissen über die Regulation der Motorik, der Durchblutung und der Sezernierung bestimmter chemischer Substanzen des Darmes noch sehr begrenzt ist. WOLF (1966) fand bei Patienten mit und ohne ulzerativer Colitis nach einer Kolostomie unter Konfliktsituationen, aber auch unter ganz unspezifischen Reizen verstärkte Darmkontraktionen und später auch petechiale Blutungen, und ALMY (1961) stellte bei gesunden Personen unter den Gefühlen der Hoffnungslosigkeit und Hilflosigkeit einen Rückgang der Kolonmotilität fest. Bei einem Patienten mit Colitis ulcerosa fanden WENER u. POLONSKY (1950) unter diesen Gefühlen eine Verstärkung der Kolonmotilität. KARUSH et al. (1955) diagnostizierten bei 6 Patienten mit einer Kolostomie unter der Angst vor einem Objektverlust zwar eine segmentale, aber keine propulsive Kontraktionssteigerung. Dagegen fanden DAVIDSON et al. (1956) bei Kindern mit einer Colitis ulcerosa einen völlig normalen Bewegungsablauf.

Die pathophysiologischen Befunde sind nicht einheitlich. Dies mag auch mit der unterschiedlichen Untersuchungstechnik zusammenhängen. Im Urteil von DELLER u. WANGEL (1965) sind die Motilitätsänderungen im Dickdarm nicht von einem bestimmten Gefühl oder einer bestimmten Stimmung abhängig, sondern von der Intensität und der Bedeutung, die dieses Gefühl für den Patienten hat.

Einige Befunde sprechen dafür, daß in der Genese einer ulzerösen Colitis wie auch in der Genese eines Asthma bronchiale ein unbewußter Bedeutungszuwachs eine Rolle spielt. FREIWALD et al. (1975; s.d.w. Lit.) fanden bei diesen Patienten im hypnoiden Zustand des katathymen Bildererlebens vom Motiv des Kotes oder des Darmes ausgehende szenische Abläufe, in denen Trennungen rückgängig gemacht wurden. Man könnte also auch hier vermuten, daß wie beim Asthma bronchiale aufgrund einer Ausgangslage, in der körperliche Funktionsabläufe nur mangelhaft integriert sind, auf einen unbewußten Bedeutungszuwachs (hier des Kotes) mit bestimmten, prädisponierten körperlichen Mechanismen reagiert wird.

IV. Anmerkungen

In psychoanalytisch orientierten Arbeiten über dieses Krankheitsbild besteht ein weitgehender Konsens darüber, daß in der symptomauslösenden Situation der Verlust eines, meist die Mutter repräsentierenden Beziehungsobjektes eine zentrale Rolle spielt. Der Objektverlust erhält seine pathogene Wirksamkeit hier dadurch, daß er an frühkindliche, unbewältigte Trennungsängste appelliert, wobei es dann im Gefolge erneuter Bewältigungsversuche zur Ausbildung einer Colitis ulcerosa kommt. So einhellig der Konsens hierüber auch ist, es bleiben dennoch Fragen. So lassen sich beispielsweise ganz verschiedene psychische Gegebenheiten als „Objektverlust" deuten. ENGEL (1955) und FULLERTON et al. (1962) beispielsweise fanden in Auslösesituationen auch eine Diskrepanz zwischen Leistungsforderung und Leistungsvermögen des Patienten, eine damit verbundene Versagungsangst sowie eine Entwertung durch andere. Auch dies läßt sich als ein drohender Objektverlust deuten, wenn man unterstellt, daß für den Patienten das relevante Beziehungsobjekt bewußt oder unbewußt bestimmte Leistungen oder das Vorhandensein bestimmter Eigenschaften als Bedingungen seiner Zuneigung setzte. Es wäre gewiß sinnvoll, in künftigen Untersuchungen psychosomatischer Krankheitsbilder die Inhalte der Angst, die unbewußten und bewußten Inhalte der Gefahr, vor der man sich fürchtet und die Bedingungen, unter der diese Gefahr auftritt, voneinander getrennt zu untersuchen und ihr jeweiliges psychodynamisches Zusammenspiel genauer zu beschreiben.

Ein weiteres Problem lag und liegt dabei darin, daß sich der Beginn der Erkrankung nicht genau terminieren läßt. Verschiedene Untersucher wählten unterschiedliche Kriterien. Für die einen begann die Erkrankung mit Durchfällen von einer bestimmten Frequenz und für andere mit blutigen Beimengungen. Für eine weitere Gruppe setzte die Erkrankung mit einem Wechsel in der bisherigen Art der Defäkation ein. Es ist allerdings keineswegs gesichert, daß die Erkrankung erst mit einer klinisch feststellbaren Symptomatik beginnt. Im Gegenteil, die Tatsache, daß bei Colitis-Patienten die Mukosa auch dann abnorm bleibt, wenn keinerlei Darmsymptomatik vorliegt (z. B. Dick et al. 1966), läßt vermuten, daß Veränderungen in der Mukosa bereits mehr oder weniger lange vor der klinischen Manifestation vorliegen können.

Es ist auch unklar geblieben, welchen Einfluß die Krankheit auf die in meist retrospektiven Untersuchungen gefundenen Gefühlszustände der Patienten hatte. Unklar blieb auch, ob die angegebenen Gefühle vom Patienten auch als solche erlebt wurden oder ob sie nicht vielmehr das Resultat einer Etikettierung bloß undifferenzierter Körpersensationen waren, welche die Patienten unter dem Druck ihrer narzißtischen Sehnsucht nach einer „primären Ungeschiedenheit" (Joffe u. Sandler 1967) – hier mit dem jeweiligen Untersucher – vorgenommen hatten. Dies gilt auch für die gefundene Korrelation von Gefühlslagen und Motilitätsveränderungen des Dickdarms. In diesen Untersuchungen wurde außerdem meist nicht geprüft, inwieweit diese Veränderungen u. a. von den Läsionen, der Kolostomie, den verwendeten Untersuchungsinstrumenten und von der aktuellen Beziehung zum Untersucher abhing. Es mag sein, daß diese Faktoren für die unterschiedlichen Resultate mitverantwortlich sind.

Zwar kann heute die Ansicht, daß es sich bei den psychischen Eigentümlichkeiten dieser Patienten um schlichte Krankheitsfolgen handelt, mit dem Argument relativiert werden, daß sie sich in einigen Untersuchungen als unabhängig von der Krankheitsdauer erwiesen haben. Widerlegt ist sie damit jedoch nicht. Für weitere Untersuchungen könnte man jedoch die Tatsache nutzen, daß das Vorhandensein von Antikörpern zweifelsohne ein Risikofaktor für eine spätere Erkrankung darstellt. Die Untersuchung solcher Patienten könnte einmal darüber Auskunft geben, unter welchen psychosozialen Bedingungen bei prädisponierten Personen eine Erkrankung auftritt und unter welchen dies nicht der Fall ist. Zum anderen ließe sich damit auch erklären, ob Kot und/oder Darm schon vor der Erkrankung in unbewußte Bedeutungszusammenhänge einbezogen sind oder ob sie einen unbewußten Bedeutungszuwachs erst im Zuge einer „sekundären", d. h. nach der Erkrankung stattfindenen Symbolisierung erwerben.

F. Morbus Crohn

Obwohl das Krankheitsbild bereits vor über 50 Jahren erstmals beschrieben worden ist, gelang es erst etwa seit den 60er Jahren, die Ileitis terminalis von einer Colitis ulcerosa mit einiger Sicherheit diagnostisch abzugrenzen (Lockhart-Mummery u. Morson 1964). Heute versteht man darunter eine chronische, nicht spezifische segmentale Entzündung insbesondere des terminalen Ileums, die in 50% der Fälle auch auf das Kolon übergreift und sich bei etwa 10% auch allein am Kolon abspielen kann (TODD 1970). Bei der chronischen Verlaufsform finden sich meist epitheloidzellige Granulome in der Darmwand, wobei eine Durchsetzung der ganzen Darmwand mit entzündlichen Veränderungen als charakteristisch gilt. Die Erkrankung kann in jedem Lebensalter auftreten; ein Erkrankungsgipfel findet sich jedoch zwischen dem 15. und 30. Lebensjahr (BROOKE et al. 1977), und neuerdings wird ein sprunghafter Anstieg dieses Krankheitsbildes festgestellt (z. B. MALCHOW 1979), der nicht auf eine verbesserte Diagnostik zurückgeführt werden kann (z. B. APPEL u. JÄGER 1978).

Nach Operationen besteht eine große Neigung zu Rückfällen. Die Prognose ist schlecht, wenn das Ileum mit betroffen ist (KORELITZ 1967). Im Vergleich zur Colitis ulcerosa ist bei einem M. Crohn früher eine Operation erforderlich. Auch entwickeln sich frühzeitiger extraintestinale Komplikationen (GLOTZER et al. 1973). Die Sterberate wird mit 10% angegeben (BANKS et al. 1969).

I. Körperliche und psychische Symptomatik

Als Leitsymptom gelten Durchfall mit Absetzen von weichen bis dünnflüssigen Stühlen. Die Beimengungen von Blut und Schleim sind nicht so regelhaft wie bei der Colitis ulcerosa. Leibschmerzen sind häufig und werden meist als ziehend und quälend im Unterbauch lokalisiert. Gelegentlich treten sie auch episodenhaft und in Form kolikartiger Attacken auf, die oft keine Beziehung zur Defäkation zeigen. Häufig findet sich ein Gewichtsverlust, weshalb gelegentlich Mädchen, bei denen durch die Erkrankung auch die körperliche und sexuelle Entwicklung nicht altersgemäß ist, als Anorexia nervosa fehldiagnostiziert werden (TRUELOVE 1971). Bei langfristigem Verlauf kommt es fast immer zu einer Fistelbildung, wobei sich rekto-vaginale, ileo-kolische, kolo-kolische, perianale und auch Fisteln zur äußeren Bauchdecke entwickeln können. Die gleichen systematischen Komplikationen, die bei einer Colitis ulcerosa beschrieben werden, finden sich in etwa in der gleichen Häufigkeit auch bei diesen Patienten (HAMMER et al. 1968).

Auch hier sind die pathophysiologischen Abläufe noch weitgehend unklar. Wie bei der Colitis ulcerosa werden immunologische Mechanismen diskutiert. PERLMANN et al. (1973) fanden auch bei diesen Patienten humorale Antikörper gegen Kolongewebe in ähnlicher Häufigkeit. SHORTER et al. (1969) fanden zellständige Antikörper, die jedoch nur für das Kolongewebe, nicht aber für die Zellen des Ileums zytotoxisch waren. Es finden sich aber auch Hinweise auf eine eingeschränkte zelluläre Immunität (SACHAR et al. 1973).

Die psychologischen Befunde sind nicht einheitlich. Einerseits werden auch an diesen Patienten die Kernmerkmale der Alexithymie beschrieben und keine Unterschiede zu Patienten mit anderen psychosomatischen Erkrankungen – insbesondere mit Colitis ulcerosa – gefunden. Andererseits fanden sich jedoch auch im Vergleich mit Normalpersonen keine psychologischen Auffälligkeiten (Lit. s. VON UEXKÜLL 1979; WEINER 1977).

II. Ätiologische Faktoren

Bei etwa 10% dieser Patienten findet sich in der Verwandtschaft entweder diese Erkrankung oder eine Colitis ulcerosa. Auffällig und ungeklärt ist dabei der Befund, daß unter den Verwandten der Morbus Crohn-Kranken beide Krankheitsbilder etwa gleich häufig auftreten, während die Verwandten von Patienten mit Colitis ulcerosa etwa fünfmal so häufig einen Morbus Crohn aufweisen (z. B. HAMMER et al. 1968). Aus Zwillingsuntersuchungen resultierten bisher keine verwertbaren Befunde. Trotzdem ist aufgrund der familiären Häufung dieser Krankheitsbilder zu vermuten, daß ein genetischer Faktor eine ätiologische Rolle spielt, dessen Natur allerdings noch unbekannt ist.

Wie bei der Colitis ulcerosa scheint auch bei diesen Patienten die von einigen Autoren beschriebene Abhängigkeit von anderen Personen aus einer gestörten Primärsozialisation zu resultieren, in der eine offen zurückweisende und/oder überfürsorgliche Mutter dominierte und die Zuwendung meist an die Bedingung von Leistung knüpfte. Oft werden die Mütter auch als gefühlskalt und die Väter als schwach und passiv geschildert (Lit. s. BURTSCHEIDT 1983; WEINER 1977).

III. Auslösende Situation, Symptomgenese

Wie auch bei anderen psychosomatischen Erkrankungen scheint auch hier den auslösenden und symptomverschlimmernden Lebenssituationen mehrheitlich ein realer, drohender oder phantasierter Objektverlust zugrunde zu liegen, der zu depressiven Gefühlen der Hilf- und Hoffnungslosigkeit führen kann (Lit. s. BURTSCHEIDT 1983; Weiner 1977). Wie und über welche pathophysiologischen Mechanismen diese Gefühlslage jedoch auf die Krankheitsentstehung einwirkt, ist bei diesen Patienten ebenso unklar geblieben wie etwa bei Patienten mit Colitis ulcerosa. Psychoanalytische oder psychoanalytisch orientierte Untersuchungen über die unbewußten Bedeutungszusammenhänge, in denen Kot und Darm bei diesen Patienten möglicherweise stehen, liegen nicht vor.

IV. Anmerkungen

Aufgrund der vorliegenden Untersuchungsergebnisse läßt sich nicht mit Sicherheit entscheiden, ob es sich bei dem Morbus Crohn um eine psychosomatische Erkrankung im engeren Sinne handelt oder nicht. Die Ähnlichkeit, die im Urteil verschiedener Untersucher zwischen Patienten mit Morbus Crohn und einer Colitis ulcerosa besteht, könnte auch dadurch zustande gekommen sein, daß eine Colitis ulcerosa fälschlicherweise als Morbus Crohn diagnostiziert wurde.

KORELITZ et al. (1969) überprüften die Treffsicherheit der Diagnosestellung von 65 Patienten. Bei der Untersuchung der Operationspräparate konnte festgestellt werden, daß bei mehr als 50% der Patienten eine Colitis ulcerosa vorlag. FARMER et al. (1968) sind der Ansicht, daß bei etwa 10% der histologischen Präparate eine Unterscheidung zwischen Morbus Crohn und Colitis ulcerosa nicht möglich ist, und MEYER (1973) wies darauf hin, daß Patienten auch zugleich die Histologie eines Morbus Crohn und die einer Colitis ulcerosa aufweisen können.

Es ist somit durchaus möglich, daß Patienten, die den Colitis-Patienten ähneln, keinen Morbus Crohn, sondern eine Colitis ulcerosa aufweisen und daß jene

Patienten, die sich nicht von den Normalpersonen unterscheiden, an einer Ileitis terminalis litten.

Angesichts der Feststellung von MEYER u. SLEISENGER (1973), daß bis zu 25% der Patienten, deren Krankheit früher als Colitis ulcerosa diagnostiziert wurde, vermutlich einen Morbus Crohn aufwiesen, ist es freilich auch denkbar, daß zwischen beiden Patientengruppen auf psychologischer Ebene eine Ähnlichkeit besteht. Dies könnte aber auch daran liegen, daß die psychologischen Untersuchungsinstrumente nicht sensibel genug waren. Es ist auch möglich, daß diese Ähnlichkeit nur für bestimmte, aber nicht für alle Patienten mit einem Morbus Crohn gilt. Erforderlich sind hier Untersuchungen an Patienten, bei denen ein Morbus Crohn nicht nur diagnostiziert, sondern bei denen auch das Vorliegen einer Colitis ulcerosa ausgeschlossen wurde.

G. Zur psychoanalytischen Psychotherapie psychosomatischer Störungen

ROHRMEIER (1982) hat die Berichte, in denen über Psychotherapien psychosomatisch Kranker berichtet wurde, zusammengestellt und die darin vorgetragenen Ergebnisse kritisch verrechnet. Unter einer sog. „eklektischen Psychotherapie" fanden sich danach bei insgesamt 3 298 Patienten (vorwiegend mit Asthma bronchiale, Anorexia nervosa und Colitis ulcerosa) 4,7 Jahre (Mittelwert) nach Beendigung der Therapie bei 67,6% eine „Besserung" und bei 47,6% eine „gute Besserung" der körperlichen Beschwerden.

Unter diesem Titel subsumiert ROHRMEIER (1982) auch die sog. „supportive Psychotherapie", welche in der Behandlung psychosomatisch Kranker zunehmend an Bedeutung gewann. Die technischen Merkmale dieses deutungsfreien psychotherapeutischen Verfahrens wurden erstmals von GROEN u. BASTIAANS (1951) und zuletzt von WERMANN (1981) beschrieben. Theoretisch wurde dieses Verfahren von ENGEL (1951) aufgearbeitet, der die Funktion des Therapeuten als die eines „Hilfs-Ich" des Patienten bestimmt. Empfohlen wird dieses Verfahren heute vor allem bei alexithymen psychosomatischen Kranken mit defizitären Ich-Strukturen und einer vorherrschenden Tendenz zu symbiotischen Beziehungen zu einer Schlüsselfigur (z. B. FREYBERGER 1977). Im Rahmen des Narzißmuskonzeptes von JOFFE u. SANDLER (1967) obliegt es dem Therapeuten, in der Beziehung zum Patienten jene „primäre Ungeschiedenheit" wieder herzustellen, in der er sich vor seiner körperlichen Erkrankung mit seiner zentralen Beziehungsfigur befand und die ihn vor einer somatischen Dekompensation schützte.

Psychoanalytische Einzeltherapien und psychoanalytische Gruppentherapien werden von ROHRMEIER (1982) zusammengefaßt. Bei 53,2% der 2 269 Patienten, darunter auch Patienten mit Anorexia nervosa und sog. „gemischten Diagnosen", die in die Zusammenstellung eingingen, fand sich 4,5 Jahre (Mittelwert) nach Therapieende eine „gute Besserung" und bei 74,5% eine „Besserung" der psychischen und somatischen Erkrankung.

Die Anwendung einer aufdeckenden, d. h. Einsicht fördernden Psychotherapie bei psychosomatisch Kranken wird derzeit kontrovers diskutiert. Einige halten diese Form der Psychotherapie für nutzlos und gelegentlich auch für gefährlich (z. B. SIFNEOS 1975), andere verweisen auf die dadurch erzielten Erfolge. Über eine Besserung der psychischen und/oder körperlichen Situation unter dieser, meist in Ergänzung zur medikamentösen Behandlung durchgeführten Form der Psychotherapie berichten z. B. DE BOOR (1965) und SCHÖTTLER (1981) bei Asthmapatienten, KAPLAN (1955) und ORGEL (1958) bei Ulkus-Patienten, KARUSH et al. (1968) und WEINSTOCK (1962) bei Patienten mit Colitis ulcerosa.

Es scheint dabei, als würde nicht nur unter den aufdeckenden Psychotherapien, sondern auch bei den sog. klassischen Psychoanalysen eine Behandlungsphase vorausgehen, in der supportive Elemente überwiegen. KRYSTAL (1982) schlägt dies ausdrücklich vor, und SCHÖTTLER (1981) betont für die Anfangsphase die Notwendigkeit eines gleichmäßigen, verläßlichen, Ruhe, Sicherheit und Reizschutz ausstrahlenden Milieus im Sinne einer „holding function" (WINNICOTT 1974). Dies entspricht einem Vorgehen, wie es bereits von MARGOLIN (1952) vorgeschlagen wurde.

Die psychoanalytische Gruppentherapie wird derzeit ambulant oder stationär durchgeführt, und zwar sowohl mit homogenen (z. B. FORTIN u. ABSE 1956) als auch mit heterogenen Gruppen (z. B. STEIN 1971). Wird die psychoanalytische Gruppentherapie im Rahmen eines stationären Settings angewandt, dann wird sie meist mit entspannungsfördernden Techniken und gelegentlich mit Einzelgesprächen kombiniert. Die Gruppenzusammensetzungen sind heterogen, und meist wird auch die Gruppentherapie nach der Entlassung fortgesetzt. Über günstige Erfahrungen mit einem derartigen Behandlungssetting berichten z. B. VON RAD u. RÜPPELL (1975), STEPHANOS (1973) sowie ZEPF et al. (1981 a), wobei jedoch die theoretischen Positionen der verschiedenen Untersucher ebenso unterschiedlich waren wie das Zusammenspiel der einzelnen psychotherapeutischen Verfahren.

Durchschnittlich 1,9 Jahre nach Beendigung eines autogenen Trainings erwiesen sich 64,2% von insgesamt 1 959 Patienten (vorwiegend funktionelle Störungen und Asthma bronchiale) als gebessert und 49,5% als „gut gebessert". Nach einer hypnotischen Behandlung (vorwiegend Patienten mit Asthma bronchiale, funktionellen Störungen und Kopfschmerzen) lag bei 46,6% von insgesamt 448 Patienten eine „gute Besserung" und bei 52,8% eine „Besserung des Krankheitsbildes vor (Katamnese im Mittel nach 5,6 Jahren).

Entspannungsfördernde Techniken haben ohne Zweifel einen festen Platz in der psychotherapeutischen Behandlung psychosomatisch Kranker. Worin freilich ihre therapeutischen Wirkfaktoren liegen, ist unklar. Möglicherweise spielen dabei auch Elemente der supportiven Psychotherapie eine Rolle, welche in dem Setting, in dem diese Techniken von Patienten erlernt werden, fraglos enthalten sind.

Dies gilt auch für das sog. „katathyme Bildererleben", welches 1955 von LEUNER (1970) beschrieben wurde und das unter diesen Techniken eine Sonderstellung einnimmt. Es handelt sich dabei um eine gesteuerte Tagtraumtechnik. Im hypnoiden Zustand werden Imaginationen des Patienten durch die Vorgabe bestimmter Standardmotive angestoßen, die vom Patienten unter Anleitung des Therapeuten ausgestaltet werden. Über eine eindrucksvolle psychische und körperliche Besserung, die mit diesem Verfahren an Patienten mit Colitis ulcerosa und Morbus Crohn erreicht werden konnte, berichtet WILKE (1983).

I. Anmerkungen

Die Erfolge, die in der psychotherapeutischen Behandlung psychosomatisch Kranker erzielt wurden, sind sicherlich nicht zu bezweifeln. So zeigt die Zusammenstellung von ROHRMEIER (1982) auch, daß eine gemeinsame psychotherapeutische und somatische Behandlung einer allein somatisch orientierten überlegen ist. Inwieweit jedoch die berichteten therapeutischen Erfolge generalisierbar sind, ist eine offene Frage. „Psychotherapie" nimmt einmal nicht auf ein Verfahren Bezug, das in der Praxis psychoanalytisch ausgebildeter Psychotherapeuten nach einheitlichen und für alle verbindlichen Regeln abläuft. Zum anderen wurden in den vielen therapeutischen Erfahrungsberichten die Patienten psychisch und somatisch ebenso unzulänglich charakterisiert wie die Veränderungen, die letztlich als Besserung gewertet wurden. Vergleiche mit unbehandelten Kontrollgruppen fehlen, und die Einflüsse des Schweregrades einer körperlichen Erkrankung auf den therapeutischen Erfolg blieben oft ebenso unberücksichtigt wie die außertherapeutischen Einflüsse. Die meisten Evaluationen von Psychotherapien genügen jedenfalls nicht den von FISKE et al. (1970) vorgeschlagenen "minimal standards". Da die Indikationskriterien für bestimmte psychoanalytisch orientierte Psychotherapien in der psychischen Struktur des Patienten gründen, resultiert aus der oft nur sehr vagen metapsychologischen Charakterisierung der Patienten, daß die therapeutischen Erfolge auch nicht für künftige Indikationen zu bestimmten Formen der Psychotherapie herangezogen werden können. LUBORSKY et al. (1980) kommen aufgrund eines Überblicks über eine Vielzahl von Studien, in denen die Anfangsbefunde mit dem Behandlungsergebnis in Beziehung gesetzt wurden, zum Schluß, daß der Ausgang einer Psychotherapie derzeit nicht voraussagbar ist. Dies gilt insbesondere für den psychosomatisch Kranken, der sicherlich zu den psychotherapeutischen Problempatienten gehört. Dafür spricht auch die Vielfalt der entwickelten modifizierten therapeutischen Ansätze (Übersicht bei VON RAD 1983).

Angesichts der vielfältigen und noch ungelösten Probleme in der Psychotherapieforschung sind die psychotherapeutischen Techniken, deren Erfolg oft mit Zahlenmaterial erhärtet scheint, eher als Möglichkeiten denn als therapeutische Strategien anzusehen, die notwendig bei psychosomatisch Kranken einzuschlagen sind.

Literatur

Aas K (1969) Allergic asthma in childhood. Arch Dis Child 44:1–10
Abramson HA (1963) Some aspects of the psychodynamics of intractable asthma in children. In: Schneer HI (ed) The asthmatic child. Hoeber, New York, pp 27–38
Ackerman HS, Weiner H (1976) Peptic ulcer disease: Some considerations for psychosomatic research. In: Hill O (ed) Modern trends in psychosomatic medicine. Butterworths, London, pp 363–381
Ahrens S, Gyldenfeldt H von, Runde P (1979) Alexithymie, psychosomatische Krankheit und instrumentelle Orientierung. Psychother Psychosom 29:173–177
Alexander F (1939) Psychoanalytic study of a case of essential hypertension. Psychosom Med 1:139–152
Alexander F (1951) Psychosomatische Medizin. De Gruyter, Berlin
Alexander F (1953) Discussion of paper by Mahl und Karpe. Psychosom Med 15:327
Almy TP (1961) Observations on the pathologic physiology of ulcerative colitis. Gastroenterology 40:229–306
Anders W (1958) Soziale Probleme bei allergischen Erkrankungen am Beispiel des Asthma bronchiale. Öffentl Ges Dienst 19:488
Appel A, Jäger K (1978) Colitis granulomatose – Ein zunehmendes Problem. Med Welt 29:787–790
Arsdel PP Jr van, Motulski A (1949) Frequency and heritability of asthma and allergic rhinitis in college students. Hum Hered 9:101–112
Balint M, Balint E (1962) Psychotherapeutische Techniken in der Medizin. Huber, Bern
Banks B, Zetzel L, Richter H (1969) Morbity and mortality in regional enteritis: report of 168 cases. Am J Dig Dis 14:369–379
Bastiaans J, Groen J (1955) Psychogenesis and psychotherapy of bronchial asthma. In: O'Neill D (ed) Modern trends in psychosomatic medicine. Butterworths, London, p 242
Berger F, Rauskolb R, Schütz M, Stephanos S (1976/77) Gestosis and the psychosomatic phenomenon – an empirical investigation. Psychother Psychosom 27:154–158
Binger CA, Ackerman NW, Cohn AE, Schroeder HA, Steele JM (1945) Personality and arterial hypertension. Brunner, New York

Blanchard EB, Arena JG, Pallmeyer TP (1981) Psychometric properties of a scale to measure alexithymia. Psychother Psychosom 35:64–71

Boor Cl de (1964) Strukturunterschiede unbewußter Phantasien bei Neurosen und psychosomatischen Krankheiten. Psyche (Stuttg) 18:664–673

Boor Cl de (1965) Zur Psychosomatik der Allergie insbesondere des Asthma bronchiale. Huber, Bern

Boor Cl de, Mitscherlich A (1973) Verstehende Psychosomatik: Ein Stiefkind der Medizin. Psyche (Stuttg) 27:1–20

Brede K (1971) Sozioanalyse psychosomatischer Störungen. Fischer-Athenäum, Frankfurt

Broberger O, Perlmann P (1963) In vitro studies of ulcerative colitis. I. Reactions of patients' serum with human fetal colon cells in tissue cultures. J Exp Med 117:705–716

Brooke BN, Cave DR, Gurry JF, King DW (1977) Crohn's disease. MacMillan, London

Burtscheidt W (1983) Psychosomatische Aspekte beim Morbus Crohn: Eine Untersuchung zur Persönlichkeitsstruktur und zum Einfluß psychischer Faktoren auf den Krankheitsverlauf. Med Diss, Düsseldorf

Chakraborty R, Schull WJ, Harburg E, Schork MA, Roeper P (1977) Hereditary, stress and blood pressure, a family set method. J Chronic Dis 30:683–699

Chazan JA, Winkelstein W (1964) Household aggregation of hypertension. J Chronic Dis 17:9–18

Chester R (1973) Health and marital break down. J Psychosom Res 17:317–321

Christian P (1969) Vegetative Störungen: Symptomatologische Beurteilung und Prognose der Problempatienten in der täglichen Praxis. Ärztl. Fortbldg. Kurse Regensburg, Bd 17, p 118

Clauser G (1963) Lehrbuch der biographischen Analyse. Thieme, Stuttgart

Cremerius J (1968a) Die Prognose funktioneller Syndrome. Enke, Stuttgart

Cremerius J (1968b) Abriß der psychoanalytischen Abwehrtheorie (unter besonderer Berücksichtigung der Klinik). Z Psychother Med Psychol 18:1–14

Cremerius J (1972) Prognose und Spätschicksale unbehandelter funktioneller Syndrome. Klin Wchschr 50:61–75

Cremerius J (1977a) Some reflections about the conception of psychosomatic patients in the french school. In: Bräutigam W, Rad Mv (eds) Toward a theory of psychosomatic disorders. Karger, Basel, pp 236–242

Cremerius J (1977b) Ist die „psychosomatische Struktur" der französischen Schule krankheitsspezifisch? Psyche (Stuttg) 31:293–317

Cremerius J, Hoffmann SO, Hoffmeister W, Trimborn W (1979) Die manipulierten Objekte. Psyche (Stuttg) 33:801–828

Davidson M, Sleisinger MH, Steinberg H, Almy TP (1956) Studies of distal colonic motility in children. II. Propulsive activity in normal states. Pediatrics 17:820–833

Davies MH (1970) Blood pressure and personality. J Psychosom Res 14:89–104

Deller GJ, Wangel G (1965) Intestinal motility in man. I. A study combining the use of intraluminal pressure recording and cineradiography. Gastroenterology 48:45–57

Deutsch L (1980) Psychosomatic medicine from a psychoanalytic view-point. J Am Psychoanal Assoc 28:653–702

Dick AP, Holt LP, Dalton ER (1966) Persistence of mucosal abnormality in ulcerative colitis. Gut 7:355–360

Dubo S, McLean JR, Ching AY, Wright HL, Kaufman PE, Sheldon JM (1961) A study of relations between family situation, bronchial asthma and personal adjustment in children. J Pediatr 59:402–414

Eberhard G (1968) Personality and peptic ulcer: preliminary report of a twin study. Acta Psychiat Scand [Suppl] 203:131–133

Edfors-Lubs ML (1971) Allergy in 7000 twin pairs. Acta Allerg (Kbh) 26:249–285

Edwards FC, Truelove SC (1964) The course and prognosis of ulcerative colitis. Gut 5:15–22

Engel BT, Bickford AF (1961) Response specificity. Arch Gen Psychiatry 5:478–489

Engel GL (1951) The surrogate Ego role of the physician in the management of the physically sick patient. Midwinter Meeting Am Psa Ass, New York, Dec. [zit. n. Kaufman MR (1953)] Problems of therapy. In: Deutsch F (ed) The psychosomatic concept in psychoanalysis. Int Univ Press, New York, pp 96–138

Engel GL (1955) Studies of ulcerative colitis. III. The nature of the psychological processes. Am J Med 19:231–256

Engel GL, Schmale AH Jr (1969) Eine psychoanalytische Theorie der somatischen Störung. Psyche (Stuttg) 23:241–261

Engelhardt K, Strothmann G (1971) Zur Klinik psychovegetativer Syndrome. Med Klinik 66:1377–1385

Enke H, Houben AM, Rotas P (1964) Beitrag zum psychosomatischen Grundproblem. Med Welt 31:514–520

Fahrländer H (1972) Funktionelle Beschwerden des Magen-Darm-Kanals. Dtsch Med J 23:162–167

Farmer RG, Hawk WA, Turnbull RB (1968) Regional enteritis of the colon: A clinical and pathologic comparison with ulcerative colitis. Am J Dig Dis 13:501–514

Fenichel O (1945) Psychoanalytische Neurosenlehre, Bd II. Walter, Freiburg (1974)

Fiske D, Luborsky L, Parloff M, Hunt H, Orne M, Reiser M, Tuma A (1970) The planning of research on the effectiveness of psychotherapy. Arch Gen Psychiatry 22:22–32

Flannery JG (1978) Alexithymia. II. The association with unexplained physical distress. Psychother Psychosom 30:193–197

Fortin JN, Abse DW (1956) Group psychotherapy of college students with peptic ulcer. Int Group Psychother 6:383–391

Freeman EH, Gorman FJ, Singer MT, Affelder JT, Feingold BF (1967) Personality variables and allergic skin reactivity: A cross-validation study. Psychosom Med 29:312–322

Freiwald M, Liedtke R, Zepf S (1975) Die Imagination des erkrankten Organs von Patienten mit Colitis ulcerosa und funktionellen Herzbeschwerden im experimentellen katathymen Bilderleben. Psychother Med Psychol 25:15–24

French Th (1939) Psychogenic factors in asthma. Am J Psychiatry 96:87–101

Freud S (1895) Über die Berechtigung, von der Neurasthenie einen bestimmten Symptomenkomplex als „Angstneurose" abzutrennen. In: GW I, Fischer, Frankfurt (1952), S 313–342

Freud S (1917) Vorlesungen zur Einführung in die Psychoanalyse. In: GW XI. Fischer, Frankfurt (1952)

Freund E (1979) Emotional and social factors in intractable asthma of children. In: Abstracts of the 5th World Congr Int Coll Psychosom Med, Jerusalem, p 96

Freyberger H (1977) Psychosomatik des Erwachsenen. In: Bock HE, Gerok W, Hartmann F (Hrsg) Klinik der Gegenwart. Urban & Schwarzenberg, München, S 613–639

Fullerton DT, Kollar EJ, Caldwell AB (1962) A clinical study of ulcerative colitis. J Am Med Assoc 181:463–471

Gallagher ND, Goulston SJ, Wyndham N, Morrow W (1962) The management of fulminant ulcerative colitis. Gut 3:306–311

Garner AM, Wenar C (1959) The mother-child interaction in psychosomatic disorders. Univ Ill Press, Urbana

Gildea EF (1949) Special features of personality which are common to certain psychosomatic disorders. Psychosom Med 11:273–281

Gitelson M (1959) A critique of current concepts in psychosomatic medicine. Bull Menninger Clin 23:165–178

Glotzer DJ, Gardiner RC, Goldmann H (1973) Comparative features and course of ulcerative and granulomatous colitis. N Engl J Med 282:582–587

Goerttler K (1950) Entwicklungsgeschichte des Menschen. Springer, Berlin Göttingen Heidelberg

Gold WM (1976) Asthma. Am Thorac Soc News 1:12–21

Goldberg EM (1958) Family influences and psychosomatic illness: a inquiry into social and psychological background of duodenal ulcer. Tavistock, London

Goldring E, Chanis H, Schneiner GE, Smith HW (1956) Reassurance in the management of benign hypertensive disease. Circulation 14:260–264

Grinker RR (1953) Some current trends and hypothesis of psychosomatic research. In: Deutsch F (ed) The psychosomatic concept in psychoanalysis. Int Univ Press, New York, pp 37–62

Grinker RR (1961/62) Die Physiologie der Affekte. Psyche 15:38–58

Groen JJ, Bastiaans J (1951) Psychotherapy of ulcerative colitis. Gastroenterology 17:344–352

Grollnick L (1972) A family perspective of psychosomatic factors in illness; a review of literature. Fam Proc 11:457–486

Gundry RK, Donaldson RK, Pinderhughes CA, Barrabee E (1967) Patterns of gastric acid secretion in patients with duodenal ulcer: correlation with clinical and personality features. Gastroenterology 52:176–184

Hammer B, Ashurst P, Naish J (1968) Diseases associated with ulcerative colitis and Crohn's disease. Gut 9:17–21

Harburg E, Julius S, McGinn NF, McLeod J, Hoobler SW (1964) Personality traits and behavioral patterns associated with systolic blood pressure levels in college males. J Chron Dis 17:405–414

Harris ID (1946) Relation of resentment and anger to functional gastric complaints. Psychosom Med 8:211–215

Heiberg AN (1980) Alexithymic characteristic and somatic illness. Psychother Psychosom 34:261–266

Herrmann JM, Rassek M, Schäfer N, Schmidt TH, Uexküll Th von (1979) Essentielle Hypertonie. In: Uexküll Th von (Hrsg) Lehrbuch der psychosomatischen Medizin. Urban & Schwarzenberg, München, S 595–615

Hoelzel F (1942) Fear and gastric acidity. Am J Dig Dis 9:188–196

Horn J, Herfarth C (1978) Das Gastarbeiterulcus. Med Klinik 73:1417–1421

Indefrey P (1986) Franz Alexander: Der Mensch als komplizierte Maschine. In: Zepf S (Hrsg) Tatort Körper. Springer, Berlin Heidelberg New York Tokyo, S 15–26

Jackson DD, Yalom I (1966) Family research on the problem of ulcerative colitis. Arch Gen Psychiatry 15:410–418

Jacobs MA, Anderson LS, Eisman HD, Mueller JJ, Friedman S (1967) Interaction of psychologic and biologic predisposing factors in allergic disorders. Psychosom Med 29:572–585

Jalan KN, Prescott RJ, Sircus W, Card WI, McManus JP, Falconer CW, Small WP, Smith AN, Bruce J (1971) Ulcerative colitis: a clinical study of 399 patients. J Roy Coll Surg Edinb 16:338–351

Jörgensen G (1969) Genetik des hohen Blutdrucks. In: Heintz R, Loose H (Hrsg) Arterielle Hypertonie. Thieme, Stuttgart, S 169–177

Joffe WG, Sandler J (1967) Über einige begriffliche Probleme im Zusammenhang mit dem Studium narzißtischer Störungen. Psyche (Stuttg) 21:152–165

Johnson HD (1965) Gastric ulcer: classification, blood group characteristics, secretion patterns and pathogenesis. Ann Surg 162:996–1004

Jores A (1973) Der Kranke mit psychovegetativen Störungen. Vandenhoek & Ruprecht, Göttingen

Jores A, Kahr H (1960) Asthma bronchiale. In: Linneweh F (Hrsg) Die Prognose chronischer Erkrankungen. Springer, Berlin Göttingen Heidelberg [zit. n. Cremerius J (1968) Die Prognose funktioneller Syndrome. Enke, Stuttgart]

Kannel WB (1975) Assessment of hypertension as a predictor of cardiovascular disease: the framingham study. Int Symp Malta, Ciba Lab, Horsham, England, pp 69–86

Kaplan H (1956) The psychosomatic concept of peptic ulcer. J Nerv Ment Dis 132:93–111

Karush A, Hiatt RB, Daniels GE (1955) Psychophysiological correlations in ulcerative colitis. Psychosom Med 17:36–56

Karush A, Daniels GE, O'Connor J, Steven L (1968) The response to psychotherapy in chronic ulcerative colitis. Psychosom Med 30:255–276

Kehoe M, Ironside W (1963) Studies on the experimental evocation of depressive responses using hypnosis. II. The influences of depressive responses upon the secretion of gastric acid. Psychosom Med 25:403–419

Kilian H (1970) Kritische Theorie der Medizin. Argument 60:87–104

Knop J, Fischer A (1981) Duodenal ulcer, suicide, psychopathology and alcoholism. Acta Psychiat Scand 63:346–355

Kohut H (1973) Narzißmus. Suhrkamp, Frankfurt

Korelitz BI (1967) Clinical course, late results and pathological nature of inflammatory disease of the colon initially sparing the rectum. Gut 8:281–290

Korelitz BI, Dyck WP, Klion FM (1969) Fate of the rectum and distal colon after subtotal colectomy for ulcerative colitis. Gut 10:198–201

Krystal H (1982) Alexithymia and the effectiveness of psychoanalytic treatment. Karger, Basel

Lacey J, Lacey B (1958) Verification and extension of the principle of autonomic response stereotypes. Am J Psychol 71:50–61

Lamout JH (1963) Which children outgrow asthma and which do not? In: Schneer HI (ed) The asthmatic child. Hoeber, New York, pp 16–26

Leigh D, Marley E (1967) Bronchial asthma. Pergamon, Oxford

Leuner HC (1970) Katathymes Bildererleben. Thieme, Stuttgart

Levenson RW (1979) Effects of thematically relevant and general stressors on specificity of responding in asthmatic and non-asthmatic subjects. Psychosom Med 41:28–39

Liedtke R, Zepf S (1976) Zur intellektuellen Leistungsfähigkeit von Colitis-ulcerosa-Patienten. Psychother Med Psychol 26:166–173

Loch W (1959) Vegetative Dystonie, Neurasthenie und das Problem der Symptomwahl. Psyche (Stuttg) 13:49–62

Lockhart-Mummery HE, Morson BC (1964) Crohn's disease of the large intestine. Gut 5:493–508

Long RT, Lamont JH, Whipple B, Bandler L, Blom G, Burgin L, Jessner L (1958) A psychosomatic study of allergic and emotional factors in children with asthma. Am J Psychiatry 114:890–899

Lorenzer A (1972) Zur Begründung einer materialistischen Sozialisationstheorie. Suhrkamp, Frankfurt

Lorenzer A (1974) Die Wahrheit der psychoanalytischen Erkenntnis. Suhrkamp, Frankfurt

Luborsky L, Mintz J, Auerbach A, Christoph P, Bacharach H, Todd T, Johnson M, Cohen M, O'Brien CP (1980) Predicting the outcome of psychotherapy. Arch Gen Psychiatry 37:471–481

Luparello TJ, McFadden ER Jr, Lyons HA, Bleecker ER (1971) Psychologic factors in bronchial asthma. N Y State J Med 71:2161–2165

Mahl GF, Karpe R (1953) Emotions and hydrochloric acid secretion during psychoanalytic hours. Psychosom Med 15:312–327

Malchow H (1979) Fortschrittsbericht Morbus Crohn. Internist 20:24–29

Margetts EG (1950) The early history of the word "psychosomatic". Can Med Assoc J 13:402–404

Margolin SG (1951) The behavior of the stomach during psychoanalysis. Psychoanal Quart 20:349–373

Margolin SG (1952) Psychotherapy in medical and surgical hospitals. Bull Am Psychoanal Assoc 8:170–180

Margolin SG (1953) Genetic and dynamic psychophysiological. Determinants of pathophysiological processes. In: Deutsch F (ed) The psychosomatic concept in psychoanalysis. Int Univ Press, New York, pp 3–36

Marks JN (1957) The effect of prolonged histamine stimulation on the parietal cell population and the secretory function of the guinea-pig stomach. J Exp Physiol 42:180–187

Marty P (1976) Les mouvements individuels de vie et de la mort. Payot, Paris

Marty P, M'Uzan M de (1963) Das operative Denken („penseé opératoire"). Psyche (Stuttg) (1978) 32:974–984

Meyer JH (1973) Ulcerative colitis. In: Sleisinger MH, Fordtran JS (eds) Gastrointestinal disease. Saunders, Philadelphia, pp 1296–1349

Meyer JH, Sleisinger MH (1973) Granulomatous disease of the colon. In: Sleisinger MH, Fordtran JS (eds) Gastrointestinal disease. Saunders, Philadelphia, pp 1350–1368

Miller H, Baruch DW (1950) A study of hostility in allergic children. Am J Orthopsychiatry 20:506–519

Mirsky AI (1961/62) Körperliche, seelische und soziale Faktoren bei psychosomatischen Störungen. Psyche (Stuttg) 15:26–37

Müller-Wieland K (1972) Kolitis in der Inneren Medizin. In: Krauspe C, Müller-Wieland K, Stelzner F (Hrsg) Colitis ulcerosa und granulomatosa. Urban & Schwarzenberg, München, S 159–252

Murray CD (1930) A brief psychological analysis of a patient with ulcerative colitis. J Nerv Ment Dis 72:617–627

M'Uzan M de, Bonfils S (1961) Etude et classification des aspects psychosomatiques de l'ulcère gastro-duodénal en milieu hospitalier. Rev Fr Clin Biol 6:46–62

Nakai Y, Sugita M, Nakagawa T, Araki T, Ikemi Y (1979) Alexithymic features of patients with chronic pancreatitis. Psychother Psychosom 31:205–217

Nemiah JC, Sifneos PE, Apfel-Savitz R (1977) A comparison of the oxygen consumption of normal and alexithymic subjects in response to affect-provoking thoughts. Psychother Psychosom 28:167–171

Orgel SZ (1958) Effect of psychoanalysis on the course of peptic ulcer. Psychosom Med 20:117–123

Otte M, Stocker M, Wood G (1983) Chronisch entzündliche Darmerkrankungen: Vitamin D-Mangel und immunologische Aspekte. Nordwestdt Ges Inn Med, 101. Tagung, Lübeck

Overbeck G (1977) Das psychosomatische Symptom – psychische Defizienzerscheinungen oder generative Ich-Leistung? Psyche (Stuttg) 31:333–354

Overbeck G, Overbeck A (Hrsg) (1978) Seelischer Konflikt – körperliches Leiden. Rowohlt, Reinbek

Palmer RL, Stonehill E, Crisp AH, Waller L, Misiewicz JJ (1974) Psychological characteristics of patients with irretable bowel syndrome. Postgrad Med J 50:416–419

Pearson RS (1968) Asthma-allergy and prognosis. Proc Roy Soc Med 61:467–470

Perlmann P, Hammerstrom S, Lagercrantz R, Campell D (1973) Immunological features of idiopathic ulcerative colitis and Crohn's disease. Rend Gastroenterol 5:17–28

Pflanz M (1962) Sozialer Wandel und Krankheit. Enke, Stuttgart

Pflanz M (1977) Epidemiologie des essentiellen Hochdrucks. Verh Dtsch Ges Kreisl Forsch 43:20–27

Pilot ML, Spiro HM (1961) Comments on the use of blood pepsin (pepsinogen) as a research technique. Psychosom Med 23:420–425

Pilowsky I, Spalding D, Shaw J, Korner PI (1973) Hypertension and personality. Psychosom Med 35:50–56

Pinkerton P (1967) Correlating psychologic with psychodynamic data in the study and management of childhood asthma. J Psychosom Res 11:11–25

Polcak J, Skalova M (1968) Immunologic manifestations of healthy consanguineaous relatives of patients suffering from ulcerative colitis. Am J Proctol 19:197–203

Polcak J, Vokurka V, Skalova M (1967) Immunological phenomena in families with ulcerative colitis. Gastroenterologia 107:164–167

Prugh DG (1951) The influence of emotional factors on the clinical course of ulcerative colitis in children. Gastroenterology 18:339–354

Purcell K (1965) Critical appraisal of psychosomatic studies of asthma. N Y State J Med 65:2103–2109

Purcell K, Brady K, Chai K, Muser J, Molk L, Gordon N, Means J (1969) The effect of asthma in children of experimental separation from the family. Psychosom Med 31:144–164

Rad M von (1983) Alexithymie. In: Hippius H, Janzarik W, Müller C (Hrsg) Monographien aus dem Gesamtgebiete der Psychiatrie, Bd 30. Springer, Berlin Heidelberg New York

Rad M von, Rüppell A (1975) Combined inpatient and outpatient group psychotherapy: a therapeutic model for psychosomatics. Psychother Psychosom 26:237–243

Rad M von, Zepf S (1985) Psychoanalytische Konzepte in der psychosomatischen Medizin. In: Uexküll Th von (Hrsg) Lehrbuch der psychosomatischen Medizin, 3. Aufl. Urban & Schwarzenberg, München (i. Druck)

Rohrmeier F (1982) Langzeiterfolge psychosomatischer Therapien. In: Albert D, Pawlik K, Stapf KH, Stroebe W (Hrsg) Lehr- und Forschungstexte Psychologie, Bd 3. Springer, Berlin Heidelberg New York

Rost D (1981) Objektpsychologische Modellvorstellungen zur Theorie, Erforschung und Behandlung psychosomatischer („alexithymer") Störungen. Med Diss, Frankfurt

Ruesch J (1948) The infantile personality. Psychosom Med 10:134–144

Ruppert V (1974) Diagnostik und Therapie des Asthma bronchiale. Schwarzenbeck, München

Sachar DB, Taub RN, Brown SM, Present DH, Korelitz BI, Janowitz HD (1973) Impaired lymphocytes responsiveness in inflammatory bowel disease. Gastroenterology 64:203–209

Sapira JD, Eileent S, Heib BA, Moriarty R, Shapiro AP (1971) Differences in perception between hypertensive and normotensive populations. Psychosom Med 33:239–250

Schettler G (Hrsg) (1972) Innere Medizin, Bd 1. Thieme, Stuttgart, S 174

Schöttler C (1981) Zur Behandlungstechnik bei psychosomatisch schwer gestörten Patienten. Psyche (Stuttg) 35:111–141

Schüffel W, Schaumburg C, Schonecke O, Wolfert W (1972/73) Funktionelle abdominelle Beschwerden als neurotisches Symptom. Psychother Psychosom 21:235–240

Schur M (1955) Comments on the metapsychology of somatization. Psychoanal Stud Child 10:119–164

Shorter RG, Cardoza M, Spencer RJ, Huizenga KA (1969) Further studies of in vitro cytotoxicity of lymphocytes from patients with ulcerative and granulomatous colitis for allogeneic colonic epithelial cells, including the effect of colectomy. Gastroenterology 56:304–309

Sifneos PE (1975) Problems of psychotherapy of patients with alexithymic characteristics and physical disease. Psychother Psychosom 26:65–70

Silverstone S, Kissen B (1968) Field dependence in essential hypertension and peptic ulcer. J Psychosom Res 12:157–172

Singer HC, Anderson JG, Frischer H, Kirsner JB (1971) Familial aspects of inflammatory bowel disease. Gastroenterology 61:423–430

Sonnenberg A (1980) Ulcus duodeni und Säuresekretion. Habil.-Schrift, Düsseldorf

Sperling M (1957) The psychoanalytic treatment of ulcerative colitis. Int J Psychoanal 38:341–349

Stein A (1971) Group therapy with psychosomatic ill patients. In: Kaplan HI, Sadock BJ (eds) Comprehensive group psychotherapy. Williams & Wilkins, Baltimore, pp 581–601

Stephanos S (1973) Analytische-psychosomatische Therapie. Huber, Bern

Stiehler G (1973) Dialektik and Praxis. VEB, Berlin

Studt HH (1972) Zur auslösenden Situation beim Asthma bronchiale. Z Psychother Med Psychol 22:14

Tibblin G, Lindström B, Ander S (1972) Emotions and heart disease. In: Physiology, emotions and psychosomatic illness. Ciba Foundation 8, Elsevier, Amsterdam

Todd IP (1970) Crohn's disease of the rectum and colon. Bibl Gastroenterol (Basel) 9:132–140

Torgersen S, Kringlen E (1971) Blood pressure and personality. J Psychosom Res 15:183–191

Truelove SC (1971) Course and prognosis. In: Engel A, Larson T (eds) Regional enteritis. Nordiska, Stockholm, p 112

Uexküll Th von (1958/59) Funktionelle Syndrome in der Praxis. Psyche (Stuttg) 12:481–496

Uexküll Th von (1963) Grundfragen der psychosomatischen Medizin. Rowohlt, Reinbek

Uexküll Th von (Hrsg) (1979) Lehrbuch der psychosomatischen Medizin. Urban & Schwarzenberg, München

Uexküll Th von, Wick E (1962) Die Situationshypertonie. Arch Kreisl Forsch 39:236–271

Vesely KT, Kubickova KT, Dvorakova M (1968) Clinical data and characteristics differentiating types of peptic ulcer. Gut 9:57–64

Watson DW, Quigley A, Bolt RJ (1966) Effect of lymphocytes from patients with ulcerative colitis on human adult colon epithelial cells. Gastroenterology 51:985–993

Weiner H (1970) The specificity hypothesis revisted. Psychosom Med 32:543

Weiner H (1977) Psychobiology and human diseases. Elsevier, New York

Weiner H (1981 a) Brain, behavior and bodily disease: a summary. Res Publ Assoc Nerv Ment Dis 59:335–369

Weiner H (1981 b) Untersuchungen über den Zusammenhang zwischen Pepsinogenspiegel, psychischen Auffälligkeiten und Ulcus duodeni. Vortrag anläßlich des 25 jährigen Bestehens der psychosomatischen Poliklinik München.

Weiner H, Lewis CM (1960) Some notes on the epidemiology of nonspecific ulcerative colitis: an apparent increase in incidence in Jews. Am J Dig Dis 5:406–418

Weiner H, Thaler M, Reiser MF, Mirsky IA (1957) Etiology of duodenal ulcer. I. Relation to specific psychological characteristics to rates of gastric secretion (serum pepsinogen). Psychosom Med 19:1–10

Weiner H, Singer MT, Reiser F (1962) Cardiovascular response and their psychological correlates. Psychosom Med 24:477–498

Weinstock HI (1962) Successfull treatment of ulcerative colitis by psychoanalysts: a survey of 28 cases with follow up. J Psychosom Res 6:243–249

Wener J, Polonsky A (1950) The reaction of the human colon to naturally occuring and experimentally induced emotional states. Gastroenterology 15:84–93

Werman DS (1981) Technical aspects of supportive psychotherapy. Psychiat J Univ Ottawa 6:153–160

Wilke E (1983) Diagnostische und therapeutische Aspekte der Arbeit mit dem Katathymen Bilderleben bei Patienten mit Colitis ulcerosa und Morbus Crohn. In: Studt HH (Hrsg) Psychosomatik in Forschung und Praxis. Urban & Schwarzenberg, München, S 155–164

Winnicott DW (1974) Von der Abhängigkeit zur Unabhängigkeit in der Entwicklung des Individuums. In: Winnicott DW (Hrsg) Reifungsprozesse und fördernde Umwelt. Kindler, München, S 106–119

Wolf S (1966) The central nervous system regulation of the colon. Gastroenterology 51:810–821

Wolff HH (1977) The contribution of the interview situation to the restriction of phantasy life and emotional experience in psychosomatic patients. In: Bräutigam W, Rad M von (eds) Toward a theory of psychosomatic disorders. Karger, Basel, pp 58–67

Zander W (1977) Psychosomatische Forschungsergebnisse bei Ulcus duodeni. Vandenhoek & Ruprecht, Göttingen

Zepf S (1976 a) Die Sozialisation des psychosomatisch Kranken. Campus, Frankfurt

Zepf S (1976 b) Grundlinien einer materialistischen Theorie psychosomatischer Erkrankung. Campus, Frankfurt

Zepf S (1980) Das katathyme Bilderleben in der Erforschung der Psychodynamik des Asthma bronchiale. In: Leuner HC (Hrsg) Katathymes Bildererleben – Ergebnisse in Theorie und Praxis. Huber, Bern, S 105–123

Zepf S (Hrsg) (1981) Psychosomatische Medizin auf dem Weg zur Wissenschaft. Campus, Frankfurt

Zepf S (Hrsg) (1986) Tatort Körper. Springer, Berlin Heidelberg New York Tokyo

Zepf S, Gattig E (1981) Zur Kontroverse um die Spezifität der „psychosomatischen Struktur". In: Zepf S (Hrsg) Psychosomatische Medizin auf dem Weg zur Wissenschaft. Campus, Frankfurt, S 111–144

Zepf S, Calleja E, Liedtke R, Berns U, Künsebeck HW (1981 a) Semiotische Veränderungen bei psychosomatisch Kranken unter stationärer Psychotherapie. In: Zepf S (Hrsg) Psychosomatische Medizin auf dem Weg zur Wissenschaft. Campus, Frankfurt, S 103–109

Zepf S, Künsebeck HW, Sittaro N (1981 b) Körperbeschwerden und narzißtische Objektbeziehung beim Asthma-Patienten. In: Zepf S (Hrsg) Psychosomatische Medizin auf dem Weg zur Wissenschaft. Campus, Frankfurt, S 167–177

Zepf S, Künsebeck HW, Sittaro N (1981 c) Untersuchungen zum Selbstwertgefühl von Patienten mit Colitis ulcerosa. Psyche (Stuttg) 35:142–156

Zepf S, Künsebeck HW, Sittaro N (1981 d) Körperbeschwerden und narzißtische Objektbeziehung bei Patienten mit Colitis ulcerosa. Z Psychosom Med Psychoanal 27:59–72

Zepf S, Sittaro N, Künsebeck HW (1981 e) Verhaltensnormalität bei Patienten mit Colitis ulcerosa. In: Zepf S (Hrsg) Psychosomatische Medizin auf dem Weg zur Wissenschaft. Campus, Frankfurt, S 187–194

Anorexia nervosa, Bulimie

P. E. GARFINKEL, D. M. GARNER und G. RODIN

INHALTSVERZEICHNIS

A. Einführung

Die Anorexia nervosa tritt überwiegend bei Mädchen in der Adoleszenz auf und wird durch einen schweren, infolge selbst bewirkter Reduktion der Nahrungszufuhr herbeigeführten Gewichtsverlust charakterisiert sowie durch die Befürchtung, fett zu sein oder auch nur normales Körpergewicht zu haben. Diese Krankheit ist recht bekannt geworden und begegnet den Ärzten in unterschiedlichen Formen; sie stellt stets vor ernste psychologische und soziale Probleme. Bulimie ist eine der Anorexia nervosa dicht benachbarte Störung, bei welcher diätetische Praktiken und der Drang nach Schlankheit mit Perioden übermäßigen Essens alternieren. Die Aufnahme großer Nahrungsmengen wird dabei häufig gefolgt von

Praktiken, das Gewicht durch Erbrechen, Laxantienmißbrauch oder Abmagerungskuren zu reduzieren, das alles auf dem Hintergrund einer Selbstentwertung. Bulimie kann als isolierte Störung ohne besonderen Gewichtsverlust auftreten, aber auch in Verbindung mit einer Anorexia nervosa oder als Symptom einer anderen körperlichen oder emotionellen Krankheit.

B. Klinische Bilder

Patienten mit einer beginnenden Anorexia nervosa setzen mit diätetischen Restriktionen als Reaktion auf das Gefühl ein, übergewichtig zu sein. Sie beschneiden die Aufnahme von Süßigkeiten, Desserts und hochkalorischen Nahrungsmitteln. Viele Patienten vermeiden Nahrung, welche Kohlehydrate enthält und erstarren in ihren Eß-Gewohnheiten, indem sie Nahrungsmittel in „gute" und „schlechte" trennen. Ist das anfängliche Gewichtsziel erst einmal erreicht worden, so bleibt gleichwohl das Gefühl, übergewichtig zu sein, bestehen, und es wird ein neues, niedrigeres Gewichtsziel aufgestellt, das dann zu weiteren Einengungen der Nahrungsaufnahme veranlaßt. Ein kontinuierliches Absinken des Gewichtsziels ist in der Tat eines der frühesten Zeichen des Syndroms.

Gull (1868) betonte ursprünglich den Appetitverlust bei diesen Kranken und wählte daher den Namen „Anorexie". Indessen bewahren sich die meisten Patientinnen ein durchaus normales Hungergefühl; es erschreckt sie aber der Gedanke, dem Impuls, zu essen, nachgeben zu können (Garfinkel 1974). Dagegen kann das Sättigungsgefühl gestört sein. Viele Patienten berichten schwere Blähungen, Schwindel und Völlegefühl selbst nach kleinen Mahlzeiten. Sie empfinden nach dem Essen keine Befriedigung, fühlen sich oft schuldig, weil sie dem Eß-Impuls nachgegeben haben und leben in der Angst, sie könnten mit dem Essen nicht aufhören. Neuere Untersuchungen haben verzögerte Magenentleerungen nachgewiesen, und das mag zu solchen Abwandlungen der Sättigungsgefühle beitragen (Dubois et al. 1979).

Viele anorektische Frauen leugnen ihre Abmagerung. In diesem Leugnen bekundet sich eine Störung des Körperbildes, welche im typischen Fall in zwei Formen auftritt. Fehlende Wahrnehmung des Ausmaßes des Gewichtsverlustes oder die abwegige Meinung, daß ein bestimmter Körperteil noch zu schwer sei. Solche Menschen fühlen sich während ihres Hungerns durchaus nicht erschöpft und entfalten oft exzessive Aktivitäten. Viele Anorexiekranke geben sich rigorosen täglichen Schönheits-Übungen hin. Ihre augenfällige Energie ist indessen oft auf solche Übungen und die Schulleistungen beschränkt, und andere Aktivitäten werden vernachlässigt. Soziale Bezüge werden vermieden. Diese Menschen schließen sich ab und werden reizbar. Das zunehmende, indessen vergeblich bleibende Antreiben des Mädchens zum Essen belastet das Familienleben.

Es gibt deutliche Unterschiede zwischen Anorexiepatienten, deren Gewichtsabnahme allein auf der Reduktion ihrer Nahrungsaufnahme beruht („restricter"), und solchen, deren rigorose Nahrungseinschränkung mit Bulimie-Episoden alterniert. Die Prädisponierung der Bulimie-Gruppe für Fettsucht ergibt sich aus der Familienanamnese und dem eigenanamnestisch faßbaren Übergewicht. Der aktuelle Untersuchungsbefund zeigt sie möglicherweise nicht abgemagert. In ihren Bulimie-Episoden nehmen sie große Mengen solcher Nahrung zu sich, welche nach ihrem eigenen diätetischen Programm „verboten" ist. Ihr Sich-voll-Stopfen unterbrechen die Patienten mehrmals täglich, um Erbrechen herbeizuführen. Andere mißbrauchen große Mengen von Laxantien, um die Absorption aufgenommener Nahrung zu verhindern. Es kann zu beträchtlichen Geldausgaben für Nahrungskäufe kommen; einige Patienten beginnen, Geld oder Nahrung zu stehlen. Diese Gruppe von Bulimie-Patienten zeigt gewöhnlich auch andere impulsive Verhaltensweisen mit Alkohol- und Drogenmißbrauch, Suizidversuchen und Selbstbeschädigungen (GARFINKEL et al. 1980). Solche Patienten gehen auch sozial stärker aus sich heraus und zeigen eine größere Verstimmbarkeit. In dieser Gruppe kommt es häufiger zu depressiven Zuständen; ihr Risiko für Stoffwechselkomplikationen auf dem Hintergrund einer Hypokaliämie ist größer.

Kürzlich richtete sich die Aufmerksamkeit auf eine Gruppe von Frauen mit rezidivierender Bulimie und Purgierung durch Erbrechen oder Laxantien ohne jegliche Abmagerung. Untersuchungen einer nicht-klinischen Population zeigten solche Verhaltensweisen bei etwa 4% junger Frauen (MITCHELL u. PYLE 1982). GARNER et al. (1984) konnten in einer zur Zeit der Abfassung dieses Manuskriptes noch nicht publizierten Untersuchung zeigen, daß diese Frauen manche gemeinsamen Züge mit der Bulimie-Gruppe der Anorexiekranken aufweisen, wiewohl sie nie stärker untergewichtig sind. Sie zeigen eine Tendenz zu praemorbider Fettsucht, familiär gehäufte Adipositas und eigenanamnestisch faßbare Impulsivität. Diese Form der Bulimie neigt ebenso wie die mit einer Anorexie kombinierte zur Chronifizierung mit einer Neigung zu metabolischen und gastrointestinalen Komplikationen.

C. Differentialdiagnose

Von der Anorexia nervosa und der Bulimie ist eine Reihe anderer Krankheiten abzutrennen: chronische konsumierende Erkrankungen wie Tumoren und Tuberkulose, hypothalamische Erkrankungen, Enteritis regionalis (Morbus Crohn) und einige primär endokrine Störungen wie z. B. Insuffizienz des Hypophysenvorderlappens, Addisonsche Krankheit, Hyperthyreose und Diabetes mellitus. Unter den psychiatrischen Störungen können Depressionen, Schizophrenien und Konversionsneurosen mit der Anorexia nervosa verwechselt werden.

Gewöhnlich lassen sich die somatischen Ursachen des Gewichtsverlustes durch eine gründliche Anamnese und körperliche Untersuchung fassen, was dann die Unterscheidung von der Anorexia nervosa und der Bulimie erlaubt. Für die Anorexia nervosa sind diagnostisch bedeutsam: das Bedürfnis der Patienten nach Gewichtsverlust, ihre Überzeugung, daß ihr abgemagerter Körper keineswegs zu dünn sei, schließlich ihre ausufernde Diätetik. Häufig treten hinzu: Horten von Nahrung, selbstinduziertes Erbrechen, Laxantienmißbrauch und markanter Aktivitätsdrang mit exzessiver Energieentfaltung. Liegt eine so klare Vorgeschichte vor, kann an der Diagnose kein vernünftiger Zweifel sein.

Bei hypothalamischen Tumoren kommt es gewöhnlich zu Gewichtsabnahme und Amenorrhoe, kaum je aber zu den anderen Symptomen der Anorexia nervosa. EEG, Schädelröntgenaufnahme, bisweilen auch ein CT können erforderlich werden, um die Diagnose zu klären. Bei der Insuffizienz des Hypophysenvorderlappens überschneiden sich gewöhnlich Amenorrhoe und reduzierte BMR mit der Anorexia nervosa. Bei der Simondschen Kachexie sind schwere Gewichtsverluste eher selten; dieses Leiden unterscheidet sich von der Anorexia nervosa durch den Verlust der sekundären Geschlechtsmerkmale. Labor-Parameter können nützlich werden, um organisch bedingte Unterfunktionen wie Hypothyreoidose und Erniedrigung der Wachstumshormone, wie sie zur hypophysären Insuffizienz gehören, zu erkennen.

Bei der Hyperthyreose kann es durchaus zu starkem Gewichtsverlust kommen, doch unterscheidet sich der hypermetabole Gesamtzustand (Anhebung der Pulsrate, der Atemfrequenz und des Blutdrucks, schweißige, warme Extremitäten usw.) hinreichend von den meisten Symptomen der Anorexie. Patienten mit Bulimie können einige ähnliche Züge zeigen (erhitztes Aussehen nach starkem Essen, Tachykardie, Ruhelosigkeit nach Perioden prolongierten Überessens), aber ihre Schilddrüsen-Parameter liegen nicht im hyperthyreoten Bereich. Gelegentlich kann der Arzt bei Anorexie-Patienten erniedrigte Thyroxinwerte im Serum finden und die Patientin unter der Diagnose einer Hypothyreose mit Thyroxin behandeln. Es stimmt zwar, daß Anorexie-Patienten eine durch Hungern bewirkte Speicherungs-Response der Schilddrüse zeigen können; das ist aber kein echter hypothyreoter Zustand. Thyroxin gehört nicht in die Therapie einer Anorexia nervosa. Gewichtsverlust, Polydipsie und Polyurie können einmal den Verdacht auf einen Diabetes mellitus wecken. Bei der Anorexia nervosa kommt es indessen nicht aus Durst zur erhöhten Flüssigkeitsaufnahme; diese dient vielmehr der Kontrolle des Hungerns durch niedrigkalorische Zufuhr.

Unter allen Endokrinstörungen kann die Addisonsche Erkrankung der Anorexia nervosa am ähnlichsten sein, weil Gewichtsverlust, Erbrechen, reduzierte Nahrungsaufnahme, Hypotonie, gelegentlich auch Hypoglykämie vorkommen können. Hautpigmentierungen, wie sie bei Addison-Patienten zu beobachten sind, konnten auch bei Anorexiakranken gesehen werden. Der Gewichtsverlust bei adrenaler Insuffizienz beruht indessen auf Appetitmangel und nicht auf entschiedener Abneigung gegenüber Gewichtszunahme wie bei nervöser Anorexie. Addison-Patienten sind unaktiv, antriebsreduziert, zeitweilig bettlägerig. Labortests zeigen erhöhtes Kalium und erniedrigtes Natrium im Unterschied zum Kaliummangel, welcher gewöhnlich bei der nervösen Anorexie gefunden wird. Bleiben Unklarheiten, bestätigen Provokations- und Suppressions-Tests der adrenokortikalen Funktionen die Diagnose.

Neben diesen Körperkrankheiten gibt es drei funktionelle Störungen, die der Anorexia nervosa ähneln können, von ihr indessen wegen des unterschiedlichen Behandlungsansatzes unterschieden werden müssen:

I. Konversionsstörungen

Es gibt eine Anzahl von Patienten, welche der Anorexia nervosa ähneln, denen aber bei näherer klinischer Untersuchung deren entscheidende Züge fehlen (GARFINKEL et al. 1983 a). In der älteren Literatur sind solche Patienten als „atypische" Anorexie beschrieben worden (BRUCH 1973). Die Symptomatik einiger dieser Patienten wird indessen jetzt als diejenige einer Konversionsstörung aufgefaßt. Wenn solche Patienten erbrechen und an Gewicht verlieren, so geschieht dies primär nicht, um eine schlanke Figur zu erreichen, sondern aus symbolischen Assoziationen zwischen Nahrung oder Erbrechen und spezifischen psychischen Konfliktlagen. So kann z. B. Erbrechen Ablehnung oder Ekel gegenüber sexuellen oder anderen Bereichen bedeuten. Eine derartige Symptomatik kann dann dazu dienen, andere zu beherrschen oder unbewußte Konflikte zu vermeiden; sie ist dann aber weniger verknüpft mit Problemen der Selbstkontrolle und Identität, wie sie bei Anorexiekranken gesehen werden (GARFINKEL et al. 1983 a).

Die Häufigkeit dieser Störung in der Allgemeinbevölkerung oder in psychiatrischen bzw. medizinischen Populationen ist unbekannt. Im Unterschied zu Anorexiekranken verfallen solche Patienten nicht in so ausgeprägtem Maße Praktiken der Gewichtsreduzierung, etwa durch extreme körperliche Verausgabungen und durch Abusus mit Laxantien und Diuretika. Patienten mit Konversionsstörungen berichten auch nicht über ein so aktives Jagen nach „Schlankheit", wie es für Patienten mit Anorexia nervosa typisch ist. Bei den Konversionspatienten lassen sich oft ein spezifisches traumatisches Ereignis oder Serien solcher Ereignisse identifizieren, die dann die Symptomatik auslösen und Nahrung sowie Verdauung hohen symbolischen Stellenwert verleihen. Die psychologischen Störungen sind bei diesen Patienten umschriebener; wird von ihrem Symptomangebot abgesehen, fungieren sie weitgehend normal. In psychometrischen Untersuchungen fanden wir Störungen des Körperbildes bei der Gruppe der Konversionskranken weniger ausgeprägt als bei einer Kontrollgruppe von Anorexiekranken. Im Gegensatz zu den Anorexiekranken zeigen Patienten mit Konversionsstörungen stärkere Selbstkontrolle, weniger zwanghaftes Verhalten und intaktere mitmenschliche Bezüge. Hier sind die psychosozialen Defizite also weniger einschneidend.

II. Schizophrenie

Schizophrene Patienten zeigen gelegentlich starke Gewichtsverluste infolge Nahrungsverweigerung. Das kann auf einem Wahn beruhen, der sich auf die Nahrung bezieht (z. B. das Essen sei vergiftet worden), auch auf wahnhaften Befürchtungen über Auswirkungen einer Nahrung auf den Körper (daß z. B. Magen oder Darm dadurch verfaulen könnten), seltener ist Nahrungsablehnung aufgrund eines katatonen Negativismus. Einige schizophrene Züge können auch bei der nervösen Anorexie beobachtet werden. Bei oberflächlichem Zusehen können sozialer Rückzug, Negativismus und Entscheidungsunfähigkeit, wie sie bei der Anorexia nervosa vorkommen, den für Schizophrenie charakteristischen Willensstörungen

ähneln. Auch die gestörte leibliche Selbstwahrnehmung der Anorexiekranken
kann mit den Störungen der Leib-Wahrnehmung Schizophrener verwechselt werden. Die Wahrnehmungsverzerrungen Anorexiekranker beschränken sich allerdings auf den eigenen Leib des Patienten. Einige wenige Anorexiepatienten beschreiben elementare Hilflosigkeit und Störungen des Ich, welche Symptomen „1.
Ranges" bei Schizophrenen ähnlich sehen können. Eine sorgfältige Erhebung des
psychopathologischen Befundes zeigt indessen, daß Wahn bei Anorexiekranken
nicht vorkommt und daß sie auch nicht unter den für Schizophrene charakteristischen Störungen des Denkens oder der Affektivität leiden. Es gibt übrigens keine
Anhebung des Morbiditätsrisikos für Schizophrenie in Familien Anorexiekranker (THEANDER 1970).

III. Depression

Es kann schwierig werden, Anorexia nervosa und Depressionen klinisch zu unterscheiden, weil beiden gewisse Symptome, Familienbefunde und endokrine Störungen gemeinsam sind. „Depressive Verstimmtheit" wurde von KAY (1953) bei
50% seiner Anorexiepatienten gefunden, und ROLLINS u. PIAZZA (1978) fanden
bei 74% ihrer Untersuchungspopulation depressive Symptome. Viele vegetative
Symptome, kognitive Störungen und neurohumorale Abnormitäten, wie sie bei
depressiven Patienten nachgewiesen worden sind, treten auch bei Patienten mit
Anorexia nervosa auf (GARFINKEL et al. 1983). Wahrscheinlich sind diese Effekte
bei Anorexiepatienten zumindest teilweise Folge des Hungerns, da eine Reihe von
kognitiven und vegetativen Veränderungen mit dem Gewichtsanstieg verschwinden. Eine Verbindung beider Syndrome wird durch Katamnesen und Familienstudien nahegelegt. CANTWELL et al. (1977) berichtete über zunehmende Depressionshäufigkeit bei langfristigen Katamnesen von Anorexiepatienten. Verwandte
I. Grades von Anorexiepatienten zeigen eine Erhöhung von depressiven Störungen und Alkoholismus (GARFINKEL u. GARNER 1982). Anorexiekranke unterscheiden sich von Depressiven im Hinblick auf die Beziehung zwischen
Selbstwerterleben und Eß-Verhalten. Dem Anorexiekranken dient die Kontrolle
des Essens zur Selbstwertstabilisierung. Bei primären Depressionen ist die Vernachlässigung des Essens Folge erlebter Wertlosigkeit.

D. Effekte des Hungerns

Seit den Publikationen der Minnesota-Untersuchungen über Hungern (KEYS et
al. 1950) gibt es eine Häufung von Informationen über die Auswirkungen chronischer Mangelernährung auf das Denken, Fühlen und Verhalten. Befunde und
Bilder, welche vor einigem noch als spezifisch für Kranke mit Anorexia nervosa
angesehen wurden, können nun als generelle Auswirkungen des Hungerns gelten.
So leiden z. B. hungernde Menschen unter nahrungs-bezogenen Symptomen: Sie
beschäftigen sich übermäßig mit Nahrung und träumen davon. Sie „trödeln"
über Mahlzeiten und werden launisch, was die Nahrung angeht; einige werden

nach dem Essen eher hungriger, und andere wenige zeigen auch Bulimie-Episoden. In kognitiver Hinsicht zeigen Hungernde Dekonzentriertheit und Unentschlossenheit. Stimmungsmäßig herrschen Reizbarkeit, Angst und Labilität vor. Der Schlaf ist unterbrochen. Gewöhnlich kommt es zu mitmenschlichem Rückzug und Interesseneinengung. Die Libido nimmt ab. Die Magenentleerung geschieht seltener. Die Erfahrungen über die Auswirkungen des Hungerns helfen erklären, warum Patienten mit Anorexia nervosa häufig in ein Kreisel-Problem geraten: Wenn die Anorexiepatientin Hunger erlebt, fühlt sie sich um den Schutz ihrer Kontrolle gebracht und verschärft ihr Diät-Programm, um sich das Gefühl für Selbststeuerung und persönlichen Wert zu bewahren.

E. Pathogenese

Die Risikofaktoren der Anorexia nervosa liegen im individuellen, familiären und kulturellen Bereich. Im Zusammenspiel bringen diese Faktoren ein besonderes Eß-Verhalten hervor, das der Aufrechterhaltung von Selbstkontrolle und Eigenwert dient. Zunehmender Gewichtsverlust, Aushungerung und andere Faktoren münden dabei in eine Kreisel-Automatik. Hier seien verschiedene Risikofaktoren kurz angeführt. Sie sind von uns andernorts vollständiger diskutiert worden (GARFINKEL u. GARNER 1982).

I. Kulturelle Faktoren

Epidemiologische Daten verweisen auf eine kulturelle Komponente der Anorexie-Pathogenese. Wenn ehedem gedacht wurde, das Leiden sei selten, haben neuere Untersuchungen eine Prävalenz von einem ernsthaften Erkrankungsfall auf 100–150 Mädchen in der Adoleszenz ergeben (CRISP et al. 1976). Bulimie ohne Gewichtsverlust ist noch häufiger. Die Anorexia nervosa nahm in ihrer Häufigkeit in den vergangenen 15 Jahren zu, und zwar bei Frauen. 95% aller Fälle gehören zum weiblichen Geschlecht. Während früher eine Begrenzung des Leidens auf eine besondere Altersgruppe (12–25) der Ober- und Mittelschicht gesehen wurde, zeigt sich nun eine gleichmäßige Verteilung über alle Sozialschichten und ein häufiges Auftreten bei Frauen über 25 Jahren (GARFINKEL u. GARNER 1982).

Es gibt einige Hinweise dafür, daß zwei kulturelle Faktoren in der Pathogenese zusammenspielen: 1. das weibliche Schlankheitsideal, 2. Druck, dieses Ideal zu erreichen, und zwar weniger für die Frau selbst als für andere. GARNER u. GARFINKEL (1980) überprüften die Hypothese, daß nervöse Anorexie häufiger bei Frauen auftrete, deren Schlankheit zugleich ein Karriere-Wahl-Erfordernis sei, wenn Druck in Richtung Schlankheit als Risikofaktor dieser Erkrankung gelten könne. Sie fanden eine zunehmende Prävalenz der Erkrankung bei Mädchen in Tanz- und Fotomodell-Ausbildung. Es zeigte sich indessen eine ausgeprägte Variabilität der Anorexie-Häufigkeit bei Tänzerinnen; die Anorexie-Rate verdoppelte sich bei stark leistungs- und erfolgs-orientierten Tänzerinnen.

II. Familiäre Bedingungen

Familiäre Risikofaktoren können genetischer, psychologischer oder familiär-interaktiver Art sein. 1. Im Hinblick auf genetische Faktoren ist das gehäufte Auftreten bestimmter Krankheiten in Familien mit einem anorexiekranken Mitglied bekannt. Das gilt für Depressionen, Alkoholismus und die Anorexia nervosa selbst (GARFINKEL u. GARNER 1982). Es ist ungeklärt, ob die familiäre Häufung dieser Erkrankungen bei Patienten mit nervöser Anorexie auf gemeinsame genetische Bedingungen, biologische Vulnerabilitäten oder psychologische Faktoren zurückgeht. Die mitgeteilte Konkordanzrate von 50% bei eineiigen Zwillingen im Vergleich zu 10% bei zweieiigen Zwillingen läßt an eine genetische Komponente denken (GARFINKEL u. GARNER 1982). 2. Es gibt wenig empirische Untersuchungen über psychologische Charakteristika der Eltern von Anorektikern. Zwei neuere Untersuchungen zeigten erhöhte Zwanghaftigkeit und Gewissenhaftigkeit bei Vätern von Anorexiekranken (CRISP et al. 1974, GARFINKEL et al. 1983 b). Solche Befunde könnten wichtig sein hinsichtlich des Postulats einer ätiologischen Bedeutung erhöhter Leistungserwartungen und des starken Bedürfnisses des Anorektikers, anderen zu gefallen. 3. Spezifische familiäre Interaktionsmuster sind zwar erwähnt, aber nicht durch empirische Untersuchungen abgesichert worden. GARFINKEL et al. (1983 b) verglichen kürzlich Familien mit einem anorexiekranken Mitglied aus Kanada und Irland mit sozial gleichgelagerten Kontrollgruppen aus jedem Land. Sie fanden in beiden Ländern, daß Familien mit einem anorektischen Angehörigen stärkere Probleme im Bereich von Leistungserwartungen, Rollenanpassung, Kommunikationsstil und Gefühlsäußerung aufwiesen. Wir wissen jetzt noch nicht, ob dieser Befund pathogenetisch bedeutsam oder ein Effekt des chronisch erkrankten Familienmitgliedes ist.

III. Individuelle Faktoren

Da nicht jeder, welcher solchen familiären und kulturellen Risikofaktoren ausgesetzt ist, anorektisch erkrankt, müssen individuelle Bedingungen hinzutreten: 1. Schwierigkeiten in der Ablösung von der Familie und im Aufbau eines eigenständigen Lebens sind von vielen Autoren benannt worden (s. GARFINKEL u. GARNER 1982). Es gibt viele psychologische Bedingungen, welche die Entfaltung der Identität und der Fähigkeit zu einem unabhängigen Leben behindern können. Ein Versagen in der Meisterung und Beherrschung des eigenen Lebens kann zu einem Gefühl der persönlichen Hilflosigkeit führen, und diätetische Prozeduren in einem isolierten Bereich können dann der Erfahrung personaler Beherrschung dienen. 2. Erschwerungen der Selbstwahrnehmung sind gewöhnlich eng verknüpft mit diesem Gefühl der Hilflosigkeit. Dies wurde experimentell abgesichert durch Skalen, welche die visuelle Selbstwahrnehmung und die Wahrnehmung innerer Gefühle messen (GARNER u. GARFINKEL 1981). Bleibt die Erfahrung innerer Befindlichkeiten und Wandlungen des eigenen Leibes unausgebildet, wird der Leib leicht als etwas Fremdes erfahren; er muß dann eher künstlich kontrolliert werden, als daß er zur Quelle eines angenehmen Feedbacks wird. 3. Adipositas kann insbesondere in der Bulimie-Untergruppe der Anorexia nervosa als prädisponierender Faktor angesehen werden. Ist jemand übergewichtig, so machen ihn frühere, dann auf die Fettsucht bezogene Kränkungen sensibel. Das kann dann zu einem mächtigen Anreiz unablässiger Abmagerungs-„Diätetik" werden, zumal wenn das Selbstwertgefühl weitgehend von der äußeren Erscheinung abhängig ist. 4. Persönliche Charakteristika sind wichtig, weil sie die Regulation des Selbstwertgefühls beeinflussen. Anorexiekranke können ganz allgemein als Persönlichkeiten angesehen werden, deren Selbsteinschätzung mit äußeren Standarderwartungen auf Leistung und Erscheinung eng verknüpft ist. Solche Erwartungen werden weniger aus der Innerlichkeit gespeist, sondern von dem Bedürfnis bestimmt, anderen zu gefallen. 5. Die Entwicklung der Konzeptualisierungsfähigkeit kann als ein weiterer Risikofaktor gelten; dieser Sachverhalt ist bisher allerdings kaum untersucht worden. BRUCH (1979) meinte, daß Anorexiekranke in ihren kognitiven Funktionen auf frühen Entwicklungsniveaus fixiert bleiben. Klinisch zeigt sich diese kognitive Hemmung im „Alles oder Nichts"-Denkstil von Anorexiekranken (GARFINKEL u. GARNER 1982). 6. Diabetes mellitus kann als ein weiterer Risikofaktor für Anorexia nervosa und Bulimie angesehen werden, da es dabei zu einer erhöhten Beschäftigung mit diätetischen Kontrollvorgängen und dem eigenen Leib kommt (RODIN et al., unveröffentlichtes Manuskript). Es gibt wahrscheinlich noch andere wesentliche individuelle Risikofaktoren. Diese sind indessen noch nicht hinreichend geklärt.

Viele Auslösebedingungen der klinischen Manifestation der Anorexia nervosa mögen unspezifisch sein. Sie umfassen solche psychologischen Stressoren in der Adoleszenz wie Trennungen und Verluste oder andere Lagen, welche mit einer Belastung der Selbstsicherheit einhergehen. Diejenigen Faktoren, welche zur Aufrechterhaltung der Krankheit beitragen, unterscheiden sich wahrscheinlich von den prädisponierenden oder auslösenden Bedingungen. Zu den Bedingungen, welche die Krankheit unterhalten, zählen: Hunger-Syndrom, Erbrechen als Instrument der Gewichtskontrolle, Änderungen der Familienbeziehungen im Gefolge der Krankheit, Änderungen der sozialen und beruflichen Bezüge und anderes mehr. Das Hungern trägt als solches zur Aufrechterhaltung der Krankheit bei, weil die damit einhergehenden kognitiven, affektiven und Verhaltens-Veränderungen durch die Kranke als unmittelbare Bedrohung ihrer Selbstkontrolle und Selbstsicherheit erfahren werden; dies mit der Folge, daß sie ihre Nahrungseinschränkung steigert, um sich kontrollierter zu fühlen. Erbrechen und andere purgierende Verhaltensweisen tragen zur Aufrechterhaltung des Leidens bei: Sie wirken verstärkend, weil sie der Kranken zu essen erlauben und zugleich jeglicher Gewichtszunahme entgegenwirken. Darüber hinaus stellt Erbrechen ein Mittel dar, Gefühle denjenigen gegenüber auszudrücken, welche direktere emotionelle Entäußerungen nicht ertragen.

F. Hypothalamisch-hypophysäre Funktion

Störungen der Hormonmuster bei der Anorexia nervosa sind seit langem bekannt. Sie begünstigten bisweilen die Auffassung, daß dieses Leiden eine primär hypothalamische Störung sei. In den letzten 15 Jahren wurde die Identifizierung von Faktoren, welche auf nachweisbare hypothalamische Funktionsstörungen bezogen werden können, in der Forschung intensiv vorangetrieben. Heute lassen sich diese Veränderungen entweder als Ausdruck der emotionellen Störungen, die dem Krankheitsbeginn vorangehen, fassen, oder auf den Gewichtsverlust bzw. die reduzierte Nahrungsaufnahme beziehen.

I. Prolaktin (PL)

Die basalen PL-Werte sind normal (s. Garfinkel u. Garner 1982). Es gibt keine Beziehung zwischen dem basalen PL und dem Körpergewicht, dem Östradiol und den Gonadotropinen (Wakeling et al. 1979). Chlorpromazin und andere Dopamin (DA)-Rezeptoren-Blocker stimulieren die normale PL-Sekretion bei der Anorexia nervosa (Hafner et al. 1976). Die PL-Response auf das Thyreotropin-Releasing-Hormon (TRH) ist völlig variabel. Untersuchungen zeigen völlig normale, aber auch reduzierte Werte oder in ihrer Größenordnung normale, aber zeitlich verzögerte Werte (Wakeling et al. 1979; Isaacs et al. 1980; Vigersky u. Loriaux 1977a).

Bei normalen Erwachsenen steigen die Plasma-PL-Werte kurz nach dem Beginn des Nachtschlafes an. Es folgen dann während der Nacht Serien ausgeprägterer Sekretions-Episoden mit progressivem Anstieg der Plasmakonzentration und Spitzenwerten gegen Ende der Schlafperiode. Bei Anorexiekranken findet sich häufig eine Suppression des schlafinduzierten Anstieges des PL (Kalucy et al. 1976). Dieser Befund wird indessen mit diätetischen Besonderheiten bei Anorektikern zusammenhängen, da das Nacht-PL durch vegetarische Diät reduziert werden kann (Hill u. Wynder 1976).

II. Wachstumshormon (GH)

Hungernde Anorexia nervosa-Patienten zeigen oft angehobene basale GH-Werte. Bei Steigerung der Kalorienzufuhr normalisieren sich die angehobenen GH-Werte (Garfinkel et al. 1975). Diese Normalisierung der GH-Werte läuft interessanterweise der Gewichtszunahme voraus. Veränderungen auf der hypothalamisch-hypophysär-gonadalen Achse und des Plasma-GH bei Patienten mit Anorexia nervosa stehen wahrscheinlich mit unterschiedlichen Faktoren in Beziehung. Reproduktive Veränderungen sind mit dem Gewichtsverlust verknüpft und reversibel mit ansteigendem Körpergewicht; GH-Veränderungen hängen offenkundig nur mit der Kalorienzufuhr zusammen.

Glukose macht gewöhnlich eine Senkung der angehobenen GH-Werte; indessen ist auch ein paradoxer Anstieg nach oralen Glukosegaben beobachtet worden (Casper et al. 1977). Er normalisiert sich bei verbesserter Nahrungsaufnahme. Bei

Anorexiekranken wurde eine reduzierte Reaktion auf den Dopamin-Antagonisten Apomorphin gefunden. Sie normalisiert sich nach Gewichtszunahme (CASPER et al. 1977). Während die GH-Sekretion durch TRH normalerweise nicht verändert wird, ist bei Anorexia nervosa ein GH-Abfall zu beobachten. Dies Phänomen tritt jedoch bei zahlreichen anderen Krankheiten auf (BRAMBILLA et al. 1979). Hinzugefügt sei, daß bei Anorektikern normale Reaktionen auf Arginine berichtet wurden, zugleich auch normale Anstiege der GH während des Schlafes (VIGERSKY et al. 1977 b).

III. Hypothalamus-Hypophysen-Schilddrüsen-Achse

Thyroxin-(T4)-Werte halten sich bei Anorexia nervosa im unteren Normalbereich und zeigen nach Gewichtszunahme keinen Anstieg (WAKELING et al. 1979). Thyroxinbindendes Eiweiß, als Aufnahme von Serum-Trijodthyronin (T3) bestimmt, ist ebenfalls normal (BROWN et al. 1977). Bei der Anorexia nervosa finden sich erniedrigte T3-Werte, dagegen ein Anstieg der inaktiven Form des T3 (BURMAN et al. 1977). Die T3-Spiegel korrelieren linear mit dem Körpergewicht. Sowohl das erniedrigte T3 und das erhöhte inaktive T3 kehren bei Gewichtsanstieg zur Norm zurück. Diese Veränderungen beider Formen des T3 hängen wahrscheinlich mit dem Fasten zusammen, denn sie werden auch bei anderen akuten Hungerzuständen und Kohlehydratmangel vor dem Gewichtsverlust beobachtet (VAGANEKIS 1977). T3-Senkung und Anhebung des inaktiven T3 haben in solchen Situationen adaptive Funktion; eine Behandlung ist hier nicht indiziert. Der Basalwert des thyreotropen Hormons (TSH) liegt im Bereich der Norm (VIGERSKY u. LORIAUX 1977 a). TSH-TRH-Response zeigt bei Anorexia nervosa eine normale Größenordnung; sie korreliert mit dem basalen TSH-Spiegel wie bei gesunden Personen (BROWN et al. 1977). Die maximale TSH-Response korreliert auch mit dem Körpergewicht. Eine Verzögerung der TSH-Response auf TRH ist beobachtet worden, sie geht indessen nach Gewichtszunahme zurück (VIGERSKY u. LORIAUX 1977 a).

IV. Hypophysär-adrenale Regulation

Die Morgen-Werte des Plasma-Kortisols wurden bei Anorexia nervosa häufig angehoben gefunden; es sind aber auch Normalwerte berichtet worden (BROWN et al. 1977). Es wurden auch erhöhte Kortisol-Werte im CSF angegeben (GERNER u. WILKENS 1983). Der Zirkadian-Rhythmus des Kortisols liegt bei solchen Patienten auf einem höheren Niveau; die Werte können indessen auch abgeflacht sein (BOYAR u. KATZ 1977). Die Rate der Kortisol-Produktion wächst in Relation zur Körpergröße (WALSH et al. 1978). Bei einigen, aber nicht bei allen Patienten besteht eine imkomplette Kortisol-Suppression durch Dexamethason, und zwar in Korrelation zu niedrigem Körpergewicht (s. GARFINKEL u. GARNER 1982). In der Tat erwiesen sich Übergewichtige und normale Versuchspersonen als Non suppressors, wenn sie Gewicht verloren (BERGER et al. 1983). Die adrenalen Reaktionen auf ACTH sind bei der Anorexia nervosa normal oder erhöht (WARREN u. VAN DE WIELE 1973). Diese Abnormitäten erklären sich wahrscheinlich aus einer Reduktion der Ansprechbarkeit für ein negatives Feedback durch adrenale Steroide (WALSH et al. 1978).

Auch der Kortisol-Stoffwechsel ist bei Anorexiekranken gestört. Die Clearance-Rate ist erniedrigt, die Spiegel des freien Kortisols im Urin erhöht, die Werte für 17 Ketosteroide im Urin niedrig (WALSH et al. 1978). Untersuchungen des Kortisol-Stoffwechsels zeigten ein Ansteigen der Relation Tetrahydrocortisol/ Tetrahydrocortison. Diese Veränderungen des Kortisol-Stoffwechsels scheinen zu niedrigen T3-Werten in Beziehung zu stehen, da die Zuführung von T3 bei solchen Patienten zu einer Besserung der metabolischen Abweichungen führt (BURMAN et al. 1977). Da indessen die relative hypothyroide Verfassung adaptive Funktion hat, wird eine Behandlung mit T3 nicht empfohlen.

V. Hypothalamus-Hypophysen-Gonaden-Achse

Die Amenorrhoe bei Anorexiekranken steht im Zusammenhang mit den niedrigen und nichtzyklischen Werten ovarialer Geschlechts-Steroide (VIGERSKY et al. 1977 b). Niedrige Östrogen-Spiegel begründen die vaginale Atrophie, welche bei diesen Patienten gesehen wird, sowie Dyspareunien, die von sexuell aktiven Patientinnen angegeben werden. Amenorrhoe bei Anorexia nervosa beruht auf einem hypogonadotropen Hypogonadismus. Stark untergewichtige Anorexiepatienten zeigen niedrige Plasma-Gonadotropien-Werte (BROWN et al. 1977). Der Basalwert des luteinisierenden Hormons (LH) korreliert positiv mit dem Körpergewicht, und die LH-Spiegel normalisieren sich mit der Gewichtszunahme (BROWN et al. 1977). Die 24-Stunden-Sekretionsmuster der Gonadotropine bei anorektischen Patientinnen ähneln denjenigen bei normalen Mädchen in der Präpubertät (BOYAR et al. 1974). Nach der klinischen Remission zeigen die LH-Sekretionsmuster die Charakteristik reifer, erwachsener Frauen (PIRKE et al. 1979).

Die LH-Response auf das luteinisierende Hormon für Releasing Hormon (LHRH) fehlt bei Anorexiekranken oder ist sehr stark reduziert. Diese Response korreliert auch mit dem Körpergewicht (s. GARFINKEL u. GARNER 1982). Die FSH-Response auf LHRH zeigt ein präpubertäres Muster und liegt höher als die LH-Response. Die Response auf LHRH bei einer Anorexie-Patientin mit minimaler LH-Response und normaler FSH-Response läßt sich mit dem Response-Muster normaler präpubertärer Kinder vergleichen (NILLIUS u. WIDE 1977). Eine Zeitverzögerung im Ablauf der Response von Plasma-LH und FSH auf einen LHRH-Stoß ist beobachtet worden (VIGERSKY u. LORIAUX 1977 a). Diese Verzögerung scheint mit dem Gewichtsverlust verknüpft zu sein, da sie auch bei nicht anorektischen Patienten mit Gewichtsverlust und sekundärer Amenorrhoe gefunden wurde (VIGERSKY u. LORIAUX 1977 a). Die maximale LH-Response auf Clomiphen ist bei Anorexie-Patienten ebenfalls auf das Körpergewicht bezogen. Clomiphen löst LH nur bei solchen Patienten, welche an Gewicht zugenommen haben (BEUMONT et al. 1973). Ähnlich zeigen Östrogen-Gaben bei Anorexie-Patienten nur dann Feedback-Effekte, wenn diese einiges an Gewicht zugenommen haben.

Die Anorexia nervosa bei Männern wird ebenfalls von einem hypogonadotropen Hypogonadismus begleitet. Diese Patienten können komplett impotent sein und einen Verlust jeglichen sexuellen Interesses zeigen. Erniedrigung des Urin-Testosterons, der Plasma-Gonadotropine und des Testosterons sind berichtet worden; es besteht ein pubertäres Muster der LH-Sekretion (PIRKE et al. 1979). Bei Anorexiepatienten ist der Testosteron-Stoffwechsel gestört: Das Verhältnis der 5-α-Reduktase-Aktivität zu 5-β-Reduktaseaktivität ist so reduziert, daß die im Urin auftauchenden Testosteron-Metaboliten eine Reduktion von Androsteron und eine Anhebung von Etiocholanolon zeigen. Diese Veränderung ist identisch mit derjenigen bei Hypothyreose und hat denselben Grund, nämlich die Reduktion von Plasma-T3 (BOYAR u. BRADLOS 1977). Wiewohl T3-Gaben diese Veränderungen beheben, werden sie klinisch nicht angewandt.

VI. Monoamine (MA)

Einige Untersucher haben Abnormitäten der MA-Funktion in der Pathophysiologie von Kranken mit Anorexia nervosa gezeigt (BARRY u. KLAWANS 1976; REDMOND et al. 1976). Die Norepinephrin-Plasmakonzentration und die Ausscheidung der Katecholamin-Metaboliten MHPG und HVA im Urin sind bei unbehandelten Anorexia-Patienten erniedrigt (GROSS et al. 1979), was auf reduzierte Aktivität sowohl im zentralen als im peripheren Sympathikus-System hinweist. Reduzierte MHPG-Ausscheidung bei anorektischen Patienten steht in Beziehung zu depressiven Symptomen (HALMI et al. 1978), und MHPG-Reduzierung ist bei depressiven Syndromen nicht ungewöhnlich (STANCER et al. 1980). Indessen sind die verschiedenen Bedingungen der MHPG-Erniedrigung bei Anorexiekranken noch nicht endgültig geklärt. GERNER u. GWIRTSMAN (1981) gaben an, die stark erniedrigten Werte seien von der depressiven Stimmungslage der Anorexiekranken unabhängig; ein kürzlicher Bericht von BIEDERMAN et al. (1984) lautet indessen anders. Plasma-NE und Urin-Metaboliten renormalisieren sich, wenn die Fütterung das Gewicht auf normale Werte angehoben hat (GROSS et al. 1979).

Es gibt einige Hinweise darauf, daß dieser Anstieg der Exkretion der Katecholamin-Metaboliten auf die Gewichtszunahme und nicht auf die Nahrungszufuhr zu beziehen ist. JOHNSTON et al. (1984) fanden, daß die Ausscheidungen von MHPG, DHPG and VMA um 60% gegenüber den Kontrollwerten reduziert waren, während HVA bei abgemagerten Anorexiekranken nur unwesentlich absank. Sie fanden eine enge Verbindung zwischen der Ausscheidung dieser MA-Metaboliten und dem Körpervolumen; Körpergröße und Gewicht standen in engerer Beziehung zu diesen MA-Metaboliten als die tägliche Energiezufuhr.

JOHNSTON et al. (1984) fanden bei Anorexiekranken ein normales Verhältnis zwischen Plasma-Thyrosin und neutralen Aminosäuren. Hieraus ergibt sich, daß die Verfügbarkeit der MA-Vorstufe die MA-Synthese nicht limitiert. Bestätigt wurden indessen frühere Befunde von COPPEN et al. (1976) einer Reduktion des Plasma-Tryptophans und einer Anhebung des Plasma-Valins bei Anorektikern. Zusammengenommen deuten diese Befunde auf eine mögliche Reduktion der Verfügbarkeit von Tryptophan im Gehirn und damit der Serotonin-Synthese hin. Das kann bei einigen der beschriebenen neuroendokrinen Veränderungen eine Rolle spielen.

G. Menstruelle Funktion und Fertilität

Bei vielen Patienten sistieren die Menses kurz nach dem Beginn des Gewichtsverlustes (GARFINKEL u. GARNER 1982). Bei einem wesentlichen Anteil der Patienten geht indessen die Amenorrhoe dem Gewichtsverlust voraus (GARFINKEL u. GARNER 1982). Es ist unklar, ob dies auf die dem abnormen Eßverhalten vorangehende emotionelle Erregtheit zu beziehen ist oder eine unabhängige hypothalame Abnormität darstellt. Es würde aber voreilig sein, zu schließen, daß eine primäre hypothalame Dysfunktion vorliegt, weil die retrospektiven Berichte über die Zeitbeziehung zwischen Diät-Verhalten und Amenorrhoe Fehlerquellen haben und weil die Auswirkungen emotioneller Gestörtheit auf den Menstruationszyklus bekannt sind. Frühere Untersuchungen an Frauen in Konzentrationslagern haben gezeigt, daß das Aufhören der Menses unmittelbar nach der Inhaftierung erfolgte, bevor der Ernährungszustand ernsthaft beeinträchtigt war.

Bei den meisten Anorexiepatienten hängt die Amenorrhoe vom Ausmaß der Gewichtsabnahme ab. Dies gilt für weibliche Untersuchungspopulationen schlechthin. Das Körpergewicht ist aber nicht die einzige kritische Bedingung, welche die Menstruation bestimmt. Untersuchungen von Athletinnen haben gezeigt, daß Amenorrhoe in dichterer Beziehung zum Prozentsatz des Körperfetts, zur Intensität des Trainings und dem Ausmaß des emotionellen Stresses steht als zum aktuellen Körpergewicht. Das Gewicht ist daher nur eine unter mehreren bedeutsamen Variablen beim Zustandekommen der Amenorrhoe.

Patientinnen mit nervöser Anorexie beginnen nach Wiedererlangung ihres Gewichts wieder zu menstruieren. Das gilt aber nicht für jeden Fall. Zwischen 50–75% nachuntersuchter Patientinnen menstruierten regelmäßig (s. GARFINKEL u. GARNER 1982). Das Wiederauftreten der Menses ist üblich, indessen nicht zwingend, wenn die Patienten mehr als 90% des ihrem Alter und ihrer Größe entsprechenden Körpergewichts wieder erreicht haben. Die Erfahrungen gehen dahin, daß die Fertilität von Anorexiekranken nach der Wiederherstellung des Körpergewichts und dem Wiederauftreten der Menses normal ist. Eine von GARFINKEL u. GARNER (1982) gegebene Übersicht über Katamnesestudien bei Anorexiekranken zeigte viele Untersuchungen, welche normale Fertilität bei geheilten Patienten belegen.

H. Behandlung

Die Wiederherstellung des Körpergewichts bildet die erste Phase der Behandlung der Anorexia nervosa. Dies aus zwei Gründen: 1. Die Symptome des Hungerns müssen rückgängig gemacht werden, bevor die Patientin Nutzen aus Psychotherapie ziehen kann; 2. die Patientin muß sich ihrer Phobie – Zunahme der Korpulenz – stellen, um die hierdurch hervorgerufene Panik bearbeiten und diejenigen emotionellen Probleme angehen zu können, welche zur Entwicklung des Syndroms disponierten.

Menschen mit Anorexia nervosa haben wenig Vertrauen zu sich und anderen; sie leben in der Befürchtung, durch Ärzte mißverstanden zu werden, welche nur auf ihre Gewichtszunahme blicken. Die Behandlung einer Anorexie setzt mit der Entwicklung eines Behandlungs-Bündnisses ein, das auf wechselseitigem Vertrauen beruht. Das geschieht durch einen geduldigen, kritikfreien und deutlichen Ansatz, durch Stetigkeit und Sensibilität für die Bedürfnisse des Patienten sowie durch den Hinweis, daß das Problem und seine Behandlung auch andere Faktoren als das Gewicht einbezieht.

Es sollte ein klares initiales Gewichtsziel festgesetzt werden, gewöhnlich 90% des Durchschnittsgewichtes hinsichtlich Alter und Körpergröße. Der Patientin sollte dabei zugesichert werden, daß sie dabei, soweit möglich, die Kontrolle über den Vorgang behält und weder zu schnell, noch über das gesetzte Ziel hinaus zunimmt. Die meisten Patienten können Gewichtszunahmen von 1–2 kg pro Woche tolerieren. Eine Reihe von Patienten kann solche Gewichtszunahmen in der ambulanten Behandlungssituation mit regelmäßigen Gewichtskontrollen unterstützen; etwa die Hälfte braucht Hospitalisierung. Indikationen für Hospitalisierung sind: schwere Gewichtsabnahme, ausgeprägtes Bulimie-Erbrechen, das eine kontrollierte Umgebung erforderlich macht, diagnostische Erfordernisse, medizinische Komplikationen (z. B. Hypokaliämie), vorübergehende Krisen, ernstliche Krankheitsverleugnung.

Es gibt unterschiedliche Behandlungstechniken zur wirksamen Wiederherstellung des Körpergewichtes. Einige Patientinnen nehmen zu, wenn sie aus ihren Familien herausgenommen, in einer kontrollierten Klinikumgebung bestätigt und von einem Diätetiker beraten werden. Für viele indessen ist Bettruhe erforderlich, da sie die Problemverleugnung der Patientin durch die Anerkennung ihres körperlichen Krankheitszustandes überflüssig macht. Darüber hinaus kann die Aktivitätseinschränkung als Teil eines Belohnungssystems eingesetzt werden, das zu Gewichtszunahme ermutigt.

Im allgemeinen erlauben wir dem Patienten, zunehmende Zeitperioden außerhalb des Bettes zu verbringen, wenn das Gewicht ansteigt; andere Kliniker empfehlen Bett-Behandlung, bis das Zielgewicht erreicht ist. Wenn das Essen mit Angst gekoppelt ist, kann mit Entspannungsübungen und relativ kurzwirkenden Benzodiacepinen (Loracepan oder Oxacepan) behandelt werden, und zwar vor den Mahlzeiten für einige Wochen, oder mit kleinen Dosen sedierend wirkender Neuroleptika (z. B. Chlorpromacin 25 mg/Tag). Wenn größere Dosen erforderlich sind, kann zu einem Neuroleptikum (z. B. Haloperidol) gegriffen werden, welches weniger hypotensiv wirkt. Wird so vorgegangen, ist Fütterung über Sonde oder parenteral – beides kann zu Komplikationen führen – selten erforderlich. Die Ziele und Techniken des Gewichtsaufbaues müssen vom Therapeuten-Stab klar verstanden werden, damit sich die Konflikte und pathologischen Interaktionen, die der Patient in der Familie erfuhr, nicht ins Krankenhaus verlängern.

Es ist wichtig, das Ernährungsprogramm so anzulegen, daß das Hunger-Syndrom behoben wird. Eine diätetische Reedukation muß den mythischen oder irrealen Vorstellungen über Nahrung den Boden entziehen, und zwar zunächst durch eine balancierte Nahrungszufuhr. Um Magenerweiterungen vorzubeugen, sollte der Patient zunächst auf eine 1 500-Kalorien-Diät/Tag gesetzt werden. Innerhalb von zwei Wochen wird dann auf 2 000 bis 3 500 Kalorien gestiegen. Bei dieser Kalorienzufuhr und Bettruhe erreichen die meisten Patienten das vereinbarte Gewichtsziel. Einige Patienten können weiterhin der Angst ausgesetzt bleiben, daß sie unfähig würden, ihre Nahrungszufuhr später auf einem Erhaltungsniveau zu halten, wenn sie jetzt größere Mengen an Nahrung zu sich nehmen. Solche Befürchtungen können durch ein normal portioniertes Essen mit beigegebener 600-Kalorien-Flüssigkeit gemildert werden. Es sollte erklärt werden, daß die Obergrenze der täglichen Kalorienzufuhr genau kontrolliert wird, so daß der Patient sich nicht überißt oder exzessiv an Gewicht zunimmt.

Das klinische oder tagklinische Behandlungsprogramm wird für weitere zwei Wochen fortgesetzt, wenn die Patientin 90% ihres Durchschnittsgewichtes erreicht hat. Damit wird der Patientin gezeigt, daß sie die Steuerung der Nahrungszufuhr aufrechterhalten kann. In dieser Phase wird ihr in Absprache mit dem Diätetiker eine größere Kontrolle bei der Zusammenstellung der Mahlzeiten eingeräumt.

Zur Zeit der Entlassung wird ein akzeptables Minimumgewicht vereinbart, des weiteren wöchentliches Wiegen. Für die Patientin muß klar sein, daß Rehospitalisierung erfolgt, wenn das Gewichtsniveau nicht aufrechterhalten wird. Während und nach der Hospitalisierung beginnt die Patientin sich mit ihren basalen psychologischen Problemen zu befassen: ihrer Hilflosigkeit, ihrer Unklarheit über innere Gefühle, ihren Konflikten im Hinblick auf Kontrolle und Autonomie. Dazu bedarf es bei den meisten Patienten einer vertrauensvoll gestalteten supportiven Beziehung zu einem erfahrenen Psychotherapeuten. Psychotherapie von Anorexiekranken sollte auf Selbstkontrolle und das Vertrauen auf die eigenen Gefühle und Fähigkeiten zielen und nicht an den traditionellen psychodynamischen Einsichts-Konzepten orientiert sein. Oft müssen die Eltern und Geschwister der Anorexiekranken einbezogen werden, um den psychotherapeutischen Vorgang voranzubringen. Es gibt wenige Situationen, welche Eltern so in Panik, Ärger und Schuldgefühle versetzen wie der Anblick ihres hungernden, das Essen ablehnenden Kindes. Die psychotherapeutischen Sitzungen geben emotionelle Unterstützung, Informationen über das Leiden, Klärungen und Korrekturen der häufig gegebenen gestörten Familienbeziehungen. Dabei ist es wesentlich, daß der anorexiekranke Patient sich der Familie gegenüber als eigenständig erfahren lernt. Die Entfaltung eigener Autonomie ist wesentlich, damit der Patient eigene Interessen zu realisieren lernt.

Die Rolle der Medikation. Der Wert medikamentöser Therapie von Anorexiekranken ist noch unklar. Chlorpromacin, früher wegen seiner antipsychotischen, antiemetischen und appetitfördernden Wirkung häufig benutzt, spielt jetzt nurmehr eine sehr begrenzte Rolle. Der Einsatz solcher Neuroleptika wird eingeschränkt durch deren hypotensive Auswirkungen, durch die Erniedrigung der Krampfschwelle und den Widerstand der Patienten gegen eine derartige Sedierung. Solche Medikamente ändern natürlich auch nicht die gestörte Haltung gegenüber dem eigenen Körper. Eine kürzlich durchgeführte kontrollierte Studie mit einem anderen Neuroleptikum (Pimozide) zeigte, daß die Gewichtsanstiege und Einstellungsänderungen, die sich durch ein Verhaltensprogramm bei Anorektikern herbeiführen lassen, durch ein solches Pharmakon mäßiggradig erhöhen lassen (Vandereycken u. Pierloot 1983). Diese Ergebnisse sind mit Vorsicht zu bewerten, bis weitere Untersuchungen vorliegen. Kleine Dosen von Chlorpromacin (25–50 mg) oder eines kurzwirkenden Benzodiazepins wie Oxacepam (15–30 mg) sind ratsam, wenn es vor den Mahlzeiten zu starker Angst kommt und wenn diese Angst trotz emotioneller Unterstützung die Bereitschaft des Patienten zu ansteigender Nahrungsaufnahme gefährdet. Bei der Bulimie-Untergruppe sind wir mit der Verwendung von Tranquilizern sehr zurückhaltend, da solche Patienten dazu neigen, Abhängigkeiten zu entwickeln. Andere Autoren, die auf diesem Gebiet arbeiten, haben sich für weitere Pharmaka interessiert: Cyproheptadin, Lithium, Bromocriptin, Naloxon, Cannabis. Einen klaren Erweis ihrer Wirksamkeit gibt es nicht.

Unklar ist auch die Rolle der Antikonvulsiva bei der Behandlung der Bulimie. Nach anfänglichen günstigen Berichten über Diphenylhydantoin (GREEN u. RAU 1974) ergaben kontrollierte Untersuchungen (GREEN u. RAU 1977; WERMUTH et al. 1977), daß es eine Untergruppe von Kranken gibt, die zwar keine sicheren EEG-Abnormitäten aufweisen, aber auf Antikonvulsiva ansprechen. Diese Befunde müssen ebenso im Auge behalten werden wie eine vorläufige Mitteilung, daß Carbamazepin bei Bulimie-Patienten mit Verstimmtheiten wirksam sein kann (KAPLAN et al. 1983).

Unter allen medikamentösen Behandlungen wird die Rolle der Antidepressiva sehr kontrovers beurteilt. Seit Jahren kennt man die depressive Symptomatik von Anorexiepatienten. Kürzlich fanden PIRAN et al. (im Druck) bei Anwendung halb-strukturierter Interviews (Skala für affektive Erkrankungen und Schizophrenie), daß nahezu die Hälfte der Patienten mit Anorexia nervosa und Bulimie Angaben über affektive Störungen in ihrer Vorgeschichte machten, welche strengen diagnostischen Kriterien genügten. Zu dieser Untersuchung paßt, daß affektive Erkrankungen und Alkoholismus in diesen Familien häufiger auftreten, als es der Zufallserwartung entsprechen würde. Dieselben Autoren fanden z. B. eine Prävalenz affektiver Erkrankungen von 50% bei den Eltern Anorexiekranker. Diese Rate entspricht derjenigen bei Eltern von Patienten mit bipolaren affektiven Erkrankungen. Die Prävalenzrate für Alkoholismus lag bei 27%. Der Erweis einer depressiven Symptomatik bei Anorexiekranken wird durch die unmittelbaren Auswirkungen des Hungerns auf die Stimmungslage, das Antriebsniveau, die Bedürfnisdynamik und Konzentrationsfähigkeit erschwert. In unserer Einrichtung werden Antidepressiva dann eingesetzt, wenn starke vital-depressive Symptome nach der Auffütterung persistieren, insbesondere wenn die Familienanamnese affektive Erkrankungen zeigt. Patienten, welche auf Antidepressiva ansprechen, zeigen häufig eine Vorgeschichte mit depressiven Verstimmungen, welche nicht mit dem Körpergewicht und dem Hungern zusammenhängen, sowie eine starke familiäre Belastung mit affektiven Erkrankungen.

Antidepressiva verbessern die Gewichtszunahme nicht; Amitriptylin, welches den Kohlehydratbedarf steigert (PAYKEL et al. 1973), bringt den Patienten eher in eine Risikosituation für eine Bulimie. Trizyklische Antidepressiva bringen diese Gruppe von Kranken in neue Probleme, z. B. verstärkte Hypotonien. GLASSMAN (1984) berichtet darüber, daß Nortriptylin geringere hypotone Effekte setzt als andere trizyklische Antidepressiva. Sedierende trizyklische Antidepressiva werden von Anorexie- und Bulimie-Kranken häufig nicht akzeptiert, da ihre Nebenwirkungen Ängste in Richtung eines Kontrollverlustes erzeugen. Die Patienten bevorzugen für eine kontinuierliche Medikation weniger sedierende Medikamente mit geringeren Antihistamin- und anticholinergischen Eigenschaften. Vorläufige Ergebnisse mit dem MAO-Hemmer Isocarboxozid bei Bulimie-Kranken zeigten eine wesentliche Besserung im Hinblick auf Depressivität, Angst und Eßverhalten (Kennedy et al., unveröffentlicht). Diese Beziehung zwischen dem Ansprechen auf trizyklische Antidepressiva und Monaminoxydase-Hemmern im Hinblick auf die Stimmungslage und das Eß-Verhalten bedarf weiterer Klärung.

I. Komplikationen

Komplikationen bei Anorexia nervosa und Bulimie resultieren aus dem Prozeß des Hungerns, aus artefizieller Gewichtskontrolle (Erbrechen, Laxantien, Diuretika), aus der Therapie der Gewichts-Restitution und aus psychologischen Begleit- und Folgeerscheinungen. Wir haben diese Komplikationen an anderer Stelle ausführlicher beschrieben (s. Garfinkel u. Garner 1982).

Veränderungen der Serum-Elektrolyte gehören zu den ernsten Komplikationen. Natriummangel ist nicht häufig: Wenn es zu ihm kommt, so im allgemeinen infolge eingeschränkter Kochsalz-Zufuhr, Wassereinlagerung oder exzessiven Natriumverlusten. Eine Anzahl kasuistischer Berichte erwähnt Krampfanfälle im Gefolge von Hyponatriämie. Häufiger und ernsthafter ist der Kaliummangel. Einige Untersuchungen stellten ihn bei einem Drittel der Patienten fest. Er kann zu Tetanie, tubulären Nierenstörungen, kardialen Arhythmien und sogar zum Tode führen; bisweilen zeichnet sich jedoch selbst extremer Kaliummangel durch die Abwesenheit auffälliger Symptome aus. Hypokaliämie tritt häufig bei solchen Frauen auf, bei denen es infolge von Erbrechen, Laxantien- und Diuretika-Mißbrauch zu einer komplexen Elektrolytverarmung kommt. Zur Vermeidung hypokaliämischer Zwischenfälle ist regelmäßige Elektrolytkontrolle, ggf. Kalium-Substitution, erforderlich. Wird das verordnete Kalium erbrochen, ist Hospitalisierung erforderlich.

Nicht selten kommt es zu Ödemen, wenn schwer abgemagerte Patienten zu schnell aufgefüttert werden. Der Mechanismus dieser Ödembildung ist noch nicht hinlänglich aufgeklärt. Früher machte man hierfür die Erniedrigung der Plasmaproteine verantwortlich. Diese werden jedoch bei der Anorexia nervosa im allgemeinen normal gefunden (Garfinkel u. Garner 1982). Bisweilen kommt es zu Ödemen, wenn Anorexiekranke ungezügelt große Mengen von Kochsalz zu sich nehmen, um durch die damit erreichte Gewichtszunahme die Hospitalisierung zu vermeiden. Daneben gibt es einige Patienten, welche große Flüssigkeitsmengen zu sich nehmen, um ihr Hungergefühl zu dämpfen. Dies kann für die Ödembildung eine Rolle spielen. Andere Patienten stehen andauernd, selbst wenn sie lesen oder essen, weil sie glauben, daß hierdurch der Kalorienverbrauch stärker angehoben wird als beim Sitzen. Dann können orthostatische Faktoren zur Ödembildung beitragen. Schließlich können Natrium-Veränderungen Störungen der Membran-Permeabilität bewirken.

Elektrokardiographische Veränderungen sind bei etwa 60% von Anorexiekranken festgestellt worden (Garfinkel u. Garner 1982): Sinus Bradykardien, extreme Niederspannung, T-Umkehr, AV-Block und andere Arrhythmie-Formen. Arrhythmien, welche unter Belastung auftreten, kommt noch größere Bedeutung zu. Sie umfassen gelegentlich gewichtsabhängige unreife supraventrikuläre

Aktionen, bisweilen ventrikuläre Tachykardien, ab und an auch unvollständige ventrikuläre Aktionen unter Belastung. THURSTON u. MARKS (1974) berichteten über prolongierte QT-Intervalle bei einigen ihrer Patienten, ein aus experimentellen Hunger-Versuchen bekannter Befund. Viele der Elektrolyt-Abnormitäten, insbesondere Hypokaliämie in der Konsequenz wiederholten Erbrechens oder eines Mißbrauchs von Laxantien bzw. Diuretika sowie schwerer Gewichtsverlust steigern das Arrhythmie-Risiko.

Seltener wird die Herz-Funktion durch die Einnahme von Brechmitteln beeinträchtigt, welche Emetin enthalten. Solche Präparate sind weithin ohne Verschreibung erhältlich. Kürzlich sind einige Patienten mit chronischer Emetika-Einnahme beschrieben worden, bei welchen es zu Bulimie-Perioden kam (BROTMAN et al. 1981). Emetin ist ein allgemeines Muskelgift; solche Patienten können Myopathien im Bereich des Skelettsystems und des Herzens zeigen. Todesfälle im Gefolge ventrikulärer Tachykardien nach wiederholtem Emetin-Gebrauch sind berichtet worden.

Die Magenentleerung erfolgt bei Anorexiekranken verzögert (DUBOIS et al. 1979). Diese Verzögerung bessert sich nach einigem Gewichtsanstieg, differiert indessen auch dann noch signifikant von der Normalsituation, und das trägt zu dem Gefühl der Geblähtheit und anderen sättigungsbezogenen Symptomen bei, die bei vielen Anorexiepatienten zu beobachten sind. Metoclopromid führt zu einer Beschleunigung der Magenentleerung bei Anorektikern (SALEH u. LEBWOHL 1980). Das Präparat macht bei solchen Kranken indessen auch depressive Verstimmungen. Domperidon, ein DA-Blocker, welcher die Magenentleerung fördert und die Blut-Hirn-Schranke nicht passiert, kann in dieser Hinsicht hilfreich sein (RUSSELL et al. 1983).

Akute Magendilatation wird bei Hungernden beobachtet, welche relativ schnell wieder aufgefüttert werden. Zu einer ähnlichen Dilatation kann es bei Anorexiekranken in frühen Behandlungsstadien kommen. Eine Reihe von kasuistischen Studien zeigen, daß eine solche Magen-Dilatation bisweilen zu Perforation mit beachtlicher Mortalität führen kann (GARFINKEL u. GARNER 1982). Andere gastrointestinale Komplikationen umfassen Obstipation und die Gewöhnung an Laxantien. Bei einigen Patienten ist die Entwicklung eines Ileus beobachtet worden. Das kann durch die anticholinergischen Eigenschaften der Phenothazine begünstigt werden. Einige Patienten mit Bulimie, welche Erbrechen induzieren, entwickeln eine Vergrößerung der Parotis.

J. Prognose

Der Krankheitsverlauf bei Anorexia nervosa ist äußerst variabel. Für viele Patienten bleibt das Syndrom eine einmalige, relativ milde verlaufende Erkrankung in der Adoleszenz; bei anderen chronifiziert es zu einer lebenslangen Störung mit rezidivierenden Krisen, überdauernder Symptomatik und hoher Mortalität (GARFINKEL u. GARNER 1982). Katamnestische Evaluationen 4–10 Jahre nach der Anfangsbehandlung zeigen eine Totalremission bei 40% der Patienten; bei 30% war eine wesentliche Besserung festzustellen. Etwa 20% blieben ungebessert bzw. ernstlich behindert, und 9% kamen zu Tode. Bei chronischen Krankheitsverläufen kann die depressive Symptomatik, der soziale Rückzug zusammen mit dem anorektischen Verhalten zu völliger Invalidität führen. Kürzliche Untersuchungen (MORGAN u. RUSSELL 1975; HSU et al. 1979) zeigen einen Rückgang der Mortalität auf 3% bei einer kombinierten Behandlung mit Gewichts-Restitution und Psychotherapie. Diese Mortalitäts-Reduktion kann auf zunehmend sicherer gewordene Ansätze zur Wiederherstellung des Körpergewichts und zu langfristiger Nachsorge bezogen werden.

Eine Reihe günstiger prognostischer Prädiktoren ist herausgearbeitet worden. Früher Krankheitsbeginn ist prognostisch günstig. Bei 85% der Patienten, deren anorektisches Leiden vor dem 16. Lebensjahr begann, wurde eine gute Prognose festgestellt. Chronifizierung begünstigende, negative Prognose-Kriterien sind: Komplizierung der Anorexie mit Bulimie, Mißbrauch von Brechmitteln und Laxantien, prämorbide Fettsucht, schlechte edukative und berufliche Anpassung. Eine schlechte Prognose wird weiterhin nahegelegt durch ernste familiäre Schwierigkeiten und ausbleibendes Ansprechen auf Behandlung nach einjährigem Krankheitsverlauf.

Danksagung. Die Autoren bedanken sich bei Mrs. Ruby SCOTT für ihre hilfreiche Assistenz bei der Manuskriptherstellung. Teile dieser Arbeit erhielten finanzielle Unterstützung vom Medical Research Council (Ref. No. MA 7914) und von der Ontario Mental Foundation (866-83/85).

Es handelt sich hierbei um eine modifizierte Fassung der Arbeit von P. E. GARFINKEL et al., "Eating Disorders", die in dem Sammelwerk *Nutrition and metabolism in patient care* (herausgegeben von K. JEEJEEBHOY et al. im Verlag Saunders, Philadelphia) erscheinen wird.

Literatur

Barry VC, Klawans HL (1976) On the role of dopamine in the pathophysiology of anorexia nervosa. J Neural Transm 38:107–122

Berger M et al. (1983) Influence of weight loss on the dexamethasone suppression test. Arch Gen Psychiatry 40:584–585

Beumont PJV et al. (1973) Plasma levels of luteinizing hormone and of immunoactive oestrogens (oestradiol) in anorexia nervosa: response to clomiphen citrate. Psychol Med 3:495–501

Biederman J et al. (1984) Urinary MHPG in anorexia nervosa patients with and without a concomitant major depressive disorder. J Psychiat Res 18:149–160

Boyar RM, Bradlow HL (1977) Studies of testosterone metabolism in anorexia nervosa. In: Vigersky R (ed) Anorexia nervosa. Raven Press, New York, pp 271–276

Boyar RM, Katz J (1977) Twenty-four gonadotrophin secretory patterns in anorexia nervosa. In: Vigersky R (ed) Anorexia nervosa. Raven Press, New York, pp 177–187

Boyar RM et al. (1974) Anorexia nervosa: immaturity of the 24-h luteinizing hormone secretory pattern. N Engl J Med 291:861–865

Brambilla F et al. (1979) Abnormal anterior pituitary responsiveness to hypothalamic hormones in depression. In: Muller EE, Aanolyi A (eds) Neuroendocrine correlates in neurology and psychiatry. Elsevier, Amsterdam, New York, pp 239–254

Brotman MC et al. (1981) Ipecac syrup poisoning in anorexia nervosa. Can Med Assoc J 125:453–454

Brown GM et al. (1977) Endocrine profiles in anorexia nervosa. In: Vigersky R (ed) Anorexia nervosa. Raven Press, New York, pp 123–135

Bruch H (1973) Eating disorders: obesity, anorexia nervosa and the person within. Basic Books, New York

Bruch H (1979) Anorexia nervosa. In: Wurtman RJ, Wurtman JJ (eds) Nutrition and the brain, vol 3. Raven Press, New York, pp 101–115

Burman KD et al. (1977) Investigations concerning thyroxine deiodinative pathways in patients with anorexia nervosa. In: Vigersky R (ed) Anorexia nervosa. Raven Press, New York, pp 255–262

Cantwell DP et al. (1977) Anorexia nervosa: an affective disorder? Arch Gen Psychiatry 34:1087–1093

Casper RC et al. (1977) The effect of nutritional status and weight changes on hypothalamic function tests in anorexia nervosa. In: Vigersky R (ed) Anorexia nervosa. Raven Press, New York, pp 134–147

Coppen AM et al. (1976) Letter: plasma-tryptophan in anorexia nervosa. Lancet I:961

Crisp AH et al. (1974) Anorexia nervosa: psychoneurotic characteristics of patients. J Psychosom Res 18:167–173

Crisp AH et al. (1976) How common is anorexia nervosa? A prevalence study. Br J Psychiatry 218:549–554

Dubois A et al. (1979) Altered gastric emptying and secretion in primary anorexia nervosa. Gastroenterology 77:319–323

Garfinkel PE (1974) Perception of hunger and satiety in anorexia nervosa. Psychol Med 4:309–315

Garfinkel PE, Garner DM (1982) Anorexia nervosa: multidimensional perspective. Brunner/Mazel, New York

Garfinkel PE et al. (1975) Hypothalamic-pituitary function in anorexia nervosa. Arch Gen Psychiatry 32:739–744

Garfinkel PE et al. (1980) The heterogeneity of anorexia nervosa: bulimia as a distinct subgroup. Arch Gen Psychiatry 37:1036–1040

Garfinkel PE et al. (1983a) The differentiation of vomiting/weight loss as a conversion disorder from anorexia nervosa. Am J Psychiatry 140:1019–1022

Garfinkel PE et al. (1983b) A comparison of characteristics in the families of patients with anorexia nervosa and normal controls. Psychol Med 14:821–828

Garner DM, Garfinkel PE (1980) Socio-cultural factors in the development of anorexia nervosa. Psychol Med 10:647–656

Garner DM, Garfinkel PE (1981) Body image in anorexia nervosa: measurement, theory and clinical implications. Inter J Psychiatr Med 11:263–284

Garner DM et al. (1985) The validity of the distinction between bulimia with and without anorexia nervosa. Am J Psych 142:581–587

Gerner RH, Gwirtsman HE (1981) Abnormalities of dexamethasone suppression test and urinary MHPG in anorexia nervosa. Am J Psychiatry 138:650–653

Gerner RH, Wilkins JN (1983) CSF cortisol in patients with depression, mania or anorexia nervosa and in normal subjects. Am J Psychiatry 140:92–94

Glassman A (1900) Tricyclic antidepressants in the geriatric population. In: Stancer HC, Garfinkel PE, Rakoff VM (eds) Guidelines for the use of psychotropic drugs. SP Publications, New York, pp 19–30

Green RS, Rau JS (1974) Treatment of compulsive eating disturbances with anticonvulsant medication. Am J Psychiatry 131:428–432

Green RS, Rau JM (1977) The use of diphenylhydantoin in compulsive eating disorders: further studies. In: Vigersky RA (ed) Anorexia nervosa. Raven Press, New York, pp 377–382

Gross HA et al. (1979) Catecholamine metabolism in primary anorexia nervosa. J Clin Endocrinol Metab 49:805–809

Gull WW (1868) The address in medicine delivered before the annual meeting of BMA at Oxford. Lancet II:171

Hafner RJ et al. (1976) Prolactin and gonadotrophin activity in females treated for anorexia nervosa. Postgrad Med 52:76–79

Halmi KA et al. (1978) Catecholamine metabolism in anorexia nervosa. Arch Gen Psychiatry 35:458–460

Hill P, Wynder F (1976) Diet and prolactin release. Lancet II:806–807

Hsu LKC et al. (1979) Outcome of anorexia nervosa. Lancet I:61–65

Isaacs AJ et al. (1980) The effect of weight gain on gonadotrophins and prolactin in anorexia nervosa. Acta Endocrinol 94:145–150

Johnston JL et al. (1984) Excretion of urinary catecholamines in anorexia nervosa: effects of body composition and energy intake. Am J Clin Nutr 40:1001–1006

Kalucy RC et al. (1976) Nocturnal hormonal profiles in massive obesity, anorexia nervosa and normal females. J Psychosom Res 20:595–604

Kaplan AS et al. (1983) Carbamazepine in the treatment of bulimia. Am J Psychiatry 140:1225–1226

Kay DWK (1953) Anorexia nervosa: a study in prognosis. Proc Roy Soc Med 46:669–674

Kennedy S et al. (submitted for publication) Anorexia nervosa and bulimia – Response to MAOI therapy

Keys et al. (1950) Human starvation. University of Minnesota Press, Minneapolis

Mitchell JE, Pyle RL (1982) The bulimic syndrome in normal weight individuals: a review. Int J Eating Disord 2:61–73

Morgan HG, Russell GFM (1975) Value of family background and clinical features as predictors of long-term outcome in anorexia nervosa: four-year follow-up study of 41 patients. Psychol Med 5:355–371

Nillius SJ, Wide L (1977) The pituitary responsiveness to acute and chronic administration of gonadotrophin-releasing hormone in acute and recovery stages of anorexia nervosa. In: Vigersky R (ed) Anorexia nervosa. Raven Press, New York, pp 225–241

Paul T, Brand-Jacobi J, Pudel V (1984) Bulimia nervosa – Ergebnisse einer Untersuchung an 500 Patientinnen. Münch Med Wochenschr 126:614–618

Paykel ES et al. (1973) Amitriptyline, weight gain and carbohydrate craving: a side effect. Br J Psychiatry 123:501–507

Piran N et al. (in press) The presence of affective disorder in patients with anorexia nervosa and bulimia. J Nerv Ment Dis

Pirke KM et al. (1979) Twenty-four hour sleep-wake pattern of plasma LH in patients with anorexia nervosa. Acta Endocrin (Copenh) 92:193–204

Redmond DE Jr et al. (1976) Letter: phenoxybenzamine in anorexia nervosa. Lancet II:307

Rodin et al. (in press) Eating disorders in adolescents with insulin dependent diabetes mellitus. J Psychiatr Res

Rollins N, Piazza E (1978) Diagnosis of anorexia nervosa. A critical reappraisal. J Am Acad Child Psychiatry 17:126–137

Russell DMcR et al. (1983) Delayed gastric emptying and improvement with Domperidone in a patient with anorexia nervosa. Am J Psychiatry 140:1235–1236

Saleh JW, Lebwohl P (1980) Metoclopramide-induced gastric emptying in patients with anorexia nervosa. Am J Gastroenterol 74:127–132

Stancer HC et al. (1980) Monoamines and affective disorders. In: Youdim MHB, Usdin E, Sourkes TL (eds) Enzymes and neurotransmitters and mental disease. Wiley, Chichester, England, pp 221

Theander S (1970) Anorexia nervosa: a psychiatric investigation of 94 female cases. Acta Psychiatr Scand [Suppl] 214:1–194

Thurston J, Marks P (1974) Electrocardiographic abnormalities in patients with anorexia nervosa. Br Heart J 36:719–723

Vagenakis AC (1977) Thyroid hormone in prolonged experimental starvation in man. In: Vigersky R (ed) Anorexia nervosa. Raven Press, New York, pp 243–252

Vandereycken W, Pierloot R (1983) Combining drugs and behavior therapy in anorexia nervosa: a double-blind placebo/primozide study. In: Darby PL, Garfinkel PE, Garner DM, Coscina DV (eds) Anorexia nervosa: recent developments in research. Liss, New York, pp 109–122, 365–376

Vigersky RA, Loriaux DL (1977a) Anorexia nervosa as a model of hypothalamic dysfunction. In: Vigersky R (ed) Anorexia nervosa. Raven Press, New York, pp 109–122

Vigersky RA et al. (1977b) Hypothalamic dysfunction in secondary amenorrhea associated with simple weight loss. N Engl J Med 297:1141–1145

Wakeling A et al. (1979) Amenorrhea, body weight and serum hormone concentrations, with particular reference to prolactin and thyroid hormones in anorexia nervosa. Psychol Med 9:265–272

Walsh BT et al. (1978) Adrenal activity in anorexia nervosa. Psychosom Med 40:499–506

Warren MP, Wiele RL van de (1973) Clinical and metabolic features of anorexia nervosa. Am J Obstet Gynecol 117:435–449

Wermuth BM et al. (1977) Phenytoin treatment of the binge-eating syndrome. Am J Psychiatry 134:1249–1253

Borderlinestörungen

CH. ROHDE-DACHSER

INHALTSVERZEICHNIS

A. Einleitung

Die Diagnose „Borderline" – „Grenzfall" also – war bis in die siebziger Jahre hinein ein in der Psychiatrie zwar nicht unbekannter, aber doch eher sporadisch verwendeter Begriff zur Etikettierung uncharakteristischer, mit dem herkömmlichen psychiatrisch-nosologischen Raster nicht schärfer faßbarer psychischer Krankheitsbilder, meist in der Randzone zur (schizophrenen) Psychose (Näheres zur Begriffsgeschichte bei SASS u. KÖHLER 1983, S. 221 ff.) In einer 1967 von KERNBERG in den USA initiierten und seitdem fortgeführten Diskussion (vgl. KERNBERG 1975, 1976; GRINKER et al. 1968, 1977; MACK 1975; VOLKAN 1976; MASTERSON 1976, 1981; HARTOCOLLIS 1977; STONE 1980; WOLBERG 1982) gewann der Begriff dann jedoch allmählich klarere Konturen. In seiner allgemeinsten (psychodynamischen) Fassung bezeichnet er nunmehr ein *eigenständiges psychisches Krankheitsbild, das phänomenologisch im Grenzbereich von Neurose, Psychose und schwerer Charakterpathologie angesiedelt ist, sich in diesem Grenzbereich relativ stabil erhält und auf einer spezifischen Ichstörung basiert, aus der sich die borderlinetypischen Krankheitsmanifestationen herleiten* (ROHDE-DACHSER 1984, S. 94). Dabei bezieht sich der Ausdruck *Borderline-Syndrom* auf typische Krankheitszeichen, die regelhaft in Verbindung miteinander auftreten, ohne daß eine Aussage darüber getroffen wird, ob es sich um Manifestationen im Rahmen einer Krankheitsepisode oder um eine überdauernde, psychostrukturell bedingte Störung handelt. *Borderline-Zustand* beschreibt demgegenüber ausdrücklich eine *vorübergehende Dekompensation* einer Persönlichkeit, die sonst auf einem höheren Organisations-Niveau funktioniert, während sich Begriffe wie *Borderline-Persönlichkeitsstörung* oder *Borderline Personality Organization* immer auf bleibende Strukturmerkmale der Ich-Organisation beziehen.

Die damit zumindest vordergründig gegebene Begriffsklärung führte ihrerseits jedoch zu neuen Unklarheiten und bis in die Gegenwart fortdauernden Kontroversen. Offen bleibt beispielsweise die Frage, ob es sich bei der allseits konstatierten Zunahme von Borderline-Erkrankungen in der psychiatrischen und psychotherapeutischen Szene tatsächlich um eine Folgeerscheinung gesamtgesellschaftlich veränderter Sozialisations- und Lebensbedingungen handelt oder eher um einen diagnostischen Modetrend, um eine theoriebedingte Veränderung der Untersucherperspektive oder um subtile Labelingprozesse (fast alle einschlägigen Untersuchungen berichten beispielsweise von einem signifikant höheren Anteil *weiblicher Borderline-Patienten* in ihrem Klientel!). Für die eher zögernde Rezeption des Begriffes durch die psychiatrische Fach-Öffentlichkeit mag zudem eine Rolle spielen, daß maßgebliche Impulse zur Formulierung des Borderline-Konzepts von der Psychoanalyse ausgingen, was in der deutschen Psychiatrie-Geschichte keine Selbstverständlichkeit darstellt und Verständigungs- wie Zuständigkeitsfragen gleichermaßen aufwerfen muß. Von der jenseits aller ideologischen Barrieren bestehenden, sozusagen sachimmanenten Schwierigkeit, psychodynamische Konstrukte wie KERNBERG's Konzept der *Borderline Personality Organization* (1975) in objektivierbare, eindeutige, auch für den psychoanalytisch ungeschulten Psychiater handhabbare Diagnose-Schemata zu übersetzen, wird noch die Rede sein. Es war eine strenger am beobachtbaren Phänomen orientierte *psychiatrische*

Forschung, die dieses Vakuum schließlich füllte und der von ihrem Ursprung her psychodynamisch ausgerichteten Borderline-Diagnose zu ihrer klinischen Bedeutsamkeit verhalf. Gekrönt wurden diese Bemühungen schließlich 1980 mit der Aufnahme der "Borderline Personality Disorder" in die Sektion „Persönlichkeitsstörungen" der 3. Auflage des "Diagnostic and Statistical Manual of Mental Disorders – DSM III" der American Psychiatric Association. "Borderline" wurde damit erstmals zu einer offiziellen psychiatrischen Krankheitsdiagnose.

Diese sozusagen doppelte Elternschaft von Psychiatrie *und* Psychoanalyse prägt die Borderline-Diskussion bis heute, und es wäre unsinnig, sie zu verleugnen. Der Leser wird sie unschwer auch in diesem Aufsatz wiederfinden, dessen Ausführungen sich zwischen Deskription und psychoanalytisch-psychodynamischer Hypothesenbildung hin- und herbewegen werden, mit dem erklärten, dem einer streng naturwissenschaftlichen Methodologie verschworenen Geist des DSM III allerdings diametral entgegengesetzten Ziel, die mögliche Verknüpfung beider Ebenen durch einen hermeneutischen Zugang mindestens anzuvisieren.

B. Phänomenologie der Borderlinestörungen

I. Borderline-Symptomatologie

Borderlinestörungen imponieren sowohl in ihren akuten als auch in ihren charakterologisch determinierten, langfristigen Verlaufsformen recht häufig durch eine multiple Symptomatik, die erheblichen Intensitätsschwankungen unterliegen und auch in ihrer qualitativen Ausgestaltung auf vielfältige Weise fluktuieren kann (dies im Unterschied zur Neurose, wo sich mit der Symptomwahl ein neues, relativ stabiles Gleichgewicht herstellt). HOCH u. POLATIN (1949) haben in diesem Zusammenhang deshalb auch von einer „Pan-Neurose" gesprochen; SCHMIDEBERG (1959) hat die Borderline-Syndrome aus gleichem Grund als „stabil instabil" charakterisiert. Bei der nun folgenden Beschreibung handelt es sich um eine erste unsystematische, auf klinischer Erfahrung basierende Aufzählung der häufigsten „borderline-verdächtigen" Symptome, wie sie 1967 zunächst von KERNBERG vorgelegt und später von anderer Seite ergänzt worden ist (KERNBERG 1975; ROHDE-DACHSER 1979). Danach sollte die Borderline-Diagnose erwogen werden, wenn mindestens *zwei* der folgenden Symptome gleichzeitig auftreten: 1) chronische, frei flottierende Angst in Kombination mit anderen Symptomen, die offenbar nicht ausreichen, um die Angst zu binden; 2. polymorph-perverse Sexualität (also keine *stabile* Devianz!); 3. *multiple* Phobien und/oder leibbezogene Befürchtungen und Wahrnehmungsveränderungen (z. B. Dysmorphophobie; ausgeprägte hypochondrische Befürchtungen); 4. bizarre Konversionssymptome; 5. dissoziative Reaktionen aller Art (hysterische Dämmerzustände; Fugue-Zustände; Amnesien mit Bewußtseinsstörungen; „multiple Persönlichkeit"); 6. chronische Depersonalisation oder auch wiederkehrende akute, aber wenig angstgetönte Depersonalisationserlebnisse (panikartige Angst im Zusammenhang mit Depersonalisationserlebnissen weist differentialdiagnostisch oft auf eine bevorstehende psychotische Dekompensation hin); 7. episodischer, nach stets gleichem Muster verlaufender Verlust der Impulskontrolle; 8. selbstschädigende Handlungen, insbesondere Selbstverletzungen ohne suizidale Absicht; 9. Zwangssymptome (ichdyston!) mit fließendem Übergang hin zu (ichsyntonen) wahnhaften Ausgestaltungen; 10. ausgestanzte (*nicht* ausdifferenzierte!) Wahnbildungen; 11. auf den Konfliktbereich beschränkte dezente (nicht-psychotische) Denk- und Wahrnehmungsstörungen; 12. pseudo-halluzinatorische Erlebnisse (bevorzugt visueller Natur); 13. Depression, in der Schuldgefühle weitgehend fehlen und sich stattdessen ohnmächtige Wut wechselnd gegen andere oder die eigene Person entlädt.

Borderline-Patienten können unter äußeren Streßbedingungen (häufig eine nicht kunstgerecht durchgeführte Psychotherapie) kurzfristig auch psychotisch dekompensieren. Die „mikropsychotische" Episode ist dann jedoch von flüchtigem Charakter (einige Stunden bis Tage), bleibt meist in irgendeiner Form ichdyston, wird nicht systematisiert und erweist sich in aller Regel ohne Eingriff von außen als voll reversibel. Zur differentialdiagnostischen Absicherung bedarf es oft einer mehrmonatigen Verlaufsbeobachtung.

Alle hier genannten Symptome verweisen, zumal bei Häufung, nachdrücklich auf eine Borderlinestörung, ohne die Diagnose allein jedoch ausreichend abzustützen. Ein großer Teil der immer wieder zu beobachtenden Konfusion um die Borderline-Diagnose wäre vermeidbar, bliebe man eingedenk, daß sie sich – wo nicht ausdrücklich auf eine aktuelle Krankheitsepisode im Sinne eines Borderline-*Zustandes* (*borderline state*) beschränkt – immer auf dauerhafte Persönlichkeitszüge eines Individuums bezieht. In ihrem Kern ist sie also eine *Persönlichkeits-* bzw. *Struktur-Diagnose*, deren Erweiterung und Präzisierung durch andere, symptombezogene diagnostische Aussagen oder auch durch eine zusätzliche, die spezifische Form der charakterlichen Anpassung verdeutlichende Persönlichkeitsdiagnose von KERNBERG bereits zu Beginn der siebziger Jahre dringlich empfohlen wurde (vgl. ROHDE-DACHSER 1979, S. 82 f.). Auch das ohnehin auf eine multiaxiale Diagnostik abzielende DSM-III kalkuliert Überschneidungen im Bereich der dort genannten Persönlichkeitsstörungen ausdrücklich ein und fordert für solche Fälle (z. B. dem gleichzeitigen Bestehen einer Borderline- und einer histrionischen Persönlichkeitsstörung) eine *Mehrfach-Diagnose*. Dies gilt insbesondere für die jetzt zu beschreibenden beiden Typen von Persönlichkeitsstörungen im Borderline-Bereich des DSM-III, die sich aufgrund ihrer engen Verwandtschaft in etwa der Hälfte aller Fälle überlappen: der „schizotypischen Persönlichkeitsstörung" und der „Borderline-Persönlichkeitsstörung".

II. Persönlichkeitsstörungen im Borderline-Bereich des DSM-III: „Schizotypische Persönlichkeitsstörung" und „Borderline-Persönlichkeitsstörung"

1979 gelang es SPITZER u. ENDICOTT in einer groß angelegten Studie, unter mehr als 800 von Psychiatern in den USA als Borderline-Fälle diagnostizierten Patienten mit Hilfe der Faktoren- und Diskriminanz-Analyse zwei diagnostische Untergruppen herauszukristallisieren, die sie zunächst mit der (im deutschen

Sprachraum unüblichen) Bezeichnung „Schizotypische Persönlichkeitsstörung" und „Instabile Persönlichkeitsstörung" versahen. Die „Instabile Persönlichkeitsstörung" wurde später in „Borderline-Persönlichkeitsstörung" umbenannt und unter diesem Etikett zusammen mit der „Schizotypischen Persönlichkeitsstörung" 1980 in das DSM-III aufgenommen. Die dort genannten diagnostischen Kriterien beziehen sich in beiden Fällen auf dauerhafte Persönlichkeitsmerkmale, beschränken sich also nicht auf Krankheitsepisoden.

1. Die Schizotypische Persönlichkeitsstörung im DSM-III

Das *Konzept* einer Schizotypischen Persönlichkeitsstörung im Borderline-Bereich steht in der Tradition der im Rahmen der dänischen Adoptionsstudie seit 1968 von KETY et al. herausgearbeiteten Idee eines „schizophrenen Spektrums" und – damit eng verknüpft – des Konzepts einer „Borderline-Schizophrenie" (KETY et al. 1968; ROSENTHAL 1978). Den Autoren ging es dabei vor allem um die Betonung der engen genetischen Verwandtschaft zwischen der Borderline-Schizophrenie und dem gesamten schizophrenen Spektrum einschließlich der chronischen Schizophrenie (vgl. ROHDE-DACHSER 1979, S. 233; SASS u. KÖHLER 1983, S. 224 f.). Über die familiäre Häufung bei Schizotypischen Persönlichkeiten findet sich demgegenüber im DSM-III nur die lapidare Bermerkung, es gebe „einige Hinweise darauf, daß chronische Schizophrenie bei Blutsverwandten von Menschen mit Schizotypischer Persönlichkeitsstörung häufiger ist als bei der Gesamtbevölkerung" (S. 325).

Für die *Diagnose* einer Schizotypischen Persönlichkeitsstörung im Sinne des DSM-III muß die Schizophrenie-Diagnose ausgeschlossen worden sein, und es müssen mindestens *vier* der folgenden Merkmale aktuell und langfristig vorhanden sein: 1. magisches Denken; 2. Beziehungs-Ideen; 3. soziale Isolierung; 4. wiederkehrende illusionäre Verkennungen, in denen die Gegenwart oder die Kraft einer Person gespürt wird, die nicht wirklich anwesend ist; 5. inadäquate (aber kohärente) Kommunikation; 6. gestörter Rapport in der Vis-à-vis-Situation aufgrund eingeschränkten oder unangemessenen Affektes; 7. Mißtrauen oder paranoide Vorstellungen; 8. übertriebene soziale Angst oder Kritik-Empfindlichkeit.

2. Die Borderline-Persönlichkeitsstörung im DSM-III

Anders als die eng am Schizophrenie-Begriff orientierte Schizotypische Persönlichkeitsstörung steht die Borderline-Persönlichkeitsstörung, so wie im DSM-III definiert, eher den affektiven Störungen nahe. Sie orientiert sich außerdem stärker am Borderline-Konzept von KERNBERG (1975) oder auch GUNDERSON u. KOLB (1978) (vgl. Abschn. B.III.1).

Für die Diagnose einer Borderline-Persönlichkeitsstörung im Sinne des DSM-III müssen mindestens *fünf* der folgenden Merkmale als dauerhafte Persönlichkeitszüge vorliegen, wobei bei Personen unter 18 Jahren differentialdiagnostisch eine Identitätsstörung (lt. DSM-III) auszuschließen ist: 1. Impulsivität oder Unberechenbarkeit des Verhaltens in mindestens zwei Bereichen, die potentiell selbstschädigend sind (z. B. Drogen- oder Alkohol-Abusus, Glücksspiel, Ladendiebstahl); 2. instabile, gleichzeitig jedoch intensive zwischenmenschliche Beziehungen; 3. unangemessener, intensiver, unzureichend kontrollierter Zorn oder auch chronische Gereiztheit; 4. Anzeichen von Identitäts-Unsicherheit; 5. affektive Instabilität mit starken Stimmungsschwankungen; 6. große Schwierigkeiten mit dem Alleinsein; 7. Selbstbeschädigungshandlungen; 8. chronische Gefühle von Leere und Langeweile.

SASS u. KÖHLER (1983), die sich in ihrer Voraussage auf STONE (1979) berufen, sehen in dieser Zweiteilung des Borderline-Spektrums erste Anzeichen eines sich anbahnenden Umschwungs im Borderline-Konzept von einer „schubschizophrenen Erkrankung zu einer subaffektiven Störung" (S. 227).

III. Diagnostische Hilfsinstrumente zur Erfassung der Borderlinestörungen

1. Das „Diagnostische Interview für Borderline-Patienten" (GUNDERSON u. KOLB 1978)

Neben den bereits genannten Diagnose-Schemata des DSM-III zur Erfassung der im Borderline-Bereich lokalisierten Persönlichkeitsstörungen gibt es mittlerweile eine Reihe weiterer diagnostischer Hilfsinstrumente, die auch dem im psychodynamischen Denken weniger geübten Arzt eine zuverlässige und vor allem auch vergleichbare Diagnose-Erstellung ermöglichen sollen. Unter ihnen ist das 1978 von GUNDERSON u. KOLB entwickelte „Diagnostische Interview für Borderline-Patienten" (DIB) am besten überprüft. Es handelt sich um ein halbstandardisiertes Interview, bei dem mit ingesamt 123 Fragen *sieben für die Borderline-Diagnose besonders relevante Bereiche* erfaßt werden können: 1. niedriger sozialer Erfolg; 2. Impulsivität (vor allem in Form von Alkohol- und Drogenmißbrauch); 3. manipulative Suizidhandlungen; 4. gesteigerte Affektivität (überwiegend aggressiver Affekt); 5. dezente psychotische Erlebnisse; 6. auf gesteigerter Kontaktbedürftigkeit beruhende soziale Integration; 7. gestörte enge zwischenmenschliche Beziehungen (vgl. ROHDE-DACHSER 1979, S. 243 ff.).

Sieben Fragen aus dem DIB waren in der Lage, Borderline-Patienten von allen anderen diagnostischen Vergleichsgruppen mit einer Genauigkeit von 85,35% zu unterscheiden (Übersetzung vom Verf.):

- Beklagen sich Ihre wichtigsten Beziehungspersonen oft darüber, daß Sie gemein zu ihnen sind (Hänseln, Schlagen, Entziehen)?
- Haben Sie sich jemals selbst absichtlich körperlich verletzt – anders als durch einen Suizid-Versuch?
- (Nach der Exploration von Wahn-Ideen): Wie erklären Sie sich selbst diese Überzeugung? Wie erleben Sie die Überzeugung, daß...? (Beurteilung der Ich-Dystonizität der Wahn-Idee)
- (Nach der Exploration von Wahn-Ideen): In welcher Weise wirkt sich diese Überzeugung auf Sie aus? (Beurteilung der Verzweigtheit der Wahn-Idee)
- Leiden Sie an chronischen Gefühlen von Leere oder Einsamkeit?
- Waren Sie jemals abhängig von irgendeiner Droge?
- Haben Sie jemals besondere Beziehungen zu einem Mitglied des Stationsteams oder zu einem der Psychotherapeuten aufgenommen, mit denen Sie es zu tun hatten?

2. Andere diagnostische Hilfsinstrumente zur Erfassung von Borderlinestörungen

Ein anderes, hinsichtlich seiner Validität allerdings noch unzureichend abgesichertes Untersuchungsinstrument zur Erfassung von Borderlinestörungen ist der „Borderline-Syndrom-Index", ein von CONTE et al. (1980) entwickelter und von EDELL (1984) mit bis jetzt noch nicht völlig zufriedenstellendem Ergebnis überprüfter Selbst-Beurteilungs-Fragebogen mit insgesamt 52 Kriterien (vgl. ROHDE-DACHSER 1979, S. 247 f.). Zur Beurteilung der Ich-Funktions-Störungen im Borderline-Bereich erarbeiteten PERRY u. KLERMAN (1980) das *"Borderline Ego Functions-Inventory"*, das eine hohe Übereinstimmung sowohl mit den diagnostischen Kriterien von SPITZER u. ENDICOTT für die Borderline-Persönlichkeitsstörung im Sinne des DSM-III als auch dem „Diagnostischen Interview für Borderline-Patienten" von GUNDERSON u. KOLB liefert (vgl. ROHDE-DACHSER 1979, S. 249 ff.).

Höhere Ansprüche an die diagnostische Kompetenz des Untersuchers stellt das 1977 von KERNBERG vorgelegte „*Strukturelle Interview für Borderline-Patienten*", wo die Borderline-Diagnose an den Reaktionen des Patienten auf gezielte Interventionen in der Explorations-Situation festgemacht wird (KERNBERG 1977; BAUER et al. 1980; KERNBERG et al. 1981). Der Übergang von der beschreibenden zur interpretierenden Ebene ist hier fließend, wobei die Autoren bestrebt sind, den dadurch ins Spiel kommenden, stärker subjektiven Faktor durch den Einsatz multipler diagnostischer Methoden zu kontrollieren (vgl. vor allem KERNBERG et al. 1981).

3. Ein "Symptom Schedule for the Diagnosis of Borderline-Schizophrenia" (KHOURI et al. 1980)

Erfragt werden hier im Anschluß an die im Rahmen der dänischen Adoptions-Studie von KETY et al. (1968) erarbeiteten Kriterien für die *Borderline-Schizophrenie* folgende Symptome:

1. Veränderte Wahrnehmung (unspezifische akustische Halluzinationen ohne Zusammenhang mit Drogen und Alkohol)
2. Veränderte Wahrnehmung des Körperschemas bzw. des Körper-Selbst
3. Veränderte Wahrnehmung der Umgebung, Gefühle von Unwirklichkeit, des Nicht-Dazugehörens zu einer untereinander in Beziehung stehenden Welt
4. Veränderungen im formalen und inhaltlichen Denken; Perioden von getrübtem Denken (mehrere Tage bis zu einer Woche), während derer die Person nicht klar denken kann, nicht versteht, was man ihr vorliest oder erzählt
5. Beziehungs-Ideen
6. Verfolgungs-Ideen
7. Intensive Beschäftigung mit perverser Sexualität
8. Selbstbeschädigungshandlungen ohne suizidale Depression

Eine Gegenüberstellung dieser von KHOURI et al. weiter ausdifferenzierten Kriterien für die Borderline-Schizophrenie mit den Diagnose-Merkmalen der Schizophrenie, wie sie beispielsweise im DSM-III definiert sind, zeigt deutlich den Unterschied in der Qualität der Symptome, im Schweregrad, in der Dauer, im Ausmaß der begleitenden Persönlichkeitsveränderungen, in der Ich-Syntonizität und auch in der Prozeßhaftigkeit des Verlaufs, so daß sich der Symptom-Katalog von KHOURI et al. insbesondere auch zur differentialdiagnostischen Abgrenzung der Borderline-Syndrome von der Schizophrenie eignet (zu weiteren Fragen der Differential-Diagnose vgl. ROHDE-DACHSER 1979, S. 59 ff.).

4. Psychologische Testuntersuchungen

Wo die lokalen Gegebenheiten dies erlauben, kann es manchmal sinnvoll sein, die Borderline-Diagnose durch psychologische Testuntersuchungen abzusichern. Dies hängt mit der immer wieder berichteten Beobachtung zusammen, daß Borderline-Patienten in einem *strukturierten Interview* in aller Regel relativ gut funktionieren, während die borderlinetypischen Beeinträchtigungen des formalen und des inhaltlichen Denkens, des sprachlichen Ausdrucks und der affektiven Verarbeitung vorgegebener äußerer Stimuli in einer *unstrukturierten psychologischen Testsituation* wie dem *Rorschach-Test* beim gleichen Patienten oft unverhüllt zutage treten (vgl. SINGER 1977; SINGER u. LARSON 1981; BERG 1982). So zeigen Borderline-Patienten im Hamburg-Wechsler-Intelligenz-Test (HAWIE) regelmäßig ein normales Leistungsprofil, während die Rorschach-Protokolle leicht durch die folgenden Auffälligkeiten imponieren: Fabulierendes, kombinatorisches und konfabulatorisches Denken, Verbindung getrennter Begriffe aufgrund ihrer räumlichen oder zeitlichen Nähe anstelle einer logischen Zuordnung und eine objektiv schwer nachvollziehbare affektive Überfrachtung von Vorstellungen. Ähnliche Beobachtungen werden auch für den *Thematic Apperception Test* (*TAT*) berichtet (vgl. KERNBERG et al. 1981).

Psychologische Test-Situationen vom Typ des Rorschach oder des TAT können – uneinfühlsam angewandt – bei stärker labilisierten Borderline-Patienten eine psychotische Reaktion hervorrufen. Aus diesem Grunde ist jeweils sorgfältig abzuwägen, ob dem Patienten eine solche Belastung zuzumuten ist.

C. Psychodynamik der Borderlinestörungen

Beim Versuch einer psychodynamischen Interpretation der dargestellten Borderline-Phänomene werde ich von der These ausgehen, daß Borderlinestörungen das Resultat einer *spezifischen Ichstörung* sind, in deren Zentrum die *Unfähigkeit zur Verdrängung* und – damit eng verknüpft – zum *Aufbau reifer, ambivalent erlebbarer Objektbeziehungen* steht. Die Unfähigkeit zur Verdrängung wiederum erfordert vom Ich *andersgeartete Anpassungsleistungen,* die – so die nächste These – den Borderline-Phänomenen ihre spezifische Färbung verleihen. Implizit wird damit auch eine fundamentale Unterscheidung zwischen Neurose und Borderlinestörung behauptet, die ich mit der jetzt folgenden Darstellung der typischen *Borderline-Abwehr* näher begründen möchte.

I. Borderlinetypische Abwehrstrategien

Um die Auswirkungen einer strukturell bedingten Unfähigkeit zur Verdrängung auf die Organisation der Gesamtpersönlichkeit in ihrer ganzen Tragweite zu begreifen, muß man sich zunächst die Rolle vergegenwärtigen, die die Verdrängung nach psychoanalytischer Auffassung sowohl in der normalen Persönlichkeitsentwicklung als auch bei der Entstehung der Neurosen spielt. Dabei hat man vom *Drei-Instanzen-Modell* (Ich/Es/Über-Ich) der Psychoanalyse und den innerhalb dieses Modells zwischen den Instanzen postulierten (triebbedingten) Konflikten auszugehen. Im Zentrum der traditionellen psychoanalytischen Entwicklungspsychologie und Neurosenlehre steht die Annahme, daß das gesunde heranwachsende Kind seine mit den Anforderungen von Über-Ich und/oder Außenwelt unvereinbaren Triebwünsche und die damit verbundenen Vorstellungs-Inhalte *verdrängt*. Das bedeutet, daß die verpönten Inhalte von einem intakten, funktionsfähigen Ich ins Unbewußte abgewiesen und dort durch eine „Gegenbesetzungsbarriere" (FREUD 1915) von der Rückkehr ins Bewußtsein ferngehalten werden. Wird diese sonst stabile Verdrängungsschranke unter dem Druck einer spezifischen Versuchungs- oder Versagungs-Situation im späteren Leben brüchig, kann es zur neurotischen Symptombildung kommen, die eine Befriedigung des verdrängten Triebwunsches in entstellter, subjektiv meist leidvoller Form ermöglicht, ohne daß dieser Zusammenhang dem Patienten jedoch ins Bewußtsein tritt. Im Falle eines nur mehr unzureichend abgewehrten *aggressiven* Impulses könnte dies beispielsweise durch die (quälende) *Zwangsvorstellung* geschehen, kein Messer oder keine Schere anfassen zu dürfen, um nicht sich oder anderen damit zu schaden. Die damit erreichte (neurotische) Kompromißbildung zwischen Impuls und Abwehr ist evident: Der Patient ist jetzt ständig mit Vorstellungen hochaggressiven Inhalts befaßt, in welchen er den abgewehrten Impuls unbewußt ein Stück weit auslebt; in der phobischen Vermeidungshaltung gegenüber spitzen Gegenständen und dem quälenden Versuch, die als ichfremd erlebten Gedanken wieder abzustreifen, wird das strafende Über-Ich gleichzeitig wieder versöhnt und die Abwehr der unbewußten Mordimpulse verfestigt. Auf diese Weise entsteht ein neues, relativ stabiles Gleichgewicht, mit dem sich das Ich vor der Überflutung durch die abgewehrten Inhalte erfolgreich schützt und damit – wenn auch auf neurotischem Niveau – weiter funktionieren kann. *Der Abwehrvorgang bei der Neurose funktioniert auf diese Weise.*

Bei einem Borderline-Patienten sähe die entsprechende Abwehrleistung dagegen anders aus. Zwar kommen Zwangsvorstellungen auch hier häufig vor, ohne daß ein solches Symptom jedoch in der Lage wäre, die beschriebene Homöostase im Wege der neurotischen Kompromißbildung dauerhaft zu gewährleisten. Aus diesem Grunde findet man bei Borderline-Patienten auch gehäuft die bereits beschriebenen *multiplen* neurotischen Symptombildungen, die in Abhängigkeit von der Intensität der inneren Bedrohung fluktuieren und mit für die charakteristische Instabilität des Syndroms verantwortlich zeichnen. Bleiben wir bei unserem Beispiel eines *aggressiven* (vom *Inhalt* her möglicherweise sogar identischen) Triebkonflikts, dann wären für Borderline-Fälle insbesondere die *paranoide Verarbeitung der Aggression* (also ihre Projektion in die Außenwelt) oder auch ihr *episodisches Ausagieren* charakteristisch, letzteres dergestalt, daß der Patient während der impulsbestimmten Episode das vorher und danach streng verpönte Verhalten so auslebt, als ob er immer mit ihm identifiziert gewesen wäre. Was vordergründig dann leicht wie ein Steuerungsverlust anmutet, wäre also in Wirklichkeit ein gezieltes, bei Borderline-Patienten häufiges Abwehrmanöver, welches der anders nicht zu leistenden Kanalisierung des aggressiven Trieb-Potentials dient.

Fluktuierende Symptombildungen zusammen mit vorwiegend projektiven Verarbeitungen und dem wechselnden Ausleben widersprüchlicher, voneinander dissoziierter Ichzustände deuten immer auf eine Borderlinestörung hin. Sie sind Indizien für die bereits erwähnte mangelnde Fähigkeit zur Verdrängung, wo es dem Ich des Patienten nicht gelingt, inkompatible Impulse und die mit ihnen verbundenen Vorstellungen wirksam ins Unbewußte abzudrängen und durch eine stabile Gegenbesetzungs-Barriere von ihrer Wiederkehr ins Ich abzuhalten. Die abzuwehrenden Inhalte bleiben vielmehr grundsätzlich *bewußtseinsfähig* und können auf geringfügige äußere und innere Stimuli hin vom Vorbewußtsein ins Bewußtsein des Patienten übertreten. Das Ich des Borderline-Patienten steht dann sozusagen vor dem Problem, wie es sich vor der jederzeit möglichen *Wahrnehmung* der inkompatiblen Inhalte schützt. *Im Kern bedeutet dies, daß prinzipiell Denkbares nicht gedacht und prinzipiell Wahrnehmbares nicht wahrgenommen werden darf.* Borderline-Patienten neigen deshalb dazu, ihre *Denk- und Wahrnehmungsfunktion* in konflikthaften Bereichen zu suspendieren. Das gleiche gilt für die *Funktion der Realitätsprüfung*, an deren Stelle dann Verleugnungsstrategien treten, die dem primitiven Muster nachgebildet sind, nach welchem ein Kind sich die Augen zuhält, um eine Bedrohung zum Verschwinden zu bringen, der es sich nicht durch Flucht entziehen kann. Dabei werden äußere und innere Reize gleich behandelt (vgl. ROHDE-DACHSER 1979, S. 110 ff.) und sozusagen reflektorisch daraufhin untersucht, ob sie eine Gefahr für das Ich darstellen. Es kommt zu einer ausgeprägt selektiven Wahrnehmung sowohl der äußeren als auch der inneren Realität und streckenweise auch zu ihrer Zerstückelung, wo Zusammengehöriges aus eben diesem Zusammenhang gerissen, d. h. „dissoziiert" oder auch „gespalten" wird. Die beschriebenen Abwehrprozesse affizieren also auch die *integrative Ichfunktion* des Patienten.

Klinisch imponieren diese Abwehrleistungen dann oft als mehr oder minder ausgeprägte „Denkstörung", als Wahrnehmungsausfall, als eine Art Privatlogik, als gestörter Realitätsbezug (durchaus bis hin zu ausgestanzten Wahnbildungen), als dissoziative Reaktion oder auch als Pseudo-Halluzinationen, in welchen der Patient sich Wahrnehmungsmöglichkeiten meist optischer Natur im psychischen Außenraum schafft (den Gespenstern seiner Kindheit oft verblüffend ähnlich), die dann als Projektionsziel für die abgewehrten Impulse verfügbar sind und auch jederzeit wie eine *äußere* Gefahr gemieden werden können. Wenn solche Verleugnungstaktiken sich auf den Gefühlsbereich ausdehnen, kann es wegen der mangelnden Fähigkeit zur *selektiven* Verdrängung leicht zu Depersonalisationserlebnissen kommen. Dabei wird oft nicht nur den eigenen Gefühlen in toto die Besetzung entzogen, sondern auch der Körpergrenze, wobei das Depersonalisationserlebnis sich dann mit einer Veränderung in der Wahrnehmung des Körperschemas koppelt, wo der Patient zum Beispiel bestimmte Gliedmaßen oder auch die Genitalien als nicht zu sich gehörig erlebt (was die beschriebenen Selbstbeschädigungshandlungen gleichzeitig provoziert und erleichtert). Die hier aufscheinende Fähigkeit, Dinge wechselnd in den psychischen Innen- oder Außenraum zu verlagern, wird klinisch oft als eine Schwäche im Bereich der Ich-Demarkation interpretiert, während es sich auch hier eigentlich um ein gezieltes Abwehrmanöver handelt (eine Ichleistung also!), mit der inkompatible Selbst-Anteile vorübergehend in die äußere Realität verlagert werden, um sie dort dann bekämpfen oder auch verleugnen zu können.

Das für Borderline-Patienten typische Abwehrmanöver der *Spaltung* bezweckt in ganz ähnlicher Weise eine Trennung zwischen Ich und Nicht-Ich, die hier jedoch, anders als bei der *Projektion*, innerhalb einer Persönlichkeit mit relativ klar etablierten Ich-Grenzen wirksam wird. Es bestehen dann oft mehrere widersprüchliche Identitäten unverbunden nebeneinander, die wechselnd ausgelebt werden, wobei der Patient zwischen solchen Episoden zwar eine rationale, aber keine emotionale Verbindung herstellen kann. Das selbstschädigende Verhalten von Borderline-Patienten ist oft mit einer solchen Dissoziation verbunden, wo die Patienten dann gar nicht mehr erleben, daß sie selbst es sind, die sich zum Beispiel körperlich verletzen, sondern daß der aggressive Akt einem Körper gilt, der in diesem Moment nicht zu ihnen gehört, während sie aus einem späteren Ich-Zustand heraus betroffen und auch beschämt auf die sichtbaren Stigmata reagieren.

II. Projektion und Spaltung als jeweils dominante Abwehrstrategien bei Schizotypischen und bei Borderline-Persönlichkeitsstörungen im Sinne des DSM-III

Ein Vergleich der im DSM-III beschriebenen diagnostischen Merkmale für die Schizotypische und für die Borderline-Persönlichkeitsstörung (s. Abschn. B.II.) erlaubt die Vermutung, daß beide Persönlichkeitsstörungen sich jenseits der rein deskriptiven Ebene auch in ihren typischen Abwehrstrategien unterscheiden, die dann wiederum das klinische Erscheinungsbild prägen. Dabei scheinen im Falle der Schizotypischen Persönlichkeitsstörung *projektive Abwehrmanöver*, im Falle der Borderline-Persönlichkeitsstörung dagegen *Spaltungsoperationen* zu überwiegen. Beziehungsvorstellungen, paranoide Ideen, magisches Denken, Sinnestäuschungen, in welchen zum Beispiel die Gegenwart oder die Kraft einer real nicht präsenten Person erlebt wird, sind ebenso wie Entfremdungserlebnisse Ausdruck von Besetzungsverschiebungen zwischen psychischem Innen- und Außenraum, die durchlässige Ichgrenzen voraussetzen und deshalb stets mit einer unvollständigen Differenzierung zwischen Selbst- und Objektrepräsentanzen einhergehen. *Dies ist der Bereich von Projektion und projektiver Identifizierung, der die Schizotypische Persönlichkeit charakterisiert.* Demgegenüber lassen sich die affektive Instabilität, die abrupten Einstellungsverschiebungen in zwischenmenschlichen Beziehungen, der episodische Verlust der Impulskontrolle und die Identitätsdiffusion, wie sie für die Borderline-Persönlichkeitsstörung im DSM-III beschrieben werden, gut als Folge wiederkehrender Besetzungsverschiebungen zwischen widersprüchlichen, voneinander dissoziierten Ich-Zuständen verstehen und als wechselndes Agieren aus diesen Ich-Zuständen heraus. Der dazugehörige Abwehrmechanismus wäre die *Spaltung*, die im Gegensatz zur Projektion und projektiven Identifizierung eine Abwehroperation *innerhalb* des Ich darstellt, dessen Grenzen dann allerdings so sicher etabliert sein müssen, daß die Kohärenz der Gesamtpersönlichkeit durch den Spaltungsmechanismus nicht wirklich bedroht erscheint (vgl. ROHDE-DACHSER 1982). Man könnte auch sagen, daß im einen Falle das Schwergewicht der Abwehr in die Welt der Objekte verlagert wird, während im anderen Fall der Abwehrkampf sich innerhalb fest etablierter Ichgrenzen als struktureller Konflikt im Ich des Patienten niederschlägt. Wenn man, wie KERNBERG (1975) dies tut, der *Deutung der pathologischen Abwehr* in der Borderline-Therapie eine zentrale Stellung zubilligt, dann sind diese Hypothesen von unmittelbarer behandlungstechnischer Relevanz (vgl. Abschn. D.I.).

III. Die Pathologie der Objektbeziehungen bei der Schizotypischen und bei der Borderline-Persönlichkeitsstörung

Die unterschiedlichen Abwehrstrategien bei der Schizotypischen und der Borderline-Persönlichkeitsstörung im Sinne der DSM-III bestimmen auch den in beiden Fällen jeweils vorherrschenden *Modus der Objektbeziehung* (und vice versa). Der Unterschied besteht vor allem darin, daß im *schizotypischen Objektbeziehungs-Modus*, wie erwähnt, die *inneren* Bilder vom Selbst und von den Objekten (Selbst- und Objekt-Repräsentanzen also) nur unscharf voneinander differenziert sind und in einem Übergangsbereich immer wieder ineinander fließen, während der *Beziehungs-Modus der Borderline-Persönlichkeit* durch Spaltung in „ganz gute" und „ganz böse", dabei jedoch klar voneinander abgegrenzte Selbst- und Objektrepräsentanzen, charakterisiert ist.

So definiert, lassen sich die beiden Objektbeziehungs-Modi gut bestimmten Entwicklungsstufen zuordnen, die in der psychoanalytischen *Theorie der Objektbeziehungen* (FAIRBAIRN 1952; JACOBSON 1964; MAHLER et al. 1975; KERNBERG 1976; GREENBERG u. MITCHELL 1983) für die ersten Lebensjahre beschrieben worden sind, in denen das Kind ganz allmählich lernt, sich als autonomes Individuum in einer Welt voneinander separierter Objekte zu begreifen. In Abb. 1, zu der mich ein ähnliches Schema bei CIOMPI (1982, S. 185) angeregt hat, möchte ich ein solches Modell der Entwicklung menschlicher Objektbeziehungen (nach KERNBERG 1976) von der Geburt bis zur vollzogenen „Loslösung und Individuation" (MAHLER et al. 1975) gegen Ende des dritten Lebensjahres darstellen, um dann zu zeigen, wie Störungen dieses Entwicklungsprozesses in seinen verschiedenen Stufen zur Herausbildung einer mehr schizotypischen oder mehr borderline-typischen Modalität der Objektbeziehungen beim Erwachsenen führen können.

Abbildung 1 soll verdeutlichen, wie aus der anfänglich *undifferenzierten Matrix (I)* des Neugeborenen sich in der Interaktion mit dem primären Objekt, in der Regel verkörpert durch die Mutter, erste Selbst-Objekt-Repräsentanzen herausbilden. Dabei sind in diesem *symbiotischen Bereich (IIa)* die inneren Bilder vom Selbst und vom Objekt noch nicht voneinander geschieden. Mit anderen Worten: Es hat noch keine *Differenzierung* zwischen Selbst- und Objekt-Repräsentanzen stattgefunden. Die beiden Selbst-Objekt-Bilder auf Stufe IIa unterscheiden sich jedoch durch die *polaren Affektqualitäten*, mit denen sie ausgestattet sind (in unserer Darstellung *weiß* = „ganz gut", *schwarz* = „ganz böse"). Das Kind ordnet in diesem Stadium seine Erfahrungen mit den Objekten primär nach den Qualitäten „lustvoll" oder „unlustvoll" bzw. „gut" oder „böse" und weniger nach den Kategorien „drinnen" oder „draußen". Mit beiden, nämlich den „guten"

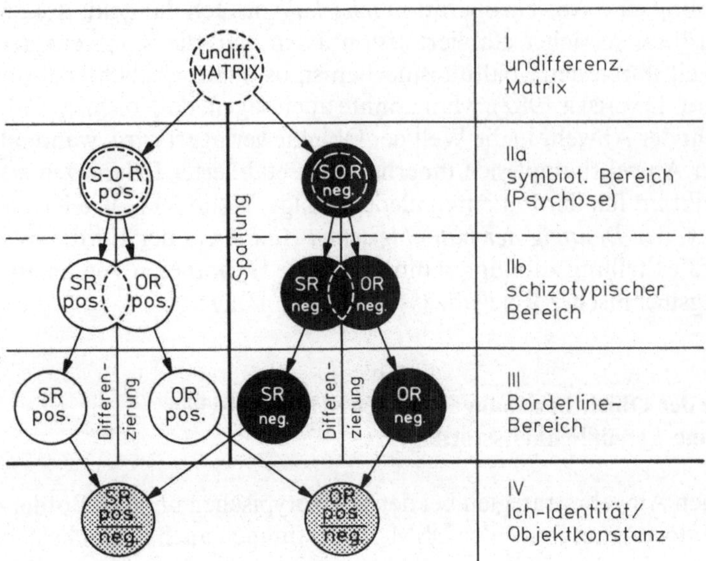

Abb. 1. Schematische Darstellung der Entwicklung der Objektbeziehungen (nach KERNBERG 1976; CIOMPI 1982). *SR*, Selbst-Repräsentanz; *OR*, Objekt-Repräsentanz.

Zeitliche Zuordnung der Entwicklungsstufen I–IV (nach MAHLER et al. 1975):
I.   Erste Lebenswochen
IIa. 2. bis 6. Lebensmonat
IIb. 6. bis 18. Lebensmonat
III. 18. bis 36. Lebensmonat
IV. ab 36. Lebensmonat.

und „bösen" Erfahrungskomplexen, verbindet es jeweils unterschiedliche Selbst-Objekt-Bilder, die voneinander separiert, „gespalten" bleiben und erst in einer wesentlich späteren Phase der Ich-Reifung (dem Bereich IV in unserem Schema) *einem*, nunmehr realistisch wahrgenommenen mütterlichen Objekt zugeordnet werden. Die Spaltung ist also – wenn man so will – der erste und urtümlichste Versuch des Menschen, seine widersprüchlichen Erfahrungen mit dieser Welt bzw. dem sie repräsentierenden Objekt innerlich abzubilden und gleichzeitig zu ordnen, dem Chaos eine Struktur abzuringen. Abbildung 1 zeigt deutlich, daß die Spaltung der Differenzierung (von Selbst- und Objekt-Bildern) vorausgeht und bereits während der symbiotischen Phase der Entwicklung wirksam wird. Eine (pathologische) Regression in diesen Bereich gespaltener, aber undifferenzierter Selbst-Objekt-Bilder wäre typisch für die Psychose.

In einem nächsten Entwicklungsschritt, den MAHLER et al. (1975) ungefähr vom 6. bis zum 18. Lebensmonat des Kindes datieren, beginnen sich dann die Selbst- und Objektrepräsentanzen allmählich zu differenzieren (*Bereich IIb* in Abb. 1). Dabei wird die Spaltung zwischen positiv und negativ besetzten Teileinheiten aufrechterhalten: Das „gute" Selbstbild, welches sich in diesem Prozeß allmählich herausbildet, bleibt scharf von dem „bösen" Selbstbild separiert. Das Gleiche gilt für die entstehenden „guten" und „bösen" Objektbilder. Dabei setzt sich das „gute" Selbst zu einem „guten" Objekt in Beziehung (spiegelbildlich auch das „böse" Selbst zum „bösen" Objekt). Gleichzeitig schreitet die Differenzierung fort, bis hin zur klaren Trennung der (nach wie vor gespaltenen) Selbst- und Objekt-Repräsentanzen in der hier als „Borderline-Bereich" apostrophierten *Phase III* (ca. 18. bis 36. Lebensmonat). Bei normal fortschreitender Entwicklung gelingt dann etwa mit Ende des dritten Lebensjahres die Zusammenführung der „guten" und „bösen" Teileinheiten in ein einigermaßen realistisches Selbstbild, dem ein ebenso realistisch wahrgenommenes Objekt gegenübertritt. BLANCK u. BLANCK (1979) nennen diesen Schritt den „Angelpunkt der Entwicklung", jenseits dessen die Objekte *ambivalent* erlebt werden können, die Angst vor dem Verlust dieser Objekte durch die neu erworbene Fähigkeit des Kindes zur *Objektkonstanz* (Hartmann 1964) gemildert wird und die Instanzen des psychischen Apparates (vor allem die Trennung des Ich vom Es) sich soweit entwickelt haben, daß *Verdrängung* möglich wird und an die Stelle der primitiveren Abwehrstrukturen von Projektion und Spaltung treten kann.

So gesehen, lassen sich der schizotypische und der borderlinetypische Objekt-Beziehungs-Modus also zwei „normalen" Stufen der Entwicklung von Objektbeziehungen zuordnen, wie sie jeder Mensch in seinen ersten Lebensjahren durchläuft und auch mit fortschreitendem Lebensalter vermutlich nie völlig überwindet. Die Wendung hin zum Pathologischen wird dort vollzogen, wo diese Entwicklung aus noch zu erörternden Gründen an dem beschriebenen „Angelpunkt der Entwicklung" zum Stillstand kommt und die bis dahin altersadäquaten (d. h. dem jeweiligen Stadium der Ichentwicklung entsprechenden) Beziehungsmuster fließender Selbst-Objekt-Grenzen bzw. schwarz-weiß gezeichneter Selbst- und Objektbilder bei sonst fortschreitender Ichreifung vom Kind in einer nunmehr gänzlich anderen Funktion, nämlich zu *Abwehrzwecken*, festgeschrieben werden, um einer vitalen, mit dem Erlebnis von Ambivalenz in seinen tragenden Beziehungen verbundenen Bedrohung auszuweichen. Kernberg (1975) hat immer wieder betont, daß insbesondere die Spaltung bei Borderline-Patienten kein Desintegrations-Produkt ist, sondern ein aktives Abwehrmanöver, früh eingeübt, um dem Erlebnis von Ambivalenz auszuweichen. Die Integration der mit gegensätzlichen Gefühlsvalenzen verbundenen Teil-Einheiten zu *ganzen*, realistisch wahrnehmbaren Objekten besitzt diese Bedrohlichkeit, weil das Kind die „bösen" Teil-Einheiten (ob projektiv oder real, ist hier nicht von Bedeutung) mit soviel Aggressivität ausstattet, daß das im Vergleich dazu relativ schwache „gute", für das Kind jedoch existenzerhaltende Objekt von der Wucht dieser Aggression ausgelöscht und vernichtet würde, träfe es mit ihr zusammen. Diese Katastrophe ist es, die mit der Aufrechterhaltung der Spaltung vermieden werden soll. Damit ist gleichzeitig gesagt, daß die Grundthematik der *Borderline-Angst* noch eine andere ist als die eher für das schizotypische Beziehungsmuster charakteristische *Angst vor Grenzverlust*, welche dort vermutlich auch für die Tendenz zur sozialen Isolierung verantwortlich zeichnet. Die Hauptangst des Borderline-Patienten gilt seiner eigenen, in die Objekte projizierten Aggression und der jederzeit möglichen Auslöschung des „Guten" in der Welt durch einen (oft mit magischen Qualitäten ausgestatteten) *Haß, der stärker sein könnte als die Liebe* und deshalb prinzipiell in der Lage, diese zu zerstören.

Unter welchen *pathogenen Sozialisationsbedingungen* es zu solchen Fixierungen auf mehr oder minder archaische Objektbeziehungsmodalitäten und die damit verknüpften Abwehrstrategien kommt, läßt sich bis jetzt und wohl auch in Zukunft nicht im Sinne einer Ursache-Wirkungs-Relation feststellen. Manche Autoren haben für die Borderline-Persönlichkeiten eine konstitutionell gesteigerte Aggression angenommen (z. B. Kernberg 1975); bei Schizotypischen Persönlichkeiten vermutete man dementsprechend einen (hereditären) „schizophrenen Faktor" (z. B. Wender 1977). Unter biographischem bzw. familiendynamischem Aspekt war vor allem von Müttern die Rede, die den Loslösungs- und Individuationsprozeß ihres Kindes aus eigener Bedürftigkeit heraus blockierten und auf seine altersentsprechenden *Autonomiebestrebungen* mit Rückzug reagierten (*Masterson* 1976; vgl. auch Rohde-Dachser 1979, S. 154 ff.). Je nachdem, wie früh dieses Autonomieverbot in Abhängigkeit von den symbiotischen Bedürfnissen und der Lebenssituation gerade *dieser* Mutter für das Kind zum Tragen kam, könnte man eine Anpassung auf einer mehr schizotypischen (durch projektive Identifizierungen gefärbten) oder aber mehr borderlinetypischen (durch Spaltung bestimmten) Beziehungsmodalität erwarten.

Aus dem hier vorgestellten Objektbeziehungsmodell ergibt sich zwanglos eine *Zielsetzung für die Borderline-Therapie*, die ich im Vorgriff auf das folgende Therapie-Kapitel bereits an dieser Stelle herausheben möchte. Wenn es zutrifft, daß im Zentrum der Borderlinestörung neben der Unfähigkeit zur Verdrängung vor allem die Angst vor der Integration der gespaltenen „guten" und „bösen" Selbst- und Objektbilder steht, dann müßte das Ziel der psychotherapeutischen Behandlung (zumindest idealiter!) darin bestehen, Borderline-Patienten das Erlebnis von Ambivalenz zu ermöglichen. Bezogen auf unser Modell hieße dies, die Beziehungsraster des Patienten von der Stufe III in die Stufe IV zu überführen. Das damit vorgeschlagene Procedere läßt sich dem Prinzip nach für alle Stufen des Modells verallgemeinern. Das bedeutet, daß in der Psychotherapie von Patienten, deren Objekt-Beziehungen auf einer Ebene gestört sind, die noch *vor* dem eigentlichen Borderline-Bereich liegt (dazu gehören alle Patienten mit unscharf differenzierten, zersplitterten und mit oszillierenden Affekten behafteten inneren Bildern von sich und den Objekten), *zunächst* eine Strukturierung dieser oft chaotisch anmutenden inneren Welt nach dem Borderline-Muster (hier symbolisiert durch Ebene III) anzustreben wäre, bevor der Patient in die Lage kommen kann, die auf diese Weise entstandenen, nunmehr mit eindeutig *polaren* Affekten ausgestatteten Selbst- und Objektrepräsentanzen zu ambivalenten, realistischen Beziehungsmustern zu integrieren. Man könnte es geradezu als *Paradoxon der Borderline-Therapie* bezeichnen, daß der Patient „gut" und „böse" erst dann im Sinne reifer, ambivalenter Beziehungen zusammen denken und vor allem auch zusammen fühlen kann, wenn er vorher in der Lage war, diese beiden polaren Affektqualitäten klar voneinander zu separieren und die vorher chaotische Vielfalt seiner frühen Erfahrungen mit den Objekten diesen beiden Polen zuzuordnen.

Beispiel: Eine (mehrfach bereits psychotisch dekompensierte) Patientin schildert in einer Psychotherapie-Sitzung nacheinander verschiedene Erlebnisse mit ihrer Mutter: „Die Mutter hat mich besucht; sie wollte erst in vier Wochen kommen; sie backt mir immer Kuchen; sie will diesmal länger bleiben; sie kritisiert mich dauernd; sie ist mit mir einkaufen gegangen; sie kleidet sich altmodisch..." Die emotionale Bedeutung dieser Ereignisse bleibt dem Zuhörer ebenso verschwommen wie offenbar der Patientin selbst, zumal sie laufend wechselt, wobei der zweite Affekt den ersten zu negieren scheint und umgekehrt, ohne daß dies als Widerspruch von der Patientin wahrgenommen wird. Es gibt keinen emotionalen Fixpunkt oder „roten Faden". RUDOLF (1977) fand für die in einer solchen Kommunikation beim Zuhörer erzeugte Orientierungslosigkeit den treffenden Vergleich mit dem Anblick einer optischen Täuschung, wo eine Treppe sowohl nach aufwärts wie nach abwärts führt, je nachdem wie man hinschaut (S. 112). Hier wäre es unsinnig, in dem von der Patientin dargebotenen (und erlebten!) Chaos nach dem „eigentlichen" Gefühl zu suchen. Möglich wäre jedoch etwa die folgende, auf Strukturbildung zielende Intervention: „Ich kann die vielen Dinge, die Sie mir da von Ihrer Mutter erzählen, einfach nicht unter einen Hut bringen, obwohl ich mich sehr darum bemühe... Ich glaube aber verstanden zu haben, daß es Erlebnisse mit Ihrer Mutter gibt, an die Sie gerne denken, und andere, wo Sie sich geärgert haben. Lassen Sie uns mal sortieren..."

D. Therapeutische Strategien

I. Abwehr als Fokus

In der Psychotherapie von Borderline-Patienten gleich welchen Typus geht es primär um die Arbeit an der pathologischen Abwehr des Patienten (weil diese Abwehr sich in zwischenmenschlichen Beziehungen, vor allem der therapeutischen Beziehung selbst, manifestiert, ist Abwehr-Bearbeitung immer auch Arbeit an der Pathologie der Objektbeziehungen) (vgl. KERNBERG 1975, 1976). Andere Aspekte der Therapie, wie zum Beispiel die therapeutische Arbeit an den Triebkonflikten, das Aufdecken unbewußter Phantasien oder auch der verstärkte Rekurs auf die Genese des Patienten, wie sie in der Neurosentherapie eine Rolle spielen, treten demgegenüber ausdrücklich in den Hintergrund. Warum dies so ist, wird schnell verständlich, wenn man sich überlegt, daß Borderline-Patienten ebenso wie neurotische Patienten in einer Psychotherapie zumindest vorübergehend mit einer Intensivierung der Abwehr reagieren. Man nennt dies gemeinhin *„Widerstand"*, dessen konsequente Deutung das wichtigste Agens der Neurosentherapie ist. Widerstandsbearbeitung ermöglicht dort den Zugang zu verdrängten infantilen Triebkonflikten im Rahmen einer oft intensiven *Regression*. Während diese Regression nun in der Neurosentherapie erwünscht ist und durch das Setting (wie etwa Liegen auf der Couch und die Abstinenz des Therapeuten) oft sogar absichtlich gefördert wird, beinhaltet sie in der Borderline-Therapie eine Gefahr, welcher der Therapeut von Anfang an bewußt Rechnung tragen muß. *Intensivierung der Abwehr als Widerstand bedeutet hier den verstärkten Einsatz von Projektion, projektiver Identifizierung, Spaltung und Verleugnung.* Mit der anwachsenden Angst des Patienten nehmen diese Abwehroperationen dann leicht immer archaischere Züge an, und zwar bei gleichzeitig schwächer werdender Fähigkeit zur Realitätsprüfung und zur integrativen Zusammenschau des Erlebten. Man könnte auch sagen, daß der Borderline-Patient in der Therapie nicht – wie der Neurotiker – im Dienste seiner Gesundung auf frühere Phasen seiner psychosexuellen Entwicklung regrediert, die damit der Bearbeitung zugänglich werden. Die typische Regression des Borderline-Patienten steht gerade *nicht* im Dienste des Ich, sondern sie ist eine *Ich-Regression*, in deren Verlauf reifere Ichfunktionen abgebaut werden, manchmal bis hin zur Entwicklung einer Übertragungspsychose, die in solchen Therapien häufiger vorkommt, wenn man dieser, dem therapeutischen Setting immanenten Tendenz zur Auflösung reiferer Strukturen nicht rechtzeitig entgegensteuert. Dies kann am ehesten durch konsequente Deutung der ichschwächenden Abwehrmechanismen (vor allem der projektiven Identifizierung, der Spaltung und der Verleugnung) geschehen. Dabei wird es manchmal auch notwendig, den Patienten nachdrücklicher, als dies in nondirektiven Psychotherapieverfahren üblich ist, mit den verleugneten Konsequenzen seines destruktiven Agierens zu *konfrontieren* und ihm möglicherweise auch aktiv *Grenzen zu setzen*. Im folgenden möchte ich ein Therapie-Modell vorschlagen, in welchem sich der therapeutische Ansatz in der beschriebenen Weise auf die jeweils vorherrschende Form der pathologischen Abwehr *nach Art eines Fokus* konzentriert.

1. Abwehrdeutung bei der Schizotypischen Persönlichkeitsstörung

Bei der *Schizotypischen Persönlichkeitsstörung* geht es, wie wir gesehen haben, um den Abbau der projektiven Mechanismen des Patienten, in denen er die unannehmbaren Anteile seines Selbst in eine verzerrt wahrgenommene Außenwelt verlagert, von der er auf diese Weise niemals klar geschieden ist, sondern mit der er magisch verflochten bleibt. Vorrangiges Thema der Therapie ist deshalb hier die Entzerrung der Vorstellungen des Patienten von sich selbst und den Objekten, wobei allmählich reale Personen an die Stelle der durch die Projektion geschaffenen Phantome treten. Im Verlauf dieses Prozesses muß der Patient akzeptieren, daß er von seinen Objekten separiert ist, die als von ihm unabhängige, eigenständige Motivationszentren existieren. Um dieses Ziel zu erreichen, muß der Therapeut dem Patienten *Wirklichkeit erklären*, während er sich gleichzeitig selbst als *reale Person* zur Verfügung stellt. Die prototypische Intervention würde hier immer lauten: „Wie ist das *wirklich*?" Oder: „Ich habe nun verstanden, wie Sie diese oder jene Situation erleben. Vielleicht ist es wichtig für Sie zu hören, wie ein anderer diese Dinge sieht. Ich selbst erlebe im Augenblick…" (und der Therapeut würde seine eigene Reaktion auf die Mitteilungen des Patienten und die damit verbundenen Gefühle wohlüberlegt zur Verfügung stellen). Die ständige Konfrontation mit einem realen Objekt in einer Therapie, in welcher projektive Übertragungs-Verzerrungen vom Therapeuten aktiv erfragt und dann sofort korrigiert werden, verhilft dem Patienten zusammen mit einem besseren Verständnis seines übrigen sozialen Umfeldes allmählich zu einer Revision seiner projektiven Verarbeitungen. Gleichzeitig macht er im Schutz einer verläßlichen therapeutischen Beziehung die korrigierende Erfahrung, daß auch die Beziehung zu einem eigenständigen Objekt nicht unbedingt bedrohlich, vielleicht sogar lohnend ist. Dies macht es ihm leichter, symbiotische Phantasien aufzugeben, die bei diesen Patienten oft als Ersatz für reale soziale Kontakte fungieren (ROHDE-DACHSER 1982).

2. Abwehrdeutung bei der Borderline-Persönlichkeitsstörung

Demgegenüber bestände das zentrale Thema in der Behandlung von *Borderline-Persönlichkeitsstörungen* (im Sinne des DSM-III) in der Überwindung der Spaltung durch einen Brückenschlag zwischen den dissoziierten Selbst- und Objektbildern. Zu diesem Zweck muß der Therapeut den Patienten von Beginn der Behandlung an geduldig und gleichzeitig nachdrücklich mit den oft krassen Widersprüchen in seinem Verhalten und seiner emotionalen Erlebnisverarbeitung konfrontieren (vgl. KERNBERG 1975). Vor allem sollte der Therapeut wissen, daß der Patient regelhaft nur mit einem Teil seiner Persönlichkeit den Kontakt mit ihm aufnimmt, während er einen anderen Teil von sich abspaltet, der dann vielleicht zu einem späteren Zeitpunkt in Szene gesetzt wird oder aber der Therapie auch gänzlich entzogen bleibt. Für den Fortschritt der Therapie ist es dann von zentraler Bedeutung, daß wenigstens der Therapeut stellvertretend für den Patienten diese dissoziierten Persönlichkeitssegmente in der integrierten Zusammenschau vor seinem inneren Auge hat, zu welcher der Patient nicht in der Lage ist. Die entscheidende Intervention lautet hier: „Diesen oder jenen Zug haben Sie also *auch*",

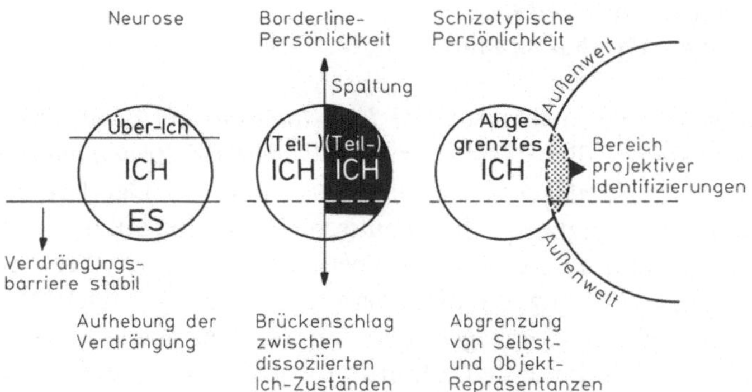

Abb. 2. Schematische Darstellung der am vorherrschenden Abwehrmodus (Verdrängung, Spaltung, Projektion) orientierten therapeutischen Interventions-Strategien

wobei dieses therapeutische „Auch" anfangs scharf mit dem „Entweder-Oder" kontrastiert, durch welches der Patient sich selbst und seine Objekte zu klassifizieren versucht. Mit dem gesunden Anteil ihrer Persönlichkeit nehmen diese Patienten die überbrückenden Interventionen des Therapeuten oft mit einem Gefühl positiver Verblüffung auf, dem eine spürbare Erleichterung folgt, dann nämlich, wenn der Patient erkennt, daß er seine Kräfte nicht wie bisher sinnlos in dem Versuch verschleißen muß, Vorstellungen und Gefühlszustände krampfhaft voneinander zu separieren, deren Zusammengehörigkeit er eigentlich immer spürte, aber nicht wahrhaben durfte, weil eine panische Angst vor dem Erleben von Ambivalenz ihn daran hinderte. Voraussetzung einer solchen Integration gespaltener, „guter" und „böser" Selbst- und Objekt-Bilder ist auch hier, daß der Patient zu seinem Therapeuten eine so verläßliche Beziehung aufbauen kann, daß sie durch die auftauchenden ambivalenten Gefühle nicht nachhaltig gefährdet wird. Alle Borderline-Patienten tragen tief in sich die Angst, ein für sie lebenswichtiges Objekt zu zerstören, sollte es mit ihrer Aggression in Berührung kommen. Der entscheidende therapeutische Umbruch erfolgt dann oft, wenn der Therapeut dem Patienten glaubhaft signalisieren kann, daß er sich stark genug fühlt, die Aggression zu ertragen, weil die positiven Erfahrungen in der bisherigen therapeutischen Beziehung dem Haß die Waage halten (Rohde-Dachser 1982).

Abbildung 2 versucht eine schematische Darstellung solcher, am vorherrschenden Abwehrmodus orientierten differentiellen Interventionsstrategien und ihrer jeweiligen Zielsetzungen: Aufhebung der Verdrängung bei der Neurose, bei den Borderline-Persönlichkeitsstörungen ein Brückenschlag zwischen dissoziierten Ichzuständen und bei der Schizotypischen Persönlichkeit vorrangig eine sichere Abgrenzung von Selbst- und Objektrepräsentanzen.

  143

II. Der Einfluß des therapeutischen Settings
(Einzel-, Gruppen-, stationäre Psychotherapie)

Das angemessene Setting für eine so strukturierte *Einzeltherapie* bei Borderline-Patienten jedweden Typus sind in aller Regel über *einen längeren Zeitraum hinweg anberaumte, niedrig-frequente Sitzungen in der Vis-à-vis-Situation*. Der Patient braucht genügend Zeit, um eine tragfähige therapeutische Beziehung aufzubauen und die ichstärkenden Interventionen seines Therapeuten zu verinnerlichen. Er braucht aber auch ausreichend Distanz, um nicht dem regressiven Sog einer dyadischen therapeutischen Beziehung zu erliegen, der – dies sei hier nochmals ausdrücklich betont – bei Borderline-Patienten erfahrungsgemäß eher zu einer verstärkten Manifestation der archaischen Abwehr und damit zu einer *Ich-Regression* führt als zu einer verbesserten Realitätsbewältigung.

Gruppenpsychotherapie kann sich insbesondere dann als sinnvoll erweisen, wenn die Aggression in der therapeutischen Zweierbeziehung vom Patienten als so bedrohlich empfunden wird, daß es für ihn günstiger ist, sie vorübergehend in einem Mehrpersonen-Setting zu projizieren, das weniger zerstörbar erscheint als der einzelne Therapeut, der für den Patienten oft die gleiche existenzerhaltende Funktion besitzt wie das „gute" Objekt der Kindheit.

Die hier zunächst für das ambulante Setting entwickelten therapeutischen Direktiven lassen sich zwanglos auch auf die *stationäre Behandlung* von Borderline-Patienten übertragen. Borderline-Patienten reagieren auf eine Hospitalisierung, insbesondere wenn sie schlecht vorbereitet und zeitlich nicht von Anfang an limitiert ist, oft mit einer rapide fortschreitenden Regression, die therapeutisch schwer zu steuern ist und in welcher der Patient mit zunehmend autodestruktiven Manövern vom Stationspersonal eine Hilfeleistung zu erpressen versucht, deren Inhalt er selbst oft nur ganz unscharf benennen kann. Die Reaktionen im Stations-Team verlaufen ebenfalls regelhaft: Der anfängliche Optimismus schlägt schnell in Feindseligkeit gegenüber dem Patienten um, wobei die Mitglieder der Station sich oft untereinander heftig zu befehden beginnen, so als ob der Kampf zwischen den widerstreitenden Persönlichkeitsanteilen des Patienten nun plötzlich im Team ausgefochten würde. Man kann dem am besten dadurch vorbeugen, daß man mit dem Stationspersonal nach Möglichkeit bereits bei der Aufnahme die zu erwartende Entwicklung bespricht. Ein wesentlicher Aspekt dieser „Aufklärung" besteht darin, zusammen mit dem Team die eigenen Omnipotenzphantasien im Hinblick auf die schnelle „Heilung" gerade dieses Patienten offenzulegen und zu hinterfragen. Borderline-Patienten stimulieren unbewußt in ihren Helfern solche Omnipotenzphantasien und geraten dann fast zwangsläufig in die beschriebene erpresserische Spirale hinein, weil das Nicht-Eintreten schneller Hilfe durch einen omnipotent phantasierten Retter nur bedeuten kann, daß dieser die prinzipiell mögliche Hilfe gedankenlos oder sogar absichtlich verweigert. Die Beschränktheit der eigenen Hilfsmöglichkeiten ebenso wie die zeitliche Begrenzung des Aufenthaltes auf Station sollten deshalb auch Gegenstand eines Gespräches mit dem Patienten sein, möglichst schon bei seiner Aufnahme. Während der Zeit seiner Hospitalisierung bedarf ein solcher Patient dann einer *planvollen Strukturierung seines Tagesablaufes und seiner äußeren Umgebung*. Zu dichte (unreflektierte) therapeutische Kontakte mit dem Arzt, vor allem aber mit dem Pflegepersonal, stimulieren im Patienten leicht Hoffnungen, die prinzipiell nicht einlösbar sind und deshalb nur allzu oft in wechselseitiger Enttäuschung und erneutem destruktiven Agieren (nicht immer nur des Patienten!) enden.

Auftretende Spaltungen im Team sind (am besten in einer geeigneten Supervision!) als Externalisierungen der dissoziierten Persönlichkeitsanteile des Patienten zu sehen, deren Integration bzw. Reintegration im Team im Rahmen der Supervision (also zunächst ebenfalls „außen") aller Erfahrung nach positiv auf den Patienten zurückwirkt. Oft hat es den Anschein, als gelänge ihm sozusagen auf diesem Umweg eine Wiederverinnerlichung der ursprünglich nach draußen projizierten, nunmehr integrierten Persönlichkeitsanteile. Die Vorteile eines Mehrpersonengefüges als mögliche Zielscheibe für die projektiven Bedürfnisse des Patienten sind in dieser Hinsicht ähnlich dem bereits erwähnten Setting einer Gruppenpsychotherapie (vgl. dazu HARTOCOLLIS 1980; skeptischer TRIMBORN 1983).

III. Die Suche nach den Ressourcen des Patienten

Borderline-Patienten haben häufig ein sehr feines Gespür für das, was sie in einer Therapie benötigen und was sie umgekehrt eher gefährdet. Manch vergebliche Anstrengung und auch mancher Kunstfehler unterbliebe, käme der Therapeut rechtzeitig auf die Idee, den Patienten danach zu fragen, anstatt ihm das eigene Therapie-Konzept einfach vorzusetzen, ähnlich wie dies vermutlich bereits die frühen Beziehungspersonen des Patienten taten, wenn sie ihm die Autonomie verweigerten oder nicht zutrauten und ihm statt dessen ihre eigenen Zielsetzungen vorgaben.

Zwei Fragen sind in der Borderline-Therapie aus diesem Grunde fast immer von unschätzbarem Nutzen, so daß ich sie hier trotz ihrer scheinbaren Selbstverständlichkeit ausdrücklich erwähnen möchte. Es ist *erstens* wichtig, den Patienten bereits zu Beginn der Therapie und auch in etwaigen später auftauchenden schwierigen Behandlungssituationen zu fragen: „Was glauben *Sie*, was Sie in einer Therapie (jetzt in der Therapie) benötigen?" Die Frage ist vor allem dann unerläßlich, wenn ein Patient im Erstgespräch seine bisherigen fehlgeschlagenen Therapieversuche schildert, eine mit Borderline-Patienten nicht gerade seltene Situation. Die *zweite Frage* adressiert sich insbesondere an jene Patienten, deren Schilderung ihrer Lebensgeschichte und erlittenen Fehlschläge im Therapeuten das Gefühl einer tiefen Mutlosigkeit aufkommen läßt, weil er fürchtet, gegen soviel Elend einfach machtlos zu sein. In einer solchen Situation kann der Therapeut den Patienten sinngemäß in folgender Weise fragen: „Wenn ich Ihre Lebensgeschichte (Ihre Krankheitsgeschichte) höre, wundere ich mich, wie Sie es bis hierher geschafft haben. Was meinen Sie, hat Sie denn über Wasser gehalten?" Der Patient reagiert dann oft erstaunt, denn er selbst hatte das Gefühl für seine spezifischen Überlebensmöglichkeiten seit langem verloren. Vielleicht sagt er dann: „Ich wollte meine Mutter (meine Frau) nicht enttäuschen", oder „Ich habe für meine Kinder gelebt", oder auch „Ich hatte immer noch ein Stück Hoffnung, ich wollte einfach nicht aufgeben". Mit den hier zutage tretenden *gesunden Ich-Anteilen* des Patienten (nach denen man in der Therapie manchmal allerdings auch länger suchen muß) kann der Therapeut sich verbünden (BLANCK u.

BLANCK 1974). Mit einer derartigen, weniger auf die Pathologie als auf die *Coping*-Möglichkeiten des Patienten zentrierten therapeutischen Aufmerksamkeitseinstellung behält man auch leichter die Tatsache im Blickpunkt, daß man es bei der Borderline-Pathologie per definitionem mit einer, wenn auch insuffizienten, *Ichleistung* zu tun hat; man könnte auch sagen: einer kreativen Anpassungsleistung im Sinne einer Überlebensschlußfolgerung und weniger mit einem „Defekt" in der üblichen Bedeutung dieses Wortes. Die Symptome des Patienten gewinnen auf diese Weise einen *Sinn*. Wenn es gelingt, dieses Erlebnis von Sinnhaftigkeit gerade auch in jenen Bereichen, die sonst mit Pathologie und Versagen gleichgesetzt werden, dem Patienten zu übermitteln, ist ein erster Schritt getan auf dem Weg, der aus dem Gefühl von Sinnentleertheit oft eines ganzen Daseins herausführen kann.

E. Abgrenzung der Borderlinestörungen von den narzißtischen Persönlichkeitsstörungen

Die differentialdiagnostische Abgrenzung der Borderlinestörungen von den „Narzißtischen Persönlichkeitsstörungen" wirft häufig Probleme auf. Dies gilt sowohl für die deskriptive als auch für die psychodynamische Ebene. Einige Aspekte dieser Differentialdiagnose sollen deshalb hier erörtert werden, und zwar vor allem im Hinblick auf ihre behandlungstechnische Relevanz.

I. Die differentialdiagnostische Abgrenzung nach den Kriterien des DSM-III

Zu den *diagnostischen Hauptmerkmalen der „Narzißtischen Persönlichkeitsstörung"* gehören nach der Beschreibung des DSM-III 1. ein übermäßiges Gefühl des Selbstwertes oder der Einzigartigkeit; 2. Beschäftigung mit Phantasien von grenzenlosem Erfolg; 3. ein exhibitionistisches Bedürfnis nach dauernder Aufmerksamkeit und Bewunderung; 4. charakteristische Reaktionen auf die Bedrohung des Selbstwertgefühls (z. B. durch Kritik) in Form von kühler Gleichgültigkeit, Zorn, Unterlegenheitsgefühl, Scham oder Leere; und 5. eine Beeinträchtigung der zwischenmenschlichen Beziehungen durch Ausbeutung, Schwanken zwischen den Extremen der Idealisierung und Entwertung, Mangel an Empathie und/oder ein Gefühl narzißtischer Anwartschaft. Als *Nebenmerkmale* findet man (ebenfalls lt. DSM-III) manchmal passagère psychotische Symptome, die jedoch nicht schwer oder andauernd genug sind, um eine zusätzliche Diagnose zu rechtfertigen, und (häufig) auch viele Merkmale der Borderline-Persönlichkeitsstörung. In solchen Fällen empfiehlt das DSM-III die Erstellung einer *Mehrfachdiagnose*. Das differentialdiagnostische Problem wird so entschärft und – so es sich auf diesem Hintergrund überhaupt noch stellen sollte – auf die Frage der *Rangordnung zwischen Haupt- und Nebendiagnose* reduziert. Eine mögliche enge Verwandtschaft vor allem zwischen Borderline-Persönlichkeitsstörung und Narzißtischer Persönlichkeitsstörung wird dabei offensichtlich als gegeben angenommen, während eine weiterreichende Aussage über Ursprung und Grad dieser Verwandtschaft auf der im DSM ausdrücklich angesteuerten *deskriptiven* Ebene unterbleibt.

II. Psychodynamische Überlegungen

Damit verlagert sich das Abgrenzungsproblem auf die *psychodynamische* Ebene, wo es nach Meinung vieler Autoren, die „Narzißmus" weniger als diagnostisches denn als psychodynamisch-erklärendes Konzept verstanden wissen wollen (vgl. z. B. BLANCK u. BLANCK 1979, S. 183 ff.), auch am sinnvollsten anzusiedeln ist. Tatsächlich steht der Begriff des „pathologischen Narzißmus" gegenwärtig im Zentrum einer theoretischen Kontroverse zwischen zwei unterschiedlichen psychodynamischen Interpretationen eines Komplexes klinisch offenbar weitgehend identischer Phänomene im Umkreis der „Narzißtischen Persönlichkeitsstörungen". Die Narzißtische Persönlichkeitsstörung wird dabei einmal als Resultat einer *Entwicklungsstörung* (im Sinne des traumatisch bedingten Sistierens eines *normalen* Reifungsprozesses in den ersten, entscheidenden Lebensjahren des Kindes) verstanden (KOHUT 1971, 1977). Im Gegensatz dazu vertritt KERNBERG (1975, 1976) die Auffassung, daß der pathologische Narzißmus des Erwachsenen mit dem „normalen", altersadäquaten Narzißmus des Kindes auf den verschiedenen Entwicklungsstufen kaum Gemeinsames besitze. Für ihn stellt der pathologische Narzißmus vielmehr eine *Fehlentwicklung* dar, in welcher ein früh etabliertes, den Kern der Selbst-Repräsentanz bildendes pathologisches „Größen-Selbst" eine darunter liegende Borderline-Struktur verdeckt. Nach dieser Auffassung sind die Narzißtischen Persönlichkeitsstörungen also ein *Spezialfall der Borderlinestörungen*.

Ein wesentlicher Schritt zur Synthese dieser zunächst unvereinbar scheinenden Standpunkte wurde 1979 von BLANCK u. BLANCK gemacht. Sie konstatieren als gemeinsamen Nenner in der Ätiologie narzißtischer Persönlichkeitsstörungen eine narzißtische Kränkung, die auf unterschiedlichen Stufen des Loslösungs- und Individuationsprozesses stattfinden kann (jedenfalls aber *vor* dem „Angelpunkt der Entwicklung", s. unter Abschn. C.III) und dazu führt, daß das Ich die Auseinandersetzung mit dem realen Objekt aufgibt und statt dessen eine omnipotente Selbst-Objekt-Einheit konstituiert, die der Realitätsprüfung entzogen bleibt und sich auch therapeutisch als weitgehend unzugänglich erweist (BLANCK u. BLANCK 1979, S. 194). Innerhalb dieser omnipotenten Selbst-Objekt-Einheit phantasiert sich das Individuum als unabhängig von den realen Objekten, die damit zur Bedeutungslosigkeit bzw. zu einer Art Satelliten-Existenz (KERNBERG 1975) verurteilt werden. In dieser phantasierten Unabhängigkeit von den Hilfsquellen anderer (auch des Therapeuten!) liegt ein wesentlicher Unterschied zu den Borderline-Persönlichkeitsstörungen (ebenso wie übrigens zu den *Histrionischen Persönlichkeitsstörungen* des DSM-III) begründet: Borderline-Patienten fühlen sich auf ihre bedeutsamen Objekte in extremer Weise angewiesen und verhalten sich ihnen gegenüber entsprechend regressiv passiv-erwartungsvoll und klammernd (KERNBERG 1975; MASTERSON 1981). Dies führt auch zu unterschiedlichen Übertragungsmanifestationen, die MASTERSON (1981, S. 30) treffend beschreibt. Danach präsentieren Patienten mit einer Narzißtischen Persönlichkeitsstörung über lange

Strecken der Behandlung einen fast undurchdringlichen Panzer von Grandiosität, Selbstbezogenheit, Exhibitionismus, Arroganz und Abwertung anderer, während das Verhalten von Borderline-Patienten zwischen einer zerbrechlichen, verletzbaren, selbstabwertenden, klammernden Selbstdarstellung und unberechenbaren, irrationalen Wutausbrüchen alterniert. Die unter der narzißtischen Abwehr verborgene Depression ist von heftigsten Wutgefühlen und Empörung über erlittene Demütigungen gefärbt; die Wut dabei ist von kalter, unbezogener Qualität. Die Wut des Borderline-Patienten ist demgegenüber extrem objektbezogen und von Gefühlen des Versagens und einer *auch* gegen die eigene Person gerichteten Feindseligkeit geprägt. Die für die Narzißtischen Persönlichkeitsstörungen so herausragenden Themen des Strebens nach Macht und Perfektion, Reichtum und Schönheit sind für den Borderline-Patienten höchstens von untergeordneter Bedeutung. Depression und Wut über den Verlust der gewünschten Versorgung durch das Objekt rangieren bei ihm vor Neidgefühlen, die für die Narzißtischen Persönlichkeitsstörungen ein zentrales Thema darstellen. Schließlich weist MASTERSON auf ein wichtiges Unterscheidungsmerkmal bereits im Behandlungswunsch beider Patienten-Kategorien hin: Obwohl alle diese Patienten mit sehr verschiedenen Motiven zum Therapeuten kommen, steht beim narzißtischen Patienten der Wunsch im Vordergrund, die angestrebte Perfektion zu erreichen und vom Therapeuten die Art von Huldigung und perfekter Spiegelung zu erfahren, nach welcher er hungert.

III. Interpretation und Konfrontation
als differentielle therapeutische Strategien bei der Behandlung
von Narzißtischen und von Borderline-Persönlichkeitsstörungen

Patienten mit einer starken narzißtischen Abwehr erleben die bei Borderline-Patienten sonst indizierte *Konfrontation* mit der Realitätsverleugnung und der Selbstdestruktivität in ihrem Verhalten als *Angriff* und reagieren demgemäß mit Wut oder auch Abwertung des Therapeuten, in jedem Fall aber in einer das ohnehin prekäre therapeutische Arbeitsbündnis gefährdenden Weise. Hier wie überhaupt in all den Situationen, wo die *Suche nach dem Objekt* das zentrale Thema der Behandlung ist (BLANCK u. BLANCK 1979), bedarf es der *Interpretation* (vor allem der narzißtischen Verwundbarkeit des Patienten) anstelle der Konfrontation, die in anderen Stadien der Behandlung angezeigt sein kann, beispielsweise dort, wo es primär um die Überwindung der Borderline-Spaltung geht. MASTERSON demonstriert diesen Unterschied zwischen Interpretation und Konfrontation anhand einer klinischen Vignette, die ich zum Schluß hier referieren möchte (a.a.O., S. 32):

> Eine junge Frau ist hospitalisiert und ruft ihre Mutter an, um ihr zu berichten, daß sie in einem Psychiatrischen Krankenhaus ist. Die Mutter hört ihre Tochter, reagiert jedoch nicht auf die Information, sondern beschuldigt sie statt dessen, daß der Bruder ihretwegen wieder trinke und daß sie, die Patientin, darüber mit ihm sprechen müsse. Die Patientin berichtet diesen Vorfall mit einer Mischung aus Erschrecken und Enttäuschung."

> *Interpretation:* „Obwohl diese Interaktionen mit Ihrer Mutter für Sie enttäuschend verlaufen, scheint es doch, als müßten Sie sie immer wieder herbeiführen, um sich mit sich selbst im Reinen zu fühlen."

Konfrontation: „Wenn diese Interaktionen Sie enttäuschen oder schmerzlich für Sie sind, warum nehmen Sie in solchen Momenten Kontakt zu Ihrer Mutter auf? Warum erlauben Sie Ihrer Mutter, Sie in dieser Weise zu behandeln?" – „Mit der Interpretation wird angedeutet, warum die Patientin sich so verhält, wie sie es tut, während die Konfrontation ihre Aufmerksamkeit auf die Selbst-Destruktivität dieses Verhaltens lenkt und sie einlädt, die Gründe hierfür zu untersuchen. Die Antwort auf diese Frage kommt dann vom Patienten, nicht vom Therapeuten. Auf diese Weise soll tunlichst vermieden werden, daß der Patient die Interpretation des Therapeuten nicht im Dienste der Einsicht, sondern des Widerstandes und des Agierens in der Übertragung nutzt" (a. a. O., Übersetzung vom Verf.).

In der unterschiedlichen Reaktion eines Patienten auf den Gebrauch von Interpretation und Konfrontation zu Beginn der therapeutischen Behandlung verbirgt sich fast immer auch ein wichtiger differentialdiagnostischer Hinweis auf die Art der zugrunde liegenden Persönlichkeitsstörung. Eine Veränderung dieser Reaktion *während* der Behandlung heißt dagegen in aller Regel nicht, daß die Eingangsdiagnose falsch gestellt war; sie deutet lediglich auf eine (durch den in Gang gekommenen therapeutischen Prozeß induzierte) Veränderung im Abwehrverhalten des Patienten hin (MASTERSON, a. a. O., S. 33).

F. Zusammenfassung

In diesem Aufsatz wurde das Thema „Borderlinestörungen" auf einer phänomenologischen, einer psychodynamischen und einer strategisch-therapeutischen Ebene abgehandelt. Einer ersten Beschreibung der Borderline-Symptomatologie folgte eine ausführliche Darstellung der beiden dem Borderline-Bereich zuzuordnenden Persönlichkeitsstörungen im DSM-III, nämlich der eng mit der „*Borderline-Schizophrenie*" verwandten *Schizotypischen Persönlichkeitsstörung* und der eher als Affektstörung imponierenden *Borderline-Persönlichkeitsstörung* (im Sinne des DSM-III). Anschließend wurden die wichtigsten derzeit verfügbaren diagnostischen Hilfsinstrumente zur Identifizierung von Borderline-Patienten und ihrer Abgrenzung von anderen diagnostischen Gruppen erörtert, vor allem das von GUNDERSON u. KOLB (1978) entwickelte „Diagnostische Interview für Borderline-Patienten". In einem nächsten Abschnitt habe ich einige psychodynamische Hypothesen zum psychodynamischen Verständnis der Borderlinestörungen entwickelt und mich dabei vor allem auf die Darstellung einer spezifischen Pathologie im Bereich der *Abwehr* und der *Objektbeziehungen* konzentriert. Daran schloß sich der Versuch, die Schizotypische Persönlichkeitsstörung und die Borderline-Persönlichkeitsstörung, so wie sie im DSM-III beschrieben werden, mit Hilfe dieser psychodynamischen Hypothesen zu erklären. Der Ansatz wurde dann für die Entwicklung einiger zentraler psychotherapeutischer Strategien für die Behandlung von Borderline-Patienten im einzel- und gruppentherapeutischen ebenso wie im stationären Setting verwendet, wobei ich aus vorwiegend didaktischen Gründen auch hier versucht habe, die jeweils unterschiedliche therapeutische Schwerpunktsetzung bei der Behandlung der Schizotypischen und der Borderline-Persönlichkeitsstörung besonders herauszuarbeiten.

Wegen der besonders schwierigen Differentialdiagnose hin zu den *Narzißtischen Persönlichkeitsstörungen* wurden zum Schluß die wichtigsten Unterscheidungsmerkmale genannt und einige differentielle psychodynamische Hypothesen herausgearbeitet. Die (auch differentialdiagnostisch bedeutsame) jeweils unterschiedliche Ansprechbarkeit für *Interpretation* oder aber *Konfrontation* wurde dargestellt und für einige kursorische therapeutische Empfehlungen im Umgang mit Narzißtischen Persönlichkeitsstörungen (im Unterschied zu Borderlinestörungen) genutzt. Überhaupt wurde dem psychotherapeutischen Teil ein relativ breiter Raum gelassen, weil nach meiner Erfahrung hier gegenüber den Borderlinestörungen immer noch die größten Unsicherheiten bestehen, die dann wiederum dazu beitragen, daß diese Patientengruppe psychotherapeutisch oft ausgesprochen unterversorgt ist, obwohl sie durchaus in der Lage wäre, von einer in dem beschriebenen Sinne auf ihre Bedürfnisse zugeschnittenen Psychotherapie zu profitieren.

Literatur

American Psychiatric Association, Committee on Nomenclature and Statistics (1980) Diagnostic and Statistical Manual of Mental Disorders (ed) III. American Psychiatric Association, Washington DC. Deutsch: Diagnostisches und Statistisches Manual psychischer Störungen DSM-III. Beltz, Weinheim Basel 1984

Bauer SF, Hunt HF, Gould M, Goldstein EG (1980) Borderline personality organization, structural diagnosis and the structural interview. Psychiatry 43:224–233

Berg M (1982) Psychological testing of the borderline patient: a guide for therapeutic action. Am J Psychother 36:536–546

Blanck G, Blanck R (1974) Angewandte Ich-Psychologie. Klett-Cotta, Stuttgart 1978

Blanck G, Blanck R (1979) Ich-Psychologie II – Psychoanalytische Entwicklungspsychologie. Klett-Cotta, Stuttgart 1980

Ciompi L (1982) Affektlogik – Über die Struktur der Psyche und ihre Entwicklung. Ein Beitrag zur Schizophrenie-Forschung. Klett-Cotta, Stuttgart

Conte HR, Plutchik R, Karasu TB, Jerret I (1980) A self-report borderline-scale – discriminative validity and preliminary norms. J Nerv Ment Dis 168:428–435

Edell WS (1984) The borderline syndrome index: clinical validity and utility. J Nerv Ment Dis 172:254–263

Fairbairn WRD (1952) An object relations theory of the personality. Basic Books, New York

Freud S (1915) Die Verdrängung. GW Bd. X, Fischer, Frankfurt, S 247–261

Greenberg JR, Mitchell SA (1983) Object relations in psychoanalytic theory. Harvard University Press, Cambridge London

Grinker RR, Werble B (1977) The borderline patient. Jason Aronson, New York

Grinker RR, Werble B, Dry R (1968) The borderline syndrome: a behavioral study of ego functions. Basic Books, New York

Gunderson JG, Kolb JE (1978) Discriminating features of borderline patients. Am J Psychiatry 135:792–796

Hartmann H (1964) Ich-Psychologie. Studien zur psychoanalytischen Theorie. Klett, Stuttgart 1972

Hartocollis P (ed) (1977) Borderline personality disorders. International University Press, New York

Hartocollis P (1980) Long-term hospital treatment for adult patients with borderline and narcissistic disorders. Bull Menn Clin 44:212–226

Hoch P, Polatin R (1949) Pseudoneurotic forms of schizophrenia. Psychiatr Q 23:248–276

Jacobson E (1964) Das Selbst und die Welt der Objekte. Suhrkamp, Frankfurt/M, 1974

Kernberg OF (1975) Borderlinestörungen und pathologischer Narzißmus. Suhrkamp, Frankfurt/M, 1978

Kernberg OF (1976) Objektbeziehungen und Praxis der Psychoanalyse. Klett-Cotta, Stuttgart 1981

Kernberg OF (1977) The structural diagnosis of borderline personality organization. In: Hartocollis P (ed) Borderline personality disorders. International University Press, New York, pp 87–121

Kernberg OF, Goldstein EG, Carr AC, Hunt HF, Bauer SF, Blumental R (1981) Diagnosing borderline personality: a pilot study using multiple diagnostic methods. J Nerv Ment Dis 169:225–231

Kety SS, Rosenthal D, Wender PH, Schulsinger F (1968) The types and prevalence of mental illness in biological and adoptive families of adopted schizophrenics. In: Rosenthal D, Kety SS (eds) The transmission of schizophrenia. Pergamon Press, New York, pp 345–362

Khouri PJ, Haier RJ, Rieder RO, Rosenthal D (1980) A symptom schedule for the diagnosis of borderline schizophrenia. Br J Psychiatry 137:140–167

Kohut H (1971) Narzißmus. Eine Theorie der psychoanalytischen Behandlung narzißtischer Persönlichkeitsstörungen. Suhrkamp, Frankfurt/M 1973

Kohut H (1977) Die Heilung des Selbst. Suhrkamp, Frankfurt/M 1979

Mack JE (1975) (ed) Borderline states in psychiatry. Grune & Stratton, New York

Mahler MS, Pine F, Bergman A (1975) Die psychische Geburt des Menschen. Fischer, Frankfurt/M 1978

Masterson JF (1976) Psychotherapie bei Borderline-Patienten. Klett-Cotta, Stuttgart 1980

Masterson JF (1981) The narcissistic and borderline disorders: an integrated developmental approach. Raven Press, New York

Perry IC, Klerman GL (1980) Clinical features of the borderline personality disorder. Am J Psychiatry 137:165–173

Rohde-Dachser C (1979) Das Borderline-Syndrom, 3. Aufl. Huber, Bern Stuttgart Wien 1983

Rohde-Dachser C (1982) Diagnostische und behandlungstechnische Probleme im Bereich der sogenannten Ichstörungen. Psychother Med Psychol 32:14–18

Rohde-Dachser C (1984) Borderlinestörungen. In: Battegay R et al. (Hrsg) Handwörterbuch der Psychiatrie. Enke, Stuttgart, S 94–98

Rosenthal D (1978) The schizophrenia spectrum disorders: implications for psychiatric diagnosis. In: Akiskal HS, Webb WL (eds) Psychiatric diagnosis: exploration of biological predictors. Spectrum Publications Inc, New York, pp 167–176

Rudolf G (1977) Krankheiten im Grenzbereich von Neurose und Psychose. Vandenhoeck & Ruprecht, Göttingen

Sass H, Köhler K (1983) Borderline-Syndrome: Grenzgebiet oder Niemandsland? Nervenarzt 54:221–230

Schmideberg M (1959) The borderline patient. In: Arieti S (ed) American handbook of psychiatry, vol I. Basic Books, New York

Singer MT (1977) The borderline diagnosis and psychological tests: review and research. In: Hartocollis P (ed) Borderline personality disorders. International Universities Press, New York, pp 193–212

Singer MT, Larson DG (1981) Borderline personality and the Rorschach test. Arch Gen Psychiatry 38:693–698

Spitzer RL, Endicott J (1979) Justification for separating schizotypical and borderline personality disorders. Schizophr Bull 5:95–100

Stone M (1979) Contemporary shift of the borderline concept from a subschizophrenic disorder to a subaffective disorder. Psychiatr Clin North Am 2:577–594

Stone M (1980) The borderline syndromes: constitution, personality and adaptation. McGraw-Hill, New York

Trimborn W (1983) Die Zerstörung des therapeutischen Raumes. Das Dilemma stationärer Psychotherapie bei Borderline-Patienten. Psyche 37:204–236

Volkan VD (1976) Psychoanalyse der frühen Objektbeziehungen – Zur psychoanalytischen Behandlung psychotischer, präpsychotischer und narzißtischer Störungen. Klett-Cotta, Stuttgart 1978

Wender PH (1977) The scope and validity of the schizophrenic spectrum concept. In: Rakoff VM, Stancer HC, Kedward HB (eds) Psychiatric diagnosis. Brunner Mazel Inc., New York, pp 109–127

Wolberg AR (1982) Psychoanalytic psychotherapy of the borderline-patient. Thieme-Stratton Inc, New York

Persönlichkeitsstörungen

R. TÖLLE

INHALTSVERZEICHNIS

A. Einleitung

I. Brauchen wir „Persönlichkeitsstörung"?

Die diagnostische Bezeichnung Persönlichkeitsstörung ist so geläufig, daß sie problemlos erscheint. Recht besehen stellen sich jedoch einige Fragen: Kann „Persönlichkeitsstörung" überhaupt eine vollständige psychiatrische Diagnose ausmachen? Oder handelt es sich nur um eine diagnostische Dimension? Ist es nicht selbstverständlich, neben einer Krankheitsdiagnose oder Syndromdiagnose die Persönlichkeitsdimension zu berücksichtigen? Braucht man dann noch „Persönlichkeitsstörung"?

Die Antwort wird unterschiedlich ausfallen und von den theoretischen und nosologischen Auffassungen des einzelnen Psychiaters anhängig sein. Die Herausgeber dieses Handbuches halten Persönlichkeitsstörung offensichtlich für einen nützlichen psychiatrischen Begriff. Die geläufigen Klassifikationssysteme enthalten die Kategorie Persönlichkeitsstörung. Welche Auffassungen bei deutschen Psychiatern bestehen, haben wir durch eine schriftliche Umfrage ermittelt.

Die Frage lautete: „Verwenden Sie folgende Begriffe: Abnorme Persönlichkeit; Persönlichkeitsstörung; psychopathische Persönlichkeit/Psychopath; dissoziale Persönlichkeit/Soziopath; Charakterneurose? Mehrfachnennungen sind möglich." – Ausgewertet wurden die Angaben aus 24 psychiatrischen Universitäts-Kliniken, 59 Abteilungen und 70 Krankenhäusern. Die Beantwortung erfolgte durch den ärztlichen Leiter, und zwar getrennt für den eigenen Sprachgebrauch und den der Mitarbeiter. Weiterhin lagen Antworten von 42 Ärzten in psychiatrischen Krankenhäusern und 122 Nervenärzten in der Praxis vor. Insgesamt wurden 470 Antwortbögen ausgewertet (Rücklaufquote 88,2%).

Von den angebotenen 5 Termini wurden durchschnittlich 3,1 benannt. Ohne diese Begriffe kommen nur 2,8% aus, mit 1 der 5 Begriffe nur 6,6% (überwiegend niedergelassene Nervenärzte). Auf 2 Begriffe beschränken sich 21,5%; 3 Begriffe verwenden 27,1% (hier bevorzugt leitende Ärzte). 4 Termini nebeneinander benutzen 28,1%; alle 5 Begriffe werden von 13,9% verwendet (hier hauptsächlich die ärztlichen Mitarbeiter).

Die einzelnen Begriffe werden mit folgender Häufigkeit verwendet: Persönlichkeitsstörung 80,1% (am häufigsten ärztliche Mitarbeiter); abnorme Persönlichkeit: 70,1% (mehr im stationären Bereich); Charakterneurose: 63,1% (am häufigsten in Kliniken, am wenigsten in der Praxis verwendet); dissoziale Persönlichkeit/Soziopath: 50,8% (mehr bei ärztlichen Mitarbeitern); psychopathische Persönlichkeit: 41,5% (in Abteilungen und Krankenhäusern mehr als in Kliniken und Praxen).

Welche diagnostischen Termini werden nebeneinander benutzt? Statistisch sind bei 5 Begriffen 26 Kombinationen denkbar; alle kommen in den 470 Antwortbögen vor. Überzufällig häufig verwenden Psychiater nebeneinander: Abnorme Persönlichkeit und Psychopathie; Persönlichkeitsstörung und Charakterneurose; abnorme Persönlichkeit, Persönlichkeitsstörung und dissoziale Persönlichkeit; alle 5 Begriffe nebeneinander.

Hieraus ist zu folgern: der Sprachgebrauch ist in diesem Bereich äußerst uneinheitlich. Das Nebeneinanderverwenden von synonymen bzw. austauschbaren Begriffen verrät Unsicherheit. Keiner der Begriffe ist aus dem Sprachgebrauch ausgeschieden; selbst „Psychopathie" verwendet noch ungefähr die Hälfte deutscher Psychiater, $^2/_3$ sagen abnorme Persönlichkeit. Wenn $^2/_3$ auch Charakterneurosen diagnostizieren, spricht das für zunehmendes psychodynamisches Denken. Am häufigsten aber ist der Begriff Persönlichkeitsstörung ($^4/_5$). – Zu folgern ist auch, daß es in Praxis und Klinik zahlreiche Patienten gibt, deren Störungen mit diesen diagnostischen Begriffen zu bezeichnen sind. Demnach ist es nützlich, sich mit diesem Gebiet der Persönlichkeitsstörungen auch in einem Handbuch zu befassen.

Unserem Beitrag sind in der 2. Auflage dieses Handbuches (1972) 3 Arbeiten zu dem Themenkreis vorausgegangen: Eine Darstellung der traditionellen Psychopathielehre durch Petrilowitsch, eine Abhandlung der abnormen Reaktion und Entwicklungen von Pauleikhoff und Mester, die an den Beitrag von Binder in der 1. Auflage (1960) anknüpft; insbesondere werden wir uns auf die Ausführungen von J. E. Meyer über Psychopathie und Neurose beziehen können.

II. Begriff, Definition, Typologie

Was „Persönlichkeitsstörung" beinhaltet, ist nicht so klar, wie die häufige Verwendung des Begriffes vermuten läßt. Es handelt sich nicht etwa nur um ein neues Wort, das die pejorative Bezeichnung Psychopathie ersetzen soll. Persönlichkeitsstörung, die wörtliche Übersetzung von personality disorder, beinhaltet eine Konzeption, die von der traditionellen Psychopathielehre zum Teil erheblich abweicht. Da die jüngeren Untersuchungen zu diesem Thema größtenteils von amerikanischen Psychiatern vorgelegt wurden, sieht der Autor seine Aufgabe auch darin, den deutschen Leser über neue Entwicklungen zu informieren.

Personality disorder umfaßt außer den sogenannten abnormen oder psychopathischen Persönlichkeiten auch charakterneurotische Störungen. Manche Autoren zählen sogar Wesensveränderung bei Epilepsie und organischen Psychosen sowie Persönlichkeitsänderungen nach schizophrenen und affektiven Psychosen hierzu. Selbst diese weitgespannte Version ist der deutschsprachigen Psychiatrie nicht ganz fremd. JASPERS (1913) führte unter „normale und abnorme Persönlichkeiten" nacheinander die Psychopathien und die genannten Krankheitsresiduen an. Welche psychiatrischen Strömungen in die Konzeption „Persönlichkeitsstörungen" eingegangen sind, zeigt Abb. 1. Die Graphik soll die psychiatrische Diskussion verdeutlichen, nicht etwa die nosologischen Verhältnisse darstellen.

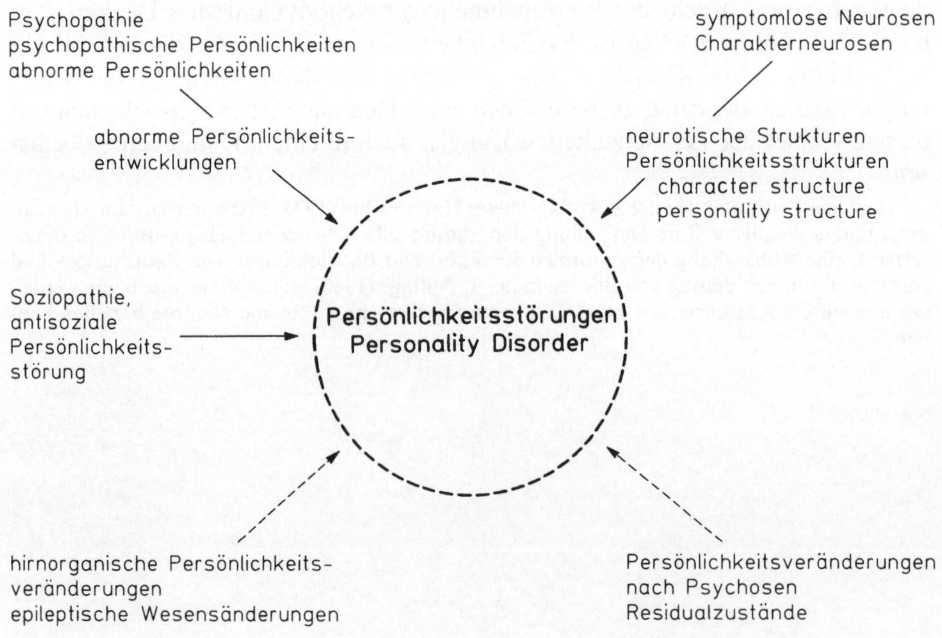

Abb. 1. Konzeptionen von Persönlichkeitsstörung (Personality Disorder)

Definition. Zunächst soll wiedergegeben werden, wie Persönlichkeitsstörung in den geläufigen Diagnose-Klassifikationen beschrieben wird.

Internationale Klassifikation der Krankheiten der WHO (ICD 9., 1978): „Persönlichkeitsstörungen (Psychopathien, Charakterneurosen): Personen mit tief eingewurzeltem Fehlverhalten, das im allgemeinen zu Zeiten der Adoleszenz oder früher erkennbar wird, die meiste Zeit während des Erwachsenenalters besteht, obwohl es häufig im mittleren und höheren Lebensalter weniger deutlich wird. Die Persönlichkeit ist abnorm entweder hinsichtlich der Ausgeglichenheit ihrer Komponenten, der Qualität und Ausdrucksform oder hinsichtlich des Gesamtbildes. Unter dieser Abnormität oder Psychopathie leidet der Patient, oder andere haben darunter zu leiden, und es ergeben sich nachteilige Folgen für das Individuum oder die Gesellschaft. Hierzu gehören auch die sogenannten Psychopathien…"

In dem Diagnostic and Statistical Manual (DSM III 1980) der American Psychiatric Association heißt es: „Persönlichkeitsmerkmale sind dauerhafte Strukturen der Wahrnehmung, Beziehung und Einstellung zur Umwelt und zur eigenen Person; sie zeigen sich im Rahmen vielfältiger, bedeutsamer, sozialer und persönlicher Beziehungen. Nur wenn sich Persönlichkeitsmerkmale als starr und schlecht angepaßt erweisen und zu erheblichen Funktionsbeeinträchtigungen im sozialen oder beruflichen Bereich führen bzw. subjektives Leiden verursachen, machen sie *Persönlichkeitsstörungen* aus. Die Anzeichen von Persönlichkeitsstörungen sind in der Regel im Laufe des Jugendalters oder noch früher feststellbar und setzen sich über den größten Teil des späteren Lebens fort, wenngleich sie im mittleren und höheren Lebensalter oft verblassen…"

Wenn man wenig gesicherte Aussagen ausläßt und eine kurze Formulierung versucht, kann eine *Definition* von Persönlichkeitsstörung etwa so lauten: Von Persönlichkeitsstörung spricht man, wenn eine Persönlichkeitsstruktur durch starke Ausprägung bestimmter Merkmale so akzentuiert ist, daß sich hieraus ernsthafte Leidenszustände oder/und Konflikte ergeben.

In den folgenden Abschnitten werden zuerst die speziellen Formen beschrieben, um konkrete Bilder gestörter Persönlichkeitsstrukturen zu vermitteln. Danach wird im allgemeinen Teil erörtert, was für Persönlichkeitsstörung insgesamt gilt. Schließlich wird über Soziopathie bzw. antisoziale Persönlichkeitsstörung referiert. Die Abschnitte B, C und D behandeln die Thematik jeweils in der Reihenfolge: Beschreibung und Terminologie, Diagnose und Beziehung zu anderen Persönlichkeitsstörungen, Nosologie und Klassifikation, Epidemiologie, Ätiologie, Verlauf, Behandlung.

Da eine systematische *Typologie* bekanntlich nicht möglich ist, ist aus der Reihenfolge der Besprechung in Abschnitt C (s. auch Tabelle 1) nichts zur Nosologie oder Ätiologie zu folgern. Es wurde vielmehr versucht, die einzelnen Formen nach ihren charakterologischen Beziehungen zueinander zu ordnen (was nur unvollständig gelingt) und zugleich eine mögliche nosologische Gruppierung (s. Abschn. C.II.) anzudeuten. Die Spalten der Tabelle 1 geben die wichtigsten Klassifikationen wieder. Was nebeneinander steht und gleich oder ähnlich lautet, beinhaltet nicht immer absolut identische Persönlichkeitsstörungen.

Tabelle 1. Klassifikation der Persönlichkeitsstörungen

Kretschmer (1918, 1921)	Schneider (1923)	ICD 9. (1978)		DSM-II (1968)		DSM-III (1980)	
cyclothyme	hyperthymische (und depressive)	zyklothyme[f]:	301.1	cyclothymic[h]		(cyclothymic disorder:	301.13)
expansive[a] schizothyme[b]	fanatische[a] schizoide	paranoide: schizoide:	301.0 301.2	paranoid schizoid		paranoid: schizoid[i]:	301.00 301.20
						schizotypal:	301.22
				–		(borderline[j]:	301.83)
				–		(narcissistic:	301.81)
	geltungssüchtige depressive	hysterische: (s. zyklothyme)	301.5	hysterical		histrionic:	301.50
				–		avoidant[k]:	301.82
sensitive asthenische	selbstunsichere asthenische	– asthenische:	301.6	asthenic inadequate		– –	
				–		dependent:	301.60
				passive-aggressive		passive-aggressive[l]:	301.84
	(selbstunsichere)	anankastische:	301.4	obsessive-compulsive		compulsive:	301.40
	explosible[c] gemütlose	erregbare:	301.3	explosive		(intermittend explosive disorder:	312.34)
	willenlose[d] stimmungslabile[e]	soziopathische[g]	301.7	antisocial		antisozial[m]:	301.70
		andere: nicht näher bezeichnete:	301.8 301.9			atypical, mixed or other:	301.89

[a] Querulanten
[b] schizoide (E. BLEULER), verschrobene (KRAEPELIN)
[c] epileptoide
[d] haltlose (KRAEPELIN)

[e] Triebmenschen
[f] thymopathische
[g] mit vorwiegend dissozialem Verhalten
[h] affective

Bei Kindern und Jugendlichen:
[i] schizoid disorder – : 313.22
[j] identity disorder – : 313.82
[k] avoidant disorder – : 313.21
[l] oppositional disorder – : 313.81
[m] conduct disorder – : 312.xx
– of childhood or adolescence

B. Spezielle Formen

Hyperthyme Persönlichkeitsstörung

Die *Beschreibung* ist bemerkenswert einheitlich: fröhliche Grundstimmung, lebhaft-sanguinisches Temperament, ausgeprägte Aktivität. Die Skala der Ausprägungsgrade ist breit und reicht von leistungsfähig–tüchtig–nimmermüde–hilfsbereit bis betriebsam–unruhig–rücksichtslos. Im Querschnitt kann die Differentialdiagnose gegenüber leichten manischen Phasen schwierig sein.

Der Terminus *zyklothyme* Persönlichkeitsstörung ist problematisch, da er auch für affektive Psychosen verwendet wird und im Hinblick auf Persönlichkeitsstörungen unklar bleibt, ob zyklothym den Oberbegriff für hyperthyme und depressive Persönlichkeiten oder aber nur die zwischen beiden Polen schwankenden Temperamente bezeichnet. Ersteres wäre ungünstig, weil hyperthyme und depressive Persönlichkeitsstruktur nicht als Gegenpole einer Dimension angesehen werden können; bei der zweiten Version muß klinisch-diagnostisch noch mehr an bipolare affektive Psychosen gedacht werden. So versteht das amerikanische DSM III cyclothymic disorder. Weil er mehr ein diagnostisch-nosologisches Problem als eine Persönlichkeitsstörung bezeichnet, sollte dieser ohnehin unklare Begriff zyklothym aufgegeben werden.

Im *Lebenslauf* der Hyperthymen, über deren Prävalenz nichts Sicheres bekannt ist, nehmen die persönlichen und sozialen Schwierigkeiten einschließlich Delinquenz und Alkoholabusus meist zu, auch noch in der 2. Lebenshälfte; erst im 7. Lebensjahrzehnt wird es ruhiger (MÜLLER 1981). Diese Beruhigung kann psychodynamisch determiniert sein. Nachdem sich der Betroffene immer tiefer und zuletzt unentwirrbar in Konflikte verwickelte und hierdurch sein Spielraum enger und seine Bewältigungskapazität geringer wurde, kann ein Endzustand mit Veränderung der hyperthymen Persönlichkeit eintreten, die entweder noch ungehemmter und umtriebiger wird, „der frühere Nuancenreichtum geht verloren, um einem plumpen, groben Wesen Platz zu machen, in dem alle Einzelzüge verschliffen und verwachsen sind" (BÜRGER-PRINZ 1950); oder es kommt durch Rückzug und Einengung zu einem Residualzustand mit Vitalitätseinbuße (TÖLLE 1966).

Paranoide Persönlichkeitsstörung

Diese Bezeichnung hat sich allgemein durchgesetzt, obwohl die meisten dieser Menschen dem Wahnerleben nicht so nahe stehen, wie die Wortwahl vermuten läßt. Ungefähr das gleiche beinhalten fanatische Psychopathie (SCHNEIDER 1923) und expansive Persönlichkeit (KRETSCHMER 1921).

Beschreibung: Empfindlich, insbesondere gegenüber Mißerfolgen und Zurückweisungen, leicht gekränkt; emotional rigide, beharrlich, streitbar; dabei humorlos und scheinbar gefühllos; Erlebnisse werden leicht als feindlich und gegen die eigene Person gerichtet mißdeutet, anderen werden Fehler angelastet. Durchgehend Argwohn und Mißtrauen, manche sind eher resigniert und hilflos, andere streitsüchtig und aggressiv. Neben expansiven sind also auch sensitive Züge erkennbar.

Wer um eine überwertige Idee kämpft, wird *Fanatiker* genannt. Richtet sich dieser Kampf gegen ein wirkliches oder vermeintliches Unrecht, spricht man von *Querulanten*. Zur querulatorischen Entwicklung tragen psychosoziale Faktoren wesentlich bei (MEYER 1963). Der Übergang zum Querulanten*wahn* ist fließend.

Zu anderen Persönlichkeitsstörungen bestehen kaum Beziehungen abgesehen von den nicht seltenen anankastischen Zügen (WEINTRAUB 1981). – Prävalenzzahlen gibt es nicht; zumindest der Arzt sieht diese Persönlichkeitsstörung selten. Männer sollen etwas häufiger paranoid strukturiert sein als Frauen.

Auf genetische Beziehungen weisen Befunde dänischer Adoptionsstudien (KENDLER u. GRUENBERG 1982): Paranoide Persönlichkeitsstrukturen waren unter den biologischen Verwandten von Schizophrenen (diagnostisch weit gefaßt) häufiger anzutreffen als in einer Kontrollgruppe.

Schizoide Persönlichkeitsstörung

Die Konzeption der schizoiden Persönlichkeit von E. BLEULER (1922) und KRETSCHMER (1921) ist bis heute praktisch unverändert gültig geblieben, auch in der amerikanischen Psychiatrie. Beschreibung: Reserviert, scheu, zurückgezogen; es fehlen natürliche Kontakte, soziale Bindungen sind gestört, auch im Berufsleben (dennoch oft beruflich erfolgreich); höchstens einige Freunde, aber auch dann im Kontakt distanziert, ambivalent oder mißtrauisch; exzentrischer Lebensstil und sonderlinghaftes Verhalten; scheinbar fehlt es an Wärme und Gefühl für andere [die Bezeichnung asozial (MILLON 1981 a) ist allerdings mißverständlich]; scheinbar sind sie refraktär gegenüber den Emotionen anderer; soziale, zwischenmenschliche und sexuelle Konflikte sind häufig; vielfach trifft man auf Ressentiment und auf eine psychästhetische Proportion (KRETSCHMER 1922) zwischen kühl-schroff und überempfindlich-verletzbar. Der schwächere Ausprägungsgrad wird auch schizothym genannt. – Dieser Deskription entspricht auch die von der Psychoanalyse konzipierte schizoide Neurosenstruktur bzw. schizoide (Charakter-) Neurose. Es handelt sich um den gleichen Personenkreis.

Diagnostisch muß eine schizophrene Psychose ausgeschlossen sein. – Beziehungen bestehen zwischen schizoider und paranoider Persönlichkeitsstruktur, wie faktorenanalytische Untersuchungen (PRESLY u. WALTON 1973) sowie familienstatistische Studien (KENDLER et al. 1984) zeigen. In der Literatur findet man auffallend viele Beziehungen zu weiteren Persönlichkeitsstörungen angeführt, was jedoch weder deskriptiv noch psychodynamisch überzeugt.

Neben der schizoiden kennt die amerikanische Psychiatrie eine *schizotypische Persönlichkeitsstörung*, die zwar einige schizophrene Züge aufweise, aber doch nicht so ausgeprägt, daß nach den Kriterien des Diagnostic and Statistical Manual (DSM III) eine Schizophrenie diagnostiziert werden könne. Es handelt sich also ungefähr um die psychotischen Formen der borderline-Störungen bzw. um die sogenannten latenten Schizophrenien. Auch wenn man aufgrund familienstatistischer und faktorenanalytischer Untersuchungen (insbesondere SPITZER et al. 1979) der schizotypischen Persönlichkeit nicht eine gewisse Validität und Reliabilität absprechen kann, bleiben doch grundsätzliche Bedenken. Der Typus ist auch in der amerikanischen Psychiatrie nicht unwidersprochen geblieben. Er ist ein gekünstelter Begriff (LION 1981), der weniger eine Persönlichkeitsstörung beinhaltet als ein differentialdiagnostisches Problem kennzeichnet. Wo die diagnostischen Abgrenzungen schwierig werden, können aber auch weitere diagnostische Begriffsbildungen keine Abhilfe schaffen. Schizotypische Persönlichkeitsstörung ist also ebenso fragwürdig wie zyklothyme Persönlichkeitsstörung. Auf die nosologische Problematik und auch auf die Begriffe Borderline-Persönlichkeitsstörung und narzißtische Persönlichkeitsstörung wird im Abschn. C.II. einzugehen sein. Wenn schizoide Persönlichkeitsstörungen bei Kindern und Jugendlichen beobachtet werden, sieht die amerikanische Klassifikation schizoid disorder of childhood or adolescence vor (DSM III: 313.22).

Hysterische Persönlichkeitsstörung

Nirgends ist die Begriffsverwirrung größer: die Vokabel „hysterisch" wird auch
für anderes verwendet, und diese Persönlichkeitsstörung findet sich auch unter
anderen Namen, z. B. geltungssüchtige Psychopathen (Schneider 1923) oder
nach DSM III histrionic personality disorder (etruskisch-lateinisch: histrio =
Schauspieler, Gaukler). Diese Version greift anscheinend auf Jaspers (1913) zurück: „Die hysterische Persönlichkeit hat das Bedürfnis, vor sich und anderen
mehr zu scheinen, als sie ist, mehr zu erleben, als sie erlebnisfähig ist. An die Stelle
des ursprünglichen, echten Erlebens mit seinem natürlichen Ausdruck tritt ein ge-
machtes, geschauspielertes, erzwungenes Erleben..." Die hieraus abzuleitenden
Erlebnis- und Verhaltensweisen hysterischer Menschen sind so geläufig, daß sie
hier nicht im einzelnen beschrieben werden müssen.

Begriff und Genese werden dennoch nach wie vor kontrovers diskutiert (Übersichten: Baumbacher u. Amini 1981; Horowitz 1977; MacKinnon u. Michels
1971; Lazare 1971; Blacker u. Tupin 1977). Die Bezeichnung hysterisch ist auch
aus der amerikanischen Psychiatrie nicht eliminiert worden, in DSM III taucht
sie außerhalb der Kategorie Persönlichkeitsstörung wieder auf als dissociative
disorder or hysterical neurosis dissociative type. Begrifflich wie diagnostisch müssen insbesondere hysterische Persönlichkeitsstörung und hysterische Symptomatik (Konversionsreaktionen) unterschieden werden, zwischen denen klinisch kein
enger Zusammenhang besteht (Slater 1965; Müller 1981). Bei der Hälfte der
hysterischen Persönlichkeiten kommen im Lebensl nie jene Konversionsreaktionen vor, sondern in Krisen eher depressive Erschöpfungs- und psychovegetative
Syndrome (Tölle 1966). – Die sogenannten hysterischen Psychosen (Raecke
1905) finden in der neueren Literatur wieder größeres Interesse (z. B. Hollender
u. Hirsch 1965; Martin 1971).

Auch in deutscher Sprache liegt eine Hysterieskala zur Selbstbeurteilung vor
(Siegmund et al. 1983). Die alte Vokabel „hysterisch" wurde um die Jahrhundertwende nicht nur von der Psychopathielehre (Koch 1891; Kraepelin 1915) aufgegriffen, sondern auch von der psychoanalytischen Neurosenlehre zur Bezeichnung einer Charakterneurose. So unterschiedlich die wissenschaftlichen Aus-
gangspositionen waren, kann doch heute kein Zweifel mehr daran bestehen, daß
die gleichen Patienten gemeint sind. Da sich die psychoanalytische Version als die
weiterführende Konzeption erwies, scheint es zweckmäßig, den Akzent auf die
hysterische Charakterneurose zu legen, wie es in diesem Band geschieht (s. Kap.
Hoffmann, S. 29).

Neben den psychodynamischen Faktoren ist über *Entstehungsbedingungen*
kaum etwas Sicheres bekannt, außer daß im Familienbild dieser Patienten viele
Angehörige mit hysterischen aber auch anderen psychischen Störungen angetroffen werden. Nach wie vor blühen in diesem Bereich Spekulationen üppiger als in
anderen psychiatrischen Gebieten. So wurde die hysterische Persönlichkeitsstruktur als biologischer Defekt in den Instinktmustern interpretiert (Ludwig 1972);
was bei Frauen hysterisch sei, soll bei Männern antisozial sein; es handele sich um
geschlechtsbedingte Ausprägungsformen derselben Störung (Warner 1978).

Vorkommen: Bei Frauen häufiger als bei Männern, über die es weit weniger
Veröffentlichungen gibt (Blacker u. Tupin 1977).

Im *Lebenslauf* ist bei ca. ¾ der hysterischen Persönlichkeiten eine bemerkenswerte Konstanz der Merkmale zu erkennen. Ärztliche Behandlungen und stationäre Aufnahmen sind häufiger als bei anderen Persönlichkeitsstörungen. Die Biographie ist aber nicht nur von Dramatik, Leistungsinsuffizienz, Konflikten und Versagen geprägt; das gilt allenfalls für etwa 30%. Mehr als die Hälfte erreicht eine einigermaßen ausreichende Anpassung durch Arrangement, Abwehr oder auch durch Einengung der Lebensbezüge. Ausgesprochen günstige Entwicklungen im mittleren und fortgeschrittenen Erwachsenenalter mit weitgehender Lebensbewältigung (wie sie bei anderen Persönlichkeitsstörungen häufig angetroffen werden) sind bei hysterischen Menschen allerdings selten. Diese Verlaufsbefunde (TÖLLE 1966) wurden von CIOMPI u. MÜLLER (1969) bestätigt: Reifung und Lebensbewältigung seien selten. Selbst das Senium, das manchen anderen gestörten Persönlichkeiten Entlastung und Erleichterung bringt, ist bei Hysterischen oft von Verbitterung und Isolierung geprägt.

Depressive Persönlichkeitsstörung

Beschreibung: Menschen, die meist bedrückt und gehemmt wirken, die still und zurückhaltend sind, keine harmlose Freude erkennen lassen, vom Leben nicht viel erwarten, skeptisch bis pessimistisch eingestellt sind, oder am Sinn des Lebens überhaupt zweifeln. Nicht immer ist eine trübe Gestimmtheit offenkundig, häufig ist sie hinter einer Maske von Angepaßtheit und scheinbarer Gelassenheit verborgen.

Diese Beschreibung trifft auch auf die depressive Charakterneurose zu. Beide Begriffe kennzeichnen den gleichen Patientenkreis. Unterschiedlich sind die pathogenetischen Modelle: einerseits die deskriptiv-psychologische, auf der anderen Seite die psychodynamische Konzeption (s. Kap. HOFFMANN in diesem Band). Wenn unter psychodynamischem Aspekt für die depressive (Charakter-) Neurose Geborgenheits- und Abhängigkeitsproblematik sowie possessiv-aggressives Konflikterleben herausgestellt werden, so lassen sich diese psychodynamischen Merkmale auch bei Patienten nachweisen, die als depressiv-psychopathisch diagnostiziert worden waren (TÖLLE 1966). Da der psychodynamische Ansatz therapeutisch weiterführt als der psychopathologische, erscheint es zweckmäßig, auch diese Störung als Charakterneurose zu klassifizieren. – Auf die problematische Zusammenfassung hyperthymer und depressiver Persönlichkeitsstörungen (SCHNEIDER 1923; ICD 9.) wurde bereits hingewiesen.

Die Biographie depressiver Persönlichkeiten, über deren Prävalenz nichts Verläßliches bekannt ist, bleibt meist ereignisarm und unbefriedigend, oft aber werden ausreichende Anpassung und wenigstens partielle Lebensbewältigung erreicht (TÖLLE 1968).

Vermeidungs-Persönlichkeitsstörung

Avoidant personality disorder geht zurück auf MILLON (1969; kürzere Zusammenfassung in MILLON 1981 a, b) und wird so beschrieben: wenig sicheres Selbstwertgefühl, Überempfindlichkeit gegenüber Ablehnung, Zurückweisung und Erniedrigung; ausgeprägtes Schamempfinden; schon leise Mißbilligungen oder Anspielungen irritieren; zwischenmenschliche Beziehungen werden gemieden, wenn nicht im voraus ein beinahe unbedingtes Akzeptiertwerden garantiert ist (im Gegensatz zu der eher vertrauensseeligen Einstellung bei Abhängigkeits-Persönlichkeitsstörung). Zurückweisung wird sozusagen vorweggenommen, daher halten sich diese Menschen eher auf Distanz und leben abgekapselt trotz Kontaktbedürfnissen; Affekte können sie schlecht mitteilen, obwohl die Gefühlswelt reich ist.

MILLON (1969) hält diese Störung für den hyperästhetischen Pol der Kretschmerschen psychästhetischen Proportion, deren anderer Pol, nämlich kühles und schroffes Wesen, die schizoide Persönlichkeitsstörung im engeren Sinne ausmache. Hiergegen ist einzuwenden, daß psychästhetische Proportion als Spannungsfeld des Erlebens *einer* schizoiden Persönlichkeit zu verstehen ist. Aber auch deskriptiv gesehen scheint Millons Vermeidens-Persönlichkeit nur partiell mit Kretschmers Überempfindlichkeit der Schizoiden übereinzustimmen. Des weiteren werden in der Literatur Beziehungen zu inadäquaten, asthenischen, depressiven und anderen Persönlichkeitsstörungen diskutiert. Auch an dieser Stelle wird deutlich, wie schwer einzelne Persönlichkeitsstörungen abzugrenzen sind, insbesondere, wenn das konstituierende Merkmal eine beinahe ubiquitäre Reaktionsform wie Vermeidung ist. – Eine entsprechende Störung im Kindes- und Jugendalter wird als avoidant disorder of childhood or adolescence (313.21 in DSM III) bezeichnet.

Zur Entstehung führt MILLON lernpsychologische und psychoanalytische Überlegungen an. Im Rahmen einer Theorie des biosozialen Lernens sieht er Vermeidungs- und Rückzugsverhalten als Charakteristikum dieser Persönlichkeiten an. Andererseits bezieht sich MILLON auf BLEULERS und KRETSCHMERS Darstellungen der schizoiden Menschen und auf die psychoanalytischen Arbeiten zur schizoiden Charakterneurose. Er sieht enge Beziehungen zu Winnicott's "false self" personality und zu Horney's "detached type".

Sensitive Persönlichkeitsstörung

Der sensitive Charakter (KRETSCHMER 1918, 1921) gehört zu den anschaulichsten und überzeugendsten Darstellungen der psychiatrischen Persönlichkeitslehre, fand aber relativ wenig Beachtung. Das lag nicht nur daran, daß die Sensitiven in der lange Zeit maßgeblichen Schneiderschen Typologie unberücksichtigt blieben. KRETSCHMER hat dieser Persönlichkeitsstörung nur die Rolle eines Entstehungsfaktors für den sensitiven Beziehungswahn zugewiesen; er hat sie lediglich beschrieben, ohne ihrer Entstehungsgeschichte nachzugehen, was KUIPER (1958) später nachholte. Die sensitive Persönlichkeitsstörung kommt jedoch nicht nur bei Patienten mit sensitivem Beziehungswahn vor, sondern auch bei zahlreichen anderen psychisch Kranken, z. B. mit hypochondrischer Entwicklung, Angstneurosen, Herzphobie und Melancholie. Bei Gesunden findet man vielfach leicht sensitive Züge.

Beschreibung: Überaus empfindlich, leicht beeindruckbar; sie können sich schlecht wehren, geben lieber nach, um den Frieden zu erhalten; sie können schlecht nein sagen, manche lassen sich ausnutzen; Ärger und Kummer schlucken sie herunter, tragen aber lange und schwer daran; Belastungen und Konflikte können nicht verdrängt oder verleugnet werden, sie bleiben mit starker Affektbesetzung im Bewußtsein präsent (Retention); daher kommt es zu Aggressionshemmung und Affektstauungen, die sich selten explosiv entladen. Von der asthenischen unterscheidet sich die sensitive Persönlichkeitsstruktur durch einen „sthenischen Stachel" (KRETSCHMER 1918), der sich in Ehrgeiz, Gewissenhaftigkeit und Ordentlichkeit äußert. Sensitive wollen mit dem beeindrucken, was sie wirklich sind bzw. leisten. Hiervon ausgehend erscheint die Bezeichnung selbstunsichere Persönlichkeit (SCHNEIDER 1923) in ähnlicher Weise verkürzt wie geltungssüchtig anstelle von hysterisch. Auch die Zusammenfassung selbstunsicherer und anankastischer Persönlichkeitsstrukturen (SCHNEIDER 1923) hat sich nicht bewährt.

Beziehungen bestehen zu verschiedenen anderen Persönlichkeitsstörungen, abgesehen von der asthenischen zu der dänischen Darstellung der antiaggressiven Persönlichkeitsstörung (s. u.) und insbesondere zu der amerikanischen Konzeption der Vermeidungs-Persönlichkeit (s. o.); nach eigenen Erhebungen finden sich die Merkmale der avoidant personality insbesondere bei sensitiven Menschen; dabei erweist sich die sensitive Struktur als die umfassendere Persönlichkeitskonzeption. Demnach sind die sensitiven Strukturelemente wohl bekannt; die Persönlichkeitsstörung wird aber nicht einheitlich benannt und nimmt keine Position in den offiziellen Klassifikationssystemen ein.

Über die *Prävalenz* ist nichts bekannt. Der Anteil der Sensitiven unter den Persönlichkeitsstörungen dürfte nicht klein sein, bei Männern deutlich größer als bei Frauen.

Zur *Entstehung*: Die Selbstunsicherheit dieser Menschen ist als Ausdruck eines strengen Über-Ich zu interpretieren, infolgedessen die Betroffenen zu geringer Selbsteinschätzung im Vergleich mit anderen und zu Schuldgefühlen anstelle aggressiver Äußerungen neigen. In Konflikt hiermit treten ausgeprägte Triebdynamik und Ehrgeiz. Charakteristischer noch ist das hochgesteckte Ich-Ideal des Sensitiven, das mit fehlender oder mangelhafter Vateridentifikation in Beziehung zu bringen ist. Einzelkindsituation, Rudimentärfamilie, Mutter-Sohn-Symbiose und Gatten-Substitution werden auffallend oft angetroffen, weiterhin stark idealisiertes Vaterbild und überzogenes Männlichkeitsideal in Kontrast zu ausgeprägt matriarchalischem Familienmilieu. Die psychosexuelle Entwicklung verläuft konfliktreich. Später äußert sich die Ich-Ideal-Problematik in Ehrgeiz und Autoritätsproblematik, die vielfach zu Konflikten im beruflichen und sozialen Feld führen.

Diese hier kurz referierten psychodynamischen Befunde (KUIPER 1958) stimmen gut überein mit Ergebnissen der Verlaufsforschung (TÖLLE 1980). Die *Lebensgeschichte* sensitiver Menschen weist einige Charakteristika auf (hier wiederum in Stichworten): uneheliche Geburt oder früher Vaterverlust, dementsprechende Bindung an die Mutter. Sie sind ausgesprochen kommunikations- und liebesfähig, meist überwiegt jedoch passives Liebesbedürfnis. Viele geben sich betont aktiv und männlich. Die Partnerwahl verläuft oft konfliktreich und langwierig; die Ehen erweisen sich als dauerhaft. Im Berufsleben sind Konflikte zwischen Können und Streben, zwischen Ordnungssinn und Wagnis häufig. Wenn Erfolg und Anerkennung ausbleiben, folgen tiefe Selbstwertkrisen. Diese häufen sich im 3. Lebensjahrzehnt und gehen bevorzugt mit hypochondrischer Fehlhaltung und psychovegetativer Symptomatik einher. Die Persönlichkeitsstruktur bleibt auch im weiteren Lebenslauf nachweisbar, verliert aber bei ungefähr einem Drittel an Schärfe. Langfristige Katamnesen ergeben ein bemerkenswert günstiges Bild: mehr als die Hälfte erreicht eine gute bis sehr gute Lebensbewältigung. Ungünstige Verläufe sind relativ selten. Bei etwa ¼ kommt es durch Arrangement und Einengung zu einer erträglichen Lebensform (Residualzustand).

Diese Ergebnisse psychodynamischer und biographischer Untersuchungen lassen die Annahme einer sensitiven Charakterneurose berechtigt erscheinen. – Die *Psychotherapie* ist bevorzugt konfliktzentriert-interpretativ ausgerichtet. Zudem können Selbstsicherheitstraining und Entspannungsmaßnahmen nützlich sein. Psychotherapie in der Gruppe ist für die meisten Sensitiven angemessen.

Antiaggressive Persönlichkeitsstörung bzw. Charakterneurose wird so beschrieben (VANGGAARDT 1979): offensichtlich antiaggressives Verhalten mit bewußter Retention von aggressiven Impulsen; Sensitivität, Tendenz zum Grübeln und zu Schuldgefühlen; Angst vor Themen, welche die Mobilisierung von Aggressivität andeuten. Mit einer entsprechenden Eigenschaftswort-Skala stellten PARNAS et al. (1982) bei Langzeituntersuchungen fest, daß diese Persönlichkeitsstruktur in der Lebensspanne zwischen dem 15. und 25. Lebensjahr bemerkenswert konstant bleibt.

Asthenische Persönlichkeitsstörung

Beschreibung: Wenig Spannkraft, Ausdauer und Leistungsfähigkeit; oft erschöpft, müde und erholungsbedürftig; ohne daß hierfür eine körperliche Störung gefunden würde; empfindlich, ängstlich, wehleidig und ständiges Gefühl der Schwäche; vegetative Symptome und Schlafstörungen; häufig depressive Verstimmung und Erschöpfungszustände; weniger hypochondrische Krankheitsbefürchtung als Kranksein in Form funktioneller Beschwerden. – Beziehungen bestehen zur Vermeidungs-, inadäquaten und insbesondere Abhängigkeits-Persönlichkeitsstörung. Diese ersetzen in der amerikanischen Psychiatrie die in DSM III nicht mehr übernommene asthenische Persönlichkeit, die sich nach wie vor in der internationalen Klassifikation (ICD) findet.

Die *Prävalenz* in der Allgemeinbevölkerung wurde bisher nicht untersucht. Über das Vorkommen unter psychiatrischen Patienten ist folgendes bekannt: unter Patienten mit Persönlichkeitsstörungen machen die Asthenischen 18% (HELGASON 1964) bis 25% (TÖLLE 1966) aus, unter Persönlichkeitsgestörten mit Alkoholabusus 65% (LUNDQUIST 1973). Bei stationären neurotischen Patienten war zu 47% eine asthenische Persönlichkeitsstruktur festzustellen (ANDREWS et al. 1978).

Über die *Entstehungsbedingungen* ist wenig bekannt. Konstitutionelle bzw. hereditäre Faktoren werden postuliert, sind bisher aber nicht sicher nachgewiesen. Psychodynamische Erklärungsversuche sind selten und bruchstückhaft. Die Psychodynamik eingehend zu untersuchen, wäre bei einer so häufigen Störung wünschenswert. Verhaltenspsychologisch gesehen scheint die sogenannte gelernte Hilflosigkeit (SELIGMAN 1975) für die Kindheitserfahrungen und auch entsprechende spätere Lebenssituationen gerade der asthenischen Persönlichkeiten zutreffend zu sein.

Biographisch ist festzustellen, daß auch diese Persönlichkeitsstruktur relativ konstant bleibt, die Auswirkungen aber in Abhängigkeit von den Lebensumständen Wandlungen erkennen lassen. Eine Kompensation der Störung kann erreicht werden, wenn es gelingt, die Anforderungen den Möglichkeiten weitgehend anzupassen. In ungünstigen Verläufen reihen sich Erschöpfungs- und Versagenszustände aneinander. Mit fortschreitendem Lebensalter werden behandlungsbedürftige Krisen seltener. Gesundheitliche und soziale Kriterien zusammenfassend zeigen weniger als $^1/_3$ einen ausgesprochen ungünstigen Verlauf, knapp die Hälfte einen größtenteils bewältigtes und erfülltes Leben; und ungefähr ¼ ist durch kompromißhafte Lebensbewältigung und Residualbildungen gekennzeichnet (TÖLLE 1968).

Zur *Behandlung*: Auch wenn seit langem bekannt ist, daß psychoanalytisch orientierte Psychotherapie bei asthenischen Menschen wenig wirksam ist (KRAUSS 1936), sind führende und stützende Psychotherapie einschließlich Behandlung fokaler Konflikte und Selbstsicherheitstraining in Verbindung mit Physiotherapie nützlich.

Inadäquate Persönlichkeitsstörung. Seit Erfahrungen mit amerikanischen Soldaten im 2. Weltkrieg wurde diese Diagnose gestellt, blieb aber wenig gut definiert bis zu den Untersuchungen von MONROE (1959). Beschreibung: Mangel an emotionaler und physischer Ausdauer, obwohl körperlich und seelisch gesund; daher ungewöhnlichen Anforderungen nicht gewachsen, wenig Anpassungsvermögen, Überempfindlichkeit und Vermeidungstendenzen, wenn stärkere emotionale, intellektuelle oder auch körperliche Anforderungen an sie gestellt werden. – Demnach bestehen Beziehungen zur asthenischen bzw. Abhängigkeits-, aber auch Vermeidungs-Persönlichkeitsstörung. – Klassifikation: ICD erwähnt die inadäquate unter der asthenischen Persönlichkeitsstörung. DSM führt inadäquate P. seit der ersten Fassung (1952); während DSM II (1968–1980) ersetzte inadäquate P. weitgehend die nicht wieder aufgenommene Abhängigkeits-Persönlichkeitsstörung (MILLON 1981a), was sich im DSM III umkehrte (s. Tabelle 1).

Abhängigkeits-Persönlichkeitsstörung

Beschreibung von dependent personality disorder: Sie haben wenig Selbstvertrauen, sind hilflos und unentschlossen, klammern sich an andere wie unselbständige Kinder an beschützende Eltern; sie sind wenig fähig zu eigenständigem Handeln, ordnen sich eher unter; passiv lassen sie zu, daß andere die Verantwortung übernehmen. Sie meiden Situationen, in denen sie sich auf sich selbst verlassen müssen; sie können schlecht Forderungen an andere stellen aus Angst, die Beziehung aufs Spiel zu setzen. Sie können freundlich, gefällig und bescheiden wirken, so daß die Störung leicht verkannt wird.

Auf die Nähe zur asthenischen und inadäquaten Persönlichkeitsstörung wurde bereits hingewiesen, DSM III kennt nur noch diese Abhängigkeits-Persönlichkeitsstörung. ICD erwähnt den Begriff unter den Asthenischen. Die Beziehung zur passiv-aggressiven Persönlichkeitsstörung und die Häufigkeit des Vorkommens werden im nächsten Abschnitt erörtert. Abhängigkeit und Anklammerungsbedürfnis sind darüber hinaus weit verbreitete neurotische Verhaltensweisen. In der Literatur wird eingeräumt, daß dependent schwer zu definieren sei; auf der Verhaltensebene spricht man von dependent behaviour oder dependent act (MALINOW 1981a). Wenig überzeugen die angeblichen Beziehungen (MILLON 1981a) zu den haltlosen bzw. willenlosen Psychopathen; hier scheint Verführbarkeit mit Unselbständigkeit verwechselt worden zu sein. Für Kinder und Jugendliche wurde bisher keine entsprechende Störung definiert.

Psychodynamische Überlegungen greifen auf den oralen Charakter zurück; einzelne Züge dieser Abhängigkeit seien auch von den amerikanischen Neoanalytikern in unterschiedlichen Zusammenhängen angesprochen worden (MILLON 1981a). Aber auch chronische körperliche Krankheiten werden als prädisponierende Faktoren angeführt (DSM III).

Über den *Verlauf* ist wenig bekannt; ernsthafte Depressionszustände und Alkoholismus seien nicht selten.

Die *Therapie* wird, auch im Vergleich zu passiv-aggressiven Persönlichkeitsstörungen, als besonders schwierig und prognostisch wenig günstig beschrieben, was auf die wenig ausgebildeten Abwehrmaßnahmen dieser meist noch jungen Patienten zurückgeführt wird (Whitman et al. 1954). Die Anklammerungstendenzen seien besonders bei stationärer Behandlung sorgfältig zu beachten. Stützende Psychotherapie wird heute vielfach bevorzugt (Malinow 1981 a). In Krisensituationen werden auch Antidepressiva oder Anxiolytika empfohlen.

Passiv-aggressive Persönlichkeitsstörung

Diese in der amerikanischen Psychiatrie viel benutzte, in Europa aber kaum bekannte Persönlichkeitsdiagnose soll hier etwas eingehender *beschrieben* werden: Diese Menschen widersetzen sich den Anforderungen, die sich in persönlichen, beruflichen und sozialen Lebensbereichen stellen, jedoch nicht in Form aktiver Auseinandersetzung, sondern indirekt mit passiven Mitteln: Zaudern und Verbummeln, Unpünktlichkeit und Verspätung, Vergessen und andere Verhaltensweisen der Inaktivität. So werde latente Aggressivität durch Passivität zum Ausdruck gebracht. Ineffizienz der Lebensführung sei die Folge. Dieses Verhalten werde sozusagen zwanghaft wiederholt, und zwar auch in Situationen, in denen dem Betroffenen durchaus mehr Aktivität und effektives Verhalten möglich wären.

Auch diese Persönlichkeitsdiagnose ging von Kriegserfahrungen aus. Die Entwicklung des Begriffes spiegelt sich in den drei Fassungen des amerikanischen Diagnostic and Statistical Manual wider:

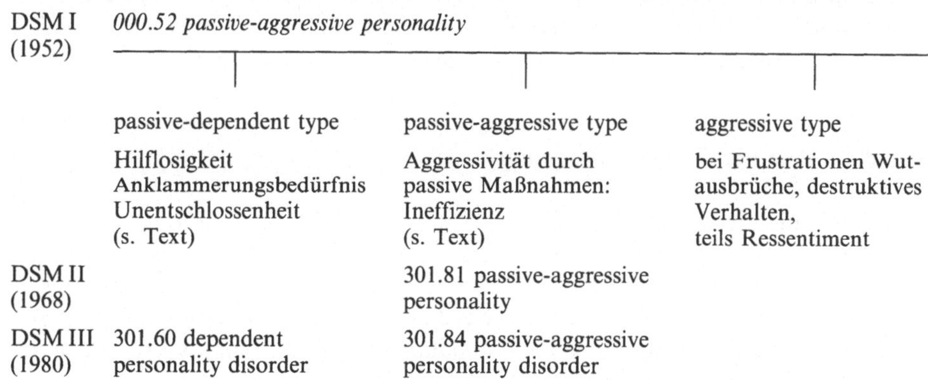

DSM I (1952)	000.52 *passive-aggressive personality*		
	passive-dependent type	passive-aggressive type	aggressive type
	Hilflosigkeit Anklammerungsbedürfnis Unentschlossenheit (s. Text)	Aggressivität durch passive Maßnahmen: Ineffizienz (s. Text)	bei Frustrationen Wutausbrüche, destruktives Verhalten, teils Ressentiment
DSM II (1968)		301.81 passive-aggressive personality	
DSM III (1980)	301.60 dependent personality disorder	301.84 passive-aggressive personality disorder	

Die erste Version (1952) war dimensional angelegt und differenzierter als die späteren Kategorien. – Es gibt weitere Unterteilungen, auch in 4 Subtypen (Perry u. Flannery 1982).

Passiv-aggressives Verhalten als pathologische Reaktionsform findet sich auch bei anderen Persönlichkeitsstörungen; es wurde als oppositionelle Fehlhaltung bei depressiven, sensitiven, asthenischen und hysterischen Persönlichkeiten beschrieben (Tölle 1966). – Die entsprechende Störung bei Kindern und Jugendlichen wird oppositional disorder (DSM III 313.81) genannt (Rosenheim u. Gaoni 1977).

Vorkommen: Bei amerikanischen Soldaten im 2. Weltkrieg machten passiv-aggressive und Abhängigkeits-Persönlichkeitsstörungen 6% der Lazaretteinweisungen aus. Danach wurden diese Diagnosen auch unter zivilen Bedingungen häufiger gestellt, sie wurde zur meistdiagnostizierten Persönlichkeitsstörung (WHITMAN et al. 1954; PASTERNACK 1974). Bezogen auf alle Diagnosen in einem psychiatrischen Krankenhaus wurde bei 3% die Diagnose passiv-aggressive Persönlichkeitsstörung gestellt (SMALL et al. 1970). Eine Felduntersuchung ermittelte die Prävalenz passiv-aggressiver und Abhängigkeits-Persönlichkeitsstörungen mit 0,9% angibt (LEIGHTON et al. 1963).

Die *Entstehung* dieser Persönlichkeitsstörung wird hauptsächlich psychodynamisch erklärt: Neigung der Eltern, kindliche Äußerungen von Selbstsicherheit und Durchsetzungsfähigkeit zu bestrafen und zugleich Abhängigkeitsbedürfnissen ambivalent zu begegnen; so würden Aggressionen durch Schulderleben und Angst vor Vergeltung umgeformt zu Unselbständigkeit und Abhängigkeit (WHITMAN et al. 1954). Der Konflikt werde externalisiert, das intrapsychische Konflikterleben und die Abwehrfunktion des passiv-aggressiven Verhaltens bleibe unbewußt (MALINOW 1981 b). Es seien Anzeichen oraler und analer Fixierung festzustellen sowie Beziehungen zu masochistischen Entwicklungen, weiterhin zu der Alexithymie von psychosomatisch Kranken.

Über den *Verlauf* wurde bekannt (SMALL et al. 1970): bei einer Katamnese nach 7–15 Jahren erwies sich diese Persönlichkeit als bemerkenswert konstant; ungefähr die Hälfte litt nun an psychischen Krankheiten unterschiedlicher Art, am häufigsten an depressiven Verstimmungen und Alkoholabhängigkeit. – Zur *Behandlung* geben insbesondere Verlassenwerden durch Beziehungspersonen und berufliche Konflikte Anlaß. Konfliktzentrierte interpretative Psychotherapie wird empfohlen, dabei entständen häufig erhebliche Probleme der Gegenübertragung (GRALNICK 1979); die Suizidgefährdung der Patienten sei zu beachten. Auch supportive, Entspannungs- und Verhaltenstherapie seien indiziert.

Anankastische Persönlichkeitsstörung

Trotz weitgehender inhaltlicher Übereinstimmung ist die Terminologie uneinheitlich. In der deutschsprachigen Psychiatrie wird statt zwanghafte meist anankastische Persönlichkeitsstörung formuliert; englisch wird obsessive, amerikanisch compulsive bevorzugt. Diese Termini werden praktisch synonym verwendet sowohl zur Bezeichnung dieser Persönlichkeitsstörung bzw. Charakterneurose als auch für Symptomneurosen.

Die *Beschreibungen* der anankastischen Persönlichkeitsstörung sind nicht absolut deckungsgleich, was folgende Auszüge aus ICD 9 und DSM III zeigen.

ICD 9	*DSM III*

... Unsicherheit, Zweifel an sich selbst und Gefühl der eigenen Unvollkommenheit ...

        ... eingeschränkte Fähigkeit, Wärme und Gefühle der Zärtlichkeit auszudrücken...

... übertriebene Gewissenhaftigkeit, Kontrollieren, Eigensinn und Vorsicht ...

        ... Perfektionismus, der die Fähigkeit zur Lebensbewältigung im Großen und Ganzen behindert...

... Perfektionismus und eine peinlich genaue Sorgfalt ... sowie das Bedürfnis nach ständiger Kontrolle

        ... Exzessiver Einsatz für Arbeit und Produktivität bis zum Ausschluß von Freude

... Rigidität und starke Zweifelsucht

        Bestehen darauf, daß andere sich den eigenen Gepflogenheiten unterordnen;
        ... Unentschiedenheit

Andrängende und unerwünschte Gedanken oder Impulse (weniger schwer als bei Zwangsneurose)

Es ist zu erkennen, daß DSM III strenger auf der Verhaltensebene beschreibt und zugleich psychosoziale und zwischenmenschliche Beziehungen mehr berücksichtigt, während ICD noch stark an die Schneidersche Selbstunsicherheit gebunden zu sein scheint.

Das anankastische Persönlichkeitsmuster, das auch faktorenanalytische Bestätigungen fand, weist mannigfache Beziehungen zu anderen Persönlichkeitsstrukturen auf. Merkmale wie Ordnungssinn und Perfektionismus sind letztlich unspezifische Reaktionsformen mit Abwehrfunktion, die auch bei anderen Persönlichkeitsstörungen und psychischen Krankheiten vorkommen (Tölle 1966).

Was deskriptiv als anankastische Persönlichkeitsstörung und was psychodynamisch als anankastische Charakterneurose bezeichnet wird, betrifft den gleichen Patientenkreis. Demgegenüber wird die Zwangsneurose als Symptomneurose nach wie vor unterschieden, auch in den gebräuchlichen Klassifikationssystemen.

Über die *Prävalenz* liegt noch nicht genug Gesichertes vor. Anscheinend ist die Störung weit verbreitet, bei Männern häufiger als bei Frauen. In der Feldstudie von Dilling (1981) sind die anankastischen mit fast 30% die häufigsten aller Persönlichkeitsstörungen.

Ätiologisch werden neben psychodynamischen Bedingungen (hierzu s. Kap. Hoffmann in diesem Band) genetische Faktoren angenommen. Im Familienbild wurden sowohl anankastische Persönlichkeitsstörungen als auch manifeste Zwangsneurosen gehäuft festgestellt (Lewis 1935; Slater 1964), was allerdings nicht unwidersprochen blieb (z. B. Rosenberg 1967).

Verlaufsuntersuchungen gingen bisher mehr von der Zwangsneurose als von der anankastischen Persönlichkeitsstörung aus.

Erregbare Persönlichkeitsstörung

Beschreibung: Jähzorn und Affektausbrüche ohne sinnvolles Verhältnis zum Anlaß; Affekte können nicht genügend verhalten bzw. verarbeitet werden, sie werden kurzfristig und heftig entladen, was auch Primitivreaktion genannt wurde (Kretschmer 1921); nachher Bedauern; in den Zwischenzeiten weder besonders impulsiv noch auffällig aggressiv. Tätlichkeiten und andere Affektdelikte rücken diese Menschen in die Nähe der Soziopathie.

Diese seit langem bekannte Struktur findet sich in praktisch allen Typologien und Klassifikationen (Tabelle 1), in DSM III allerdings außerhalb des Kapitels Persönlichkeitsstörungen als intermittent explosive disorder (312.34).

Zur *Entstehung* wurde immer wieder auf somatische Befunde, insbesondere EEG-Anomalien, verwiesen. Die Annahme einer epileptoiden Psychopathie (vgl. PETRILOWITSCH 1972) ließ sich nicht halten. Wenn hirnorganische Gründe erwogen werden, was hier vermutlich nicht häufiger ist als bei anderen Persönlichkeitsstörungen, müssen diese im Sinne einer multifaktoriellen Genese gewertet werden. – Aus konstitutionsbiologischer Sicht hat MAUZ (1937) auf die Beziehungen zwischen explosiblem Temperament, athletischem Körperbau, vegetativer Labilität mit vasomotorischer Insuffizienz und relativer Alkoholintoleranz hingewiesen. Beziehungen zwischen Impulsivität und geringer Intelligenz wurden erwogen (HEILBRUN 1979). Nicht zuletzt sind psychodynamische Faktoren zu berücksichtigen, schon die reaktionspsychologischen Überlegungen von KRETSCHMER (1923) wiesen hierauf hin (Übersicht bei MONROE 1981).

Die *Lebensläufe* (MÜLLER 1981) sind durch Affekthandlungen, Gewalttaten und Alkoholismus gekennzeichnet, weiterhin durch Eifersucht- und Beeinträchtigungsideen sowie querulatorische Entwicklungen. Die Altersentwicklung ist weniger günstig als bei manchen anderen Persönlichkeitsstörungen. Beruhigung und Anpassung im Sinne von Einengung und Residualzustand sind selten.

C. Allgemeiner Teil

I. Diagnostik

Hier sollen zwei Fragen erörtert werden: Wie verläßlich ist die Diagnose Persönlichkeitsstörung? Welche klinische Bedeutung kommt dieser Persönlichkeitsdiagnostik zu?

Zur Verläßlichkeit (Reliabilität) liegen zahlreiche Untersuchungen vor, die hier nicht referiert werden sollen. Während noch vor 1–2 Jahrzehnten zumeist eine geringe Reliabilität (sowohl Interrater- als auch Retest-Reliabilität) festgestellt wurde, ist inzwischen infolge konsequenter Operationalisierung der Merkmale ein günstigeres Bild der Verläßlichkeit der einzelnen Persönlichkeitsstörungen entstanden (FRANCES 1980). Das gilt für einen wesentlichen Teil der in DSM III beschriebenen Formen (für die praktische Diagnostik wurden strukturierte Interviews vorgelegt: STANGL et al. 1985; LORANGER u. OLDHAM 1984) und auch für manche der früheren psychopathischen Strukturen wie asthenische, explosible, depressive und gemütlose Persönlichkeiten (STANDAGE 1978, 1979). Wichtiger noch erscheint ein anderes Ergebnis dieses Autors: wenn neben der Diagnose Persönlichkeitsstörung eine weitere Diagnose zugelassen wurde, stieg die Interrater-Reliabilität bezüglich der Persönlichkeitsdiagnose deutlich an.

Wenn allerdings solche Untersuchungen ohne Patienten am Schreibtisch durchgeführt werden (schriftlich vorgegebene „Symptome" sollen bestimmten Kategorien zugeordnet werden), geht den Ergebnissen die klinische Relevanz ab, auch wenn die Reliabilität noch so günstig erscheint (PLUTSCHIK u. PLATMAN 1977; SLAVNEY 1978).

Beim Vergleich der einzelnen Formen miteinander erscheinen die Grenzen unscharf und die Übergänge fließend. Im speziellen Teil wurde wiederholt auf die Beziehungen zwischen den beschriebenen Persönlichkeitsstörungen hingewiesen. Das ist bei einer Aneinanderreihung von Prägnanztypen nicht anders zu erwarten. Daher kann einer Differentialdiagnose oder Differentialtypologie innerhalb der Persönlichkeitsstörungen keine allzu große Bedeutung beigemessen werden (FRANCES 1982).

Die Frage, ob Persönlichkeitsstörung eine klinisch sinnvolle Diagnose sei, kann in dieser lapidaren Form nur verneint werden. Persönlichkeitsstörung ohne jede Spezifizierung ist eher ein Etikett (das einem pejorativen Bedeutungswandel ebensowenig entgehen wird wie die älteren Bezeichnungen) als eine hilfreiche ärztliche Feststellung. Sprachlich ist zu empfehlen, häufiger von Persönlichkeit oder Persönlichkeitsstruktur als von Persönlichkeitsstörung zu sprechen. Jeweils ist die nähere Bezeichnung hinzuzufügen. Aber auch dann bleibt die Frage, ob z. B. schizoide Persönlichkeit, anankastische Persönlichkeitsstruktur oder passiv-aggressive Persönlichkeitsstörung in ausreichender Weise das wiedergibt, was bei einem Patienten diagnostisch festzustellen und im Hinblick auf die Therapie zu berücksichtigen ist. Die Persönlichkeitsdiagnose gewinnt ihre Bedeutung erst in Verbindung mit weiteren diagnostischen Aussagen, die hauptsächlich Krankheits- bzw. Syndrombezeichnungen sind. Solche Mehrfachdiagnosen werden für die internationale Diagnosenklassifikation (ICD) empfohlen (SHEPHERD u. SARTORIUS 1974), in der multiaxialen Klassifikation nach DSM III sind sie obligatorisch; dabei ist in Achse 1 die klinische Symptomatik, in Achse 2 die Persönlichkeitsstörung zu klassifizieren. Durch dieses System wird deutlicher zum Ausdruck gebracht, daß es sich um zwei unterschiedliche diagnostische Feststellungen in verschiedenen Dimensionen handelt, als bei der additiven Dokumentation in ICD.

Anstelle differentialdiagnostischer Alternativen, wie Persönlichkeitsstörungen versus Neurose (Psychose), sollen mehrgliedrige Diagnosen treten, die sowohl deskriptive als auch genetische Aussagen enthalten, z. B. psychovegetatives Syndrom bei asthenischer Persönlichkeitsstörung, Melancholie bei sensitiver Persönlichkeit, depressive Reaktion bei Konfliktkumulation einer schizoiden Persönlichkeit, Suizidversuch in einer Partnerkrise bei depressiver (hysterischer) Persönlichkeitsstörung.

Solche Diagnosen, die konkrete Informationen enthalten und für Therapieindikationen herangezogen werden können, sind auch in anderen Gebieten der Medizin üblich geworden. Von diesen Überlegungen ausgehend wird verständlich, daß die meisten Psychiater Persönlichkeitsstörung für einen unentbehrlichen und häufig zu verwendenden diagnostischen Begriff halten (s. Abschn. A.I.). Daß mehrgliedrige Diagnosen nicht nur praktikabel, sondern auch nosologisch sinnvoll sind, wird im folgenden Abschnitt begründet.

II. Nosologie

Persönlichkeitsstörung und Neurose

Dieses Thema durchlief mehrere Phasen, die mit den Stichwörtern Kontroverse, Subsumierung, Toleranz und Synthese zu kennzeichnen sind. Bekanntlich entstanden vor ungefähr 100 Jahren fast gleichzeitig Neurosenlehre und Psychopathielehre, sie entwickelten sich zunächst unabhängig voneinander, standen bald aber gegeneinander. Unüberbrückbar erschien lange Zeit die Kluft zwischen den Positionen. Auf der einen Seite wurde die Merkmalsstabilität psychopathischer Störungen betont und hieraus (nicht ganz folgerichtig) auf Anlagebedingtheit und Unabänderbarkeit geschlossen. Auf der anderen Seite wurden (gewiß voreilig) Umweltbedingtheit (Psychogenese) und Therapierbarkeit schlechthin postuliert. Aus heutiger Sicht waren beide Positionen schwach begründet, was unter anderem auf die vereinfachende Anlage-Umwelt-Dichotomie zurückzuführen ist, die weder Differenzierung noch Integration zuließ. „Die Tatsache, daß man nicht-psychotische und nicht-organische Störungen ebenso überzeugend aus der Sicht der Persönlichkeitseigenart wie aus dem biographisch-psychodynamischen Aspekt darstellen kann, hat nicht verhindert, daß man fortfährt, Psychopathien *oder* Neurosen zu klassifizieren" (MEYER 1972). Am Rande sei angemerkt, daß weder die Gegenüberstellung von Störern und Leidern (s. Abschn. D) eine Unterscheidung von Persönlichkeitsstörungen und Neurosen ermöglicht noch das Kriterium Leidensdruck (BLANKENBURG 1981).

Sodann wurde Psychopathie zum Ärgernis in der Psychoanalyse und Neurose zum Stein des Anstoßes bei Psychiatern. Nachdem psychoanalytische Ableitungen auch bei Persönlichkeitsstörungen möglich erschienen, war man geneigt, die Persönlichkeitsstörungen als „psychogene Störungen" anzusehen bzw. unter Neurosen zu subsumieren. So kam es zu „Ersatzetikettierungen" (MEYER 1972), welche das Desolate des Psychopathiebegriffes vergessen lassen sollten. – Andererseits fuhren manche psychiatrische Schulen fort, die Neurosenlehre zu ignorieren, Neurose als diagnostischen Begriff zu meiden und die neurotischen Krankheitsbilder den Psychopathien oder auch den sog. abnormen Reaktionen zuzuordnen. Diese einseitigen Positionen wurden nicht ausnahmslos vertreten, nicht alle Psychoanalytiker wollten den Psychopathiebegriff streichen, und nicht alle Psychiater leugneten das Vorkommen von Neurosen. Schon die Erstbeschreibungen psychopathischer Persönlichkeitsstörungen zeigten Versuche psychologischer Ableitungen (s. Abschn. C.V.), und manche Psychoanalytiker (z. B. DÜHRSSEN 1948, 1952) befaßten sich ernsthaft mit dem Psychopathieproblem (im einzelnen TÖLLE 1966, 1981). Der ergebnislosen Kontroversen müde kam es in einer dritten Phase zu einem gegenseitigen Tolerieren der unvereinbaren Standpunkte, erkennbar in zahlreichen Büchern der Psychiatrie bzw. Neurosenlehre, in denen man entweder nur eines der beiden Themen dargestellt findet, oder es werden in getrennten Kapiteln Neurosen und Persönlichkeitsstörungen ohne Beziehung zueinander beschrieben.

Inzwischen gibt es Ansätze zur Integration z. B. bei HOFFMANN (1979), der die Beziehungen zwischen Persönlichkeit und Neurose unter den Stichworten Charakter als Basis der Neurose, Charakter als Alternative zur Neurose und Charakter als Parallele zur Neurose erörtert (vgl. Beitrag HOFFMANN in diesem Band).

Einige der beschriebenen Persönlichkeitsstörungen sind ohne Zweifel mit (gleichnamig bezeichneten) Charakterneurosen identisch, wie hysterische, depressive, anankastische, z. T. auch schizoide und darüber hinaus vermutlich sensitive Struktur (vgl. Abschn. B.) Auf andere Persönlichkeitsstörungen sind diese Überlegungen offensichtlich nicht anwendbar.

Symptomneurosen und Persönlichkeitsstörungen schließen einander keineswegs aus, es handelt sich vielmehr um Feststellungen unter verschiedenen Aspekten. Da es kaum Korrelationen zwischen einzelnen Persönlichkeitsstörungen und bestimmten neurotischen Symptomen gibt (außer zwischen anankastischer Struktur und Zwangssymptomatik), ist dieser Doppelaspekt (Struktur und Symptomatik) nosologisch gerechtfertigt und auch praktisch bedeutsam. Was hierzu im Abschnitt über die Diagnostik ausgeführt wurde, kann durch folgende Befunde ergänzt werden: Neurosepatienten weisen zu einem großen Teil deutliche Persönlichkeitsstörungen auf, nach TYRER et al. (1983) zu annähernd $^2/_5$. Neben Patienten, bei denen bereits eine Persönlichkeitsstörung diagnostiziert worden war, untersuchten TYRER u. ALEXANDER (1979 a, b) auch die übrigen Patienten einer psychiatrischen Stichprobe auf das Vorkommen von Persönlichkeitsstörungen. Mittels Fragebogentechnik fanden sie bei letzteren nicht seltener als bei den primär Diagnostizierten Merkmale von Persönlichkeitsstörungen, wenn auch schwächer ausgeprägt und mit geringerer Reliabilität.

Anmerkungen zur sogenannten narzißtischen Persönlichkeitsstörung. Ein psychoanalytisches Konstrukt der Konzeption eines Krankheitsbildes oder einer Persönlichkeitsstörung zugrunde zu legen, wirft Probleme auf. Das zunehmende Interesse an dem Narzißmus fiel zeitlich zusammen mit den Bemühungen, Persönlichkeitsstörungen neu zu fassen. Das erklärt zum Teil die Entstehung des Begriffes narzißtische Persönlichkeitsstörung, der zu einer beliebten Diagnose wurde. Die fast drastisch klingende *Beschreibung* durch KERNBERG (1975) und die behutsamen Formulierungen in DSM-III zusammenfassend: grandioses Gefühl eigener Bedeutung oder Einmaligkeit, Selbstbezogenheit; Phantasie unbegrenzten Erfolgs, Größenideen; starkes Bedürfnis, bewundert, bestätigt, geliebt zu werden; empfindliche Reaktionen auf Bedrohung des Selbstwertgefühls. Neben diesen Merkmalen egozentrischer Einstellung folgende Störungen der Objektbeziehungen: wenig Empathie, Zuwendung und Interesse für Mitmenschen; anspruchsvoll, so daß andere leicht übervorteilt werden; Schwanken zwischen Idealisierung und Geringschätzung anderer Menschen.

Auf psychologisch-deskriptiver Ebene ließ sich, wie nicht anders zu erwarten, eine solche Persönlichkeitsstörung scheinbar verläßlich umreißen. Auch eine Synthese der psychodynamischen und der deskriptiven Versionen der narzißtischen Persönlichkeit wurde versucht (AKHTAR u. THOMSON 1982). Die DSM-Kriterien sind so konsequent nur der Verhaltensebene entnommen, daß wahrscheinlich manche narzißtische Persönlichkeit ausgeschlossen bleibt (PHILLIPS 1981). Es wurden so viele Beziehungen zwischen narzißtischer und anderen Persönlichkeitsstörungen beschrieben, daß der Eindruck verstärkt wird, es handele sich eher um ein diagnoseübergreifendes psychodynamisches Prinzip als um eine abgrenzbare Persönlichkeitsstörung (im einzelnen s. Kap. ROHDE-DACHSER in diesem Band). – Auch BRÄUTIGAM (1984) hat darauf hingewiesen, daß narzißtische Persönlichkeitsstörung ein sehr unbestimmter diagnostischer Begriff ist.

Ähnlich wie das Verhältnis von Persönlichkeitsstörung und Neurose wird auch die Beziehung zwischen sexuellen Deviationen und Persönlichkeitsstörungen diskutiert (Übersicht bei SCHMIDT et al. 1981). Der Begriff addictive personality fand wenig Zustimmung, da festgestellt wurde, daß praktisch die ganze Bandbreite von Persönlichkeitsstörungen bei Abhängigen anzutreffen ist (WURMSER 1981).

Persönlichkeitsstörung und Psychose

Persönlichkeitsstörungen als Verdünnungsformen von Psychosen bzw. Psychosen als Extremgrade von Persönlichkeitsstörungen anzusehen, sind eher vorwissenschaftliche Annahmen, die sich bis heute in der Terminologie widerspiegeln (z. B. zyklothym oder paranoid als Bezeichnungen für Persönlichkeitsstörungen und für Psychosen). Wo die Abgrenzung zwischen leichten Psychosen und Persönlichkeitsstörungen Schwierigkeiten bereitet, versucht man, für das Grenzgebiet neue Kategorien von Persönlichkeitsstörungen zu konstruieren, wie z. B. schizotypische Persönlichkeitsstörung (s. o.) oder Borderline-Persönlichkeitsstörung.

Exkurs zum Borderline-Problem. Die vielschichtige Borderline-Diskussion (s. ROHDE-DACHSER 1983 und Kap. in diesem Band; SASS u. KOEHLER 1983) betrifft einerseits die Borderline-Psychosen als Krankheitsbilder im Grenzgebiet von Schizophrenien und Neurosen, andererseits eine psychoanalytische Konzeption, von KERNBERG (1975) borderline-personality organisation genannt. Wenn außerdem auch eine Borderline-Persönlichkeitsstörung konzipiert wurde (z. B. GALLAHORN 1981), wird hierdurch der Rahmen von Persönlichkeitsstörungen gesprengt. Soweit Borderline-Persönlichkeitsstörungen deskriptiv gefaßt werden (SPITZER et al. 1979), handelt es sich im wesentlichen um die Merkmale der Borderline-Psychosen. Psychodynamisch gesehen finden sich Elemente der Borderline-Konzeption bei verschiedenen Persönlichkeitsstörungen. Vergleichende Untersuchungen zeigten, daß Fälle von Borderline-Persönlichkeitsstörung, diagnostiziert nach den Kriterien von DSM III, bei Anwendung der internationalen Diagnosenklassifikation (ICD) verschiedenen Kategorien von Persönlichkeitsstörungen zuzuordnen sind (GUNDERSON u. KOLB 1978). So fand auch BRÄUTIGAM (1984), daß die Diagnose Borderline im Verlauf sehr unbeständig ist, daß die so bezeichneten Patienten später unter anderen Diagnosen auftauchen und umgekehrt.

Zwischen Psychosen und Persönlichkeitsstörungen bestehen anscheinend keine regelhaften und spezifischen Beziehungen. Bekanntlich findet man bei Schizophreniepatienten nicht nur schizoide Persönlichkeiten und unter Melancholiekranken nicht nur den sogenannten Typus melancholicus. So fanden KOENIGSBERG et al. (1985) bei circa ein Viertel bis ein Drittel der Patienten mit affektiven Psychosen Persönlichkeitsstörungen verschiedenster Art. Eigene Untersuchungen von Melancholie-Patienten ergaben zu 78,8% Persönlichkeitsstörungen (u. a. nach den DSM III-Kriterien erfaßt), und zwar verschiedenster Art und in unterschiedlichen Ausprägungsgraden. Es ist daher sinnvoll, der Krankheitsdiagnose eine Persönlichkeitsdiagnose hinzuzufügen, wobei es nicht allein auf die „prämorbide" Struktur ankommt, sondern auch auf die Berücksichtigung der Persönlichkeitsdimension während und nach der Krankheit. Für das Herausgeraten aus der Psychose sind Persönlichkeitsfaktoren bedeutsam (z. B. LAUTER 1969).

Demnach ist es nosologisch legitim und klinisch nützlich, auch im Bereich der Psychosen mehrgliedrige Diagnosen zu stellen, wie Schizophrenie bei asthenischer oder Abhängigkeits-Persönlichkeitsstörung; schizophrene Episode bei hysterischer Persönlichkeit; Manie bei antisozialer Persönlichkeitsstörung; Melancholie bei sensitiver Persönlichkeitsstruktur.

Persönlichkeitsstörung und Hirnkrankheit. Rein deskriptiv vorgehend können auch hirnorganisch bedingte Persönlichkeitsveränderungen wie organische Wesensänderung, hirnlokale Psychosyndrome und epileptische Wesensänderungen als Persönlichkeitsstörungen bezeichnet werden. Zusammenfassend bespricht z. B. BLUMER (1981) diese Syndrome als organic personality disorder. Die meisten Autoren sehen aber davon ab, eindeutige psychoorganische Veränderungen den Persönlichkeitsstörungen zuzuordnen. Klinisch ist (nicht anders als bei Neurosen und Psychosen) auch bei Hirnkrankheiten die Persönlichkeitsstruktur des Patienten diagnostisch zu berücksichtigen; denn in akuten organischen Psychosen können Erlebnisinhalte und Verhaltensweisen durch Persönlichkeitsfaktoren mitbestimmt werden; andererseits kann eine organische Hirnschädigung Persönlichkeitsakzentuierungen verschärfen oder auch mitigeren. – Organische Persönlichkeitsveränderungen, die im Erscheinungsbild bestimmten Persönlichkeitsstörungen ähnlich sind, als Pseudopsychopathien zu bezeichnen, ist inkonsequent; denn Pseudopsychopathie bezeichnet nicht eine Persönlichkeitsstörung, sondern ein differentialdiagnostisches Problem. – Organische Hirnschäden als Teilfaktoren der Genese von Persönlichkeitsstörungen werden im nächsten Abschn. besprochen.

Zusammenfassend zur Nosologie. Es zeichnen sich in groben Umrissen drei Gruppen von Persönlichkeitsstörungen ab:

– Einige Formen scheinen den Psychosen nahezustehen (hyperthyme, paranoide, schizoide), ohne daß eine regelhafte Beziehung zwischen Psychose und Persönlichkeitsstörung nachweisbar wäre. Wieviele Probleme offenbleiben, zeigen die Versuche, Lücken des Wissens durch neue Begriffe zu überbrücken (z. B. schizotypische oder Borderline-Persönlichkeitsstörung).
– Klarer zeichnet sich ab, daß manche Persönlichkeitsstörungen mit Charakterneurosen identisch sind (hysterische, anankastische, depressive, zum Teil schizoide, auch sensitive Persönlichkeitsstörung). Bei einigen weiteren Persönlichkeitsstörungen sind deutlich neurotische Vorgänge zu erkennen (z. B. Vermeidungs- und passiv-aggressive Persönlichkeitsstörung).
– Eine weitere Gruppe bilden die soziopathischen bzw. antisozialen Persönlichkeitsstörungen (Abschn. D.).

III. Klassifikation

Internationale Klassifikation der Krankheiten der WHO (ICD), 9. Revision (1978). Wie die Persönlichkeitsbezeichnungen (s. Tabelle 1) und die Beschreibungen erkennen lassen, geht dieser Diagnosenschlüssel partiell von der herkömmlichen Psychopathielehre aus, berücksichtigt aber auch neuere Erkenntnisse über Persönlichkeitsstörungen und Charakterneurosen, die im Untertitel des Kapitels ausdrücklich genannt werden. Aus der Schneider'schen Typologie bleiben nur die selbstunsicheren, gemütlosen und stimmungslabilen Persönlichkeiten außer acht. Außerhalb der deutschsprachigen Psychiatrie entwickelte Persönlichkeitsdiagnosen fehlen oder werden nur am Rande als „dazugehörige Begriffe" erwähnt. Diese konservative Vorgehensweise ermöglichte eine weitreichende internationale Verbreitung.

Diagnostic and Statistical Manual (DSM), III. Auflage der American Psychiatric Association (1980). Die erste Ausgabe (DSM I 1952) erprobte eine neuartige psychiatrische Klassifikation unter Berücksichtigung psychodynamischer Erkenntnisse. Die zweite Auflage (DSM II 1968) paßte sich mehr der inzwischen vorliegenden ICD an, auch im Kapitel über Persönlichkeitsstörungen. Demgegenüber fiel DSM III (1980) geradezu revolutionär aus. Im Abschnitt Persönlichkeitsstörungen wurden 4 Bezeichnungen nicht aus DSM II übernommen (s. Tabelle 1), von denen 3 allerdings an anderer Stelle auftauchen. Neu aufgenommen wurden 5 Formen. Zudem wurden für 5 Kategorien entsprechende Störungen des Kindes- und Jugendalters definiert. Es werden 3 Cluster beschrieben, die weitgehend unserer Gliederung in 3 Gruppen nach nosologischen Gesichtspunkten entsprechen.

Da DSM III in der amerikanischen Psychiatrie eine normierende Funktion zu gewinnen scheint und auch in anderen Ländern zunehmend diskutiert wird, sind einige Überlegungen zu dieser Klassifikation der Persönlichkeitsstörungen angebracht:

– DSM III arbeitet größtenteils mit klaren Begriffen, unmißverständlichen Formulierungen und exakten Anleitungen zur Diagnostik; nachteilig erscheint dabei ein quantifizierendes

Diagnostizieren derart, daß z. B. 4 von 8 vorgegebenen Merkmalen gegeben sein müssen, wodurch nicht nur leichte, sondern auch typische Fälle unbeabsichtigt ausgeschlossen werden können.

– Es handelt sich um meist gut operationalisierte Merkmale, die fast ausschließlich der Verhaltensebene entnommen sind; dadurch wird Objektivität gewährleistet, aber es bleiben diagnostisch wichtige subjektive Erlebnisweisen und psychodynamische Merkmale außer acht.
– Das Vorgehen einer reinen Verhaltensdeskription führt zu Umbenennungen wie histrionic oder compulsive, die zwar konsequent erscheinen, klinisch aber eher verwirrend sind.
– Die Reliabilität der diagnostischen Einheiten ist besser als bei früheren Begriffen (FRANCES 1980; MELLSOP u. VARGHESE 1982), die Validität jedoch unbefriedigend.
– Eingewandt wird auch, daß eine noch so sorgfältige kategoriale Klassifikation einem dimensionalen Diagnosesystem gerade in der Persönlichkeitsdiagnostik unterlegen bleibt.
Die Neuerungen dieses Systems erscheinen also zugleich fortschrittlich und problematisch.

Weitere Klassifikationsversuche können nur erwähnt werden, wie die von PRESLY u. WALTON (1973), WALTON u. PRESLY (1973) und von SJÖBRING (1974), dessen Unterscheidung von vier Persönlichkeitsdimensionen kaum über Skandinavien hinaus bekannt geworden ist. Diese Dimensionen (capacity, validity, stability, solidity) sind gewiß auch psychopathologisch, also auf Persönlichkeitsstörungen anwendbar, reichen aber kaum aus, die gesamte Breite bekannter Persönlichkeitsstörungen wiederzugeben.

Klassifikation von Persönlichkeitsstörungen bei Kindern und Jugendlichen. Die Kinder- und Jugendpsychiatrie hat sich entschiedener als die Psychiatrie von der traditionellen Psychopathielehre abgewandt und steht auch der Lehre von den Persönlichkeitsstörungen distanzierter gegenüber; denn in dieser frühen Lebensspanne ist die Persönlichkeitsentwicklung noch nicht so weit abgeschlossen, daß sich Persönlichkeitsstörungen verläßlich bestimmen lassen (z. B. WOLFF 1984). Dementsprechend sind in dem multiaxialen kinderpsychiatrischen Klassifikationsschema von Rutter, Shaffer, Sturge (REMSCHMIDT u. SCHMIDT 1977) Persönlichkeitsstörungen nicht vorgesehen, wohl aber in DSM III (s. Fußnoten zu Tabelle 1). Ungeachtet grundsätzlicher Kritik an diesen Begriffen (z. B. MAROHN 1981) wurden Untersuchungen der Oppositionsstörung (GILPIN u. MALTZ 1980), der Identitätsstörung (FRIEDMAN 1982), aber auch der anankastischen und aggressiven Persönlichkeitsstörungen (PARNAS et al. 1982) sowie der schizoiden Psychopathie bei Kindern (DUBNITSKII 1976) vorgelegt.

IV. Epidemiologie

In den meisten epidemiologischen Studien wurden Persönlichkeitsstörungen und Neurosen zusammengefaßt ausgezählt. Das verwundert nicht angesichts der beschriebenen Schwierigkeiten der Abgrenzung. Arbeiten, die getrennt auszählten, differieren stark hinsichtlich der Abgrenzung von Persönlichkeitsstörungen und Neurosen. Daher wird auf das Kapitel von SCHEPANK über die Epidemiologie psychogener Störungen in diesem Band verwiesen, in dem auch die methodologischen Probleme dargestellt werden, die bei der Beurteilung der hier kurz referierten Befunde zu berücksichtigen sind.

In der Bundesrepublik wurde für einen ländlichen Bezirk Bayerns eine Prävalenz von Persönlichkeitsstörungen (nach Abzug leichter und nicht behandlungsbedürftiger Fälle) in Höhe von 0,7% ermittelt (Dilling 1981; Dilling et al. 1984). Für die Großstadtbevölkerung von Mannheim wurden 5,5% angegeben (Schepank et al. 1984). Beim Vergleich dieser Werte müssen neben Unterschieden der Erhebung und der Fallidentifikation auch die gleichzeitig ermittelten Prävalenzzahlen für Neurosen berücksichtigt werden: 11,3% in den bayerischen Landkreisen, 7,0% in Mannheim. Faßt man Persönlichkeitsstörungen und Neurosen zusammen, ergeben sich ungefähr gleiche Prävalenzzahlen (12,0% bzw. 12,5%).

Einige ausländische Ergebnisse in Stichworten: in einem abgelegenen Tal in Südtirol 5,3% Prävalenz von Persönlichkeitsstörungen (Hinterhuber 1982). In Schweden 9% für Männer und 5% für Frauen (Essen-Möller u. Hagnell 1975); in Dänemark (Samsø-Projekt) 2,4% (Nielsen u. Nielsen 1977); in Island 5 bis 10% (Helgason 1964). In USA 10% (Langer u. Michael 1963); in Kanada 18% bei Männern und 11% bei Frauen (Leighton et al. 1963).

Mehr persönlichkeitsgestörte Männer als Frauen wurden in den meisten Untersuchungen ermittelt. Das Vorkommen in den Sozialschichten wird unterschiedlich angegeben.

V. Ätiologie

Nachdem Strömgren (1967a, b) eine Übersicht der älteren Literatur vermittelte und Zerbin-Rüdin (1980) noch im jüngst erschienenen Band der 2. Auflage dieses Handbuches die Ergebnisse *genetischer Forschung* bei Psychopathien bzw. Persönlichkeitsstörungen zusammengetragen hat, können wir uns hier mit einer Zusammenfassung begnügen, zumal kaum Neues hinzugekommen ist.

In der älteren Psychopathielehre wurde die Erblichkeit mehr postuliert als bewiesen. Einige Untersuchungen (Berlit 1931; Riedel 1937) zeigten, daß im familiären Umkreis psychopathischer Persönlichkeiten gleichartige und auch andere psychische Störungen gehäuft vorkamen. Diese Befunde waren für sich allein genommen noch nicht Beweis eines genetischen Zusammenhanges.

Aussagekräftiger wären Zwillingsuntersuchungen, jedoch wurde in den Veröffentlichungen von Slater (1965) und von Gottesman (1963) nicht zwischen Persönlichkeitsstörungen und Neurosen differenziert. In einer hauptsächlich die Schizophrenien betreffenden Untersuchung einer sehr großen Anzahl amerikanischer Zwillingspaare lag die Konkordanz für Persönlichkeitsstörungen bei eineiigen Zwillingen um ein Mehrfaches höher als bei zweieiigen Zwillingen (Pollin et al. 1969). Bei der Beurteilung dieser und anderer Ergebnisse sind methodisch unterschiedliche Vorgehensweisen bezüglich der diagnostischen Abklärung und der Fallidentifikation zu beachten. – Auch die meisten Adoptivstudien trennten nicht zwischen Persönlichkeitsstörungen und Neurosen. Über die Adoptivstudie von Schulsinger (1972) wird in Abschnitt D berichtet. – Einzelne Persönlichkeitsstörungen betreffende genetische Befunde wurden im speziellen Teil referiert. – Auch die Zwillingsforschung bei Neurosen (Heigl-Evers u. Schepank 1982) hat gezeigt, daß Persönlichkeitsmerkmale genetisch mitbedingt sind.

Hirnorganische Befunde. Von der Abgrenzung gegenüber hirnorganischen und hirnlokalen Psychosyndromen war bereits die Rede (Abschn. C.II.). Hier ist unter ätiologisch-pathogenetischem Aspekt zu fragen, ob auch bei Persönlichkeitsstörungen (analog zu Neurosen, Schizophrenien und anderen seelischen Krankheiten) hirnorganische Faktoren als Entstehungsbedingungen festzustellen sind. Das trifft wahrscheinlich zu.

Folgende Befunde weisen darauf hin: morphologisch ergaben schon vor längerer Zeit pneumenzephalographische Untersuchungen Hinweise für Hirnschädigungen bei psychopathischen Patienten (zusammengefaßt von HUBER 1964). Mittels kranialer Computertomographie liegen noch nicht genügend Erfahrungen vor; unter 72 Patienten mit Neurosen, Persönlichkeits- und Verhaltensstörungen wurden diffuse hirnatrophische Veränderungen bei nur 4 Kranken festgestellt, die zudem Alkoholabusus aufwiesen (STROBEL et al. 1980). – Daß bei Persönlichkeitsstörungen insbesondere eine Parietallappen-Dysfunktion bestehe, die neurophysiologisch erfaßbar sei, wurde nicht bestätigt (POLENZ et al. 1979).

Neurophysiologisch wird bei Persönlichkeitsstörungen häufiger ein auffälliges EEG registriert als bei Gesunden, was hauptsächlich die antisoziale Persönlichkeitsstruktur betrifft (Abschn. D). Auch die klinisch-neurologische Untersuchung und psychologische Tests sollen bei Persönlichkeitsgestörten häufiger pathologisch ausfallen (QUITKIN et al. 1976; HERTZIG u. BIRCH 1968). Bei Patienten, die später als hysterische oder passiv-aggressive Persönlichkeiten diagnostiziert wurden, waren im Schulalter Testbefunde mit Hinweisen auf eine minimale zerebrale Dysfunktion häufiger als bei deren Geschwistern (POLLAK et al. 1970; WOLFF 1984).

Psychologische und psychodynamische Faktoren. Was in psychodynamischer und auch in lernpsychologischer Sicht zur Erklärung der Reaktionsweise und der Entwicklung der Persönlichkeitsstörungen beigetragen wurde, war im speziellen Teil zu referieren; denn derartige Aussagen lassen sich nicht für die Gesamtheit aller Persönlichkeitsstörungen treffen. Man kann davon ausgehen, daß die aktuellen Äußerungsformen der Persönlichkeitsstörungen von psychosozialen Bedingungen abhängig sind und daß darüber hinaus auch die Entstehung einzelner Persönlichkeitsstörungen psychodynamisch mitbedingt ist. Letzteres gilt vermutlich nicht für alle Persönlichkeitsstörungen.

Zusammenfassend zu den Entstehungsbedingungen: Genetische Faktoren im Sinne von Mitbedingungen sind sehr wahrscheinlich, wenn auch bis heute nicht mit letzter Sicherheit bewiesen. Es gibt Hinweise für hirnorganische Entstehungsbedingungen, ohne daß diese obligatorisch oder alleinverursachend wären. Psychologische und psychodynamische Faktoren sind vielfach, wenn auch nicht für alle Persönlichkeitsstörungen als Entstehungsbedingungen nachgewiesen. Damit wird die Annahme einer multikonditionalen Entstehung nahegelegt, die nicht so neu ist, wie es scheinen mag. Schon die Begründer der Psychopathielehre haben auch auf psychologische Bedingungen hingewiesen. KRAEPELIN's (1915) Ausführungen über „umschriebene Entwicklungshemmungen", „Einflüsse der Lebenserfahrung" und „Abwehrhilfsmittel" muten beinahe psychodynamisch an, nicht anders die reaktionspsychologische Konzeption von KRETSCHMER (1918). Andererseits haben Psychoanalytiker von Freud bis heute Anlage bzw. Konstitution unterstellt (ausführlicher in TÖLLE 1966 und 1981).

VI. Verläufe

Projektive Langzeitstudien liegen, soweit wir sehen, bisher nicht vor. Der folgende Bericht geht daher von katamnestischen Untersuchungen aus und beschränkt sich auf einige mittel- und langfristige Studien.

Eine Katamnese, die sich ungefähr auf das 3. Lebensjahrzehnt von Männern mit Persönlichkeitsstörungen erstreckt (Sund 1973), ergab in den meisten Fällen eine Bestätigung der Diagnose; diese Patienten wiesen im Vergleich zu Neurosekranken mehr Behandlungen und Hospitalisierungen, mehr Arbeitsunfähigkeiten und Mobilität auf; selbst gegenüber Psychosekranken waren Versagenszustände, unglückliche Ehen, Alkoholismus und forensische Komplikationen häufiger; bei 22% war eine ausreichende Adaptation zu erkennen. – Die anscheinend früheste Verlaufsuntersuchung von Berlit (1931) beschreibt katamnestisch 8–20 Jahre nach einer Erstbehandlung: gebessert erschienen 69,3%, unverändert 19,2%, verschlechtert 11,5%.

Zwei ähnlich angelegte Untersuchungen in der Bundesrepublik (Tölle 1966) und in der Schweiz (Müller 1981) ergaben weitgehend übereinstimmende Befunde, die hier zusammenfassend referiert werden. Von 539 (T.) bzw. 427 (M.) klinisch behandelten Patienten mit der Diagnose psychopathische Persönlichkeit konnten nach durchschnittlich 27,8 bzw. 29,7 Jahren 115 bzw. 112 Patienten nachuntersucht werden (hauptsächlich teilstrukturiertes Interview und klinisch-medizinische Untersuchungen). Unterschiedlich war das mittlere Alter bei der Nachuntersuchung mit 55,6 bzw. 71,9 Jahren und die Zusammensetzung der Stichproben insofern, als nur in der schweizer Untersuchung Patienten mit Abhängigkeit und mit forensischen Komplikationen erfaßt wurden. Die wichtigsten Ergebnisse: die Persönlichkeitsmerkmale blieben qualitativ unverändert, der Ausprägungsgrad war im Laufe der Zeit und in Abhängigkeit von Lebensumständen unterschiedlich und mit fortschreitendem Alter rückläufig, im Senium bei einem großen Teil deutlich abgeschwächt. Neue Symptome traten in der 2. Lebenshälfte kaum noch auf. Beruflich waren bis zum 65. Lebensjahr ungefähr je ein Drittel voll oder teilweise bzw. nicht mehr tätig (M.). Suizide waren auffallend häufig. Einzelheiten, die bestimmte Persönlichkeitsstörungen betreffen, wurden in Abschn. B mitgeteilt.

Häufigkeit und Art (Symptomatik) behandlungsbedürftiger Krisen sind bei den einzelnen Persönlichkeitsstörungen unterschiedlich, insgesamt in den späteren Lebensjahrzehnten seltener als in den früheren (außer bei hyperthymen und hysterischen Persönlichkeiten). Wenn psychologische, medizinische und soziale Daten zusammengefaßt werden, ergibt sich für die Gesamtheit: 33,9% ungünstige gegenüber 31,3% günstigen Lebensläufen und 34,8% mit kompromißhafter Lebensbewältigung im Sinne von Anpassung und Arrangement, aber auch Einengung der Lebensbezüge (T.). In der letztgenannten Gruppe gingen ausreichende Adaptation und relatives Wohlbefinden mit Vitalitätseinbuße und Antriebsverminderung einher, was im Sinne eines Abwehrvorganges zu interpretieren ist, der vor Überbeanspruchung und Konflikten schützt. Diese Residualzustände entsprechen phänomenologisch und psychodynamisch denen von Neurosepatienten (T., M.).

Ähnliche Verhältnisse ergab eine Katamnese über 34 bis 43 Jahre von 53 psychopathischen Persönlichkeiten in der UdSSR (Semke 1964).

Aufgrund dieser katamnestisch-biographischen Untersuchungen kann die alte Frage, ob Persönlichkeitsstörungen unveränderlich seien, in differenzierterer

Weise beantwortet werden. Die Persönlichkeitsmerkmale sind an sich bemerkenswert stabil, sie sind auch bei langfristiger Nachuntersuchung in gleicher Art nachweisbar. Dabei zeigt sich aber auch, in welchem Maße die Auswirkungen der Persönlichkeitsstörungen auf Befinden und Erleben, Leistungsfähigkeit und soziale Beziehungen von den jeweiligen Lebensumständen und auch vom erreichten Lebensalter abhängig sind.

Im Alter werden Persönlichkeitsstörungen nur noch selten diagnostiziert (u. a. SOLOMON 1981), weil andere Diagnosen (neben körperlichen Krankheiten auch hirnorganische Störungen) in den Vordergrund treten, aber auch weil Persönlichkeitsstörungen inzwischen oft abgeschwächt sind. Trotzdem soll die psychiatrische Diagnose gerontopsychiatrischer Patienten nicht auf die Persönlichkeitsdimension verzichten. Sie kann für die Indikation zur Psychotherapie wichtig sein, die auch bei alten Menschen mit Persönlichkeitsstörung durchaus möglich ist (z. B. STRACKER 1982).

VII. Therapie

Nach den Zeiten therapeutischer Resignation auf seiten der Psychopathielehre und therapeutischen Totalanspruches seitens der Psychoanalyse zeichnete sich eine nüchterne und differenziertere Einstellung zur Psychotherapie bei Persönlichkeitsstörungen ab (Übersicht bei LION 1981). Sie stellt sich heute bei Persönlichkeitsstörungen in den Grundzügen nicht anders dar als bei Neurosen: psychoanalytisch orientierte und psychodynamische Verfahren, andere Varianten verbaler Psychotherapie und supportives Vorgehen, Verhaltenstherapie und Entspannungsverfahren. Auch die Indikationen zur Gruppentherapie sind ähnlich wie Neurosen. Soziotherapie und Rehabilitationsverfahren können bei komplizierten Verläufen mit sozialen Komplikationen angezeigt sein. Pharmakotherapie wird bei ausgeprägten Verstimmungszuständen und in Krisensituationen eingesetzt (Übersicht bei COVI u. LIPMAN 1981).

Die Zielsetzungen sind pragmatischer geworden. Unbeschadet der Erkenntnis, daß konstitutionelle und z. T. auch hirnorganische Faktoren den Persönlichkeitsstörungen zugrunde liegen können, versucht Psychotherapie an den psychodynamischen Bedingungen anzusetzen. Psychotherapie kann hier weniger noch als bei Neurosen grundsätzlich auf Umstrukturierung der Persönlichkeit abzielen, sondern richtet sich häufiger auf vorherrschende Konfliktthemen, aktuelle Fehlreaktionen und Symptombildungen sowie störende Verhaltensweisen. Die Psychotherapieindikation muß mehr patient- und zielorientiert als theorie- und methodenbezogen sein (TÖLLE 1982). Verläßliche Untersuchungen des Therapieverlaufes und der Ergebnisse liegen, soweit wir sehen, bisher nicht vor. Dabei ist zu bedenken, daß Therapieverlaufsforschung bei Persönlichkeitsstörungen noch größeren methodischen Schwierigkeiten ausgesetzt ist als bei anderen psychischen Störungen (Definition der Stichprobe, Ausgrenzen oder Einbeziehen von Neurosen, schwer zu erhärtende Erfolgskriterien).

D. Soziopathie – antisoziale Persönlichkeitsstörung

Diese Persönlichkeitsstörung wird gesondert besprochen, weil sie sich von den anderen (Abschn. B) in mehrfacher Hinsicht abhebt. Sie ist nicht nur psychologisch, sondern auch soziologisch definiert; daher orientiert sich die Diagnose auch an „Tatbeständen", so daß Soziopathie relativ schärfer abgrenzbar erscheint. Aber auch die psychologischen Merkmale konnten relativ exakt bestimmt werden; zudem wurden körperliche Funktionsstörungen verifiziert; der Beginn ist schon in der Kindheit nachweisbar.

Daher gilt diese Persönlichkeitsstörung als die bestuntersuchte überhaupt, was nicht heißt, daß das Problem der Soziopathie gelöst sei. Angesichts der kaum überschaubaren Literatur und auch im Hinblick darauf, daß Soziopathie wissenschaftlich mehr Gegenstand der forensischen Psychiatrie und Kriminologie als der klinischen Psychiatrie ist, sollen hier nur die wichtigsten Forschungsergebnisse in geraffter Form mitgeteilt werden. Übersichten der Soziopathielehre, die auf CLECKLEY (1950) zurückgeht, vermitteln SMITH (1978), REID (1978 a, 1981) und speziell zu den experimentellen Befunden HARE (1970; in kürzerer Zusammenfassung HARE u. COX 1978).

Beschreibung (anhand der instruktiven Formulierungen des Diagnostic and Statistical Manual): Die Vorgeschichte der antisozialen Persönlichkeit zeigt „ein kontinuierliches und chronisches antisoziales Verhalten, das die Rechte anderer verletzt. Es beginnt im Alter von weniger als 15 Jahren und persistiert bis ins Erwachsenenalter. Eine gute Berufsausübung kann nicht über mehrere Jahre durchgehalten werden... Das antisoziale Verhalten ist nicht auf eine schwere geistige Behinderung, Schizophrenie oder auf manische Episoden zurückzuführen.. " Die diagnostischen Kriterien lesen sich hier nicht anders als in den meisten Beschreibungen wie ein Katalog menschlicher Schwächen und Fehler, sie wirken wie ein Gegenbild zum „erwünschten Menschen" (MEYER 1972). Allerdings gehen die DSM-Kriterien von empirischen Befunden aus. Der kommentierende Text enthält weitere psychologische Aussagen, die denen der internationalen Klassifikation (ICD) ungefähr entsprechen: „... fehlendes Gefühl für andere... herzloses Unbeteiligtsein... durch Bestrafung nicht genügend modifiziert... gefühlskalt-... Frustrationstoleranz ist niedrig."

Zur Terminologie: Es gibt eine verwirrende Fülle teils synonymer, teils differenzierender Termini. Wir verwenden synonym Soziopathie (im Hinblick auf die Verhaltensweisen) und antisoziale Persönlichkeitsstörung (bezogen auf die psychologischen Merkmale). In der amerikanischen Psychiatrie wird gelegentlich Psychopathie anstelle von Soziopathie benutzt, was zu Mißverständnissen führen kann; diese Version von Psychopathie ist außerordentlich unbestimmt, sie reicht nach SCHLESINGER (1980) vom egozentrischen Menschen bis zum Mörder. Ältere Synonyma sind: Anethopathie, Oligothymie, amoralische oder asoziale Persönlichkeitsstörung. – Eine Unterscheidung von CLECKLEY (1950), die mehrfach modifiziert und erweitert wurde, besagt: primäre (essentielle, idiopathische) Soziopathie bzw. Psychopathie gehe mit größerer Impulsivität und schwererem dissozialem Verhalten einher, das kaum ableitbar sei. Demgegenüber finde man bei sekundärer (symptomatischer) Soziopathie Motivationen (auch unbewußter Art) des antisozialen Verhaltens, das hier schwächer ausgeprägt sei. Auch experimentelle Befunde wurden zur Differenzierung herangezogen (CONN 1955; FAGAN u. LIRA 1980).

Abgrenzung. Auch wenn sich die antisozialen von anderen Persönlichkeitsstörungen durch verschiedene Merkmale abheben lassen, gibt es doch Überschneidungen derart, daß soziopathisches Verhalten auch bei Persönlichkeitsstörungen mit anderen Akzentuierungen vorkommt, insbesondere bei hyperthymen und explosiblen Persönlichkeiten, auch bei Borderline- und narzißtischer Persönlichkeitsstörung (KERNBERG 1975; DSM III 1980). Andererseits werden nicht alle antisozialen Persönlichkeiten durch ihr Verhalten sozial grob auffällig. So ließen sich mittels Persönlichkeitsinventaren Unterschiede bei antisozialen Persönlichkeiten im psychiatrischen Krankenhaus und denen im Gefängnis nachweisen (WATSON 1980). Umgekehrt weisen nicht alle Kriminellen die antisoziale Persönlichkeitsstörung auf (HARE 1983).

Diagnose. Insbesondere ist die Unterscheidung von hirnlokalen Psychosyndromen zu beachten, die gerade in Verbindung mit Delinquenz leicht verkannt werden können (PETER 1979).

Klassifikation. ICD 9. erwähnt noch die kaum mehr gebräuchlichen Bezeichnungen gefühlskalt und haltlos. DSM III greift nicht mehr auf die ältere Psychopathielehre zurück und sieht für eine entsprechende Störung bei Kindern und Jugendlichen conduct disorder (s. Tabelle 1) oder auch attention deficit disorder vor.

Epidemiologie. Die Prävalenzziffern differieren zwischen 0,05 und 15%, was vermutlich hauptsächlich auf unterschiedliche Abgrenzungen zurückzuführen ist. DSM III rechnet mit 3% für Männer und 1% für Frauen. Eine Abhängigkeit von der Sozialklasse ist nicht sicher erwiesen. Wenn dennoch die Patienten der hiesigen forensisch-psychiatrischen Krankenhäuser bis zu 80% aus den unteren Sozialklassen stammen, muß das zu denken geben.

Ätiologie. Genetische Faktoren. Die ältere Literatur wurde von STRÖMGREN (1967a, b), die neuere von REID (1978b) und von ZERBIN-RÜDIN (1980) referiert. Zusammenfassend ist festzustellen: Das familiär gehäufte Auftreten soziopathischer Störungen ist belegt und wird sowohl auf genetische Bedingungen wie soziale Einflüsse zurückgeführt. Ältere deutsche und neuere amerikanische Zwillingsuntersuchungen ergaben, daß die Konkordanz für Soziopathie bei eineiigen Zwillingen um ein Mehrfaches höher liegt als bei zweieiigen Zwillingen. Die konstitutionellen Bedingungen dissozialen Verhaltens wurden auch durch die Zwillingsforschung bei Neurosen bestätigt (HEIGL-EVERS u. SCHEPANK 1982). Dänische Adoptivstudien bestätigen, was schon REITER (1930) beschrieben hatte: Soziopathische Störungen sind unter den biologischen Verwandten der Probanden deutlich häufiger anzutreffen als in den Adoptivfamilien und auch häufiger als in der Allgemeinbevölkerung (SCHULSINGER 1972; HUTCHINGS u. MEDNICK 1974).

Die Bedeutung der Chromosomenaberration XYY für Soziopathie bzw. Kriminalität ist anscheinend überschätzt worden. Nur ungefähr 1% der Kriminellen weist diese Anomalie auf. Zudem wurde darauf hingewiesen, daß die mit XYY verbundene Intelligenzminderung in Beziehung zu bringen sei nicht nur mit dem kriminellen Verhalten, sondern auch mit dem Überführtwerden. – Über hirnorganische Mitbedingungen gibt es, soweit wir sehen, keine verläßlichen Untersuchungen (ELLIOT 1978).

Psychodynamische Faktoren. Zahlreiche Untersuchungen, die hier nur zusammenfassend referiert werden können, lassen folgende Belastungsfaktoren in der Kindheit als gesichert erscheinen: früher Elternverlust, Mangel an Zuwendung durch die Eltern, inkonsequentes Elternverhalten. Hieraus resultiere ein verstärktes Bedürfnis des Kindes, durch ungewöhnliches Verhalten Aufmerksamkeit zu erregen. Da die Väter selbst oft antisoziale Störungen aufweisen, sei das Sozialisationstraining schlecht. Einige dieser Befunde wurden auch durch retrospektive Untersuchungen bestätigt. Mangelhafte Fürsorge und Zuwendung der Mutter zum Kind in der Vorschulzeit korrelieren mit Delinquenz vom Jugendalter ab (GLUECK u. GLUECK 1950, 1968). – Verglichen mit diesen empirischen Befunden erscheinen ältere psychoanalytische Überlegungen weniger nützlich, welche die Aggressivität, das Stören und Ausagieren von Psychopathen und andererseits das Leiden, die Angst und innere Auseinandersetzung bei Neurosen einander gegenüberstellen oder eine Über-Ich-Schwäche, Bindungs- und Übertragungs-Schwäche postulieren.

Aufschlußreich sind die Untersuchungen von ROBINS (1966): 524 Personen, die als Kinder psychiatrisch behandelt worden waren, wurden etwa 4 Jahrzehnte später als Erwachsene nachuntersucht. Die Bedeutung des geschilderten Elternverhaltens, insbesondere soziopathische Verhaltensstörungen des Vaters, wurde bestätigt. In einer weiteren Untersuchung wurde gezeigt, daß nicht nur gravierendes Fehlverhalten, Weglaufen, Diebstähle usw., sondern auch scheinbar harmlose Verhaltensstörungen des Kindes eindeutig korrelieren mit sozialen Störungen und Delinquenz im Jugendalter; insbesondere Schuleschwänzen erwies sich als verläßlicher Prädiktor späteren soziopathischen Verhaltens.

Psychologische Bedingungen. Schon CLECKLEY (1950) beschrieb die mangelhafte Fähigkeit, aus Erfahrungen zu lernen. Antisoziale Persönlichkeiten leiden weniger als andere unter den negativen Konsequenzen sozialen Fehlverhaltens. Deshalb können Strafen kaum abschreckend wirken. Zahlreiche Verhaltensexperimente bestätigten, daß Soziopathen ein geringeres Bedürfnis aufweisen, unangenehme Folgen ihres Verhaltens, z. B. elektrische Schläge zu vermeiden. Das wird unter anderem mit einem niedrigeren Angstniveau erklärt. Zudem wurde gezeigt, daß antisoziale Persönlichkeiten in belastenden Situationen weniger als andere Menschen mit emotionaler Spannung und Aktivität reagieren. Diese Befunde wurden mit Ergebnissen *psychophysiologischer Untersuchungen* in Zusammenhang gebracht: Das Erregungsniveau des autonom-vegetativen Systems ist bei antisozialer Persönlichkeitsstörung herabgesetzt. Einzelheiten können hier nicht dargestellt werden (Übersicht bei HARE 1970; HARE u. COX 1978). *Neurophysiologische Untersuchungen* der Zentralaktivität ergaben bei antisozialen Persönlichkeiten auffallend niedrige EEG-Frequenzen. – Die REM-Defizit-Theorie (HARE 1970) gilt nicht als bestätigt (SALLEY et al. 1980). Untersuchungsergebnisse zur Hemisphären-Lateralisation sind schwer zu interpretieren (HARE 1979).

Zusammenfassend muß man auch bei dieser Persönlichkeitsstörung mit einer multifaktoriellen Entstehung rechnen.

Verlauf. Die Befunde von *Robins* (s. o.) bestätigen die bemerkenswerte Erfahrung, daß die antisoziale Persönlichkeitsstörung regelmäßig im Kindesalter beginnt

(Übersicht bei MORRISON 1978). Sie verläuft dann unvermindert weiter bis zu einem Kulminationspunkt im späten Jugend- bzw. frühen Erwachsenenalter (ROBINS 1966). Danach tritt eine Tendenz zum Besseren ein, wie zahlreiche Untersuchungen ergaben (zusammengefaßt von CRAFT 1969). Nachuntersuchungen im vierten bis fünften Lebensjahrzehnt ergaben bei circa einem Drittel soziales oder annähernd soziales Verhalten (GLUECK u. GLUECK 1968; ROBINS 1966). Jenseits des 65. Lebensjahres kommen Rückfälle praktisch nicht mehr vor (MÜLLER 1981).

Nachdem Kinder mit soziopathischer Störung in norwegischen kinderpsychiatrischen Kliniken behandelt worden waren, wurde bei einer Katamnese nach 4 bis 20 Jahren festgestellt, daß die Behandelten (im Vergleich mit einer Wartegruppe) besser im Leben zurecht kamen und sämtlich symptomfrei (wenn auch nicht konfliktfrei) wurden (WERGELAND 1980). Bei soziopathischen Persönlichkeiten sieht man im Lebenslauf nicht ganz selten Übergänge in eine schizophrene Psychose; die Schizophreniemorbidität liegt etwas höher als in der Allgemeinbevölkerung (CRAFT 1969), was nicht für andere Persönlichkeitsstörungen und Neurosen gelte.

Therapie. Die Behandlung soll demnach früh beginnen (AWAD 1981), auch um präventiv zu wirken. Die Probleme in der Psychotherapie antisozialer Persönlichkeiten sind noch schwerwiegender als bei anderen Persönlichkeitsstörungen, insbesondere weil oft die Behandlungsmotivation gering ist oder fehlt. Übertragungsprobleme sind nach den geschilderten Eltern-Erfahrungen groß (Übersicht: REID 1978). Insbesondere sind supportive Psychotherapie und soziotherapeutische Maßnahmen auf längere Sicht indiziert; die Therapieziele dürfen nicht zu hoch gesteckt werden. Gelegentlich können Psychopharmaka indiziert sein (SATTERFIELD u. CANTWELL 1972).

Die stationäre Behandlung in forensisch-psychiatrischen Krankenhäusern und Abteilungen weist in der Bundesrepublik noch mehr Defizite auf als die Versorgung in der Allgemeinpsychiatrie. Forensisch-psychiatrische Krankenhäuser mit zunehmender therapeutischer Aktivität haben neben der ärztlich-psychotherapeutischen Behandlung die Bedeutung der Arbeitstherapie und der sozialpädagogisch orientierten Rehabilitation hervor (HEINZ 1984). – Die Behandlungsergebnisse spezieller sozialtherapeutischer Anstalten (RASCH 1973, 1982; ROTTHAUS 1981) sind noch nicht zu überblicken. Aktuelle Versorgungsfragen werden zunehmend diskutiert (GRALNICK 1979; MAWSON 1983), auch die Bedeutung von Selbsthilfegruppen (z. B. REID 1978).

E. Folgerungen

Zur Terminologie. Der Begriff Persönlichkeitsstörung ist zu bevorzugen, weil er international gebräuchlich ist, weil er (noch) wertfrei verstanden wird und insbesondere weil er besser definiert ist als ältere Bezeichnungen für diese Persönlichkeiten.

Zur Typologie. Ein großer Teil der in der deutschsprachigen Psychiatrie geläufigen Bezeichnungen sollte beibehalten werden. Zyklothyme und schizotypische Persönlichkeitsstörung sind entbehrlich, weil sie weniger Persönlichkeitsstrukturen als differentialdiagnostische Probleme bezeichnen. Aus gleichem Grund und wegen psychodynamischer Überlegungen ist Borderline-Persönlichkeitsstörung nicht sinnvoll. Narzißmus erscheint wenig geeignet als konstituierendes Merkmal für einen Persönlichkeitstypus. Auch Vermeidung (avoidant personality disorder) ist eher eine Reaktionsform bzw. Abwehrmaßnahme als eine Persönlichkeitsstruktur. Aus der amerikanischen Psychiatrie sollte die passiv-aggressive, aus der deutschen psychiatrischen Tradition die sensitive Persönlichkeitsstörung übernommen werden.

Diagnostik. Persönlichkeitsstörung ist allein genommen noch keine sinnvolle Diagnose. Auch die näherbezeichnete Persönlichkeitsstörung kann nur in Verbindung mit einer Krankheits- oder Syndrombezeichnung eine vollständige Diagnose ausmachen. Mehrgliedrige psychiatrische Diagnosen sind auch für die Therapieindikationen nützlich. Eine Differentialdiagnose oder Differentialtypologie zwischen den einzelnen Persönlichkeitsstörungen ist wenig sinnvoll. Bei Kindern und Jugendlichen soll die Diagnose Persönlichkeitsstörung noch nicht gestellt werden.

Zur Nosologie. Es zeichnen sich – wenn auch nur in groben Umrissen und nicht unangreifbar – drei Bereiche von Persönlichkeitsstörungen ab: Die den Psychosen nahestehenden Formen, die den Neurosen nahestehenden und zum Teil mit Charakterneurosen identischen Strukturen und die antisozialen (soziopathischen) Persönlichkeitsstörungen.

Die Grenzen zwischen Persönlichkeitsstörung und (noch) gesunder Persönlichkeitsstruktur sind unscharf. Persönlichkeitsstörung und Neurose schließen einander weder begrifflich noch diagnostisch aus. Auch bei Patienten mit schizophrenen, affektiven und organischen Psychosen ist die Persönlichkeitsdiagnostik bedeutsam.

Zur Klassifikation. Die internationale Klassifikation der Krankheiten der WHO (ICD 9.,1978) sollte einige überholte Kategorien aufgeben und andere neu übernehmen. Persönlichkeitsstörung soll in der Regel als Zweitdiagnose dokumentiert werden. – Vorzüge und Nachteile des Diagnostic and Statistical Manual der amerikanischen Psychiatrie (DSM III 1980) wurden diskutiert.

Epidemiologie. Auch wenn die Prävalenz schwer zu bestimmen ist (hauptsächlich wegen der unscharfen Grenze zu Neurosen), ist mit einem gesundheitspolitisch bedeutsamen Vorkommen behandlungsbedürftiger Persönlichkeitsstörungen in der Bundesrepublik zu rechnen.

Ätiologie. Es gibt gewichtige Hinweise für hereditäre, psychodynamische und auch hirnorganische Faktoren. Daher ist von einer multikonditionalen Entstehungsweise auszugehen.

Verläufe. Im Lebenslauf imponieren zugleich Merkmalkonstanz der Persönlichkeitsstörungen und Abhängigkeit der Ausprägung von psychosozialen Gegebenheiten. Zum Teil sind Persönlichkeitsstörungen mit zunehmendem Alter rückläufig, oft verbunden mit Einbuße an Vitalität im Sinne von Einengung und Residualzustand.

Therapie. Aus Kenntnissen der Psychologie, Psychodynamik und der Verläufe lassen sich Therapieindikationen ableiten.

Soziopathie/antisoziale Persönlichkeitsstörung ist als Sondergruppe von den „klinischen" Persönlichkeitsstörungen abzuheben. Beginn in der Kindheit, bestimmte Milieueinflüsse und spezifische Reaktionsweisen sowie Veränderungen körperlicher Funktionen sind relativ verläßlich bestimmt worden.

Forensisch psychiatrische Beurteilung. Was über die Soziopathie, aber auch über Persönlichkeitsstörungen insgesamt bekannt ist, kann einer besser fundierten Beurteilung der Schuldfähigkeit bei sogenannter „anderer schwerer seelischer Abartigkeit" zugute kommen.

Literatur

Akhtar S, Thomson JR (1982) Narcissistic personality disorder. Am J Psychiatry 139:12–20
American Psychiatric Association (1984) Diagnostic and statistical manual of mental disorders
    I, 1st edn 1952; 2nd edn 1968; 3rd edn 1979. Washington, DC. (Deutsche Übersetzung: Koehler K, Saß H) Beltz, Weinheim Basel
Andrews G, Kiloh LG et al. (1978) Asthenic personality, myth or reality. Aust NZ J Psychiatry
    12:95–98
Awad A (1981) The early phase of psychotherapy with antisocial early adolescents. Can J Psychiatry 26:38–42
Baumbacher G, Amini F (1981) The hysterical personality disorder. Int J Psychoanal Psychother
    8:501–532
Berlit B (1931) Erblichkeitsuntersuchungen bei Psychopathen. Z Neurol 134:382–498
Binder H (1960) Die psychopathischen Dauerzustände und die abnormen seelischen Reaktionen
    und Entwicklungen. In: Kisker KP, Meyer JE, Müller C, Strömgren E (Hrsg) Psychiatrie der
    Gegenwart, 1. Aufl., Bd. II. Springer, Berlin Göttingen Heidelberg, S 180–202
Blacker KH, Tupin JP (1977) Hysteria and hysterical structures. In: Horowitz MJ (ed) Hysterical
    personality. Aronson, New York, pp 95–142
Blankenburg W (1981) Der Leidensdruck des Patienten in seiner Bedeutung für Psychotherapie
    und Psychopathologie. Nervenarzt 52:635–642
Bleuler E (1922) Die Probleme der Schizoidie und der Syntonie. Z Neurol Psychiat 78:373–388
Blumer D (1981) Organic personality disorders. In: Lion JL (ed) Personality disorders, 2nd edn.
    Williams & Wilkins, Baltimore London, pp 182–203
Bräutigam W (1984) Bemerkungen zu Erscheinungsformen, Bedeutung, Diagnose, Terminologie
    und Therapie der Neurosen. In: Heimann H, Foerster K (Hrsg) Psychogene Reaktionen und
    Entwicklungen. Fischer, Stuttgart New York
Bürger-Prinz H (1950) Endzustände in der Entwicklung hyperthymer Persönlichkeiten. Nervenarzt 21:476–480
Ciompi L, Müller C (1969) Katamnestische Untersuchungen zur Altersentwicklung psychischer
    Krankheiten. Nervenarzt 40:349–355
Cleckley H (1950) The mask of sanity, (4th edn. 1964) Mosby, St Louis
Conn JH (1955) The treatment of symptomatic psychopathy. Arch Crim Psychodynamic 1:111–
    136
Covi L, Lipman RS (1981) Psychopharmacotherapy in the personality disorders of adolescence
    and adulthood. In: Lion JR (ed) Personality disorders, 2nd edn. Williams & Wilkins, Baltimore London, pp 511–522

Craft M (1968) Psychopathic disorder: a second trial of treatment. Brit J Psychiatry 114:813–820
Craft M (1969) The natural history of psychopathic disorder. Brit J Psychiatry 115:39–44
Dilling H (1981) Prävalenzergebnisse aus einer Feldstudie in einem ländlich-kleinstädtischen Gebiet. In: Mester H, Tölle R (Hrsg) Neurosen. Springer, Berlin Heidelberg New York, S 6–12
Dilling H, Weyerer S, Castel R (1984) Psychische Erkrankungen in der Bevölkerung. Enke, Stuttgart
Dubnitskii LB (1976) Pubertal decompensation in the clinical picture of schizoid psychopathy (russ). Zh Nevropatol Psikhiatr 76:723–730
Dührssen A (1948/49) Psychopathie und Neurose. Psyche 2:380–400
Dührssen A (1952/53) Zur Frage der Anlagefaktoren welche die Persönlichkeitsentwicklung gefährden. Psyche (Stuttg) 6:67–80
Elliot FA (1978) Neurological aspects of antisocial behavior. In: Reid WH (ed) The psychopath. Brunner-Mazel, New York, pp 146–189
Essen-Möller E, Hagnell O (1975) Normal and lesional traits of personality. Neuropsychobiology 1:146–154
Fagan TJ, Lira FT (1980) The primary and secondary sociopathic personality. J Abnorm Psychol 89(3):493–496
Fahrenberg J (1979) Psychophysiology. In: Kisker KP, Meyer JE, Müller C, Strömgren E (Hrsg) Grundlagen und Methoden der Psychiatrie, Teil 1. Springer, Berlin Heidelberg New York (Psychiatrie der Gegenwart, 2. Aufl, Bd I/1, S 91–210)
Frances A (1980) The DSM-III personality disorders section: a commentary. Am J Psychiatry 137:1050–1054
Frances A (1982) Categorical and dimensional systems of personality diagnosis: a comparison. Compr Psychiatry 23:516–527
Friedman RM (1982) Therapeutic techniques for the treatment of certain infantile personality disorders in ego disturbed children. Psychoanal Rev 69:191–206
Gallahorn MD (1981) Borderline personality disorders. In: Lion JR (ed) Personality disorders, 2nd edn. Williams & Wilkins, Baltimore London, pp 74–84
Gilpin DC, Maltz P (1980) The oppositional personality in childhood. Child Psychiatry 11:79–86
Glueck S, Glueck E (1950) Unravelling juvenile delinquency. Commonwealth Fund, New York
Glueck S, Glueck E (1968) Delinquents and non-delinquents in perspective. Harvard Univ Press, Cambridge
Gottesman J (1963) Heritability of personality. Psychol Monogr 77:1
Gralnick A (1979) Management of character disorders in a hospital setting. Am J Psychother 33:54–66
Gunderson JG, Kolb JE (1978) Discriminating features of borderline patients. Am J Psychiatry 135:792–796
Hare RD (1970) Psychopathy: theory and research. Wiley, London. Deutsch: Psychopathie und Soziopathie, Fachbuchhandlung für Psychologie, Frankfurt 1978
Hare RD (1979) Psychopathy and laterality of cerebral function. J Abnorm Psychol 88:605–610
Hare RD (1983) Diagnosis of antisocial personality disorder in two prison populations. Am J Psychiatry 140:887–890
Hare RD, Cox DN (1978) Psychophysiological research on psychopathy. In: Reid WH (ed) The psychopath. Brunner-Marzel, New York
Heigl-Evers A, Schepank H (Hrsg) (1982) Ursprünge seelisch bedingter Krankheiten. Vandenhoeck and Ruprecht, Göttingen
Heilbrun AB (1979) Psychopathy and violent crime. J Consult Clin Psychol 47:509–516
Heinz G (1986) Stationäre Behandlung psychisch kranker Straffälliger. In: Heimann H, Gaertner H-J (Hrsg) Das Verhältnis der Psychiatrie zu ihren Nachbardisziplinen (Kongreß der Deutschen Gesellschaft für Psychiatrie 1984). Springer, Berlin Heidelberg New York Tokyo, S 149–154
Helgason T (1964) Epidemiology of mental disorders in Iceland. Acta Psychiat Scand 40:1–258

Helzer JE, Clayton PJ et al. (1977) Reliability of psychiatric diagnosis. Arch Gen Psychiatry 34:136–141

Hertzig ME, Birch HG (1968) Neurologic organization in psychiatrically disturbed adolescents. Arch Gen Psychiatry 19:528–537

Hinterhuber H (1982) Epidemiologie psychiatrischer Erkrankungen. Enke, Stuttgart

Hoffmann SO (1979) Charakter und Neurose. Suhrkamp, Frankfurt

Hollender MH, Hirsch SJ (1965) Hysterical psychosis. Am J Psychiatry 120:1066–1074

Horowitz MJ (ed) (1977) Hysterical personality. Aronson, New York

Huber G (1964) Neuroradiologie und Psychiatrie. In: Kisker KP, Meyer JE, Müller C, Strömgren E (Hrsg) Psychiatrie der Gegenwart, Bd I. Springer, Berlin Göttingen Heidelberg, S 253–292

Hutchings B, Mednick SA (1974) Registered criminality in the adoptive and biological parents of registered male adoptees. In: Fieve RR, Brill H (eds) Genetic research in psychiatry. Univ Press, London

Jaspers K (1913) Allgemeine Psychopathologie, 4. Aufl. 1942. Springer, Berlin Göttingen Heidelberg

Kendler K, Gruenberg A (1982) Genetic relationship between paranoid personality disorder and the "schizophrenic spectrum" disorders. Am J Psychiatry 139:1185–1186

Kendler K, Masterson C et al. (1984) A family history study of schizophrenia-related personality disorders. Am J Psychiatry 141:424–427

Kernberg OF (1975) Borderline conditions and pathological narcissism. Jason Aronson, New York (Deutsch: Borderline-Störungen und Pathologischer Narzißmus, 3. Aufl. Suhrkamp, Frankfurt 1979)

Koch JLA (1891) Die psychopathischen Minderwertigkeiten. Ravensburg

Koenigsberg HW, Kaplan MD (1985) The relationship between syndrome and personality disorder in DSM-III: experience with 2,462 patients. Am J Psychiatry 142:207–212

Kraepelin E (1915) Psychiatrie, 3. Aufl. Barth, Leipzig

Krauß P (1936) Zur Frage charakterlicher Grenzen der Tiefenpsychotherapie. Zbl Psychother 13:156

Kretschmer E (1918) Der sensitive Beziehungswahn. Springer, Berlin (4. Aufl. 1966)

Kretschmer E (1921) Körperbau und Charakter. Springer, Berlin (25. Aufl. 1967)

Kuiper PC (1958) Verständliche Zusammenhänge bei der Entwicklung des sensitiven Charakters. Arch Psychiat Neurol 196:590–610

Langer TS, Michael ST (1963) Life stress and mental health. Glencoe, New York

Lauter H (1969) Phasenüberdauernder Persönlichkeitswandel und persistierende Symptome bei der endogenen Depression. In: Hippius H, Selbach H (Hrsg) Das depressive Syndrom. Urban & Schwarzenberg, München Berlin Wien

Lazare A (1971) The hysterical character in psychoanalytic theory. Arch Gen Psychiatry 25:131–137

Leighton DC, Harding JS et al. (1963) Psychiatric findings of the stirling county study. Am J Psychiatry 119:1021–1026

Lewis A (1935) Problems of obsessional illness. Proc R Soc Med 29:325

Lion JR (ed) (1981) Personality disorders, 2nd edn. Williams & Wilkins, Baltimore London

Lion JR (1981) Comparison between DSM III and DSM II. In: Lion JR (ed) Personality disorders, 2nd edn. Williams & Wilkins, Baltimore London

Loranger AW, Oldham JM et al. (1984): Structured interviews and borderline personality disorder. Arch Gen Psychiat 41:565–567

Ludwig AM (1972) Hysteria. Arch Gen Psychiatry 27:771–786

Lundquist GA (1973) Alcohol dependence. Acta Psychiat Scand 49:332–340

MacKinnon RA, Michels RR (1971) Psychiatric interview in clinical practice. Saunders, Philadelphia

MacMillan J, Kofoed L (1984) Sociobiology and antisocial personality. J Nerv Ment Dis 172:701–705

Malinow KL (1981 a) Dependent personality. In: Lion JR (ed) Personality disorders, 2nd edn. Williams & Wilkins, Baltimore London, pp 97–102

Malinow KL (1981 b) Passive-aggressive personality. In: Lion JR (ed) Personality disorders, 2nd edn. Williams & Wilkins, Baltimore London, pp 121–132

Marohn RC (1981) Personality disorders and adolescence. In: Lion JR (ed) Personality disorders, 2nd edn. Williams & Wilkins, Baltimore London, pp 296–309

Martin PA (1971) Dynamic considerations of the hysterical psychosis. Am J Psychiatry 128:745–748

Mauz F (1937) Die Veranlagung zu Krampfanfällen. Thieme, Leipzig

Mawson D (1983) Psychopaths in special hospitals. Bull R Coll Psychiatry 7:178–181

Mellsop G, Varghese F (1982) The reliability of axis II of DSM-III. Am J Psychiatry 139:1360–1361

Meyer JE (1963) Das Sozialverhalten des Querulanten. Monatsschr Kriminol 46:250–258

Meyer JE (1972) Psychopathie – Neurose. In: Kisker KP, Meyer JE, Müller C, Strömgren E (Hrsg) Klinische Psychiatrie 1. Springer, Berlin Heidelberg New York (Psychiatrie der Gegenwart, 2. Aufl, Bd II/1, S 343–350)

Millon T (1969) Modern psychopathology. Saunders, Philadelphia

Millon T (1981 a) Disorders of personality: DSM-III axis II. Wiley, New York

Millon T (1981 b) The avoidant personality. In: Lion JR (ed) Personality disorders, 2nd edn. Williams & Wilkins, Baltimore London, pp 103–120

Monro A (1959) The inadequate personality in psychiatric practice. J Ment Sci 105:44–50

Monroe RR (1981) The problem of impulsivity in personality disturbances. In: Lion JR (ed) Personality disorders, 2nd edn. Williams & Wilkins, Baltimore London, pp 371–392

Morrison HL (1978) The asocial child. In: Reid WH (ed) The psychopath. Brunner-Mazel, New York, pp 22–65

Müller C (1981) Psychische Erkrankungen und ihr Verlauf sowie ihre Beeinflussung durch das Alter. Huber, Bern Stuttgart Wien

Neugebauer R, Dohrenwend BP et al. (1980) Formulation of hypotheses about the true prevalence of functional psychiatric disorders among adults in the United States. In: Dohrenwend BP et al. (eds) Mental illness in the United States. Epidemiological estimates. Praeger, New York

Nielsen J, Nielsen JA (1977) A census study of mental illness in Samsø. Psychol Med 7:491–503

Parnas J, Teasdale TW, Schulsinger H (1982) Continuity of character neurosis from childhood to adulthood. Acta Psychiat Scand 66:491–498

Pasternak SA (1974) The explosive antisocial, and passive aggressive personalities. In: Lion JR (ed) Personality disorders. Williams & Wilkins, Baltimore London, p 63

Paulleikhoff B, Mester H (1972) Abnorme Reaktionen und Entwicklungen. In: Kisker KP, Meyer JE, Müller C, Strömgren E (Hrsg) Klinische Psychiatrie 1. Springer, Berlin Heidelberg New York (Psychiatrie der Gegenwart, 2. Aufl, Bd II/1, S 477–498)

Perry JC, Flannery RB (1982) Passive-aggressive personality disorders. J Nerv Ment Dis 170:164–173

Peter K (1979) Zum Problem der „hydrocephalen Psychopathie". Schweiz Arch Neurol Neurochir Psychiatr 124:89–101

Petrilowitsch N (1972) Psychopathien. In: Kisker KP, Meyer JE, Müller C, Strömgren E (Hrsg) Klinische Psychiatrie 1. (Psychiatrie der Gegenwart, 2. Aufl, Bd II/1. Springer, Berlin Heidelberg New York, S 477–498)

Phillips JA (1981) Narcissistic personality. In: Lion JR (ed) Personality disorders, 2nd edn. Williams & Wilkins, Baltimore London, pp 65–73

Plutchik R, Platman SR (1977) Personality connotations of psychiatric diagnoses. J Nerv Ment Dis 165:418–422

Polenz DD, Fix AJ et al. (1979) Personality disorder and parietal lobe dysfunction, additional data. Nebr Med J 1979:143–146

Pollak M, Woerner M et al. (1970) A comparison of childhood characteristics of schizophrenics, personality disorders, and their siblings. In: Roff M, Ricks DF (eds) Life history research in psychopathology, vol I. Univ Press, Minneapolis, pp 208–225

Pollin W, Martin G et al. (1969) Psychopathology in 15901 pairs of veteran twins. Am J Psychiatry 126:597–610

Presly AS, Walton HJ (1973) Dimensions of abnormal personality. Br J Psychiatry 122:269–276

Quitkin F, Rifkin A et al. (1976) Neurologic soft signs in schizophrenia and character disorders. Arch Gen Psychiatry 33:845–853

Raecke J (1905) Zur Lehre vom hysterischen Irresein. Arch Psychiatry Nervenkr 40:171–211
Rasch W (1973) Sozialtherapie aus forensisch-psychiatrischer Sicht. Almanach: Individuum und Gesellschaft. Klett, Stuttgart
Rasch W (1982) Behandlungsvollzug oder Sozialtherapie. In: Gaertner A (Hrsg) Sozialtherapie. Luchterhand, Frankfurt
Reid WH (ed) (1978 a) The psychopath. Brunner-Mazel, New York
Reid WH (1978 b) Genetic correlates of antisocial syndromes. In: Reid WH (ed) The psychopath. Brunner-Mazel, New York
Reid WH (1981) The antisocial personality and related symptoms. In: Lion JR (ed) Personality disorders, 2nd edn. Williams & Wilkins, Baltimore London, pp 133–162
Reiter H (1930) Auswirkung von Anlage und Milieu, untersucht an adoptierten unehelich Geborenen. Klin Wochenschr 9:2358–2361
Remschmidt H, Schmidt M (Hrsg) (1977) Multiaxiales Klassifikationsschema für psychiatrische Erkrankungen im Kindes- und Jugendalter nach Rutter, Shaffer und Sturge. Huber, Bern Stuttgart Wien
Rhode-Dachser C (1983) Das Borderline-Syndrom, 3. Aufl. Huber, Bern Stuttgart Wien
Riedel H (1937) Zur empirischen Erbprognose der Psychopathie. Z Neurol 159:597
Robins LN (1966) Deviant children grown up. Williams & Wilkins, Baltimore
Rosenberg CM (1967) Personality and obsessional neurosis. Br J Psychiatry 113:471–477
Rosenheim E, Gaoni B (1977) Defensive passivity in adolescence. Adolescence 12:449–459
Rotthaus K (1981) Erfahrungen in der praktischen Sozialtherapie. In: Göppinger H, Bresser PH (Hrsg) Sozialtherapie. Kriminologische Gegenwartsfragen Nr. 15. Enke-Verlag, Stuttgart
Salley RD, Khanna P et al. (1980) REM sleep and EEG abnormalities in criminal psychopaths. Percept Mot Skills 51:715–722
Saß H, Koehler K (1983) Borderline-Syndrom. Nervenarzt 54:221–230
Satterfield J, Cantwell D (1972) Psychopharmacology in prevention of antisozial and delinquent behavior. J Ment Health 1:227
Schepank H, Hilpert H et al. (1984) Das Mannheimer Kohortenprojekt. Die Prävalenz psychogener Erkrankungen in der Stadt. Z Psychosom Med 30:43–61
Schlesinger LB (1980) Distinctions between psychopathic, sociopathic and anti-social personality disorders. Psychol Report 47:15–21
Schmidt CW, Meyer JK et al. (1981) Paraphilias and personality disorders. In: Lion JR (ed) Personality disorders, 2nd edn. Williams & Wilkins, Baltimore London, pp 269–295
Schneider K (1923) Die psychopathischen Persönlichkeiten. Deutizhe, Wien (5. Aufl. 1950)
Schneider K (1946) Klinische Psychopathologie. Thieme, Stuttgart (8. Aufl. 1967)
Schulsinger F (1972) Psychopathy, heredity and environment. Int J Ment Health 1:190–206
Seligman MEP (1975) Helplessness. Freeman, San Francisco. Deutsch: Erlernte Hilflosigkeit, 2. Aufl. Urban & Schwarzenberg (1983) München Berlin Baltimore
Semke VY (1964) The course of psychopathy diseases in old age (russ) Zh Nevropatol Psikhiat 64:1688–1696
Shepherd M, Sartorius N (1974) Personality disorder and the international classification of diseases. Psychol Med 4:141–146
Siegmund R, Rambach H et al. (1983) Zur hysterischen Neurose und deren Diagnostizierung. Psychiatr Neurol Med Psychol (Leipz) 35:16–22
Sjöbring H (1974) Mental constitution and mental illness. In: Hirsch SR, Shepherd M (eds) Themes and variations in European Psychiatry. Wright, Bristol
Slater E (1964) Genetical factors in neuroses. Br J Psychol 55:365
Slater E (1965) Diagnosis of "hysteria". Br Med J I:1395–1399
Slavney PR (1978) The diagnosis of hysterical personality disorder. Compr Psychiatry 19:501–507
Small IF, Small JG et al. (1970) Passive-aggressive personality disorder. Amer J Psychiat 126:973–983
Smith RJ (1978) The psychopath in society. Academic Press, New York
Solomon K (1981) Personality disorders and the elderly. In: Lion JR (ed) Personality disorders, 2nd edn. Williams & Wilkins, Baltimore London, pp 310–338
Spitzer RL, Endicott J et al. (1979) Crossing the border into borderline personality and borderline schizophrenia. Arch Gen Psychiatry 36:17–24

Standage KF (1978) The diagnosis of personality disorders. Can Psychiat Assoc J 23:15–22
Standage KF (1979) The use of Schneider's typology for the diagnosis of personality disorders. Br J Psychiatry 135:238–242
Standage KF (1983) Observations on the handedness preferences of patients with personality disorders. Br J Psychiatry 142:575–578
Stangl D, Pfohl B (1985): A structured interview for the DSM-III personality disorders. Arch Gen Psychiatry 42:591–596
Straker M (1982) Adjustment disorders and personality disorders in the aged. Psychiat Clin North Am 5:121–129
Strobl G, Reisner T et al. (1980) Die craniale Computer-Tomographie in der Psychiatrie. Nervenarzt 51:36–40
Strömgren E (1967a) Psychiatrische Genetik. In: Kisker KP, Meyer JE, Müller C, Strömgren E (Hrsg) Psychiatrie der Gegenwart, Bd I/1A. Springer, Berlin Heidelberg New York, S 1–69
Strömgren E (1967b) Neurosen und Psychopathien. In: Becker PE (Hrsg) Humangenetik, Bd V/2. Thieme, Stuttgart
Sund A (1973) The prognosis of psychiatric disorders in young Norwegian men. Br J Psychiatry 123:125–139
Tölle R (1966) Katamnestische Untersuchungen zur Biographie abnormer Persönlichkeiten. Springer, Berlin Heidelberg New York
Tölle R (1968) The mastery of life by psychopathic personalities. Psychiat Clin (Basel) 1:1–14
Tölle R (1980) Persönlichkeitsstörungen (sogenannte Psychopathien) – biographisch gesehen. In: Schimmelpenning GW (Hrsg) Psychiatrische Verlaufsforschung. Huber, Bern Stuttgart Wien
Tölle R (1981) Persönlichkeitsstörung und Neurose. In: Mester H, Tölle R (Hrsg) Neurosen. Springer, Berlin Heidelberg New York
Tölle R (1982) Patientorientierte Psychotherapie. In: Helmchen H et al. (Hrsg) Psychotherapie in der Psychiatrie. Springer, Berlin Heidelberg New York
Tyrer P, Alexander J (1979a) Classification of personality disorder. Br J Psychiatry 135:163–167
Tyrer P, Alexander MS et al. (1979b) Reliability of a schedule for rating personality disorders. Br J Psychiatry 135:168–174
Tyrer P, Casey P et al. (1983) Relationship between neurosis and personality disorder. Br J Psychiatry 142:404–408
Vanggaard T (1979) Borderlands of sanity. Munksgaard, Kopenhagen
Walton HJ, Presly AS (1973) Use of category system in the diagnosis of abnormal personality. Br J Psychiatry 122:259–268
Warner R (1978) The diagnosis of antisocial and hysterical personality disorders. J Nerv Ment Dis 166:839–845
Watson CG (1980) Personality patterns among hospitalized VS. incarcerated psychopaths. J Clin Psychol 36:826–832
Weintraub W (1981) Compulsive and paranoid personalities. In: Lion JR (ed) Personality disorders, 2nd edn. Williams & Wilkins, Baltimore London, pp 163–181
Wergeland H (1980) A follow-up investigation of 39 antisocial children 4–20 years after discharge from hospital. Acta Paedopsychiat 46:39–55
Whitman R, Trousman H et al. (1954) Clinical assessment of passive-aggressive personality. Arch Neurol Psychiatry 72:540–549
Wolff S (1984) The concept of personality disorder in childhood. J Child Psychol Psychiatry 25:5–13
World Health Organisation: Mental disorders: glossary and guid to their classification. 9. Rev. Geneva 1978. Deutsch: Degkwitz R, Helmchen H (Hrsg) Diagnosenschlüssel und Glossar psychischer Krankheiten, 5. Aufl. 1980. Springer, Berlin Heidelberg New York
Wurmser L (1981) Addictive personalities. In: Lion JR (ed) Personality disorders. 2nd edn. Williams & Wilkins, Baltimore London, pp 221–268
Zerbin-Rüdin E (1980) Psychiatrische Genetik. In: Kisker KP, Meyer JE, Müller C, Strömgren E (Hrsg) Grundlagen und Methoden der Psychiatrie, Teil 2 (Psychiatrie der Gegenwart, 2. Aufl, Bd I/2, S 545–618). Springer, Berlin Heidelberg New York

Funktionelle Sexualstörungen und sexuelle Deviationen

P. HERTOFT

INHALTSVERZEICHNIS

A. Die Ärzte und die Sexologie

Lange wollten Ärzte sich gar nicht oder nur notdürftig mit sexuellen Problemen befassen, obwohl die Sexologie genauso alte Ahnen aufzuweisen hat wie die übrigen medizinischen Disziplinen. Richard von Krafft-Ebing, Iwan Bloch, Albert Moll, Magnus Hirschfeld und bis zu einem gewissen Grade Sigmund Freud sind zu erwähnen. Sogar für die Frage der Verhütung, die heutzutage als ein natürliches medizinisches Gebiet betrachtet wird, fühlten viele Ärzte bis heute keinerlei Verantwortung, und es ist kein Zufall, daß viele Vorkämpfer der Sexualreform und der Familienplanung nicht Ärzte, sondern Laien waren. Die Geschichte der Sexologie ist beschämend für große Teile des Ärztestandes, da die Passivität vieler Ärzte und ihr direkter Widerstand dazu geführt hat, daß einleuchtende medizinische Aufgaben allzulange versäumt wurden.

Wie ein WHO-Bericht (1975) hervorhebt, teilen Ärzte oft die allgemeinen Einstellungen und Tabus ihrer Zeit, was sie daran hindert, ihren Patienten unvoreingenommen zu begegnen. Gleichzeitig sind sich viele Ärzte dessen nicht bewußt, sondern sind der Ansicht, sie würden eine objektive Haltung vertreten. Das Zeittypische und Subjektive kommt jedoch nach nur wenigen Jahren zum Vorschein, was ältere Krankenberichte, Akten, Erklärungen, Kommentare zu Gutachten und Gesetzestexten etc. belegen – von polemischen Beiträgen ganz zu schweigen.

Gerade die Einstellung zur Verhütung und zur Einrichtung von öffentlichen Sexualberatungskliniken zwischen den beiden Weltkriegen veranschaulicht diese Zusammenhänge in aller Deutlichkeit. Nicht sachliche Argumente verhinderten die Realisierung solcher Kliniken, sondern Borniertheit, fehlendes soziales Verständnis und zeittypische Tabus. Nur wenige Ärzte, die von ihren Zeitgenossen als Außenseiter und politisch suspekt eingestuft wurden, nahmen eine positive Haltung diesen Kliniken gegenüber ein – eine Einstellung, die von heute aus betrachtet nicht sonderlich radikal erscheint. Ein anderes Beispiel für fehlende Objektivität ist die Auffassung von sexuellen Minoritäten im Laufe der Zeit.

Hinzu kommt, daß die nationalsozialistische Verfolgung von Ärzten, die sich tatsächlich mit der Sexologie beschäftigten (s. z. B. HAEBERLE 1981, 1982), nicht nur die deutsche Sexologie, sondern die gesamteuropäische Sexologie bremste, und das bedeutete eine derartige Unterbrechung der Kontinuität, daß dieses Fachgebiet in den Nachkriegsjahren überwiegend von amerikanischen Gesichtspunkten geprägt wurde. Aber amerikanische Betrachtungsweisen stimmen nicht immer mit europäischen Traditionen überein. Gerade die Tatsache, daß man Sexologie in Europa als ein überwiegend amerikanisches Phänomen einschätzte, und die daraus folgende scheinbare Geschichtslosigkeit der Sexologie, kann dazu beigetragen haben, daß die Sexologie von vielen europäischen Ärzteschulen ferngehalten wurde, und daß ein therapeutischer Nihilismus sexuellen Problemen gegenüber allzulange bestehen konnte.

Die Wiederentdeckung der älteren europäischen Sexologie, der Nachweis der Psychoanalyse, daß das Sexualleben für menschliche Gesundheit und Krankheit von Bedeutung ist, die Verhaltensstudien der Kinsey-Gruppe (1948, 1953) von ähnlichen Untersuchungen in vielen Ländern weitergeführt, MASTERS u. JOHN-

SON's physiologische und klinische Studien (1966, 1970) ebenfalls in vielen Veröffentlichungen aufgegriffen, die Entstehung sexologischer Gesellschaften und Zeitschriften, all das hat zusammen mit einigen gesellschaftlichen Veränderungen, Diskussionen der Frauen- und Männerrolle usw. dazu geführt, daß Ärzte sich heute mehr als ehedem für Sexologie interessieren – teilweise durch die Forderungen ihrer Patienten dazu gezwungen. Sexologie ist, wie GEBHARD (1975) es ausdrückt, "almost respectable" geworden. Aber es fällt weiterhin schwer, die formale Anerkennung in die Praxis umzusetzen; das betrifft Behandlung ebenso wie Unterricht für sowohl Prä- als auch für Postgraduierte. Oft werden begrenzte finanzielle Mittel zur Begründung herangezogen. Man übersieht, daß Patienten mit sexuellen Problemen in finanzieller Hinsicht das Gesundheitswesen schon belasten, jedoch mit sekundären Symptomen, obwohl es ganz buchstäblich recht und billig wäre, die zugrundeliegenden Leiden direkt zu behandeln.

B. Definitionen

Sexologie bedeutet wörtlich „die Lehre vom Geschlecht" oder die Lehre vom Geschlechtsleben. Sie ist somit ein sehr umfassendes Gebiet. Ein Teilbereich wäre die *klinische Sexologie,* wo das Wort klinisch „praktisch" oder „angewandt" bedeutet. Klinische Sexologie umfaßt also den Teil des Geschlechtslebens, hinsichtlich dessen Menschen – nicht notwendigerweise kranke Menschen – davon ausgehen dürfen, daß sie einen einsichtigen Arzt oder Therapeuten aus einem angrenzenden Gebiet zu Rate ziehen können.

In dem oben erwähnten WHO-Bericht (1975) wird angeführt: "physicians are better prepared to cope with pain and disease than with the establishment of pleasure and sexual wellbeing". Im gleichen Bericht versucht man zu einer Definition, was unter *sexueller Gesundheit* zu verstehen ist, zu gelangen und kommt zu folgendem Schluß: "Sexual health is the integration of the somatic, emotional, intellectual, and social aspects of sexual being, in ways that are positively enriching and that enhance personality, communications, and love". Wie man sieht, ist die Definition weder eng heterosexuell orientiert noch auf eine bestimmte Form des Zusammenlebens beschränkt. Die Definition läßt sich selbstverständlich diskutieren und kritisieren. Ihre wesentlichste Bedeutung ist pädagogischer Art, indem sie betont, daß auch der Begriff Gesundheit einen sexuellen Aspekt beinhaltet, und indem sie Ärzte daran erinnert, daß es auch in diesem Zusammenhang von ebenso großer Wichtigkeit ist, die Gesundheit zu erhalten, wie die Symptome und Leiden zu bekämpfen.

Früher benutzte man den Ausdruck *Sexualhygiene,* die definiert werden kann als die Bestrebungen, dem einzelnen sexuelle Gesundheit zu sichern, als das Vorbeugen des Entstehens sexueller Probleme und die Sicherstellung dessen, daß manifeste sexuelle Probleme das Allgemeinbefinden des Individuums nicht unnötig beeinträchtigen. Außerdem sei es ein sexualhygienisches Ziel, das Verständnis für und den Respekt vor den vielfältigen Manifestationen des Sexuallebens zu vertiefen, so daß einer Diskriminierung wegen sexueller Eigenart entgegengetreten werden kann.

Ob die Bezeichnung Sexualhygiene wieder neu belebt werden sollte, ist zweifelhaft, aber das sexologische Interesse der Ärzte sollte jedenfalls nicht eng problembezogen, sondern breit gefächert sein.

So schwierig es ist, sexuelle Gesundheit zu definieren, genauso kompliziert ist es, eine Abgrenzung des sexuell Normalen zu finden. In einem späteren Abschnitt wird auf gewisse Merkmale der sexuellen Deviation eingegangen. Sollte an dieser Stelle der Versuch einer Beschreibung einer – gleichwohl idealen – normalen sexuellen Beziehung unternommen werden, lautet er folgendermaßen: eine spielende, phantasievolle Sexualität, die den gesamten Körper mit einbezieht und auf Gegenseitigkeit beruht; wo die Partner den eigenen Bedürfnissen und denen des anderen entgegenkommen, gleichzeitig geben und nehmen können. Wo Aggressionen weder zu stark betont noch unnötig unterdrückt werden; wo die Partner in der Lage sind, einander offen zu begegnen, ohne daß die eigene Integrität verloren geht; und wo die sexuelle Vereinigung zu einer Art Transzendenz führt, zu einem Verschwimmen von Physischem und Geistigem, ein tiefes Gefühl von Erfülltsein hinterlassend.

Ein solches Ideal kann wohl nie etwas Alltägliches werden und verlangt besonders günstige Umstände, um erreicht zu werden.

Was ist dann ein *sexuelles Problem?* Bis zu einem gewissen Grade ist es etwas Relatives, das sich ändert, abhängig von Lebensalter, Zeitalter, in dem man lebt, unter welchen gesellschaftlichen Verhältnissen und mit wem und von persönlicher Einstellung und Anlagen. Was in dem einen Lebensabschnitt als problematisch erscheint, ist es nicht in einem anderen, Dinge, denen der eine Bedeutung zumißt, werden von anderen kaum oder gar nicht beachtet, was einem Kulturkreis zum Problem gerät, wird woanders überhaupt nicht registriert.

Hinzu kommt, daß das menschliche Sexualleben so veränderlich ist, der Trieb so unterschiedlich intensiv, die sexuellen Manifestationen so vielfältig, die Idealbildungen so anders geartet, daß es nicht Wunder nimmt, wenn das Sexualleben oft auch bei völlig gesunden Menschen zu Problemen Anlaß geben kann. In diesem Kapitel soll nicht näher auf die Unstimmigkeiten eingegangen werden, die bei Sexualpartnern mit „normalem Verkehr" vorkommen können, wie z. B. unterschiedliche Stärke des Triebs, Wunsch nach Variation o. ä. Folgende Problemkomplexe sind hier die Schwerpunkte:

A. Sexuelle Probleme in Verbindung mit psychogenen sexuellen Dysfunktionen
   (u. a. Frigidität und Impotenz, etwas altmodisch und unpräzise ausgedrückt)
B. Sexuelle Probleme in Verbindung mit sexuellen Deviationen.

Im Laufe der Zeit sind die sexuellen Funktionsstörungen auf verschiedene Weisen eingeteilt worden. Keine von ihnen kann ganz befriedigen. Einer der neuesten Versuche ist in der amerikanischen Diagnosenliste DSM-III enthalten. Der betreffende Abschnitt sei hier zitiert:

Psychosexuelle Störungen

Störungen der Geschlechtsidentität

(Die Geschlechtsanamnese ist an fünfter Stelle des Code für Transsexualismus einzusetzen):

1 = asexuell	3 = heterosexuell
2 = homosexuell	0 = nicht einstufbar

302.5x Transsexualismus,
302.60 Störung der Geschlechtsidentität im Kindesalter
302.85 Atypische Störung der Geschlechtsidentität

Paraphilien	Psychosexuelle Dysfunktionen
302.81 Fetischismus	302.71 Gehemmte sexuelle Appetenz
302.30 Transvestitismus	302.72 Gehemmte sexuelle Erregung
302.10 Zoophilie	302.73 Gehemmter weiblicher Orgasmus
302.20 Pädophilie	302.74 Gehemmter männlicher Orgasmus
302.40 Exhibitionismus	302.75 Ejaculatio praecox
302.82 Voyeurismus	302.76 Funktionelle Dyspareunie
302.83 Sexueller Masochismus	306.51 Funktioneller Vaginismus
302.84 Sexueller Sadismus	302.70 Atypische psychosexuelle Dysfunktion
302.90 Atypische Paraphilie

Andere psychosexuelle Störungen

302.00 Ich-dystone Homosexualität
302.89 psychosexuelle Störungen, die nicht andernorts klassifiziert sind

Für jede Diagnose werden genaue Kriterien angegeben. Hervorgehoben wird, daß schon der Titel dieser Diagnosegruppe auf die wesentliche etiologische Bedeutung psychologischer Faktoren für die Entwicklung dieser Störungen verweist.

C. Häufigkeit sexueller Probleme

Da es keine zufriedenstellenden Untersuchungen gibt, ist es schwierig, sich einen Eindruck davon zu verschaffen, wie häufig sexuelle Probleme in der *allgemeinen Bevölkerung* auftreten, wie sie sich verteilen, und wie groß das Bedürfnis nach Behandlung ist.

Dagegen läßt sich ein Überblick darüber gewinnen, wie häufig *Patienten* sexuelle Probleme aufweisen (BURNAP u. GOLDEN 1971; PACHARZINA 1975; SCHORSCH et al. 1977; JENSEN et al. 1980; JENSEN 1982). Diese Untersuchungen zeigen, daß mindestens an die 15% der Patienten, die einen Arzt aufsuchen, so bedeutende sexuelle Probleme haben, daß eine qualifizierte Beratung und/oder Behandlung ratsam wäre. In einer Stadt wie Hamburg mit etwa 2 Mill. Einwohnern würde es sich jährlich um mehrere Zehntausende von Patienten handeln mit einer beinahe gleichmäßigen Verteilung auf Männer und Frauen. Dies bedeutet jedoch nicht, daß der Arzt willig ist, sich dieser Patienten anzunehmen. Laut Angaben in einer dänischen Untersuchung (JENSEN 1982) verwendeten die 36 befragten Ärzte nur 1,5% ihrer Sprechstunden für sexologische Arbeit, aber die sexologischen Beratungen waren oft von etwas längerer Dauer als die übrigen, so daß 3–4% der Sprechstunden für diese Patienten in Anspruch genommen wurden. Die Ärzte räumten ein, sie seien oft über das Auftreten von sexuellen Problemen im klaren, würden sich jedoch für das Überhören der Signale entscheiden unter Hinweis auf Zeitdruck und fehlende Kompetenz. Die meisten der befragten Ärzte dieser Untersuchung waren der Ansicht, ihr sexologisches Interesse liege über dem Durchschnitt der dänischen praktischen Ärzte im allgemeinen.

Die sexuelle Problematik kann verkleidet auftreten d. h. als physische oder psychische Beschwerden (Unterleibsschmerzen, Muskelspannungen, Kopfschmerzen, Konzentrationsschwierigkeiten, Niedergeschlagenheit und Gereiztheit etc.). Erst bei näherem Kontakt und gezieltem Ausfragen wird der sexuelle Hintergrund „verraten".

Die häufigsten Klagen beziehen sich auf sexuelle Partnerschaftsprobleme. Was Frauen betrifft, verringerte Lust und Orgasmusschwierigkeiten, was Männer anbelangt, besonders Erektionsstörungen und vorzeitige Ejakulation. Klagen über Vaginismus und ausbleibende oder verzögerte Ejakulation kommen weniger häufig vor, sind aber nicht außergewöhnlich.

Klagen über sexuelle Deviationen sind seltener.

Aus den vorliegenden Untersuchungen geht hervor, daß einige Ärzte beinahe nie von solchen Problemen hören, während andere ununterbrochen darauf stoßen. Das heißt, daß Einstellung und Persönlichkeit des Arztes weitgehend bestimmen, ob die Patienten direkt oder indirekt diese Beschwerden äußern, und ob der Arzt versucht, diese Probleme aufzugreifen oder ob er sie überhört. Alles in allem scheinen Ärzt*innen* ein offeneres Ohr zu haben als ihre männlichen Kollegen. Psychiater scheinen auf sexuelle Probleme aufmerksamer zu sein als andere Ärzte.

D. Stufen sexologischer Beratung

Die Anregung zur Besprechung sexueller Fragen muß erfahrungsgemäß oft vom Arzt oder anderen Praxisangehörigen ausgehen, da viele Patienten sich nicht selbst dazu durchringen können, Fragen dieser Art zu stellen.

Viele Ärzte schrecken aus Angst vor den weiteren Folgen davor zurück und hegen Zweifel, ob sie die Situation auch meistern können. Aber nicht jede Sexualberatung ist gleich schwierig, und nicht jede fordert die gleiche Kompetenz. Einer Reihe von Problemen kann mit geringem Einsatz Abhilfe geschaffen werden, während eine eigentliche Therapie seltener erforderlich ist.

Annon u. Robinson (1978) sprechen im sogenannten PLISSIT-Modell – das sich einfach behalten läßt – von vier Stufen, die natürlich nicht scharf gegeneinander abgegrenzt sind.

P – permission	Der Therapeut gibt zu erkennen, direkt oder indirekt, daß er willens ist, sexuelle Fragen zu besprechen.
LI – limited information	Der Therapeut gibt eine Reihe relevanter Informationen, die sich auf das aktuelle Thema beziehen.
SS – specific suggestions	Der Therapeut gibt direkte Ratschläge oder Anweisungen, wie ein sexuelles Problem evtl. zu lösen sei.
IT – intensive therapy	Eigentliche Therapie.

Die ersten drei Stufen werden kurz kommentiert, während die eigentliche Therapie im folgenden ausführlicher besprochen wird.

Der Begriff *permission* ist doppelten Inhalts. Teils beinhaltet er ein Signal vom Arzt (oder anderen Praxisangehörigen) ausgehend, daß es erlaubt ist, sexuelle

Fragen zu besprechen. Teils gehen einige Patienten zum Arzt, um ein Alibi zu bekommen, eine Erlaubnis, zu deren Erteilung der Arzt ihrer Meinung nach besonders berechtigt sei, für eine bestimmte Handlungsweise, für die sie motiviert sind, aber von der sie fürchten, sie sei „verkehrt" oder unnormal oder deren Konsequenzen sie nicht übersehen können. Selbstverständlich kann der Arzt nicht die Verantwortung dafür übernehmen, wie der einzelne zu handeln hat, aber er kann manchmal mit geringem Einsatz den Patienten von einigen Mißverständnissen hinsichtlich Unnormalität befreien oder den Patienten in die Lage versetzen, das zu tun, wozu er eigentlich Lust hat, egal, ob dies außergewöhnlich ist oder nicht.

Limited information können z. B. Informationen über Nebenwirkungen bei verschriebener Medizin sein, z. B. über die ejakulationshemmende Wirkung gewisser Psychopharmaka, Hemmung der Lubrikation und Erektion bei gewissen Antihypertensiva. Es können Informationen sein über den Einfluß einer Unterleibsoperation auf die sexuelle Funktion. Es hat sich gezeigt, daß solche Informationen, beizeiten und am liebsten an beide Partner innerhalb einer Beziehung gegeben, das Entstehen vieler sexueller Probleme vorbeugen können.

Specific suggestions können Anweisungen sein, was man hinsichtlich eines bestimmten Problems machen kann. Zum Beispiel Training der erschlafften Beckenbodenmuskulatur nach einer Geburt, Behandlung von Schmerzen beim Koitus, Vorschläge zu alternativen Möglichkeiten im sexuellen Verkehr etc., eventuell durch Hinweise ergänzt auf Bücher, Filme und andere Medien, die dem einzelnen oder dem Paar weiterhelfen können. Specific suggestions verlangt ein wenig mehr sexologisches Wissen als die ersten beiden Stufen im PLISSIT-Modell, aber kein größeres psychotherapeutisches Können.

Zögert man, eine eigentliche Therapie einzuleiten, kann man mit den ersten drei Stufen des PLISSIT-Modells beginnen und beobachten, wie weit man mit ihnen kommt. Außerdem kann man Patienten, deren Probleme man selbst nicht meistern kann, eine Überweisung geben. Oft wird es so verlaufen, daß man den Mut gewinnt, sich weiter auszubilden, so daß man auch eine eigentliche Therapie übernehmen kann.

E. Psychogene sexuelle Dysfunktionen und ihre Behandlung

I. Einteilung der Dysfunktionen

Eine gängige Einteilung der psychogenen Dysfunktionen lautet wie folgt:

Männliche

1. Ejaculatio praecox – vorzeitiger Samenerguß
2. Erektive Dysfunktion – unzureichende oder fehlende Erektion
3. Ejaculatio retardata – verzögerter oder ausbleibender Samenerguß

Weibliche

1. Orgastische Dysfunktion – ausbleibender Orgasmus
2. Vaginismus – Scheidenkrämpfe

Darüber hinaus kann bei beiden Geschlechtern geringe oder gar keine Lust zum sexuellen Verkehr beobachtet werden – reduzierte Libido. Dies kann von sexuellen Dysfunktionen unabhängig auftreten.

Kaplan (1979) zieht eine Einteilung der sexuellen Störungen vor, je nachdem, in welcher sexuellen Phase sie auftreten, indem sie mit drei Phasen arbeitet, die sie als "desire", "excitement" und "orgasm" bezeichnet.

"Excitement-disorders" zeigen sich durch eine Hemmung der genitalen Blutzufuhr, so daß Männer keine ausreichende Erektion, Frauen keine Blutanreicherung der äußeren Genitalien und keine ausreichende Lubrikation erreichen. Störungen der Orgasmusphase sind für Männer Ejakulationsstörungen, mit sickerndem, vorzeitigem, verzögertem oder völlig ausbleibendem Samenerguß; bei Frauen zeigen sich diese Störungen selbstverständlich als ausbleibende oder unzureichende orgastische Reaktion. Dies ist nichts Neues, das kommt erst mit der Erwähnung der Lust-Störungen. Kaplan hat die gleiche Erfahrung gemacht, wie viele Sexualtherapeuten vor ihr, nämlich daß Störungen der Libido – die früher von den eigentlichen Dysfunktionen überschattet wurden – sich häufig geltend machen, und dabei schwer zu behandeln sind. In ihrem Buch aus dem Jahre 1979 behandelt sie besonders diese Störungen und ergänzt damit ihre Beschreibung der eigentlichen Dysfunktionen in ihrem Buch von 1974. Störungen der Libido teilt sie in zwei Gruppen ein, die sie jeweils als "inhibited sexual desire", IHS, und als "hypoactive sexual desire", HSD bezeichnet. Sie definiert IHS als "abnormally low libido in which an etiological diagnosis has been made, i.e., when it is established that sexual desire is inhibited by psychic factors", während die Bezeichnung HSD Zuständen reduzierter Libido aus anderen ätiologischen Gründen vorbehalten ist. Kaplan meint, daß IHS "a distinct clinical entity" ist, und daß Menschen mit IHS aus herkömmlichen sexualtherapeutischen Eingriffen keinen Nutzen ziehen können, sondern auf längere, einsichtige Psychotherapie, die sie als "psycho-sexual therapy" bezeichnet, angewiesen sind. Viele, die mit der Behandlung von sexuellen Problemen vertraut sind, werden meinen, daß jede sogenannte Sexualtherapie eine "psychosexual therapy" sein sollte, und werden bezweifeln, daß IHS "a distinct clinical entity" ist. Nicht überraschend führen Arentewicz u. Schmidt (1980) z. B. an: „Sexuell-aversive Reaktionen sind keine sexuellen Funktionsstörungen. In der Regel ist die Aversion die Folge einer Funktionsstörung oder sie resultiert aus den gleichen Ängsten oder Konflikten, die auch die Funktionsstörung bedingen."

Kaplan erwähnt weitere Dysfunktionen: "psychogenic and post-ejaculatory pain" und "sexual phobias". Sie bemerkt, worauf sich wohl alle einigen können, daß retrograde Ejakulation gewöhnlicherweise organisch bedingt ist. Diese Dysfunktionen sollen in diesem Zusammenhang nicht weiter vertieft werden – es sei auf Kaplan (1979) verwiesen.

Sexuelle Dysfunktionen haben oft viele Jahre vor Behandlungsbeginn angehalten, und ohne Behandlung können sie das ganze Leben dauern. Es ist somit von einer ernsten Behinderung die Rede.

Sexuelle Dysfunktionen können primären Charakters sein – d. h. sie haben sich immer geltend gemacht, oder auch sekundärer Art, d. h. sie sind zu einem bestimmten Zeitpunkt entstanden, nachdem die Sexualfunktionen zuvor intakt waren. Sie lassen sich auch danach einteilen, ob sie im allgemeinen auftreten oder nur in gewissen Situationen, d. h. nur unter gewissen Umständen, mit bestimmten Partnern usw.

Einige Dysfunktionen treten häufiger auf als andere. Die Verteilung ändert sich je nach Kulturkreis und Zeitalter. Verzögerter Samenerguß und Vaginismus treten seltener auf als vorzeitiger Samenerguß, sekundäre erektive Dysfunktion und Orgasmusschwierigkeiten bei Frauen. Um die Jahrhundertwende waren wahrscheinlich bedeutend mehr Frauen anorgastisch als heute, wo Untersuchungen in mehreren Ländern darauf hindeuten, daß beinahe alle Frauen einen Orgasmus erlebt haben, was jedoch nicht mit Zufriedenheit hinsichtlich ihres Sexuallebens gleichzusetzen ist. Seit MASTERS u. JOHNSON 1970 ihr Buch veröffentlichten, scheint die Zahl der Libidostörungen, die sich auch nur schwer behandeln lassen, bei beiden Geschlechtern gestiegen zu sein. Man bekommt überhaupt den Eindruck, daß die Menschen, die heute wegen sexueller Dysfunktionen Behandlung aufsuchen, mit schwerwiegenderen Problemen zu kämpfen haben als vor 10–15 Jahren. Vielleicht ist ein Teil der Erklärung, daß die rege Besprechung der Behandlung von sexuellen Dysfunktionen in der Presse und andere populärwissenschaftliche Darstellungen vielen Paaren geholfen haben, ihre Probleme, um derentwillen sie früher professionelle Hilfe aufgesucht hätten, jetzt selber zu bewältigen, so daß sich nur die schwierigsten Fälle melden. Es kann auch mit einer veränderten Einstellung zum Sexualleben zusammenhängen – mit einer höheren Priorisierung als früher, damit daß auf gegenseitige Befriedigung und Gewinn mehr Wert gelegt wird; veränderte Frauen- und Männerrollen und kontrazeptive Technik spielen vielleicht auch eine Rolle. Entsprechend macht sich international die Tendenz bemerkbar, daß die Zahl der Behandlungssitzungen wegen sexueller Dysfunktionen gegenüber vor 10 bis 15 Jahren gewachsen ist.

Wie einleuchtend die obige Einteilung der sexuellen Dysfunktionen auch erscheinen mag, so kann es doch Schwierigkeiten bereiten, zu definieren, was unter einer sexuellen Dysfunktion zu verstehen ist. Wie soll man z. B. „vorzeitigen Samenerguß" definieren? Vorzeitig im Verhältnis wozu? Soll es quantitativ z. B. in Sekunden gemessen werden (und wer stellt Normen und Ideale auf?), Zahl der Koitusbewegungen vor dem Samenerguß? die Fähigkeit, den Partner vor der Ejakulation befriedigt zu haben? Oder soll er phänomenologisch verstanden werden, der Samenerguß wird als zu früh *empfunden,* bevor die gewünschte Spannung erreicht ist, er hinterläßt nicht das angestrebte Gefühl und Erfüllung und Befriedigung. Ejaculatio praecox ist qualitativ und quantitativ definiert worden. Zum Beispiel führen MASTERS u. JOHNSON (1970) eine meiner Meinung nach nicht befriedigende quantitative Definition an, indem sie sagen, daß ein Mann an Ejaculatio praecox leidet, wenn er in weniger als 50% der Geschlechtsakte seinen Samenerguß nicht zu kontrollieren und damit seinen Partner nicht zu befriedigen vermag (vorausgesetzt, daß sie orgastisch potent ist).
Die Definition hebt die Paar-Relation des Ejaculatio praecox hervor, was an sich positiv ist. Dabei haben MASTERS u. JOHNSON offenbar nicht beachtet, daß Ejaculatio präcox auf englisch premature ejaculation heißt und sehr gut bezeichnet, was Männer mit vorzeitigem Samenerguß erleben. Immer wieder erzählen sie die gleiche Geschichte: sobald sie mit einer Partnerin zusammen sind, und spätestens, wenn sie den Penis in die Vagina einführen wollen, können sie der Spannung nicht wiederstehen und ejakulieren. Es ist, als hätten sie vor der Erreichung eines hohen Spannungsniveaus Angst und gehen deshalb auf einem weit niedrigerem ab. Die eigentliche Ejakulation erfolgt nicht nur „zu früh", sondern auch zu einem Zeitpunkt, wo sie prämatur ist, das heißt, den möglichen Höhepunkt nicht erreicht hat. Oft ist sie sickernd und hinterläßt kein Gefühl von Erfüllung, das auf einen Orgasmus folgen kann. Hiermit werden diese Männer teils zum Beispiel dafür, daß Ejakulation und Orgasmus nicht synonyme Begriffe sein müssen, teils dafür, daß eine schnelle Ejakulation nicht notwendigerweise prämatur sein muß – das entscheidende ist nicht der Zeitfaktor, sondern, daß die orgastische Potenz reduziert ist. Häufig haben Männer mit Ejaculatio praecox eine gewisse Vergleichsgrundlage, indem viele bei Masturbation den Samenerguß zurückhalten können, bis eine ausreichende Spannung erarbeitet ist, und die Ejakulation bei Masturbation wird als intensiver und befriedigender empfunden.
Diese Diskussion der Definitionen, die auf andere sexuelle Dysfunktionen erweitert werden kann, ist wesentlich. Sie ist für die Behandlungsstrategie von Bedeutung und unterstreicht beispielsweise wie unbefriedigend es ist, Ejaculatio praecox mit dicken Präservativen oder anästhesierenden Salben, die die Sensibilität herabsetzen, zu behandeln. Diese Männer sind ja nicht zu

sensibel, sondern haben eher Angst vor Gefühlen und Sinnesstimuli. Und die Diskussion stellt dar, daß eine sexuelle Dysfunktion phänomenologischer Natur ist und von dem Betroffenen als unbefriedigend und unvollendet empfunden wird. Ferner beleuchtet die Diskussion die Paar-Relation bei Dysfunktionen. Oft ist die Dysfunktion nur in Verbindung mit einem Partner vorhanden, nicht wenn der Betroffene alleine ist. Daraus folgt, daß man bestrebt ist, das Paar und nicht nur die Einzelperson zu behandeln. MASTERS u. JOHNSON (1970) heben zu Recht hervor "there is no such thing as an uninvolved partner in any marriage in which there is some form of sexual inadequacy".

II. Ursachen und Folgen

Nur selten findet man eine befriedigende Erklärung dafür, warum gerade dieser Mensch, dieses Paar von einer oder manchmal mehreren persistenten sexuellen Dysfunktionen betroffen ist, obwohl sich häufig ein Muster erahnen läßt. Bei einigen Menschen scheint die sexuelle Dysfunktion etwas Oberflächliches zu sein, das ihre allgemeine Entfaltung nicht behindert. Sie kann als ein Produkt von früheren jetzt beseitigten Konflikten aufgefaßt werden, die nicht mehr psychodynamisch „notwendig", die jedoch „klebengeblieben" sind. Bei anderen kann die sexuelle Dysfunktion ihre Persönlichkeit wesentlich prägen und Ausdruck eines noch immer tiefgehenden aktuellen Konflikts sein.

Oft ist von einem multifaktoriellen Hintergrund die Rede. Fehlendes Wissen und Information, falsches Einüben, erschreckende Erfahrungen, Tabus, schlechte technische Leistung, fehlende Kommunikation der Partner untereinander, Versagerangst, Leistungsdruck, zu starke Fixierung auf die Genitalfunktionen, Orgasmus-Jagd, Angst, sexuelle Lust zu erregen oder zu empfinden sowie Konflikte und Machtkämpfe der Partner untereinander können die Elemente ausmachen. Einige dieser Faktoren lassen sich vom Lernprozeß her, andere von einem soziologischen oder systemtheoretischen, wieder andere von einem psychodynamischen Hintergrund aus begreifen. Heute wie früher machen sich zahlreiche Mythen hinsichtlich Sexualität bemerkbar und verbreiten Unsicherheit und Ängste.

Wie die Jahre vergehen, ohne daß die Dysfunktion verschwindet, entsteht ein zwingender Behandlungsbedarf. Aber man kann nicht behaupten, Menschen mit sexuellen Dysfunktionen seien normalerweise psychisch krank, so zu verstehen, daß sie gewöhnlich schwer neurotisch sind oder gar psychotische Züge vorweisen. Die Praxis bezeugt, daß die sexuelle Dysfunktion sehr wohl recht isoliert auftreten kann, und gelingt es hier, Abhilfe zu schaffen, führt dies eine bedeutende Erleichterung herbei, ohne daß andere Symptome an deren Stelle treten. Im Gegenteil, oft läßt sich beobachten, wie der Betroffene sich allgemein besser fühlt, weniger über Rastlosigkeit klagt, über Gereiztheit, Muskelschmerzen, Unterleibsschmerzen, Kopfschmerzen, Schlaflosigkeit etc. alles Symptome, die oft in Verbindung mit sexuellen Dysfunktionen registriert werden können. Wird der Dysfunktion jedoch keine Abhilfe geboten, liegt der Weg offen für Familienkonflikte, Tablettensucht und Alkoholismus, psychosomatische Symptome und eigentliche Leiden unterschiedlicher Art. Die „unverständlichen" Klagen bergen die Gefahr einer somatischen Überbehandlung in sich, mit all dem menschlichen und finanziellen Aufwand, den solche Behandlungsversuche mit sich führen. Finanziell bringt es somit keine Einsparung, die Behandlung dieser Dysfunktionen zu unterlassen.

Die Abhilfe sexueller Dysfunktionen befindet sich im Bereich des Kontinuums zwischen Prophylaxe und Behandlung.

III. Behandlungsprinzipien

Der eigentliche Durchbruch in der Behandlung sexueller Dysfunktionen kann auf das Erscheinen von MASTERS u. JOHNSON's Buch Human Sexual Inadequacy (1970) zurückgeführt werden. Das in einer etwas holperigen Sprache geschriebene Buch beschreibt die grundlegenden Behandlungsprinzipien, auf denen jede Sexualtherapie weiterhin beruht.

Die Sexualtherapie baut auf Erfahrungen und Methoden anderer Therapieformen. Außer einer analytisch orientierten Individualtherapie sollten Paar- und Familientherapie, Verhaltenstherapie und verschiedene Formen der Körpertherapie erwähnt werden. Zwischen der Sexualtherapie und gewissen anderen Therapieformen u. a. der Ehetherapie sind die Grenzen fließend.

Sexualtherapeuten nehmen an, daß ein sexuelles Symptom relativ isoliert auftreten kann und bei weitem nicht immer Ausdruck einer tieferen Psychopathologie ist. Der Sexualtherapeut streitet jedoch nicht ab, daß sich hinter einem sexuellen Problem oft tieferliegende Konflikte verbergen, ebensowenig verschließt er die Augen vor sozialen Verhältnissen, die das Entstehen und die Dauer einer Dysfunktion bedingen können. Im Gegenteil legt er großen Wert auf diese Umstände, strebt aber primär danach, die unmittelbaren Ursachen der Dysfunktion zu bearbeiten und die destruktiven Züge zu modifizieren, die sie anhalten läßt. Die Sexualtherapie unterscheidet sich von mehreren anderen Therapieformen, indem der Therapeut dem Paar direkte Ratschläge und Anweisungen die sexuelle Aktivität betreffend gibt. Das Paar berichtet dem Therapeuten ausführlich, wie das Zusammensein zu Hause verlaufen ist, und die Reaktion auf diese Ratschläge und Anweisungen wirft ein Licht auf die Art der Schwierigkeiten und bestimmt die Planung der weiteren Therapie (s. auch Absch. E. VI).

Von der Annahme ausgehend, daß der Konflikt in der Paar-Relation liegt und nicht nur bei dem einen Partner, und daß er sich am besten durch das Miteinander beider lösen läßt, zieht man, wo es möglich ist, die Behandlung von Paaren vor. Beide Partner müssen zur Zusammenarbeit bereit sein und dürfen nicht einseitig die Schuld für die Dysfunktion auf sich nehmen oder dem Partner zuschieben. Gerade die Beziehung, das Miteinander funktioniert nicht, und beide Partner sind für eine positive Veränderung verantwortlich. Es ist deshalb eine grundlegende Voraussetzung, daß das Paar sich immer noch gern hat und darauf eingestellt ist, das Zusammenleben fortzusetzen. Die Sexualtherapie ist kein Rettungsanker für eine kaputte Beziehung, obwohl eine anhaltende sexuelle Dysfunktion das Bestehen einer Beziehung bedrohen kann. Sollte die in der Praxis relativ seltene Konsequenz entstehen, daß ein Paar auseinandergeht, ist dies nicht notwendigerweise das negative Ergebnis einer Therapie. Die Paare, die sich um eine Sexualtherapie bemühen, sind ja gerade der Ansicht, daß eine Scheidung nicht die Lösung ihres Problems darstellt und gehen deshalb andere Wege.

MASTERS u. JOHNSON benutzen immer zwei Therapeuten, einen Therapeuten und eine Therapeutin, und behandeln das dysfunktive Paar intensiv in einem Zeitraum von 14 Tagen, in denen sich das Paar völlig dem Behandlungsprogramm widmen muß. Das Paar wohnt in einem Hotel in der Nähe des Behandlungsortes, ist dem Alltag und seinen Verpflichtungen entronnen. Seitdem ist dieses Behandlungsprogramm auf vielen Punkten modifiziert worden, und es hat sich gezeigt, daß ebenso günstige Behandlungsergebnisse erzielt werden, wenn das Paar im Alltag in 1–2 wöchentlichen Sitzungen von nur einem Therapeuten behandelt wird (s. z. B. Kaplan 1974, 1979; Arentewicz u. Schmidt 1980). Dies ist eine Modifikation, die heutzutage beinahe überall angewandt wird.

Man hat auch Erfahrungen mit Gruppenbehandlungen von sowohl Alleinstehenden als auch von Paaren gemacht.

Die Sexualtherapie behandelt das Symptom, ist aber deshalb lange keine symptomatische Therapie. Es ist von einer Therapie von kurzer Dauer die Rede, und verglichen mit der Psychoanalyse, ist sie natürlich kein so starker Eingriff und setzt sich kleinere Ziele. Aber eine erfolgreiche Sexualtherapie kann, wie oben erwähnt, einen günstigen Einfluß ausüben nicht nur auf die sexuelle, sondern auch auf die allgemeine Entfaltung. Darüber hinaus ist sie die wirksamste Form der Psychotherapie von sexuellen Funktionsstörungen, wohingegen z. B. die Psychoanalyse, trotz deren Einblick in die Hintergründe der sexuellen Dysfunktion und intrapsychische Zwecke, hinsichtlich der Behandlung von sexuellen Dysfunktionen enttäuscht hat (s. z. B. Arentewicz u. Schmidt 1980).

Unterschiedliche Formen der Körpertherapie können Teil der eigentlichen Therapie oder Vor- und Nachbereitung sein. Bücher, Ton- und Videokassetten sowie Filme können in die Behandlung mit einbezogen werden, ohne jemals den direkten therapeutischen Kontakt zu ersetzen.

Die Sexualtherapie hat eine gewaltige Entwicklung und gewisse Modifikationen durchgemacht. Sogenannte nude-sessions und vielleicht direkte sexuelle Demonstrationen können auf unseren Breitengraden befremdlich, vielleicht abschreckend wirken. Es ist wichtig, daß die Sexualtherapie der jeweiligen Kultur angepaßt wird.

IV. Behandlungsabläufe

Sexuelle Dysfunktionen können einen oder beide in einer Beziehung treffen. Meist leidet jedoch nur der eine Teil an einer sexuellen Dysfunktion, und der „Symptomträger" ist oft derjenige, der den Kontakt zum Therapeuten aufnimmt, um „sein" Problem behandeln zu lassen. Hier stößt man schon auf das erste Problem, nämlich den „Symptomträger" für eine Paartherapie zu motivieren. Ein Teil der Therapien muß in diesem Anfangsstadium aufgegeben werden, weil derjenige, der sich „krank" fühlt, es nicht für angemessen hält, seinem gesunden Partner eine Behandlung aufzuzwingen, oder weil der „Gesunde" seine Teilnahme verweigert. In einigen Fällen wird man die Behandlung von Einzelpersonen akzeptieren, entweder weil sie allein leben und die Dysfunktion sie daran hindert, eine Beziehung einzuleiten, oder auch, wenn etwas dafür spricht, den einen in Behandlung zu nehmen, obwohl der andere nicht teilnehmen will.

Der Therapeut prüft die Motivation und sichert sich dagegen ab, daß eine Psychopathologie oder andere Faktoren der Therapie Steine in den Weg legen könnten. Sehr zerbrechliche Menschen mit geringem Kontaktvermögen und mit flimmernden oder rigiden Verteidigungsmechanismen, die vielleicht zu psychotischen Reaktionen tendieren, eignen sich weniger gut für diese recht robuste Behandlungsform oder stellen zumindest besondere Forderungen an das Können des Therapeuten. Das gleiche gilt für Menschen mit ausgesprochener Tendenz zu nach außen gerichteten Projektionen. Ist der eine oder beide durch andere Konflikte schwer belastet, kann es notwendig sein, die Therapie zu verschieben, bis sich die Verhältnisse geklärt haben. Eine Verbesserung der sozialen Verhältnisse ist vor Beginn der Paartherapie ebenfalls erwägenswert. Einige Menschen gehen so vielen Tätigkeiten außerhalb des Heimes nach, daß sie zum Zusammensein beinahe keine Möglichkeit finden können, und man muß ihnen klarmachen, daß die Einleitung einer Therapie nichts nützt, bevor sich dies nicht geändert hat. Sexuelle Beziehungen zu einem Dritten können während einer Paartherapie nicht akzeptiert werden. Andere Behandlungsversuche sollten nicht mit der Paartherapie einhergehen. Bedeutende sexuelle Deviationen bei einem oder beiden Partnern können die Therapie erschweren oder unmöglich machen. Paartherapeutische Prinzipien können gegenüber homosexuellen Beziehungen sehr wohl angewandt werden.

Beide müssen sich einer somatischen Untersuchung unterziehen, die Frau sich auch einer gynäkologischen. Nimmt der Therapeut sie nicht selbst vor, sollte er ihr zumindest beiwohnen, ferner sollte sie nur von einem Gynäkologen vorgenommen werden, der mit sexuellen Dysfunktionen vertraut ist. Oft kann die somatische Untersuchung als Anleitung und Anschauungsunterricht dienen, z. B. hinsichtlich der Physiologie und Anatomie der Geschlechtsorgane, weshalb beide Partner während der Untersuchung zugegen sein sollten, um aus der Anleitung Nutzen zu ziehen. Die Unwissenheit in ganz elementaren Dingen ist größer, als man sich vorstellt. Auch die Reaktionen des Paares können nützliche Hinweise geben (s. z. B. SARREL u. SARREL 1979).

Von Anfang an liegt es am Therapeuten, eine offene Atmosphäre der Geborgenheit zu schaffen, eine positive Behandlungsallianz, und er muß beide Partner gleichermaßen in die Behandlung mit einbeziehen. Alle drei (oder vier, wenn zwei Therapeuten teilnehmen) sollten behaglich im Rundkreis sitzen oder um einen Tisch. Die Gespräche können auf Band aufgenommen werden, nicht nur zur Verwendung des Therapeuten, sondern insbesondere weil es nützlich sein kann, daß das Paar sich das Band zu Hause anhört und sich darüber unterhält. Diese Einleitungsphase erstreckt sich über 3–4 Sitzungen von etwa einstündiger Dauer und endet mit einer definitiven Stellungnahme dazu, ob die Grundlage für eine Therapie vorhanden ist, und wenn das der Fall ist, mit einer Festlegung des Ziels und eventuell der veranschlagten Dauer der Behandlung.

Die folgende Stufe ist normalerweise die Anleitung zum nongenitalen Sensualitätstraining (s. u.), dessen Ziel es ist, das Paar das Geben und Nehmen von Zärtlichkeiten, die körperliche und sprachliche Kommunikation (erneut) einüben zu lassen. Gleichzeitig wird dem Paar untersagt, den Versuch eines Koitus zu unternehmen. Hiermit können der Leistungsdruck, die genitale Fixierung abgebaut und die Auffassung, das „Produkt" eines Geschlechtsverkehrs sei der Orgasmus, verhindert werden.

Dieser Teil der Therapie erstreckt sich über eine Dauer von 3–4 Sitzungen oder über weit mehr. Der Verlauf dieser Phase kann für den positiven Ausgang der

Therapie von entscheidender Bedeutung sein. Später erweitert man das Sensualitätstraining auf das Streicheln der Geschlechtsteile und den Busen der Frau, und
erst wenn diese Phase gelingt, „erlaubt" man den Koitus, oft unter Anratung besonderer Stellungen, abhängig von der Art der Dysfunktion.

Sensualitätstraining ist Teil beinahe jeder Sexualtherapie. Im weiteren Verlauf werden andere Anleitungen angewandt, der jeweiligen Dysfunktion entsprechend – s.u. Beim erfolgreichen Behandlungsablauf wird die sexuelle Dysfunktion danach behoben sein, aber zur Nachbereitung und zur Stabilisierung des Zustandes sollten ein paar Sitzungen in Anspruch genommen werden und vielleicht
in größeren Zeitabständen als anfangs. Außerdem kann man dem Paar eine Sitzung, z. B. drei und zwölf Monate nach Abschluß der primären Behandlung, anbieten, um sich ein Bild vom Ergebnis zu machen. Die gesamte Zahl der Sitzungen
beträgt selten weniger als 8–10, oft 20–30. Im dänischen Material (Winther et al.
1984) lag der Durchschnitt bei 14 Sitzungen mit Unterschieden von 4–45 Sitzungen, am Institut in Hamburg (Arentewicz u. Schmidt 1980) erreichte die Zahl
der Sitzungen mindestens 15 und höchstens 60 mit einem Durchschnitt von 38 Sitzungen, was bedeutend mehr ist, als im gängigen Material aus den USA.

V. Anleitungen

Im folgenden soll kurz auf die vier gewöhnlichsten Anleitungen in der Paartherapie eingegangen werden. Aber die Weitergabe von diesen Anleitungen läßt sich
nicht ausschließlich durch Lesen erlernen, sondern muß im Rollenspiel und in der
Praxis unter Aufsicht eines erfahrenen Therapeuten eingeübt werden. Ferner ist
es wichtig, sich vor Augen zu halten, daß die Anleitungen nicht dem Exerzieren
gleichkommen, daß das Feedback des Paares immer sichergestellt ist und daß die
Anleitungen gründlich durchgearbeitet sind, bevor man mit der Therapie weiter-
geht.

1. Sensualitätstraining ("sensate focus")

Sinn und Zweck des Sensualitätstrainings ist oben erklärt. Die Anleitungen an
das Paar müssen sehr genau und sorgfältig sein, indem noch einmal betont wird,
daß die Phase des Sensualitätstrainings oft die wichtigste im ganzen Behandlungsablauf darstellt, und daß man nie durch diese Phase hetzen darf. Es ist wichtig,
daß *beide Partner* sie gut überstehen. Das Sensualitätstraining gliedert sich in zwei
Teile:

A. Nongenitales Sensualitätstraining
B. Sensualitätstraining mit Einbeziehung der Geschlechtsorgane

A. Man weist das Paar an, sich Zeit zu lassen und von Kindern, Telephonan-
rufen, Freunden und Familie ungestört zu sein. Bei anheimelnder Beleuchtung
sollen sie sich entkleidet in ein angenehm geheiztes Zimmer legen und wechselwei-
se der Gebende und Nehmende sein. Der eine legt sich bequem auf den Bauch,
und der andere setzt sich daneben und streichelt und erforscht Nacken, Rücken,

Gesäß und Rückseite der Beine des Nehmenden. Das Streicheln soll ruhig und sanft sein, Geborgenheit schaffen und weder kitzeln noch „anstacheln". Der Aktive soll das tun, wozu er Lust hat, jedoch auf die Reaktionen des Nehmenden achten. Diese Phase soll mindestens 15 Minuten dauern, gerne länger. Danach wird die Vorderpartie des Partners auf die gleiche Art gestreichelt, aber unter Auslassung der erogenen Zonen. Es ist kein Zufall, daß man mit der Rückenpartie des Körpers beginnen sollte, da viele die Rückenlage als eine „ausgesetztere" Position empfinden als die auf dem Bauch und deshalb eher Geborgenheit verspüren, wenn die Rückenpartie gestreichelt wird. Hinzu kommt, daß die „Versuchung", die erogenen Zonen einzubeziehen und zu beobachten, ob das Streicheln genitale Reaktionen hervorruft, in dieser Stellung geringer ist. Denn gerade dem Leistungsdruck möchte man mit diesen Übungen zu Leibe rücken.

Wenn der Gebende auf diese Weise von vorne und hinten gestreichelt worden ist, können sie sich umarmen und gegebenenfalls darüber sprechen, was sie dabei erlebt haben, wonach die Rollen getauscht werden und alles wiederholt wird.

Man schärft ihnen ein, daß sie keinen Geschlechtsverkehr haben dürfen und erklärt warum. Während der Anleitung beobachtet der Therapeut genau die Reaktion des Paares und bespricht alle Fragen und Einwände mit ihnen. In der folgenden Therapiesitzung diskutiert der Therapeut zusammen mit dem Paar, wie es zu Hause verlaufen ist, wie oft das Sensualitätstraining durchgeführt wurde, wie die Einzelheiten aussahen; eventuelle Mißverständnisse werden aus dem Weg geräumt und Widerstandsreaktionen (s. u.) bearbeitet.

Hat das Paar die Phase A. des Sensualitätstrainings erfolgreich durchgeführt, kann man zur Phase B. übergehen.

B. Das Streicheln von Busen und Geschlechtsorganen ist jetzt erlaubt, eventuell erst „trocken", später mit Massageöl, Lotion etc., wenn es zweckmäßig erscheint. Es wird weiterhin betont, daß diese Form des Zusammenseins einen Sinn an sich hat und noch nicht zum Geschlechtsverkehr führen darf. Der Erlaß eines „Geschlechtsverkehrs-Verbots" wird oft von dem einen Partner oder von beiden als eine große Erleichterung empfunden, u. a. weil die Niederlagen gerade im Anschluß an den Geschlechtsverkehr erfolgten. *Er* hat keine Erektion bekommen oder vorzeitigen Samenerguß, *sie* hat keinen Orgasmus oder Scheidenkrämpfe bekommen.

In den Fällen, wo sich das Sensualitätstraining hinauszieht und der eine Teil, oftmals der Mann, auf die Dauer nur schwer von einer sexuellen Befriedigung absehen kann, sollte Masturbation als Lösung in Betracht gezogen werden.

Und noch einmal: es ist nicht zweckmäßig, mit anderen Anleitungen fortzusetzen, bevor das Sensualitätstraining nicht erfolgreich durchlaufen wurde, sowohl nongenital als auch genital. Falls die Therapie zu einem späteren Zeitpunkt ins Stocken gerät, kann es notwendig sein, auf das Sensualitätstraining zurückzugreifen.

2. Stop-start Technik

Stop-start Technik wird bei vorzeitiger Ejakulation angewandt. Das Paar bekommt Anweisung, einander zu Hause zu streicheln, bis der Mann Erektion bekommen hat. Danach legt sich der Mann auf den Rücken, während die Partnerin seinen Penis weiterhin manuell streichelt. Der Mann soll sich auf die Gefühle, die vom Penis ausgehen, konzentrieren, und nicht daran denken, ob etwas für die Partnerin dabei rausspringt. Vorläufig gilt es ihm. Er darf auch nicht seine Gedanken abschweifen lassen, sondern soll sich auf seine sexuellen Empfindungen konzentrieren. Wenn der Punkt erreicht ist, wo er seine Ejakulation beinahe nicht zurückhalten kann, soll er seine Partnerin augenblicklich bitten, die Stimulation zu unterlassen. Er wird erleben, daß das Gefühl der sich aufdrängenden Ejakulation binnen weniger Sekunden verschwindet. Die Stimulation wird fortgesetzt, ehe die Erektion nachläßt, bis er wieder den Samenerguß kommen fühlt – und das Spiel wird 3–4 Mal wiederholt. Er darf nicht versuchen, die Ejakulation auf andere Weise zu umgehen z. B. durch Muskelanspannung oder Ablenkung. Beim dritten oder vierten Mal darf er ejakulieren.

Kann das Paar dies einige Male erfolgreich durchführen, geht man weiter. Der Mann kann jetzt seine Hand auf die stimulierende Hand der Frau legen, und sie können mit seiner Reaktion auf verschiedene Geschwindigkeiten, Druck und Zähigkeit der Bewegung experimentieren. Wenn beides gelingt, nämlich seine Konzentration auf das wachsende Lustgefühl, das vom Penis ausgeht, und er gleichzeitig seine Partnerin rechtzeitig vor der Ejakulation stoppen kann, schreitet man weiter. Der Penis wird mit einer geeigneten Lotion oder einer wasserlöslichen Creme eingecremt und manuell stimuliert, was eine stärkere Stimulation bewirkt als bei der trockenen Berührung zuvor. Dies wird einige Male durchgeführt. Zu diesem Zeitpunkt haben die meisten Männer das Gefühl, ihre Ejakulation viel besser kontrollieren zu können.

Verläuft alles nach Plan, bekommt das Paar Anweisung zum Koitus. Der Mann liegt weiterhin auf dem Rücken, und die Frau setzt sich auf ihn, das Gesicht ihm zugekehrt. Er liegt ganz still, ohne sich zu bewegen, und lenkt ihre Koitusbewegungen mit seinen Händen, eventuell bleibt der Penis nach der Einführung einfach von der Scheide umschlossen, bis die größte Spannung nachgelassen hat, und erst dann fängt die Frau an, sich zu bewegen. Sobald er die Ejakulation sich nähern spürt, sagt er Bescheid, und sie muß augenblicklich mit ihren Bewegungen innehalten. Sie beginnt erst wieder, wenn die Spannung nachgelassen hat und die Gefahr einer Ejakulation vorüber ist. So setzen sie fort, bis er etwa beim vierten Mal ejakulieren darf. So weit gekommen, bekommt er die Weisung, sich das nächste Mal beim Koitus selbst zu bewegen und den Penis selber aus der Scheide aus- und einzuführen; die Frau bleibt in der gleichen Position. Danach können sie dazu übergehen, Geschlechtsverkehr in seitlicher Lage durchzuführen, und zum Schluß liegt der Mann oben, was die Position ist, in der es dem Mann am schwersten fällt, den Samenerguß zu kontrollieren.

Diese Art der Behandlung erfordert, daß beide Partner die Zusammenarbeit meistern, daß der Mann rechtzeitig Bescheid sagt und daß die Frau sofort mit der Stimulation innehält und die Behandlung nicht vereitelt. Für den Mann ist es ferner eine Übung, auf die Signale des Körpers zu achten und sich auf sie einzustellen, statt sie zu überhören. Beide müssen darauf eingestellt sein, daß diese Behandlung erst einmal dem Mann Vorteile bringt und der Frau keine direkte sexuelle Befriedigung beschert. Falls das Paar es wünscht, kann sie vor oder nach den Behandlungssequenzen manuell oder oral zum Orgasmus gebracht werden. Leidet die Frau an orgastischer Dysfunktion, muß die Behandlung davon verschoben werden, bis der Mann hinsichtlich der Ejakulation totale Stabilität erreicht hat.

Ejaculatio praecox ist diejenige der sexuellen Dysfunktionen, die sich mit der beschriebenen Technik am einfachsten behandeln läßt, und oft ist die Behandlung im Laufe von relativ kurzer Zeit erfolgreich. Bei Rückfällen kann die Behandlung auf einer Stufe aufgegriffen werden, wo die Funktion beherrscht wird.

3. Masturbationsübungen

In der sexuellen Entwicklung der meisten Männer ist die Masturbation ein Teil des Erforschens des Körpers sowie eine gleichgestellte Möglichkeit der sexuellen Befriedigung. Dagegen hat ein Teil der Frauen keine oder nur wenige Masturbationserfahrungen, und Frauen hegen der Masturbation gegenüber größeren Vorbehalt als Männer gewöhnlicherweise.

Masturbation gibt einem die Möglichkeit, seinen Körper und dessen Reaktionen kennenzulernen. Dabei steigert man auch seine eigene Möglichkeit, den Partner hinsichtlich vorgezogener Zärtlichkeiten einzuweisen.

Besonders für Frauen, die an orgastischer Dysfunktion leiden, können Masturbationsübungen von Nutzen sein (s. z. B. LoPiccolo u. Lobitz 1972). Man muß Schritt für Schritt vorgehen und darf den Frauen diese Übungen nicht aufzwingen. Man beginnt meistens damit, ihre Haltung zu und eventuelle Erfahrungen mit dem Berühren des eigenen genitalen Bereiches eingehend zu besprechen, und gibt ihr einige Informationen darüber, wie oft andere Frauen masturbieren, über Arten der Selbstbefriedigung und Sinn und Zweck dieser Übungen. Danach rät man ihr, ihre eigenen Geschlechtsorgane kennenzulernen, mit Hilfe eines Spiegels und durch Berührung. Erst dann gibt man Anleitungen zur eigentlichen Masturbation. Ob die Frau die Finger, eine Handdusche, einen Vibrator oder etwas anderes benutzt, spielt keine Rolle und hängt von ihren Präferenzen ab. Viele Frauen ziehen die Handdusche vor, deren Stimulation sie als angenehm und wirkungsvoll, aber nicht als zu hart und direkt empfinden. Hat die Frau gelernt, Lustgefühle und Orgasmus durch Autostimulation zu erreichen, werden dem Paar Anleitungen zum genitalen Sensualitätstraining gegeben (nachdem sie das nongenitale Sensualitätstraining erfolgreich überstanden haben). Die Frau läßt ihren Partner an ihren Erfahrungen hinsichtlich vorgezogener Zärtlichkeiten, Tempo usw. teilhaben, so daß sie ihre orgastische Dysfunktion gemeinsam überwinden können. Kaplan (1974) warnt davor, daß der Mann die Frau an Orgasmus allein durch manuelle Stimulation der Klitoris gewöhnt und rät an, daß er, während der Penis in der Vagina ist, die Partnerin klitoral mit der Hand stimuliert, bis sie kurz vor dem Orgasmus ist, welches sie ihm mitteilt. Er unterläßt die manuelle Stimulation, sie führt aktive Koitusbewegungen aus und versucht, so zum Orgasmus zu gelangen. Viele Therapeuten teilen nicht die Befürchtungen Kaplans. Barbach (1974) hat Gruppen anorgastischer Frauen nach einem Muster, das dem von LoPiccolo u. Lobitz beschriebenen Programm stark ähnelt, erfolgreich behandelt.

Masturbationsübungen können auch ein Bestandteil der Behandlung von männlichen Dysfunktionen sein, besonders bei verzögerter oder ausbleibender

Ejakulation, wo ein Vibrator oft Wirkung zeigt. Aber auch bei Männern sollte man Schritt für Schritt vorgehen und jede Stufe eingehend besprechen. Verzögerte oder ausbleibende Ejakulation steht oft im Zusammenhang mit Aggressionskonflikten, die parallel behandelt werden müssen. Für beide Geschlechter gilt, daß Masturbationsübungen keinesfalls isoliert, schnell und mechanisch vorgenommen, sondern im Gesamtzusammenhang gesehen werden sollten. Das heißt, daß der Ausübende für angenehme, ungestörte Umgebung sorgt, sich geistig darauf einstellt, eventuell Musik hört, duftendes Massageöl benutzt, Phantasien einbezieht und diese Übungen überhaupt zu einem sensuellen Erlebnis macht.

4. Dilatation

Frauen, die an Vaginismus leiden, reagieren mit spastischen Kontraktionen der Perineal-Muskulatur und des äußersten Teils der Vagina, sobald der Versuch unternommen wird, etwas in die Vagina einzuführen. Dies macht den Koitus unmöglich. Gynäkologische Untersuchungen können manchmal nur bei Betäubung vorgenommen werden, oder wenn der Untersuchende große Geduld und Behutsamkeit zeigt und eventuell nur den kleinen Finger einführt. Diese Frauen benutzen meistens keine Vaginaltampons während ihrer Menstruation. Oft glauben die Frau und ihr Partner, es gäbe eine organische Ursache für den Vaginismus, aber rein anatomisch liegt nichts Anomales vor.

Schmerzen bei Koitusversuchen können zu vaginistischen Reaktionen führen. Wird die Ursache der Schmerzen behoben, verschwindet der Vaginismus nicht immer automatisch, sondern muß für sich behandelt werden.

Durch eine objektive Untersuchung muß immer sichergestellt sein, daß sich hinter dem Vaginismus keine organische Ursache verbirgt, und diese muß gegebenenfalls vor der Sexualtherapie behandelt werden.

Einige Frauen führen ihren Vaginismus auf ein bestimmtes Erlebnis zurück. Der Kausalzusammenhang ist jedoch nicht immer eindeutig. Vaginismus kann als ein unzweckmäßiger Reflex aufgefaßt werden, dessen Entstehen darauf beruht, daß vaginale Penetration mit etwas Unangenehmem, Schmerzvollem, Gefährlichem, Beängstigendem in Zusammenhang gebracht wird, gleichgültig, ob die Frau auf einen direkten Kausalzusammenhang verweisen kann oder nicht.

Die Behandlung läuft darauf hinaus, der Frau das Gegenteil zu zeigen, nämlich, daß vaginale Penetration ungefährlich ist, keine Schmerzen hervorruft und angenehm sein kann, und daß ihre Angst etwas Irrationales und diese Art der Abwehr unzweckmäßig ist. Einige vaginistische Frauen haben eine abnorme Körperauffassung, die während der Behandlung korrigiert werden muß.

Vaginistische Frauen können allgemein sexuell gehemmt sein und an sexuellem Zusammenleben recht wenig Interesse haben. Ihre Männer werden über den ewigen Widerstand zunehmend enttäuscht und entwickeln eine sekundäre erektive Dysfunktion. Aber viele vaginistische Frauen schätzen den physischen Kontakt, reagieren sexuell und können durch klitorale Stimulation zum Orgasmus gelangen, sowohl durch Autostimulation als auch zusammen mit einem Partner. Jedoch nur solange, wie der vaginale Eingang nicht berührt und ein eigentlicher Koitis vermieden wird. Sie sind oft willens, ihren Partner auf andere Weise zu befriedigen und Paare, wo die Frau an Vaginismus leidet, können deshalb oft jahrelang mit diesem Phänomen leben, ohne daß einer von ihnen wirklich etwas entbehrt. Oft kommen sie erst zur Behandlung, weil sie sich ein Kind wünschen.

Die Männer vaginistischer Frauen sind oft von einer gewissen Anti-Aggressivität geprägt und können ungeheuer „geduldig" sein, was kaum ein Zufall sein kann. Obwohl sich bei beiden Partnern zugrundeliegende Konflikte verfolgen lassen, gelingt es häufig mit sehr einfachen Mitteln – aber es dauert seine Zeit – ohne tiefgreifende Analyse solchen Paaren zur Durchführung eines normalen Koitus zu verhelfen, obwohl die Frau nicht immer unmittelbar danach oder auch später orgastisch potent wird. Hinterher pflegen beide Partner große Erleichterung über die Behebung des Vaginismus auszudrücken.

Die Behandlung besteht darin, daß man der Frau durch das Einführen von ständig größeren Dilatatoren Schritt für Schritt die Angst vor der Penetration nimmt. Sie können aus Metall oder Glas sein, aber in einem Teil der Fälle läßt sich das gleiche durch die Finger der Frau oder des Mannes erreichen. Begleitende Entspannungsübungen und Atemübungen können den Ablauf beschleunigen.

Das Entscheidende bei der Behandlung ist nicht das passive Erweitern der Scheide, die ja groß genug ist, sondern das Gefühl der Frau, den Ablauf die ganze Zeit lenken zu können, daß sie weiß, daß sie nie überrumpelt oder zu etwas gezwungen werden wird. Sie muß sich jedoch darauf einstellen, gegen ein gewisses Gefühl von Unbehagen oder Spannung während der Behandlung anzugehen. Es ist zweckmäßig, daß erst die Frau und dann der Partner es lernen, Dilatatoren zunehmender Größe einzuführen, daß sie den Dilatator 10–15 Minuten in sich behält und daß die eventuelle Spannung in der Scheidenmuskulatur dabei nachläßt und daß der Dilatator ohne Schwierigkeiten wieder entfernt werden kann, teils von ihr selber, teils von ihrem Partner.

In einigen Fällen kann diese Beseitigung der Angst auch sehr wohl zu Hause vor sich gehen, steht die Behandlung jedoch still und berichtet das Paar mehrere Male von Schwierigkeiten bei der Einführung und Herausnahme des Dilatators, kann es notwendig sein, daß die Frau im Sprechzimmer vorführt, wie sie versucht, den Dilatator einzuführen oder herauszunehmen. Es stellt sich dabei oft heraus, daß sie und/oder der Partner die Übungen unzweckmäßig ausführen und daß der Therapeut die Art, wie sie die Übungen machen, korrigieren muß.

Meistens lernen vaginistische Frauen nach und nach, ständig größere Gegenstände in der Scheide zu fassen, bis die Einführung eines Penis geschehen kann. Oft läßt sich dies anfangs am besten durchführen, wenn die Frau auf dem Mann sitzt, so daß sie den Ablauf selbst lenken kann.

Mit dieser Behandlung ist die Beseitigung von Vaginismus meist erfolgreich, ohne Behandlung kann er ein Leben lang anhalten.

VI. Sexualtherapie und Psychotherapie

Zu jedem Zeitpunkt im Laufe einer Therapie kann es zum Stillstand oder zu direkten Widerstandsreaktionen kommen. Sie sollten soweit wie möglich bearbeitet werden. Daß im Laufe einer Therapie Ängste, Unsicherheit und Niedergeschlagenheit aufkommen können, wundert nicht und muß als Ausdruck dessen gese-

hen werden, daß die gewohnten Beziehungen innerhalb des Paares sich durch die
Behandlung verschieben und daß dies bei dem einen oder bei beiden zeitweilig ein
Gefühl der Unsicherheit hervorrufen kann. In dieser Verbindung kann man erleben, daß der „gesunde" Teil die Behandlung vereitelt oder selbst eine Dysfunktion entwickelt aufgrund der Unsicherheit gegenüber der neuen Rolle, die sie oder
er im Verhältnis zu dem sich in „Besserung" befindlichen entwickeln muß. Wohl
kann es beschwerlich und trist sein, einen Partner mit einer Dysfunktion zu haben, aber ein Partner ohne könnte vielleicht gefährlich werden. Auf welche Gedanken könnte er oder sie dann kommen? Ist man selber gut genug, jung genug
usw.?

Manchmal können diese Widerstandsreaktionen die Aufgabe einer Weiterführung der Therapie bewirken. Der Therapeut macht die Erfahrung, daß einige Paare trotz scheinbarer guter anfänglicher Motivation im Laufe der Behandlung aufgeben und sie abbrechen aus der bewußten oder unbewußten Vorstellung heraus,
daß Status quo mit den damit verbundenen Schwierigkeiten das kleinere Übel ist,
verglichen mit der Unsicherheit, den Ängsten und der neuen Rollenverteilung, die
eine Reorganisierung der Beziehung mit sich bringt. In der Regel lassen sich die
Widerstandsreaktionen jedoch bearbeiten.

Aus Obigem geht wahrscheinlich hervor, daß die direkten Anleitungen, die
während einer Sexualtherapie gegeben werden, und die äußerst einfach sind, nicht
nur eine Funktion als technische Anweisungen erhalten, sondern eines anderen
und komplexeren Charakters sind.

Selbstverständlich haben die Anleitungen einen Wert an sich. Aber darüber
hinaus funktionieren sie als eine Art *Sonden in katathyme Gebiete*. Sie aktivieren
sowohl intra- als auch interpsychische Konflikte, beleuchten Hemmungen, Mißverständnisse, Tabuvorstellungen, magisches Denken und Kontaktschwierigkeiten; legen verdrängte Schuldgefühle, Aggressivität und Furcht bloß. Der Zeitpunkt, zu dem das Paar eine Behandlung aufsucht, ist nicht zufällig, sondern es
hat einen Punkt erreicht, wo es erkennt, daß radikale Veränderungen vorgenommen werden müssen, damit sich der Zustand bessert, und es hat deshalb einen Teil
der anfänglichen Scheu, Furcht und Bequemlichkeit ablegen müssen, die es früher
daran hinderte, die Probleme aufzugreifen. Dies Gefühl von „die Zeit ist reif" bewirkt, daß so viel lange verborgenes Material durch geringen Anlaß mobilisiert
wird. Jedenfalls wird man als Therapeut wiederholt darüber überrascht, wie diese
einfachen Anweisungen wesentliches Material an die Oberfläche holen und die
Entwicklung ins Rollen bringen. Aber selbstverständlich machen sich verschiedene Fluchttendenzen bemerkbar. Viele Paare reißen sich beispielsweise erst kurz
vor der nächsten Sitzung zusammen, die abgesprochenen Anweisungen auszufüh-
ren oder haben hundert Entschuldigungen dafür, daß sie das Abgesprochene
nicht „erreicht" haben. Andere übertreten das „Koitus-Verbot". Nicht selten versuchen sie, die Verantwortung für den Verlauf der Therapie auf den Therapeuten
abzuschieben. Sie beklagen sich darüber, daß sie die Anweisungen als „künstlich"
empfinden, nicht funktionieren wie sie sollen, sie langweilen, daß sie keinen Sinn
darin erblicken können usw. Oft werden die Anweisungen „falsch verstanden"
oder nicht persönlich angeeignet, sondern nur mechanisch befolgt, worauf das
Paar mehr oder weniger triumphierend berichtet, sie hätten wie befohlen getan,
aber ohne die „versprochene" Wirkung. Oftmals hat besonders einer Vorbehalte

oder ist direkt negativ, während der andere einen Gewinn bei den Anweisungen empfindet. Entsteht eine solche Diskussion der Partner untereinander, kann sie der bisher ungenügenden Kommunikation den Weg bereiten. Geschieht dies, sollte der Therapeut sich wohlweislich passiv verhalten und erst bei Bedarf eingreifen.

Im Laufe der Behandlung zeichnet sich ein Muster ab, das verdeutlicht, wo die Partner einander verfehlen, ihren blinden Fleck haben und immer wieder in die Fallgruben des anderen purzeln und wo Material, um etwas aufzubauen, vorhanden ist. Die Anweisungen weisen somit über sich hinaus, sind psychotherapeutisches Werkzeug. Daraus folgt, daß die Weitergabe und die „Entkodifizierung" von ihnen von größter Wichtigkeit ist. Eine erfolgreiche Sexualtherapie ist vom psychotherapeutischen Können des Therapeuten völlig abhängig.

VII. Kritik der Sexualtherapie

Sexologische Behandlung sexueller Dysfunktionen ist auf einen Teil Kritik gestoßen.

Mit der Kritik, die auf Borniertheit beruht, braucht man sich nicht weiter zu beschäftigen, gleichgültig, wie sie formuliert ist.

Der Sexualtherapie ist vorgeworfen worden, sie sei eine mechanistische, manipulierende Form der Therapie. Jede Art der Psychotherapie birgt jedoch die Möglichkeit der Manipulation der Patienten in sich, und alle Therapeuten sollten davor auf der Hut sein. Gewissenhafte Paartherapeuten legen natürlich Wert darauf, den Rahmen der von den Patienten geäußerten Wünsche nicht zu überschreiten und ihr Gefühl von Geborgenheit nicht zu verletzen, und das Wesentliche an der Therapie ist nicht das Einüben bestimmter sexueller Techniken, sondern dem Paar zu einer besseren körperlichen und psychischen Kommunikation zu verhelfen, so daß sie sich selber und andere besser verstehen, sich zusammen mit einem anderen Menschen besser physisch und psychisch ausdrücken können. Es dreht sich um eine Therapie, in der bereits Vorhandenes mobilisiert wird, wo das Paar selber die Arbeit leistet, und der Therapeut lediglich die Funktion des Beraters oder des Katalysators hat. Sinn der Paartherapie ist es, einen Teufelskreis zu durchbrechen, dem Paar weiterzuhelfen und ihm bessere Hilfsmittel für die Bewältigung zukünftiger Konflikte mitzugeben. Paartherapeuten sehen sich selbst deshalb nicht als „Glückstherapeuten", wie ALBERONI (1980) behauptet.

Einige Kritiker haben die Psychoanalyse auf Kosten der Sexualtherapie hervorgehoben. Aber dieser Vergleich ist völlig belanglos. Sexualtherapie ist eine von mehreren Formen der Kurztherapien, mit ihren Vor- und Nachteilen. Aber richtig angewandt, hat diese Therapieform einer Gruppe von Patienten, denen man früher recht hilflos gegenüberstand, etwas zu bieten.

Das Mißtrauen gegenüber der Sexualtherapie ist dadurch nicht geringer geworden, daß einige Therapeuten anfangs von etwas zu erfolgreichen Behandlungsergebnissen berichteten. Vor dem Hintergrund des früheren therapeutischen Nihilismus war diese Begeisterung verständlich. Der übertriebene Glaube an die Möglichkeiten der Sexualtherapie ist jetzt von einer nüchterneren Einschätzung abgelöst worden. Die Paartherapie ist keine Wunderkur und kann nicht kritiklos angewandt werden. Wie alle anderen Behandlungsmethoden hat sie ihre Indikationsgebiete und stellt gewisse Forderungen an ihre Anwender. Läßt man das außer acht, riskiert man bestenfalls, mehr zu versprechen, als man zu halten vermag und die Zeit gutgläubiger Menschen zu vergeuden – schlimmstenfalls den Patienten Schaden zuzufügen und die Reputation der Methode aufs Spiel zu setzen. Schließlich sei angeführt, daß Sexualtherapie sich von so vielen anderen Formen der Kurztherapie nicht radikal unterscheidet. Wie Arentewicz u. Schmidt (1980) es ausdrücken: „Es gibt keine Sexualtherapie, d. h. keine spezielle, nur bei sexuellen Störungen anwendbare Psychotherapie. Bei der psychotherapeutischen Behandlung sexueller Störungen werden allgemeine psychotherapeutische Prinzipien angewendet und lediglich auf das Symptom hin spezialisiert."

VIII. Behandlungsergebnisse

Bestandsaufnahmen über die Ergebnisse dieser Behandlungsform gibt es bisher nur wenige. Und diejenigen, die es gibt, sind nicht immer völlig durchschaubar. Sie untereinander zu vergleichen, kann Schwierigkeiten bereiten, da Zusammensetzung der Patienten und therapeutische Interventionen vermutlich stark variieren.

Mehrere Untersuchungen zeigen jedoch in die gleiche Richtung. Die Behandlungsergebnisse sind am besten bei Ejaculatio praecox und Vaginismus, wo in fast 100% der Fälle eine entscheidende Besserung der Dysfunktion eintritt, am geringsten bei primärer erektiver Dysfunktion und sekundärer orgastischer Dysfunktion, wo es meistens gelingt, der Hälfte oder Dreiviertel der Paare zu helfen. Libidostörungen lassen sich nur schwer beikommen, und es fällt schwer, konkrete Behandlungsergebnisse anzuführen, da der Begriff Libidostörung an sich nicht schlüssig ist.

Ist die Besserung erst eingetreten, sind die Ergebnisse meistens stabil, und eine Verbesserung des Allgemeinbefindens und der Beziehung sind positive Folgeerscheinungen. Es sei daran erinnert, daß diese Dysfunktionen ohne Behandlung ein Leben lang andauern und Anlaß zu sekundären Leiden sein können.

Hinsichtlich detaillierterer Ausführung in bezug auf Behandlungsergebnisse sei u. a. auf eine kleinere dänische (Winther et al. 1984) und auf eine umfassendere, bereits erwähnte, deutsche Untersuchung (Arentewicz u. Schmidt 1980) verwiesen.

Generell kann man nicht sagen, inwiefern sich primäre Dysfunktionen leichter oder schwieriger behandeln lassen als sekundäre. Einer Frau mit einer primären orgastischen Dysfunktion fehlt oft nur ein bestimmter Lernprozeß, um das Optimale einschließlich Orgasmus zu erreichen, während eine Frau, die früher Orgasmus bekommen konnte, jetzt aber an sekundärer orgastischer Dysfunktion leidet, sich in einer völlig anderen Situation befindet. Sekundäre orgastische Dysfunktion ist oft auf die aktuelle Zweierbeziehung bezogen, ist nach einiger Zeit des Zusammenlebens entstanden und erfordert eine völlig andere Behandlungsstrategie, bei der es wichtig ist, daß die gesamte Zweierbeziehung betrachtet wird, und wo im höheren Maße von Psychotherapie als von überwiegend pädagogischer Therapie die Rede sein wird.

Das Gegenteil gilt für erektive Dysfunktion. Eine primäre erektive Dysfunktion kann Ausdruck für recht ausgesprochene Störungen sein und langwierige, intensive Psychotherapie erfordern, während vielen Männern mit sekundären erektiven Störungen mit geringen Mitteln geholfen werden kann.

Was unter einem guten oder befriedigenden Behandlungsergebnis zu verstehen ist, klingt leichter definierbar als es ist. Man kann selbstverständlich die Beseiti-

gung des anfangs geäußerten sexuellen Problems als ein positives Behandlungsergebnis werten. Und viele Patienten betrachten dies als ein zufriedenstellendes Ergebnis. Aber das Verschwinden des Symptoms ist nicht notwendigerweise mit einem „guten Behandlungsergebnis" gleichzusetzen. In einigen Fällen sind sexuelle
Beschwerden sogar angebracht, wenn man will, eine „gesunde" Reaktion auf etwas grundlegend Verkehrtes, ein Signal, das beachtet statt beseitigt werden sollte.
Als Therapeut muß man darauf achten, welcher Sache man dient, der des Sym-
ptomträgers, des Partners, der Eltern, der Kinder oder der „Gesellschaft" usw.
Die Interessen dieser Instanzen stimmen nicht immer überein. Und in diesem Zusammenhang birgt die Therapie sowohl die Möglichkeit der Freisetzung als auch
der Einengung. Erkennen auch andere dies nicht, so muß jedenfalls der Therapeut
sich dessen bewußt sein – und Partei ergreifen.

IX. Psychogene sexuelle Dysfunktionen und somatische Krankheit

Eine Reihe von Krankheiten kann direkt oder indirekt für die Sexualfunktion
und die Lust an der sexuellen Entfaltung von Bedeutung sein. Am häufigsten
drückt sie sich als eine Hemmung aus, das Gegenteil kann auch vorkommen.
Enge kausale Schlußfolgerungen sind jedoch mit Vorsicht zu genießen, und die
Annahme, daß die Krankheit die Ursache der veränderten Sexualfunktion ist,
trifft bei weitem nicht immer zu. Es sei auch daran erinnert, daß eine Änderung
der Sexualfunktion weder vom Kranken selber noch von dessen Partner immer
als etwas Negatives aufgefaßt wird, sondern daß die Krankheit ein willkommener
Anlaß dazu sein kann, das sexuelle Zusammensein einzuschränken oder ganz aufzugeben. Obwohl die Initiative zur Besprechung sexueller Probleme, wie erwähnt,
oft vom Arzt oder anderen Praxisangehörigen ausgehen muß, darf der notwendige Takt nicht außer acht gelassen werden, und allein der Patient entscheidet, was
zu unternehmen ist. In einer Reihe von Fällen wird im Anschluß an eine somatische Krankheit das Bedürfnis einer sexologischen Beratung oder eigentlichen
Therapie entstehen.

Einige Änderungen der Sexualfunktion können eine direkte Folge der Krankheit oder ihrer Behandlung sein, also ein sogenannter Apparatfehler. Andere können psychogener Natur sein, gleichgültig, ob eine somatische Krankheit vorliegt
oder nicht, und diese sollten natürlich wie alle anderen psychogenen Dysfunktionen behandelt werden. Wieder in anderen Fällen wird von Mischzuständen die
Rede sein.

Viele Patienten neigen dazu, ihre Symptome zu somatisieren, d. h. alles was sie
merken, als Ausdruck einer somatischen Abnormität zu betrachten. Oft können
sie ihre Gefühle nicht zum Ausdruck bringen. Da viele Ärzte, denen diese Patienten begegnen, wegen mangelnden Trainings auch somatisiert und alexithym sein
können, wird ein Teil der sexuellen Dysfunktionen bei somatischer Krankheit
nicht zweckmäßig behandelt.

Es wäre wünschenswert, wenn sich eine Zusammenarbeit zwischen Psychiatern und Somatikern hinsichtlich dieser Patienten etablieren ließe und daß psychosomatischer und systemtheoretischer Gedankengang weiter verbreitet würde.

SIGUSCH (1980 b) erwähnt in einer Übersicht über körperliche Krankheit und sexuelle Funktionsstörungen, daß „fast alle Beeinträchtigungen sexueller Funktionen nicht in erster Linie oder wesentlich organisch, sondern psychosozial bedingt und zu verstehen" sind. Der Aufsatz enthält ein umfassendes Literaturverzeichnis und wird für weiteres Studium empfohlen.

F. Sexuelle Deviationen

Viele Ärzte, selbst Psychiater, verhalten sich nur sehr zögernd und sehr unsicher gegenüber sexuellen Minderheiten. Nach dem heutigen Stand der Dinge werden diese Menschen oft im Stich gelassen, wenn sie es wagen, sich einem Arzt anzuvertrauen. Vielleicht erklärt dies teilweise, warum so viele Ärzte angeben, sie würden selten oder nie auf Patienten mit derartigen Problemen stoßen.

Sexuelle Deviationen an sich müssen nicht zu ärztlichen Problemen führen. Aber einige sexuelle Abweicher – und/oder ihre Angehörigen – wenden sich aus dem einen oder anderen Anlaß an einen Arzt.

Nähert man sich sexuellen Devianten, braucht man jedenfalls keine Angst vor ihnen zu haben, was bei vielen – auch bei Ärzten – der Fall ist. Es gibt zwei gängige Auswege: die Flucht, die durch allerlei rationelle Erklärungen kaschiert werden kann, oder die pseudoliberale Haltung, die nichtssagende Aussage, daß wir alle auf irgendeine Weise von der Norm abweichen. Keiner dieser Auswege ist sonderlich zweckmäßig und führt nicht dazu, daß man als Berater neue Erfahrungen macht und damit den Menschen, die einen aufsuchen, eine Hilfe sein kann. Und da viele sexuelle Abweicher sehr einsam sind und lange warten können, bevor sie ihren ganzen Mut zusammennehmen, sich um Rat und Beistand an jemanden zu wenden, ist es besonders unglücklich, wenn der befragte Arzt so reagiert.

FAERGEMAN (1965) hat gesagt: „Der ist weise, der sich den Perversitäten ohne Furcht oder Entrüstung, aber voller bloßer Verwunderung nähern kann." FAERGEMAN benutzt den Ausdruck Perversität sicher bewußt. Es ist natürlich keine neutrale Bezeichnung, und ob man weiterhin das Wort pervers anwenden sollte, ist Geschmackssache und heute vielleicht etwas unglücklich. Aber man kann nicht die Augen davor verschließen, daß die sexuelle Einstellung einiger Menschen und ihr ganzer Lebensstil so anders ist, daß eine Sonderbezeichnung erforderlich ist.

In dem früher erwähnten DSM-III wird die Bezeichnung Perversion nicht gebraucht, dagegen der Terminus Paraphilie (para: abweichend, philia: Anziehung). SCHORSCH et al. (1985) möchten aber nicht auf die Bezeichnung Perversion verzichten und sagen: „Von Devianz, Deviation sprechen wir, wenn es um die äußere *Beschreibung eines Verhaltens* geht, von Perversion, wenn aus der psychodynamischen Perspektive eine *intrapsychische Symptombildung* gekennzeichnet werden soll."

Menschen, die als sexuelle Devianten betrachtet werden, erkennen dies häufiger selber, um nicht zu sagen, sie kehren ihre Besonderheiten heraus, zumindest, wenn sie sich geborgen fühlen, z. B. wenn sie unter Gleichgesinnten sind. Eine pseudoliberale Einstellung wird oft so aufgefaßt, daß man sie entweder nicht ernst nimmt oder auch von der ganzen Sache nicht viel versteht.

Es läßt sich nicht leugnen, daß die Grenzen zwischen dem „Normalen" und dem „Abweichenden" fließend und unscharf sind; schon FREUD (1905) berührte dies. Hinzu kommt, daß das sexuelle Verhalten einer Person zweifelsohne abweichend sein kann, ohne daß derjenige selbst „pervers" sein muß. Das gilt z. B. für eine Reihe von Fällen von Zoophilie, sexuellem Umgang mit Tieren, der oft den Charakter einer Ersatzbefriedigung hat, weil ein menschlicher Partner fehlt. Keiner wird behaupten, daß der Umgang mit Tieren eine normale sexuelle Handlung ist, aber deshalb muß der Stallknecht, der sie vornimmt, im psychiatrischen Sinne nicht „pervers" sein. Um vollends Verwirrung zu stiften, gibt es sicherlich auch abweichende Menschen, die ihre abweichenden Phantasien, Wünsche und Träume selten oder nie realisieren und die ein Leben lang ein Dasein führen können, das nach außen hin „normal" erscheint, auch für ihren festen Sexualpartner. Dies gilt z. B. für einige Sadomasochisten, Pädophile u. a., die nur schwer toleriert werden.

Schließlich sollte nicht unerwähnt bleiben, daß die Einstufung von normal und abweichend in sexueller Beziehung sich je nach Kulturkreis und Zeitalter verändert. Einige sexuelle Handlungen, z. B. Kunnilingus und Fellatio (Streicheln der Geschlechtsorgane mit Mund und Zunge), wurden Anfang dieses Jahrhunderts als Perversionen beschrieben, während man sie heute als empfehlenswerte Variationen betrachtet.

Auch was hier geschrieben wird, ist selbstverständlich in unsere Kultur und Zeit eingebettet. Es ist eine Unmöglichkeit, absolute Wahrheiten über ein so komplexes und in vielen Beziehungen rätselhaftes Gebiet wie die sexuellen Deviationen anzuführen.

I. Wählt man selbst die Deviation?

Manchmal hört man, der- oder diejenige hätte „die Entscheidung getroffen", in sexueller Hinsicht so zu leben, wie er oder sie es jetzt tue. Viele sexuelle Devianten schließen sich dieser Vorstellung an. Persönlich glaube ich in den meisten Fällen nicht daran, sehe es aber als eine sehr verständliche Reaktion auf das Mißtrauen, der Geringschätzung und die allgemeine Unwissenheit der Umgebung. Aber wir entscheiden selber nicht so viel in dieser Beziehung, alle Erfahrungen deuten darauf hin, daß die Entscheidung für uns schon lange vor der Geschlechtsreife getroffen wurde. Wir entscheiden uns nicht für die Normalität – brauchen uns deshalb auch nichts auf sie einzubilden – genausowenig wie wir uns für die Deviation entscheiden, über die wir uns nicht zu schämen brauchen. Sind wir im großen und ganzen normal, reizt die Deviation nur eine gewisse Neugierde. Und umgekehrt, sind wir Devianten, stellt die normale Sexualität, der normale heterosexuelle Koitus, nur in äußerst begrenztem Umfang ein Gegengewicht, einen Ausweg dar, manchmal überhaupt keinen. Und das, obwohl sehr viele Devianten sehr wohl in der Lage sind, einen normalen Koitus durchzuführen, nur erreichen sie dabei keine eigentliche Befriedigung – weder psychisch noch physisch. Man darf sich auch nicht einreden, daß man diejenigen „versteht", die in sexueller Beziehung so grundlegend anders sind als man selbst.

FAERGEMAN hat recht, man wundert sich eher, als daß man es nachvollziehen kann. Wir können vielleicht akzeptieren, daß einige sich von uns unterscheiden, aber man kann nicht nachvollziehen, was sie fühlen und denken, und warum gerade diese Arten der sexuellen Entfaltung eine besondere Anziehungskraft auf sie haben. Man läßt sich eine Sentimentalisierung zuschulden kommen, wenn man sich etwas anderes einbildet. Und als Berater ist eine gewisse Nüchternheit angebracht, damit wird man allen am meisten gerecht. Daß es einem oft schwer fällt, Sexualität, die einem selbst fremd ist, zu verstehen, läßt sich leicht ausprobieren. Man kann einfach in einen Pornoladen gehen und sehen, was einen am meisten interessiert. Das meiste wird einen als Kuriosum interessieren – wenn überhaupt, aber einen nicht direkt ansprechen oder gar sexuell stimulieren, vielleicht eher im Gegenteil. Besitzt man keine sadomasochistischen Züge, wird man sich über die Hefte, Videokassetten, Filme und anderes, das sich an masochistisch Interessierte wendet, nur wundern. Leder und Gummiausrüstung haben nur für Fetischisten eine besondere Anziehungskraft. Und pädophile Zeitschriften u. ä. lassen den Nicht-Pädophilen in sexueller Beziehung kalt, rufen jedoch häufig eine Abneigung gegen die Verwendung von Kindern als Sexualobjekt hervor. Für einige Menschen, sogar für recht viele, sind solche Dinge das höchste sexuelle Glück, und es kann ihnen schwerfallen zu verstehen, daß es nicht allen wie ihnen ergeht.

Wenn es für zahlreiche Männer sexuellen Reiz hat, zwei Frauen beim sexuellen Kontakt zuzusehen, liegt dies nicht an einem besonderen Einfühlungsvermögen hinsichtlich lesbischer Beziehungen, sondern eher daran, daß ihre eigenen Träume von einem Dreier angesprochen werden, indem sie sich als den männlichen Dritten vorstellen.

Gerade was lesbische Beziehungen betrifft, spricht man heutzutage häufig von einer Entscheidung. In einigen Fällen stimmt es sicherlich, daß Frauen einander als Partner bevorzugen statt Männer. Deshalb müssen sie nicht im eigentlichen Sinne lesbisch sein, ihre Entscheidung kann von zeittypischen Zügen herrühren z. B. vom Kampf für die Gleichberechtigung der Geschlechter und von dem Aufruhr gegen die sogenannte patriarchalische Vorherrschaft. Eine etwas rigide Lösung werden einige, wohl meist Männer meinen, während viele Frauen sie kaum so abwegig finden.

Gerade Homosexualität, sowohl männliche als auch weibliche, läßt sich nur schwer auf einem Kontinuum zwischen normal und abweichend einstufen. Immer mehr Männer und Frauen wagen heute in sexueller Beziehung Experimente, auch mit Partnern ihres eigenen Geschlechts, weil die Repressionen Homosexuellen gegenüber in vielen Ländern heute trotz allem weniger geworden sind. Ist Homosexualität eine Deviation – da die meisten Menschen nicht homosexuell sind, stellt eine homosexuelle Beziehung nicht notwendigerweise eine Perversion dar, sondern eine parallele Möglichkeit, über die viele, vielleicht die meisten verfügen, die sie jedoch aus vielen Gründen bisher unterdrückt haben, nicht ohne den Preis dafür zu zahlen. So betrachtet, kann man natürlich von einer Entscheidung sprechen. Daß Menschen heute einen etwas weiteren sexuellen Spielraum haben als noch vor ein paar Generationen unter anderen gesellschaftlichen Bedingungen, hat zu der Annahme verleitet, es gebe heute mehr sexuelle Devianten als früher. Aber wir wissen nichts darüber, und es gibt keine genauen Untersuchungen. Dieses Experimentieren ist als ein Zeichen der Auflösung ausgelegt worden, als ein Ausdruck für den baldigen Untergang unserer Kultur, aber es könnte genausogut als das Gegenteil aufgefaßt werden, als eine auf dem sexuellen Gebiet größere psychische Tragfähigkeit, die es dem einzelnen erlaubt, die engsten Normen hinter sich zu lassen. Etwas, was die oberen Schichten wahrscheinlich immer getan haben, was sich jetzt aber immer mehr erlauben – eine Demokratisierung, wenn man will (s. z. B. VAN USSEL 1970).

Für die meisten gilt jedoch, daß sie kaum über die gesamte Klaviatur verfügen, und daß ihre Phantasien umfassender sind als das, was in Wirklichkeit umgesetzt wird. Und das kann eine brauchbare Richtschnur für einen sein – besser als der Rat anderer, daß man für sich entscheidet, wie weit man gehen will, abhängig von psychischer Belastbarkeit, ethischer Einstellung und dem Risiko ablehnender Reaktionen der Umgebung. Einige können recht weit gehen, anderen entspricht eine gewisse Zurückhaltung besser. Aber wie auf allen anderen Gebieten muß man auch in bezug auf Sexualität selbst wissen, wo die Grenzen liegen.

II. Warum wird man zum Devianten?

Wir wissen nicht, warum einige in sexueller Beziehung „normal" und andere „abweichend" werden. Wir müssen uns mit der Feststellung begnügen, daß wir ein Produkt sind unserer biologischen Anlagen und den sozialen und psychischen Einflüssen, denen wir von Geburt an ausgesetzt sind. Deviationen entstehen nicht erst mit der Pubertät, obwohl sie sich meistens erst bei der Geschlechtsreife oder danach manifestieren. Viele Devianten berichten, daß sie sich schon vor der Schulzeit anders als ihre Gleichaltrigen fühlten.

Man hat lange nach biologischen Erklärungsmodellen gesucht. Erst nach postnatalen, später auch pränatalen Einflüssen, aber ohne Ergebnis. Und es ist anzunehmen, daß man sich noch etwas gedulden muß und vielleicht enttäuscht wird, wenn man eine biologische Erklärung erwartet. Bisher lassen sich keine sicheren biologischen Unterschiede belegen zwischen den „Normalen" und den „Devianten", weder prä- noch postnatale, weder chromosomale, hormonelle noch im Hinblick auf Körperbau oder Reproduktionsfähigkeit. Umgekehrt sind viele intersexuelle Zustände, hormonelle Abweichungen nicht übermäßig an sexuelle Deviationen gekoppelt. Es gibt keine klaren biologischen Merkmale, die sexuelle Abweicher von Normalen unterscheidet. Es gibt auch soziologische und psychologische Erklärungsmodelle, aber sie ergeben auch kein klares Bild und widersprechen sich häufig untereinander. Man hat zu klären versucht, was es für ein Kind bedeutet, in einer Umgebung aufzuwachsen, wo der eine oder beide Elternteile sexuelle Abweicher sind, und hat nicht feststellen können, daß dies das Kind zu einem sexuellen Devianten machen muß. Das gilt z. B. für Kinder, die bei Transvestiten, Transsexuellen und Homosexuellen aufgewachsen sind. Es scheint weder von einem biologischen noch von einem direkten „sozialen" Erbe die Rede zu sein. Viele stellen gerade die Frage „ist es erblich"? „Denkt daran, daß die meisten Homosexuellen in heterosexuellen Kleinfamilien aufgewachsen sind", antworten gewisse Homosexuelle, der ewigen Erklärungsversuche müde.

Daß es keine einfachen Erklärungsmodelle gibt, liegt vielleicht daran, daß es sich nicht um einheitliche vergleichbare Zustände dreht, daß sowohl „normal" als auch „abweichend" künstliche Sammelbegriffe sind. Wahrscheinlich führen viele

Wege zu einer erwachsenen – nicht notwendigerweise reifen – Sexualität, gleichgültig in welcher Erscheinung.

III. Was charakterisiert den sexuellen Devianten?

In bester Absicht verfechten einige den Standpunkt, sexuelle Devianten würden eine Avantgarde besonders mutiger, tapferer Menschen repräsentieren, die durch ihre Deviation ihre Verachtung vor der umgebenden Gesellschaft mit ihren Normen demonstrieren würden. Daß einige Devianten selbst dieser Versuchung nicht widerstehen können, kann keinen wundern und sei ihnen gern gegönnt. Dadurch wird die Aussage aber nicht zur Wahrheit. Viele Abweicher wissen besser und reagieren auf solche wohlgemeinten oder propagandistischen Auffassungen mit einem Achselzucken. Die Einstufung der sexuellen Devianten als eine besondere Avantgarde ist eine Art Rassismus, wo man einer Gruppe von Menschen gute oder schlechte Eigenschaften zubilligt, allein wegen ihrer Hautfarbe, Gesichtszüge oder ihrer sexuellen Einstellung.

In „Drei Abhandlungen zur Sexualtheorie" (Freud 1905) gilt als Norm für erwachsene, reife Sexualität „die Vereinigung der Genitalien ... Lösung der sexuellen Spannung und (das) zeitweilige(n) Erlöschen des Sexualtriebes". Aber, wird hinzugefügt, die Wege zum Ziel sind verschlungen, selbst bei Normalen finden sich Ansätze zu Phänomenen, „deren Ausbildung zu den Abirrungen führt, die man als Perversionen beschrieben hat". Deshalb warnt Freud auch davor, die Bezeichnung Perversion in negativer Bedeutung zu verwenden. Freud spricht weiter vom „vorläufigen Sexualziel" – von all dem, das Teil des Vorspiels sein, das sexuell stimulierend wirken kann, aber auf das „endgültige Sexualziel" hinzeigt: die Vereinigung der Genitalien.

Perversionen lassen sich, laut Freud, folgendermaßen definieren:

a) anatomische Überschreitungen der für die geschlechtliche Vereinigung bestimmten Körpergebiete oder

b) Verweilungen bei den intermediären Relationen zum Sexualobjekt.

Es ist jedoch zweifelhaft, ob man heute diese Abgrenzung akzeptieren kann. Aber Freud fügt etwas Entscheidendes hinzu, indem er die Perversion vom Normalen so unterscheidet: „wenn sie das Normale unter allen Umständen verdrängt und ersetzt hat; – in der *Ausschließlichkeit* und in der *Fixierung* also der Perversion ..." Und diese Aussage ist eine brauchbare Richtschnur für den Arzt, der von einem Patienten oder dessen Angehörigen gefragt wird, ob dies oder jenes normal sei.

Was die abweichende Sexualität oft charakterisiert ist u. a. folgendes:

1. Stereotypes, ritualisiertes sexuelles Verhalten.

Dasselbe Ritual muß immer wieder wiederholt werden, oft in identischen Sequenzen, und nur dadurch ermöglicht das Zusammensein eine Befriedigung.

2. Der Partner wird zum Objekt.

Der Partner hat keine eigene Existenzberechtigung, sondern nur als Figur in einem Mythos, in der Vorstellungswelt des Devianten. Die individuellen Bedürfnisse und eigenen sexuellen Ausdrücke sind zweitrangig und werden nur akzeptiert, wenn sie den Erwartungen des Devianten entsprechen, sonst werden sie als Störungen, die die Illusion unterbrechen, empfunden. Die Forderung an den Partner ist, daß er/sie eine bestimmte Rolle ausfüllen soll und nicht er/sie selbst sein darf. Das Zusammensein vollzieht sich innerhalb der vom Devianten abgesteckten Rahmen.

3. Das sexuelle Verhalten ist oft von regressiven Zügen geprägt.
Sexuell weist das Verhalten oft auf frühe kindliche Züge zurück, die bei „Normalen" viel weniger deutlich sind oder nicht mehr vorkommen. Im psychoanalytischen Sprachgebrauch wird das Kind bekanntlich als „polymorph pervers" bezeichnet im Gegensatz zu der überwiegend genitalen Sexualität des Erwachsenen.

4. Die orgastische Befriedigung, sowohl die physische als auch die psychische, wird nur unter ganz bestimmten Bedingungen, die die Deviation kennzeichnen, erreicht, nicht bei einem gewöhnlichen Koitus, der als Surrogat aufgefaßt wird.

Die fehlende Flexibilität ist also für Deviationen charakteristisch, und dabei entsteht auch die Schwierigkeit, einen Sexualpartner, der alle strikte Forderungen erfüllen kann, zu finden. Das Ergebnis ist oft vergebliches Streben nach Erlösung. Kein Wunder, daß einige sexuelle Abweicher trist und mutlos sind, die Kluft zwischen der Phantasiewelt des Kindes und ihrer erwachsenen Libido kann so breit sein, daß jedes Brückenbauen vergeblich wäre. Hinzu kommt, daß es auch für den Devianten wie für alle anderen nicht nur eine Frage von Sex ist, sondern daß auch ein Wunsch nach Liebe vorhanden ist, dessen Erfüllung die Deviation noch schwerer macht, als es sonst der Fall ist.

Es läßt sich nicht leugnen, daß gewisse Formen sogenannten normalen Verhaltens auch stereotyp, ritualisiert sind und von der Reduzierung des Partners auf ein Objekt geprägt werden. Unsere Vorstellung von Normalität ist vielleicht eher ein Ideal als eine Realität. Devianten und Normale haben einander letzten Endes nicht viel vorzuwerfen. Aber deshalb sind sie trotzdem verschieden.

IV. Der Preis für ein Leben als sexueller Deviant

Sexueller Deviant zu sein, ist nicht dasselbe wie ein Krankheitszustand. Aber es leuchtet ein, daß man, wenn die Umgebung negativ reagiert, was viele Devianten erleben, sekundäre Folgesymptome entwickeln kann, am häufigsten in Form von nervösen Klagen, übermäßigem Alkoholkonsum und Tablettensucht und vielleicht auch psychosomatischen Symptomen. Es ist kaum erwähnenswert, daß solche Reaktionen nicht nur für sexuelle Abweicher zutreffen. Einige Deviationen beinhalten in sich ein Risiko, das gilt besonders für die destruktiven oder beinahe grausamen, für die archaischen, wenn man will. Das Ausüben gewisser sadomasochistischer Praktiken, sowohl autosexuell als auch partnerbezogen, kann zu Körperverletzung sogar zum Tode z. B. durch Ersticken führen. Als Kliniker stößt man ab und an auf solche Fälle, und die Gerichtsmediziner wissen auch davon zu berichten.

Ein Teil homosexueller Männer trifft sich in Restaurants, in Parks, in Saunas, in Kinos u. ä., Treffpunkte, die besonders zu später Stunde zum Leben erwachen.

Das führt dazu, daß viele Homosexuelle ein unregelmäßiges Leben führen, von zu wenig Schlaf, zu viel Alkohol und unzureichender Ernährung geprägt. Die zufälligen, mehr oder weniger anonymen Kontakte, die auch ein Teil des homosexuellen Verhaltensmusters sind, bergen natürlich ein erhöhtes Risiko für Geschlechtskrankheiten, Hepatitis, AIDS und Überfälle. Es wäre sinnlos, diese Fakten zu verschweigen.

Einen ganz anderen Preis müssen die Patienten zahlen, die das Geschlecht wechseln, da dies an sich unmöglich ist. Was nur machbar ist, sind umfassende chirurgische und medizinische Eingriffe, die an sich schon eine Belastung darstellen. Die Transsexualität ist vielleicht die Deviation, für die der höchste Preis zu zahlen ist, ob der Betroffene eine Geschlechtsumwandlung vornehmen läßt oder nicht.

Für einige ist es ein Problem, überhaupt einen Partner zu finden. Das gilt z. B. für eine Reihe von Pädophilen, besonders wenn sie sich von kleinen Kindern angezogen fühlen. Aber auch für masochistisch eingestellte Männer, die eine „dominierende" Partnerin suchen, kann es ungeheur schwierig sein, da es offenbar verhältnismäßig wenig Frauen gibt, die den Erwartungen dieser Männer entsprechen können. Vielleicht ist dies eine der Erklärungen dafür, daß Prostitution heutzutage angeblich sehr stark von sadomasochistischer Entfaltung geprägt ist.

Viele Abweicher hegen selber Antipathien gegenüber ihren sexuellen Gebräuchen, verinnerlichen vielleicht die negative Einstellung ihrer Umgebung. Das gilt z. B. häufig für Exhibitionisten und Voyeure, die gegenüber ihrem eigenen Tun Abscheu ausdrücken, ohne ihren Drang eindämmen zu können. Viele sexuelle Devianten kämpfen einen Kampf mit sich selbst, was zu großer Einsamkeit und Isolation führen kann.

Ohne mich auf eine repräsentative Untersuchung beziehen zu können, ist es jedoch mein Eindruck, daß die durchschnittliche Lebenserwartung für eine Reihe von sexuellen Devianten niedriger ist als für andere. Jedenfalls weiß ich von einer Reihe von plötzlichen, „unverständlichen" Todesfällen unter sexuell abweichenden Patienten, wo ich die Vermutung hege, daß diese frühzeitigen und tragischen Todesfälle direkt oder indirekt mit ihrem gesamten Lebensstil in Verbindung stehen. Ich muß jedoch natürlich eine gewisse Einschränkung machen, da die Patienten eines Arztes kaum die ganze Gruppe vertreten können. Aber auch Erfahrungen außerhalb der Patientengruppe deuten in diese Richtung.

Sexuelle Devianten ähneln allen anderen in der Beziehung, daß das Sexuelle auch für sie eine wesentliche Rolle spielt und ihr Leben bestimmt, unterscheiden sich aber von anderen dadurch, daß es für sie äußerst schwierig sein kann, sowohl den elementaren Trieb befriedigt zu bekommen, als auch das Gefühl des Liebens und des Geliebt-werdens verspüren zu dürfen.

V. Subkulturen

Viele sexuelle Abweicher sind der sozialen Stigmatisierung ausgesetzt, besonders in kleineren Gemeinschaften gehört nicht viel dazu, bevor selbst die unschuldigste Deviation, die keinem schadet, ungeheures Aufsehen erregt und das Verbleiben an einem Ort unmöglich macht. Wen wundert es da noch, daß viele in die Großstädte gehen, wo sie sich teils besser verstecken können, teils auch leichter auf Gleichgesinnte stoßen. Viele müssen eine oft lange Phase überstehen, in der sie glauben, sie seien der einzige auf der Welt, der es so hätte. Es ist für sie von großer Bedeutung, wenn sie entdecken, daß bei weitem nicht nur sie alleine so fühlen.

Wo auch nur etwas größere Gruppen sexueller Devianten zusammenkommen, entsteht leicht eine sexuelle Subkultur, meistens erst im Verborgenen, später geben sie sich offener zu erkennen. Unter solchen Subkulturen, die auch – jedenfalls teilweise – für Außenstehende zugänglich sind, seien die Subkulturen der Homosexuellen, der Transvestiten, der Sadomasochisten und der Pädophilen erwähnt.

Eine solche Subkultur dient der gegenseitigen Unterstützung und dem Selbstrespekt, kann ein Schutz gegen die umgebende Gesellschaft sein, ein Ort, wo man sich einigermaßen ohne Risiko mit Gleichgesinnten treffen kann. Sie kann den Betroffenen zu einer Identität verhelfen, kann sowohl intern als auch extern eine aufklärende Funktion haben. Die verschiedenen Subkulturen sind dadurch von sehr großer Bedeutung.

VI. Vorzüge

Die negativen Seiten werden oft genug betont, die positiven seltener. Nicht zuletzt die homosexuelle Subkultur hat der heterosexuellen Welt Anregungen gegeben, auf die viele nur ungern verzichten würden. Vieles hinsichtlich Rollenverhalten, Formen des Zusammenlebens, Mode, Frisuren etc. wäre anders ohne den homosexuellen Beitrag. Theater und Filme wären armseliger, wären alle in sexueller Beziehung auf das gleiche ausgerichtet. Viele Berufe, z. B. diejenigen, die eine große Mobilität erfordern, profitieren davon, daß nicht alle die heterosexuelle Kleinfamilie mit ihren Bindungen und Verpflichtungen als *das* Ideal betrachten. Etliche Strategien der Frauenbewegung sind direkt vom Kampf der Homosexuellen für Gleichberechtigung inspiriert, der wiederum Impulse von der Freiheitsbewegung der Neger erhalten hat. Viele heterosexuelle Männer sind ihren homosexuellen Geschlechtsgenossen dafür zu Dank verpflichtet, daß die Männerrolle heute kaum so eng ist, wie zur Zeit ihrer Väter und Großväter – was auch den Frauen zugute kommt.

Nicht merkwürdig, daß besonders ein Teil jüngerer Homosexueller ihre Besonderheiten nicht mehr verbirgt, sondern zu sich steht, nicht nach der Toleranz anderer ficht, sondern als gleichwertig akzeptiert werden will, als Beispiele dafür, daß man sich in dieser Welt auf viele Arten einrichten kann.

Das gleiche läßt sich, wenn auch noch nicht so deutlich, hinsichtlich anderer Minoritäten vermerken.

Auf dem sexuellen Gebiet, wie auf allen anderen, besteht die gesamte Kultur aus einer Reihe von Subkulturen, die einander nicht ausschließen müssen, sondern im Gegenteil zusammen ein breiteres Spektrum von Möglichkeiten ergeben. Man kann davon halten, was man will, aber man sollte die Bedeutung davon nicht unterschätzen.

VII. Beratung und Behandlung

Viele Menschen haben keine Neigung, ihre sexuellen Besonderheiten mit einem Arzt zu besprechen. Das trifft z. B. zu für Homosexuelle, Transvestiten und Sadomasochisten, aber auch für Exhibitionisten, Voyeurs und Pädophile, deren Abweichungen sie in Konflikt mit dem Strafgesetz bringen können. Schon aus diesem Grunde muß man als Arzt sehr vorsichtig sein, aus seinen eigenen Konsultationserfahrungen allgemeine Schlüsse darauf zu ziehen, was es bedeutet, einer sexuellen Minorität anzugehören, denn diese Grundlage wird oft ganz unzureichend sein. Viele Ärzte machen aber nicht diesen notwendigen Vorbehalt. Wenn sie sich zu sexuellen Minoritäten äußern, tun sie dies im Gegenteil sehr selbstsicher, und das vermehrt die Skepsis vieler sexuell Abweichender, Ärzten gegenüber.

Auch Menschen, die ein reelles Bedürfnis nach ärztlicher Hilfe in Verbindung mit einer sexuellen Abweichung fühlen, können sich zögernd verhalten. Sie haben vorderhand – vielleicht auf früheren Erfahrungen beruhend – angenommen, daß der Arzt wahrscheinlich keine genügende Einsicht hat, und daß seine Beratung von entsprechendem Wert sein wird. Sie fürchten vielleicht, daß der Arzt es als seine primäre Aufgabe sehen wird, ihr sexuelles Verhalten und ihre Gefühle zu „normalisieren", ganz unabhängig von dem, was der Betreffende selbst wünschen möchte. Oder sie fürchten, daß er sich weniger mit ihren eigentlichen Wünschen befassen wird als mit der Abweichung als solcher, und daß er vielleicht taktlose Fragen stellen könnte.

In letzter Zeit haben deshalb mehrere Subkulturen eigene Beratungsorgane errichtet, die aus einer mehr von subjektiven Erfahrungen geprägten Orientierung psychologische, ärztliche, juristische und soziale Hilfen leisten. Ärzte müssen solche Beratungsstellen kennen und wissen, was diese leisten können (und nicht können), damit sie in relevanten Fällen Hinweise an solche Beratungsstellen geben können.

Selbstverständlich wenden sich viele sexuelle Abweicher an einen Arzt zwecks Beratung und Hilfe. Was kann der Arzt hier leisten? Das wichtigste, wie in so vielen anderen Zusammenhängen, ist hier, daß man sich zur Verfügung stellt, die Rolle eines empathischen Zuhörers annimmt, der – ohne viele Fragen zu stellen – den Patienten anregt, seine Situation selbst darzustellen. Schon dieses wird von vielen als eine große Erleichterung gefühlt, da die sexuellen Abweicher oft sehr wenig Kontakte haben, in denen sie sich anvertrauen können. Der Arzt braucht nicht besonderer Sympathie Ausdruck geben, aber er muß vermeiden, unmittelbar auf ungerechtfertigte Äußerungen und aggressive Aussagen zu reagieren. Er soll im Gegenteil dem Betreffenden die Möglichkeit geben, sich erschöpfend zu äußern. Und der Arzt muß mit Lösungsvorschlägen warten, bis er sich über das Problem einen klaren Eindruck gebildet hat, bis er erkennt, welche Ressourcen eben dieser Kranke besitzt, wie sie mobilisiert werden können und welche Möglichkeiten er selbst hat, dem Patienten zu helfen. Oft braucht diese wichtige einleitende Phase mehrere Gespräche.

Es ist selbstverständlich wichtig zu erfassen, warum der Patient kommt und was er sich von der Konsultation verspricht. Ob er z. B. von selbst gekommen ist oder vielleicht von anderen (Eltern, Partner, Behörden usw.) angetrieben oder sogar gezwungen worden ist, und, wenn das letztere der Fall ist, was er darüber selbst meint. Viele Patienten, die nicht aus eigenem Antrieb kommen, werden zunächst annehmen, daß der Arzt auf der Seite der anderen stehe, und das prägt selbstverständlich die Einstellung des Patienten zur Konsultation.

Man muß feststellen, ob es sich überhaupt um eine Abweichung handelt. Viele Menschen haben eine unbegründete Vorstellung, „abnorm" zu sein. Junge Menschen sind z. B. oft unsicher mit Rücksicht auf ihre sexuelle Identität. Dieses kann Ausdruck einer tieferen Psychopathologie sein. Oft ist das aber nicht der Fall. Der Arzt kann Gutes leisten, indem er hervorhebt, daß das Sexualleben der meisten Menschen ziemlich komplex ist und daß viele nicht nach einem Entweder-oder-Modell funktionieren, erst recht nicht, wenn es sich um Phantasien und Gefühle handelt. Wenn es sich um homosexuelle Anfechtungen handelt, kann man hervorheben, daß ein gewisses homosexuelles Potential nicht selten ist und nicht bedeutet, daß der Betreffende homosexuell und somit der Möglichkeit eines heterosexuellen Lebens beraubt ist. Vielen Patienten wird in dieser Weise geholfen, sich nach und nach klar zu werden, wohin sie gehören und wie sie sich einrichten wollen. In der herrschenden Gesellschaftsstruktur ist es in vielen Beziehungen leichter, überwiegend als „normal" zu leben denn als Abweichender. Das darf der Arzt nicht bagatellisieren. Andererseits muß er den Menschen, die sich als abweichend erkennen, zu einer Lebensführung verhelfen, die zwar andere Forderungen und andere Möglichkeiten als die üblichen mit sich führt, aber dennoch ein befriedigendes, reichhaltiges Leben ermöglicht.

Liegt eine sexuelle Abweichung vor, muß der Arzt die Haltung des Patienten dazu abklären, so z. B., ob der Patient sich im großen und ganzen mit seiner eigenen Ethik übereinstimmt, mit seiner religiösen Einstellung und seiner Persönlichkeit (ob also die Abweichung als ich-synton erlebt wird), oder ob die Abweichung als fremd, erschreckend, „unverständlich" (ich-dyston) erlebt wird. Dabei können „äußere" Probleme im Verhältnis zur Familie, zur Arbeit und zur umgebenden Gesellschaft entstehen, Fragen über die Möglichkeit einer Ehe, über Erbrisiken usw. auftauchen. Einige wünschen ärztliche Hilfe in irgendeiner aktuellen Schwierigkeit, z. B. wenn ihre Abweichung Risiken rechtswidriger Handlungen mit sich bringt oder schon zu solchen Handlungen geführt hat. Andere kommen mit einer vorgefaßten, bisweilen ganz fixierten Auffassung darüber, was der Arzt für sie tun soll und suchen ihn entsprechend zu überreden. Das trifft etwa für Patienten mit Geschlechtsidentitätskonflikten zu, welche glauben, daß eine Geschlechtsumwandlung für sie die „Lösung" sei.

Die Beratungsaufgaben sind also vielgestaltig. Einige können schnell bewältigt werden, andere brauchen mehrere Gespräche, evtl. Zusammenarbeit mit anderen Disziplinen und Behörden. In einigen Fällen ist psychotherapeutische Arbeit i.e.S. indiziert.

Teilweise ähnlich gestalten sich die Aufgaben den Angehörigen gegenüber. Am häufigsten suchen Eltern oder Partner den Arzt auf. Zu Beginn kann es nützlich sein festzustellen, ob die Angehörigen sich in erster Linie um den Patienten kümmern oder deswegen kommen, weil sie sich selbst ratlos fühlen und Schwierigkeiten haben, die Abweichung und ihre Konsequenzen zu akzeptieren. Oft sind beide Aspekte aktuell.

Die Angehörigen sind oft von Schuld- und Minderwertigkeits-Gefühl geprägt. Sie vermuten, daß ihr eigenes fehlerhaftes Verhalten Ursache der Abweichung sei oder an ihr mitgewirkt habe. Eltern können befürchten, daß sie den Betreffenden nicht in der richtigen Weise erzogen, daß sie zu streng oder zu nachlässig gewesen sind oder daß ihre eigenen Unstimmigkeiten zur Abweichung ihres Sohnes oder ihrer Tochter führten. Partner fürchten, daß ihr Entgegenkommen nicht genügt habe oder daß die Abweichung eine Kompromittierung ihrer eigenen Geschlechtsidentität ausdrücke. Sie betonen vielleicht ihre liebevoll-aufopfernde Einstellung und erleben sich verschmäht, betrogen, zu gutgläubig. Oft haben sie ziemlich unrealistische Vorstellungen darüber, welche Konsequenzen eine sexuelle Abweichung hat und stellen sich dabei etwas in Richtung von Sodom und Gomorrha vor. Einige reagieren überwiegend depressiv, andere aggressiv. Oft fühlen sie sich äußerst ratlos, wissen nicht, wo sie Hilfe suchen sollen, wie die Situation zu bewältigen ist, was und wieviel sie anderen erzählen können. Sie erwähnen vielleicht, daß es sich um eine Krankheit handele, die zu heilen sei oder um einen Charakterdefekt, der bezähmt werden müsse, um eine Verführung, welche Bestrafung des Verführers fordere. Wird das in Zweifel gezogen, so können sie Ohnmacht oder Zorn ausdrücken und behaupten, der Arzt stecke mit dem Abweichenden unter einer Decke. Sie haben sich oft lange gesträubt, bevor sie kamen und sind unter großem Druck. Krisenintervention kann erforderlich werden.

Ein Ehepartner mag die Scheidung zur Diskussion stellen. Dann ist realistisch durchzusprechen, was für und gegen eine solche radikale Lösung, die nicht immer notwendig oder angezeigt ist, spricht. Eltern können mit ihrem Kind brechen oder die Anwesenheit des Partners im Elternhaus verbieten.

Auch hier kann der Arzt in erster Linie beruhigen, um dann später realistischer zu diskutieren, wie die Situation konstruktiv bewältigt werden kann.

Häufig liegt die Aufgabe des Arztes darin, denen Grenzen zu setzen, die es nicht selbst können. Das setzt selbstverständlich voraus, daß zuvor ein tragfähiges Vertrauensverhältnis geschaffen wurde. Einige Patienten kommen, weil sie es zunehmend schwierig finden, ein Doppelleben zu führen, das ihnen als Folge der Unkenntnis der Umgebung über ihre sexuelle Abweichung aufgezwungen wurde. Sie möchten aus dieser Situation so herausbrechen, daß sie in unkritischer Weise allen möglichen Bezugspersonen – Familie, Kollegen, Arbeitgeber – über ihre „Wahrheit" erzählen. Dabei haben sie die Konsequenzen nicht durchdacht. Das muß mit ihnen durchgesprochen werden bis Sicherheit gewonnen ist, welcher Weg in der aktuellen Situation gewählt wird. Oft ergibt sich die Frage, ob die Stärke der Probanden ausreicht, die schwierigen Folgen einer solchen Aktion auszuhalten. Entsteht ein unnötiges Risiko nach Ausstoßung aus den aktuellen sozialen Zusammenhängen? Ist es sicher, daß, was sie selbst als die „Wahrheit" ansehen, von anderen in derselben Weise gesehen wird, da diese doch ganz anderes in dem Erzählten sehen können?

Bei anderen kann die Abweichung „überhandnehmen". So berichtet ein Transvestit, daß er sich jeden Abend, sobald er nach Hause kommt, in Frauenkleider „umkleiden muß", daß dies aber auf Widerstand des Partners stößt, der sich damit nicht abfinden kann, daß er sich dann und wann so verhält. In der Diskussion mit beiden Partnern läßt sich vielleicht ein Kompromiß, mit welchem beide sich abfinden können, erarbeiten. Es lassen sich viele weitere Grenzziehungsaufgaben nennen. Viele sexuell Abweichende geraten periodisch in einen Raptus und gelangen dann wieder zur Ruhe und zur Übereinstimmung mit ihrer Umgebung. In solchen unausgewogenen Perioden brauchen sie Hilfe einer Person, zu welcher sie Vertrauen haben.

Es sollen noch einige spezielle Aufgaben und Behandlungsmethoden erwähnt werden.

VIII. Psychotherapie

Es gibt divergierende Auffassungen über die Möglichkeit, sexuell abweichendes Verhalten in normales zu verwandeln. Einige psychoanalytische und verhaltenstherapeutische Berichte erwähnen solche Umstimmungen (s. z. B. BIEBER 1962; BANCROFT 1974; MASTERS u. JOHNSON 1979; KOCKOTT 1983 a). Es scheint aber, daß auf solche Weise allenfalls das Potential an Normalität, das ja auch beim Abweichenden vorhanden ist, durch die Behandlung gefördert wird, während die abweichenden Anteile unterdrückt werden und sich nicht mehr im Verhalten, indessen in Träumen und Phantasien äußern. Ähnliches kann auch ohne therapeutische Intervention geschehen. Solche Änderungen sind selbstverständlich nicht gering einzuschätzen, wenn sie mit den Bedürfnissen der Probanden übereinstimmen, was allerdings nicht immer der Fall gewesen ist.

Unabhängig davon, ob eine essentielle „Umstimmung" möglich ist oder nicht und unabhängig von der allgemeinen Einstellung zu solchen therapeutischen Versuchen, sollte man sich gegen Psychotherapie sexuell Abweichender nicht negativ stellen. Eine Reihe neuerer Untersuchungen (s. z. B. die Sammelarbeiten von SIGUSCH 1980a und SCHORSCH et al. 1985) zeigen, daß psychotherapeutische Individualbehandlung, Partnertherapie, in einigen Fällen Gruppentherapie eine Hilfe für gewisse sexuell Abweichende bedeuten kann. SCHORSCH et al. (1985) beschreiben die Behandlung einer Serie von Männern, die wegen Exhibitionismus, Voyeurismus, Pädophilie und Notzucht mit dem Strafgesetz kollidierten. Bei ihnen war Psychotherapie über eine ein- bis zweijährige Zeitstrecke mit 35–60 Sitzungen nützlich. In einigen Fällen wurden die Partner in die Behandlung einbezogen – was oft versäumt wird. Die Therapie wurde nach Beratung mit dem Patienten geplant und gründete auf psychodynamisch fundierten verhaltenstherapeutischen Techniken zur Förderung der Selbstkontrolle. Aversive Techniken wurden nicht verwandt. Bearbeitete Themen: unsichere männliche Identität, Selbsthaß, Scham und Schuldgefühl, Minderwertigkeitsgefühl, Gefühl innerer Lehre, Probleme der Aggressionsbewältigung, Kontaktschwierigkeiten, dies selbstverständlich an die besonderen Bedürfnisse des einzelnen Patienten angepaßt. Diese psychotherapeutische Aufgabe war schwierig, stellte große Forderungen an den Behandler und an qualifizierte Supervision. Die Untersuchungen zeigen aber, daß sogar in aussichtslos erscheinenden Fällen Menschen mit Perversionen psychotherapeutisch zu einem befriedigenden Leben ohne erneute Kriminalität zu verhelfen ist.

IX. Probleme der Geschlechtsidentität

Menschen mit Geschlechtsidentitätsproblemen scheinen zu allen Zeiten gelebt zu haben. Bei einigen ist das so ausgeprägt, daß sie in beträchtliche Widersprüchlichkeiten zwischen biologischer und psychischer Geschlechtszugehörigkeit gelangen.

Erst in neuerer Zeit wurde es möglich, durch chirurgische und hormonelle Eingriffe eine Geschlechtsumwandlung zu bewirken, d. h. den Körper in Richtung des anderen Geschlechtes zu verändern. Die ersten Eingriffe dieser Art wurden in Deutschland in den zwanziger Jahren ausgeführt (s. z. B. Eicher 1984); die Anzahl der Geschlechtsumwandlungen nahm dann nach dem 2. Weltkrieg zu. Über die Zahl der Transsexuellen liegen unterschiedliche Angaben vor. Wahrscheinlich gibt es etwa 1 : 40 000 Mann-zu-Frau Transsexuelle und 1 : 100 000 Frau-zu-Mann Transsexuelle. Die Ätiologie der Transsexualität ist unbekannt. Organische Ursachen sind nie nachgewiesen worden, weder prä- noch postnatale.

Geschlechtsidentitätsstörungen operativ anzugehen ist ein strittiges Vorgehen. Wir verfügen aber nicht über andere Methoden, den leidensvollen Konflikten der Transsexuellen entgegenzuwirken. Es ist keine Frage, daß viele Transsexuelle nach der Geschlechtsumwandlung ein besseres Leben haben als zuvor. Die Zahl derjenigen, die eine Umwandlung wünschen, ist indessen bedeutend größer als die Zahl derer, die aus dem Eingriff wirklich Nutzen ziehen. Viele Erfahrungen und oft jahrelange Beobachtung sind notwendig, um zur Entscheidung über die Indikation zur Geschlechtsumwandlung zu gelangen. In vielen Ländern wurden Beratergruppen geschaffen (Ärzte, Psychiater, Endokrinologen, Chirurgen, Psychologen, Sozialarbeiter und andere Spezialisten), welche Transsexuelle beraten und vor sowie nach der Geschlechtsumwandlung behandeln (spezielle Literatur über Transsexualität: Eicher 1984 und Steiner 1984).

X. Somatische Behandlungsverfahren

Abgesehen von den Therapieverfahren für Transsexualität wurden in neuerer Zeit angewandt: Psychopharmaka, Östrogene, Antiandrogene, operative Kastration und psychochirurgische Eingriffe. Die meisten dieser Methoden sind jetzt aufgegeben worden. Ihre Zielsetzung war fast stets: Reduktion bzw. Eliminierung des Geschlechtstriebes.

Psychopharmaka haben keinen spezifischen Indikationsbereich bei sexuell Abweichenden. Ein bestimmtes Psychopharmakon, Benperidol, wirkt mäßig libidodämpfend. Östrogene wurden früher bei Männern angewandt, deren Geschlechtstrieb reduktionsbedürftig erschien; sie sind jetzt durch Antiandrogene, insbesondere Kyproteronazetat, ersetzt worden. Dieser Stoff (Androcur) ist ein Steroid, das in seiner Struktur den Gestagenen entspricht und dem Testosteron ähnelt. Durch kompetitive Verdrängung werden die Testosteron-empfindlichen Rezeptoren blockiert; gleichzeitig entsteht eine zentrale Antigonadotropinwirkung. Dieser Stoff, welcher per oral oder als Depot-Präparat gegeben werden kann, ist in dem letzten Jahrzehnt angewendet worden. Antiandrogene reduzieren den Geschlechtstrieb auf reversible Weise. Die Behandlung kann indessen auch unerwünschte Nebenwirkungen haben und ist stets mit Psychotherapie zu verbinden, s. z. B. Petri (1980) und Kockott (1983 b). Eine irreversible Reduktion des Geschlechtstriebes durch Kastration oder stereotaktische Hirneingriffe wurde früher in ziemlich großem Ausmaß durchgeführt, sogar auch gegenüber Abweichungen, die heute als recht harmlos angesehen werden. Diese Eingriffe sind jetzt fast ganz aufgegeben worden. Eine Übersicht über diese somatischen Methoden findet sich bei Sigusch (1980 c).

XI. Abschließende Bemerkungen

Für den Berater ist es selbstverständlich, daß er sein Gebiet so gut wie möglich beherrschen muß. Es hat aber niemand als Experte angefangen, und in vielen Fällen ist man vom Expertentum noch weit entfernt. Das früher erwähnte PLISSIT-Modell ist auch für den Kontakt mit sexuellen Minderheiten verwendbar. Durch Permissivität zeigt der Berater seine Bereitschaft, den Abweichenden in seiner Problematik anzunehmen. Begrenzte Informationen können von Ärzten auch ohne besondere Vorkenntnisse gegeben werden. Spezifische Vorschläge fordern mehr Erfahrung. Diese ist indessen zu erwerben, wenn überhaupt Bereitschaft besteht, auf die Problematik des Patienten näher einzugehen. Nur die spezifischen psychotherapeutischen Aufgaben sind speziell Ausgebildeten zu überlassen. Voraussetzung ist überall, daß der Arzt stetig eigene Einstellungen und Vorurteile bearbeitet, um dem sexuell abweichenden Menschen nicht mit Angst oder Aggressivität zu begegnen.

Es gibt zahlreiche Fachpublikationen, welche bessere Einsicht über sexuelle Abweichungen vermitteln. Daneben können die Publikationen der Subkultur mit ihrem Gemisch von Diskussion, Information, Fiktion und Kontaktadressen zur wichtigen Quelle verbesserten Wissens werden. Viele Kontaktstellen und Vereine sind für interessierte Außenstehende zugänglich und können Einsichten vermitteln, die auf andere Weise schwierig zu erreichen sind.

Es besteht ein großer unabgedeckter Bedarf nach ärztlichem Einsatz auf diesem Gebiet. Überwindet man seine Scheu in diesem Bereich ärztlicher Verpflichtungen, so ist viel zu gewinnen, nicht nur für den Patienten, auch für den Therapeuten.

Literatur

Alberoni F (1981) Love and falling in love (in Danish). Informations Forlag, Copenhagen

American Psychiatric Association (1980) Diagnostic and statistical manual of mental disorders, 3rd edn. (DSM III)

Annon JS, Robinson CH (1978) The use of vicarious learning in the treatment of sexual concerns. In: LoPiccolo J, LoPiccolo L (eds) Handbook of sex therapy. Plenum Press, New York London, pp 35–56

Arentewicz G, Schmidt G (1980) Sexuell gestörte Beziehungen. Springer, Berlin Heidelberg New York

Bancroft J (1974) Deviant sexual behaviour, modification and assessment. Clarendon Press, Oxford

Barbach LG (1974) Group treatment of preorgasmic women. J Sex Marital Ther 1:139–145

Bieber I (1962) Homosexuality. A psychoanalytic study of male homosexuals. Basic Books, New York

Burnap DW, Golden JS (1967) Sexual problems in medical practice. J Med Educ 42:673–680

Eicher W (1984) Transsexualismus, Möglichkeiten und Grenzen der Geschlechtsumwandlung. Fischer, Stuttgart New York

Faergeman PM (1967) Perversität, Pornographie und Entrüstung. Kala, Hamburg

Freud S (1905, 1942) Drei Abhandlungen zur Sexualtheorie. Ges W Bd IV:29–145. Imago, London

Gebhard PH (1975) Comprehensive sex research centers: design and operation for effective functioning. Arch Sex Behav 4:447–457

Haeberle EJ (1981) Swastika, pink triangle and yellow star – the destruction of sexology and the persecution of homosexuals in Nazi Germany. J Sex Res 17:270–287

Haeberle EJ (1982) The Jewish contribution to the development of sexology. J Sex Res 18:305–323

Hertoft P (1980) Clinical sexology. A textbook, 2nd edn (in Danish). Munksgaard, Copenhagen

Jensen SB (1982) Clinical sexology in general practice (in Danish). Ugeskr Laeger 144:3767–3771

Jensen SB, Rønne H, Sederberg-Olsen P (1980) Sexual dysfunction in a general practice (in Danish). Ugeskr Laeger 142:401–404

Kaplan HS (1974) The new sex therapy. Brunner/Mazel, New York Montreal

Kaplan HS (1979) Disorders of sexual desire. Baillière Tindall, London

Kinsey AC, Pomeroy WB, Martin CE (1948) Sexual behavior in the human male. Saunders, Philadelphia London

Kinsey AC, Pomeroy WB, Martin CE, Gebhard PH (1953) Sexual behavior in the human female. Saunders, Philadelphia London

Kockott G (1983 a) Verhaltenstherapie bei sexuellen Deviationen – Ein orientierender Überblick. Psychiat Praxis 10:78–82

Kockott G (1983 b) Die Behandlung sexueller Delinquenz mit Antiandrogenen. Psychiat Praxis 10:158–164

Köhler K, Sass H (Hrsg) (1984) Diagnostisches und statistisches Manual psychischer Störungen DSM-III. Beltz, Weinheim Basel

LoPiccolo J, Lobitz CW (1972) The role of masturbation in the treatment of orgasmic dysfunctions. Arch Sex Behav 2:135–145

Masters WH, Johnson VE (1966) Human sexual response. Little, Brown and Comp, Boston

Masters WH, Johnson VE (1970) Human sexual inadequacy. Little, Brown and Comp, Boston

Masters WH, Johnson VE (1979) Homosexuality in perspective. Little, Brown and Comp, Boston

Pacharzina K (1975) Sexualmedizin der Allgemeinpraxis. Sexualmed 4:485–490

Petri H (1980) Analytische Kurztherapie bei sexuellen Perversionen. In: Sigusch V (Hrsg) Therapie sexueller Störungen, 2. Aufl. Thieme, Stuttgart New York, S 187–219

Sarrel LJ, Sarrel PM (1979) Sexual unfolding. Sexual development and sex therapies in late adolescence. Little, Brown and Comp, Boston

Schorsch E, Brand T, Schmidt G, Spengler A (1977) Zur Versorgung von Patienten mit sexuellen Störungen. Sexualmed 6:585–590 (zit. nach Arentewicz u. Schmidt 1980)

Schorsch E, Galadany G, Haag A, Hauch M, Lohse H (1985) Perversion als Straftat. Dynamik und Psychotherapie. Springer, Berlin Heidelberg New York Tokyo

Sigusch V (Hrsg) (1980 a) Therapie sexueller Störungen, 2. Aufl. Thieme, Stuttgart New York

Sigusch V (1980 b) Sexuelle Funktionsstörungen: Somatischer Anteil und somatische Behandlungsversuche. In: Sigusch V (Hrsg) Therapie sexueller Störungen, 2. Aufl. Thieme, Stuttgart New York, S 74–116

Sigusch V (1980 c) Somatische Behandlungsversuche bei sexuellen Perversionen. In: Sigusch V (Hrsg) Therapie sexueller Störungen, 2. Aufl. Thieme, Stuttgart New York, S 266–289

Steiner BW (ed) (1984) Gender dysphoria, development, research, management. Plenum Press, New York London

Ussel J van (1970) Sexualunterdrückung. Geschichte der Sexualfeindschaft. Rowohlt Taschenbuch Verlag, Reinbek b. Hamburg

WHO (1975) Education and treatment in human sexuality: the training of health professionals. Technical Report Series 572, WHO Geneva

Winther G, Jensen SB, Hertoft P (1984) The significance of some selected factors for sexological advice and therapy. A review of 397 persons referred on account of sexual dysfunction during the period 1974–79 (in Danish). Ugeskr Laeger 146:493–497

Das therapeutische Paradigma der Psychoanalyse –
Seine Vertiefung und Erweiterung
in den letzten Jahrzehnten

H. THOMÄ und H. KÄCHELE

INHALTSVERZEICHNIS

A. Einleitung

Betrachtet man die sich gegenwärtig vollziehenden Veränderungen, so ist nicht
leicht auszumachen, ob die Psychoanalyse spät in die ihr angemessene normalwis-
senschaftliche Phase eingetreten ist oder ob sich eine Evolution vollzieht oder ob
ein Paradigmawechsel bevorsteht (SPRUIELL 1983; ROTHSTEIN 1983; FERGUSON
1981; THOMÄ 1977). KUHNs Definition des Paradigmas besagt, „daß einige anerkannte Beispiele für konkrete wissenschaftliche Praxis – Beispiele, die Gesetz,
Theorie, Anwendung und Hilfsmittel einschließen – Modelle abgeben, aus denen
bestimmte festgefügte Traditionen wissenschaftlicher Forschung erwachsen"
(KUHN 1962 dt. 1967, S. 28/29). Da die Übereinstimmung von Theorien und Beobachtungen immer nur unvollkommen sein kann, ergeben sich neue Fragestellungen gerade aus der Diskrepanz zwischen Theorien und Beobachtungen. Solange es eine unausgesprochene oder ausgesprochene Übereinstimmung unter den
Fachleuten einer Disziplin dahingehend gibt, daß die Korrespondenz zwischen
Theorien und Phänomenen ausreicht, bleibt das zentrale Paradigma erhalten,
und die grundlegende Technik und/oder Theorie werden nicht in Frage gestellt.
Da A. FREUD (1972) die Lage der Psychoanalyse als revolutionär-anarchisch bezeichnet hat, sind KUHNs Thesen für das gegenwärtige Paradigmaverständnis der
Psychoanalyse relevant.

Aus folgenden Gründen können wir von einer Vertiefung und Erweiterung des
psychoanalytischen Paradigmas in den letzten Jahrzehnten sprechen: Nimmt man
die sich gegenwärtig abzeichnenden Trends hinzu, zeigt sich die *Vertiefung* darin,
daß die Intersubjektivität des therapeutischen Prozesses in ihrer enormen Bedeutung anerkannt wird. In Praxis und Forschung werden zunehmend mehr die Kon-

sequenzen daraus gezogen, daß sich die psychoanalytische Situation zwischenmenschlich, interaktionell konstituiert. Dies zeigt sich in einer Fülle scheinbar oberflächlicher Manifestationen, die unverbunden nebeneinander zu liegen scheinen und den Eindruck chaotischer Vielfalt hervorrufen. Tatsächlich ist Psychoanalyse das, was Psychoanalytiker machen – an dieser frappierenden Feststellung Sandlers (1979) kommt man ebensowenig vorbei wie an der daraus ableitenden Notwendigkeit, in der psychoanalytischen Situation festzustellen, was Psychoanalytiker machen (Schlesinger 1974; Thomä u. Kächele 1973; Luborsky u. Spence 1978). Die interaktionelle Qualität des therapeutischen Geschehens erweitert die traditionelle Perspektive; die Anerkennung der Intersubjektivität des therapeutischen Prozesses führt zwangsläufig zur Einbeziehung von Theorien des kommunikativen Handelns (Habermas 1981). Persönliche Glaubenssätze und/oder schulgebundener Orthodoxien, die sich in psychoanalytischen Weltanschauungen verfestigt hatten, wurden abgebaut (Wisdom 1970, 1984). Freuds (1926e, S. 293) Junktim, das „kostbare Zusammentreffen von Heilen und Forschen" ist ein Anspruch geblieben, der nicht leicht einzulösen ist. Diese Entwicklung haben auch das traditionelle Regelverständnis aus der Kanonisierung zurückgeholt und eine offene Diskussion in Gang gebracht, die jene oben erwähnten „anarchischen" Verhältnisse schafft; um Vergleichbares heranzuziehen, dürfte es eher um eine Reformation denn eine Revolution gehen, die in dieser theoretischen und technischen Anarchie gesucht wird. Die in ihr aufbrechenden Veränderungen tragen dazu bei, daß die psychoanalytische Technik eine Flexibilität zurückgewinnt, die ihre zeitweilig stark eingeschränkte Anwendungsbreite wieder in ihr ursprüngliches Feld zurückführt, nämlich „Schwerkranke, Existenzunfähige" zu behandeln (Freud 1905a, S. 20). Die Vertiefung und Erweiterung des psychoanalytischen Paradigmas stellen wir exemplarisch an den folgenden Themen dar: B. Die Abhängigkeit der Übertragung von der psychoanalytischen Technik, C. Der Analytiker als Subjekt, D. Das „Hier und Jetzt" in neuer Perspektive, E. Gegenübertragung, F. Konvergenzen, G. Einige weitere Konsequenzen.

B. Die Abhängigkeit der Übertragung von der psychoanalytischen Technik

„Übertragungen" stellen sich in allen menschlichen Beziehungen ein. Diese Tatsache gibt S. Freuds Entdeckung eine umfassende Bedeutung. Zunächst definierte er die „Übertragung" allerdings aufgrund von Beobachtungen in der Therapie (1905e, S. 279–280):

„Es sind Neuauflagen, Nachbildungen von den Regungen und Phantasien, die während des Vordringens der Analyse erweckt und bewußt gemacht werden sollen, mit einer für die Gattung charakteristischen Ersetzung einer früheren Person durch die Person des Arztes. Um es anders zu sagen: Eine ganze Reihe früherer psychischer Erlebnisse wird nicht als vergangen, sondern als aktuelle Beziehung zur Person des Arztes wieder lebendig. Es gibt solche Übertragungen, die sich im Inhalt von ihrem Vorbilde in gar nichts bis auf die Ersetzung unterscheiden. Das sind also, um in dem Gleichnisse zu bleiben, einfache Neudrucke, unveränderte

Neuauflagen. Andere sind kunstvoller gemacht, … indem sie sich an irgend eine geschickt verwertete reale Besonderheit an der Person oder in den Verhältnissen des Arztes anlehnen. Das sind also Neubearbeitungen, nicht mehr Neudrucke." Später wird verallgemeinert: „Die Übertragung stellt sich in allen menschlichen Beziehungen ebenso wie im Verhältnis des Kranken zum Arzte *spontan* her, sie ist überall der eigentliche Träger der therapeutischen Beeinflussung, und sie wirkt um so stärker, je weniger man ihr Vorhandensein ahnt. Die Psychoanalyse schafft sie also nicht, sie deckt sie bloß dem Bewußtsein auf und bemächtigt sich ihrer, um die psychischen Vorgänge nach dem erwünschten Ziele zu lenken" (FREUD 1910 a, S. 55, Hervorhebung von uns).

Besorgt um die wissenschaftlich saubere Fundierung der psychoanalytischen Praxis, betonte FREUD, daß Übertragungen zu den natürlichen Erscheinungen des menschlichen Lebens gehören und kein psychoanalytisch-methodisches Kunstprodukt sind. Aus dem gleichen Grund richten sich alle einschlägigen Behandlungsregeln darauf, das spontane Auftreten der Übertragung zu sichern. Doch was heißt spontan? Die Spontaneität ihres Auftretens erweist sich, genauer besehen, als bedingt durch unbewußte *innere* Erwartungen und ihre *äußeren* Auslöser. Aus *wissenschaftlichen* Gründen muß es also darum gehen, die günstigsten Bedingungen für das Auftreten von Übertragungen zu schaffen.

Drei im gleichen Jahr erschienene Arbeiten, BALINT u. TARACHOW (1950), HEIMANN (1950), MACALPINE (1950) markieren diesen Wendepunkt: Trotz fundamentaler Meinungsunterschiede über die Natur der Übertragung bestehe bei der Mehrzahl der Psychoanalytiker eine überraschende Übereinstimmung über ihre Verursachung, stellt MACALPINE kritisch fest. Noch immer werde gutgläubig angenommen, daß diese spontan im Analysanden entstehe. MACALPINE führt eine ganze Reihe von technischen Prozeduren auf, die allesamt zur Regression des Patienten beitragen, so daß sein Verhalten als eine Antwort auf das infantilisierende Setting aufgefaßt werden könne. Hieraus erfolgt für MACALPINE zwangsläufig, daß die Übertragung in einem übertragungsbereiten Patienten durch die Gestaltung der therapeutischen Situation induziert wird. Dieser Gedanke setzte sich nur langsam, aber doch stetig durch (s. a. ORR 1954), so daß wir festhalten können, ·daß die Psychoanalyse seit längerem zu einem neuen Verständnis der Übertragung unterwegs ist. Psychoanalyse als Sozialwissenschaft braucht die aktualgenetische Konstituierung der Übertragung nicht als methodologisches Dilemma zu fürchten. Wir müssen davon ausgehen, daß die Variationen der behandlungstechnischen Bedingungen in der Praxis spezielle Übertragungen schaffen, die operational verstanden werden müssen (BLUM 1971; CALEF 1971).

FREUD unterschätzte u. E. den Einfluß der analytischen Situation auf die Transformierung spezieller neurotischer Übertragungsbereitschaften in eine „Übertragungsneurose", deren Feldabhängigkeit auch LOEWALD (1971) hervorhob, wenn er die „Übertragungsneurose" als einen operationalen Begriff zu fassen sucht. Die Kennzeichnung als einer „künstlichen Neurose", als eines vom Analytiker induzierten Beziehungskonfliktes unterstreicht diesen therapeutisch verantwortungsvollen, aber auch notwendigen Vorgang.

„Wir wollen doch nicht vergessen", heißt es in den Vorlesungen (FREUD 1916–17, S. 461 f.), „daß die Krankheit des Patienten, den wir zur Analyse übernehmen, nichts Abgeschlossenes, Erstarrtes ist, sondern weiterwächst und ihre Entwicklung fortsetzt wie ein lebendes Wesen.... Alle Symptome des Kranken haben ihre ursprüngliche Bedeutung aufgegeben und sich auf einen *neuen* Sinn eingerichtet, der in einer Beziehung zur Übertragung besteht ..." (von uns hervorgehoben).

Der Kontext dieses Zitats setzt dem „neuen Sinn" enge Grenzen. Auch andere Textstellen, in denen von der Übertragungsneurose als *neuem Zustand,* der die „gemeine Neurose" ersetzt und allen Symptomen der Krankheit eine *neue* Übertragungsbedeutung verleiht, die Rede ist, beschränken die innovative Seite des realen Erlebens auf die günstigen Bedingungen bei der Erweckung von Erinnerungen anläßlich der Wiederholungsreaktionen (1914g, S. 135). Da FREUD das Wachstum, die Entwicklung der Übertragungsneurose, die wie ein lebendes Wesen weiterwächst, nicht konsequent als zwischenmenschlichen Prozeß innerhalb einer therapeutischen Zwei-Personen-Beziehung betrachtet, blieb der große Anteil des Psychoanalytikers an dieser *neuen künstlichen Neurose* (FREUD 1916–17, S. 462) verdeckt.

Das Verständnis der Übertragung als umfassende *Objektbeziehung* (= Übertragungsbeziehung) ist aus unterschiedlichen Traditionen der psychoanalytischen Praxis entstanden, die auf gemeinsame Wurzeln zurückgehen: So hat STERBA (1936, S. 467) schon vor fünfzig Jahren festgestellt, daß die Übertragung in ihrem wesentlichen Anteil eine Objektbeziehung wie jede andere sei. Er hat allerdings gleichzeitig die Notwendigkeit der Unterscheidung betont. Den wesentlichen Beitrag zur Erweiterung des Übertragungsbegriffes leistete KLEIN und die britischen Objektbeziehungstheoretiker BALINT, FAIRBAIRN, GUNTRIP und WINNICOTT; SUTHERLAND (1980).

Die Übertragung erhielt in der Schule Kleins einen einzigartigen Platz im Rahmen ihrer speziellen Objektbeziehungstheorie. Die Ablehnung des primären Narzißmus hatte zunächst fruchtbare therapeutische Konsequenzen. Unbewußte Übertragungsphantasien richten sich dieser Theorie zufolge sofort auf das Objekt, auf den Analytiker, und – wichtiger noch – sie scheinen nicht durch Widerstände verdeckt und somit sofort interpretierbar zu sein. Während Vertreter sich in der ichpsychologischen Richtung wie E. KRIS (1951) den Kopf über Deutungsstrategien zerbrechen, die durch die Schlagworte: Oberfläche, Tiefe, positive oder negative Übertragung, Widerstandsdeutung etc. zu kennzeichnen sind, legt die Theorie Kleins und ihrer Schule nahe, vermutete unbewußte Phantasien sofort als Übertragungen zu interpretieren. A. FREUD (1936) bezog Übertragungsdeutungen fast ganz auf die Vergangenheit (1936, S. 27) und räumte nur dem Widerstand eine situative Genese ein. In der strengen Widerstandsanalyse, wie sie in der Nachfolge REICHS von KAISER (1934) vertreten und von FENICHEL (1935) kritisiert wurde, unterbrach der Analytiker sein Schweigen nur noch durch gelegentliche Deutungen des Widerstandes. Klein brachte also Bewegung in die erstarrte Front der Widerstandsanalyse und ersetzte das Schweigen durch ein neues Stereotyp: Durch sofortige Übertragungsdeutungen unbewußter und objektgerichteter Phantasien und ihren typischen Kleinianischen Inhalten der guten und vor allem der bösen Brust.

Da die Übertragung als umschriebene Wahrnehmungsverzerrung aufgefaßt wurde, stellt sich der ichpsychologisch arbeitende Analytiker die Frage: Was wird momentan mir gegenüber wiederholt, welche unbewußten Wünsche und Ängste werden jetzt inszeniert, wie werden sie abgewehrt und – vor allem – wem haben sie gegolten? Welche Mutter- oder Vaterübertragung wird jetzt an mir abgebildet? Es ist offensichtlich, daß diese Fragen primär der Vergangenheit gelten, die sich, für den Patienten unbemerkt, wiederholt. Um die Wiederholung möglichst eindrucksvoll werden zu lassen, und um sie überzeugend auf unbewußt konservierte, dynamisch aktiv gebliebene Erinnerungen zurückführen zu können, ergeben sich behandlungstechnische Verhaltensregeln. Der Analytiker verhält sich passiv und wartet solange ab, bis die milde positive Übertragung zum Widerstand angewachsen ist. Er gibt schließlich Widerstandsdeutungen. „Das Hier und Jetzt ist hauptsächlich deshalb wichtig, weil es in die Vergangenheit zurückführt, von der es abstammt." Diese Feststellung RANGELLs (1984, S. 128) charakterisiert unseres Erachtens sehr gut eine Deutungstechnik, die sich primär an Erinnerungen wendet und die gegenwärtige Beziehung, also die interaktionelle Betrachtungsweise, auf den zweiten Platz verweist. Übertrieben könnte man sagen, daß hierbei von der dyadischen Natur des therapeutischen Prozesses nur die Übertragungsanteile zur Kenntnis genommen und rasch auf die Vergangenheit und auf Erinnerungen zurückgegangen wird. RANGELL anerkennt zwar die Bedeutung der Arbeitsbeziehung, wenn er feststellt, daß erst Deutungen gegeben werden können, nachdem sich eine solche zufriedenstellend gebildet habe, aber er betont, daß es hierzu keiner besonderen Pflege durch den Analytiker bedürfe (1984, S. 126).

Auch außerhalb der Schule Kleins hat die Erweiterung der Theorie der Übertragung zu erheblichen behandlungstechnischen Veränderungen geführt, die wir anhand einer Kontroverse zwischen SANDLER und RANGELL zusammenfassen. Das folgende Zitat enthält SANDLERs wesentliche Gesichtspunkte: „Es scheint klar zu sein, daß die Einführung und Beschreibung dieser objektbezogenen Prozesse, insbesondere die objektgerichteten Abwehrprozesse, eine wesentlich neue Dimension der analytischen Arbeit und des Übertragungsbegriffs erkennen lassen. Die Analyse des Hier und Jetzt der analytischen Interaktion hat hinsichtlich des Zeitpunktes von Deutungen gegenüber der Rekonstruktion der infantilen Vergangenheit den Vorrang erhalten. Wenn der Patient in der analytischen Situation Abwehrprozesse zeigte, die sowohl ihn selbst wie den Analytiker betrafen, wurde dies als Übertragung betrachtet und rückte mehr und mehr in den Mittelpunkt der Aufmerksamkeit des Analytikers. Die Frage „was geht jetzt vor sich?" wurde vorrangig gestellt, und dann erst wurde die Frage aufgeworfen „Was zeigt das Material des Patienten über seine Vergangenheit auf?" Mit anderen Worten: Die analytische Arbeit wurde, zumindest in England, mehr und mehr darauf fokussiert, wie der Patient in seinen unbewußten Wunschphantasien und Gedanken den Analytiker im Hier und Jetzt benützt, d. h. in der Übertragung, wie sie ausgesprochen oder unausgesprochen von den meisten Analytikern verstanden wird – trotz der eingeengten offiziellen Definition des Begriffs" (SANDLER 1983, S. 41). In seiner Kritik wurde RANGELL (1984) grundsätzlich. Er wirft die Frage auf: „Geht Widerstand und Abwehr immer noch vor, wie bei FREUD, A. FREUD, FENICHEL und vielen anderen? Oder bewegen wir uns in die von vielen propagierte Richtung: Zuerst die Übertragung, oder sogar nur noch die Übertragung?" Alles scheine auf eine neue Polarisation hinauszulaufen: Die Bevorzugung des Hier und Jetzt im Vergleich zu Rekonstruktion und Einsicht sei unter Psychoanalytikern überall weit verbreitet. „Schlußendlich", so stellt RANGELL fest, „müssen wir uns wohl zwischen dem intrapsychischen und dem interaktionellen oder transaktionellen Übertragungsbegriff entscheiden. Die gleiche Wahl müssen wir auch zwischen dem intrapsychischen und dem interaktionellen Modell des therapeutischen Prozesses treffen" (1984, S. 133).

Wir glauben, daß die Entscheidungen gefallen sind und die Kontroversen dogmatischer Herkunft sind. Es liegt nämlich in der Natur des Übertragungsbegriffes, daß er ergänzungsbedürftig ist, um der therapeutischen Praxis und einer umfassenden Theorie der Heilung gerecht werden zu können. Das Gleiche gilt auch für die Alternative zwischen dem intrapsychischen und dem interaktionellen Modell der Therapie.

Obwohl gerade die Tatsache, daß die jeweiligen Schulen typische Übertragungen beschreiben, für den Einfluß des Analytikers auf deren Inhalte spricht, werden daraus in den Schulen selbst noch keine ausreichenden Konsequenzen gezogen. Es ist kaum zweifelhaft, daß eine Relativierung unvermeidlich wäre, und zwar auf den Standpunkt hin, den der jeweilige Analytiker einnimmt. Das Feld der Übertragung wird von den Theorien eben unterschiedlich abgesteckt und behandlungstechnisch recht verschieden beackert und bestellt. Übertragungen werden von der Nicht-Übertragung her definiert und umgekehrt. Theoretisch und praktisch ist es also unabdingbar, die an der Vergangenheit ausgerichteten Übertragungstheorien zu ergänzen. Daß demgegenüber in den strengen Schulen das übertragungsunabhängige Arbeitsbündnis zu kurz kommt, ist ebenso verständlich wie aufschlußreich. Denn damit wäre das intrapsychische Übertragungs- und Therapiemodell durch eine interpersonale Konzeptualisierung ergänzt. In der schulunabhängigen psychoanalytischen Praxis sind die Entscheidungen längst in diesem Sinne gefallen. Und auch bei der zwischen SANDLER und RANGELL geführten Kontroverse über das Hier und Jetzt der Übertragungsdeutung geht es um weit mehr als um Prioritäten der Deutungstechnik. Die scheinbar harmlose Umkehrung der Fragestellung, die der Analytiker vollzieht, wenn er nunmehr zuerst fragt: „Was geht jetzt vor sich?" hat enorme therapeutische und wissenschaftliche Konsequenzen, die beispielsweise den Stellenwert von Konstruktion und Rekonstruktion betreffen. Wenn von der gesamten gegenwärtigen Übertragungsbeziehung im weitesten Sinne des Wortes ausgegangen wird, anerkennt man die interaktionelle, bipersonale Betrachtungsweise und damit auch den Einfluß des Analytikers auf die Übertragung. Es ist deshalb mißverständlich, nur von einer Erweiterung des Übertragungsbegriffes zu sprechen. Es handelt sich um eine veränderte Sichtweise, die sich unauffällig in der psychoanalytischen Praxis längst vorbereitet hat. Denn schon immer ging es um die Beziehung zwischen Hier und Jetzt und Damals und Dort, wiewohl erst in unserer Zeit voll realisiert wird, wie sehr das, was jetzt vor sich geht, von uns beeinflußt wird.

Neurotische, psychotische und psychosomatische Symptome haben sich lebensgeschichtlich gebildet, und die Beobachtung von Wiederholungen und konflikthaften Verstärkungen liefert wesentliche Einblicke in psychogenetische und psychodynamische Zusammenhänge. Therapeutisch ist es wesentlich, wie lange und wie intensiv die retrospektive Brille getragen wird, wann die Nahbrille aufgesetzt wird, und worauf der Blick des Analytikers besonders lange ruht: Das Verhältnis der Sichtweisen zueinander bestimmt in hohem Maße, was als Übertragung betrachtet wird.

Darüber hinaus ist es notwendig, das Arbeitsbündnis (die reale Beziehung FREUDS) als therapeutisch wesentlichen Anteil der analytischen Situation zu erkennen und systematisch zu berücksichtigen. Sonst bliebe man in dem Paradox gefangen, daß sich die Übertragung wie Münchhausen am eigenen Zopf aus dem Sumpf ziehen müßte. SCHIMEK (1983, S. 439) hat in diesem Sinne von einem klinischen Paradox gesprochen, nämlich, daß man die Kraft der Übertragung benütze, um eben diese Kraft aufzulösen. Es wäre eine contradictio in adjecto, ein Ding der Unmöglichkeit, so lesen wir schon in dem Buch Entwicklungsziele der Psychoanalyse, den Patienten mit Hilfe der Liebe zum Arzt dazu zu bringen, auf diese Liebe zu verzichten (FERENCZI u. RANK 1924, S. 22).

Auf das Wechselverhältnis von Arbeitsbündnis und Übertragungsneurose haben besonders E. und G. TICHO (1969) hingewiesen. Ein integratives Verhältnis dieser Wechselbeziehung, in der beides zum Tragen kommt, faßt LUBORSKY (1984) im Konzept der "helping alliance" zusammen, deren entscheidende Relevanz für den Verlauf und Ausgang psychoanalytischer Therapieformen empirisch gut belegt ist. Der Nachweis der Veränderung, den FREUD (1909 b) aus praktischen und wissenschaftlichen Gründen forderte, rechtfertigt und begrenzt den Spielraum der psychoanalytischen Methode und unterstreicht den Einfluß, den der Psychoanalytiker bei der Handhabung der Übertragung als wesentlichem Bestandteil des analytischen Prozesses nimmt.

C. Der Analytiker als Subjekt

Da die psychoanalytische Triebtheorie vom Objekt spricht und sich dieser Sprachgebrauch auch in der Objektbeziehungspsychologie fortgesetzt hat, wird leicht übersehen, daß wir es mit lebenden Wesen, mit Personen zu tun haben, die aufeinander einwirken. Der Psychoanalytiker bietet zumindest implizite Problemlösungen an, und zwar unausgesprochen auch dort, wo er glaubt, über nichts anderes zu reden als über die Übertragung. Wir wissen heute von FREUDS Praxis, daß der Gründer der Psychoanalyse ein umfassendes, pluralistisches Therapieverständnis hatte und ein breites Spektrum therapeutischer Mittel einsetzte (CREMERIUS 1979). Die revolutionäre Bedeutung der Einführung des Subjektes in Beobachtung und Therapie blieb aber verdeckt, weil mit ihr erhebliche praktische und wissenschaftliche Probleme verbunden sind, deren Gewicht schwer auf der Psychoanalyse lastete. FREUD versuchte sogleich, das Subjekt wieder zu eliminieren und es in den Raum außerhalb der „psychoanalytischen Technologie" (WISDOM 1956) zu verlagern. In den Diskussionen über die Behandlungstechnik taucht das Subjekt, auf die Gegenübertragung verkürzt, die der Objektivität wegen niedergehalten werden sollte, wieder auf. FREUD ließ das Subjekt im extratechnischen Bereich, und dort ist die reale Person des Analytikers in der Theorie der Technik bis in die jüngste Zeit geblieben. Nun vollziehen sich Wandlungen, die das therapeutische und wissenschaftliche Paradigma FREUDS verändern. In seiner wegweisenden Veröffentlichung "The point of view of psychoanalysis: energy discharge or person?" hat GILL (1983) überzeugend für die Integration der zwischenmenschlichen mit der innerseelischen Interaktion und für die Synthese der Triebtheorie mit den Objektbeziehungstheorien plädiert. Daß ein Autor, der vor drei Jahrzehnten zusammen mit Rapaport (1959) die metapsychologischen Gesichtspunkte erweitert hatte, nun die Person gegenüber der Triebabfuhr in den Mittelpunkt stellt und ihr alles unterordnet, sollte allein schon zu denken geben. Wesentlicher ist selbstverständlich, daß und wie sich psychoanalytische Beobachtungsdaten unter dem Primat der Person verändern, richtiger: unter dem Gesichtspunkt der Interaktion von Personen, um die es Gill geht.

Es geht hierbei behandlungstechnisch unter anderem um die „Identifizierung des Patienten mit den Funktionen des Analytikers" (Hoffer 1950). Diese Funktionen werden weder roboterhaft dargestellt noch als abstrakte Prozesse wahrgenommen. Der Patient erlebt sie im persönlichen therapeutischen Kontext. Die Identifikationen mit den Funktionen des Analytikers sind also an beispielgebende Interaktionen mit ihm im Sinne Loewalds gebunden und nur künstlich von diesen zu isolieren. Der Mitmensch, mit dem man sich identifiziert, wird nicht als Objekt introjiziert und innerseelisch isoliert abgebildet. Demgemäß betonte Loewald, daß es nicht zur Introjektion von Objekten, sondern von *Interaktionen* komme (Loewald 1980, S. 48). Tatsächlich geht es bei den psychoanalytischen Beschreibungen der unbewußten Anteile von Objektbeziehungen um Handlungsaspekte und deren Abbildung in der (unbewußten) Phantasiewelt. Was sich als ‚inneres Objekt' niederschlägt, ist kein isolierter Gegenstand, sondern ein Erinnerungsbild, das von einem Handlungskontext eingerahmt ist. Es ist kein Zufall, daß Schafer (1976) zur Handlungssprache gelangte, nachdem schon Kris (1947) die Aktionsforschung als die der Psychoanalyse gemäße wissenschaftliche Annäherungsweise bezeichnet hatte. Wie wir in Abschn. F an einigen wenigen Beispielen zeigen werden, bilden sich innere Objektrepräsentationen von Geburt an innerhalb eines qualitativ vielfältigen Handlungskontextes. Durch wiederholte kommunikative Akte entstehen unbewußte Schemata, die eine große Stabilität erreichen können. Solche zeitüberdauernde Strukturen gehen mit Übertragungsbereitschaften einher, die sich mehr oder weniger rasch und leicht auslösen lassen. In den psychoanalytischen Objektbeziehungstheorien waren diese interaktionellen Kontexte von Anfang an impliziert. In unserer Zeit rückt die Bedeutung dieser Kontexte nicht zuletzt durch die Erkenntnisse über das Kind-Mutter-Verhalten in den Mittelpunkt. Die Objektbeziehungstheorien werden nicht nur inhaltlich angereichert, wie die Untersuchungen Bowlbys (1969) über 'Attachment' zeigen, sondern tiefgreifend verändert. Diese Veränderung scheint auf eine interdisziplinär ausgerichtete Kommunikations- und Handlungstheorie hinauszulaufen. Die Psychoanalyse steuert hierzu die Erkenntnisse über die unbewußten Dimensionen symbiotischer Interaktionsprozesse bei. Für das Verständnis der Intersubjektivität in der therapeutischen Situation hat diese Wendung fruchtbare Auswirkungen. Diese gehören beispielsweise zum Thema der Verinnerlichung und Abneigung, das Habermas (1981) in seiner integrativen Aufarbeitung des symbolischen Interaktionismus fortgeführt hat.

D. Das „Hier und Jetzt" in neuer Perspektive

Mit den bisherigen Ausführungen sollte gezeigt werden, daß wir es in der analytischen Situation mit komplexen Prozessen gegenseitiger Beeinflussung zu tun haben. Systematische Untersuchungen sind methodisch entsprechend schwierig und aufwendig. Wie die reale Person durch ihre persönliche Gleichung, durch ihre Gegenübertragung, durch ihre Theorien und durch ihre latente Anthropologie auf den Patienten einwirkt, läßt sich weder klinisch noch wissenschaftlich ganzheitlich erfassen. Deshalb ergibt sich immer wieder das typische Dilemma. Mit der komplexen realen Person kann behandlungstechnisch nicht operiert werden, und die Untersuchung eines Ausschnittes des Hier und Jetzt wird auf der anderen Seite der Komplexität nicht gerecht. Fruchtbar erweist sich der Ansatz von GILL (1980), am Thema des Widerstandes gegen die Übertragung und den Beitrag des Analytikers zu seiner Entstehung und zu seiner Veränderung im Hier und Jetzt anzusetzen. GILL betonte die situativen, aktualgenetischen Aspekte des Widerstandes und stellt die rekonstruktive Erklärung aus folgenden Gründen zurück: In der psychoanalytischen Technik wurde der Beitrag des Analytikers zur Übertragung sowie seine Handhabung und Widerstand vernachlässigt. Auch ihre genetische Rekonstruktion muß vom Hier und Jetzt ihren Ausgang nehmen. Zu den weiter zurückliegenden Bedingungen der Entstehung neurotischer, psychosomatischer und psychotischer Erkrankungen kann man unseres Erachtens in therapeutisch wirksamer und wissenschaftlich überzeugender Weise nur gelangen, wenn man auch mit den kausalen Verknüpfungen bei den Faktoren beginnt, die im Hier und Jetzt die Erkrankung *aufrechterhalten*. Genau darum geht es in der Konzeption von GILL, die auch empirisch an Verbatimprotokollen belegbar ist (GILL u. HOFFMAN 1982).

Der Beitrag des Analytikers zur Übertragung macht diese zu einer prozessualen Größe. Bei ihrem Entstehen wie bei ihrem Vergehen sind die auslösenden und innovativen Umstände der analytischen Situation sogar noch ernster zu nehmen als die Vergangenheit und ihre partielle Wiederholung, weil nur in der Gegenwart die Chance für Veränderungen und damit für die zukünftige Entwicklung des Patienten und seiner Erkrankung liegen. Beim Ausbau des therapeutischen Prozeßmodells der Psychoanalyse in den letzten Jahrzehnten geht es besonders um die Lösung eines Problems, das GILL (1982, S. 106) wie folgt beschrieb:

„So wesentlich es auch ist, zwischen den technischen und persönlichen Rollen des Analytikers zu unterscheiden, so glaube ich, daß die gegenwärtige Tendenz, diese Unterscheidung vollständig aufzulösen, der Ausdruck eines viel grundlegenderen Problems ist: Es wurde nämlich versäumt zu klären, wie man der Bedeutung des realen Verhaltens des Analytikers und den realistischen Einstellungen des Patienten behandlungstechnisch gerecht wird."

Die Rekonstruktion wird nun zu dem, was sie in der Praxis immer gewesen ist: Mittel zum Zweck. Die „Handhabung der Übertragung" am Ziel des psychoanalytischen Prozesses, an der Strukturveränderung und der von ihr logisch abhängigen Symptomveränderung auszurichten, ist eine conditio sine qua non dieser Argumentation. Denn die Beeinflussung des Patienten macht die Objektivität unserer Befunde zwar zweifelhaft, wie wir, FREUD folgend (1916–17, S. 470), feststellen möchten. Diesem Zweifel kann jedoch abgeholfen werden. Freud sah im Nachweis der therapeutischen Wirksamkeit den Beweis für die Wahrheit seiner theoretischen Annahmen: Wenn die Aufhebung von Widerständen gelingt, dann ist die (Symptom-)Veränderung die notwendige und empirisch prüfbare Folge. Sie geht über die Evidenzgefühle rein subjektiver Wahrheitsfindung der beiden am psychoanalytischen Prozeß Beteiligten hinaus. Durch den erbrachten Nachweis der theoretisch begründbaren Veränderung rechtfertigt sich die psychoanalytische Beeinflussung, besonders dann, wenn sie ihrerseits zum Gegenstand der Reflexion und Interpretation gemacht wird. Beim intersubjektiven Prozeß des Deutens, der sich auf bewußte und unbewußte „Erwartungsvorstellungen" des Kranken (Freud 1916–17, S. 470) bezieht, die vom Analytiker aufgrund von Indizien vermutet werden, kann von der Einflußnahme prinzipiell gar nicht abgesehen werden: Sie ist als zielgerichtete Absicht Bestandteil jeder therapeutischen Intervention. Leistet der Analytiker seinen Beitrag zur Übertragung von Anfang an im Bewußtsein seiner Funktion als „neues Subjekt-Objekt", ergibt sich eine wesentliche Vertiefung und Erweiterung des therapeutischen Paradigmas der Psychoanalyse, die in vollem Gang ist. Die wissenschaftstheoretischen Probleme dieser Beweisführung, so überzeugend sie für den Psychoanalytiker sein mag, sind noch keineswegs zufriedenstellend gelöst, wie die durch die Arbeiten von Grünbaum (1982) ausgelöste Kontroverse zeigt (u. a. Edelson 1983; Eagle 1984). Es geht hier um die Beziehung von Theorie und Technologie. Technologisches Wissen ist Handlungswissen und wird primär durch seine Brauchbarkeit belegt. Theoretisches Wissen weist sich am Wahrheitsgehalt aus. Eine vollständigere Darstellung der Beziehung von Theorie und Praxis geben wir im „Lehrbuch der psychoanalytischen Therapie" (Thomä u. Kächele 1985), in dem auch die anderen hier vertretenen Auffassungen ausführlich belegt werden.

E. Gegenübertragung

Schon bei ihrer Entdeckung wurde die Gegenübertragung von Freud (1910 d) in einen dynamischen Zusammenhang mit der Übertragung des Patienten gestellt: sie stelle sich „durch den Einfluß des Patienten auf das unbewußte Fühlen des Arztes" ein. Er betont, „daß jeder Psychoanalytiker nur so weit kommt, als seine eigenen Komplexe und inneren Widerstände es gestatten" (1910 d, S. 108). Daraus ergibt sich für den Analytiker die Notwendigkeit, sich einer Lehranalyse zu unterziehen, um von seinen blinden Flecken befreit zu werden.

Im Zusammenhang mit den wörtlich genommenen behandlungstechnischen Empfehlungen Freuds, die in wirkungsvollen Metaphern – reflektiere wie ein *Spiegel,* sei wie ein *gefühlskalter Chirurg* – ihren Ausdruck fanden, behielt die Gegenübertragung über Jahrzehnte hinweg eine negative Bedeutung: An der „psychoanalytischen Purifizierung" (1912 e, S. 382), mit dem Ziel, den Patienten unvoreingenommen und wertfrei verstehen zu können, mußte dem Gründer der Psychoanalyse aus Sorge um die Gefährdung der psychoanalytischen Methode durch Mißbrauch ebenso gelegen sein wie aus wissenschaftlichen Gründen. Daß auch nach Bewältigung des entstellenden Einflusses der Gegenübertragung, idealiter also ihrer Beseitigung, noch die *persönliche Gleichung* des Analytikers verbleiben würde, wurde mit Bedauern in Kauf genommen.

Diese Gründe trugen entscheidend dazu bei, daß die Begriffsgeschichte von Übertragung und Gegenübertragung so unterschiedlich verlief. Die getrennten Wege mündeten sehr spät in die Erkenntnis ein, „daß wir es mit einem Beziehungssystem zu tun haben, wobei der eine Faktor die Funktion des anderen ist" (LOCH 1965, S. 15). Während die Übertragung innerhalb kurzer Zeit von einem Haupthindernis zum mächtigsten Hilfsmittel der Behandlung wurde, behielt die Gegenübertragung fast vierzig Jahre lang ihr negatives Geburtsmerkmal. Sie lief dem altehrwürdigen Wissenschaftsideal zuwider, dem FREUD verpflichtet war. Aus der Forderung, die eigenen neurotischen Konflikte und insbesondere ihre Manifestation in der Gegenübertragung dem Patienten gegenüber zu überwinden, entwickelte sich eine geradezu phobische Einstellung den eigenen Gefühlen gegenüber. Wie stark sich die phobische Vermeidung auswirkte, ist daran zu erkennen, daß erst etwa 30 bis 40 Jahre nach FREUDS Entdeckung der Gegenübertragung (1910) dieses Thema durch die Veröffentlichungen von A. und M. BALINT (1939), BERMAN (1949), WINNICOTT (1949), REICH (1951), COHEN (1952), GITELSON (1952) und LITTLE (1951) in eine neue Perspektive gerückt wurde. Besonders HEIMANNS (1950) origineller Beitrag wurde im nachhinein als Wendepunkt verstanden, weshalb wir diese Veröffentlichung später eingehend besprechen werden.

Die weitere Klärung der Grundlagen der Therapie trug dazu bei, die Gegenübertragung in ein neues Licht zu rücken. Daß gleichzeitig mehrere Autoren unabhängig voneinander in derselben Richtung wirkten, zeigt, daß die Zeit für tiefgreifende Veränderungen reif war.

Folgende Gründe veranlassen uns, hier die Beiträge HEIMANNS (1950, 1960) exemplarisch in den Mittelpunkt zu stellen:

1. Ihr Vortrag (1950) markiert den Wendepunkt zur ganzheitlichen Auffassung, die alle Gefühle des Analytikers seinen Patienten gegenüber als Gegenübertragung betrachtet.

2. HEIMANN betonte wie kein anderer Autor den positiven Wert der Gegenübertragung als wesentliches diagnostisches Hilfsmittel, ja als psychoanalytisches Forschungsinstrument, und sie erklärte die Gegenübertragung als *Schöpfung des Patienten.*

3. Damit wurden die Gegenübertragungsgefühle in gewisser Weise entpersönlicht. Sie entstehen zwar im Analytiker, aber als *Produkte des Patienten.* Je vollkommener sich der Analytiker für die Gegenübertragung öffnet, desto besser eignet sie sich als diagnostisches Hilfsmittel. Denn die *Entstehung* der Gegenübertragung wurde auf den Patienten zurückgeführt und anfänglich von HEIMANN als projektive Identifikation im Sinne Kleins erklärt.

4. HEIMANN hat die ganzheitliche Auffassung der Gegenübertragung in die Wege geleitet, aber später mehrfach kritisch zu „Mißverständnissen" Stellung genommen (1969, 1970).

Durch das neue Verständnis der Gegenübertragung wurden grundlegende Probleme der psychoanalytischen Technik berührt, die in der Folge zu unterschiedlichen Lösungsversuchen geführt haben: Es handelt sich um nichts weniger als um den Erkenntnisprozeß im Analytiker selbst, also um den Entstehungs- und Begründungszusammenhang seines therapeutischen Handelns und insbesondere seines speziellen Interpretierens. Beruft man sich nämlich auf die nach dem Gefühl gegebenen Deutungen im oben angeführten Sinn, ohne sich um die Überprüfung in der analytischen Situation und an den tatsächlichen Ereignissen zu kümmern, wird impliziert, daß bei der Entstehung eo ipso auch schon die Begründung, d. h. also ihre Gültigkeit, gegeben sei. Wird die Gegenübertragung zur wesentlichen Wahrnehmungsfunktion erhoben, liegt die Gefahr nahe, ihr auch eine verläßliche Urteilskraft zuzuschreiben.

Einen wichtigen Schritt stellt Rackers Versuch dar, eine formale Typisierung von Gegenübertragungen herauszuarbeiten (1957). Im Rahmen der Theorie von Klein unterscheidet er Gegenübertragungsreaktionen des Analytikers, die er konkordante und komplementäre Identifizierung nennt. Bei einer konkordanten Identifizierung identifiziert sich der Analytiker mit dem jeweils entsprechenden Teil des psychischen Apparates des Patienten, also Ich mit Ich, Über-Ich mit Über-Ich, Es mit Es. Die „komplementäre Identifizierung" bezieht sich auf die Übertragungsobjekte des Patienten.

Die Komplementaritätseinstellung hat Sandler rollentheoretisch ausgebaut, indem er die Interaktion zwischen Patient und Analytiker auf eine unbewußte Rollenbeziehung zurückführte, die jeder dem anderen aufzudrängen versuche. Die Rollenbeziehung des Patienten bestehe in einer Rolle, in der er sich selbst befindet und in einer *komplementären* Rolle, die er dem Analytiker im gleichen Augenblick zuweist (Sandler 1976, S. 44). Die Anwendung der Rollentheorie auf die unbewußten Prozesse macht die Komplementarität in dieser Sicht beobachtungs- und erlebnisnah. Der Analytiker geht in nachdenklicher Weise auf die ihm unbewußt zugeschriebenen oder aufgedrängten Rollen ein, verständigt sich mit dem Patienten darüber und ermöglicht ihm so, zu einer veränderten Inszenierung zu gelangen. Man könnte den therapeutischen Prozeß rollentheoretisch als einen Weg beschreiben, der immer mehr zu den eigentlichen Rollen hinführt, die der Patient nicht nur spielen, sondern sein möchte. Die Rollen, die dem Patienten auf den Leib geschrieben sind, werden ihm selbst (seinem wahren Selbst) am nächsten. Die ergänzende Funktion des Analytikers ist hierbei wesentlich. Entzöge er sich der Komplementarität, würde die Neuinszenierung erschwert.

Wir können mit Hilfe der Komplementarität als Grundprinzip sozialer Interaktion nunmehr auch begreifen, warum schon Ferenczi (1918) die oben wiedergegebene Beobachtung machte, daß der Widerstand des Analytikers gegen die Gegenübertragung das Zustandekommen der Übertragung erschwere. Denn ein Objekt, das sich vollkommen unpersönlich verhält, wirkt eher abstoßend. Ebenso wäre es ein Irrtum zu glauben, daß sich ein solches Objekt besonders dafür eignet, alten Imagines zur naturgetreuen Abbildung zu verhelfen und somit die wissenschaftliche Rekonstruktion zu sichern. Wir können rollentheoretisch und aus dem symbolischen Interaktionismus auch ableiten, warum es sich ähnlich fatal auswirken müßte, wenn die ganzheitliche Auffassung der Gegenübertragung das Erleben des Analytikers als Projektion innerer Objekte erklärt. Denn wie soll man durch die Kommunikation mit einem bedeutungsvollen anderen zu sich selbst finden und sich verändern, wenn das Objekt vorgibt, nichts anderes zu sein als das, was man selbst ist.

Unseres Erachtens vollzieht sich die therapeutische Wendung genau am Punkt der Reflexion über 'role-enactment' und 'role-responsiveness'. Baut man die Rollentheorie in ein dramaturgisches Modell ein, könnte man auch sagen, daß der psychoanalytische Raum ein fortwährendes Probehandeln ermöglicht, so daß die beiden Beteiligten rasch und leicht von der Bühne in den Zuschauerraum hinüberwechseln und sich selbst beobachten können.

Virtuell befinden sich beide gleichzeitig auf der Bühne und im Zuschauerraum. In der Selbstdarstellung des Patienten kommen bevorzugte Hauptrollen und hintergründige Nebenrollen zum Ausdruck, deren latente Bedeutungen dem Analytiker besonders wichtig sind. Auch als Beobachter bleiben Patient und Analytiker nicht auf demselben Platz sitzen. Mit der Perspektive verändert sich auch das Bild, das gerade auf der Bühne dargestellt wird. Zum Wechsel der Perspektive traten die Deutungen des Analytikers bei, die die Mitteilungen des Patienten ergänzen und kommentieren, indem sie den sich gerade abspielenden Austausch besonders hinsichtlich seiner unbewußten Dimensionen reflektieren. Betont man den metakommunikativen Aspekt der Deutung aber zu sehr, verkennt man, daß sie sich wie Regieanweisungen auswirken und in das Spiel der Akteure eingreifen. Daß der Regisseur auch selbst auf der Bühne steht, zeigt sich besonders bei den Übertragungsdeutungen, die das Zwiegespräch dramatisch vertiefen.

Gegen dieses Bühnenmodell des psychoanalytischen Dialoges, das wir in Anlehnung an HABERMAS (1968, S. 317) und LOEWALD (1975) erweitert haben, läßt sich einiges einwenden. Tatsächlich ist keine Analogie geeignet, die genuinen Seiten der psychoanalytischen Situation zum Ausdruck zu bringen: alle Vergleiche hinken. Unsere Analogie hat ihre Schwächen aber nicht dort, wo sie der Leser vermuten wird, der sich vielleicht an der Rollentheorie oder daran stößt, daß die Therapie schwerer seelischer Erkrankungen mit einem Spiel auf der Bühne verglichen wird. Denn Tränen, die dort geweint werden, sind nicht weniger echt und real als jene, die im Leben über die Wangen fließen. Auch die Übertragungs- und Gegenübertragungsgefühle sind echt.

Die Neuinszenierung erlaubt dem Analytiker von Anfang an eine Mitwirkung, die es dem Patienten erleichtert, auf dem Weg der Therapie „jenes Mehr von seelischer Freiheit zu erwerben", das FREUD (1915a, S. 319–321) als Ziel der „kunstgerechten, unabgeschwächten" Psychoanalyse im Auge hatte.

Die Analogie zum Bühnenmodell scheitert also nicht am Thema der Echtheit. Im Gegenteil: man könnte darüber spekulieren, daß es auf der Bühne wie im Traum sogar echter zugeht, weil wir wissen, daß wir noch einmal davonkommen werden. Wir wissen freilich auch, daß Lust nicht nur Ewigkeit, sondern auch Wirklichkeit will.

Gerade die Einschränkungen der psychoanalytischen Situation ermöglichen einen sicheren Spielraum beim Herausfinden der Rollen, die vom Patienten bisher nur ganz unzureichend „besetzt" werden konnten. Dem analytisch vorgebildeten Leser wird die Doppelsinnigkeit dieser Bezeichnung sofort ins Auge fallen, die wir nicht ohne Absicht heranziehen. Denn die Theorie der Besetzung betrifft die unbewußte Innenwelt und ihre energetische Steuerung, die weit von ihrer Inszenierung, weit von der Ausdrucksebene entfernt ist. Hier findet die Analogisierung ebenso ihre Grenze, wie in der Tatsache, daß in der Psychoanalyse Gestaltung und Bewegung weitgehend auf die Sprachhandlung beschränkt werden. Das Beleben von Bildern, die durch die Gegenübertragung evoziert werden, ist Teil des kognitiven Prozesses auf Seiten des Analytikers. Zum unbewußten Triebwunsch des Patienten kann ein inneres Bild gehören, das zu dem äußeren Reizobjekt in harmonischem Zustand wie Schlüssel und Schloß paßt. Ergänzung, Entsprechung und Übereinstimmung kennzeichnen bestimmte Aspekte eines interaktionellen Geschehens. Ob nun der innere Reiz, der Trieb, das Bild schafft oder das äußere Objekt den endopsychischen Reiz stimuliert – dieses uralte Problem, dem Kunz (1946) ein zweibändiges Werk gewidmet hat, lassen wir auf sich beruhen. Die „lose Verknüpfung" des Triebes mit dem Objekt konstituiert, wie Freud gezeigt hat, die menschliche Entwicklung.

F. Konvergenzen

Die Kritik von innen und außen hat wesentliche Veränderungen eingeleitet, so daß deutliche Trends zur Integration zu erkennen sind (Shane u. Shane 1980). Wir glauben von *Konvergenzen* sprechen zu können, die sich zwischen den psychoanalytischen Schulen, aber auch in der Beziehung zwischen der Psychoanalyse und ihren Nachbardisziplinen abzeichnen.

Die Kritik an der Metapsychologie und an der ökonomischen Hypothese der Libidotheorie hat den Boden dafür geebnet, die intrapsychische mit der interpersonalen Konflikttheorie, die künstlich voneinander getrennt worden war, zu verbinden. Die interpersonale Betrachtungsweise kann sich allerdings nicht auf den ‚teilnehmenden Beobachter' beschränken. Diese glückliche Bezeichnung H. S. Sullivans macht noch nicht deutlich genug, daß der Analytiker durch seine Teilnahme schon vom ersten Augenblick an eingreift. Schweigend oder interpretierend beeinflußt er das Feld seiner Beobachtung. Er kann sich der Tatsache nicht entziehen, daß seine Teilnahme Veränderungen mit sich bringt, auch wenn er sich der Selbsttäuschung hingibt, keine besonderen Ziele bei der Gesprächsführung im Sinne zu haben. Die Mitglieder einer Diskussionsgruppe der Amerikanischen Psychoanalytischen Assoziation stimmten darüber überein, „daß Werte die psychoanalytische Technik und Theorie unwissentlich und unbewußt um so mehr beeinflussen, je weniger sie zum Gegenstand der direkten Untersuchung gemacht werden" (Lytton 1983, S. 576). Der Analytiker muß es sich im Sinne Devereuxs (1967, dt. 1973) heute aus praktischen und wissenschaftlichen Gründen mehr denn je gefallen lassen, daß er als Beobachter selbst beobachtet wird. Bei der Erforschung der psychoanalytischen Situation geht es ganz wesentlich um den Beitrag des Analytikers zum therapeutischen Prozeß. Auch die Gesellschaft, vertreten durch die Scientific Community und die Kostenträger, hat bei gehöriger Respektierung der Privatsphäre ein Recht darauf, etwas darüber zu erfahren, wie Analytiker ihr therapeutisches Handeln, für das sie von Dritten, von Krankenkassen, bezahlt werden, begründen. Die dyadische Auffassung der analytischen Situation, die nicht halbherzig bei der teilnehmenden Beobachtung stehenbleiben darf, ist alles andere als ein Freibrief für subjektives Dafürhalten. Im Gegenteil, gerade weil die Kompetenz des Analytikers eine so persönliche Angelegenheit ist, muß er auch für die von ihm bevorzugte Theorie in ihrer Verwicklung mit der Gegenübertragung ebenso geradestehen wie für Erfolg und Mißerfolg der Therapie. Deshalb mehren sich die Stimmen, die zur Untersuchung der Praxis auffordern (SANDLER 1983).

Die dyadische Auffassung der analytischen Situation, die sich überall durchsetzt, korrespondiert mit den Ergebnissen der *neonatologischen Forschung* und der Beobachtung der *Mutter-Kleinkind-Interaktion*. TREVARTHEN (1977, S. 248) spricht von „primärer Intersubjektivität". Die Spitz-Schüler EMDE u. ROBINSON (1979) haben nach einer kritischen Literaturübersicht von mehr als 300 Untersuchungen festgestellt, daß drei alte Vorurteile von der Forschung aufgedeckt wurden, nämlich die weitverbreitete Voreingenommenheit, daß der Säugling passiv und undifferenziert sei und sein Verhalten durch Triebspannungen und deren Abfuhr reguliert wurde. Die Annahme, daß der Säugling ein passiver Organismus sei, der auf Reize reagiere und der primär auf Reizerniedrigung eingestellt sei, ist unhaltbar geworden. Die von EMDE und ROBINSON festgestellten Trends der Forschungsergebnisse haben sich seither fortgesetzt. Die Implikationen der neueren Erkenntnisse sind nach den Zusammenfassungen von SANDER (1980) und PETER-FREUND (1980) so beträchtlich, daß drei Mythen zu Grabe getragen werden müssen: der adultomorphe Mythos (der Säugling ist so, wie ich bin), der theoretikomorphe Mythos (der Säugling ist so, wie meine Theorie ihn konstruiert) und der pathomorphe Mythos (der Säugling fühlt und denkt so wie mein psychotischer Patient).

Es geht uns in dieser Argumentation keineswegs darum, die Intersubjektivität der therapeutischen Situation von der Mutter-Kleinkind-Interaktion abzuleiten. Wesentlich sind uns die prinzipiellen Konvergenzen, die zeigen, daß die dyadische Auffassung der analytischen Situation der menschlichen Natur entspricht, wie sie vom ersten Lebensaugenblick an beobachtbar wird. Wir teilen die Meinung von WOLFF (1971), der als besonders vorsichtiger Forscher und Analytiker seine therapeutisch tätigen Kollegen daran erinnert hat, daß ihre wesentlichen praktischen und wissenschaftlichen Fragen weder mit Hilfe der Säuglingsbeobachtung noch von der Ätiologie, noch von der Neurophysiologie, noch von der Molekularbiologie gelöst werden können. Aber wenn wir den Interpretationsregeln nachgehen, aufgrund deren Analytiker den Mitteilungen ihrer Patienten unbewußte Bedeutungen zuschreiben, kann man von den Entwicklungstheorien nicht absehen, die jeweils angelegt werden. Es macht einen großen Unterschied aus, ob etwa Piagets Beiträge zur Entwicklung der Objektkonstanz berücksichtigt werden oder nicht und welche Auffassungen über die frühe Mutter-Kind-Beziehung die Interpretationsfolie bilden, die der behandelnde Analytiker anlegt. Widersprüchlichkeiten zwischen verschiedenen Theorien sind wegen der Komplexität und des Gegenstandes und der verschiedenen Methodik zu erwarten. Um so gewichtiger ist es, wenn auf verschiedenen Wegen ähnliche Befunde erhoben werden oder plausibel gemacht werden können, daß beispielsweise die Annahme eines normalen frühkindlichen Autismus nicht aufrechtzuerhalten ist. Auf der anderen Seite gibt es eine Fülle von Beobachtungen, die, vom faktischen Getrenntsein von Mutter und Kinder ausgehend, die Wechselseitigkeit der Interaktion betonen (STERN et al.

1977). H. u. M. Papousek u. R. Giese unterstreichen die „Autonomie und integrative Kompetenz" des Säuglings aufgrund empirischer Beobachtungen (1984).

Getrenntheit und primäre Intersubjektivität bilden den größten und wichtigsten gemeinsamen Nenner zwischen den Ergebnissen der neonatologischen Forschungen und den neueren Erkenntnissen über die therapeutische Dyade. Indem wir mit Milton Klein (1981) die Geburt als Augenblick der Individuation ansetzen, implizieren wir, daß das Neugeborene in jeweils idiosynkratischer eigenartiger Weise seine Welt auf aktive, reizhungrige und schöpferische Weise zu „konstruieren" beginnt. Brazelton u. Als (1979) sehen Hinweise für affektive und kognitive Antworten unmittelbar nach der Geburt. Wesentlich ist die These Emdes, daß angeborene biologische Schemata einerseits die Interaktion zwischen Mutter und Säugling als menschliche regulieren. Andererseits konstituiert deren spezielle Ausprägung zugleich die Individualität: jeder Säugling und jede Mutter sind für sich allein ebenso einzigartig wie als Dyade. Beide realisieren artspezifische, d. h. allgemein menschliche Mechanismen, also biologische Grundmuster in unverkennbarer persönlicher Einzigartigkeit. M. Mahlers Begriff der ‚koenästhetischen Empathie‘, der sich, der Herkunft der Bezeichnung entsprechend, auf die Allgemeingefühle, auf gemeinsame und tiefe Empfindungen und Wahrnehmungen bezieht, ist aus der Mutter-Kleinkind-Beobachtung entsprungen. In Korrespondenz hierzu geht es in der Therapie um die Ausgewogenheit von Gemeinsamkeiten und Eigenständigkeit, von Ich-Bildung und Wir-Bildung.

Die durch die neonatologische Forschung nahegelegte Remodellierung des „psychoanalytischen Kleinkindes" hat erhebliche Konsequenzen auf die Behandlungstechnik. Denn die Deutungen und vor allem die Rekonstruktionen der frühen Kindheit orientieren sich an der einen oder anderen psychoanalytischen Entwicklungstheorie. Deshalb haben wir oben kurz vom „psychoanalytischen Kleinkind" oder vom „psychoanalytischen Säugling" als theoretische Konzeption, als Modell gesprochen. Die Remodellierung des psychoanalytischen Kleinkindes, das in vielen mehr oder weniger prägnanten Abbildern existiert, steht erst am Anfang.

G. Einige weitere Konsequenzen

Abschließend fassen wir einige weitere Konsequenzen der Vertiefung und Erweiterung des therapeutischen Paradigmas der Psychoanalyse kurz zusammen:

Die von S. Freud geforderten vielfältigen Modifikationen der psychoanalytischen Methode ergeben sich überall dort, wo sich diese in der Bemühung um therapeutische Optimierung an die besonderen Gegebenheiten des jeweiligen Patienten oder typischer Patientengruppen anpaßte. Während sich die Indikationsstellung bei der Standardtechnik immer weiter einengte und man sich darum bemühte, den für die Methode geeigneten Patienten zu suchen, führte eine flexible Handhabung der Methode zu Modifikationen, die eine breite Anwendung der Therapie ermöglichen. Die „Standardtechnik" macht eine „selektive" Indikationsstellung erforderlich, bei der der Patient sich der Methode anzupassen hat. Die modifizierten Techniken erlauben eine adaptive Indikationsstellung (Baumann 1981), bei der die Behandlung sich den Gegebenheiten des Patienten anpaßt. Hierdurch wird ein umfassendes Therapieverständnis wiederhergestellt. Statt der üblichen und in vieler Hinsicht problematischer Frage nach der Eignung des Patienten, nach seiner „Analysierbarkeit" ist nun von folgender These auszugehen: „Welche Veränderungen vollziehen sich in welchen Analysanden mit welchen Schwierigkeiten, wenn das psychoanalytische Verfahren in welcher Weise durch welche Analytiker zur Anwendung gebracht wird" (Bachrach 1983, S. 201).

Wir sehen mit S. Freud die Aufgabe des Analytikers darin, die therapeutische Situation so zu gestalten, daß der Patient dort die bestmöglichen Bedingungen für die Lösung seiner Konflikte und ihre unbewußte Verwurzelung findet, um seine Symptome zu verlieren.

In seinem diagnostischen und therapeutischen Handeln orientiert sich der Analytiker an der psychoanalytischen Theorie als *systematisierter Psycho(patho)-logie des Konflikts*. Menschliches Verhalten – unter dem Gesichtspunkt des Konflikts betrachtet", mit dieser Kurzformel hat E. Kris (1947, S. 6) die Psychoanalyse charakterisiert. Darin sah schon L. Binswanger (1947) das wissenschaftsgeschichtliche Paradigma der Psychoanalyse, das in den unscheinbaren Worten S. Freuds (1916/17, S. 62) enthalten ist: „Wir wollen die Erscheinungen nicht bloß beschreiben und klassifizieren, sondern sie als Anzeichen eines Kräftespiels in der Seele begreifen ..." Die umfassende Bedeutung der psychoanalytischen Theorie liegt darin, daß sie den menschlichen Lebenszyklus vom ersten Tag an unter dem Gesichtspunkt des Konfliktes und seiner Auswirkungen auf das Zusammenleben und das persönliche Befinden betrachtet. Es ist kein Zufall, daß erst in unseren Tagen das Thema der Sicherheit einen so bedeutenden Platz in der Diskussion über die psychoanalytische Behandlungstechnik einnimmt, obwohl es ein Leichtes ist, die Anfänge über die dreißiger Jahre zu Freud und zu Adler zurückzuverfolgen. Die Wirkung der Innovationen Kohuts ist nicht zuletzt darauf zurückzuführen, daß Patienten und Analytiker gleichermaßen mit der aufgliedernden Konfliktpsychologie unzufrieden sind und nach Ganzheit und Bestätigung, nach narzißtischer Sicherheit usw. suchen. Die meisten Menschen in den westlichen Demokratien leben in einem sozialen Netz, das sie gegen die Schicksalsschläge des Lebens und nicht zuletzt gegen die Risiken bei Erkrankungen absichert. In der Praxis deutscher Psychoanalytiker gibt es so gut wie keine reinen Privatpatienten mehr. Kranke aus allen Bevölkerungsgruppen, ob arm oder reich, können nun auf Kosten der Krankenkasse und damit der Gemeinschaft der Versicherten eine psychoanalytische Behandlung finden. Damit erfüllt sich in Westdeutschland und in anderen Ländern die Vorhersage Freuds (1919a) ebenso wie die Annahme Eisslers (1975, S. 151), daß „die sozialisierte Medizin eine große Rolle bei der zukünftigen Entwicklung (der Psychoanalyse) spielen wird". Denn nun geht es mehr noch als früher um ihre therapeutische Effektivität, und die Zeit des Zelebrierens esoterischer Wahrheitsansprüche, mit der sich innerhalb der Psychoanalyse jede Schule gegen die andere und allesamt nach außen abzusichern versuchten, ist vorbei. Um mit Eissler zu sprechen: „Wir können nicht erwarten, daß die Gesellschaft große Geldbeträge bezahlt, die für die Analyse eines einzelnen notwendig sind, wenn Symptomheilungen bei einer großen Zahl von Patienten möglich sind" (1975, S. 151). Die wissenschaftliche Begründung der Psychoanalyse und ihre therapeutische Effektivität liegen viel enger zusammen als die Rede von den Symptomheilungen vermuten läßt, die nicht selten zum gedankenlosen Gerede über die dann zu erwartenden Symptomverschiebungen degeneriert. Der soziale Druck und die zunehmende Konkurrenz haben die Anstrengungen von Psychoanalytikern, die Wirksamkeit ihres Tuns wissenschaftlich zu begründen, intensiviert.

Balint hat das einseitige intrapsychische Konfliktmodell und Ausschließlichkeit kritisiert, mit der Deutung als therapeutisches Mittel reklamiert wird. Kohuts Selbstpsychologie hat ihren Ausgangspunkt in Unzufriedenheiten mit der Standardtechnik und ihrer theoretischen Basis, den innerseelischen ödipalen Konflikten bestimmter Übertragungsneurosen. Schulbildungen innerhalb der Psychoanalyse gehen immer auf vielfältige Unzufriedenheiten und zahlreiche Ursachen zurück, und sie sind von starken Hoffnungen getragen – bis sich Einseitigkeiten verfestigen.

Wir gehen von S. Freuds umfassend angelegter Theorie des Konflikts und nicht von den Komponenten *innerseelischer* Konflikte einer bestimmten Patientengruppe aus, wie sie beispielsweise von Brenner (1979) beschrieben wurden. Diese Einengungen führten zu Gegenbewegungen, deren vorläufig letzte in Kohuts Selbstpsychologie vorliegt. Der theoretischen Verkürzung des umfassenden Konfliktmodells entsprach die Vernachlässigung der Zwei-Personen-Beziehung in der Therapie. Stellt man die volle theoretische und praktische Reichweite wieder her, fügen sich die Beschreibungen von Ich- oder Selbstdefektion ohne Schwierigkeiten in die umfassende psychoanalytische Konflikttheorie ein, wie Wallerstein (1984) und Treurniet (1980) gezeigt haben.

Freilich geht von der Idee einheitlicher ödipaler oder präödipaler Ätiologien und entsprechender uniformer Therapiemodelle eine eigenartige Faszination aus – wie von allen Annahmen, die das Ach und Weh dieser Welt von ein oder zwei Punkten aus kurieren wollen. Daß solche Ideen zu Scheinerklärungen führen, die nicht mehr besagen als der Sündenfallmythos in der Theologie, erläuterte Freud (1931d) durch eine Anekdote in seiner Stellungnahme zum ‚Fakultätsgutachten im Prozeß Halsmann‘. Dieser war wegen der Ermordung seines Vaters angeklagt worden. Der Verteidiger berief sich zur Entlastung seines Mandanten auf den Ödipuskomplex. Zu klären war die ursächliche Beziehung zwischen Ödipuskomplex und – umstrittener – patrizider Täterschaft. Freud stellte fest: Vom Ödipuskomplex bis zur Verursachung einer solchen Tat (oder eines Symptoms, Ref.) sei ein weiter Weg: „Gerade wegen seiner *Allgegenwärtigkeit* eignet sich der Ödipuskomplex nicht zu einem Schluß auf die Täterschaft“ (Freud 1931d, S. 542, Hervorhebung von uns). An die Stelle des Vatermordes könnte auch eine andere Handlung oder ein Symptom eingesetzt werden. Der diskriminatorische, also spezielle Erklärungswert erhöht sich nur geringfügig, wenn man die Einheitspathologie durch ein Zwei-Klassen-System (ödipal versus Selbst- oder Strukturdefekt) ergänzt. Freud illustriert den Grundsatz, daß die ‚Allgegenwärtigkeit‘ nichts beweist, durch die folgende Anekdote: „Man würde leicht die Situation herstellen, die in einer bekannten Anekdote angenommen wird: Ein Einbruch ist geschehen. Ein Mann wird als Täter verurteilt, in dessen Besitz ein Dietrich gefunden wurde. Nach der Urteilsverkündung befragt, ob er etwas zu bemerken habe, verlangte er auch wegen Ehebruchs bestraft zu werden, denn das Werkzeug dazu habe er auch bei sich“ (1931d, S. 542).

Literatur

Bachrach HM (1983) On the concept of analyzability. Psychoanal Q 52:180–204

Balint A, Balint M (1939) On transference and countertransference. Int J Psychoanal 20:223–230

Balint M, Tarachow S (1950) General concepts and theory of psychoanalytic therapy. In: Frosch J (ed) The annual survey of psychoanalysis, vol I. Allen & Unwin, London, pp 227–240

Baumann U (1981) Indikation zur Psychotherapie. Perspektiven für Praxis und Forschung. Urban & Schwarzenberg, München

Berman L (1949) Countertransference and attitudes of the analyst in the therapeutic process. Psychiatry 12:159–166

Binswanger L (1947) Freuds Auffassung des Menschen im Lichte der Anthropologie. In: Ausgewählte Vorträge und Aufsätze. Franke, Bern, S 159–189

Blum HP (1971) On the conception and development of the transference neurosis. J Am Psychoanal Ass 19:41–53

Bowlby J (1969) Attachment and loss, vol I. Basic Books, New York

Brazelton TB, Als H (1979) Four early stages in the development of mother-infant interaction. Psychoanal Study Child 34:349–369

Brenner C (1979) Working alliance, therapeutic alliance, and transference. J Am Psychoanal Ass 27:137–157

Calef V (1971) On the current concept of the transference neurosis: Introduction. J Am Psychoanal Ass 19:137–157

Cohen MB (1952) Countertransference and anxiety. Psychiatry 15:231–243

Cremerius J (1979) Die Entwicklung der psychoanalytischen Technik. In: Fischle-Carl H (Hrsg) Theorie und Praxis der Psychoanalyse. Bonz, Fellbach, S 39–55

Devereux G (1967) From anxiety of method in the behavioral sciences. Mouton & Co, Den Haag, Paris. Dt: (1973) Angst und Methode in den Verhaltenswissenschaften. Hanser, München

Eagle MN (1984) Recent developments in psychoanalysis: a critical evaluation. McGraw-Hill, New York

Edelson M (1983) Is testing psychoanalytic hypotheses in the psychoanalytic situation really impossible? Psychoanal Study Child 38:61–109

Eissler KR (1975) In: Miller I (Rep) A critical assessment of the future of psychoanalysis: a view from within. J Am Psychoanal Ass 23:139–153

Emde RN, Robinson J (1979) The first two months: Recent research in developmental psychobiology. In: Noshpitz JD (ed) Basic handbook of child psychiatry, vol I. Basic Books, New York, pp 72–105

Fenichel O (1935) Zur Theorie der psychoanalytischen Technik. Int Z Psychoanal 21:78–95

Ferenczi S (1918) Zur psychoanalytischen Technik. In: Bausteine zur Psychoanalyse, 2. Aufl., Bd II: Praxis. Huber, Bern Stuttgart, 1964, S. 38–54

Ferenczi S, Rank O (1924) Entwicklungsziele der Psychoanalyse. Int Psychoanal Verlag, Wien

Ferguson M (1981) Progress and theory change: the two analyses of Mr. Z. Ann Psychoan 9:133–160

Freud A (1936) Das Ich und die Abwehrmechanismen. Imago, London, 1952

Freud A (1972) Child-analysis as a subspeciality. Int J Psychoanal 53:151–156

Freud S (1905a) Über Psychotherapie. GW Bd 5, S. 20

Freud S (1905e) Bruchstück einer Hysterie-Analyse. GW Bd 5, S 279–280

Freud S (1905b) Analyse der Phobie eines fünfjährigen Knaben. GW Bd 7, S 241–377

Freud S (1910a) Über Psychoanalyse. GW Bd 8, S 55

Freud S (1910d) Die zukünftigen Chancen der psychoanalytischen Therapie. GW Bd 8, S 103–115

Freud S (1912e) Ratschläge für den Arzt bei psychoanalytischer Behandlung. GW Bd 8, S 375–387

Freud S (1914g) Erinnern, Wiederholen und Durcharbeiten. GW Bd 10, S 135

Freud S (1915a) Bemerkungen über die Übertragungsliebe. GW Bd 10. Fischer, Frankfurt/M., S 305–321

Freud S (1916/17) Vorlesungen zur Einführung in die Psychoanalyse. GW Bd 11, S 462

Freud S (1919 a) Wege der psychoanalytischen Therapie. GW Bd 12

Freud S (1926 e) Die Frage der Laienanalyse. GW Bd 14, S 207–296

Freud S (1931 d) Das Fakultätsgutachten im Prozeß Halsmann. GW Bd 14

Gill MM (1980) The analysis of the transference. In: Blum HP (ed) Psychoanalytic exploration of technique. Int Univ Press, New York, pp 263–288

Gill MM (1982) Analysis of transference, vol I: Theory and technique. Int Univ Press, New York

Gill MM (1983) The point of view of psychoanalysis. Energy discharge or person. Psychoanal Contemp Thought 6:523–551

Gill MM, Hoffman IZ (1982) Analysis of transference, vol II: Studies of nine audio-recorded psychoanalytic sessions. Int Univ Press, New York

Gitelson M (1952) The emotional position of the analyst in the psychoanalytic situation. Int J Psychoanal 33:1–10

Grünbaum A (1982) Can psychoanalytic theory be cogently tested on the couch? Psychoanal Contemp Thought 5:155–255, 311–436

Habermas D (1981) Theorie kommunikativen Handelns. Suhrkamp, Frankfurt

Habermas J (1968) Erkenntnis und Interesse. Suhrkamp, Frankfurt

Heimann P (1950) On countertransference. Int J Psychoanal 31:81–84

Heimann P (1960) Counter-transference. Br J Med Psychol 33:9–15

Heimann P (1969) Gedanken zum Erkenntnisprozeß des Psychoanalytikers. Psyche (Stuttg) 23:2–24

Heimann P (1970) Opening and closing remarks of the moderator (at the IPAC, Rome, 1969). Int J Psychoanal 51:145–147

Hoffer W (1950) Three psychological criteria for the termination of treatment. Int J Psychoanal 31:194–195

Kaiser H (1934) Probleme und Technik. Int Z Psychoanal 20:490–522

Klein Milton (1981) On Mahler's autistic and symbiotic phases: a new exposition and evaluation. Psychoanal Contemp Thought 4:69–105

Kris E (1947) The nature of psychoanalytic propositions and their validation. In: Selected Papers. Yale University Press, New Haven 1975, pp 3–23

Kris E (1951) Ego psychology and interpretation in psychoanalytic therapy. Psychoanal Q 20:15–30

Kuhn TS (1962) The structure of scientific revolutions. University Chicago Press, Chicago. Dt: (1967) Die Struktur wissenschaftlicher Revolutionen. Suhrkamp, Frankfurt

Kunz H (1946) Die anthropologische Bedeutung der Phantasie. Recht und Gesellschaft, Basel

Little M (1951) Counter-transference and the patient's response to it. Int J Psychoanal 32:32–40

Loch W (1965) Übertragung – Gegenübertragung. Anmerkungen zur Theorie und Praxis. Psyche (Stuttg) 19:1–23

Loewald H (1971) The transference neurosis: Comments on the concept and the phenomenon. J Am Psychoanal Ass 19:54–66

Loewald H (1980) Superego and time. In: Papers on psychoanalysis. Yale University Press, New Haven, pp 43–52

Loewald HW (1975) Psychoanalysis as an art and the phantasy character of the psychoanalytic situation. J Am Psychoanal Assn 23:277–299

Luborsky L (1984) Principles of psychoanalytic psychotherapy. A manual for supportive-expressive treatment. Basic Books, New York

Luborsky L, Spence DP (1978) Quantitative research on psychoanalytic therapy. In: Garfield SL, Bergin AE (eds) Handbook of psychotherapy and behavior change. An empirical analysis. Wiley, New York, pp 331–368

Lytton S (1984) Value judgements in psychoanalytic theory and practice. J Am Psychoanal Ass 32:147–156

Macalpine I (1950) The development of the transference. Psychoanal Q 19:501–539

Orr D (1954) Transference and countertransference: a historical survey. J Am Psychoanal Ass 2:631–670

Papousek H, Papousek M, Giese R (1984) Die Anfänge der Eltern-Kind-Beziehung. In: Frick-Bruder U, Platz P (Hrsg) Psychosomatische Probleme in der Gynäkologie und Geburtshilfe. Springer, Berlin Heidelberg New York

Peterfreund E (1980) On information and systems models for psychoanalysis. Int Rev Psychoanal 7:327–345

Racker H (1957) The meanings and uses of countertransference. Psychoanal Q 26:303–357

Rangell L (1984) The analyst at work. The Madrid congress. Synthesis and critique. Int J Psychoanal 65:125–140

Rapaport D (1959) a historical survey of psychoanalytic ego psychology. Psycholog Tiss 1:5–7

Reich A (1951) On counter-transference. Int J Psychoanal 32:25–31

Rothstein A (1983) The structural hypothesis: an evolutionary perspective. Int Univ Press, New York

Sander LW (1980) Investigation of the infant and its caregiving environment as a biological system. In: Greenspan SI, Pollock GH (eds) The course of life, vol I. U.S. Dep of Health and Human Services, Washington DC, pp 177–201

Sandler J (1976) Countertransference and role-responsiveness. Int Rev Psychoanal 3:43–47

Sandler J (1979) Psychoanalysis and psychotherapy: The training analyst's dilemma. In: Joseph ED, Wallerstein RS (eds) Psychotherapy: Impact on psychoanalytic training. Int Univ Press, New York 1982, pp 39–47

Sandler J (1983) Reflections on some relations between psychoanalytic concepts and psychoanalytic practice. Int J Psychoanal 64:35–45

Schafer R (1976) A new language for psychoanalysis. Yale Univ Press, New York London

Schimek JG (1983) The construction of the transference: The relativity of the 'here and now' and the 'there and then'. Psychoanal Contemp Thought 6:435–456

Schlesinger HJ (1974) Problems of doing research on the therapeutic process in psychoanalysis. J Am Psychoanal Ass 22:3–13

Shane M, Shane E (1980) Psychoanalytic developmental theories of the self: an integration. In: Goldberg A (ed) Advances in self psychology. Int Univ Press, New york, pp 23–46

Spruiell V (1983) Kuhn's 'paradigm' and psychoanalysis. Psychoanal Q 52:353–363

Sterba RF (1936) Zur Theorie der Übertragung. Imago 22:456–470

Stern DN, Beebe B, Jaffe J, Bennett SL (1977) The infant's stimulus world during social interaction: a study of caregiver behaviours with particular reference to repetition and timing. In: Schaffer HR (ed) Studies of mother-infant interaction. Academic Press, London, pp 177–202

Sutherland JD (1980) The British object relations theorist. Balint, Winnicott, Fairbairn, Guntrip. J Am Psychoanal Ass 28:829–860

Thomä H (1977) Identität und Selbstverständnis des Psychoanalytikers. Psyche (Stuttg) 31:1–42

Thomä H, Kächele H (1973) Wissenschaftstheoretische und methodologische Probleme der klinisch-psychoanalytischen Forschung. Psyche (Stuttg) 27:205–355

Thomä H, Kächele H (1985) Lehrbuch der psychoanalytischen Therapie – Grundlagen. Springer, Berlin Heidelberg New York Tokyo

Ticho E, Ticho G (1969) Das Behandlungsbündnis und die Übertragungsneurose. Jb Psychoanal 6:19–34

Treurniet N (1980) On the relation between the concepts of self and ego in Kohut's psychology of the self. Int J Psychoanal 61:325–333

Trevarthen C (1977) Descriptive analyses of infant communicative behavior. In: Schaffer HR (ed) Studies in mother-infant interaction. Academic Press, New York, pp 227–270

Wallerstein RS (1984) Introduction to the Panel "On the relation between psychoanalytic theory and psychoanalytic technique". Reported by Richards A. J Am Psychoanal Ass 32:587

Winnicott DW (1949) Hate in the countertransference. Int J Psychoanal 30:69–74

Wisdom JO (1956) Psychoanalytic technology. In: Paul L (ed) Psychoanalytic clinical interpretation. Free Press, New York, pp 143–161

Wisdom JO (1970) Freud and Melanie Klein: psychology, ontology, and Weltanschauung. In: Hanly C, Lazerowitz M (eds) Psychoanalysis and philosophy. Int Univ Press, New York, pp 327–362

Wisdom JO (1984) What is left of psychoanalytic theory? Int Rev Psychoanal 11:313–326

Wolff P (1971) Rep. Review of psychoanalytic theory in the light of current research in child development. J Am Psychoanal Ass 19:565–576

Familientherapie

H. Stierlin und F. B. Simon

INHALTSVERZEICHNIS

A. Einleitung

I. Die Familie – ein Aspekt der menschlichen Natur

Der Mensch ist bei seiner Geburt allein nicht lebensfähig. Das Neugeborene braucht zumindest einen Elternteil (oder eine Person, die an dessen Stelle tritt), um relativ selbständig leben zu lernen. Die Familie – in welcher Form auch immer – ist also ein Aspekt der menschlichen Natur. Man muß davon ausgehen, daß sie genauso alt ist wie die Menschheit selbst. Das Kind ist nicht die kleinste Überlebenseinheit, es kann nur als Element des sozialen Systems Familie seine physischen und psychischen Bedürfnisse befriedigen. Welche Form der familiäre Lebensraum aufweist, ist jedoch weitgehend kulturell und gesellschaftlich bestimmt und ständigem geschichtlichen Wandel unterworfen. Das Bild der Wirklichkeit, das den einzelnen jeweils zum Handeln anleitet, konstruiert er in diesem Lernfeld. Dieses Bild der Wirklichkeit bzw. die subjektive Realität bedarf der ständigen interpersonellen Bestätigung. Sein Denken, Fühlen und Handeln ereignen sich stets in einem sozialen Kontext. Losgelöst von diesem Kontext ist es nicht zu verstehen, durch ihn erhält es seinen Sinn.

Ob eine Person sich „angepaßt" oder „abweichend" verhält oder so bewertet wird, ob ihr Denken und Fühlen „normal" oder „abnorm" ist, hängt daher (auch) stets von den Maßstäben und Beurteilungskriterien seines sozialen Bezugssystems ab. Dies gilt in besonderem Maße für die Vorstellungen, die sich jeder von sich selbst als Individuum und den anderen, mit denen er in Beziehung steht, macht.

Die Bedeutung dieser grundlegenden Tatbestände für die ärztliche und insbesondere psychotherapeutische Praxis wurde jedoch lange nicht erkannt. Die Denktraditionen und Organisationsformen der westlichen Industriegesellschaft gehen zumeist stillschweigend davon aus, daß der einzelne die „kleinste Überlebenseinheit" ist und daß das „autonome Individuum" das Idealbild von Normalität und Gesundheit darstellt. Allein vor diesem Hintergrund ist sowohl die boomartige Entwicklung der Familientherapie in den letzten 40 Jahren zu verstehen, als auch die Beunruhigung, die sie vielerorts auslöst und der Widerstand, auf den sie oft noch stößt.

II. Wurzeln der Familientherapie

Sucht man die Wurzeln der Familientherapie, so findet man sie vor allem in zwei Praxisfeldern: in der Sozialarbeit und der psychodynamisch orientierten Schizophrenietherapie. In beiden Bereichen vermittelte sich die Erfahrung, daß das Individuum *nicht* die kleinste Therapie-Einheit sein kann. Sozialarbeiter sind von jeher mit Problemen konfrontiert, die sich nicht auf das Individuum beschränken. In ihrem Arbeitsbereich läßt sich nicht übersehen, daß die Schwierigkeiten eines einzelnen stets mit den Schwierigkeiten anderer, in der Regel der Familie, verbunden sind. Sozialarbeiterische Interventionen bezogen daher in der Regel von Anfang an mehrere Personen ein. Den Anforderungen des Alltags entsprechend wurden pragmatische Methoden der „Familienarbeit" entwickelt (vgl. Broderick u.

SCHRADER 1981), ohne daß es jedoch zu einer spezifischen Theorieentwicklung gekommen wäre.

Mit einem ganz anderen Erfahrungsbereich befaßte sich hingegen die an psychoanalytischen Konzepten orientierte Psychotherapie von Patienten mit schizophrener Symptomatik. Hier wurden in einem dyadischen Setting Übertragungs- und Gegenübertragungsphänomene analysiert. Innerhalb einer in erster Linie auf das Individuum gerichteten Perspektive zeigte sich als ein wesentliches Charakteristikum „individueller Pathologie" die Unfähigkeit, klare Grenzen zwischen dem eigenen Selbst und den wichtigen Beziehungspersonen bzw. Objekten zu ziehen oder aufrechtzuerhalten. Die Begegnung mit den Eltern solcher Patienten (vor allem ihren Müttern) legte die Vermutung nahe, daß auch diese Abgrenzungsschwierigkeiten in der Beziehung zu ihren Kindern hatten. Dieser Eindruck verstärkte sich noch dadurch, daß die Patienten häufig dann die Therapie abbrachen oder von ihrer Familie aus der Therapie genommen wurden, wenn nach Ansicht des Therapeuten Fortschritte im Hinblick auf die Etablierung klarerer Selbst-Objekt-Grenzen zu verzeichnen waren. Wollte man die Therapie fortführen, kam man nicht umhin, die Eltern – zumindest gedanklich und diagnostisch – mit einzubeziehen (BOWEN 1960, 1971/72; SEARLES 1959).

Diese Urphase familientherapeutischer Praxis blieb jedoch noch weitgehend einem individuumzentrierten Denken verpflichtet. Man betrachtete den einzelnen als gestört, die Familie als seine, in ihrer bestehenden Form mehr oder weniger hinzunehmende Umwelt.

Als dann Probleme dieser Umwelt mehr und mehr in den Gesichtskreis traten, kehrte man das Ursache-Wirkungsverhältnis gleichsam um: Man blieb – wie es noch in den meisten Wissenschaftsgebieten die Regel war – einem geradlinigen (linealen) Ursache-Wirkungs-Denken verpflichtet, sah jedoch nunmehr in der familiären Umwelt die Ursache und damit Schuld an der Erkrankung des einzelnen.

Beispielhaft hierfür war die Einführung des Begriffes der „schizophrenogenen Mutter" (vgl. FROMM-REICHMANN 1948; CHEEK 1969). Damit verbanden sich für die Entwicklung der Familientherapie positive wie negative Aspekte. Einerseits richtete sich die Aufmerksamkeit auf reale Interaktionen: Nicht nur die persönlichen Weisen der Konfliktverarbeitung des Patienten, auch dessen Beziehungsformen stellten sich als pathologisch dar. Damit war der erste Schritt über die Grenzen einer individuumzentrierten Psychologie hinaus getan. Andererseits verführte das geradlinig-kausale Denken, das sich in dieser Begriffsbildung spiegelt, dazu, der Mutter die Schuld an der Psychose des Kindes zuzuschreiben. Die Frage, inwieweit ein Kind selbst als Säugling schon aktiver Interaktionspartner ist, stellte sich ebensowenig wie die Frage nach der Rolle anderer Interaktionspartner. So wies die ausschließliche Betrachtung der Mutter-Kind-Dyade dem Vater innerhalb des Familiensystems lediglich eine Randposition zu. Er wurde als „zu schwach" gesehen, um auf das Verhalten der Mutter korrigierend einwirken zu können. Die Frage etwa, welche Funktion eine derart enge Mutter-Kind-Beziehung für die Beziehung der Eltern zueinander hat, stellte sich noch nicht.

Therapeutisch führte das genannte Konzept vor allem dazu, daß sich zwar der Störungsfokus verschob, man aber weiter wesentlich individuum-zentriert blieb: Anstelle des Kindes wurde die Mutter pathologisiert und als die Schuldige und Böse entlarvt, die Trennung von ihr als Ziel der Therapie bewußt oder unbewußt angestrebt. Diese vereinfachende Sichtweise schlug sich vor allem in naiv sozialpsychiatrischen und antipsychiatrischen Aktivitäten nieder: Die Parteinahme für die „offensichtlichen" Interessen des Patienten führte zur Verteufelung der Eltern; die Trennung von ihnen wurde zum wesentlichen Therapieziel gemacht.

Weitere – therapeutisch überwiegend negative – Erfahrungen und Überlegungen zwangen jedoch in der Folge dazu, die individuumzentrierten Prämissen der Therapie ebenso zu hinterfragen wie die geradlinigen Ursache-Wirkungs-Konzepte. Interaktionelle Phänomene, ihre Regeln und Gesetzmäßigkeiten, traten zunehmend ins Blickfeld. Ihr Studium bestimmte mehr und mehr die Entwicklung familiendynamischen Denkens und familientherapeutischen Handelns. Aus der Einpersonenpsychologie wurde eine Mehrpersonenpsychologie (vgl. Boszormenyi-Nagy u. Framo 1965; Bateson et al. 1969; Hoffman 1981).

III. Auf dem Wege zu einer Mehrpersonen-Psychologie

Die Folgen waren weitreichend: Anstatt die Aufmerksamkeit auf den einzelnen zu richten oder den einzelnen (wie in den üblichen psychologischen und soziologischen Studien) über seine Familie zu befragen, wurde nunmehr die gesamte, reale Familie in ihrer aktuellen Interaktion beobachtet (vgl. Friedrich 1977). Diese Erweiterung des Beobachtungsfeldes stellte wesentliche Prämissen einer geradlinige Ursache-Wirkungs-Ketten untersuchende Wissenschaft in Frage: Das Ergebnis von Interaktionsprozessen ließ sich nicht mehr eindeutig einem der Beteiligten ursächlich zuordnen. Neue Konzepte waren nötig, um derartige Phänomene überhaupt beschreiben und erfassen zu können. Diese Konzepte machten vor allem bei der Kybernetik Anleihen, die sich Ende der 40er, Anfang der 50er Jahre zu einer eigenen, die Grenzen der herkömmlichen Wissenschaftsgebiete überschreitenden Forschungs- und Denkrichtung entwickelte. System- und Regelungstheorie, Informations- und Kommunikationstheorie sowie die Spieltheorie als Teilgebiete der Kybernetik stellten ein neues Paradigma zur Verfügung, das sich auch für die Betrachtung der Familie als nützlich erwies. Gleich anderen lebenden Systemen ließ sich nun auch die Familie als ein System interdependenter Elemente verstehen, von denen jedes die Lebensbedingungen aller anderen mitbestimmte (vgl. Ashby 1956). Solche „systemische" Sichtweise stellte die analog zu organischen Krankheiten gebildeten Modelle und Vorstellungen von „psychischer Krankheit", „Verhaltensstörungen" und „Charakterpathologie" etc. in Frage (vgl. Haley 1967; Watzlawick et al. 1967, 1974).

Beispiele für neue Konzepte und Modelle, die eine individuumzentrierte Sicht und ein geradliniges Ursache-Wirkungs-Denken zu transzendieren versuchten, liefern etwa Begriffe wie „eheliche Strukturverschiebung" (marital skew), „Ehespaltung" (marital schism) (Lidz et al. 1957 a, b, 1958), „Pseudo-Gegenseitigkeit" und „Pseudo-Feindschaft" (Wynne et al. 1958, 1959). Sie wurden in den 50er Jahren typischerweise von Forschern eingeführt, die Familien mit schizophrener Symptomatik untersuchten.

Als „eheliche Strukturverschiebung" bezeichneten T. Lidz et al. (1957) ein Muster, in dem sich die Partner gegenseitig durch die Zuweisung einer starken und einer schwachen Rolle ̇zu ergänzen und zu bestätigen vermögen: Derjenige, der Schwäche zeigt, beweist dem anderen, daß er selbst stark ist, und umgekehrt zeigt dieser dem anderen, daß er schwach ist. Beide bleiben jedoch aufeinander angewiesen, keiner ist unabhängig vom anderen schwach oder stark. Außerdem gewinnt jeder mit Hilfe solcher Rollenzuschreibung die Macht, den anderen in der Beziehung zu halten: Der Starke kann gewiß sein, daß der andere ohne ihn nicht zu leben vermag, der Schwache darf sich sicher wähnen, daß er als der Hilflose nicht sich selbst überlassen sein wird. Auf diese Weise gelingt es, Konflikte weitgehend zu vermeiden. Das Gegenstück zur ehelichen Strukturverschiebung bildet nach LIDZ et al. die „Ehespaltung". In einer solchen Beziehung versucht jeder, den anderen zur Anpassung an die eigenen Erwartungen und Maßstäbe zu zwingen. Obwohl es keine gemeinsamen Interessen und gegenseitigen Bedürfnisbefriedigungen zu geben scheint und ständig mit Trennung gedroht wird, sind beide nicht in der Lage, sich voneinander zu lösen. Eine der ehelichen Strukturverschiebung analoge Form starrer familiärer Rollenverteilung bezeichneten L. WYNNE et al. (1958/59) als „Pseudo-Gegenseitigkeit". Hier werden nur freundschaftliche, harmonisierende und liebevolle Gefühle bzw. Verhaltensweisen gezeigt oder wahrgenommen. Als konträres Muster sahen sie die „Pseudo-Feindschaft", bei der ständig haßvolle, feindselige Gefühle und Verhaltensweisen gezeigt bzw. wahrgenommen werden. Trotz der auf den ersten Blick bestehenden Unterschiede weisen „strukturverschobene" und „gespaltene" Ehen bzw. „pseudogemeinschaftliche" und „pseudofeindschaftliche" Familien große Ähnlichkeiten auf. In beiden Fällen bleibt ein wichtiges Gefühls- und Verhaltensrepertoire aus der Wahrnehmung ausgeblendet, die Familienmitglieder zeigen sich massivst aneinander gebunden und eine gegenseitige Abgrenzung ist nicht möglich. Für die Mitglieder beider Familientypen besteht ein zentraler – aber niemals lösbarer – Konflikt zwischen dem Wunsch nach Verschmelzung und dem nach Trennung und individueller Identität. Weder die pseudogemeinschaftliche Harmonie noch die pseudofeindliche Aggression erlaubt, daß die zwei Seiten der Ambivalenz offen kommuniziert und wahrgenommen werden können.

Mit der Einführung von Konzepten und Modellen, die den genannten Systemaspekten und der Interdependenz der Partner und ihrer Verhaltensweisen gerecht zu werden versucht, verband sich eine Infragestellung der herkömmlichen Therapeutenrolle. Welche therapeutischen Vorgehensweisen als sinnvoll erachtet werden, hängt weitgehend von dem Modell der Krankheit oder Störung ab, das sich ein Therapeut zu eigen macht. Es bestimmt, welche Daten er als wichtig, welche er als irrelevant erachtet, welche therapeutischen Ziele er sich setzt und welche Interventionsmethoden er demgemäß anwendet.

IV. Aspekte eines Paradigmawechsels

Die Entwicklung der Familientherapie liefert somit – in ihrer Theorie wie in ihrer Praxis – ein Beispiel für die Veränderung wissenschaftlicher Weltbilder. Diese wandeln sich nicht kontinuierlich durch die bloße Zunahme der zur Verfügung stehenden Informationen, sondern diskontinuierlich durch den Wechsel von Sichtweisen und Interpretationsrahmen. Es erfolgt ein „Paradigmawechsel", wie es der Wissenschaftstheoretiker Thomas Kuhn (1962) genannt hat, der zu einer Neuinterpretation bereits bekannter Daten führt: Das Bezugssystem, in das sie eingeordnet werden, ändert sich. Dadurch erhalten sie eine neue Bedeutung, alte Widersprüche lösen sich auf, und dem Blick eröffnen sich neue Zusammenhänge. So zeigte sich auch: Die Interpretation „psychischer Krankheiten" im Funktionszusammenhang eines sozialen Systems erfordert ein radikales Umdenken, nicht nur, was die Vorstellung von Krankheit, sondern auch, was die Funktion des Therapeuten sowie therapeutischer Institutionen anbelangt.

B. Grundmodelle der Familientherapie

I. Definitionen

Heute bedeutet Familientherapie einerseits ein theoretisches Grundkonzept: Ursache und Behandlung psychiatrischer Probleme erscheinen in neuer Sicht. Die Behandlungseinheit ist nicht mehr das Individuum, auch wenn nur ein Einzelgespräch geführt wird, sondern das Beziehungssystem, in das sich dieses Individuum einbettet.

Familientherapie bedeutet andererseits einen bestimmten, sich von solchem Grundkonzept herleitenden Behandlungsansatz. Wir können von der Familientherapie im engeren Sinne sprechen. Darin steht das Gespräch mit der Familie – der ganzen Familie oder einem Untersystem wie dem Ehepaar oder den Kindern – im Mittelpunkt. Die jeweiligen (von der Familie und vom Therapeuten) verfolgten Therapieziele, die Gesamtsituation sowie die Phasen des therapeutischen Prozesses bestimmen, wann am zweckmäßigsten mit welchem System oder Untersystem (erweiterter Familie, Kernfamilie, Ehepaar, Kindern, Individuum etc.) zu arbeiten ist. Innerhalb solcher Sicht zeigt sich insbesondere auch die Paartherapie als Bereich der Familientherapie. Allerdings: Obschon sich alle Familientherapeuten einer Systemsicht verpflichtet fühlen und den obigen Definitionen beistimmen dürften, zeigt sich die gegenwärtige familientherapeutische Szene vielgestaltig und breitgefächert. Im einzelnen bestehen erhebliche Unterschiede in den theoretischen Konzepten und praktischen Vorgehensweisen. Ebensowenig wie es *eine* Psychotherapie gibt, kann man von *der* Familientherapie sprechen. Im Gegensatz zur Psychoanalyse, die auf eine überragende Gründerpersönlichkeit zurückgeht, hatten die Gründerväter und -mütter der Familientherapie ihre fachliche Heimat in unterschiedlichen Praxis- und Theoriefeldern. Psychoanalytiker, Soziologen, Sozialarbeiter, Psychiater, Psychologen und Anthropologen brachten in die Diskussion sowohl ihre verschiedenen Erfahrungen als auch ihre unterschiedlichen Sichtweisen und Fachsprachen ein. Die Integration der unterschiedlichen Modelle, Behandlungsansätze und Begriffe zeigt sich daher als ein ebenso dringliches wie schwieriges Unterfangen.

II. Auf dem Wege zu einer integrativen Sicht:
Das Heidelberger familientherapeutische Modell

Einen Versuch der Integration unterschiedlicher Konzepte stellt das in Heidelberg entwickelte theoretische Modell dar. Es soll auch im folgenden dazu dienen, wesentliche Aspekte der Familientheorie und -therapie darzustellen und aufeinander zu beziehen. Wie jedes andere Modell, läßt sich auch das Heidelberger Modell einem Teleskop vergleichen, das bestimmte Ausschnitte eines Beobachtungsfeldes klar ins Blickfeld rückt, andere unscharf am Rande verschwinden läßt. Es liefert dem Kliniker Kriterien, die seine Daten auf ihre klinische Relevanz hin filtrieren und seinem therapeutischen Handeln die Richtung weisen. Dabei bemüht sich unsere Heidelberger Gruppe gleichsam um eine mehrdimensionale Systemanalyse. Neben eigenen Beiträgen werden die Beobachtungen und Ideen anderer Forscher einbezogen. Zur Zeit umfaßt das Modell fünf sich zum Teil überschneidende Hauptperspektiven, die jeweils zentrale Systemkräfte erfassen. Wie die Familientherapie selbst und deren Sprache ist auch das Modell unabgeschlossen und in ständiger Entwicklung. Die fünf Hauptperspektiven wurden andernorts (STIERLIN 1971, 1975, 1980; STIERLIN et al. 1977) ausführlich dargestellt; hier muß ein kurzer Überblick genügen.

1. Bezogene Individuation

Bei der ersten Hauptperspektive geht es um „bezogene Individuation". In diesem Begriff vermittelt sich eine Versöhnungsaufgabe, die sich allen Familienmitgliedern im Rahmen der Entwicklung des einzelnen und der ganzen Familie fortlaufend neu stellt. Bezogene Individuation macht es möglich, uns in den verschiedensten zwischenmenschlichen Kontexten als getrennt und zugleich bezogen zu erleben. Das schließt für jedes Familienmitglied ein, daß es seine Innenwelt in bewußte und unbewußte Bereiche, in klar artikulierte Gefühle, Bedürfnisse, Erwartungen, innere und äußere Wahrnehmungen usw. differenziert und solche differenzierte Innenwelt von der Außenwelt, insbesondere von den Ideen, Bedürfnissen, Erwartungen und Ansprüchen anderer abgrenzt. Bezogene Individuation wird immer wichtig – und zugleich auf die Probe gestellt – wenn emotionale Nähe und Empathie in einer menschlichen Beziehung zum Zuge kommen bzw. ihre Voraussetzung sind. In dem Maße, in dem sich eine Zwei- oder Mehrpersonenbeziehung entwickelt und darin neue Informationen, neue Aufgaben und neue Kontakte zur Wirkung kommen, muß sich bei den Beziehungspartnern jeweils auch die Balance von Nähe und Distanz, müssen sich die gegenseitigen Rollen, Erwartungen und Wahrnehmungen ändern – doch jeweils so, daß Bezogenheit erhalten bleibt, ja möglichst neue komplexere Beziehungsformen entstehen können.

Angesichts solch geforderter Entwicklung der bezogenen Individuation läßt sich auch von einer nötigen familienweiten Ko-Individuation und Ko-Evolution sprechen. Dies läßt sich auch als eine Form der Selbstorganisation psychischer und Beziehungsstrukturen innerhalb einer Familie verstehen.

a) *Störungen der bezogenen Individuation*

Es lassen sich jeweils zwei Hauptstörungen der bezogenen Individuation bzw. der fälligen familienweiten Ko-Individuation unterscheiden: Überindividuation und Unterindividuation. Bei der Überindividuation ist die Abgrenzung gegen andere zu starr und dicht; Unabhängigkeit verwandelt sich in Isolation, Getrenntheit in ausweglose Einsamkeit, der Austausch mit anderen erstirbt. Bei der Unterindividuation mißlingt dagegen die sichere Abgrenzung, die Grenzen sind zu weich, durchlässig, brüchig. Der Verlust der Individuation droht durch Fusion mit oder Vereinnahmung durch andere(n) Personen.

In der familientherapeutischen Praxis begegnen uns im wesentlichen drei Spielarten mißlungener bzw. fehlender Individuation, die sich solcher Unterscheidung von Unter- und Überindividuation einfügen lassen:

1. Die symbiotische Fusion, wobei die eigenen Erlebnisse, das Gefühl des eigenen Selbst, die eigene Geschlechts- und Berufsrolle mit dem Erleben, den Gefühlen und der Rolle einer anderen Person verschwimmen;
2. das starre (autistische) Sich-Absondern, das oft eine paranoid mißtrauische Färbung hat;
3. das ambivalente Hin- und Herpendeln zwischen den beiden genannten Extremen.

In der Familienliteratur gibt es inzwischen eine große Zahl von Bezeichnungen, um Störungen der Ko-Individuation und Ko-Evolution zu charakterisieren, wobei bislang Spielarten der Unterindividuation im Vordergrund standen. Auch hier waren oft Beobachtungen an Familien mit schizophrener Symptomatik ausschlaggebend. M. BOWEN (1960) etwa sprach bei solchen Familien von einer undifferenzierten Familien-Ich-Masse bzw. einer mangelnden Differenzierung, L. WYNNE u. M. SINGER (1963) von einem kollektiven kognitiven Chaos, D. REISS (1981) von Konsensus-Sensitivität, I. BOSZORMENYI-NAGY (1965) von intersubjektiver Fusion, S. MINUCHIN et al. (1967, 1978), die überwiegend mit Familien mit schweren psychosomatischen Störungen arbeiteten, gebrauchten den Begriff enmeshment (Verstrickung), um auch hier Zustände von Unterindividuation zu charakterisieren. Gleichzeitig verdeutlichte er, daß eine erfolgreiche familienweite Ko-Individuation nur möglich ist, wenn sich sichere (obzwar partiell durchlässige) Grenzen nicht nur zwischen einzelnen Individuen, sondern vor allem auch zwischen den Generationen etablieren.

Beide Elemente einer erfolgreich fortschreitenden bezogenen Individuation (bzw. familienweiten Ko-Individuation) – Abgrenzung von, sowie Bezogenheit zu, anderen – zeigen sich am klarsten in der Fähigkeit und Bereitschaft der Partner, unterschiedliche Gefühle, Erwartungen und Positionen zu artikulieren, Konflikte zu definieren und auszutragen, dabei aber einen gemeinsamen Aufmerksamkeitsfokus zu teilen und sich gegenseitige Bestätigung und Anerkennung zu vermitteln. Wir sprechen von einem notwendigen Dialog, der die Individuation des einzelnen sowohl im Einklang *mit* den nahen anderen als auch, wenn es sein muß, *gegen* diese ermöglicht und verlangt. (Zu den Begriffen „Individuation mit" und „Individuation gegen" s. STIERLIN 1983.)

b) Therapeutische Implikationen dieser Perspektive

Die wichtigste therapeutische Konsequenz dieser Perspektive ist somit die Ermöglichung solchen Dialoges. Das verlangt einmal Training in dialogischer Kommunikation: Die Mitglieder der Familie müssen lernen, sich klar voneinander abzugrenzen, nur im eigenen Namen und in der Ichform zu sprechen, kognitive Verzerrungen, unangemessene Verallgemeinerungen, Auslassungen usw. wahrzunehmen und zu korrigieren, Verantwortung für das eigene Verhalten, einschließlich eines Großteils sogenannter Symptome, zu übernehmen. Zur theoretischen Untermauerung der therapeutischen Interventionen, die solche Kommunikationsstörungen zu korrigieren suchen, lassen sich heute Erkenntnisse der modernen Linguistik und Semiotik heranziehen (s. dazu vor allem SIMON 1984, SIMON u. STIERLIN 1984). Ermöglichung von Dialog und fälliger Ko-Individuation und Ko-Evolution bedeutet aber nicht nur Kommunikationstraining. Es bedarf meist noch anderer Interventionen, deren Art, Wirkungsweise und Zweckmäßigkeit sich uns verdeutlichen, betrachten wir die im folgenden zu besprechenden weiteren Systemdimensionen. Beispielsweise fehlt in vielen Familien die Bereitschaft zum Dialog im obigen Sinne: Das Zerwürfnis der Mitglieder ist zu groß, daher mangelt es an gutem Willen zum Dialog. Damit – unter anderem – die Quellen solcher Zerwürfnisse verständlicher werden, bedarf es einer Neueinstellung unseres beobachtenden Teleskopes. Sie erfolgt, richten wir als nächstes den Blick auf die Beziehungsweisen von Bindung und Ausstoßung, die die zweite Hauptperspektive unseres Heidelberger Modells darstellen.

2. Die Beziehungsweisen von Bindung und Ausstoßung

a) Ebenen und Formen von Bindung und Ausstoßung

Die Begriffe Bindung und Ausstoßung leiten sich von der Vorstellung her, daß in dem vorgehend beschriebenen Prozeß der familienweiten Ko-Individuation und Ko-Evolution sich jeweils eine Balance von bindenden (bzw. zentripetalen) und ausstoßenden (zentrifugalen) Tendenzen ausbildet. Dabei kommt es im Einzelfall häufig zu einem Überwiegen entweder der bindenden und/oder ausstoßenden Tendenzen. Diese Tendenzen (oder Modi) lassen sich somit als (zumeist verdeckt) organisierende Muster verstehen, die verschiedensten Arten von Beziehungen zugrunde liegen. Sie treten am deutlichsten in Erscheinung, wenn für heranwachsende Kinder altersadäquate Ablösungsprozesse – wie etwa zur Zeit des ersten Schulbesuches oder zur Zeit des Schulabgangs und Eintritts in das Berufsleben – anstehen, die nunmehr von der ganzen Familie Umstellungen verlangen.

Herrscht der Bindungsmodus vor, so lassen sich die Beziehungspartner, vor allem Eltern und Kinder, von der unausgesprochenen Annahme leiten, daß wesentliche Befriedigungen und Sicherheiten nur innerhalb ihrer Beziehung bzw. nur innerhalb der Familie möglich sind, die Welt außerhalb aber feindlich und abschreckend ist. Diese Annahme veranlaßt etwa Eltern, die mit ihrer eigenen Entwicklungskrise konfrontiert sind, ihren Kindern Signale zu senden, die bewirken, daß diese sich noch fester an die Eltern und das Familienghetto binden und daß sie ihre Verselbständigung hinauszögern oder gar aufgeben. Die von den Eltern gezeigten Einstellungen und Annahmen werden in der Folge von den Kindern verinnerlicht: auch für sie bedeuten nun Ablösung und Verselbständigung äußerste (existentielle) Verlassenheit, Einsamkeit und Schutzlosigkeit.

Dabei vollzieht sich Bindung oder Vernachlässigung auf verschiedenen, andernorts (Stierlin 1975, 1977, 1980) ausführlich beschriebenen psychologischen Ebenen. Wir beobachten u. a. Verwöhnungen und Entbehrungen durch zu reichliche oder zu karge Bedürfnisbefriedigung (Es-Ebene). Interaktionen auf der Ich-Ebene beinhalten etwa „mystifizierende" (Laing 1965), verunsichernd und bindend wirkende Zuschreibungen bestimmter Eigenschaften wie Schwäche, Bosheit, Verrücktheit usw. oder im Gegensatz dazu das völlige Desinteresse an den Gedanken, Gefühlen, Wahrnehmungen des anderen. Auf der Überich- bzw. Gewissensebene offenbaren sich einerseits Bindungen durch strikte Loyalitätsverpflichtungen, andererseits Vernachlässigungen, die etwa ein fehlendes moralisches Gewissen der Kinder mitbedingen können.

b) Therapeutische Implikationen

Je nachdem, welcher Beziehungsmodus (Bindung oder Ausstoßung) und welche der genannten psychologischen Ebenen ins Spiel kommt, ergeben sich innerhalb dieser Perspektive unterschiedliche therapeutische Zielsetzungen und Schwerpunkte. Allerdings hat die therapeutische Erfahrung auch gelehrt, daß sowohl bei der Bindung wie bei der Ausstoßung ähnliche Momente eine zentrale Rolle spielen können. Dazu rechnet etwa versäumte bzw. nicht geleistete Trauer. Aus solcher Sicht ergibt sich daher als eine wichtige therapeutische Konsequenz, die ungeleistete Trauerarbeit zu ermöglichen. In seiner bekannten Studie „Trauer und Melancholie" beschrieb Freud 1917, was unter Trauerarbeit zu verstehen ist – nämlich Abschiednehmen, Schmerzertragen, oft aber auch das Erleben und Durcharbeiten vieler ambivalenter und widersprüchlicher Gefühle wie Wut und Enttäuschung, die uns mit der betrauerten Person oder Sache verbinden. So beobachten wir typischerweise, daß ein Elternteil nicht Abschied von den eigenen Eltern nahm und damit an diese gebunden blieb. Er überspielt und kompensiert nun den nicht geleisteten Abschied, indem er sich massiv an eine andere Person, sehr häufig an ein bestimmtes Kind, bindet. Damit sich diese Bindung lockern kann, muß es Ziel der Therapie sein, die versäumte Trauerarbeit nachzuholen. Unter den Familientherapeuten hat besonders N. Paul (1967, 1978, 1983) die Bedeutung einer von der Familie gemeinsam geleisteten Trauerarbeit herausgestellt. Er benutzte dafür auch den Begriff operative Trauer (operant mourning).

Ausstoßung findet sich häufig bei zerbrochenen bzw. Scheidungsfamilien: Kinder aus früheren Ehen erinnern ihre Eltern, die sich in neuen Beziehungen investieren möchten, irritierend an eine sie belastende Vergangenheit. Daher werden solche Kinder ausgestoßen, d. h. dauernd emotional vernachlässigt. Amerikanische Autoren, wie S. Minuchin (1974), sprechen in diesem Zusammenhang auch von "disengagement" (Loslösung).

Die nähere Betrachtung läßt nun oft erkennen: Auch ein ausgestoßenes Kind verlor häufig seine Eltern, bevor es von ihnen Abschied zu nehmen vermochte. Sie waren in entscheidenden Lebensphasen nicht – oder nicht mehr – für das Kind da, ohne daß es solches Nicht- oder Nicht-mehr-dasein hätte bewußt realisieren und daher betrauern können. In diesem Falle ist daher die therapeutische Konsequenz: die verlorenen, vielleicht niemals besessenen Eltern müssen, soweit es möglich ist, „real" werden entweder durch Wiederermöglichung abgebrochener Kontakte oder, als Voraussetzung für ein Abschiednehmen durch Trauerarbeit, durch Wiedererlebung von Erinnerungen oder emotionales Hinführen zu ihren Eltern oder anderen wichtigen Beziehungspersonen.

Obwohl, wie die vorhergehenden Überlegungen zeigen, bei Vorherrschen sowohl einer Bindungs- wie Ausstoßungskonstellation eine Familienperspektive naheliegt, zeigt doch die familientherapeutische Praxis, daß überwiegend „Bindungsfamilien" den Weg zum Familientherapeuten finden. Dazu rechnet etwa ein Großteil der Familien mit schwerer psychotischer, psychosomatischer und Suchtsymptomatik. Man kann auch sagen: Hier erleichtert der starke demonstrierte Familienzusammenhalt Zielsetzung und Realisierung einer familienweiten Entbindung. Bei fragmentierten „Ausstoßungsfamilien" ist die Ausgangslage für eine Familientherapie vergleichsweise ungünstiger.

3. Delegation

a) Begriffsbestimmung

Diese dritte Hauptperspektive unseres Heidelberger Modelles richtet den Blick auf Aufträge und Vermächtnisse, die häufig über Generationen hinweg wirksam werden. Solange solche Aufträge und Vermächtnisse auf die altersadäquaten Möglichkeiten und Bedürfnisse eines Kindes abgestimmt bleiben, sind sie nicht pathologisch. Bei jedem neurotischen oder psychotischen Konflikt, bei jeder Blockade der fälligen familienweiten Ko-Individuation und Ko-Evolution stellt sich jedoch die Frage: Welche Rollen spielen darin *entgleiste* bzw. *überfordernde* Delegationen? Es zeigt sich etwa, daß Kinder (verdeckt) den Auftrag übermittelt bekamen, das ungelebte Leben eines tragisch verstorbenen Geschwisters weiterzuführen, einen Nachholbedarf an jugendlicher Abenteuerei zu befriedigen, hochgespannte, von den Eltern selbst nicht erreichte berufliche Ziele zu realisieren, und vieles andere mehr. Bestimmte Aufträge können sich widersprechen – z.B. der Auftrag, sich wie ein hilfloses Baby zu verhalten, das der auf Fürsorge verpflichteten Mutter einen Lebensinhalt gibt, und sich gleichzeitig im Konkurrenzkampf der Außenwelt beruflich durchzusetzen. Oft verbinden sich Auftragskonflikte mit Loyalitätskonflikten, so etwa in Fällen, wo die Aufträge der miteinander verfeindeten Eltern darauf abzielen, den kindlichen Delegierten als Bundesgenossen zu rekrutieren, der den anderen Elternteil schädigen soll. Dies wiederum zwingt bestimmte Delegierte in destruktive Koalitionen bzw. Triangulationen hinein.

Mit dem Delegationsmodell vor Augen, zeigt sich uns ein bestimmtes, als abwegig (z.B. als delinquent, psychotisch etc.) etikettiertes Verhalten alsbald in neuem Licht. Solch ein Verhalten zeigt sich nun nicht mehr (bloß) negativ etwa als Ausdruck einer Ich- oder Überich-Schwäche, Haltlosigkeit, Verführbarkeit, seelischen Unreife, Charakterpathologie etc., sondern positiv als Leistung, ja möglicherweise als Opferleistung des Delegierten für seine Eltern und Familie. Es läßt sich verstehen, wie ein solcher Delegierter nun durch sein abwegiges und häufig selbstdestruktives Verhalten das psychologische Überleben eines oder beider Elternteile ermöglicht. Häufig entlastet er sie zugleich von Angst, Scham und Schuld. Denn der Kranke, der Versager, ist ja er, und nicht die Eltern. Er zeigt sich oft weiter als das einzige Familienmitglied, das zentrale Probleme und Konflikte, die auch die anderen beschäftigen, diese aber verbergen müssen, auf sich zu nehmen und darzustellen vermag. Deshalb fungiert gerade er häufig als Initiator und Ermöglicher einer Familientherapie, von der alle Angehörigen profitieren (s. Stierlin 1978). Allerdings: Auch der Delegationsbegriff könnte einen geradlinig in nur einer Richtung wirkenden Verursachungsmechanismus suggerieren, der den tatsächlichen Verhältnissen nicht gerecht wird. Vielmehr kommen auch bei den beschriebenen Delegationsprozessen komplexe wechselseitige Beeinflussungen ins Spiel. Derjenige, der die Delegation annimmt, erhält dadurch oft ein hohes Maß narzißtischer Zufuhr. Er weiß insgeheim, welchen Wert, welche Bedeutung er für die ihn delegierenden Familienmitglieder hat. Das macht verständlich, warum gerade er nicht selten das größte Interesse daran zu haben scheint, daß sich an seiner „Ausbeutung" nichts ändert, d. h. daß er sich für Delegationen entscheidet, die ihm, was seine Entwicklungsmöglichkeiten anbelangt, teuer zu stehen kommen.

b) Therapeutische Implikationen

Als wichtige therapeutische Konsequenz dieser Sicht ergibt sich, daß sie dem Familientherapeuten ermöglicht, die bestehenden Verhältnisse radikal umzudeuten und umzubewerten. Weiter ergibt sich als mögliche therapeutische Zielsetzung die gerechte Rück- bzw. Umverteilung der Aufträge innerhalb der Familie sowie die Ermöglichung der Anerkennung der Opferleistung des Delegierten. Wird solche Anerkennung vorenthalten, entsteht oft eine typische Trotz- und Rachedynamik, bei der der Delegierte gerade dadurch, daß er sich als Versager, als lebender Vorwurf und Beweis der Schlechtigkeit der Eltern erweist, am längeren Hebelarm der Schuldauslösung sitzt. Dabei zeigt sich als wichtige therapeutische Aufgabe, dem Delegierten nahezubringen, daß er nicht passives Opfer, sondern ein aktiver Handelnder ist, dem es freisteht, sich anders als bisher zu entscheiden. Solche Umentscheidung wird ihm jedoch möglicherweise um so schwerer fallen, je mehr ihm bislang seine Aufträge ein Gefühl von Macht und Wichtigkeit verschafften.

Somit offenbart das durch das Delegationsmodell ausgesteckte Wahrnehmungsfeld gerade häufig die Eltern als Belastete und Notleidende: Es zeigt sich nicht nur die Überforderung des delegierten Kindes, sondern auch die seiner Eltern. Wir erkennen, daß diese als Kinder ihrer Eltern häufig eine massive Bürde von Enttäuschung, vorenthaltener Liebe und vorenthaltener Gerechtigkeit, von Versagung, unverschuldeten Traumata und Verlusten tragen, die sie nunmehr auf die eine oder andere Weise an die eigenen Kinder weiterreichen. Diese Sicht leitet zur vierten Hauptperspektive unseres Heidelberger Modelles über – der Mehrgenerationenperspektive von Vermächtnis und Verdienst.

4. Vermächtnis und Verdienst: Mehrgenerationendynamik

a) Begriffsbestimmung

Die für diese Perspektive wesentlichen Gesichtspunkte wurden überwiegend von I. BOSZORMENYI-NAGY u. G. SPARK (1973) entwickelt. Innerhalb solcher Perspektive verweisen bestimmte Delegationen, Vermächtnisse und Loyalitätskonflikte auf Prozesse, die jeweils mehrere Generationen einschließen. Darin bringen sich Vorstellungen einer zwischenmenschlichen Beziehungsethik zum Ausdruck. Neben dem Begriff des Vermächtnisses wird auch der des Verdienstes zentral wichtig. So mißt BOSZORMENYI-NAGY dem Verdienst – bzw. dem Bewußtsein des Verdienstes – eine ähnlich motivierende Kraft bei, wie sie individuumzentrierte psychodynamische Theorien dem Trieb oder Bedürfnis beimessen. Die Erfüllung oder Nichterfüllung von Vermächtnissen wirkt sich auf den Verdienstkontenstand „eines jeden Familienmitglieds" aus. Sein Gefühl, gerecht oder ungerecht behandelt zu werden, Integrität zu besitzen oder einen Lebenssinn zu haben, ist davon bestimmt. Je nachdem, ob Vermächtnisse erfüllt oder nicht erfüllt wurden, weist jedes Familienmitglied einen negativen oder positiven „Verdienstkontenstand" (Ledger of Merits) auf.

b) Therapeutische Implikationen

Innerhalb dieser Perspektive zeigen sich individuelle wie familiäre Störungen wesentlich als Ausdruck und Folge eines Ungleichgewichtes zwischen gegenseitigem Geben und Nehmen, Anspruch und Erfüllung besonders im Bereich der emotionalen Fürsorge. Es ergibt sich daraus als Therapieziel, einen Ausgleich der jeweiligen Schuld- und Verdienstkonten anzustreben. Das bedeutet in der Praxis häufig die Einbeziehung der Großeltern-Generation. Die von ihm vertretene, den genannten Prinzipien verpflichtete Form der Familientherapie nennt Ivan BOSZORMENYI-NAGY „kontextuelle Therapie". Im deutschen Sprachbereich wurde sie durch die Arbeit der Göttinger Arbeitsgruppe um E. SPERLING (1982) bekannt.

5. Status der Gegenseitigkeit

a) Selbstreferenz als Verhaltensmerkmal lebender Systeme

Mehr noch als die vorgehend erwähnten eröffnet diese fünfte Perspektive des Heidelberger Modelles den Blick für jene im „Hier und Jetzt" wirkenden Kräfte, die uns durch die moderne Systemtheorie und Kybernetik nahegebracht wurden. Die für die Theorie und Praxis der Familientherapie relevanten Einsichten aus diesen Wissenschaftsbereichen lassen sich etwa wie folgt zusammenfassen: Die Verhaltensweise lebender Systeme wirkt auf sie selbst zurück. Wir sprechen auch von ihrer Selbstreferenz bzw. Selbstrückbezüglichkeit. Die Aufrechterhaltung der Organisationsformen solcher Systeme, ihre Stabilität und Kohärenz ebenso wie ihre Veränderung und ihr Wachstum sind nur aufgrund zirkulärer, auf sich selbst zurückwirkender Ursache-Wirkungs-Mechanismen möglich und verständlich. Interaktionsprozesse organisieren sich kreisförmig. Die Zuschreibung von Ursache und Wirkung zu jeweils einem der Elemente dieser Organisation ist eine Interpunktion, die der Beobachter vornimmt und somit ein Charakteristikum der Beschreibung, nicht jedoch des beobachteten Prozesses. „Ursachen" und „Wirkungen" stehen somit in einer unauflösbaren Wechselbeziehung, die „Wirkung" schafft sich sozusagen ihre eigene „Ursache" und umgekehrt. Allerdings: Einer derartigen, lediglich Relationen betrachtenden Sichtweise fällt es schwer, eine angemessene Sprache zu finden, da die Alltagssprache wie die meisten wissenschaftlichen Terminologien in ihrer Kategorien- und Begriffsbildung von dynamischen Zusammenhängen abstrahieren und verdinglichende Vorannahmen suggerieren. Ein – für die familientherapeutische Praxis wichtiger – Weg zur Erfassung solcher komplexer interdependenter Prozesse bietet sich jedoch an, suchen wir nach den „Spielregeln" der Interaktion. Ein „Spiel" ist durch seine Regeln definiert. Dabei ist bewußte Kenntnis der Spielregeln nicht Voraussetzung ihrer Befolgung. (Die wenigsten Menschen können z. B. Angaben über die impliziten grammatikalischen Regeln ihrer Muttersprache machen – auch wenn ihr fehlerfreies Sprechen beweist, daß sie diese Regeln beherrschen (vgl. WATZLAWICK et al. 1967, 1974; SELVINI-PALAZZOLI et al. 1975, 1980; SIMON 1985).

b) Beziehungsspiele ohne Ende

Innerhalb der hier skizzierten Sicht liegt es somit nahe, individuelle und familiäre Pathologie als Ausdruck und Folge bestimmter (Beziehungs-)Spiele zu verstehen, deren Regeln zwar gelten, aber nicht durchschaut und/oder reflektiert werden. Letzteres ist unmöglich, weil die Beteiligten jeweils eine Beziehungsrealität konstruieren bzw. aushandeln, die es als logisch oder gerechtfertigt erscheinen läßt, daß sie das „Spiel" fortsetzen anstatt daraus aussteigen. Was sich somit abstrakt als (Beziehungs-)Spiel definieren läßt, stellt sich in der familientherapeutischen Praxis häufig als ein sich ständig anheizender Machtkampf dar. BATESON (1935) sprach hier auch von einer „symmetrischen Schismogenese", die ihr Analogon im Wettrüsten hat: Jeder Zug des politischen Gegners wird mit einem gleichsam überschießenden Gegenzug beantwortet, was diesen wiederum zu einem überschießenden Gegenzug veranlaßt usw. In Familien läßt sich eher von einem Beziehungsmachtkampf sprechen. Besonders bestimmte Familien mit schizophrener Symptomatik vermögen zu verdeutlichen, welche vielgestalten Waffen sich in solchem Machtkampf einsetzen lassen. Dazu rechnen etwa das Hilflosmachen und Unter-Schulddrucksetzen des Gegners durch Ausspielen von Symptomen, Schwäche und Unfähigkeit, weiter das Disqualifizieren der eigenen und fremden Kommunikation, das Auslegen von "Doublebinds", d. h. von Beziehungsfallen, das Vermeiden einer Definition der Beziehung, das Ausweichen vor Führerrolle und Eigenverantwortung, eben das ganze Arsenal jener oft subtilen Macht-, Verunsicherungs-, Abwertungs- und Demaskierungstaktiken, die in einer ausgedehnten Familienliteratur beschrieben sind. Typischerweise manövrieren sich die Partner solcher Beziehungssysteme in das hinein, was STIERLIN (1979) als malignen Clinch bzw. maligne Verklammerung bezeichnet hat. Das Bild des Clinch ist dem Boxkampf entlehnt: Die Kontrahenten sind wütend miteinander verklammert und können den Kampf dennoch nicht von der Stelle bringen.

c) Therapeutische Implikationen

Innerhalb solcher Perspektive ergibt sich als wesentliches Therapieziel, in dem betroffenen System so zu intervenieren, daß sich die Spielregeln ändern und damit auch der Clinch aufgelöst wird. Der Therapeut läßt sich hier als ein Clinch-Brecher verstehen, der den auf emotionales Wachstum, auf Veränderung, auf fortschreitende Ko-Individuation und Ko-Evolution hinwirkenden Beziehungskräften eine neue Chance gibt. Besonders das – in einem folgenden Abschnitt zu besprechende – systemische Modell der Familientherapie gründet sich auf Beobachtungen und Überlegungen, die durch die letztgenannte Perspektive ausgesteckt werden.

III. Gemeinsamkeiten und Unterschiede in familientherapeutischen Ansätzen

Die beschriebenen fünf Systemperspektiven stecken zwar einen Rahmen für die familientherapeutische Arbeit ab, sie verdeutlichen aber auch, daß sich diese auch an unterschiedlichen Sichten und Schwerpunkten orientieren und dementsprechend unterschiedlich gestalten kann. Das spiegelt sich u. a. in den von GURMAN u. KNISKERN (1981) dargestellten hauptsächlichen heutigen Schulen der Familientherapie wider. Fragen wir zunächst, was allen diesen Schulen gemeinsam ist, so springt folgendes ins Auge:

1. Allparteilichkeit bzw. Neutralität

Von Allparteilichkeit (multidirectional partiality) spricht vor allem BOSZORMENYI-NAGY (1981), von Neutralität das Mailänder Team um SELVINI-PALAZZOLI (1980). Beide Konzepte beinhalten, daß der Therapeut in seiner Interessenszuwendung an einzelne Mitglieder langfristig fair und ausgeglichen bleibt. Sie bedeuten weiter, daß er die Position und innere Landkarte eines jeden Familienmitgliedes zu verstehen sucht. Solche Allparteilichkeit bzw. Neutralität schafft die Basis dafür, daß sich die ganze Familie überhaupt längerfristig auf einen Behandlungsprozeß einläßt. Die Kunst der Familientherapie besteht zum großen Teil darin, daß der Therapeut seine Allparteilichkeit/Neutralität schon sehr früh und wirksam – sowohl durch verbale wie averbale Kommunikation – zu bezeugen vermag.

2. Aktivität

Die Aktivität des Therapeuten ist in allen Formen der Familientherapie wesentlich mehr gefordert als in den meisten Spielarten der Einzel- oder Gruppentherapie. Läßt etwa der Therapeut, sich an Vorstellungen einer psychoanalytischen gleichschwebenden Aufmerksamkeit orientierend, der Sitzung freien Lauf, so verstärken sich regelmäßig die eingeschliffenen destruktiven Beziehungsmuster, und es verfestigt sich ein maligner Clinch. Unter dem Streß der Gesprächssituation zementieren sich die bereits vorhandenen Abwehrmanöver, die Pathologie des Systems verstärkt sich. Wie in einem Treibhaus heizen sich dann die gestörte Kommunikation und Interaktion noch weiter auf. Die Familie hat nach dem Gespräch das Gefühl, alles sei viel schlimmer geworden als es schon war.

3. Die Betonung des Positiven

Fast allem menschlichen Verhalten läßt sich auch eine positive, funktionelle Seite abgewinnen. Eine Wahrnehmung etwa, wie sie durch das Delegationsmodell ermöglicht wird, erlaubt häufig gerade dort positive Kräfte oder Aspekte zu erkennen und anzuerkennen, wo ein einzeltherapeutisch geschulter und einem medizinischen Modell verpflichteter Beobachter zunächst Pathologie wahrnehmen würde. Der Blick für, und die Betonung des Positiven sind in der Familientherapie zentral wichtig, damit möglichst schnell Scham, Schuld und Angst abgebaut, positive Motivationen gefördert und dadurch Möglichkeiten für effektive Interventionen geschaffen werden können.

4. Mobilisierung der Ressourcen der Familie

Mit der Betonung des Positiven einhergehend versuchen Familientherapeuten praktisch aller Schulen, wo immer möglich, verborgene oder verschüttete positive Familienressourcen – zum Beispiel Ressourcen an Opferbereitschaft, Einsatzfreudigkeit, Bereitschaft zum Trauern etc. zu mobilisieren. Solch positive Ressourcen liegen häufig gerade auch in anfänglich negativ erscheinenden Verhaltensweisen verborgen. (Z. B. läßt sich das, was sich zunächst als Trotz und Kompromißlosigkeit eines magersüchtigen Mädchens zeigt, auch als Ressourcen verstehen und verwenden, die einer fälligen familienweiten Ko-Individuation zugute kommen.) Gelingt die Freilegung bzw. Umpolung solcher Familienressourcen, lassen sich tiefgreifende Veränderungen des Systems in oft relativ kurzer Zeit erreichen.

5. Umdeutungen

Vertreter aller familientherapeutischen Schulen zielen (wenn auch in unterschiedlichem Ausmaß und in unterschiedlicher Weise) darauf ab, gezeigte Verhaltensweisen umzudeuten bzw. umzubewerten. Damit zielen sie letztlich auch alle auf eine Änderung der inneren, kognitiven „Landkarte" bzw. der Epistemologie der einzelnen Familienmitglieder und der Familie als Ganzes ab (vgl. HALEY 1973; WATZLAWICK et al. 1974).

6. Der besondere Stellenwert des Erstgespräches

Mehr noch als bei anderen Behandlungsansätzen zeigt sich für Familientherapeuten aller Richtungen das Erstinterview bedeutsam. Für eine ganze Familie ist es in der Regel schwieriger und umständlicher, den Weg zum Therapeuten zu finden als nur für einen einzelnen Patienten. Die Motivationslage ist oft unterschiedlich: Einige Mitglieder wollen das Gespräch, andere lassen sich mitschleppen. Die Erwartungen sind dementsprechend unterschiedlich. Um die Familie für weitere gemeinsame Arbeit motivieren zu können, muß der Therapeut gleichzeitig die verschiedensten Ziele verfolgen und sich gleichsam auf verschiedenen Schienen bewegen (s. STIERLIN et al. 1977).

So wichtig aber gerade das Erstinterview für Familientherapeuten wohl aller Schulen ist, so unterschiedlich gestaltet es sich im einzelnen. Denn je nach den vorhandenen Grundannahmen und verwendeten Grundmodellen können die Weichen im Familien-Erstinterview sehr unterschiedlich gestellt werden. Das verdeutlicht sich uns, betrachten wir im folgenden genauer einige Grundmodelle der Familientherapie.

IV. Das Begegnungsmodell der Therapie

Dieses Modell – wir sprechen auch von dem Modell „Heilung durch Begegnung" – geht davon aus, daß beim Vorliegen von Störungen bzw. von Pathologie jeweils wichtige Themen aus dem fälligen Familiendialog ausgeklammert bleiben. Es handelt sich beispielsweise um Erlebnisse von Verrat und Ungerechtigkeit, die, würden sie besprochen, den Angst-, Scham- und Schuldpegel der Mitglieder sogleich unerträglich in die Höhe schnellen lassen würden. Daher stellt sich dem Therapeuten als zentrale Aufgabe, eine Begegnung, d. h. einen sich vertiefenden, vertrauenstiftenden Dialog über diese Themen in Gang zu bringen. Das läßt sich etwa dadurch erreichen, daß er den Familienangehörigen vermittelt: „Versuchen Sie, soweit es Ihnen möglich ist, miteinander über die Dinge zu sprechen, über die Sie bisher nicht sprechen konnten – z. B. Familiengeheimnisse, enttäuschte Erwartungen, vorenthaltene Gerechtigkeit." Hier läßt sich auch mit I. BOSZORMENYI-NAGY u. SPARK (1973) von der Grundregel der Familientherapie sprechen, die eine gewisse Ähnlichkeit mit der psychoanalytischen Grundregel aufweist. („Sprechen Sie über alles, was Ihnen in den Sinn kommt, sei es auch unangenehm, peinlich oder trivial".)

Ein Beispiel für das Modell „Heilung durch Begegnung" liefert das von A. NAPIER u. C. WHITAKER geschriebene Buch "The Family Crucible" (1978, Deutsch: Tatort Familie, 1979). Die Therapeuten beschreiben hier eindrucksvoll, wie aufgrund ihres aktiven empathischen Einsatzes die Begegnung zwischen den bis dahin einander entfremdeten und zutiefst zerstrittenen Familienmitgliedern wieder in Gang kommt. Der Dialog erfaßt immer wesentlichere Ebenen, bislang verdeckte Konflikte werden artikuliert und die schließliche Versöhnung und Wiedervereinigung (auch mit den Mitgliedern der Eltern der Eltern, als der 3. Generation) ermöglicht.

Die hier beschriebene Begegnungsarbeit weist Ähnlichkeiten mit dem psychoanalytischen Vorgehen auf. Allerdings geht es in solcher Arbeit mit Familien weniger um die Bewußtmachung von bisher Unbewußtem, als um die Konfrontation mit und das Sprechen über bereits Bewußtes, aber Vermiedenes. Ähnlich wie in der Psychoanalyse wird in diesem Modell die Hauptarbeit der Veränderung in

den häufig stattfindenden Sitzungen geleistet (in der Regel findet einmal wöchentlich eine Familiensitzung statt, 30 bis 50 solch wöchentlicher Sitzungen sind bei
diesem Modell etwa die Regel).

V. Strukturelle Familientherapie

Diese Form der Familientherapie – wir sprechen auch von dem Strukturmodell
bzw. dem Modell „Heilung durch Strukturveränderung" – wird in erster Linie
durch S. Minuchin und seine Schüler repräsentiert. Dem nach diesem Modell arbeitenden Therapeuten stellt sich als zentrale Aufgabe, dysfunktionale Strukturen einer Familie, die sich vor allem in einer Verwischung der Generationengrenzen und einer Störung der familiären Hierarchie zeigen, zu erfassen und zu verändern. Um dieses Ziel zu erreichen, stimmt er sich darauf ein, wie die Familie fühlt,
denkt und spricht, und macht er sich ihre Bilder, Erwartungen und Metaphern
zu eigen. Insgesamt versucht der Therapeut nun, die unangemessen verwischten
oder übermäßig starren Grenzen der familiären Subsysteme umzustrukturieren
und dadurch wirksamere Problemlösestrategien zu ermöglichen. Um dieses Ziel
zu erreichen, enthüllt und aktiviert er ungelöste bzw. verdeckte familiäre Konflikte, indem er einzelne Familienmitglieder vorübergehend unterstützt, also bewußt
Bündnisse eingeht und wieder löst und die Kommunikationsstile beeinflußt. (Im
Englischen spricht man von der Methode des "Stroke and Kick".) So interveniert
er beispielsweise gezielt in familiären Strukturen, die sich während der Behandlung in der familiären Sitzordnung abbilden. Wo immer es geht, unterstützt er die
Leitungsfunktion der Eltern und versucht er zu verhindern, daß Kinder Elternaufgaben übernehmen. Er selbst beansprucht jeweils die hierarchisch übergeordnete Position, von der aus er am besten auf das System Einfluß zu nehmen vermag. Auch bei der strukturellen Therapie sind Sitzungen mit einwöchigem Abstand die Regel, insgesamt ist aber die Zahl der Sitzungen geringer als beim Modell „Heilung durch Begegnung" (Minuchin 1974, 1981; Minuchin et al. 1978;
Aponte u. van Deusen 1981).

VI. Systemische Familientherapie

Dieses dritte familientherapeutische Grundmodell – wir sprechen auch von „Heilung durch Systemänderung" bzw. von „Systemarbeit" – basiert wesentlich auf
Beobachtungen und Überlegungen, die sich innerhalb der vorgehend skizzierten
fünften Perspektive des Heidelberger Modelles „Status der Gegenseitigkeit" ergeben. Hier zeigte sich das Erfassen und möglichst schnelle Verändern der das familiäre (Beziehungs)Spiel steuernden Regeln als die zentrale therapeutische Aufgabe. Somit gilt das diagnostische Interesse in erster Linie den Regeln der Familieninteraktion und – damit untrennbar verbunden – den individuellen und kollektiven Bedeutungen und Bewertungen, die solcher Interaktion zugeschrieben
werden. Im einzelnen geht es um das Verständnis von Interaktionszyklen. Die
Therapeuten stellen sich Fragen wie: Was macht A, wenn B sich auf die eine oder
andere Weise verhält? Was bedeutet es für A, was für B, was für die Beziehung

der beiden zueinander? Welche Bedeutung hat das für die Beziehung von A zu C (D, E usw.), welche für die von B zu C (D, E usw.)? Wer ist überhaupt als relevanter Mitspieler in das System eingebunden (s. dazu auch die zweite vorgehend skizzierte Perspektive „Bindung versus Ausstoßung"), wo sind die Grenzen des zu betrachtenden „Spielfeldes"? Sind die Beteiligten sich einig darüber, was ihr Verhalten zu bedeuten hat oder nicht? Erleben sie sich in symmetrischen, auf Gleichheit basierenden oder in komplementären, auf Ungleichheit beruhenden Beziehungen? Sind sie sich über ihre Position einig oder rivalisieren sie? Wie werden Ambivalenzen in der Beziehung aufgeteilt und gemeinsam bewältigt oder nicht bewältigt? Sind Entscheidungshierarchien eindeutig definiert? Gibt es unterschiedliche Interaktionsregeln in verschiedenen Subsystemen (z. B. im Subsystem der Eltern versus dem Subsystem der Kinder)? Wie klar sind die Generationengrenzen bestimmt? Welche Werte und moralischen Regeln leiten das jeweils individuelle Selbstwertgefühl in einer solchen Familienkultur, d. h. wie bezeugen sich bestimmte Delegationen und Vermächtnisse in bestimmten Werten und Regeln? Welches sind die Bedingungen des sozialen Kontextes, die in der Familie wirksam werden?

Erfaßt man dergestalt die Regeln, nach denen eine Familie ihre Wirklichkeit konstruiert, lassen sich therapeutische Strategien entwickeln, die die regelgebundenen, affektiv kognitiven Muster (Denken, Fühlen und Verhalten umfassend) nutzen und dennoch die pathologieerzeugenden Regelkreise durchbrechen.

Wesentliches therapeutisches Instrumentarium ist dabei die konsequente Einführung einer Außenperspektive. Sie bedingt, daß der Rahmen der wechselseitigen Selbst- und Fremdinterpretationen verändert wird und sich damit auch die Interaktionsregeln wandeln. Diesem Zwecke dient eine spezielle Interviewmethode, das sogenannte „zirkuläre Fragen" (SELVINI-PALAZZOLI et al. 1980; PENN 1982). Der Interviewer befragt jeweils einen Dritten über die Beziehung zweier (in der Regel anwesender) anderer, wodurch sich ständig neue Perspektiven bzw. Interpretationsschemata eröffnen. Die Art der Fragestellung zielt nicht auf die Suche von Ursachen, sondern auf die Beschreibung von Beziehungen, von logischen Verknüpfungen („immer wenn ... dann ..."). Die Einbeziehung von Phantasien („was wäre, wenn ...", „was wäre, wenn nicht ..." etc.) zeigt die intentionale und funktionale Eingebundenheit individuellen Verhaltens in den interpersonellen Kontext.

Mehr noch als dies bei den anderen Therapiemodellen der Fall ist, zielt die skizzierte Systemarbeit darauf ab, möglichst schnell die wesentlichen, in der Familie zum Zuge kommenden Beziehungs- bzw. Systemkräfte zu erfassen und sie durch maximale Ausnutzung der Ressourcen eines erfahrenen Therapeuten und Beobachterteams zu verändern. Dabei nehmen die Beobachter jeweils eine Metaposition gegenüber dem Therapeuten und der Familie ein. Sie beobachten etwa das Familiengespräch hinter einem Einwegspiegel und konzentrieren sich dabei auf die Reaktionen der Interviewer nicht weniger als auf die der Familienmitglieder. Die schließliche, auf eine Systemänderung abzielende Intervention wird von allen Teammitgliedern gemeinsam erarbeitet. Nicht selten hat diese die Form einer sogenannten „paradoxen Verschreibung". Systemarbeit, wie hier skizziert, scheint immer dann angezeigt, wenn ein massiver maligner Clinch im Sinne der fünften Perspektive unseres Heidelberger Konzeptes vorliegt.

Im Gegensatz zur Begegnungs- und Strukturarbeit beinhaltet systemische Arbeit relativ lange (vier- bis sechswöchige) Intervalle zwischen den therapeutischen Sitzungen. Ist einmal die Intervention erfolgt, welche die Selbstaufrechterhaltung familiärer Regeln unterbrechen soll, muß dem System auch Zeit gelassen werden, um sich zu ändern. Eine erstarrte Familie, in der bisher jede Ablösung der heranwachsenden Kinder blockiert war, erlebt nun möglicherweise einen Aufruhr: Das bisher anorektische Mädchen bleibt abends von zuhause fort, experimentiert mit gegengeschlechtlichen Beziehungen, die allein gelassenen Eltern, denen nicht mehr die Kinder als Problemlieferanten zur Verfügung stehen, müssen sich ihren eigenen Problemen stellen, sich fragen, was sie noch zusammenhält etc. Ist solchem System einmal ein Anstoß, wie hier beschrieben, gegeben, bleibt abzuwarten, wieweit die in der Familie freigesetzten, auf positive Veränderung, d. h. auf Ko-Evolution und Ko-Individuation gerichteten Kräfte sich ohne Außenhilfe entfalten können. Möglicherweise steht nun eine neue Phase der Therapie an, bei der u. U. auch eine Gruppen- oder Einzeltherapie helfen kann, versäumte (soziale wie praktische) Fertigkeiten zu lernen und versäumte Erfahrungen nachzuholen. Die Eltern profitieren möglicherweise von einer Paartherapie, um mit dem Problem, von dem sie bisher durch Probleme ihrer Kinder abgelenkt wurden, zurechtkommen (vgl. etwa N. u. B. PAUL 1975).

VII. Möglichkeiten und Grenzen der Integration familientherapeutischer Modelle

In dem Maße, in dem Familientherapeuten voneinander lernen und sich gegenseitig beeinflussen, stellt sich zunehmend die Frage, ob und wieweit sich unterschiedliche familientherapeutische Modelle miteinander integrieren lassen. Damit einhergehend stellt sich die Frage, welches Modell bei welcher Art von Familienproblemen am zweckmäßigsten zu verwenden ist.

Aus den Erfahrungen unserer Heidelberger Arbeitsgruppe läßt sich dazu sagen, daß sich der systemische Ansatz um so mehr empfiehlt, ja als einzig sinnvolles Modell erscheint, je starrer (d. h. je blockierter in seiner Ko-Individuation und Ko-Evolution) ein Familiensystem sich darstellt und je dringlicher sich die Aufgabe stellt, diagnostisch einen Gesamteindruck von der Familie zu gewinnen und gleichzeitig möglichst schnell eine tragende Beziehung zu allen Familienmitgliedern herzustellen. Gerade hier zeigt sich der große Wert der bereits erwähnten zirkulären Fragemethode. Sie verschafft dem Interviewer innerhalb kürzester Zeit eine Fülle relevanter Informationen. Er stiftet damit weiter ein kooperatives Klima, indem er jeden Konfrontationskurs vermeidet und Fragen nur so stellt, daß jeweils nur positive Antworten darauf möglich sind. Schließlich eröffnet sie ihm einen Spielraum für verschiedenste therapeutische Interventionen. Nachdem mit der zikurlären Methode ein Anfang gemacht wurde, kann sich bald herausstellen, daß die Familie flexibler bzw. entwicklungsfähiger ist als es zunächst den Anschein hatte. Das könnte einem Therapeuten dann zum Anlaß werden, eher nach dem Begegnungsmodell zu arbeiten. Es könnte sich aber auch nach relativ kurzer Zeit herausstellen, daß die Familienmitglieder noch stärker als es zunächst den Anschein hatte, aneinander gebunden bzw. miteinander verklammert sind. Hier ließe sich dann mit dem Kybernetiker ASHBY (1956) von einem zu reichlich vernetzten System ("a too richly cross-joined system") sprechen. Weiter kann sich herausstellen, daß jede auf Veränderung abzielende Intervention des Therapeuten sofort systemweit eine Gegenreaktion auslöst, die bedingt, daß die Familienmitglieder die Reihen noch fester schließen, sich noch stärker gegen jede Veränderung sperren. Hier kann sich der Therapeut nunmehr entschließen, auf die Seite der Nichtveränderung zu gehen, d. h. die Familie vor jeder Veränderung zu warnen, um gerade dadurch die auf Veränderung gerichtete Seite der Ambivalenz zu mobilisieren. Er kann sich aber auch zu bestimmten Arten struktureller Intervention entscheiden, die etwa darauf abzielen, einen massiven Keil zwischen die miteinander verfilzten Generationen zu treiben. Das ist etwa der Sinn der von Mara SELVINI-PALAZZOLI und Guiliana PRATA praktizierten „ubiquitären Verschreibung", die sich als eine besondere Art einer strukturellen Intervention verstehen läßt (SELVINI-PALAZZOLI u. PRATA 1983). Die Wahl eines bestimmten therapeutischen Modelles und der Einbezug der Elemente anderer Modelle hängt somit im Einzelfall von einer Reihe von Faktoren ab, so dem Erfahrungshintergrund und den Grundannahmen eines Therapeuten, der Art und Schwere der jeweiligen Familienprobleme, dem persönlichen Stil des Therapeuten etc.

VIII. Anleihen bei anderen therapeutischen Schulen

Im einzelnen versuchen Familientherapeuten nicht nur, die Elemente unterschiedlicher familientherapeutischer Modelle zu integrieren, sie machen auch unterschiedliche Anleihen bei anderen, überwiegend einzeltherapeutisch arbeitenden Schulen. So entwickelten viele systemisch arbeitende Familientherapeuten ein besonderes Interesse für hypnotherapeutische Methoden. Diese Methoden zielen darauf ab, eine komplementäre Therapeut-Patient-Beziehung herzustellen und zu festigen, indem sie den Widerstand des Patienten unterlaufen oder als aussichtslos erscheinen lassen. Dies, so sahen wir, ist auch eine wesentliche Zielsetzung des zirkulären Fragens. Besonders die Vorgehensweise des Hypnotherapeuten Milton ERICKSON wurde hier für viele Familientherapeuten wegweisend. Man darf sagen, daß die Hypnotherapie ERICKSONs im Zusammenspiel mit den theoretischen Überlegungen BATESONs wesentliche Grundlagen der Kommunikationstheorie und -therapie und damit der systemischen Familientherapie gelegt hat.

Ähnlich wie hypnotherapeutische Techniken läßt sich auch die von BANDLER u. GRINDER (1975, 1976, 1979, 1982) entwickelte Methode des neurolinguistischen Programmierens (NLP) für ein familientherapeutisches Vorgehen verwenden. Soweit Familientherapeuten darauf abzielen, die Motivation zur Individuation anzustoßen und Eigenverantwortung für das eigene Verhalten und die eigenen Symptome zu fördern, zeigten sich auch Elemente der Transaktionsanalyse hilfreich. Die große Bedeutung, die viele Familientherapeuten der Ermöglichung der Trauerarbeit zumessen, verweist schließlich auf wichtige Beiträge der Psychoanalyse zur Familientherapie, etc.

IX. Familientherapie im deutschsprachigen Raum

Im deutschsprachigen Raum fand die Familientherapie besonders in den letzten zehn Jahren zunehmende Verbreitung. Wichtige Anstöße zu dieser Entwicklung gab H.-E. Richter (1967, 1970) sowohl durch seine Schriften als auch durch sein organisatorisches Engagement innerhalb der von ihm initiierten Arbeitsgemeinschaft für Familienforschung und Familientherapie. E. Sperling und seine Göttinger Mitarbeiter (1979, 1982), die vorwiegend von I. Boszormenyi-Nagy beeinflußt wurden, untersuchten und therapierten insbesondere Familien mit psychotisch und psychosomatisch erkrankten Mitgliedern unter Einbezug oft dreier Generationen. Die Zürcher Arbeitskreise um J. Duss-von Werdt (1978) und J. Willi (1975, 1978, 1985) lieferten wesentliche Beiträge zur Paarforschung und Paartherapie. Willi, der vor allem durch seine Arbeiten über das Kollusionskonzept bekannt wurde, beschäftigte sich in neuerer Zeit auch mit dem Phänomen der Ko-Evolution in Paar- und anderen menschlichen Systemen. In Bern entwickelte L. Ciompi (1982) das Konzept der Affektlogik, das der Familienforschung originelle Anstöße verdankte und gibt. In Lausanne schließlich erarbeitete der Arbeitskreis um Kaufmann (vgl. Fivaz et al. 1981) wichtige Einsichten über Familiendynamik und Familientherapie bei schizophrenen Störungen. (Über die Arbeit anderer deutschsprachiger Autoren und Institute, die hier nicht erwähnt werden können, unterrichtet Heft 1 des 10. Jahrgangs der Zeitschrift FAMILIENDYNAMIK, dessen Schwerpunktthema die heutige Familientherapie im deutschen Sprachraum bildet.)

C. Indikation zur Familientherapie

Der Begriff der Indikation bleibt weitgehend einem medizinischen Modell der Verursachung und Therapie psychischer Störungen verhaftet, das heute durch das systemische Paradigma in Frage gestellt wird. Im Rahmen dieses Paradigmas stellt sich nicht mehr die Frage: Ist Einzel- oder Familientherapie bzw. Einzel- oder Paartherapie indiziert, sondern: Mit welchem System bzw. Teilsystem läßt sich jeweils wann am sinnvollsten und effektivsten arbeiten? Unter solchem Vorbehalt läßt sich allerdings weiter fragen: Welches sind die Indikationen für eine Familien- bzw. Systemtherapie, die sich in gemeinsamen Gesprächen abspielt? Die Indikation für solche gemeinsamen Gespräche, meinen wir, sind sehr weit gesteckt. In vielen Situationen scheint die aktive Arbeit mit der ganzen Familie ganz besonders dringlich. Das ist immer dann der Fall, wenn die zu behandelnden Probleme aus starken Bindungen und Abhängigkeitsverhältnissen erwachsen. Da die meisten Kinder und Jugendlichen zwangsläufig familiengebundener sind als Erwachsene, ist besonders die Kinder- und Jugendpsychiatrie eine Domäne familientherapeutischen und systemtherapeutischen Vorgehens. Bei den genannten Bindungen kann es sich um starke, unsichtbare Loyalitätsbindungen handeln, deretwegen die vertrauensvolle Zuwendung eines einzelnen zu einem Therapeuten automatisch als Loyalitätsverrat gegenüber der Familie erlebt wird, der massivste Ausbruchsschuld und, damit einhergehend, selbstdestruktives Verhalten auslöst.

Oder es kann sich um Bindungen handeln, die Ausdruck und Folge eines malignen Clinches, wie er oben dargestellt wurde, sind.

Dabei handelt es sich typischerweise um Familien, bei denen der fällige Prozeß der familienweiten Ko-Individuation und Ko-Evolution massivst blockiert ist. Dies sind unserer Erfahrung nach besonders häufig Familien, in denen sich bei einem oder mehreren Mitgliedern eine schizophrene Störung, eine manisch-depressive Psychose, eine schwere psychosomatische Krankheit (z. B. Anorexia nervosa), eine schwere Suchtproblematik oder Suizidalität entwickelt hat bzw. haben. Eine sich in gemeinsamen Familiengesprächen abspielende Therapie erscheint aber auch immer dann indiziert, wenn es ganz allgemein darum geht, einer tiefen Vereinsamung und Ausstoßung, wie sie uns besonders bei vielen kranken, alten und sterbenden Menschen begegnet, entgegenzuwirken. Somit stellt sich solche Therapie nicht nur als eine Domäne der Kinder- und Jugend-, sondern auch der Erwachsenen- und Alterspsychiatrie sowie der Psychosomatik dar (s. WIRSCHING u. STIERLIN 1982).

D. Ergebnisse

Die Schwierigkeiten bei der Bewertung von Ergebnissen sind in der Familientherapie noch größer als in den verschiedenen Formen der Einzeltherapie. Denn nicht nur die Veränderung eines einzelnen, sondern auch die der mitbehandelten oder mitbetroffenen Systemangehörigen sind zu bewerten. Die Probleme solcher Ergebnisforschung sind bisher nur ungenügend reflektiert und bewältigt worden. Die bisherigen, bereits zahlreichen Arbeiten zur Wirksamkeit der Familientherapie legen jedoch nahe, daß auch dann, wenn man die Ergebnisse an fragwürdigen, konventionellen, d. h. individuumzentrierten Kriterien mißt, eine Familientherapie einer Einzeltherapie zumindest nicht unterlegen ist, oft aber zeit- und kostenwirksamer arbeitet (s. dazu vor allem GURMAN u. KNISKERN 1981, S. 742–776). Eine kürzlich an unserer Heidelberger Abteilung abgeschlossene katamnestische Studie, die an 31 während der letzten 5 Jahre familientherapeutisch behandelten Fällen von Anorexia nervosa durchgeführt wurde, ergab beispielsweise folgende Resultate (s. STIERLIN u. WEBER 1985): Der Katamnesezeitraum betrug im Durchschnitt 3,6 Jahre. Die ganz überwiegend nach dem systemischen Modell durchgeführten Familientherapien umfaßten im Mittel insgesamt 10 Sitzungen, die in Abständen von 4 bis 6 Wochen stattfanden. Zur Zeit der Katamneseerhebung zeigten sich knapp 75% der Patientinnen geheilt oder stark gebessert, eine Patientin hatte sich stark verschlechtert, eine weitere war gestorben. Bei dieser Studie versuchten wir nicht nur den körperlichen und Ablösungsstatus der Patientin, sondern auch den der ganzen Familie zu bewerten. Dabei ließ sich erkennen, daß in den allermeisten Familien positiv zu bewertende Veränderungen im Sinne einer voranschreitenden Ko-Individuation und Ko-Evolution erfolgt waren. Nur in wenigen Fällen kam es bei einem Elternteil zu relativ kurzfristigen depressiven Reaktionen, als die bislang anorektischen Töchter einen entscheidenden Ablösungsschritt unternahmen. Insgesamt sind unsere Resultate etwa mit denen vergleichbar, die MINUCHIN et al. (1978) bei ihren familientherapeutisch behandelten anorektischen Patientinnen berichten.

E. Kontextuelles

Verwenden wir einen systemtheoretischen Ansatz, hat dies weitreichende Implikationen für die Psychiatrie und Psychotherapie, die über den engeren familientherapeutischen Bereich hinausgehen. Auch die Therapeut-Patienten-Dyade und Institutionen können als Systeme betrachtet werden. Ihre Regeln bilden den ökosystemischen Rahmen, an den sich Therapeuten wie auch Patienten anpassen müssen – mehr noch: den sie in der gemeinsamen Interaktion konstruieren.

Die Organisationsformen dieser Systeme repräsentieren kognitive Muster. Sie *sind* sozusagen Organisation gewordene Problemlösestrategien, d. h. Formen der sozialen Ordnung und Komplexitätsreduktion, in denen sich bestimmte Hypothesen und Vorannahmen widerspiegeln. Das Gesundheitswesen bietet denen, die es in Anspruch nehmen, eine Form der komplementären Beziehung an: Der Arzt ist der Wissende, Mächtige, Verantwortliche, Starke und Veränderung Bewirkende, der Patient hingegen ist der Leidende, Unwissende, Ohnmächtige und Schwache, der sich dem Arzt anvertraut, um einen Wandel zu erzielen. Eine derartige Beziehungsform hat sich dort als funktionell erwiesen, wo das Individuum als gestörtes System i. S. eines biologischen Krankheitsmodells betrachtet werden kann und aufgrund der beschränkten Möglichkeiten der Selbstreferenz (man kann sich nicht selbst das Herz transplantieren) die eigene Handlungs- und Problemlösefähigkeit beschränkt ist. Ganz anders verhält es sich aber, wo ein wesentlicher Aspekt der Störung auf der Beziehungsebene liegt. Die Arzt-Patienten-Beziehung ist dann einbezogen in das Problem, der Arzt ein Mitspieler. Er wird von einem Patienten oder einer Familie entsprechend der gesellschaftlich definierten Rolle und damit auch Beziehung in Anspruch genommen. Die ihm zugedachte Aufgabe ist es im allgemeinen, in einem Konflikt als außenstehende Autorität die seiner Rollendefinition entsprechenden Funktionen *in einer Beziehung* zu übernehmen. Die faktische Wirkung seines Handelns hängt dementsprechend nicht von ihm allein ab, sie ist erst im interaktionellen Kontext sichtbar. Dies wird beispielhaft im therapeutischen Umgang mit Ambivalenzen deutlich. Zwischen Arzt und Patient herrscht der unausgesprochene Konsens, daß der Therapeut die Verantwortung für Veränderung trägt; dies ist eine der impliziten Hypothesen des Gesundheitswesens. Je mehr der Therapeut in der Beziehung zum Patienten diesen Teil der Ambivalenz vertritt, umso mehr wird die andere Seite dem Patienten erlebbar: der Widerstand steigt. Der Therapeut trägt de facto dazu bei, daß sich *nichts* verändert. Die versuchte Lösung wird zum Problem. Wechselt er hingegen die Position und macht er sich zum Anwalt des Widerstandes, so kann er den paradoxen Effekt erzielen, daß der Patient die Verantwortung für Veränderung selbst wieder übernimmt, weil er seine Veränderungswünsche stärker wahrnimmt. Eine solche „paradoxe Intervention" (die natürlich höchst logisch ist und deren Paradoxie lediglich darin besteht, herkömmlichen Erwartungen zu widersprechen) wird immer dann notwendig, wenn die spezifische Form von Beziehung, die das Gesundheitswesen anzubieten hat, zur Aufrechterhaltung des Problems dient.

Um der Aufgabe des Arztes gerecht zu werden – so ergibt sich aus solchem systemischen Ansatz –, muß man das der eigenen Rolle und der institutionellen Organisationsform implizite Weltbild reflektieren, um nicht zum chronifizierenden

Faktor zu werden, der seinen Patienten eine Umwelt anbietet, an die sie *„gestört"* am besten angepaßt sind.

F. Ausblick

In der westlichen Welt, aber besonders in den USA, haben Familien- und Paartherapie in den letzten Jahrzehnten einen enormen Aufschwung genommen. In vielen Hunderten von Instituten werden dort heute Familientherapeuten ausgebildet. Es ist zu erwarten, daß auch in deutschsprachigen Ländern der Bedarf an familientherapeutischer Ausbildung steigen wird. Aber mit solcher Ausbildung allein ist es nicht getan. Denn wie die obigen Überlegungen nahelegen, werden sicher noch über lange Zeit viele der in unseren Institutionen „geronnenen Grundannahmen" erschweren, daß praktische Folgerungen aus der hier vorgelegten Sicht gezogen werden können.

Literatur

Aponte H, Deusen J Van (1981) Structural family therapy. In: Gurman A, Kniskern D (eds) Handbook of family therapy. Brunner/Mazel, New York, pp 310–360
Ashby WR (1956) Einführung in die Kybernetik. Suhrkamp, Frankfurt 1974
Bandler R, Grinder J (1975) Metasprache und Psychotherapie. Struktur der Magie I. Jungfermann, Paderborn 1981
Bandler R, Grinder J (1979) Neue Wege der Kurzzeit-Therapie. Neurolinguistische Programme. Jungfermann, Paderborn 1981
Bandler R, Grinder J (1982) Reframing. Neurolinguistic program and the transformation of meaning. Real People Press, Moab/Utah
Bandler R, Grinder J, Satir V (1976) Mit Familien reden. Gesprächsmuster und therapeutische Veränderung. Pfeiffer, München
Bateson G (Hrsg) (1935) Kulturberührung und Schismogenese. In: (1972) Ökologie des Geistes. Suhrkamp, Frankfurt 1981, S 99–113
Bateson G et al. (1969) Schizophrenie und Familie. Suhrkamp, Frankfurt
Boszormenyi-Nagy I (1965) Eine Theorie der Beziehungen: Erfahrung und Transaktion. In: Boszormenyi-Nagy I, Framo JL (Hrsg) Familientherapie, Bd I. Rowohlt, Reinbek 1975
Boszormenyi-Nagy I (1981) Kontextuelle Therapie. Therapeutische Strategien zur Schaffung von Vertrauen. Familiendynamik 6:176–195
Boszormenyi-Nagy I, Framo JL (1965) Familientherapie. Theorie und Praxis, Bd I u. II. Rowohlt, Reinbek 1975
Boszormenyi-Nagy I, Spark G (1973) Unsichtbare Bindungen. Die Dynamik familiärer Systeme. Klett-Cotta, Stuttgart 1981
Bowen M (1960) Die Familie als Bezugsrahmen für die Schizophrenieforschung. In: Bateson G et al. (Hrsg) Schizophrenie und Familie. Suhrkamp, Frankfurt 1969, S 181–220
Bowen M (1971–72) Toward the differentiation of self in one's family of origin. In: Andres F, Lorio J (eds) Georgetown family symposia, vol I (1971–72). Department of Psychiatry, Washington, D.C. 1974
Broderick CB, Schrader SS (1981) The history of professional marriage and family therapy. In: Gurman AS, Kniskern DP (eds) Handbook of family therapy. Brunner/Mazel, New York, pp 5–35
Cheek F (1969) The "schizophrenogenic mother" in word and deed. Fam Proc 3:155–177
Ciompi L (1982) Affektlogik. Klett, Stuttgart

Duss-von Werdt J, Welter-Enderlin R (1978) Kurztherapie mit einer Paargruppe. Familiendynamik 3:86–90

Fivaz E, Fivaz R, Kaufmann L (1981) Dysfunctional transactions and therapeutic functions: an evolutive model. J Mar Fam Ther 7:309–320

Freud S (1917) Trauer und Melancholie. GW Bd 10, S 428–446

Friedrich H (1977) Soziologie der Familie und Familientherapie. MMG 2:201–208

Fromm-Reichmann F (1948) Notes on the development of schizophrenia by psychoanalytic psychotherapy. Psychiatry 11:263–273

Grinder J, Bandler R (1982) Kommunikation und Veränderung. Die Struktur der Magie II. Jungfermann, Paderborn

Gurman A, Kniskern D (1981) Handbook of family therapy. Brunner/Mazel, New York

Haley J (1967) Ansätze zu einer Theorie pathologischer Systeme. In: Watzlawick P, Weakland JH (Hrsg) (1977) Interaktion. Huber, Bern 1980, S 61–83

Haley J (1973) Die Psychotherapie Milton H. Ericksons. Pfeiffer, München 1978

Hoffman L (1981) Grundlagen der Familientherapie. ISKO, Hamburg

Kaufmann L (1972) Familie, Kommunikation, Psychose. Huber, Bern

Kuhn TS (1962) Die Struktur wissenschaftlicher Revolutionen. Suhrkamp, Frankfurt 1973

Laing R (1965) Mystifizierung, Konfusion und Konflikt. In: Bateson G et al. (Hrsg) Schizophrenie und Familie. Suhrkamp, Frankfurt, S 274–304

Lidz T, Fleck S (1979) Die Familienumwelt der Schizophrenen. Klett, Stuttgart

Lidz T, Cornelison AR, Fleck S, Terry D (1957) The interfamilial environment of schizophrenic patients. Am J Psychiatry 114:241–248

Lidz T, Cornelison A, Terry D, Fleck S (1958) The intrafamilial environment of the schizophrenic patient: VI. The transmission of irrationality. Arch Neurol Psychiatry 79:305–316

Lidz T, Cornelison A, Fleck S, Terry D (1969) Spaltung und Strukturverschiebung in der Ehe. In: Bateson G et al. (Hrsg) Schizophrenie und Familie. Suhrkamp, Frankfurt, S 108–127

Minuchin S (1974) Familie und Familientherapie. Lambertus, Freiburg 1977

Minuchin S (1981) Praxis der strukturellen Familientherapie. Lambertus, Freiburg 1983

Minuchin S, Montalvo B, Guerney B, Rosman B, Schumer F (1967) Families of the slums. An exploration of their structure and treatment. Basic Books, New York

Minuchin S, Rosman B, Baker L (1978) Psychosomatische Krankheiten in der Familie. Klett-Cotta, Stuttgart 1981

Napier A, Whitaker C (1978) Tatort Familie. Beispiel einer erfolgreichen Familientherapie. Diederichs, Düsseldorf 1979

Paul N (1967) The role of mourning and empathy in conjoint marital therapy. In: Zuk H, Boszormenyi-Nagy I (eds) Family therapy and disturbed families. Science and Behavior Books, Palo Alto, pp 186–205

Paul N (1978) Die Notwendigkeit zu trauern. Familiendynamik 3:254–259

Paul N (1983) Die unbewußte Übertragung verdrängter Bilder und der schizophrene Prozeß: In: Stierlin H, Wynne LC, Wirsching M (Hrsg) Psychotherapie und Sozialtherapie der Schizophrenie. Springer, Berlin Heidelberg New York Tokyo, S 231–246

Paul N, Paul B (1975) Puzzle einer Ehe. Klett-Cotta, Stuttgart

Penn P (1982) Zirkuläres Fragen. Familiendynamik 8:198–220 (1983)

Reiss D (1981) The family's construction of reality. Harvard Univ Press, Cambridge

Richter H-E (1967) Eltern, Kind, Neurose. Klett, Stuttgart

Richter H-E (1970) Patient Familie. Rowohlt, Reinbek

Searles HF (1959) Der psychoanalytische Beitrag zur Schizophrenieforschung. Kindler, München 1974

Selvini-Palazzoli M, Prata G (1983) A new method for therapy and research in the treatment of schizophrenia families. In: Stierlin H, Wynne L, Wirsching M (eds) Psychosocial intervention in schizophrenia. Springer, Berlin Heidelberg New York

Selvini-Palazzoli M, Boscolo L, Cecchin G, Prata G (1975) Paradoxon und Gegenparadoxon. Klett, Stuttgart 1977

Selvini-Palazzoli M, Boscolo L, Cecchin G, Prata G (1980) Hypothetisieren – Zirkularität – Neutralität: drei Richtlinien für den Leiter der Sitzung. Familiendynamik 6:123–139 (1981)

Simon FB (1984) Der Prozeß der Individuation. Über den Zusammenhang von Vernunft und Gefühlen. Vandenhoeck & Ruprecht, Göttingen

Simon FB (1985) Die Grundlagen der systemischen Familientherapie. Nervenarzt 56:455–464
Simon FB, Stierlin H (1984) Die Sprache der Familientherapie – Ein Vokabular. Klett-Cotta, Stuttgart
Sperling E (1979) Familientherapie unter Berücksichtigung des Dreigenerationenproblems. Psychother Med Psychol 29:207–213
Sperling E, Massing A, Reich G, Georgi H, Wöbbe-Mönks E (1982) Die Mehrgenerationen-Familientherapie. Vandenhoeck & Ruprecht, Göttingen
Stierlin H (1971) Das Tun des Einen ist das Tun des Anderen. Suhrkamp, Frankfurt
Stierlin H (1975) Von der Psychoanalyse zur Familientherapie. Klett, Stuttgart
Stierlin H (1978) Delegation und Familie. Suhrkamp, Frankfurt
Stierlin H (1979) Status der Gegenseitigkeit: die fünfte Perspektive des Heidelberger familiendynamischen Konzepts. Familiendynamik 4:106–116
Stierlin H (1980) Eltern und Kinder. Das Drama von Trennung und Versöhnung im Jugendalter. Suhrkamp, Frankfurt. Erweiterte Ausgabe
Stierlin H (1983) „Psychosomatische" und „schizo-präsente" Familien: Wechselfälle der bezogenen Individuation. Familiendynamik 9:278–294, 1984
Stierlin H, Weber G (1985) Anorexia nervosa: family dynamics and family therapy. In: Beumont P, Burrows G, Casper R (eds) Handbook of anorexia nervosa and bulimia. Elsevier Biomedical Press, Amsterdam
Stierlin H, Rücker-Embden I, Wetzel N, Wirsching M (1977) Das erste Familiengespräch. Theorie – Praxis – Beispiele. Klett-Cotta, Stuttgart. 2. erweiterte Aufl. 1980
Watzlawick P, Peavin PD, Jackson PD (1967) Menschliche Kommunikation. Huber, Bern
Watzlawick P, Weakland JH, Fisch R (1974) Lösungen – Zur Theorie und Praxis menschlichen Wandels. Huber, Bern
Willi J (1975) Die Zweierbeziehung. Rowohlt, Reinbek
Willi J (1978) Therapie der Zweierbeziehung. Rowohlt, Reinbek
Willi J (1985) Die Koevolution. Rowohlt, Reinbek
Wirsching M, Stierlin H (1982) Krankheit und Familie. Klett-Cotta, Stuttgart
Wynne L, Singer MT (1963) Denkstörung und Familienbeziehung bei Schizophrenen. Teil 1: Eine Forschungsstrategie. Psyche 19:82–95, 1965. Teil 2: Eine Klassifizierung von Denkformen. Psyche 19:96–108, 1965. Teil 3: Methode der Rorschach-Technik. Psyche 19:109–135, 1965. Teil 4: Ergebnisse und Bedeutung. Psyche 19:136–160, 1965
Wynne L, Ryckoff I, Day J, Hirsch S (1958) Pseudo-Gemeinschaft in den Familienbeziehungen von Schizophrenen. In: Bateson G et al. (1969) Schizophrenie und Familie. Suhrkamp, Frankfurt, S 44–80
Wynne L, Day J, Ryckoff I (1959) Die Verteidigung stereotyper Rollen in den Familien mit Schizophrenen. In: Bateson G et al. (1969) Schizophrenie und Familie. Suhrkamp, Frankfurt, S 168–180

Verhaltenstherapie und Kognitive Therapie in der Psychiatrie

I. Hand

INHALTSVERZEICHNIS

A. Einleitung

In der vorangegangenen Auflage der *Psychiatrie der Gegenwart* (1972) charakterisierte GELDER die Verhaltenstherapie (VT) als „symptomgerichtet". Die einzelnen Abschnitte waren dementsprechend nach den s. Z. am weitesten verbreiteten spezifischen Symptom-Techniken – Systematische Desensibilisierung, Aversionsverfahren und aus operanten Lerntheorien abgeleitete Verfahren – aufgegliedert. Heute haben die ersten beiden Verfahren in der klinischen VT kaum noch eine Bedeutung. VT ist auch nicht mehr durch ihre, mittlerweile außerordentlich vielfältigen *Verfahren,* sondern durch ihre *Strategie* charakterisiert. Die Darstellung dieser Strategie (B.) soll daher Hauptanliegen dieses Beitrages sein. Die Beschreibung der Verfahren (C.) wird auf wenige Beispiele beschränkt. Die diagnose-bezogenen Indikationsstellungen (D.) – die heute nur mehr zusammen mit der strategie-abgeleiteten erfolgen sollten – werden in einem Überblick zusammengefaßt.

Geblieben ist in der VT das Bemühen um eine experimentelle Grundhaltung als entscheidendes Gegengewicht gegen die sich immer wieder abzeichnenden Ideologisierungs- und Stereotypisierungstendenzen. Fortgesetzt – auch als Kontroverse zwischen Theoretikern und „A-Theoretikern" – werden ferner die Versuche, das empirisch-experimentell gewonnene und über die verhaltenstherapeutische Strategie systematisierte Erfahrungswissen mit theoretischen Modellen aus Lern-, Sozial- und allgemeiner Psychologie sowie aus der Biologie in Übereinstimmung zu bringen.

In der Einführung (A.) wird – um die Entwicklung zur Strategie der VT zu verdeutlichen – erst ein kurzer, historischer Überblick gegeben (A.I.; ausführliche Darstellung in Schorr 1984); es folgt der Versuch, den Stellenwert kognitiver Therapien (KT) und kognitiver Verhaltenstherapie (KVT) in der Entwicklung zur heutigen VT abzuklären (A.II.); abschließend wird das durch die Strategie tiefgehend veränderte Verständnis der Funktionen von Symptomen beschrieben (A.III.).

I. Historische Entwicklung

In der Entwicklung der Verhaltenstherapie lassen sich drei schwerpunktmäßige Richtungen herauskristallisieren:

1. Der symptom-orientierte, unimodale Ansatz („alte Einfachheit"): Dieser stand vielfach unter dem Credo „das Symptom ist die Neurose" (s. in Hand u. Zaworka 1982). Hierzu gehören etwa phobie-spezifische Verfahren, sofern diese diagnosenbezogen „automatisch" zur Anwendung kamen, oder auch operante Techniken, die z. B. gezielt Symptome einer Psychose abbauen sollten, ohne in ein Konzept für die Behandlung der Psychose eingebettet zu sein.

In diesem Ansatz wurden Motivationsproblemen und der Therapeut/Patient-Beziehung keine erkennbare Aufmerksamkeit gewidmet.

2. Der patienten-orientierte, multimodale Ansatz: Dieser entstand aus der zunehmenden Arbeit mit psychisch und organisch „schwerer" gestörten Patienten. Dabei wurden zunehmend komplexere und zeitaufwendigere diagnostische und therapeutische Ansätze („Therapie-Pakete") entwickelt (Hersen 1981). Sowohl Motivationsproblemen wie der Therapeut-Patienten-Beziehung wurde erkennbare Aufmerksamkeit gewidmet (Lazarus 1978). Die Evaluation der anteiligen Effekte der einzelnen Komponenten solcher „Breitspektrum"-Verfahren wurde allerdings zu einem bisher ungelösten Problem (Kazdin 1981).

3. Der patienten-orientierte, strategiebezogene Ansatz (Ausgangspunkt für die „neue Einfachheit"): Eine strategiebezogene Indikationsstellung für Verhal-

tensmodifikation und Verhaltenstherapie geht zumindest bis auf KANFER u. SAS-LOW (1969) zurück. Sie schlugen die permanente Verknüpfung von Diagnostik, Analysen und laufender Therapie vor – mit einer Strategie, die Therapeuten und Patienten helfen soll, aus der Komplexität von Gestörtheit schwerpunktmäßige, umschriebene Interventionsebenen herauszuarbeiten. Analyse und Modifikation von Motivation hat zentrale Bedeutung in diesem Ansatz (s. a. KANFER u. GRIMM 1977, 1980).

Zu dieser VT-*internen* Evolution kam als *externer* Impuls die „kognitive Revolution" in der amerikanischen klinischen Psychologie (FRANKS 1984) – auf dem Wege über „kognitive Therapie" und „kognitive Verhaltenstherapie" – hinzu (Abschn. A.II.).

Seit Ende der siebziger Jahre ist die VT in eine „Identitätskrise" (FRANKS 1984) geraten. Diese entstand sowohl durch die zunehmende Heterogenität der theoretischen Orientierungen (MAHONEY 1984) – einschließlich einer „a-theoretischen" Richtung – wie auch durch das wachsende Mißverhältnis zwischen *nur publizierten* und *auch evaluierten* neuen Therapieansätzen.

Trotz all dieser Probleme hat die VT in der Krankenversorgung – im ambulanten Bereich, sowie in psychotherapeutischen, psychosomatischen und psychiatrischen Kliniken – eine erhebliche inhaltliche Weiterentwicklung, Ausbreitung und Stabilisierung erreicht.

Zum Abschluß des historischen Überblicks noch eine Empfehlung: Die Begriffe Verhaltens*therapie* und Verhaltens*modifikation,* bzw. *Patient* und *Klient* werden bisher meist synonym benutzt. Inhaltlich ist es jedoch sinnvoller, den Begriff Verhaltensmodifikation (bei Klienten) immer dann durch Verhaltenstherapie (bei Patienten) zu ersetzen, wenn sie bei Personen mit psychischen und (oder) organischen Erkrankungen zur Anwendung kommt. Mit dieser begrifflichen Trennung – die auch den mißverständlichen Begriff „klinische VT" entbehrlich macht – wird der Tatsache Rechnung getragen, daß die Strategie der Verhaltensmodifikation sowie die Art und Anwendung ihrer Methoden in der Verhaltenstherapie durch die Psycho- und Organpathologie so einschneidende Veränderungen erfährt (Einzelheiten in Abschn. B., C. u. D.), daß Verhaltenstherapeuten unbedingt die entsprechende zusätzliche Weiterbildung brauchen oder in einem multiprofessionellen Team arbeiten müssen, um schwerwiegende Fehlanwendungen vermeiden zu können. Diese Trennung hat eine Reihe von Psychologen unter den Verhaltenstherapeuten lange Zeit nicht akzeptieren mögen (s. die Dispute um das „medizinische Modell"); seit Verhaltenstherapie jedoch zunehmend mit Patienten erfolgt, hat sich auch hier ein nachhaltiger Einstellungswandel vollzogen (HERSEN 1981; JOST 1982).

II. Kognitive Therapie und kognitive Verhaltenstherapie – Die „kognitive Wende" der Verhaltenstherapie?

Kognitive Verhaltenstherapie (KVT) gilt heute vielfach – gerade bei Vertretern anderer Therapierichtungen – als die „moderne", akzeptablere Form der VT. Ist diese Sichtweise inhaltlich begründbar – oder geht es in der Diskussion eher um theoretisch-philosophische Grundpositionen als um praktisch-therapeutische Vorgehensweisen?

Die in den letzten Jahren intensiv publizierten kognitiven Ansätze in der VT (Überblicke in: HOFFMANN 1979; MAHONEY 1977; MEICHENBAUM 1979; KENDALL u. HOLLON 1979; KENDALL 1983) können unterteilt werden in:

1. Ursprünglich außerhalb der VT entwickelte, heute in diese einbezogene kognitive Verfahren – vor allem die kognitive Therapie (KT) nach BECK (BECK et al. 1981) und die Rational-Emotive Therapie (RET) von ELLIS (1978, 1983).

2. „Kognitive Verhaltenstherapien", die von Verhaltenstherapeuten als integrierter Bestandteil der Verhaltenstherapie entwickelt wurden, wie die „Selbstinstruktion" nach MEICHENBAUM (1979). Auch „Problemlösetherapien" und Verfahren zur Einübung von "coping skills", wie die „verdeckte Sensitisierung" nach Cautela, werden dieser Gruppe zugerechnet (MAHONEY u. ARNKOFF 1978).

Diese kognitiven Modelle beruhen auf der Annahme, daß Kognitionen (Einstellungen und Attributionen) den gleichen Grundgesetzen folgen wie beobachtbares Verhalten und entscheidende Elemente des Gesamtverhaltens darstellen.

Sie stellen damit, in bezug auf die Operationalisierungen von Verhalten, einen unimodalen Gegenpol („inneres Verhalten") zu Skinners ausschließlicher Berücksichtigung beobachtbaren Verhaltens („äußeres Verhalten") dar. Sie beinhalten keine VT Strategie.

Allen drei Verfahren ist gemeinsam, daß sie eine direkte „kognitive Umstrukturierung" durch kognitive Interventionen erreichen wollen. Der hypothetische Prozeß „kognitiver Mediation" hat in diesen Modellen keine Bedeutung. Von vielen Autoren (MAHONEY 1984; TURK u. SPEERS 1983) wird die entscheidendere Bedeutung für die „kognitive Wende" der VT daher auch zwei Modellansätzen beigemessen, die gar nicht aus der kognitiven Psychologie abgeleitet sind, aber „kognitiver Mediation" einen zentralen Stellenwert zuerkennen und zugleich multimodal (mit Berücksichtigung biologischer und Umwelt-Faktoren) sowie Strategie-bezogen sind: BANDURA's aus der sozialen Lerntheorie (BANDURA 1977) abgeleitetes Konzept der "self-efficacy" (1978; „Selbst-Wirksamkeit" – gemeint ist am ehesten Selbstvertrauen) und KANFER's Konzept der „Selbst-Kontrolle" (KANFER u. KAROLY 1972). In diesen beiden Modellen hat das Konzept des „Selbst" zentrale theoretische, philosophische und therapeutische Bedeutung. Es wurde – obwohl direkter Verhaltensbeobachtung nicht zugänglich – in den siebziger Jahren zu einem „eigenständigen Verhaltenskonstrukt" (MAHONEY u. ARNKOFF 1978; s. Abschn. C.III.). Stärker als im kognitiven Ansatz wird in den „Selbst"-Modellen der philosophisch-theoretische Gegenpol zum "environmental determinism" – der Skinners Theorie unterstellt wird – gesehen, mit einem Menschenbild des pro- eher denn re-aktiven Individuums mit „freiem Willen" (MERBAUM u. ROSENBAUM 1984; eingehende Diskussion der philosophischen Aspekte in der VT in ERWIN 1978).

Weder BANDURA noch KANFER verstehen sich als kognitive Verhaltenstherapeuten. In beiden Modellen sehen einige Autoren denn auch eher das vereinigende theoretische Band zwischen den behavioralen und kognitiven Ansätzen (MERBAUM u. ROSENBAUM 1984; FRANKS 1984; THORPE et al., in FRANKS 1984).

Unter dem Aspekt der therapeutischen Relevanz dieser Modelle ist nach dem gegenwärtigen Literaturstand festzustellen: Die Modelle von BANDURA und KAN-

FER stellen verhaltenstherapeutische Konzepte dar – mit allerdings noch weitgehend fehlender therapeutischer Umsetzung (Abschn. C.III.). Die kognitiven Verfahren sind z. T. bereits praxisrelevant (Abschn. D.), per se jedoch keine Verhaltenstherapie; erst ihre Einbettung in die verhaltenstherapeutische Strategie macht sie zu kognitiven Verfahren der Verhaltenstherapie. Alle diese Therapieverfahren oder -Pakete beinhalten in erheblichem Maße auch verhaltensorientierte Interventionen.

Bisher gibt es noch keine Untersuchungen an Patienten-„Populationen", die die postulierte entscheidende oder auch nur besondere Bedeutung kognitiver Interventionen für den Gesamteffekt dieser Therapie-„Pakete" belegt hätten (s. Abschn. C.III. und D.). Nachdrücklich wird (BANDURA 1978; TURK u. SPEERS 1983; GOLDFRIED u. ROBINS 1983) auf die besondere oder sogar entscheidende Bedeutung von Verhaltensübungen zur Erreichung „kognitiven Umstrukturierens" verwiesen. In der amerikanischen kognitiven Psychologie ist zudem – während sich die klinische Psychologie kognitiv umorientierte – eine „theoretische Revolution" eingetreten: das „alte", sensorische Kognitionsmodell wurde, in Anlehnung an WUNDT, durch die „neue", „motorische Theorie" der Kognitionen ersetzt, die – paradoxerweise – eine behaviorale ist (MAHONEY 1984).

In den letzten Jahren hat also – in der Fachöffentlichkeit noch weitgehend unbemerkt – sowohl bei den klinischen kognitiven Therapeuten wie in der theoretischen kognitiven Psychologie bereits die „behaviorale Wende" eingesetzt. Wir können also auch in der kommenden Dekade weiter schlicht von Verhaltenstherapie reden – die um direkt-kognitive Verfahren bereichert wurde.

Für klinische Verhaltenstherapeuten ist die Kontroverse zwischen den „behavioralen" und „kognitiven" Theoretikern schwer nachvollziehbar. In der multimodalen Therapie werden seit langem alle vier grundlegenden Verhaltensvariablen – motorisches, emotionales, kognitives und physiologisches Verhalten – berücksichtigt (s. LAZARUS 1978). Die Interaktion dieser Variablen läßt sich, ohne jeglichen theoretischen Anspruch, für therapeutische Zwecke vereinfacht darstellen.

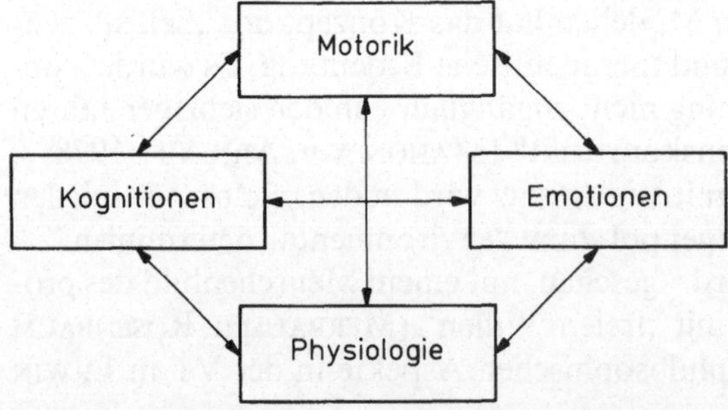

Abb. 1. „Verhalten" in der Verhaltenstherapie

Der „Einstieg" in eine Veränderung aller vier Verhaltensbereiche – im folgenden am Beispiel „Phobie" dargestellt – kann, je nach individueller Ausgangssituation, in jedem dieser Bereiche erfolgen:

1. Erste Intervention beim motorischen Verhalten:

Bei der Behandlung der Phobie mit der „Exposition-in-vivo" (Reizüberflutung) wird der Patient dazu motiviert, sich gemiedenen angstauslösenden Situationen zu stellen (Veränderung motorischen Verhaltens). Dabei kann es zu einer „korrektiven emotionalen Erfahrung" kommen, indem der Patient entgegen seinen Erwartungen feststellt, daß Angst entweder kaum auftritt oder rasch wieder abklingt. Dieses Erlebnis mag zu einer „kognitiven Umstrukturierung" führen, indem die Situation neu bewertet und nunmehr für beherrschbar gehalten wird ("self-efficacy" nach BANDURA, s. Abschn. C.III.). Dies führt zu weiterem Abbau von Meidungsverhalten im Alltag und zur Stabilisierung der Gesamtveränderung.

2. Erste Intervention bei den Kognitionen:

Dies geschieht etwa bei der „paradoxen Intention" (Frankl), bei der vor Aufsuchen der phobischen Situation jene kognitiven, emotionalen und physiologischen Reaktionen intendiert werden, die vorher vermieden oder unterdrückt wurden. Das Konstrukt über den Umgang mit sich selbst und die Zielsetzung (Intention) werden also verändert, bevor motorisches Verhalten und Emotionen sich ändern.

3. Erste Intervention beim physiologischen Verhalten:

In einer Therapiestudie mit sozial-phobischen Patienten wurde gefunden, daß jene Untergruppe, die in den phobischen Auslösesituationen vor allem ihre physiologischen Reaktionen als unangenehm erlebte, durch vorgeschaltetes Bio-Feedback-Training dieser Funktionen sehr viel besser als eine Vergleichsgruppe ohne dieses Training von der Standardtherapie profitierte (OEST et al. 1981).

4. Erste Intervention beim „emotionalen Verhalten":

Bei einer Phobie mit tiefer zusätzlicher Depression können vorübergehend Antidepressiva erforderlich werden; erst über die Reduktion der Depression mag ausreichende Handlungsfähigkeit und Flexibilität des Denkens für eine aktive Therapieteilnahme erreicht werden.

III. Symptomfunktionen in der Verhaltenstherapie

Mit der neuen Strategie der Verhaltenstherapie hat sich eine veränderte Bewertung der möglichen, unterschiedlichen und dem Patienten nicht unbedingt bewußten Funktionen von Symptombildungen ergeben. Deren eingehende Analyse beeinflußt nachhaltig Therapieplanung und Durchführung:

1. Intraindividuelle Funktionen:
 – Die Symptomatik stellt eine direkt zu behebende Behinderung dar.
 – Die Symptomatik ist Ausdruck einer verhaltenstherapeutisch primär nicht behandelbaren psychiatrischen oder somatischen Krankheit: Endogene Depression; Diabetes mellitus.

Hier kann Verhaltenstherapie aber zur Reduktion von Risikofaktoren für Krankheitsrückfälle bzw. zum Aufbau von "coping skills" (Bewältigungskompetenz) dienen.

 – Die Symptomatik ist ein Kompensationsversuch für eine höhergradige Störung: Kontrollzwänge bei hirnorganischem Abbau oder bei Depression.

Die Zwänge dienen dann primär der Reduktion von Fehlern bei Alltagshandlungen, die durch beeinträchtigte Merkfähigkeit entstehen und zum Teil wahrgenommen werden. Eskaliert dies Kompensationsverhalten, so wird es zur zusätzlichen Behinderung.

 – Die Symptomatik tritt als Signal für gravierende Fehler in der Lebensführung auf:

Funktionelle Organbeschwerden können immer dann auftreten, wenn schwerwiegende persönliche oder berufliche Entscheidungssituationen ungeklärt bleiben oder mit einer Reaktion beantwortet wurden, die zwar rational begründet ist, aber emotional abgelehnt wird. Wird eine solche Funktion herausgearbeitet, so wird z. B. ein Symptom-„Rückfall" nach Therapieende nicht mehr primär als „Versagen" und Hilflosigkeit im Umgang mit der Krankheit erlebt, sondern als ein positiv zu bewertendes „Warnsignal des Organismus an sich selbst", das erst einmal Handlungsbereitschaft induziert (Anwendung der erlernten Selbstanalyse und Selbsthilfeschritte).

2. Interaktionelle Funktionen:

– Die Symptomatik dient als Machtinstrument oder Ausdruck hilflosen Protestes in interaktionellen Konfliktsituationen:

Der Bauernsohn, der bei primären sozialen Defiziten in einem Machtkampf mit dem Vater um die Führung des Hofes erst eine zunehmende Zwangssymptomatik entwickelt und schließlich, nach längeren psychiatrischen Hospitalisierungen das Rollenverhalten eines Minderbegabten – mit drohener Dauerhospitalisierung – übernimmt.

– Die Symptomatik stellt einen Appell an das engere soziale Umfeld dar, Entscheidungen zu treffen, für die bei eigener Ambivalenz die Risikobereitschaft oder der Mut zur Verantwortung fehlen:

Der Casino-Spieler, der als leitender Angestellter so lange offen erkennbar täglich größere Beträge aus der Firmenkasse für sich persönlich abbucht, bis er die fristlose Kündigung erhält. Seit Jahren hatte er davon geträumt, aus der abgelehnten Berufstätigkeit herauszukommen, die Familie zu verlassen und den eigenen Wünschen entsprechend zu leben. Die bewußte Realisierung dieses Zieles scheiterte wiederholt an Skrupeln der Familie gegenüber. Bei Therapiebeginn waren alle mit dem Symptomverhalten nicht-bewußt indentierten Funktionen (s. Abschn. B.I.1.b.) bereits erreicht: der Arbeitgeber hatte ihm gekündigt, die Familie ihn verlassen. Das Spielverhalten hatte er längst eigenständig eingestellt.

– Die Symptomatik dient als Alibi in der Familie oder gegenüber der Umwelt:

Funktionelle somatische Beschwerden, selbst zugefügte körperliche Schädigungen oder Selbstbeschädigungen über provozierte Operationen (ohne posthoc Indikation) können gegenüber der familiären oder der erweiterten sozialen Umwelt eine wichtige Alibifunktion zur Verdeckung schwerer psychischer Störungen im Individuum oder in der Familie haben.

– Eine Reihe von symptomatischen Verhaltensweisen – wie Zwänge oder „Süchte" – stellen Eskalationen von Normalverhalten („Verhaltensexzesse") dar:

Sie gehören im „Normbereich" zum gesellschaftlichen Alltag und werden hier geradezu gefordert. Aus ihrer Funktion für die Gesellschaft erfolgt z. T. die diagnostische Dichotomisierung in krank und gesund.

– Eine Sonderform interaktioneller Funktionalität kann sich in der Patient-Therapeuten-Beziehung ergeben:

Wiederaufleben von Symptomatik im Therapieverlauf kann i. S. eines „Thermometers" Interaktionsfehler des Therapeuten anzeigen.

– Schließlich sollte bei keiner Therapieplanung vergessen werden, daß der Symptomatik vom Therapeuten eine therapeutisch irrelevante oder irreführende Funktionalität zugeordnet werden kann:

Bei vielen Agoraphobikern sind vor Therapiebeginn deutliche Eheprobleme eruierbar: Werden sie kausal-attribuiert, kann dies zur falschen Intervention führen (s. Abschn. D.I.).

Im folgenden soll nun versucht werden zu beschreiben, was Verhaltenstherapeuten heute (zu) können (meinen). Können verstehen wir als therapeutische

(Be-)Handlungsfähigkeit, die als vermittelbare Strategie auf systematisierten Erfahrungen aus Versuch und Irrtum beruht.

B. Die Strategie der Verhaltenstherapie

Die Strategie der Verhaltenstherapie ist eingebettet in eine kontinuierliche Analyse und Modifikation der Motivation des Patienten, seines sozialen Umfeldes und des Therapeuten sowie der Beziehung zwischen Patient und Therapeut. Die Strategie kann in 5 charakteristische Phasen aufgeteilt werden (s. Abb. 2):

Das Modell stellt ein offenes System dar, in dem Therapie als zeitlich eindeutig limitierter Erlebnisbereich in der Lebensführung verstanden wird, durch den in vorübergehender Abhängigkeit vom Expertenwissen und -verhalten des Therapeuten erheblich höhere Eigenständigkeit in der nachfolgenden Lebensführung resultieren sollte. Gerade bei schwerer gestörten Personen kann die Systematik der Veränderungsschritte überhaupt nur fassen, wenn Beziehungsaufbau und die Motivationsabklärung gelungen sind und reflektierte Rahmenbedingungen bleiben.

In der klinischen Praxis dient dies Ablaufmuster der Systematisierung der Informationsgewinnung und der therapeutischen Zielfindung; deren konkrete Erhebung variiert jedoch von Patient zu Patient und wird stark von der Patient-Therapeut-Interaktion beeinflußt.

Im folgenden werden die drei Problemanalysen (Verhaltensanalyse, Bedingungs- und Funktionsanalyse) ausführlicher beschrieben. Die Analysen der Motivation und der Patient-Therapeut-Beziehung werden zusammengefaßt und lediglich im Hinblick auf VT-spezifische Aspekte erläutert. Die nachfolgende Darstellung folgt daher nur zum Teil der Gliederung der fünf Bereiche in Abb. 2.

I. Die Analysen in der Verhaltenstherapie

Die Analysen beginnen, zumal sie inhaltlich kaum trennbar sind, in der Regel alle bereits in dem oder den Erstkontakt(en). Diese sollten daher bei Bedarf jeweils bis zu zwei Stunden ausgedehnt werden können. Ihre formale Gestaltung sei der inhaltlichen Darstellung vorangestellt:

1. Die „rezeptiv-informative" Phase ist dadurch charakterisiert, daß der Therapeut den Patienten motiviert, sich und seine Probleme möglichst unbeeinflußt durch richtungsgebende Fragen darzustellen.

2. Die „direktiv-explorative" Phase folgt, sobald der Therapeut Hypothesen gebildet hat, die er nun durch Strukturierung des Gespräches und gezielte Themenvorgabe abzuklären versucht.

3. Die „norm- und zielorientierte, kooperative" Phase besteht dann aus einer gemeinsamen Entscheidung für oder gegen eine weitere therapeutische Arbeit sowie der konkreten Festlegung der ersten Therapieschritte und der kurz- und mittelfristigen Zielsetzung der Therapie.

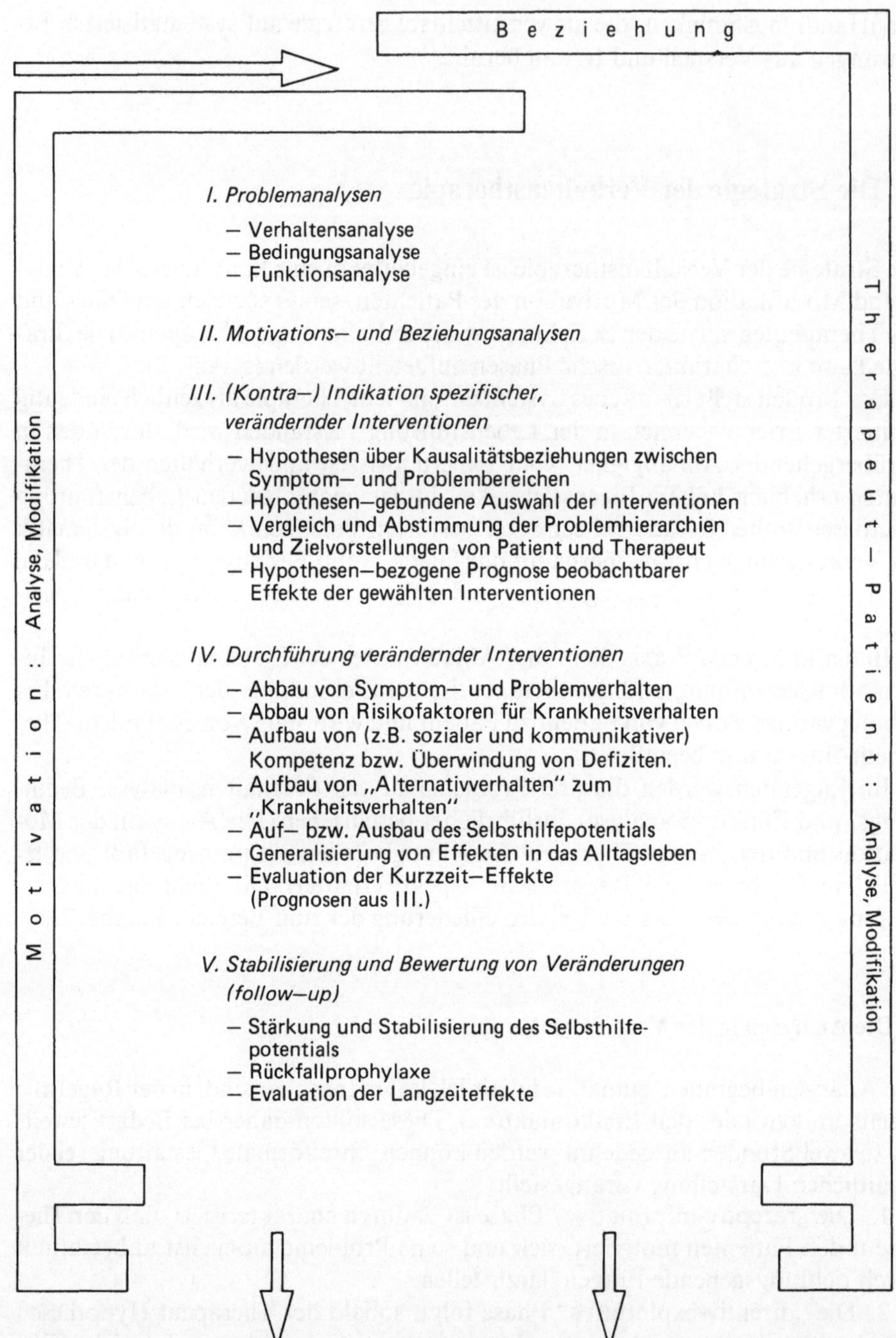

Abb. 2. Strategie der Verhaltenstherapie: Ein Fünf-Phasen-Modell

Die nachfolgende Unterteilung der Problemanalysen in Verhaltensanalyse, Bedingungsanalyse und Funktionsanalyse ist – obwohl inhaltlich die Regel – formal bisher nicht üblich. Ursprünglich wurde für den Gesamtbereich der Begriff Verhaltensanalyse benutzt; „funktionale Verhaltensanalyse" und „Bedingungsanalyse" kamen später, ohne klare begriffliche Abgrenzungen, hinzu (ausführliche Darstellungen in Schulte 1974; Sachse 1979; Mash u. Terdal 1980).

1. Die Problemanalysen

a) *Verhaltensanalyse*

Unter Verhaltensanalyse verstehen wir die ausschließliche Darstellung der Phänomenologie des Symptom-, Problem- oder Krankheitsverhaltens in den vier Kategorien: Motorik, Kognitionen, Emotionen und Physiologie (s. Abschn. A.II., Abb. 1). Dabei wird unterschieden zwischen: Verhaltensexzessen (eskaliertes „Normalverhalten"), Verhaltensdefiziten und qualitativ neuem, spezifischem Symptom- oder Krankheitsverhalten.

Eine Sonderform der Verhaltensanalyse stellt die *Mikroanalyse des Symptomverhaltens* dar, die in der „klassischen", symptomgerichteten Verhaltenstherapie zentralen Stellenwert hatte. Im Rahmen der heutigen VT-Strategie tritt sie erst dann in den Mittelpunkt, wenn sich eine Indikation zur gezielten Symptomtherapie ergeben hat.

Abbildung 3 stellt den Weg von der *Makro*diagnostik zur *Mikro*diagnostik eines Symptomverhaltens am Beispiel der Agoraphobie dar:

Nachdem auf der *ersten Ebene der Makroanalyse* – der Psycho- und Organpathologie – abgesichert wurde, daß die primär vorgetragene agoraphobische Symptomatik den neurotischen Störungen zuzuordnen ist, wird die Diagnostik auf der *zweiten Makroebene* mit verhaltenstherapeutischer Strategie fortgesetzt. Dabei mögen zusätzlich zur Hauptbeschwerde „Agoraphobie" Depressionen, Zwänge und Probleme in der Partnerschaft deutlich werden. Ergibt sich dennoch eine klare Indikation für eine symptom-spezifische Intervention, so ist das Verfahren der Wahl die Exposition-in-vivo (Reizüberflutung). Vor dessen Detailplanung erfolgt die Mikrodiagnostik des Symptomverhaltens.

Auf der *ersten Mikroebene* „Agoraphobie" ergibt sich häufig eine von drei typischen Meidung bewirkenden Erwartungsängsten:

1. diffuse Angstzustände ohne spezifische Kognitionen; 2. unangenehme Schwindelgefühle ohne spezifische Kognitionen; 3. „Umfallen" mit oder ohne Ohnmacht.

Analysieren wir letztere „Ohnmacht-, Umfall-Phobie" auf der *zweiten Mikroebene* genauer, so kann wieder eine von drei häufig vorkommenden Erwartungsängsten vorliegen:

1. Herzjagen, „Umfallen", möglicherweise mit Ohnmacht und Tod durch Herzstillstand; 2. Ohnmacht, ohne spezifische Kognitionen, wobei typischerweise noch nie eine Ohnmacht erlebt wurde; 3. „Umfallen" ohne Ohnmacht, aber Provokation eines Menschenauflaufes mit Alarmierung des Rettungsdienstes und dann tiefer Scham über das eigene „verrückte" Verhalten.

Analysieren wir wieder die letzte Untergruppe genauer: die das agoraphobische Syndrom hier entscheidend prägende sozial-phobische Komponente war in

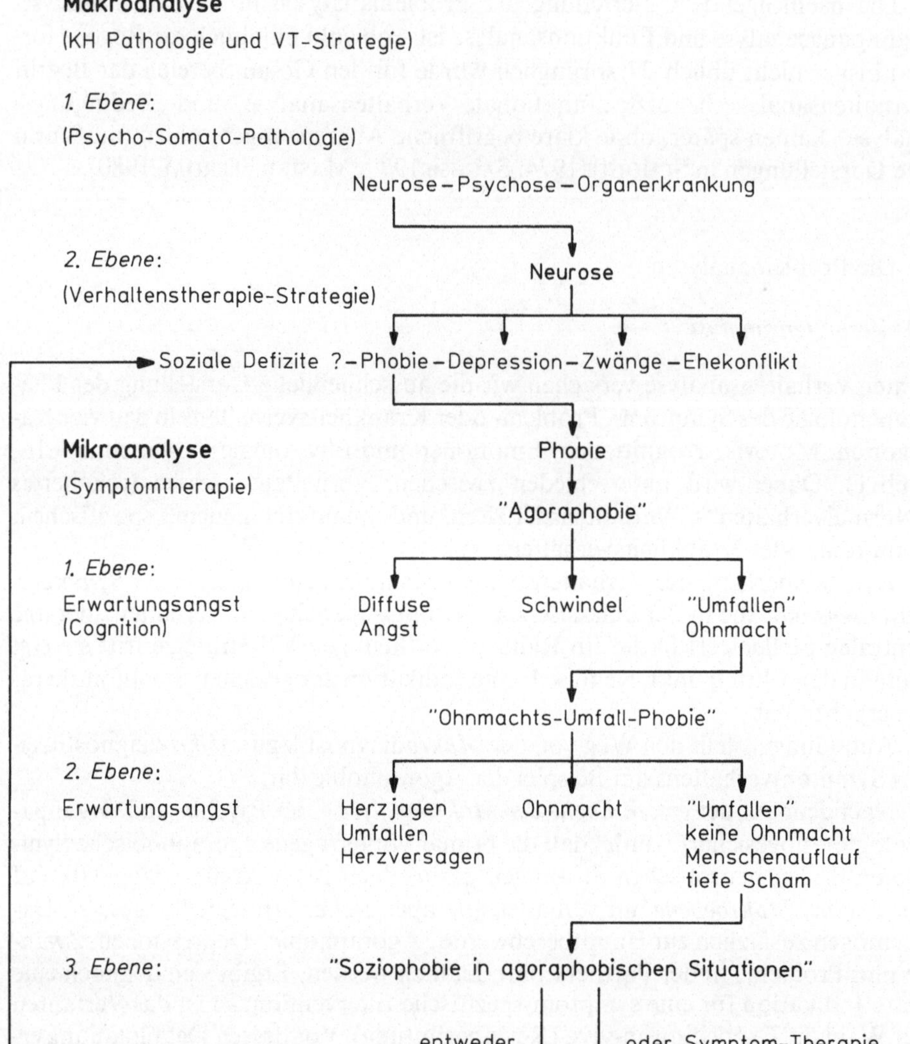

Abb. 3. Makro- und Mikroanalyse von Symptomverhalten (Beispiel: Agoraphobie)

den vorangegangenen Selbstdarstellungen des Patienten überhaupt nicht deutlich geworden. Es ist daher auf der zweiten Makroebene zu überprüfen, ob diese Komponente nur in „agoraphobie-typischen" Situationen oder auch in anderen Lebensbereichen – und dort unter Umständen fehlkompensiert (z. B. über die Zwänge) – zu finden ist, was zu völlig neuen Interventionsschwerpunkten führen würde. Ist dies nicht der Fall, so hat die *Mikrodiagnostik auf der dritten Ebene* entscheidenden Einfluß auf die Ausgestaltung der Exposition-in-vivo:

Die Standardübungen bei Agoraphobie werden hier nun spezifisch für die sozial-phobische Komponente modifiziert (HAND et al. 1974). Bei den auf der ersten und zweiten Mikroebene beschriebenen Agoraphobikern ohne spezifische kognitive Komponente würde statt dessen in der Exposition-in-vivo erst einmal die Diagnostik auf der dritten Ebene fortgesetzt werden („Explorative Exposition", Abschn. C.I.).

Zur Verhaltensanalyse zählt auch die *Analyse von Verhaltensaktiva* (Alternativverhalten) sowie bereits entwickelter Selbsthilfemöglichkeiten in den geklagten Beschwerdebereichen. Diese Analyse sollte gleichwertig zur Problemanalyse gesehen und dem Patienten gegenüber entsprechend betont werden, da von vornherein neben verständnisvollem Eingehen auf Beschwerden gezielte Förderung des Selbsthilfepotentials beabsichtigt ist. Dabei werden früher verfügbares und gegenwärtig vorhandenes Alternativverhalten (zum Krankheitsverhalten) in Ausmaß und Qualität rekonstruiert sowie zukünftiges Alternativverhalten i.S. konkreter Pläne für den Fall, daß die Therapie erfolgreich verläuft, zu eruieren versucht. Diesem Bereich kommt eine hohe prognostische Bedeutung zu.

b) Bedingungsanalyse und Funktionsanalyse

Diese beiden Analysen werden gemeinsam dargestellt, da sie direkt ineinander übergreifen.

Unter Funktionsanalyse wird in der Psychologie die „Suche nach Zusammenhängen, Hintergründen und Bedeutungen von Handlungen, Prozessen, Teilen eines Funktionsgefüges und Ereignisses" (DORSCH 1982) verstanden. Als Funktion wird eine „... vor allem auf die Erreichung eines bestimmten Zweckes gerichtete Tätigkeit" bezeichnet, wobei keine Aussage darüber erfolgt, ob die Zweckgerichtetheit dieser Tätigkeit nur bewußt oder auch nicht-bewußt erfolgen kann.

Die funktionale Verhaltensanalyse, „Kernstück der Diagnostik in der Verhaltenstherapie" (SCHULTE 1974), will jene Variablen und ihre Verknüpfungen miteinander ermitteln, die für die Entstehung, das Aufrechterhalten und die Veränderung von Verhalten und Erleben eines Individuums bedeutsam sind. Im folgenden soll zur klareren Operationalisierung eine Aufteilung von *Bedingungen für* (unidirektionale Kausalität) und *Funktionen von* (zirkuläre Kausalität) Symptom-

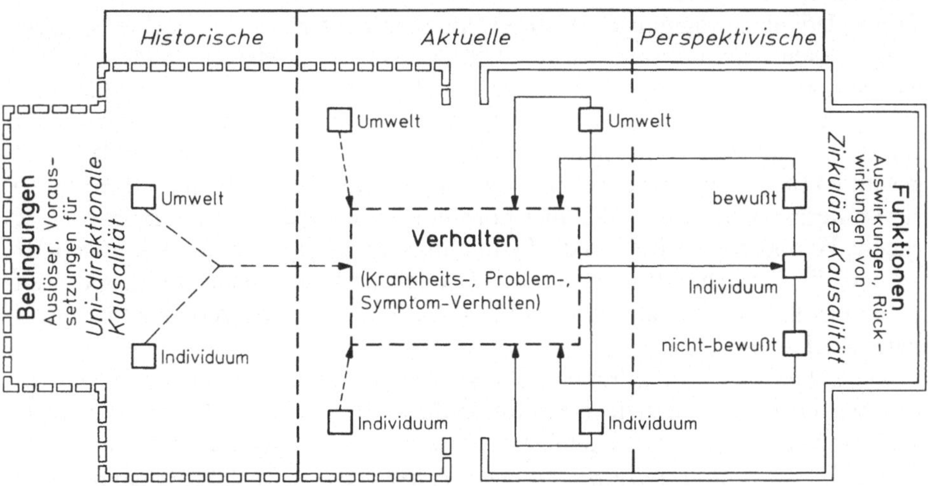

Abb. 4. Verhalten: Bedingungen und Funktionen. Ein pragmatisch-therapeutisches „Kausalitätsmodell"

oder Krankheitsverhalten – bei gleichzeitiger Berücksichtigung der Zeitfaktoren Vergangenheit, Gegenwart und Zukunft – vorgenommen werden (s. Abb. 4). Das dargestellte Modell wird als eine Grundlage strukturierter, vermittelbarer, replizierbarer und überprüfbarer (Be-)Handlungsstrategie angesehen. Hypothetische Annahmen über Kausalitätsbeziehungen beobachtbarer und abgeleiteter bzw. vermuteter Variablen und deren Veränderungen über die Zeit führen zur Ableitung von Interventionen und zur Prognose ihrer Effekte. Die „Verifizierung" dieser Hypothesen – i. S. der klinischen Brauchbarkeit eines solchen Modelles, nicht seiner „Richtigkeit" als Theorie – erfolgt über den Eintritt der prognostizierten Effekte im zeitlichen Zusammenhang mit den Interventionen.

Bedingungen stellen also jene Variablen dar, die als Auslöser, Voraussetzungen oder Ursachen ein Krankheitsverhalten generieren oder perpetuieren, ihrerseits durch dieses Verhalten aber nicht wesentlich beeinflußt werden. *Funktionen* sind die Auswirkungen und die mittelbaren (über die Umwelt) und unmittelbaren Rückwirkungen des (Krankheits)Verhaltens auf sich selbst oder seinen Träger im Sinne eines Regelkreises (zirkuläre Kausalität). Für den Therapeuten sind diese Variablen beobachtbar oder hypothetisch ableitbar. Dem Patienten sind sie bewußt oder nicht-bewußt. Sie sind aufteilbar in Individuum- und Umfeldvariablen. Zur ersteren zählen kognitive ebenso wie Organismusvariablen, zur letzteren sowohl die physikalische wie die soziale Umwelt. Bedingungsvariablen beziehen sich auf Vergangenheit und Gegenwart, Funktionsvariablen auf Gegenwart und Zukunft.

Die perspektivischen (Zukunft-gerichteten) Funktionsvariablen, die ausschließlich individuum-spezifisch sind, können – wie die aktuellen und historischen – in für den Patienten bewußte (BANDURA 1978) und nicht-bewußte (ROSENBAUM u. MEERBAUM 1984; TURK u. SPEERS 1984) unterteilt werden. Zu ihnen rechnen auch das „Appell"- oder „Signal"-Verhalten, dessen „Bedeutung" in der Therapie herauszuarbeiten ist (Beispiele in Abschn. A.III.). Die Annahme oder Unterstellung nicht-*bewußter* oder nicht-*gewußter* Intentionen beinhaltet nicht die Übernahme analytischer Konstrukte unbewußter Handlungsmotivation, sondern ist lediglich pragmatisches Mittel zum therapeutischen Zweck einer spekulativ-kreativen Funktionsanalyse (s. auch ARKOWITZ u. MESSER 1984): Ein Problemverhalten kann auf diesem Wege für Therapeut und Patient „verständlich" und vielleicht verzichtbar werden, wenn etwa die nunmehr bewußte Intention mit sozial akzeptableren Strategien realisiert wird. Die Konfrontation mit der nicht-gewußten Intention kann aber auch ein symptomatisches Verhaltensstereotyp abrupt unterbrechen. Dies sollte allerdings nur dann geschehen, wenn die entsprechende Hypothese schlüssig in die Bedingungs- und Funktionsanalyse eingebettet ist und die Konfrontation zum interaktionell und emotional „richtigen" Zeitpunkt erfolgt; anderenfalls wird daraus ein ethisch nicht vertretbares therapeutisches Risikospiel.

Die „klassische" Aufteilung in auslösende und aufrechterhaltende „Bedingungen" wird in diesem Modell ersetzt durch die Aufteilung in *auslösende* (historisch verursachende und u. U. bis heute aufrechterhaltende, sowie aktuell verursachende) *Bedingungen* und *aufrechterhaltende Funktionen*. Aufrechterhaltende Variablen sind in dieser Terminologie also sowohl aktuelle Bedingungen wie aktuelle und perspektivische Funktionen.

Auslösung und Aufrechterhaltung einer Störung können durch mehrere Bedingungs- und Funktionsvariablen gleichzeitig erfolgen, deren Kombination über die Zeit aber keineswegs stabil sein muß; die gleiche Einflußvariable kann zudem entweder Bedingung oder Funktion sein.

Die dargestellte Systematik der Analysen kann sicher die Angst hervorrufen, „daß der diagnostisch total verortete, prognostisch gläserne, behandlungstechnisch durchindizierte Patient und sein Therapeut in ein interaktionelles Subsystem gebannt werden, das beiden nach zeitlich gestaffelten Checkpoints und Erfolgslisten vorgibt, was jeweils zu tun oder zu lassen sei" (KISKER 1985). Verhaltenstherapeuten können KISKER nur zustimmen, daß „die Handhabung der Gefahr ... weitgehend von der therapeutisch-edukativen Kultur, vom Geist der Personen und Institutionen, welche Einsatz und Erlernen der Techniken verantworten" abhängt.

2. Motivationsanalyse und Beziehungsanalyse

Eine Systematik der Motivationsanalyse und Modifikation in der VT besteht bisher nur ansatzweise (z. B. KANFER u. GRIMM 1980; HAND 1981 b, zit. n. HAND 1984; praxisbezogene Hinweise u. a. in WACHTEL 1982 und FOA u. EMMELKAMP 1983). Die Analyse der Motivation zur Veränderung sollte systemisch orientiert sein: Beim Patienten sowie dessen unmittelbarem sozialen Umfeld und beim Therapeuten ist zu klären, wieweit die verbalisierte Motivation der „wirklichen" entspricht.

Der *Therapeut* kann den Patienten durch folgende, eigene und nicht reflektierte Motivationsprobleme negativ beeinflussen: 1. Ableitung der Motivation eines Patienten aus dessen vermeintlicher „Eignung" für eine bestimmte Therapieform – mit dem Anspruch, der Patient müsse sich der Therapie anpassen. 2. Ablehnung des Patienten aufgrund eigener persönlicher, schichtspezifischer oder politischer Normensysteme. 3. Ablehnung des Patienten aufgrund emotional-kognitiver „Prägung" des Therapeuten nach dem ersten „Sekundeneindruck" (s. TURK u. SPEERS 1984). 4. Unreflektierte Erfolgs- und Tempoorientierung des Therapeuten sowie die Tendenz, eigene Probleme (z. B. soziale Defizite) durch deren Behandlung bei anderen zu überspielen (EMMONS u. ALBERTI in FOA u. EMMELKAMP 1983). Beim Patienten und Angehörigen besteht die entscheidende Aufgabe ebenfalls darin, nicht verbalisierte Motivationen zu erkennen. Verbalisierte Eigenmotivation kann „internalisierte" Fremdmotivation widerspiegeln – und verbalisierte Fremdmotivation („mein Arzt/Partner hat mich geschickt") kann tatsächliche Eigenmotivation überdecken. Auch bei Angaben der Patienten über die Motivation zur Mitarbeit ihres sozialen Umféldes – und umgekehrt – muß die Möglichkeit einer „verdeckten" entgegengesetzten Motivation überprüft werden:

Eine Patientin erscheint mit ihrem Verlobten und beide beschreiben, wie störend die Erythrophobie der Patientin sich auf das gemeinsame Leben auswirkt. Schon im Erstkontakt ergibt sich, daß die Symptomatik eine entscheidende Funktion hat: Nur über ihre „Krankheit" gelingt es der Patientin, die vom Verlobten erzwungenen Wochenendbesuche bei dessen Familie zu reduzieren. Sie entwickelt im Erstgespräch den Mut, „Nein" zu einer Symptomtherapie unter diesen Voraussetzungen zu sagen.

Zur *Therapeut-Patienten-Beziehung* sind zwei deutschsprachige Publikationen erschienen, die auch die Entwicklung im anglo-amerikanischen Raum wiedergeben (SEIDERER-HARTIG 1980 und ZIMMER 1983; praxisbezogene Beiträge in WACHTEL 1982; EMMELKAMP u. FOA 1983; ALEXANDER et al. in CRAIG u. MCMAHON 1983).

Ein wesentliches Merkmal der Therapeut-Patient-Beziehung in der Verhaltenstherapie besteht in dem oft mehrfach im Verlauf einer Therapie erforderlichen Rollenwechsel des Therapeuten, der eine stabile Vertrauensbeziehung voraussetzt: So sind bei einem Patienten mit Agoraphobie in den Analysen, bei den In-vivo-Expositionsübungen und in der Ablösungsphase sowohl hinsichtlich Nähe und Distanz, wie hinsichtlich direkter Anleitung und zurückhaltender Motivation wiederholte einschneidende Rollenwechsel erforderlich.

Dieser Bereich stellt in der Ausbildung ein schwieriges und intensiv zu supervidierendes Lernfeld dar. Von der Supervision dieses Rollenverhaltens führt ein direkter Weg zur *Verhaltenstherapie-spezifischen Selbsterfahrung,* die heute in allen klinischen Arbeitsgruppen, mit unterschiedlichen Vorgehensweisen, geleistet wird.

II. Therapieplanung: Zielsetzung und Indikation spezifischer Verfahren

Die Therapieplanung beginnt mit der Festlegung möglichst klarer Zielsetzungen: Solchen, die der Patient (und sein soziales Umfeld) in seiner Lebensführung grundsätzlich erreichen möchte, und jenen, bei denen eine Therapie realistisch Hilfe bieten kann. Dabei sollten frühzeitig unrealistische Erwartungshaltungen abgebaut und das Prinzip konkreten Handelns in begrenzten, überschaubaren Schritten in die Therapie verankert werden.

Sind mögliche therapeutische Interventionsebenen gemeinsam herausgearbeitet, so können Patient und Therapeut jeweils unterschiedliche „Hierarchien" hinsichtlich der Therapiebedürftigkeit der unterschiedlichen Problembereiche entwickelt haben:

Beispiel 1:   Agoraphophie

Patient	*Therapeut*
Phobie	Eheprobleme
soziale Gehemmtheit	soziale Gehemmtheit
Eheprobleme	Phobie
Depression	Depression

Der Patient sieht die Phobie als die entscheidende Behinderung in der Lebensführung an und möchte nur die behandelt haben. Der Therapeut sieht in der Eheproblematik die auslösende und aufrechterhaltende Bedingung und interpretiert den Wunsch des Patienten als Vermeidung der eigentlichen Ursache seiner Beschwerden. Der Therapeut wird nun zuerst überprüfen, ob das Prinzip der Hilfestellung auf der Ebene des Patienten ("join the client where he is", KANFER) angewendet werden kann: hat der Patient „recht", dann wird die Phobie rasch und stabil abgebaut, und der Therapeut hat einmal mehr die Erfahrung gemacht, daß Therapien anders verlaufen können als die Hypothesenbildung vermuten ließ; hat der Therapeut „recht", dann erlebt der Patient, daß seine „Einstiegsebene" der Therapie „falsch" war und kann jetzt – insbesondere wenn inzwischen die Vertrauensbeziehung gefestigt ist – möglicherweise die des Therapeuten akzeptieren.

Dies "joining" ist jedoch nicht immer indiziert.

Beispiel 2:   Zwänge

Patient   *Therapeut*
Zwangssymptomatik   Depression
                                         soziale Defizite und Isolation
                                         Zwangssymptomatik

Hier würde eine direkte Symptomreduktion mit hoher Wahrscheinlichkeit das Kompensationsverhalten (ganztägige Beschäftigung mit Zwangsritualen als Ablenkung von sozialer Isolation und Depression) reduzieren und ein „Verhaltens-Vakuum" erzeugen; Depression und „existentielles Vakuum" (FRANKL) würden damit der Selbstwahrnehmung zugänglich und möglicherweise zu einem Suizidversuch führen.

Im ersten Beispiel ergeben sich keine Probleme für die grundsätzlich immer angestrebte *„Transparentmachung"* (informed consent) der Planungen des Therapeuten gegenüber dem Patienten. Bei einer Ausgangssituation wie im Beispiel 2 ist diese jedoch oft nicht möglich. Es kann nämlich im Interesse des Patienten etwa eine gezielt verlangsamte Symptomtherapie versucht werden, in die die Behebung von Defiziten und der Abbau anderer wesentlicher Problembereiche „unmerklich" mit eingebaut werden (entsprechende Einzelfallstudie s. HAND et al. 1977, zit. n. HAND 1984); mit deren Abbau entfällt zugleich der Bedarf nach ihrer kompensatorischen Funktion. Ethische Bedenken sind bei solchem Vorgehen in jedem Einzelfall sorgfältig abzuwägen.

Bei ungleicher „Problem-Hierarchie" ist das "joining" die Regel, solange keine Kontra-Indikation vorliegt. Damit wird auch die „experimentelle Grundhaltung", die den Verhaltenstherapeuten charakterisieren sollte, ausgedrückt: Eine Hypothese kann noch so plausibel erscheinen – es muß die innere Bereitschaft zu einer wirklichen Überprüfung im Experiment (hier: der Therapie) vorhanden bleiben. Dem Patienten wird damit die kooperative Einstellung des Therapeuten direkt erfahrbar.

Nur mit diesem Vorgehen konnte etwa die Behandlung der Agoraphobie – im Widerspruch zu bestehenden „Theorien" – außerordentlich verbessert und verkürzt werden (s. Abschn. C.I. u. D.I.).

Innerhalb der strukturierten Strategie gilt also KANFER's zweite Hauptregel: Think flexibel.

Die oben genannten Beispiele zeigen jeweils additive „Problem-Hierarchien". Deren hierarchische Anordnung kann aber auch dahingehend modifiziert werden, daß entweder ein Problembereich die drei anderen bedingt oder das Zusammentreffen von drei Problembereichen zur Ausbildung des vierten führt. Schließlich können die Problembereiche auch kreisförmig und ständig miteinander interagierend, sowie vertikal oder horizontal, mit jeweils nur ein- oder zweiseitiger Beeinflussung der Variablen untereinander, dargestellt werden.

Für viele solcher Problemkonstellationen gibt es keine therapierelevanten oder gar empirisch belegten Theorien, so daß therapeutische Konsequenzen nur Einzelfall-bezogen bestimmbar sind. Dabei besteht die Gefahr, daß „vorsichtshalber" multimodale „Therapiepakete" zur Anwendung kommen, obwohl sie weder Empirie- noch Strategie-begründbar sind.

III. Therapiedurchführung und Stabilisierung von Veränderungen

Symptom- oder syndrom-orientierte Kurztherapien sind ein wesentliches Element der Verhaltenstherapie geblieben (s. Abschn. C. u. D.). Der *Abbau von Krankheitssymptomatik* wird aber oft auch indirekt – über die *Behebung von Defiziten,* mit gezieltem *Aufbau von Kompetenzen* und Verhaltensaktiva sowie – z. T. über den *Abbau von Risikofaktoren* für Krankheitsrückfälle – als „Therapie am Symptom vorbei" zu erreichen versucht. Zum *Aufbau von Alternativverhalten* rechneten ursprünglich eher Maßnahmen, die zu verbesserter sozialer Funktionsfähigkeit führen sollten. In den letzten Jahren werden diese durch Maßnahmen ergänzt, die dem Auf- oder Ausbau individueller „Genußfähigkeit" (Lutz 1983) dienen sollen.

Die damit ausgedrückte Relativierung der Bedeutung der sozialen Funktionsfähigkeit setzte in der VT allerdings schon zu Anfang der siebziger Jahre ein, als Verhaltenstherapeuten zu realisieren begannen, daß die Normgebundenheit und -befangenheit von Patient und Therapeut gegenüber der Gesellschaft im Therapieprozeß und für die Zieldefinition unbedingt zu reflektieren sind (Peterson, in Foa u. Emmelkamp 1983; Kazdin 1984; Schorr 1984). Von Kritikern der VT (z. B. Metzger 1984) ist gerade dieser Wandel völlig übersehen worden.

Der *Auf- und Ausbau des Selbsthilfepotentials* ist eine weitere Hauptzielsetzung der VT, zumal bei schweren Störungen ein verbesserter Umgang mit denselben eher zu erreichen ist als eine „Heilung".

Die Selbsthilfeorientierung beginnt bereits bei den Analysen: Der Patient sollte – gerade auch im Hinblick auf eine Rückfall-Prophylaxe – die Selbst-Analyse der auslösenden und aufrechterhaltenden Bedingungen sowie der aufrechterhaltenden Funktionen von z. B. Symptom-Verhalten erlernen (s. Abschn. A.III.).

„Hilfe zur Selbsthilfe" wird auf zwei unterschiedlichen Wegen zu vermitteln versucht: zum einen mit Verfahren, die direkt Selbst-Analyse und Selbsthilfepotential vermitteln sollen (Watson u. Tharp 1975; Abschn. C.); zum anderen – heute noch die Regel – mit anfangs intensiver Therapeutenanleitung und sukzessiver Übernahme der einzelnen Interventionen durch den Patienten selbst (systematisches Modell zur Anwendung in Gruppen: Hand u. Tichatzki 1979). Welcher dieser Wege eher zum Ziel führt, ist bisher empirisch nicht geklärt. Bei schwereren Störungen wird zunehmend eine Kombination von reduzierter Therapeutenanleitung bei gleichzeitigem Einsatz eines problemspezifischen Selbsthilfe-Manuals versucht (Glasgow u. Rosen, in Franks 1984).

Die *Kombination von Interventionen* kann parallel oder sukzessive erfolgen. Sie kann „Einzelfall-spezifisch" abgeleitet werden oder über standardisierte „Therapiepakete" erfolgen.

Die *Generalisierung von Therapieeffekten* aus dem therapeutischen in das reale Lebensmilieu gelingt am besten, wenn schon die therapeutischen Interventionen weitgehend im natürlichen sozialen Milieu (s. Tharp u. Wetzel 1969; O'Donnel, in Franks 1984) – wie bei Exposition-in-vivo oder Familientherapie in der Wohnung – erfolgen.

Sind Therapien im natürlichen sozialen Milieu nicht möglich, so werden in der Regel „Hausaufgaben" (Shelton u. Ackermann 1978; Shelton u. Levy 1981) eingesetzt. Dabei können Probleme in der Umsetzung der entsprechenden Vereinbarungen auftreten, deren Lösung mitunter zu sehr in methodischen Variationen zur compliance-Erhöhung und zu wenig in der Analyse und Veränderung grundsätzlicher Motivationsprobleme gesucht wird (z. B. SHELTON u. LEVY 1981).

Die Stabilisierung unmittelbarer Therapieeffekte bedarf bei „chronischen" Störungen, wie den Suchten (MARLATT u. GORDON 1985), spezifischer, *zusätzlicher Maßnahmen im follow-up* (GOLDSTEIN u. KANFER 1979).

Die *Dauer einer Therapie* ist durch die – wie immer begründete – Erwartungshaltung des Therapeuten entscheidend mitbestimmt. VT ist im Prinzip, d. h. von den empirisch belegten oder aus der Strategie präzise abgeleiteten Interventionen her, nach wie vor überwiegend Kurztherapie (Abschn. D.).

Abschließend sei erwähnt, daß die bisherigen – in manchen Störungsbereichen, wie Phobien, außerordentlich sorgfältigen – Evaluationsstudien (s. Kap. BAUMANN in diesem Band; RACHMAN u. WILSON 1980; REINECKER 1983) keinen Hinweis für „Symptomverschiebungen" ergeben haben. Der Mythos um die Symptomverschiebung hat am deutlichsten gezeigt, wie theorien-abgeleitete „Wahrheiten" therapeutisches Handeln eher behindern als fördern.

C. Verfahren der Verhaltenstherapie

Die Anzahl der VT-Verfahren (GOLDSTEIN u. FOA 1980) ist mittlerweile kaum noch überschaubar, ihre Zuordnung zur VT teilweise umstritten.

Drei unterschiedliche Kategorisierungsversuche seien kurz aufgeführt:

1. Unter die „Standardmethoden" – im Hinblick auf ihre therapeutische Relevanz – subsummieren FLIEGEL et al. (1981): Rollenspiel, operante Methoden (Auf- und Abbau von Verhalten, Tokenprogramme, soziale Verstärkung), Selbststeuerung, Training sozialer Kompetenz, Entspannungsmethoden, systematische Desensibilisierung, Selbstverbalisationstraining, Reizkonfrontation und Problemlösetraining.

2. Unter eher theoretisch-systematischen Aspekten ist häufig eine – sachlich falsche – Kategorisierung nach (lern-)theoretischer Ableitbarkeit unternommen worden: Methoden, die a) eher der „klassischen" Konditionierung nach Pawlow, b) der operanten Konditionierung nach Skinner und c) Methoden, die den Kognitiven und den Theorien sozialen Lernens (insbesondere alle Verfahren, die mit „Selbst"-beginnen) zugeordnet werden.

3. Schließlich sei noch eine Kategorisierung für die Verhaltenstherapie in der Psychosomatik erwähnt (SCHWARZ 1985): Stimulusbezogene Methoden, reaktionsbezogene Methoden, Biofeedback, kognitive Verfahren und Selbstkontrolltechniken.

Alle drei Arten der Kategorisierung sind unzulänglich, da die Verfahren aus sehr heterogenen Quellen kommen. Im folgenden seien beispielhaft nur drei Methoden aus je einem der Theoriebereiche nach dem Schema 2. etwas näher dargestellt.

I. Exposition-in-vivo

Die Exposition-in-vivo (Reizüberflutung) stellt heute bei klinisch-relevanten Phobien das Therapieverfahren der Wahl dar, mit hoher empirisch-experimenteller Absicherung seiner Kurz- und Langzeitwirksamkeit (BARTLING et al. 1980; Überblick in THORPE u. BURNS 1983). Sie hat die systematische Desensibilisierung weitgehend ersetzt (MARKS 1975; MARSHALL u. GAUTHIER, in FOA u. EMMELKAMP 1983; THORPE et al., in FRANKS 1984). Weitere Anwendungsbereiche sind Zwänge (RACHMANN u. HODGSON 1980) und, via Exposition-in-sensu gelegentlich, protrahierte posttraumatische Depressionen (RAMSEY 1979). Das Risiko für den Patienten ist minimal, wie eine kürzlich durchgeführte internationale Umfrage, die etwa 3 500 Therapien erfaßte, ergeben hat (SHIPLEY u. BOUDEWYNS 1980):

Üblicherweise wird das Verfahren „nur" zur direkten Symptomreduktion eingesetzt. Es beinhaltet jedoch wesentlich mehr Möglichkeiten (HAND 1981 – zit. n. HAND 1984):

Erweiterung der Selbstexploration und Problemanalyse im Zustand hoher emotionaler Erregung (Nähe zum Karthasis-Prinzip): Eine klaustrophobische Patientin erlebt Panik und Lähmungserscheinungen an den Extremitäten, als ihre U-Bahn im Tunnel warten muß. Nach einiger Zeit erinnert sie ein schwerwiegendes Verschüttungserlebnis mit nachfolgender psychogener Lähmung. Ihr „organisches Gedächtnis" hatte also im emotionalen arousal vor dem kognitiven reagiert. Die Patientin wird daraufhin – „auf der Couch" – in ein Hypnoid versetzt und durchlebt in geleiteter Phantasie minutiös und wiederholt das Verschüttungserlebnis, bis alle Symptomreaktionen abgeklungen sind – die U-Bahn-Phobie verschwindet in einer nachfolgenden Übungssitzung. Über Exposition-in-sensu wurde also die historische, „eigentliche" Ursache gelöscht – die ihrerseits erst durch die Exposition-in-vivo aufgedeckt worden war.

Erweiterung der systemischen Analyse: Eine zwangskranke Patientin übt das Berühren des „aufgrund" einer Keim-Phobie gemiedenen Telefonhörers – und entdeckt dabei schwere Aggressionen gegen ihre Tochter, zu der sie vorher eine Idealbeziehung angegeben hatte. Nach dieser „korrektiven emotional-kognitiven Erfahrung" war die „Telefonhörer-Phobie" behoben, die Problem-Exposition wurde in einer Familientherapie fortgesetzt.

Exposition kann nicht nur als „Reiz"-, sondern auch als „Reaktions"-Überflutung wirken: der Gewitter-Phobiker mit Schwindelanfällen als phobischer Haupt-Reaktion auf den Reiz „Gewitter" kann für eine Reizüberflutung nicht mit dem Therapeuten auf das nächste Gewitter warten; die erfolgreiche „Reaktionsüberflutung" mit einem anders induzierten Schwindelgefühl und das Erlernen von Bewältigungsstrategien baut jedoch das Gesamtsymptom „Gewitterphobie" ebenso ab.

Diese scheinbar so einfache Methode beinhaltet also: 1. Information und Übungen zur Bewältigung des Symptomverhaltens; 2. Intensivierte Selbstanalyse; 3. Erlebnisaktivierende Funktionen (experiencing, focusing); 4. Intensive, neue interaktionelle Erfahrung im Therapeuten- oder Gruppenkontakt; 5. Ermutigung und Motivation für weitere, eigenständige Veränderungen in der Lebensführung.

II. Token Economy

Token economy (abgeleitet aus operanter Lerntheorie) gehörte, wie die systematische Desensibilisierung (begründet mit der klassischen Konditionierung), zu den frühen Verfahren der Verhaltenstherapie, von denen man sich eine rasche Verbesserung der psychiatrischen Versorgung erhofft hatte. Token Programme spielen heute jedoch (wie systematische Desensibilisierung) in psychiatrischen Kliniken kaum noch eine Rolle: Sowohl ethisch-rechtliche Bedenken (SCHORR 1984) wie – mit Ausnahme der Studie von PAUL u. LENTZ (1977) – eher enttäuschende Langzeitergebnisse (KAZDIN, in FOA u. EMMELKAMP 1983) waren dafür die Ursache. Unabhängig von der Entwicklung der Token Programme sind operante Prinzipien jedoch in den meisten VT-Verfahren enthalten – und operante Verfahren werden in den USA über die Verhaltensmodifikation in nahezu allen gesellschaftlichen Bereichen umfangreich eingesetzt (KAZDIN 1984). Die Modifikation der Gesellschaft nach den Prinzipien operanter Konditionierung statt der Therapie von Personen, die an den bestehenden gesellschaftlichen Regeln krank geworden sind, war und ist das erklärte Idealziel prominenter Vertreter der operanten Konditionierung (s. in SCHORR 1984). Es gibt in den meisten Kulturen jedoch mehr Widerstände gegen eine solche, rational begründete Gesellschaftsveränderung, als gegen religiös oder ideologisch orientierte. Schließlich ist auch zu erwägen, ob nicht angesichts aller Auswüchse von Logik und Ideologie ein gesundes Maß an Chaos die beste Art von Ordnung ergibt.

III. „Selbst-Verfahren"

Selbst-Verfahren (s. Abschn. A.II.) gehen zurück auf den „klassischen" Ansatz von WATSON u. THARP (1975) zur „Selbst-Kontrolle", der sich an Patienten wie Therapeuten wandte und schon die Selbst-Analyse beinhaltete. Die heutigen „Selbst"-Verfahren sind zumeist an den Modellen von KANFER und BANDURA orientiert (s. Abschn. A.II.). Als Mittel zur Erlangung von Selbst-Kontrolle oder self-efficacy dienen Selbst-Beobachtung, Selbst-Bewertung, Selbst-Verstärkung und Selbst-Instruktion.

Als spezifische Effekte wurden postuliert: bessere Generalisierung der Therapieeffekte, verminderter Zeitaufwand des Therapeuten und stärkere Veränderungsmotivation beim Patienten.

Entsprechende Verfahren sind für viele Störungen – insbesondere Angst, Depression und Süchte – beschrieben und auch als Selbsthilfemanuale angeboten worden (Literatur PETERSON, in FOA u. EMMELKAMP 1983; s. Abschn. D.). Nur wenige Studien konnten bisher klinisch-relevante Veränderungen oder spezifische Effekte durch Selbst-Kontroll-Methoden empirisch validieren (s. Kritik von BARLOW 1980; PETERSON, in FOA u. EMMELKAMP 1983; MERBAUM u. ROSENBAUM 1984; ROSENBAUM u. MERBAUM 1984). Die klinisch relevanten Verfahren entstanden häufiger „aus dem kreativen Einfallsreichtum forschender Kliniker" als durch Ableitung aus den Theorien (MERBAUM u. ROSENBAUM 1984).

D. Diagnosebezogene Indikationsbereiche

In den Anfangsjahren der VT erfolgte die Indikationsstellung verfahren- und diagnose-bezogen. Solange nur wenige Verfahren zur Verfügung standen, wurde die Ausweitung von deren Anwendungsmöglichkeiten erforscht.

Als sich erste diagnostische Schwerpunktbereiche herausgebildet und die Anzahl der Verfahren zugenommen hatten, trat die diagnosen-abgeleitete Indikationsstellung in den Vordergrund. Die auch heute noch häufige diagnose-bezogene Indikationsstellung sollte immer durch die Strategie überprüft und bei Bedarf verändert werden – ohne daß dadurch auf der anderen Seite die erreichte Ökonomisierung und die für die Weiterbildung von Therapeuten unerläßliche Standardisierung grundsätzlich wieder in Frage gestellt werden.

Im folgenden sei auf wesentliche, diagnose-bezogene Indikationsbereiche nur kurz eingegangen. Mit dem ausführlichen Einblick in die Strategie – die in dem kommenden Jahrzehnt sicher stabiler bleiben wird als die Details der Verfahren – sollte der Leser selbst die umfangreiche Literatur zu diesem Abschnitt auf Gehaltvolles oder nur Wortreiches hin beurteilen können.

I. Verhaltenstherapie bei Phobien

Dieser klassische Indikationsbereich ist durch eine Fülle empirisch-experimenteller Arbeiten aus zweieinhalb Jahrzehnten in der VT am besten untersucht und abgesichert. Bei „klinisch relevanten" Phobien ist ambulante Exposition-in-vivo als Kurztherapie das Verfahren der Wahl (s. Abschn. C. und HAND 1984).

Die Anwendung erfolgt heute im anglo-amerikanischen Raum überwiegend als Gruppenverfahren in Anlehnung an HAND et al. (1974; Überblick in THORPE et al., in FRANKS 1984) und in England zunehmend auch über Selbsthilfemanuale für Patienten und Angehörige, bei minimiertem Therapeutenkontakt (MATHEWS et al. 1977, zit. n. THORPE u. BURNS 1983; MARKS 1977). Bei der Agoraphobie fanden sich in fünf internationalen follow-up-Studien (Dauer: vier bis neun Jahre) nach Exposition bei 65 bis 75% der Patienten keine Behinderungen in der Lebensführung mehr (s. EMMELKAMP u. HOUT, in FOA u. EMMELKAMP 1983; THORPE u. BURNS 1983). Eine eigene, gerade fertiggestellte (1–4 Jahre) Katamnese mit über 80 Patienten bestätigt diese Ergebnisse (Publ. i. Vorb.).

Die Bedeutung von Eheproblemen bei der Entstehung, Aufrechterhaltung und Behandlung von Phobien wird kontrovers diskutiert: Bisherige Untersuchungen scheinen jedoch zu belegen, daß Ehetherapien selten die Agoraphobie abbauen, während erfolgreiche Phobietherapien häufiger Eheprobleme reduzieren oder zumindest Eheprobleme nur selten Phobierückfälle provozieren (Überblicke in EMMELKAMP u. HOUT, in FOA u. EMMELKAMP 1983; THORPE et al., in FRANKS 1984). Die in den letzten Jahren erschienenen Publikationen zu "panic attacks" bei Agoraphobie haben fast alle schwerwiegende methodische Mängel und sind in ihren Schlußfolgerungen irreführend (ausführliche Übersicht in HAND 1984). In der Forschung wird neuerdings verstärkt nach individuellen prognostischen Mißerfolgs-Variablen gesucht (s. Ansatz von ÖST et al. 1981; FOA u. EMMELKAMP 1983).

II. Verhaltenstherapie bei sozialen Ängsten und Defiziten

Soziale Kompetenz und Selbstsicherheit sind die Hauptziele der Verfahren in diesem ebenfalls klassischen Indikations-Bereich der Verhaltenstherapie. Eine befriedigende Operationalisierung der zu behebenden Störungen ist bisher nicht gelungen (Emmons u. Alberti, sowie Marzillier u. Winter – beide in Foa u. Emmelkamp 1983; Galassi et al., in Franks 1984): z. B. worin unterscheiden sich soziale Defizite (Entwicklungsstörungen) von sozialen Ängsten; wann resultiert „Gehemmtheit" aus Angst, Mangel an Fertigkeiten oder maladaptiven Kognitionen; welche Bedeutung haben sozio-kulturelle Normen?

Im klinischen Bereich ist es oft auch schwierig, soziale Defizite und Ängste überhaupt zu eruieren und dann für den Patienten akzeptabel zu machen, da sie z. T. über andere Symptombildungen – wie „soziales Desinteresse", vordergründig aggressives Kommunikationsverhalten oder situationsgebundene funktionelle körperliche Beschwerden – kompensiert sein können.

Die Therapien werden in der Regel in Gruppen im Gruppenraum durchgeführt und basieren auf Rollenspiel mit Modellernen (Bandura 1976) unter intensiver Therapeutenanleitung (coaching), wobei dann im Detail fast alle „Standardverfahren" der VT eingesetzt werden (Foy et al., in Craig u. McMahon 1983).

Neben „sozial-gehemmten" Patienten mit entsprechender Hauptdiagnose sind vor allem depressive (s. in Rehm u. Kaslow 1984), zwangskranke und phobische, aber auch schizophrene und psychosomatische Patienten behandelt worden – sofern bei diesen im Einzelfall in sozialen Defiziten ein wesentlicher Rückfallfaktor für ihre Symptomatik gesehen wurde. In den USA findet die weitaus häufigste Anwendung außerhalb der klinischen Indikationsbereiche in Trainingskursen und über Selbsthilfemanuale statt; deren Gefahren werden selbstkritisch reflektiert (Emmons u. Alberti, in Foa u. Engelkamp 1983; Galassi et al., in Franks 1984).

Die Effizienz dieser Verfahren wird von gut und gesichert (s. in Ullrich de Muynck et al. 1980; Grawe 1980), bis hin zu fraglich und kaum evaluiert (s. die o.. anglo-amerikanischen Autoren) eingeschätzt.

Die Anwendung standardisierter Programme sollte – da soziale Defizite gerade bei schweren psychiatrischen Erkrankungen ubiquitär vorkommen – erst nach Abklärung der psychopathologischen Zuordnung erfolgen.

III. Verhaltenstherapie bei Zwängen

Symptom-bezogene Exposition-in-vivo, in Verbindung mit „Reaktionsverhinderung" (response prevention), ist bei Handlungszwängen die Intervention der Wahl, auch wenn zusätzliche therapeutische Maßnahmen erforderlich sind (s. Rachman u. Hodgson 1980).

Bei Handlungszwängen, die auf eher phobieähnlichen Kognitionen beruhen (z. B. Waschzwang), sind damit sehr gute und bei Handlungszwängen mit eher magischer kognitiver Komponente (z. B. Kontroll- und Zählzwänge) noch relativ gute Erfolge zu erzielen: Foa et al. (in Foa u. Emmelkamp 1983) geben für eine entsprechende, gemischte Patientengruppe eine Erfolgsquote von 75% an. In dieser waren „Wascher", die eher den Phobikern als den „typischen" Zwangskranken ähneln (Daten in Hand u. Zaworka 1982), jedoch erheblich überpräsentiert (75%); das Ergebnis ist daher nicht auf die Gesamtgruppe der Zwangskranken übertragbar.

Bei im Vordergrund stehenden Denkzwängen oder Zwangsimpulsen sind mit Symptom-bezogenen Verfahren (KVT, Exposition-in-sensu, „Gedankenstopp") nur minimale Erfolge erreichbar (RACHMAN in FOA u. EMMELKAMP 1983). Hier scheinen strategiebezogene Interventionen „am Symptom vorbei" eher zu wirken (HAND 1982, zit. n. HAND 1984).

In zehn empirisch-evaluativen Studien wurden pauschal Besserungsnoten von 60–85% angegeben (FOA et al., in FOA u. EMMELKAMP 1983). Da in solchen Studien überwiegend nicht – (oder niedrig) – depressive Patienten mit Handlungszwängen behandelt wurden, dürfte – auch nach unseren Erfahrungen – die Erfolgsquote in der Alltagsversorgung nur bei etwa 50% liegen. Bei ausgeprägter Depression kann eine vorangehende oder vorübergehend begleitende Antidepressiva-Medikation erforderlich werden. FOA et al. (in FOA u. EMMELKAMP 1983) haben ein empirisch abgeleitetes Modell zur individuellen Mißerfolgsprognose entwickelt.

Zwangskranke haben typischerweise erhebliche zusätzliche Problembereiche in der Lebensführung. Dementsprechend wurden strategie-orientierte, komplexe Therapiepakete entwickelt (Beispiel: HAND u. TICHATZKI 1979). In einer mehrjährigen Serie von Therapiestudien fanden wir jedoch, daß mit Exposition sowohl die Symptomatik wie auch andere Störungen besser reduziert wurden als mit dem spezifischen Therapieteil für die „übrigen Problembereiche" (Publikat. i. Vorb.).

Auch bei Zwängen ist das Normenproblem zwischen sozial gefordertem und abgelehntem Verhalten oft zentrales Thema in der Motivationsanalyse und Therapieplanung.

Zwänge sollten, da sie, wie soziale Defizite, bei allen schweren psychiatrischen Störungen vorkommen können, nur nach Abklärung der psychopathologischen Zuordnung (s. auch RACHMAN, in FOA u. EMMELKAMP 1983) direkt behandelt werden.

IV. Verhaltenstherapie bei sexuellen Funktionsstörungen

Bei sexuellen Funktionsstörungen werden für direktive Kurzzeittherapien Erfolgsquoten von 39–98% angegeben (EVERAERD, in FOA u. EMMELKAMP 1983; JEHU, in FRANKS 1984).

Von zwei Langzeitkatamnesen (ARENTEWICZ u. SCHMIDT 1980; EVERAERD, in FOA u. EMMELKAMP 1983), mit allerdings nur 50% Beteiligung der ehemaligen Patienten, berichtete erstere eine Erfolgsquote von 75% bei Therapieende und 59% im Drei-Jahres-follow-up.

Die Operationalisierung von „Erfolg" und die Klärung der Zielsetzung der Therapien ist aufgrund der großen Normenvarianz noch erheblich problematischer als bei Zwängen oder Gehemmtheit (EVERAERD, in FOA u. EMMELKAMP 1983).

Die eingetretene Entwicklung einer eigenständigen „Sex-Therapie" lehnt JACOBSON (in CRAIG u. MCMAHON 1983) mit der spezifischen Kritik an deren Abtrennung von der Paar-Therapie (s. Abschn. D.VI.) und JEHU (in FRANKS 1984) mit der grundsätzlichen Kritik ab, daß verhaltenstherapeutisches Handeln primär durch die Strategie der VT, nicht durch Symptombildungen, bestimmt werde.

Da sexuelle Funktionsstörungen, wie Partnerschaftsprobleme, eine relativ häufige Zusatzkomplikation bei Patienten in Verhaltenstherapie darstellen, sollte untersucht werden, was Therapeuten – mit VT-spezifischen Maßnahmen anstelle der Masters u. Johnson Methode – in der Praxis unternehmen, um solche Störungen direkt oder indirekt mitzubehandeln (s. Jehu, in Franks 1984).

V. Verhaltenstherapie bei Depressionen

Der Stellenwert der Verhaltenstherapie bei Depressionen (De Jong et al. 1980; Blöschl 1981) ist nur eingeschränkt beurteilbar, da Depressionen international immer noch unzureichend klassifiziert sind (Zeiss u. Jones, in Foa u. Emmelkamp 1983).

Die Therapie-„Pakete" für „Depressionen" können den folgenden drei Ansätzen zugeordnet werden:

1. Dem „behavioralen" Ansatz: Aus der Gruppe um Lewinsohn. Depressive Kognitionen werden als Folge dysphorischer Gestimmtheit, und diese ihrerseits als Folge von Verstärkerverlust interpretiert. Letzterer soll überwiegend durch Verhaltensübungen behoben werden.

2. Den „kognitiven" Ansatz: Aus der Gruppe um Beck (s. Abschn. A.II.). Depression wird als Folge negativer Selbstbeurteilung und Kognitionen betrachtet, deren Erkennung, Überprüfung und Überwindung direkt geübt wurde.

3. Dem „Selbstkontroll"-Ansatz (s. Abschn. A.II.): Aus der Gruppe um Rehm. Depression wird auf spezifische Defizite in Selbst-Beobachtung, Selbst-Beurteilung und Selbst-Verstärkung zurückgeführt.

Alle drei „Pakete" sind strukturierte Kurzzeittherapien (12–20 Sitzungen) und beinhalten in der Praxis kognitive, behaviorale und „Selbst-Kontrolle"-Verfahren, deren anteilige Bedeutung im jeweiligen Therapiepaket empirisch ungeklärt ist. (Einzelheiten und Literatur in Rosenbaum u. Merbaum 1984; Rehm u. Kaslow 1984; Zeiss u. Jones, in Foa u. Emmelkamp 1983; Williams 1984.)

Aus Seligmanns bekanntem Modell der „erlernten Hilflosigkeit" ist bisher kein Therapieverfahren hervorgegangen. (Zur Exposition-in-sensu bei prolongierter, posttraumatischer Depression s. Abschn. C.I.)

Die weitaus meisten Publikationen zur Effizienz der angeführten Therapiepakete beschreiben „nicht-klinische" Populationen.

Inzwischen läuft jedoch eine umfangreiche Studie des NIMH, die Becks KT, eine Kurztherapie nach Sullivan und Antidepressiva bei klinisch relevanten Depressionen vergleichend untersucht (Einzelheiten in Zeiss u. Jones, in Foa u. Emmelkamp 1983). Rötzer (1985) gibt einen Überblick über 13 zwischen 1977 und 1984 publizierte Vergleichsstudien zwischen ambulanter KT und Psychopharmaka bei Patienten mit „unipolaren, nicht psychotischen" Depressionen. Sie fand überwiegend gleich gute Effekte, mit einer leichten Tendenz zu besseren follow-up Ergebnissen mit KT.

Rush und Shaw (in Foa u. Emmelkamp 1983) betonen, daß kognitive Therapie alleine bei endogenen Depressionen keinen ausreichenden Effekt habe und deshalb nur nach eingehender medizinisch-psychiatrischer Diagnostik begonnen werden dürfe.

VI. Verhaltenstherapie bei systemischen Störungen

Verhaltenstherapie in oder mit Paaren und Familien kann grundsätzlich folgende unterschiedliche Zielsetzungen haben: 1. Information des sozialen Umfeldes bei laufender Einzeltherapie, um adäquate Verarbeitung und Reaktion sicher zu stellen; 2. Einbeziehung des Umfeldes als Co-Therapeut; 3. Einbeziehung des Umfeldes als Co-Patient, wobei letzteres mitunter erst auf dem Umweg über die vorgenannten Stufen erreichbar ist (s. HAND u. TICHATZKI 1979).

Sowohl die Paar- wie die Familienarbeit in der VT haben den Wandel von der Verfahrens- zur Strategieorientierung mitgemacht.

In der Paartherapie stand anfangs die Erhaltung und nicht so sehr die Klärung der Paarbeziehung im Vordergrund. Die Therapien beruhten auf dem Problemlösevorgehen mit "contingency management" – d. h., einen „quid pro quo" Austausch von Verhalten zwischen den Partnern (s. STUART 1980).

Die Reflektion von Normen und Zielsetzungen hat inzwischen aber dazu geführt, daß etwa LIBERMAN (in FOA u. EMMELKAMP 1983) Paare erst einmal ermutigt, in einem kartasis-ähnlichen Prozeß ihre Gefühle und ihre wirklichen Intentionen zu erkennen und sich mitzuteilen, bevor dann gemeinsame Therapieziele definiert werden.

JACOBSON (in CRAIG u. MCMAHON 1983) läßt in einem ähnlichen Ansatz contingency management aus den Anfangsphasen der Therapie völlig heraus, da gerade „glückliche" Ehen durch den Austausch nicht kontingenter positiver Verhaltensweisen (also „Verhaltensgeschenke") gekennzeichnet seien, während in schlechten Ehen rigide Dispute über einen „gerechten" Verhaltensaustausch zu beobachten seien.

Familienarbeit in der Verhaltenstherapie hat noch keine vergleichbare Position wie die Paartherapie erlangt. In der Praxis gibt es zahlreiche Variationen, wobei oft die Gefahr besteht, daß Bruchstücke aus einer der Familientherapie-Schulen mit Bruchstücken aus der VT, ohne übergeordnete Strategie, zusammengewürfelt werden. HALEY (1977) hat den Versuch einer systematischen Verbindung beider Therapierichtungen unter besonderer Berücksichtigung von MINUCHINS Familienansatz unternommen.

Das Fünf-Phasen-Modell systematischer Familien-VT von ALEXANDER et al. (in CRAIG u. MCMAHON 1984) hat viele Parallelen zu dem Strategiemodell in Abb. 2.

Im Rahmen der Therapieforschung bei Schizophrenie haben FALLOON et al. (1984) ein praxisnahes Familientherapie-„Paket" (mit Therapeuten-Manual) entwickelt.

Die Durchführung von VT in Gruppen kann der Ökonomisierung von Einzeltherapien dienen (frühe Gruppenverfahren), Kohäsion als Zusatzvariable nutzen (HAND et al. 1974) oder hier – und – jetzt Interaktions-Probleme in der Gruppe modellhaft bearbeiten (s. in GRAWE 1980).

VII. Verhaltenstherapie als Selbsthilfe

Die „Hilfe zur Selbsthilfe" wird über eine Vielzahl entsprechender Publikationen versucht. GLASGOW und ROOSEN (in FRANKS 1984) zählten insgesamt etwa 160 solcher Manuale, vor allem zu ängstlich-phobischer und süchtiger Symptomatik (für Depressionen s. in REHM u. KASLOW 1984). Etwa die Hälfte war in keiner Weise auf ihre Wirksamkeit überprüft. Auf potentielle Gefahren ausschließlicher Selbstanwendung wird hingewiesen.

Die Bereiche **Schizophrenie, Süchte** und **"Habit Disorders"** (Tics etc.) sind hier nur am Rande erwähnt, da VT hier teilweise noch im Experimentierstadium ist oder – wie bei den Süchten – an anderer Stelle ausführlich beschrieben wird. Hingewiesen sei noch auf den großen Bereich der **VT bei kindlichen und jugendlichen Verhaltensstörungen** (SCHRÖDER 1977) sowie auf die Verhaltenstherapie in der Psychosomatik (Behavioral Medicine – GENTRY 1984; SCHWARZ 1985).

Die äußerst *umfangreiche Literatur zu diesem Gesamtbereich* sowie auch zu Evaluation, Forschung, ethisch-rechtlichen Fragen und dem Einsatz von Psychopharmaka in der VT ist am vollständigsten im „Handbuch der Verhaltenstherapie" von BELLACK et al. (1982) zusammengefaßt. Jüngste Weiterentwicklungen sind in Überblicksartikeln beschrieben in CRAIG u. MCMAHON (1983) und FRANKS (1984). Spezifisch den Schwierigkeiten bei und den Mißerfolgen von VT sind die Beiträge in WACHTEL (1982) und in FOA u. EMMELKAMP (1983) gewidmet. Kontinuierliche Weiterbildung über die Entwicklung der VT bieten die beiden seit langem erscheinenden jährlichen Publikationen "Annual Review of Behavior Therapy" (FRANKS oder, im Wechsel, WILSON et al.) und "Progress in Behavior Modification" (HERSEN et al.).

Fassen wir die Verfahren und deren Anwendungsweisen zusammen: Verhaltenstherapie ist an ihrer *Zielsetzung* definiert, dem Individuum individuell und sozial relevante Veränderungen im Verhalten (s. Abb. 1) zu ermöglichen. Als *Mediatoren* dienen Motorik, Kognition, Emotion und Physiologie. Als *Mittel zum Zweck* dienen die Verfahren, die ihre verhaltenstherapeutische Spezifität erst durch die Einbettung in die Strategie der VT erhalten.
Verhaltenstherapie in der Psychiatrie ist auch *Sozialpsychiatrie in der Praxis:* Sie stellt keine besonderen Anforderungen an Intelligenz, Alter oder Sozialstatus des Patienten; sie bezieht – wo immer möglich, wenn nötig – die Umwelt in die Therapie ein; sie wird zum wesentlichen Teil nicht im Sprechzimmer, sondern im realen Problemmilieu des Patienten durchgeführt; sie strebt von vornherein den Ausbau der Eigenständigkeit des Patienten und Transparenz der Therapie an; sie sucht einen Kompromiß zwischen individueller Akzeptanz und sozialer Relevanz der Therapiezielsetzung; die Erhöhung der sozialen Relevanz als Psychotherapieverfahren wird auch durch Betonung der Ökonomie – durch Kurzzeit-Orientierung der Therapieabläufe und erleichterte Vermittelbarkeit der Verfahren unter Therapeuten – angestrebt; „Rechenschaft" gegenüber der Gesellschaft wird durch möglichst weitgehende Evaluation ihrer Effekte versucht. VT ist schließlich das ideale Therapieverfahren für multiprofessionelle Arbeitsgruppen – in Kliniken können die nicht-akademischen Mitarbeiter, insbesondere das sog. „Krankenpflegepersonal", die gleiche therapeutische Kompetenz wie die akademischen Verhaltenstherapeuten entwickeln (HAND u. SCHRÖDER-HARTWIG 1985).

E. Zukünftige Entwicklungen

Welche inhaltlichen Weiterentwicklungen in der kommenden Dekade stattfinden werden, ist nur begrenzt voraussehbar (MICHELSON et al. 1981).

Über die jüngeren Verhaltenstherapeuten werden, zumindest vorübergehend, die „neuen Körpertherapien" (PETZOLD 1978) das Denken mit beeinflussen; in diesem Rahmen könnte auch der Motorik-orientierte Ansatz von FELDENKRAIS (1978), der von Pawlows Hirnfunktionsmodell ausgeht, weiter an Bedeutung gewinnen.

Die Hypnose wird in der VT (CLARKE u. JACKSON 1983) möglicherweise – auch über die zunehmend ihre hypnotischen Techniken in den Vordergrund stellende „Neo-linguistische Programmierung" (NLP) von GRINDER u. BANDLER (1984) – wieder stärkere Bedeutung erlangen.

Die jüngste Runde des Gedankenaustausches zwischen Verhaltenstherapeuten und Analytikern wurde eingeleitet durch WACHTELS Plädoyer für eine Integration beider Richtungen (1981); diesem folgte eine Diskussion zwischen Verhaltenstherapeuten und Analytikern über ihren Umgang mit „Widerstand" in der Therapie (in WACHTEL 1982) und eine erneute, wieder überwiegend kontroverse, Grundsatzdebatte (in ARKOWITZ u. MESSER 1984). Im deutschsprachigen Raum stehen Verhaltenstherapeuten (z. B. Jaeggi; WITTMANN 1981) und Analytikern (z. B. Pohlen), die für Annäherung plädieren, solche Analytiker (z. B. METZGER 1984) gegenüber, die darin eine Bedrohung und „Nivellierung" der Analyse sehen – durch deren „Reduktion zur Behandlungstechnik".

Es sei hier für ein Ende dieser Diskussion plädiert und für empirische Prozeß- und Evaluationsstudien darüber, wie und mit welchem Effekt Therapeuten dieser und anderer Richtungen in der Therapie handeln. Nur so wird auch die Gefahr, die die Psychotherapieforschung mit den „Metaanalysen" von Literaturdaten selbst beschworen hat, wieder reduzierbar werden (s. in HAND u. ZAWORKA 1982).

Zu fordern ist für die kommende Dekade:

1. Eine systematische Weiterentwicklung der systemischen Ansätze innerhalb der Strategie der VT und weitere Präzisierung der entsprechenden Verfahren.

2. Eine kreative Pause in der Entwicklung neuer Verfahren – und verstärkte Bemühungen, die bestehenden in der Anwendung zu evaluieren und dabei „Therapiepakete" auf die erwiesenermaßen notwendigen Inhalte zu reduzieren.

3. Der Ausbau der „neuen Einfachheit" der VT. Strategie-geleitete Indikationsstellungen von empirisch abgesicherten Verfahren und Vorgehensweisen sollten dazu führen, daß Therapien von immer komplexeren Störungen nicht immer komplizierter werden. Der Gynäkologe Stoeckel hat schon vor Jahrzehnten eine für jede Therapie gültige Feststellung getroffen, die in abgewandelter Form an den Schluß gestellt sei: *Man braucht viel Wissen, um das Wenige zu erkennen, das getan werden muß – und viel Können, damit dieses Wenige auch machbar wird.*

Literatur

Arentewicz G, Schmidt G (1980) Sexuell gestörte Beziehungen. Springer, Berlin Heidelberg New York

Arkowitz H, Messer S (eds) (1984) Psychoanalytic therapy and behavior therapy. Is integration possible? Plenum Press, New York

Bandura A (1976) Lernen am Modell. Klett, Stuttgart

Bandura A (1978) Toward a unifying theory of behavioral change. In: Franks C, Wilson G (eds) Annual review of behavior therapy: theory and practice, vol 6. Brunner/Mazel, New York

Bandura A (1979) Social learning theory. Prentice-Hall, Englewood Cliffs NY

Barlow D (1980) Behavior therapy: the next decade. Behavior Therapy 11:315–328

Bartling G, Fiegenbaum W, Krause R (1980) Reizüberflutung. Kohlhammer, Stuttgart

Beck A, Rush A, Shaw B, Emery G (1981) Kognitive Therapie der Depression. Urban & Schwarzenberg, München

Bellack A, Hersen M, Kazdin A (eds) (1982) International handbook of behavior modification and therapy. Plenum Press, New York

Blöschl C (1981) Verhaltenstherapie depressiver Reaktionen. Huber, Bern

Brady J (1984) Social skills training for psychiatric patients. II: Clinical outcome studies. Am J Psychiatry 141:491–498

Clarke J, Jackson J (1983) Hypnosis and behavior therapy. Springer, New York

Craig K, McMahon R (eds) (1983) Advances in clinical behavior therapy. Brunner/Mazel, New York

Dorsch F (1982) Psychologisches Wörterbuch, 10. Aufl. Huber, Bern

Ellis A (1978) Die rational-emotive Therapie, 2. Aufl. Reihe Leben lernen, Bd 26. Pfeiffer, München

Ellis A (1983) Rational-emotive therapy and cognitive behavior therapy. Springer, Berlin Heidelberg New York

Erwin E (1978) Behavior therapy: scientific philosophical and moral foundations. Cambridge University Press, Cambridge

Falloon I, Boyd K, McGill Ch (Hrsg) (1984) Family care of schizophrenia. Guilford, New York

Feldenkrais M (1978) Bewußtheit durch Bewegung. Suhrkamp, Frankfurt

Fliegel S, Groeger W, Künzel R, Schulte D, Sorgatz H (Hrsg) (1981) Verhaltenstherapeutische Standardmethoden. Urban & Schwarzenberg, München

Foa E, Emmelkamp P (1983) Failures in behavior therapy. Wiley, New York

Franks C (1984) New developments in behavior therapy. Haworth Press, New York

Gelder M (1972) Behavior therapy. In: Kisker K, Meyer J, Müller M, Strömgren E (Hrsg) Klinische Psychiatrie 1. Springer, Berlin Heidelberg New York (Psychiatrie der Gegenwart, 2. Aufl, Bd II/1)

Gentry W (ed) (1984) Handbook of behavioral medicine. Guilford, New York

Goldfried M, Robins C (1983) Self-schemata, cognitive bias, and the processing of therapeutic experiences. In: Kendall PH (ed) Advances in cognitive-behavioral therapy. Academic Press, New York

Goldstein A, Foa E (eds) (1980) Handbook of behavioral interventions. Wiley, New York

Goldstein A, Kanfer F (1979) Maximizing treatment gains: transfer enhancement in psychotherapy. Academic Press, New York

Grawe K (Hrsg) (1980) Verhaltenstherapie in Gruppen. Urban & Schwarzenberg, München

Grindler J, Bandler R (1984) Therapie in Trance. Klett-Cotta, Stuttgart

Haley J (1977) Direktive Familientherapie. Reihe Leben lernen, Bd 27. Pfeiffer, München

Hand I (1984) Verhaltenstherapie und Psychopharmaka bei Phobien? Welche Konsequenzen hat die Entdeckung der Panic-Disorder wirklich für die verhaltenstherapeutische Praxis und Forschung? In: Götze P (Hrsg) Leitsymptom Angst. Springer, Berlin Heidelberg New York

Hand I, Schröder-Hartwig K (1985) Kranken*pflege* und Verhaltens*therapie* in Psychiatrie und Medizin. Deutsche Krankenpflege Zeitschrift (DKZ) 38:650–654

Hand I, Tichatzki M (1979) Behavioral group therapy for obsessions and compulsions. In: Sjöden P, Bates S, Dockens W (eds) Trends in behavior therapy. Academic Press, New York

Hand I, Zaworka W (1982) An operationalized multisymptomatic model of neuroses (OM-MON): toward a reintegration of diagnosis and treatment in behavior therapy. Arch Psychiatr Nervenkr 232:359–379

Hand I, Lamontagne Y, Marks I (1974) Group exposure (flooding) in vivo for agoraphobics. Br J Psychiatry 124:588–602

Hersen M (1981) Complex problems require complex solutions. Behavior Therapy 12:15–29

Hoffmann N (Hrsg) (1979) Grundlagen kognitiver Therapie. Huber, Bern

Jacobson N (1984) Clinical innovations in behavioral marital therapy. In: Craig K, McMahon R (eds) Advances in clinical behavior therapy. Brunner/Mazel, New York

Jong R de, Hoffmann N, Linden M (Hrsg) (1980) Verhaltensmodifikation bei Depressionen. Urban & Schwarzenberg, München

Jost K (1982) Psychodiagnostik und Indikation verhaltenstherapeutischer Techniken. In: Plaum E (Hrsg) Diagnostik zwischen Grundlagenforschung und Intervention. Beltz, Weinheim

Kanfer F, Grimm L (1977) Behavioral analysis: selecting target behaviors in the interview. Behav Modification 1:7–28

Kanfer F, Grimm L (1980) Managing clinical change: a progress model of therapy. Behav Modification 4:419–444

Kanfer F, Karoly P (1972) Self-control: a behavioristic excursion into the lion's den. Behav Therapy 3:398–416

Kanfer F, Saslow G (1969) Behavioral diagnosis. In: Franks C (ed) Behavior therapy: appraisal and status. McGraw-Hill, New York

Kazdin A (1981) Outcome evaluation strategies. In: Rehm L (ed) Behavior therapy for depression: present status and future directions. Academic Press, New York

Kazdin A (1984) Behavior modification in applied settings, 3rd edn. Dorsey Press, Homewood Illinois

Kendall P (ed) (1983) Advances in cognitive-behavioral research and therapy. Academic Press, New York

Kendall P, Hollon S (eds) (1979) Cognitive behavioral interventions: theory, research, and procedures. Academic Press, New York

Kisker K (1985) Psychiatrie in dieser Zeit. In: Degwitz R (Hrsg) Hundert Jahre Nervenheilkunde. Hippokrates, Stuttgart

Lazarus H (1978) Multimodale Verhaltenstherapie. Fachbuchhandlung für Psychologie, Frankfurt a.M.

Lutz R (Hrsg) (1983) Genuß und Genießen. Beltz, Weinheim

Mahoney M (1977) Kognitive Verhaltenstherapie. Reihe Leben lernen, Bd 29. Pfeiffer, München

Mahoney M (1983) Cognition, consciousness and processes of personal change. In: Craig K, McMahon R (eds) Advances in clinical behavior therapy. Brunner/Mazel, New York

Mahoney M, Arnkoff D (1978) Cognitive and self-control therapies. In: Garfiel S, Bergin A (eds) Handbook of psychotherapy and behavior change, 2nd edn. Wiley, New York

Marks I (1975) Behavioral treatments of phobic and obsessive-compulsive disorders: a critical appraisal. In: Hersen M, Eisler R, Miller P (eds) Progress in behavior modification. Academic Press, New York

Marks I (1977) Bewältigung der Angst. Springer, Berlin Heidelberg New York

Marlatt G, Gordon J (1985) Relapse prevention: maintenance strategies in the treatment of addictive behaviors. Guilford, New York

Mash E, Terdal L (Hrsg) (1980) Compendium der verhaltenstherapeutischen Diagnostik. Fachbuchhandlung für Psychologie, Frankfurt

Meichenbaum D (1979) Kognitive Verhaltensmodifikation. Urban & Schwarzenberg, München

Merbaum M, Rosenbaum M (1984) Self-control theory and technique in the modification of smoking, obesity and alcohol abuse. In: Franks C (ed) New developments in behavior therapy. Haworth Press, New York

Metzger H (1984) Wunsch und Wirklichkeit. Anmerkungen zum gegenwärtigen Verhältnis von Psychoanalyse und Verhaltenstherapie. Psyche (Stuttg) 24:331–343

Michelson L, Hersen M, Turner S (eds) (1981) Future perspectives in behavior therapy. Plenum, New York

Öst L, Jerremalm A, Johansson J (1981) Individual response patterns and the effects of different behavioural methods in the treatment of social phobia. Behav Res Ther 19:1–16

Paul G, Lentz R (1977) Psychosocial treatment of chronic mental patients: milieu versus social learning programs. Harvard, Cambridge/Mass

Petzold H (Hrsg) (1978) Die neuen Körpertherapien. Junfermannsche Verlagsbuchhandlung, Paderborn

Rachman S, Hodgson R (1980) Obsessions and compulsions. Prentice-Hall, Englewood Cliffs NY

Rachman S, Wilson G (1980) The effects of psychological therapy. Pergamon Press, Oxford

Ramsey R (1979) Bereavement: a behavioral treatment of pathological grief. In: Sjöden P, Bates S, Dockens W (eds) Trends in behavior therapy. Academic Press, New York

Rehm L, Kaslow N (1984) Behavioral approaches to depression: research results and clinical recommendations. In: Franks C (ed) New developments in behavior therapy. Haworth Press, New York

Reinecker H (1983) Grundlagen und Kriterien verhaltenstherapeutischer Forschung. Verlag der Arbeitsgemeinschaft für Verhaltensmodifikation, Salzburg

Rötzer-Zimmer St (1985) Kognitive Verhaltenstherapie depressiver Patienten – Entwicklungen und Perspektiven aus der Therapieforschung. In: Heimann H, Gaertner HJ (Hrsg) Kongreßbericht der Jahrestagung der DGPN 1984. Springer, Berlin Heidelberg New York Tokyo

Rosenbaum M, Merbaum M (1984) Self-control of anxiety and depression: an evaluative review of treatments. In: Franks C (ed) New developments in behavior therapy. Haworth Press, New York

Sachse R (1979) Praxis der Verhaltensanalyse. Kohlhammer, Stuttgart

Schorr A (1984) Die Verhaltenstherapie: ihre Geschichte von den Anfängen bis zur Gegenwart. Beltz, Weinheim

Schröder G (1977) Verhaltenstherapie mit Kindern und Jugendlichen, Reihe Leben lernen, Bd 24. Pfeiffer, München

Schulte D (1974) Diagnostik in der Verhaltenstherapie. Urban & Schwarzenberg, München

Schwarz D (1985, i. Druck) Verhaltenstherapie und Psychosomatik. In: von Uexküll Th (Hrsg) Lehrbuch der psychosomatik. Urban & Schwarzenberg, München

Seiderer-Hartig M (1980) Beziehung und Interaktion in der Verhaltenstherapie. Pfeiffer, München

Shelton J, Ackermann J (1978) Verhaltensanweisungen: Hausaufgaben in Beratung und Psychotherapie. Reihe Leben lernen, Bd 33. Pfeiffer, München

Shelton J, Levy R (eds) (1981) Behavioral assignments and treatment compliance. Research Press, Champaign/Illinois

Shipley R, Boudewyns P (1980) Flooding and implosive therapy: are they harmful? Behavior Therapy 11:503–508

Stuart R (1980) Helping couples change. Guilford Press, New York

Tharp R, Wetzel B (1969) Behavior modification in the natural environment. Academic Press, New York

Thorpe G, Burns L (1983) The agoraphobic syndrome. Wiley, New York

Turk D, Speers M (1983) Cognitive schemata and cognitive processes in cognitive-behavioral interventions: going beyond the information given. In: Kendall Ph (ed) Advances in cognitive-behavioral research and therapy. Academic Press, New York

Ullrich de Muynck R, Ullrich R, Grawe K, Zimmer D (Hrsg) (1980) Soziale Kompetenz: Klinische Effektivität und Wirkfaktoren. Pfeiffer, München

Wachtel P (1981) Psychoanalyse und Verhaltenstherapie. Ein Plädoyer für ihre Integration. Klett-Cotta, Stuttgart

Wachtel P (ed) (1982) Resistance. Psychodynamic and behavioral approaches. Plenum, New York

Watson D, Tharp R (1975) Einübungen in Selbstkontrolle: Grundlagen und Methoden der Verhaltensänderung. Reihe Leben lernen, Bd 13. Pfeiffer, München

Williams J (1984) Cognitive-behavior therapy for depression: problems and perspectives. Br J Psychiatry 145:254–262

Wittmann L (1981) Verhaltenstherapie und Psychodynamik. Beltz, Weinheim

Zimmer D (Hrsg) (1983) Die therapeutische Beziehung. Edition Psychologie, Weinheim

Gesprächspsychotherapie, psychiatrische Aspekte

H. Bommert

INHALTSVERZEICHNIS

A. Einleitung

Die Psychotherapie hat in den letzten Jahren eine zunehmende Bedeutung für die Behandlungspraxis in der Psychiatrie gewonnen. Dies gilt insbesondere, seitdem neben der Psychoanalyse auch neuere Behandlungsformen, wie die Gesprächspsychotherapie und die Verhaltenstherapie, entwickelt worden sind. Die Bedeutung psychotherapeutischer Maßnahmen auch für die Behandlung psychiatrischer Erkrankungen kann heute als weitgehend unstrittig betrachtet werden. Um so erstaunlicher ist es daher, daß diesen therapeutischen Ansätzen in Lehrbüchern und Sammelbänden zur Psychiatrie und Psychotherapie oftmals kaum Aufmerksamkeit zuteil wird. Im Bereich der Gesprächspsychotherapie ist die Diskrepanz zwischen dem Umfang ihrer Anwendung in der Psychiatrie und ihrer Repräsentation in entsprechenden Lehrbüchern besonders kraß.

Obwohl bereits 1962 erste systematische Untersuchungen zur Behandlung psychiatrischer Patienten mit Gesprächspsychotherapie durchgeführt wurden (vgl. dazu Rogers et al. 1967), hat dieser therapeutische Ansatz bis heute kaum eine nachhaltige und realitätsgetreue Abbildung in der psychiatrischen Fachliteratur gefunden. Entweder wird die Gesprächspsychotherapie gar nicht (z. B. Rees 1980) bzw. nur kurz erwähnt (z. B. Redlich u. Freedman 1974; Helmchen et al.

1982) oder die Darstellung der Durchführungsform und des Geltungsbereiches der Gesprächspsychotherapie zeugen von einer verkürzten Sichtweise dieses Ansatzes und beruhen oftmals eher auf Vermutungen als auf Tatsachen (vgl. z. B. Huber 1974; Bauer et al. 1976; Schulte u. Tölle 1977; Finke u. Tölle 1978; Weitbrecht u. Glatzel 1979; Payk 1982).

Die Ursachen für diese Diskrepanz zwischen dem Umfang der derzeitigen Anwendung der Gesprächspsychotherapie in der psychiatrischen Praxis und ihrer Abhandlung in der Literatur liegen möglicherweise zu einem Teil darin, daß die Gesprächspsychotherapie vornehmlich von Psychologen entwickelt und praktiziert wurde und wird, psychiatrische Lehrbücher jedoch vornehmlich von Medizinern erstellt werden, die in ihrer Ausbildung oftmals keine Möglichkeit zu einer intensiveren Auseinandersetzung mit psychologischen Therapien bekommen haben. Eine andere wesentliche Erklärungskomponente ist jedoch auch darin zu sehen, daß die Konturen dieser Behandlungsform von gesprächspsychotherapeutischer Seite selbst nicht immer besonders prägnant gezeichnet werden. Es gibt vielmehr innerhalb der gesprächspsychotherapeutischen „Schule" selbst eine Reihe von konzeptuellen Problemen, die bisher nicht befriedigend gelöst werden konnten und die dazu geführt haben, daß – unabhängig von der Frage der Anwendung der Gesprächspsychotherapie in der Psychiatrie – ein einheitlich akzeptiertes Konzept der Gesprächspsychotherapie nur auf einer sehr globalen Ebene (nämlich der Anerkennung der drei von Rogers postulierten Therapeutenvariablen als grobes Orientierungsraster) definiert werden kann. Bereits die konkrete Ausformung der drei Basisvariablen auf der Verhaltensebene ist jedoch strittig.

Ferner besteht eine erhebliche Diskrepanz zwischen der praktischen Entwicklung der Gesprächspsychotherapie und ihrer wissenschaftlichen Vertretung und Weiterentwicklung an der Hochschule und in der Forschung (vgl. auch Struck u. Petermann 1982), was mit einer unzulänglichen empirisch-wissenschaftlichen Dokumentation und Begleitung der tatsächlich praktizierten gesprächspsychotherapeutischen Arbeit einherzugehen scheint.

Darüber hinaus könnte die mangelnde Abbildung der Gesprächspsychotherapie auch daraus resultieren, daß das Basiskonzept dieser Therapieform in der Zwischenzeit so weit als „Allgemeingut" jeder psychotherapeutischen Intervention verstanden wird, daß eine spezielle Zuordnung zur Gesprächspsychotherapie (und damit deren gesonderte Abhandlung) nicht mehr erforderlich erscheint: Zumindest die Herstellung des grundsätzlich akzeptierenden, verstehenden und zugewandten „therapeutischen Klimas" wäre demnach für den psychiatrischen und psychotherapeutischen Bereich selbstverständlich. Ein Blick in die Praxis läßt diese Begründung jedoch nicht als stichhaltig erscheinen.

B. Konzeptuelle und anwendungsorientierte Aspekte der Gesprächspsychotherapie

I. Derzeitiger Stand und Entwicklungstendenzen gesprächspsychotherapeutischer Konzeptbildung und Praxis

Die Konzeptualisierung eines therapeutischen Ansatzes wird wesentlich durch ihre theoretischen Grundlagen modelliert. Der derzeitige Stand der gesprächspsychotherapeutischen Theorie ist allerdings noch unzureichend. Die Gesprächspsychotherapie verfügt noch nicht über eine einheitliche und stringente Theorie in dem Sinne, daß damit alle Ereignisse und Vorgehensweisen im therapeutischen Kontext erklärt, begründet und vorhergesagt werden können. Zwar gibt es das theoretische System von Carl ROGERS, dies ist jedoch in vielen Punkten unzulänglich (vgl. dazu BOMMERT 1982a).

Eine Therapietheorie, die dem oben formulierten Anspruch vollständig genügt, existiert allerdings bis heute noch für keine Psychotherapieform. Auch im Bereich der Verhaltenstherapie ist mit der stärkeren Einbeziehung kognitiver Elemente die theoretische Grundlegung des therapeutischen Rahmens eher schwieriger geworden.

Eine derartige Theorie der Gesprächspsychotherapie setzt u. a. voraus, daß unter den Forschern und Praktikern dieses Ansatzes zumindest ein weitgehend kompatibles Wissenschaftsverständnis existieren würde. Genau dies existiert jedoch nicht. So hat sich bereits Carl ROGERS bei der Einordnung seiner theoretischen Position (vgl. etwa ROGERS 1951) einerseits eindeutig auf die humanistische Psychologie, die selbst wiederum enge Verbindungen zur existentiellen/phänomenologischen Philosophie aufweist, bezogen. Andererseits ist die Gesprächspsychotherapie diejenige Psychotherapieform gewesen, die als erste empirisch-psychologische Prozeduren zur Analyse therapeutischer Interventionen angewandt hat. Diese Zweigleisigkeit wirkt bis heute nach und hat zu einer erheblich unterschiedlichen Einschätzung der Wertigkeit humanistisch-phänomenologischer bzw. naturwissenschaftlicher Denk- und Handlungsansätze geführt (vgl. dazu auch KWIATKOWSKI 1980). Es läßt sich nun zeigen, daß sowohl der naturwissenschaftliche als auch der humanistische Ansatz mit spezifischen Nachteilen verbunden ist, so daß aus beiden Ansätzen – zumindest in der heutigen Form – keine in sich geschlossene Theorie im o. g. Sinne zu erwarten sein wird. Erschwerend kommt in diesem Zusammenhang hinzu, daß bei vielen Gesprächspsychotherapeuten offensichtlich ein spezifisches Verhältnis der Theorie zur Praxis zu verzeichnen ist, ein Verhältnis, das es fast zwangsläufig mit sich bringt, daß kontroverse Standpunkte innerhalb dieser Therapierichtung sehr viel verhärteter und mit weniger Integrationswillen vertreten werden, was für die Entwicklung einer einheitlichen Theorie nicht gerade förderlich ist.

So konnte DENNIG (1984) aufgrund der Analyse von Aussagen verschiedener Vertreter der Gesprächspsychotherapie zum Verhältnis der Theorie zur Praxis nachweisen, daß viele Gesprächspsychotherapeuten der eigenen Erfahrung und Praxis den entscheidenden Stellenwert zuordnen, dem die theoretischen Konzepte und wissenschaftstheoretischen Begründungen lediglich nachgeordnet sind. Diese theoretischen Formulierungen geben den subjektiven Praxiserfahrungen der einzelnen Therapeuten lediglich die äußere *Form* einer wissenschaftlichen Begründung, sind von der inhaltlichen Seite her jedoch eher Äußerungen weltanschaulicher Art. Derartige philosophisch-weltanschauliche Konzepte sind einerseits sehr änderungsresistent und nur schwer in ein übergeordnetes theoretisches Konzept einzuordnen, andererseits lassen sich derartige Grundannahmen auch kaum verifizieren oder falsifizieren.

Hinsichtlich der praktischen Vorgehensweisen der Gesprächspsychotherapie könnte man bei oberflächlicher Betrachtung und unter Bezugnahme auf die mancherorts veröffentlichte Meinung fälschlicherweise zu der Annahme gelangen, der gesprächspsychotherapeutische Ansatz sei ein weitgehend uniformer Prozeß mit wenigen durchgängig realisierten Prozeßmerkmalen, die zudem von allen Gesprächspsychotherapeuten akzeptiert und in vergleichbarer Form realisiert würden. Bei differenzierterer Betrachtung der Praxis ist allerdings schnell festzustellen, daß von einer Uniformität nicht die Rede sein kann. Als verbindende Klammer sämtlicher therapeutischer Aktivitäten kann zwar nach wie vor das Eingehen des Psychotherapeuten auf den „inneren Bezugsrahmen" des Klienten (seine phänomenale Welt) festgestellt werden, die Art und Weise, wie dieses interne Therapieziel angesteuert wird, unterscheidet sich jedoch bei einzelnen Gesprächspsychotherapeuten ganz erheblich.

Diese Vielfältigkeit des Vorgehens ist dabei nicht verwunderlich: Während es auf den ersten Blick so erscheint, als würde durch die von ROGERS vorgegebenen Basisvariablen der Gesprächspsychotherapie eine praxisvereinheitlichende Richtlinie mitgegeben (woraus bei oberflächlicher Betrachtungsweise eben die Schlußfolgerung eines relativ ähnlichen Vorgehens aller Therapeuten gezogen wird), bleibt die konkrete Ausformung dieser Basisbedingungen weitgehend ohne weitere „Vorschriften", d. h. es bleibt dem einzelnen Therapeuten die Möglichkeit, diese Ausformung auf der konkreten Verhaltensebene selbst zu vollziehen. Es ist hierbei naheliegend, eine enge Beziehung zwischen theoretischen und weltanschaulichen Grundannahmen, persönlichen Reaktionspräferenzen des jeweiligen Therapeuten und eben dieser konkreten Ausformung des therapeutischen Agierens anzunehmen. Auf der Ebene der Theorienbildung spiegeln sich die unterschiedlichen praktischen Vorgehensweisen bei vereinfachender, polarisierender Darstellungsform bereits in den Ansätzen von ROGERS und Mitarbeitern einerseits bzw. den kognitiv-informationstheoretischen Ansätzen (z. B. ANDERSON 1974; WEXLER 1974) andererseits wider.

Für ROGERS besteht der innere Bezugsrahmen des Klienten vorwiegend aus Gefühlen und gefühlten Bedeutungen, die der Therapeut einfühlend nachvollziehen soll. Die Verbalisierungen des Therapeuten werden von ROGERS als Indikator für das emphatische Verstehen aufgefaßt und sind unter diesem Blickwinkel lediglich funktional zu betrachten: Sie sind das Vehikel für den Transport von Akzeptierung, Wärme und Zuneigung vom Therapeuten an den Klienten. Die Selbstexploration des Klienten ist in diesem Verständnis der Prozeß, in dessen Verlauf der Klient von einer Entfremdung bzw. Abwehr seiner Gefühlswelt zu einem intensiveren Kontakt mit seinen organisch-emotionalen Erfahrungen kommt. Die in diesem Ansatz fokussierten emotionalen Erlebnisgehalte werden bei GENDLIN (vgl. z. B. 1980) darüber hinaus mit prozeßhaften körperlichen Vorstellungen und Erlebnissen in Verbindung gebracht.

Bei dem kognitiven Verständnis der klientenzentrierten Praxis steht zwar auch der innere Bezugsrahmen des Klienten im Mittelpunkt. Jedoch wird hier den Gefühlen keine besondere bzw. ausschließlich tragende Rolle zuerkannt. Der innere Bezugsrahmen des Klienten, seine „innere Welt", besteht vorwiegend aus kognitiven Funktionen, Strukturen und Schemata, die durch die aktive Auseinandersetzung mit inneren und äußeren Informationen zur Entfaltung kommen. Gefühle erhalten dabei einen anderen Stellenwert: Sie dienen als *eine* mögliche Informationsquelle. Sie erhalten einerseits zu verarbeitende Informationen und sind andererseits das Produkt der informationsverarbeitenden Prozesse. Die gesprächspsychotherapeutische Praxis hat diesem Verständnis zufolge die Art und Weise der Verarbeitung von Informationen und die Möglichkeit zur Lösung von Problemen zu verbessern.

Die Analyse der theoretischen Konzepte und der Äußerungen über die praktischen Vorgehensweisen zeigt also deutlich, daß es zwei unterschiedliche Strömungen der Ausformung der klientenzentrierten Basisbedingungen gibt, wobei die kognitionstheoretischen Begriffe und Formulierungen mit dem auf die Emotionen zentrierten Ansatz der Ausformung der Basisbedingungen kaum vereinbar zu sein scheinen: Kognitive, problemorientierte Momente werden im Rahmen der emotionszentrierten Strömung als geradezu hinderlich beim psychotherapeutischen Prozeß betrachtet. Obwohl eine quantitativ relativ starke Strömung den kognitiven Ansätzen besonderes Gewicht verleiht, wird die emotionale Sichtweise, die Strömung des vorwiegend gefühlsmäßigen Nachvollziehens der emotionalen Erlebnisgehalte des Klienten durch den Therapeuten innerhalb der Gesprächspsychotherapie erheblich deutlicher artikuliert und oftmals als die „einzig richtige" Gesprächspsychotherapie publiziert. Hieraus mag sich teilweise die (Fehl-)Einschätzung der Gesprächspsychotherapie auch außerhalb dieser Therapie-„Schule" erklären: Gesehen wird nur der vorrangig veröffentlichte Aspekt der Betonung der Emotionen, dieser wird zusätzlich verkürzt etwa als „Wiederholung der emotionalen Äußerungen des Klienten durch den Therapeuten" verstanden und daraus Schlußfolgerungen auf den Geltungsbereich der Gesprächspsychotherapie abgeleitet.

Diese einseitige Betonung der emotionalen Dimension in der „offiziellen" Darstellung der Gesprächspsychotherapie (und in vielen Ausbildungskonzepten und -unterlagen zur Gesprächspsychotherapie) ist zumindest durch empirische Belege nicht zu rechtfertigen. Die durch diese ausschließliche Betonung der emotionalen Komponente nahegelegte Vermutung, daß auf diesem Wege grundsätzlich bessere therapeutische Effekte erreicht werden könnten, als bei einer Einbeziehung der Kognitionen des Klienten, läßt sich empirisch nicht halten. So hat kürzlich DENNIG (1984) die angeschnittenen Fragen in einer eingehenden empirischen Analyse einer Klärung näher gebracht. Im wesentlichen sollte dabei geklärt werden, ob und in welchem Umfang sich die Betonung der emotionalen Komponente in der gesprächspsychotherapeutischen Praxis wiederfinden läßt und welche Auswirkungen auf die Effekte der Psychotherapie eine Betonung der emotionalen bzw. kognitiven Aspekte mit sich bringt.

Die Untersuchung wurde an 29 Gesprächspsychotherapeuten (12 weiblich, 17 männlich) durchgeführt. Die durchschnittliche Erfahrung dieser Therapeuten betrug 5 Jahre (range 3–7 Jahre). Jeder der Therapeuten hatte im Rahmen dieser Studie 2 Klienten zu behandeln. Diese 58 Klienten (35 weiblich, 23 männlich) konnten hinsichtlich Störungsart und Ausmaß als weitgehend repräsentativ für die Gesprächspsychotherapie angesehen werden. Verschiedene Selbst- und Fremdeinschätzungsmaße wurden zur Erfassung des „Reaktionstyps" des Psychotherapeuten (emotional bzw. kognitiv) und zur Einschätzung der psychotherapeutischen Effekte herangezogen.

Die wesentlichsten Ergebnisse lassen sich wie folgt skizzieren: Mit Hilfe der Clusteranalyse ließ sich die Stichprobe der Gesprächspsychotherapeuten in 2 klar trennbare Cluster aufteilen, wobei die Therapeuten des einen Clusters im wesentlichen emotionale Aspekte in der Interaktion mit dem Klienten favorisierten, der andere Teil im wesentlichen kognitive Komponenten. Dieser „Reaktionstyp" der Therapeuten erschien dabei als recht stabil: Die Bevorzugung der jeweiligen Komponente existierte unabhängig von der jeweiligen Phase der Therapie und unabhängig vom „Typen" und dem Problem des jeweiligen Klienten. Hinsichtlich der Therapieeffekte zeigten sich keine bedeutsamen Unterschiede zwischen den Klienten, die von Therapeuten des „emotionalen Reaktionstyps" bzw. denen des „kognitiven Reaktionstyps" behandelt worden waren.

Diese Ergebnisse sind zumindest als ein deutlicher Hinweis darauf zu interpretieren, daß die bisherige implizite oder explizite Bevorzugung der emotionalen Komponenten im Therapieprozeß von einem großen Teil der Gesprächspsychotherapeuten (in der genannten Stichprobe ca. 40%) in ihren praktischen Handlungen nicht nachvollzogen wird. Vielmehr existiert offensichtlich – im Widerspruch zur veröffentlichten Konzeption – bei vielen Gesprächspsychotherapeuten ein Praxiskonzept, das das Eingehen auf den inneren Bezugsrahmen des Klienten vorrangig auf der kognitiven Ebene realisiert (d. h. Klärung, Präzisierung und Veränderung vornehmlich von Zielen, Interessen, Sichtweisen, Bewertungen etc. des Klienten anstelle einer mehr oder weniger ausschließlichen Konzentration auf seine Gefühle). Diese Vorgehensweise erweist sich dabei, bezogen auf verschiedene Effektivitätsmaße der Psychotherapie, als in gleicher Weise wirksam wie die durch manche Veröffentlichungen als einzig wirksam und vertretbar dargestellte Vorgehensweise der Konzentration auf die Emotionen des Klienten. Eine derartige a priori Bevorzugung der emotionalen Komponenten ist also nicht nur ungerechtfertigt, sondern birgt darüber hinaus auch die Gefahr in sich, bestimmte Klienten-„Typen" nur deswegen nicht zu erreichen, weil der Zugang zur inneren Welt des Klienten mit zu einseitigen Mitteln gesucht wird.

Es kann in der Praxis der Gesprächspsychotherapie nicht darum gehen, die Klärung, Präzisierung und Fortentwicklung des „inneren Bezugsrahmens" des Klienten grundsätzlich und losgelöst von der spezifischen Therapiekonstellation durch eine Konzentration auf die Emotionen *oder* die Kognitionen des Klienten in Gang zu setzen; vielmehr sind Entscheidungen zu einer derartigen Betonung im jeweiligen Einzelfall unter Berücksichtigung der Bedürfnisse des Klienten, seiner spezifischen Problematik, der Therapiephase und der persönlichen Reaktionspräferenz des Therapeuten (vgl. etwa das Postulat der „Echtheit" des Therapeuten) zu treffen. Es bleibt zukünftigen empirischen Untersuchungen vorbehalten, derartige differentielle Prozeduren näher zu beleuchten und konkretere Handlungsanweisungen daraus abzuleiten. Die durch die gesprächspsychotherapeutischen Basisvariablen bewirkten Rahmenbedingungen (das positive, akzeptierende therapeutische Klima) bleiben dabei unberührt, da sie selbstverständlich auch unter eher „kognitiven Prozeduren" realisiert werden können.

Weitgehend unstrittig ist dagegen die Rolle der Kognitionen in einem anderen Zusammenhang der gesprächspsychotherapeutischen Praxis: So wird etwa darauf hingewiesen, daß die Klienten im Laufe der Therapiegespräche eine veränderte kognitive Sicht ihrer Probleme gewinnen (ECKERT 1974) und daß sie zu einer erhöhten Problemlösefähigkeit kommen (ESPE 1980). In der Regel wurde aber bisher diese kognitive Komponente eben nur als *Ergebnis* eines gesprächspsychotherapeutischen Prozesses dargestellt, der selbst als im wesentlichen durch die Betonung der Emotionen des Klienten charakterisiert sei.

Im Zusammenhang mit der Analyse der Bedeutsamkeit kognitiver Anteile der gesprächspsychotherapeutischen Praxis entwickelte DENNIG (1984) ein neues, gesprächspsychotherapiespezifisches Neurosemodell, aus dem ebenfalls die gleiche Wertigkeit kognitiver und emotionaler Prozeduren für die Reduktion neurotischen Leidens ableitbar ist. Dieses Neurosemodell ist bipolar konzipiert und skizziert als jeweilige Endpunkte der Neurosedimension die Verstricktheit des Klienten in sein unmittelbares Erleben bzw. die Fähigkeit zu reflexiv-kontrollierenden Verhaltensweisen (näheres vgl. DENNIG 1984).

Zusammenfassend läßt sich festhalten, daß eine eingeschränkte Behandlung des therapeutischen Prozesses unter weitgehend ausschließlicher Konzentration auf die Emotionen des Klienten nicht nur nicht gerechtfertigt ist, sondern von einem erheblichen Teil der Gesprächspsychotherapeuten offensichtlich auch gar nicht praktiziert wird. Die Erkenntnis, daß die von ROGERS entwickelte Therapieform Emotionen *und* Kognitionen in grundsätzlich gleicher Weise als veränderungswirksame Ansatzpunkte nutzbar machen kann (und sollte), ist zwar nicht grundsätzlich neu, scheint aber erst jetzt allmählich mit Hilfe empirischer Belege auch in die „veröffentlichte Meinung" über die Gesprächspsychotherapie hineintragbar zu sein. Es bedarf sicherlich keiner gesonderten Begründung zu behaupten, daß mit einem derartigen Verständnis und den damit verbundenen Handlungsmöglichkeiten in der Praxis erweiterte und angemessenere Interventionsalternativen auch und gerade bei Problemen im psychiatrischen Bereich einhergehen, als bei der eingeschränkten Konzentration lediglich auf die Emotionen des Klienten.

II. Spezifische Aspekte der Anwendung in der Psychiatrie

1. Das gesprächspsychotherapeutische Basisverhalten

Die drei Grundvariablen des Therapeuten in der Gesprächspsychotherapie – emotionale Wärme, Echtheit und einfühlendes Verstehen – werden oftmals als Kriterien der Abgrenzung dieser Therapieform gegenüber anderen therapeutischen Ansätzen herangezogen. Eine derartige Grenzziehung ist problematisch, weil gerade diese Aspekte grundsätzlich und generell für den Umgang mit psychisch Kranken gelten sollten. Daß dies allerdings keine Selbstverständlichkeit ist, läßt sich sowohl an der täglichen psychiatrischen Praxis als auch an den Ergebnissen empirischer Untersuchungen demonstrieren.

So zeigte z. B. eine Untersuchung von GRONAU et al. (1978) zum mitmenschlichen Umgang von Krankenpflegekräften mit psychiatrischen Patienten auf, daß die Pflegekräfte hauptsächlich den reibungslosen Ablauf der Station im Auge hatten und die positiven Auswirkungen eines persönlichen Umgangs mit den Patienten für deren seelisches Wohlbefinden und Gesundheit unterschätzten. Zudem gingen die Pflegekräfte mit jenen psychiatrischen Patienten deutlich unpersönlicher um, die sich weniger verständlich ausdrückten.

Dabei sind die Hinweise auf die Bedeutsamkeit der genannten Faktoren für die psychische Gesamtsituation der Klienten nicht neu: So hatten bereits ROGERS und Mitarbeiter im Rahmen ihrer 5jährigen Untersuchung an hospitalisierten, chronisch schizophrenen Patienten des Mendota-State-Hospital (1962) darauf hingewiesen, daß es in der klinischen Psychiatrie neben der Einzeltherapie insbesondere auch darauf ankomme, den Patienten vom gesamten Personal das von der Gesprächspsychotherapie geforderte Klima (im Sinne der drei genannten Basisvariablen) entgegenzubringen. Eine Befragung psychotherapeutisch tätiger Ärzte (vgl. MEYER-CORDING 1978) deutet zudem darauf hin, daß zumindest den praktizierenden Gesprächspsychotherapeuten in der Psychiatrie diese Gesichtspunkte auch deutlich sind: Die Gesprächspsychotherapie ermöglicht nämlich danach einen vertieften Zugang zum Klienten, erleichtert die Kommunikationssituation, verbessert die Arzt-Patient-Beziehung und schafft eine Atmosphäre des Vertrauens.

Die durch das gesprächspsychotherapeutische Konzept nahegelegte grundlegende Akzeptierung des Klienten scheint zudem bei spezifischen Störungsbildern bzw. Therapiephasen eine optimale, teilweise die einzige Ansatzmöglichkeit für den therapeutischen Prozeß zu sein:

So weist FRANKE (1982) darauf hin, daß die spezifische Art der Interaktionen zwischen Therapeut und Klient z. B. bei psychosomatischen Patienten ein kennzeichnender Vorteil der Gesprächspsychotherapie sei. So könnten insbesondere die spezifischen Schwierigkeiten, die bei psychosomatischen Patienten auftauchen (etwa das Festhalten an ausschließlich organischer Bedingtheit der Erkrankung, Erwartung einer schnellen Linderung der Symptomatik möglichst ohne eigene Anstrengung, Skepsis gegenüber einer Symptomverbesserung) dadurch aufgefangen werden, daß ein gesprächspsychotherapeutisches Vorgehen praktiziert wird, welches diese Verhaltensweisen akzeptiert und nicht deren Veränderung als notwendige Voraussetzung dafür ansieht, daß überhaupt eine Therapie begonnen werden kann. Dies sei eine, wenn nicht die einzige geeignete Möglichkeit, die notwendigen therapeutischen Veränderungen einzuleiten (vgl. FRANKE 1982a, S. 188).

Daß diese Basisvariablen bzw. das mit ihnen einhergehende „therapeutische Klima" nicht nur innerhalb der engeren psychiatrischen Behandlung von Bedeutung ist, läßt sich weiterhin dadurch skizzieren, daß verschiedene Arten sozialer Unterstützung einen positiven Effekt auf die psychiatrische Symptomatik ausüben können. So zeigt sich z. B., daß der Anstieg depressiver Symptomatik durch das Vorhandensein sozialer Unterstützung abgeschwächt wird. Soziale Unterstützung (durch Partner, Kinder und Freunde) in einem emotional zugewandten und akzeptierenden Klima kann streßreiche Belastung abbauen und einen negativen Einfluß auf das Befinden der Patienten in Richtung auf Depressivität mildern oder ausschalten (vgl. dazu auch BROWN et al. 1975; HAUTZINGER 1985).

Die im gesprächspsychotherapeutischen Grundkonzept enthaltene grundlegende Akzeptierung auch des psychisch Kranken als einer Person von gleichem Wert, kann zudem die Aufmerksamkeit auch auf einen weiteren grundlegenden Aspekt des Umgangs mit psychiatrisch erkrankten Personen lenken: So weist BLEULER (1969) darauf hin, daß sich der Begriff der Geisteskrankheit nicht mit eindeutigen, objektiven wissenschaftlichen Maßstäben fassen läßt, sondern immer ein relatives Urteil im gesellschaftlichen Kontext sein muß. Eine Ausgrenzung des psychisch Kranken werde dann vorgenommen, wenn man mit der eigenen Erfahrung die Verhaltens- und Erlebensweisen eines anderen Individuums nicht mehr begreifen könne. Auch SARBIN u. MANCUSO (1982) weisen darauf hin, daß die Schizophrenie als moralisches Urteil zu begreifen sei und deshalb wie alle moralischen Urteile von Zeit, Ort und Personen abhängig, die dieses Urteil verkünden.

Die von gesprächspsychotherapeutischer Seite her nahegelegte Zentrierung auf die innere Welt des Klienten, d. h. der Versuch, den Klienten in seinen Sichtweisen, Bewertungen und Erlebnissen zu verstehen, ist also auch und gerade dann, wenn es darum geht, psychiatrisch erkrankte Menschen zu verstehen, von Bedeutung. Die durch die Gesprächspsychotherapie nahegelegte Haltung erleichtert dabei den vertieften Zugang zum Patienten in erheblicher Weise. Dies setzt allerdings voraus bzw. impliziert, daß der Therapeut dem Klienten die gleiche Kompetenz zum Ausdrücken seines eigenen Erlebens und Befindens zuschreibt, wie er dies bei nichtpsychiatrischen Patienten tut. Diese Kompetenzzuschreibung erfolgt jedoch im psychiatrischen Bereich durchaus nicht regelmäßig:

Eine Bestandsaufnahme von PETERMANN u. BRUNS (1981) weist z. B. für den Schizophreniebereich darauf hin, daß den Patienten diese Kompetenz nicht zugeschrieben wird. Andererseits gibt es jedoch ebenfalls deutliche Postulate in der Richtung, die Äußerungen des Patienten ernstzunehmen und ihnen nicht mit Bewertungsmaßstäben des Therapeuten zu begegnen.

So will LaRUSSO (1978) jeden Ansatz, der eine Zurückweisung der Wahrnehmung paranoider Patienten impliziert, in Frage gestellt sehen. Ihr erscheint es angemessener, die sog. „Wahnvorstellungen" als möglicherweise symbolische Ausdrucksform valider Erfahrungen zu betrachten.

Auch DÖRNER u. PLOG (1982) weisen darauf hin, daß psychotische Äußerungsweisen nicht sinnlos oder motivlos sind, sondern daß ihnen vielmehr eine innere Auseinandersetzung zugrunde liegt. Sie betonen, daß vom Therapeuten mehr Ausdauer und Geduld, aber auch mehr Bemühen verlangt wird, den Sinn der Äußerungen zu verstehen. Auch bei irrealen, wahnhaften Inhalten sollte der Therapeut sich bemühen, den Patienten zu verstehen und ihm das Gefühl geben, daß er akzeptiert wird und daß seine Meinung und Sichtweise grundsätzlich den gleichen Wert hat, wie die des Therapeuten. Die Autoren machen in diesem Zusammenhang auch noch einmal deutlich, daß es nicht nur darum gehen kann, den Patienten in seinen Gefühlen zu verstehen, sondern daß auch die subjektive Bedeutung von Handlungsweisen und Kognitionen zu berücksichtigen sind.

In ähnlicher Form weisen BINDER u. BINDER (1979) darauf hin, daß es auch bei psychotischem Erleben notwendig ist, die Erlebnisebene des Klienten zu treffen. Sie betonen, daß es uneinfühlbar sein mag, daß ein Mensch überzeugt ist, „von Anderen böse Gedanken eingegeben zu bekommen", daß aber sehr wohl seine Gefühle von Empörung, Verzweiflung, Fremdbestimmtheit etc. nachvollziehbar sind und er auf dieser Ebene erreichbar ist. Das Einfühlen in das psychotische Erleben des Klienten sei durch die Zentrierung auf die emotionale Ebene möglich.

Die gesprächspsychotherapeutischen Grundvariablen haben darüber hinaus eine spezifische Auswirkung auf die Krankheitssicht des Patienten. Genauso wie mit einer medizinisch-medikamentösen Behandlung einer spezifischen Symptomatik die Sichtweise des Patienten in der Richtung gesteuert wird, seine Erlebnisse als Ausdruck von oder Hinweis auf körperliches Befinden zu sehen, genauso wird die gesprächspsychotherapeutische Grundhaltung innerhalb des psychotherapeutischen Methodenkanons andere Sichtweisen der Krankheit vermitteln als dies alternative psychotherapeutische Konzepte tun. DÖRNER u. PLOG (1982, S. 105) weisen in diesem Zusammenhang darauf hin, daß es z. B. bei schizophrenen Patienten eines der Ziele sei, daß der Patient lernt, sich nicht nur als Opfer, sondern auch als Täter seiner eigenen Spaltung zu begreifen und daß die Erreichung dieses Ziels mit einer bestimmten Qualität des Therapeutenverhaltens einhergeht: Eine an das gesprächspsychotherapeutische Grundkonzept angelehnte, die Sichtweisen und Ängste des Klienten ernstnehmende Formulierung führt daher eher zu einer überprüfenden Realitätskontrolle durch den Patienten als eine abwertend vorgebrachte Konfrontation mit sog. objektiven Gegebenheiten.

Die grundlegende Bedeutung einer verständnisvollen, akzeptierenden, zugewandten Beziehung, wie sie im Grundkonzept der Gesprächspsychotherapie enthalten ist, wird auch von psychoanalytischer Seite für die Behandlung von Psychotikern für notwendig gehalten. So ist nach BEESE (1978) eines der wenigen, von Psychoanalytikern verschiedener Schulrichtungen einheitlich anerkannte Wirkungsprinzip der Psychotherapie das der „korrigierenden emotionalen Erfahrung". Auf die Psychotiker angewandt bedeutet das, er muß – in der Terminologie der Psychoanalyse – an einem neuen Objekt, einem Menschen oder einer Gruppe von Menschen das erleben lernen, was er mit seinen Primärobjekten nicht erleben konnte, nämlich Liebe und verständnisvolle Zuwendung, Sicherheit und Geborgenheit. Dies solle ihn dann in die Lage versetzen, seine negativen Übertragungen aufzugeben, die sich aufgrund seiner enttäuschenden Primärerfahrungen auf alle Menschen gerichtet hatten, und er soll lernen, daß seine gegenwärtigen Bezugspersonen anders sind als seine versagenden Primärobjekte (vgl. BEESE 1978, S. 47).

Derartige veränderte Lernerfahrungen werden auch von FRANKE (1982b) in bezug auf Anorexia nervosa-Klientinnen besonders betont. Danach erscheint Gesprächspsychotherapie nicht allein deshalb geeignet, weil sie auf die besonderen aktuellen psychischen Bedingungen der Magersüchtigen eingeht, sondern auch, weil sie geeignet ist, die ungünstigen sozialen Lernerfahrungen, die diese bisher gemacht haben, zu revidieren (vgl. FRANKE 1982, S. 282).

Die sensible Einstellung des Psychotherapeuten auf die innere Erlebniswelt des Klienten, die grundlegende Akzeptierung seiner Sichtweisen und Bedürfnisse lassen dem Klienten auch genügend Möglichkeiten, die Kontrolle über Nähe bzw. Distanz zum Psychotherapeuten zu behalten, diese selbst zu bestimmen. Dies demonstriert FRANKE (1982b), wenn sie in bezug auf magersüchtige Patientinnen formuliert, daß der Gesprächspsychotherapeut die Magersüchtige sowohl darin akzeptiert, daß sie sich als minderwertige Person sieht, als auch in ihrem Bemühen um Distanz. Der Gesprächspsychotherapeut wird nicht versuchen, ihr eine emotionale Nähe aufzudrängen, der sie sich nicht gewachsen fühlt und die sie in ihrem Selbstkonzept verunsichert (vgl. FRANKE 1982b, S. 282).

Das aus den Basisvariablen abgeleitete Bemühen des Gesprächspsychotherapeuten, die innere Welt des Klienten zu verstehen und nachzuvollziehen, wird auf der Verhaltensebene durch die Verbalisierungen des inneren Bezugsrahmens durch den Therapeuten realisiert. Diese Verbalisierung hat allerdings nicht nur die Funktion, Verständnis für die Erlebensweisen des Klienten zu signalisieren, sondern impliziert auch die Möglichkeit für den Klienten, über seine Situation und sein Erleben zu reflektieren und diese Reflektion als Basis für Veränderungen und Weiterentwicklungen zu benutzen. Dieser Aspekt der gesprächspsychotherapeutischen Vorgehensweise fungiert dabei als wesentliches Mittel für eine kognitive Umstrukturierung der Sicht- und Erlebensweisen des Klienten, was offensichtlich auch für den Bereich psychiatrischer Symptomatik von erheblicher Bedeutung ist.

So fanden JACOBSON et al. (1977) in einer Untersuchung mit depressiven Frauen, daß erfolgreiche Klientinnen (gemessen am Nichtwiederauftreten der depressiven Symptomatik in einem 8 monatigen Psychotherapiezeitraum) während der ersten zwei Monate der Behandlung bedeutsam stärker auf einer reflektiven Ebene kommunizierten als nicht erfolgreiche Klientinnen. Die reflektive Art zu kommunizieren war dabei u. a. durch Modifikationen des Denkens in bezug auf Störungserklärungen, durch die Kenntnis und das Bewußtsein des eigenen Verhaltens und Überlegungen zur Wirkung des eigenen Verhaltens auf andere Personen gekennzeichnet. Depressive Frauen, bei denen die Symptomatik im Untersuchungszeitraum wieder auftrat, kommunizierten eher in beschreibender Form und präsentierten mehr Fakten, wohingegen die erfolgreicheren Patientinnen Fakten eher unter dem Aspekt der interpersonalen Beziehungen beleuchteten.

Auch in anderen therapeutischen Ansätzen wird dieser Funktion des gesprächspsychotherapeutischen Ansatzes offensichtlich eine wesentliche Bedeutung zugeschrieben: So wurde etwa in einem verhaltenstherapeutisch orientierten Therapieprogramm für stationär behandlungsbedürftige, neurotisch-depressive Klienten (DE JONG et al. 1983) eine Form der Therapie angewandt, die als ein wesentliches Zwischenziel formulierte, anstelle globaler Bewertungen (insbesondere Selbstabwertungen) der Klienten eine differenziertere, auf spezifische Situationen und Verhaltensweisen bezogene Bewertung der eigenen Person zu erreichen, d. h. eine Präzisierung und Differenzierung von Aspekten des „inneren Bezugsrahmens" des Klienten.

Daß diese von der gesprächspsychotherapeutischen Seite betonte Funktion der Interaktion zwischen Therapeut und Klient im psychiatrischen Bereich durchaus nicht die Regel ist, läßt sich aus einer Untersuchung von WEISSMAN u. KLERMAN (1973) ableiten: Sie stellten bei depressiven Frauen fest, daß die meisten der in den Therapiesitzungen behandelten Themen in Form des "descriptive talk" abgehandelt wurden (85% wurden in dieser Form durchgesprochen), während die Behandlung der Themen in Form des "reflective talk" erheblich unterrepräsentiert war (15%).

Die Autoren vermuten, daß das seltene Auftreten der reflektiven Art der Kommunikation ein Charakteristikum der meisten stützenden Therapieformen ist.

2. Unterschiedliche Anwendungsformen

a) Aspekte der Indikation und Prognose

Faßt man vereinfacht die Auffassungen, die von psychiatrischer Seite zur Gesprächspsychotherapie oftmals geäußert werden, zusammen, so wird relativ einheitlich betont, daß die eben genannten Basisvariablen der Gesprächspsychotherapie als hilfreiche Bedingungen insbesondere zur Klimagestaltung zwischen dem Patienten und seinem sozialen Umfeld dienen können. Wenn es allerdings darum geht zu definieren, inwieweit die spezifische Art der gesprächspsychotherapeutischen Intervention (etwa das Eingehen auf die Gedanken und Gefühle des Klienten) auch zur Reduktion einer spezifischen Symptomatik nützlich sein kann, so werden hier doch erhebliche Einschränkungen formuliert. Dabei werden oftmals Aussagen zur Indikation der Gesprächspsychotherapie gemacht, die jeglicher empirischen Grundlage entbehren bzw. lediglich private Erfahrungen einzelner Therapeuten wiedergeben.

Die Indikationsfrage zur Psychotherapie ist heute insgesamt – d. h. in bezug auf alle Psychotherapieformen – nur unzureichend geklärt. Die Ursachen für diese Situation sind an anderer Stelle bereits ausführlich dargelegt worden (vgl. z. B. BAUMANN 1981; BOMMERT 1981, 1982a; BOMMERT et al. 1985; SEIDENSTÜCKER 1984). Auch für den Bereich der Gesprächspsychotherapie gibt es bisher nur wenige systematische Arbeiten, die verläßliche Indikationshinweise liefern können. Diese sind zudem in der Regel auf psychoneurotische Klientenpopulationen ausgerichtet.

So hat etwa ZIELKE (1979) die Gesprächspsychotherapie bei einem Erkrankungsbild sog. „Verstimmungsstörungen" als indiziert formuliert, welches dadurch charakterisiert ist, daß die jeweiligen erlebnismäßigen Zustände unabhängig von bestimmten Situationen oder Tätigkeiten auftreten und durch Aspekte wie „Gefühl von Niedergeschlagenheit und Bedrücktsein"; „Gefühl der Lebensunlust"; „Schwindelgefühle"; „Unglücklichsein"; „Weinausbrüche" etc. umrissen werden können (vgl. ZIELKE 1979, S. 108).

In Untersuchungen von ESPE (1980) und SCHULZ (1981) wurden Patienten anhand ihrer Pretestergebnisse im „Freiburger Persönlichkeitsinventar" (FAHRENBERG et al. 1973) per Clusteranalysen 5 unterschiedlichen Gruppen zugeordnet. Hinsichtlich der Indikation zur Gesprächspsychotherapie ließ sich aus den Arbeiten schlußfolgern, daß die Gesprächspsychotherapie bei dystymischen Klienten (hohe Neurotizismus-, niedrige Extraversionswerte) uneingeschränkt indiziert erschien, beschränkt indiziert bei extrem introvertierten und aggressiv gehemmten Klienten und den sog. Soziopathen (Depressivität und Labilität zusammen mit Extraversion und Aggressivität). Bei den am schwersten gestörten Klienten einerseits und den nach den Testergebnissen unauffälligen („testnormalen") Probanden andererseits waren die Effekte der Therapie dagegen sogar teilweise negativ.

Daneben lassen sich Indikationshinweise zur Gesprächspsychotherapie zumindest indirekt aus den zahlreichen empirischen Untersuchungen ableiten, die in den vergangenen Jahren zur Wirksamkeit der Gesprächspsychotherapie durchgeführt wurden (vgl. dazu BOMMERT 1982a; SCHWAB u. TÖNNIES 1984), auch wenn dies keine Indikationsaussagen im strengen Sinne sein können, da in der Regel kein Vergleich mit anderen Behandlungsformen und über verschiedene Symptomgruppen hinweg vorgenommen wurde, zudem vorrangig neurotische Klienten untersucht wurden und verschiedene Probleme der Effektmessung erst unzureichend gelöst sind (vgl. dazu auch BOMMERT 1980, 1982 b; PLESSEN u. BOMMERT 1981).

Allerdings zeigen sich in spezifischen Bereichen der therapeutischen Wirksamkeit offensichtlich zwischen Neurotikern und Patienten anderer Symptomklassen teilweise Übereinstimmungen: So zeigte sich in einer Untersuchung von TEUSCH et al. (1984) an 60 schizophrenen Patienten (ICD Nr. 295), daß die faktorielle Struktur der Items eines Klientenerfahrungsbogens (ECKERT et al. 1977) vergleichbar war mit der faktoriellen Struktur, die bei der Behandlung neurotischer Patienten gewonnen worden war.

Eine Befragung gesprächspsychotherapeutisch ausgebildeter und tätiger Ärzte (vgl. MEYER-CORDING 1978) ergab folgende Einschätzung der Gesprächspsychotherapie in bezug auf verschiedene psychiatrische Symptome: Danach wird Gesprächspsychotherapie als therapeutisch wirksam eingeschätzt bei a) gestörten Persönlichkeitsentwicklungen (Neurosen), b) z. T. bei Suchtkrankheiten, c) bei reaktiven Depressionen (Entwicklungen) sowie in manchen Stadien der endogenen Depressionen, z. B. bei chronifizierten und subakuten Zuständen im abklingenden Stadium der akuten Phase, zur Behandlung pseudoasthenischer Restsymptome und allgemein zur Leistungssteigerung bei Depressionen, d) bei der Behandlung schizophrener Patienten nach Abklingen der floriden Symptomatik zur Förderung der Ichstärke, der Kontaktfähigkeit und des Sozialverhaltens.

Insgesamt liegt eine Vielzahl von empirisch belegten Einzelhinweisen auf die Wirksamkeit der Gesprächspsychotherapie zur Verminderung unterschiedlicher Symptome bei verschiedenen Probanden-„Typen" vor, die einen eindrucksvollen Beleg für die Veränderungskraft dieses therapeutischen Ansatzes darstellen. Wie auch bei anderen Psychotherapieformen mangelt es jedoch noch in erheblichem Maße an vergleichenden Untersuchungen, die ein präzises Bild der spezifischen Wirksamkeit zeichnen könnten. Dies gilt insbesondere im Hinblick auf psychiatrische Symptome.

b) Ergänzungen und Änderungen des Basiskonzepts

Da die empirischen Hinweise zur Indikation derzeit noch keine allzu verläßliche Grundlage der gesprächspsychotherapeutischen Intervention darstellen können, ist es nicht verwunderlich, daß in der Praxis eine gewisse Unsicherheit bezüglich der Anwendungsmöglichkeit der Gesprächspsychotherapie in der Psychiatrie zu verzeichnen ist – sieht man einmal von den bereits erwähnten Aspekten der Erstellung eines positiven therapeutischen Klimas ab. Zwar ist vielfach zu hören, daß bei der Anwendung der Gesprächspsychotherapie im psychiatrischen Bereich Modifikationen an dem orthodoxen Konzept vorgenommen werden müßten, welcher Art die Modifikationen sind, bleibt jedoch – von Ausnahmen abgesehen – relativ unklar.

Dies ist auch einleuchtend, da die Modifikation eines bestimmten Konzepts voraussetzen würde, daß dieses Konzept zunächst einmal übereinstimmend definiert und beschrieben würde, d. h. daß sich eine Einigkeit darüber herstellen ließe, was überhaupt das orthodoxe, zu verändernde, erweiternde, modifizierende Konzept sei. Wie bereits im Zusammenhang mit der Erörterung der praktischen Vorgehensweisen entlang einer eher kognitiven Dimension bzw. einer eher emotionalen Dimension deutlich wurde, existiert ein derartiges gemeinsames Verständnis jedoch nur auf einer recht globalen Ebene. Dies macht es auch kaum möglich zu präzisieren, was im Einzelfall mit einer Modifikation des orthodoxen Konzepts gemeint ist, sofern nicht konkrete Handlungs- und Verhaltenshinweise für den Therapeuten genannt werden.

Eine über unterschiedliche Psychotherapieformen hinweg als notwendig angesehene Modifikation des (wie auch immer formulierten) Grundkonzepts stellt offensichtlich die Erhöhung des Aktivitätenniveaus des Psychotherapeuten dar. So wurde z. B. bereits in der von ROGERS und Mitarbeitern durchgeführten Untersuchung an schizophrenen Patienten (s. o.) insbesondere durch GENDLIN hervorgehoben, daß bei einem Schizophrenen nicht das sonst oftmals vorhandene Maß an Motivation zu erwarten sei und auch ein kontinuierlicher Ablauf des therapeutischen Prozesses nicht in gleicher Weise verzeichnet werden könne, so daß daher der Therapeut aktiver als im Kontakt mit nichtpsychotischen Patienten agieren müsse und auch eine erhebliche Sensibilität für subverbale Kommunikationsformen aufweisen sollte. Ähnliche Forderungen werden für die psychoanalytische Psychotherapie von Psychotikern gestellt (vgl. z. B. SCHULTE u. TÖLLE 1975; BEESE 1978).

Ob hier allerdings immer die gleichen Zielvorstellungen vorhanden sind, wenn übereinstimmend ein höheres Maß an Aktivität gefordert wird, ist fraglich. Wenn z. B. die erhöhte Aktivität des psychoanalytischen Therapeuten bei einem schizophrenen Patienten deswegen gefordert wird, weil dieser die in der Neurosebehandlung übliche Passivität des Therapeuten nicht ertragen und dessen Schweigen paranoid mißdeuten könne (vgl. SCHULTE u. TÖLLE 1975, S. 197), so ist doch zu vermuten, daß die weitgehende Passivität des Psychoanalytikers im Kontakt mit seinem Klienten in dieser Form in der Gesprächspsychotherapie auch im sog. orthodoxen Konzept gar nicht auftritt und die postulierte Aktivitätserhöhung damit im gesprächspsychotherapeutischen Kontext sowohl von einem anderen Aktivitätslevel ausgeht als auch mit differierenden Zielvorstellungen einhergeht.

Von verschiedenen Seiten werden Hinweise formuliert, daß es bei spezifischen Störungen wenig hilfreich oder sogar kontraindiziert sei, eine zu starke Betonung der und Konzentration auf die Emotionen des Klienten zu legen; so wird etwa in bezug auf die Behandlung von Psychosen postuliert, daß in der Rehabilitation dieser Kranken alle psychotherapeutischen Verfahren, die durch intensive Gefühlskontakte stärkere Gefühle erzeugen, die notwendige Abwehr des Schizophrenen gefährden würden und daher streng kontraindiziert seien. SÜLLWOLD u. GENTZ (1978) gehen z. B. davon aus, daß bei den meisten dieser Kranken ein dauernd erhöhtes zentrales Aktivierungsniveau vorhanden ist, welches die Empfindlichkeit gegenüber zu intensiver emotionaler Stimulation, sei sie positiver oder negativer Art, erkläre. Allerdings könne eine spezifische Störung der Schizophrenen, die ständige Konfusion der Gedanken, durch eine Anlehnung an die „Technik des Spiegelns" der Gesprächspsychotherapie angegangen werden. Die Technik der Gesprächspsychotherapie erfordere allerdings Modifikationen.

Die Patienten sollen danach mit der Zeit lernen, durch Wiederholung von gedanklichen Sequenzen, durch Mitsprechen und Verlangsamen des Tempos, die durcheinanderlaufenden Vorstellungen zu ordnen und den Zusammenhang herzustellen. In solchen strukturierenden und ordnenden Gesprächen solle der Therapeut versuchen, Kategorien wie wichtig/unwichtig, in den Zusammenhang gehörend/nicht dazugehörend immer wieder an den Patienten heranzubringen. Da die Verbalisierung von Erlebnissen in den meisten Fällen nicht von positiver Auswirkung auf den Patienten sei (die Stimulation und Reflektion von emotionalen Reaktionen wirke eher als Noxe), sei eine Modifikation der Gesprächspsychotherapie notwendig (vgl. SÜLLWOLD u. GENTZ 1978, S. 53).

Die Notwendigkeit zur Modifikation des gesprächspsychotherapeutischen Ansatzes wird hier also offensichtlich zumindest zum Teil aus dem Verständnis abgeleitet, daß die Gesprächspsychotherapie sich vornehmlich oder ausschließlich den Emotionen des Klienten zuwende. Ob die postulierte Modifikation zur Erreichung der genannten Ziele bei einem dem realen Konzept der Gesprächspsychotherapie angemesseneren Verständnis (d. h. der gleichgewichtigen a priori Betonung kognitiver und emotionaler Vorgehensweisen) noch notwendig ist, erscheint zumindest fraglich.

c) Gruppentherapie versus Einzeltherapie

Es gibt eine Reihe von Hinweisen und Argumenten in der Literatur und in der Praxis, die darauf hindeuten, daß in Gruppentherapien spezifische Lernerfahrungen für den Klienten zu gewinnen sind, die in einer Einzeltherapie in dieser Form oder in vergleichbarem Umfang nicht zu erreichen sind. So weist etwa eine Untersuchung von ECKERT (1984) zur stationären Gruppenpsychotherapie an 92 psychiatrischen Patienten, die in gesprächspsychotherapeutischen bzw. psychoanalytischen Gruppen behandelt worden waren, darauf hin, daß sich die Lernerfahrungen der Patienten in zwei unterschiedliche Lernquellen aufschlüsseln lassen: Zum einen Lernen durch Einsicht (z. B. das Erkennen bisher nicht wahrgenommener Zusammenhänge etwa zwischen dem Erleben und Verhalten), zum anderen Lernen durch andere Gruppenmitglieder und den Therapeuten oder durch die Gruppensituation selbst (etwa die Wahrnehmung, daß andere Patienten ähnliche Probleme haben und wie diese damit umgehen). Während nun der Aspekt des Lernens durch Einsicht in der genannten Form sicherlich auch in der gesprächspsychotherapeutischen Einzelbehandlung erreicht wird, so kann die zweite Lernform als Hinweis darauf gewertet werden, daß die spezifische Gruppensituation zumindest eine eigenständige Potenz hat, die bei spezifischen Störungen sogar als vorrangiges Veränderungsmoment nutzbar gemacht werden kann. Aus ähnlichen Überlegungen heraus ist der Ansatz zu verstehen, insbesondere bei Suchtkranken eine integrierte Therapie von Abhängigen gemeinsam mit anderen psychiatrischen Patienten durchzuführen.

DÖRNER u. PLOG (1982) weisen in diesem Zusammenhang darauf hin, daß es bei Suchtkranken wichtig ist, im täglichen Umgang die Bedeutung der jeweiligen Droge, nicht aber die Bedeutung der Suchthaltung, „herunterzuspielen": Je mehr der Patient in seiner Selbstdiagnose vom Symptom (z. B. dem Trinken) zu sich selbst kommt und sich mehr mit seiner zugrundeliegenden Abhängigkeit konfrontiert, kann er sehen, daß die Droge nur eines seiner ungünstigen Mittel der Daseinsbewältigung ist, desto mehr kann aus der Droge auch wieder ein Mittel werden, zu dem es noch Alternativen gibt. Die Abstinenz ist dann nur noch Voraussetzung, während die selbständige Lebensbewältigung das Ziel der Therapie wird. Eine integrierte Therapie von Abhängigen zusammen mit anderen psychiatrischen Patienten würde das „verhängnisvolle Starren auf die Droge" von Patient und Therapeut relativieren (vgl. DÖRNER u. PLOG 1982, S. 207/208).

Für den Bereich der Gesprächspsychotherapie ist es bisher nicht möglich, aufgrund systematischer Untersuchungen verläßliche Hinweise darüber zu geben, bei welchen psychiatrischen Symptomen bzw. bei welcher Patientenpopulation eher eine Einzeltherapie bzw. eher eine Gruppenpsychotherapie angezeigt wäre. Systematische Untersuchungen zur gesprächspsychotherapeutischen Gruppentherapie mit psychiatrischen Patienten liegen zudem bisher nur in recht spärlicher

Form vor (vgl. z. B. ECKERT 1984). Die nachfolgende Diskussion über allgemeine und spezifische Prozesse und Wirkungen der Gesprächspsychotherapie im psychiatrischen Bereich wird daher auch nicht eine systematische Trennung zwischen Ergebnissen der Einzel- und Gruppentherapie vornehmen.

3. Prozesse und Wirkungen bei psychiatrischen Patienten

a) Allgemeine Prozesse und Wirkungen

Die Frage, ob und in welchem Umfang Gesprächspsychotherapie in der Psychiatrie wirksam ist und welche Prozesse diese Wirksamkeit auslösen und fördern, kann zunächst unter allgemeinen Aspekten (d. h. ohne ausdrücklichen Vergleich mit anderen Therapieformen) beleuchtet werden. Eine genauere Analyse der Gegebenheiten hier zeigt dabei allerdings sehr deutlich, daß zwar einige generelle Aussagen möglich sind, diese aber oftmals ein unvollständiges Bild vermitteln.

So zeigte sich bereits im Wisconsin-Projekt bei der Einzelpsychotherapie chronisch-schizophrener Patienten (vgl. ROGERS et al. 1967), daß sich bei einer globalen Betrachtung auf standardisierten psychodiagnostischen Skalen keine signifikanten Unterschiede zwischen Therapie- und Kontrollgruppe nachweisen ließen. Jedoch wurde bei der Aufteilung der Therapiegruppe in chronisch Schizophrene und akut Schizophrene ein verändertes Bild deutlich: Chronisch schizophrene Patienten (Gesamtaufenthaltsdauer mindestens 8 Monate) zeigten bedeutsame konstruktive psychische Veränderungen, akut schizophrene Patienten bedeutsame psychische Verschlechterungen, die Kontrollgruppe zeigte sich weitgehend konstant.

Ein ähnlicher Hinweis läßt sich aus einer neueren Untersuchung von ECKERT (1984) entnehmen. Dort ließen sich auf der globalen Ebene bei 133 Patienten einer stationären Gruppenbehandlung bei der Analyse von sog. Heilfaktoren (in Anlehnung an YALOM 1970) eine Reihe von Items identifizieren, die sowohl von psychoanalytisch als auch von gesprächspsychotherapeutisch behandelten Gruppenpatienten als therapeutisch besonders hilfreich eingestuft wurden (z. B. „daß ich sehen kann, warum ich so und nicht anders denke und fühle und ich einige Gründe und Ursachen meiner Probleme sehe", „daß ich lernte, meinen Gefühlen Ausdruck zu geben", „daß ich sagen konnte, was mich stört, anstatt es für mich zu behalten", „daß mir die Gruppe gezeigt hat, wie ich auf andere wirke" u. ä. m.). Eine ähnliche Aufstellung ließ sich für die am wenigsten therapeutisch hilfreich erlebten Items vornehmen (vgl. ECKERT 1984, S. 55). Eine differenzierende Analyse zeigte jedoch, daß diese Einschätzung durchaus nicht gleichzusetzen ist mit einer identischen Wirksamkeit der beiden Psychotherapieansätze in Richtung auf die Reduzierung spezifischer Symptome (vgl. dazu unten).

Unter ähnlichem Blickwinkel ist die in der gleichen Arbeit (ECKERT 1984) aufgestellte Interpretationshypothese über die Wirksamkeit der gesprächspsychotherapeutischen Gruppentherapie in stationärem Rahmen zu sehen: Danach verändert dieser therapeutische Ansatz unmittelbar die Kontaktbereitschaft und das Kontaktbedürfnis der Patienten, und im emotionalen Bereich werden Gefühle der Hilflosigkeit und Ohnmacht, von den Patienten als Depression und Gehemmtheit bzw. Selbstunsicherheit erlebt, vermindert. Die Patienten kommen danach zunehmend mehr mit ihren Gefühlen von Wut und Durchsetzungswünschen in Kontakt (vgl. ECKERT

1984, S. 88). Diese Interpretation bezieht sich dabei auf die Veränderungen der Klienten in dem „Freiburger Persönlichkeitsinventar", ist somit auch von den dortigen Dimensionen interpretativ abhängig und darf nicht als globale Wirksamkeitsaussage Verwendung finden.

Eine Differenzierung ist weiterhin auch auf der Ebene der Störungsbeschreibung erforderlich, da auch hier unterschiedliche Bedingungen der therapeutischen Wirksamkeit zu verzeichnen sind. So geht etwa aus einer Untersuchung von Teusch et al. (1984) als globales Ergebnis hervor, daß schizophrene Patienten die Gesprächspsychotherapie als hilfreich und weiterführend erleben. Eine differenziertere, weitergehende Analyse erbrachte darüber hinaus jedoch Hinweise darauf, daß verschiedene Gruppen schizophrener Patienten mit unterschiedlichem psychopathologischen Zustandsbild statistisch bedeutsame Unterschiede im Erleben der Einzeltherapiestunden aufwiesen (was nach der Interpretation der Autoren eine unterschiedliche Schwerpunktsetzung der therapeutischen Arbeit nach sich zu ziehen habe).

Bei der Bezugnahme auf den internationalen Diagnoseschlüssel (ICD) von Degkwitz et al. (1978) zeigte sich, daß Patienten mit einer schizoaffektiven Psychose (ICD Nr. 295.7) die Gespräche zu Beginn der Therapie, aber auch insgesamt als hilfreich, weiterführend und konstruktiv erlebten. Die Patienten dieser Gruppe fühlten sich bei den Gesprächen am wenigsten angespannt oder belastet. Ähnliches galt, etwas weniger ausgeprägt, für die Patienten mit einer paranoiden Schizophrenie (295.3). Patienten der schizophrenen Residualsyndrome (295.6) erlebten die Gespräche zwar nicht als belastend, jedoch auch kaum besonders positiv (vgl. Teusch et al. 1984, S. 88).

Hilfreich dürfte in diesem Zusammenhang auch sein, die ICD-Klassifikation durch konkretere Verhaltensbeschreibungen zu verdeutlichen, wie dies etwa ansatzweise von Eckert (1984) für Borderline-Patienten versucht wurde. Danach ließ sich ein Borderline-typisches Interaktionsmuster mit folgenden Einzelverhaltensweisen mit hoher Beurteilerübereinstimmung einschätzen: 1. Die anderen zur Selbstdefinition benutzen; 2. Verhindern, daß die anderen Verständnis zeigen können; 3. Nicht auf gezeigtes Verständnis eingehen (vgl. Eckert 1984, S. 69). Derartige Konkretisierungen können bei konsequenter Fortentwicklung eher dazu führen, die symptomreduzierende Qualität einzelner therapeutischer Ansätze im Hinblick auf (dann konkreter greifbare) Symptome zu analysieren.

Zudem scheint es notwendig zu sein, auch hinsichtlich der Ausprägung der einzelnen Störungsqualitäten differenzierte Aussagen zu machen: Bereits in der Wisconsin-Studie (1962) hatte sich gezeigt, daß bei schizophrenen Patienten offensichtlich diejenigen mehr von der Therapie profitierten, deren subjektiver Gestörtheitsgrad vergleichsweise geringer war. Auch in der Untersuchung von Teusch et al. (1984) wird die Therapie schizophrener Patienten um so weiterführender erlebt (gemessen an einem Fragebogenfaktor „Beruhigender Veränderungsoptimismus"), je weniger ausgeprägt das subjektive Erleben der Störung (gemessen mit dem „Frankfurter Beschwerdefragebogen") war. Ähnliche Hinweise lassen sich aus einer Untersuchung zur Behandlung depressiver Patienten von Weissman et al. (1979) entnehmen. Auch hier zeigte sich, daß die psychotherapeutische Wirkung vor allem bei Patienten auftrat, die vor Aufnahme der Behandlung insgesamt gesünder und besser funktionsfähig waren.

In dieser Untersuchung wurden 81 Patienten (neurotische und endogene Depressionen unter Ausschluß bipolarer und wahnhafter Erkrankungen) verschiedenen Behandlungsgruppen zugewiesen. Eine der Behandlungsgruppen wurde einer speziell auf Depressionen abgestellten „interpersonalen Psychotherapie" (IPT) von NEU et al. (1978) unterzogen. Es handelt sich hierbei um eine Therapieform, bei der deutliche Überschneidungen mit der Gesprächspsychotherapie festzustellen sind; es werden dabei vor allem zwischenmenschliche und soziale Konflikte des depressiven Patienten unmittelbar und problemzentriert angegangen.

Betrachtet man zusammenfassend die Prozesse und Wirkungen der Gesprächspsychotherapie bei psychiatrischen Patienten lediglich aus dem Blickwinkel dieser therapeutischen „Schule" (und nicht im direkten Vergleich mit anderen Therapieansätzen), so wird hier bereits deutlich, daß die bisherigen Erkenntnisse grundsätzlich sehr differenzierte Aussagen nahelegen, globale Betrachtungsweisen eher irreführend sein können. Unübersehbar ist allerdings auch, daß insgesamt noch kein ausreichendes Wissen zur Verfügung steht, um ein lückenloses Bild von Prozessen und Wirkungen der Gesprächspsychotherapie in diesem Bereich zu ermöglichen.

b) Spezifische Wirkungen im Vergleich mit anderen therapeutischen Ansätzen

Eine andere Möglichkeit, die Gesprächspsychotherapie im psychiatrischen Wirkungsfeld einzuordnen, zu definieren und zu bewerten, besteht in dem Vergleich dieser Psychotherapieform mit anderen Formen der Therapie, um so Gemeinsamkeiten und Unterschiede zu verdeutlichen. Auch hier bedarf es einer genaueren Analyse, zumal einzelne Untersuchungen zunächst nahezulegen scheinen, daß keine spezifischen Aussagen über die Wirksamkeit einzelner Therapieansätze möglich und notwendig seien. So wird z. B. der von BECK et al. (1979) postulierte Ansatz zur Behandlung depressiver Patienten mit kognitiven Interventionsmaßnahmen von verschiedener Seite in bezug auf die dort in Anspruch genommene Wirksamkeitszuschreibung bezweifelt und darauf hingewiesen, daß für die meisten Patienten die erwünschten Veränderungen (sowohl auf der kognitiven als auch auf der Verhaltensebene) im Verlauf *verschiedener* Therapien eintreten, ohne daß bisher die Veränderungen konkreten Einzelmaßnahmen zugeschrieben werden könnten (vgl. z. B. ZEISS et al. 1979; DE JONG et al. 1983, 1985). Darüber hinaus wird mit zunehmender Deutlichkeit darauf hingewiesen, daß es im psychiatrischen Bereich besonders hilfreich sein könnte, mehrere Behandlungsformen miteinander zu kombinieren, wobei oftmals allerdings eine Kombination von Pharmakotherapie und Psychotherapie gemeint ist.

So weisen z. B. TRESS et al. (1984, S. 93) darauf hin, daß die Klinische Psychologie etwa in bezug auf die Arbeit mit endogenen Psychotikern noch Anregungen und Möglichkeiten beinhaltet, die größtenteils bislang ungenutzt sind. Sie betonen, daß die sich nach einer tiefen Depression oder nach einem akuten Wahn anschließende Phase der Nachbehandlung und Rückfallprophylaxe über die weitere Prognose entscheidet. Die psychische Stabilisierung des psychosegefährdeten Patienten bedürfe dringend psychotherapeutischer Verfahren. Die pharmakotherapeutische Prophylaxe (etwa Lithiumpräparate bei manisch-depressiven Erkrankungen bzw. Depotneuroleptika bei Schizophrenie) habe ihre Wirksamkeit bewiesen, aber ihre Grenzen auch dort, wo man sich allzu optimistisch und ausschließlich auf sie verließ.

In ähnlicher Weise argumentiert BEESE (1978, S. 42/43), der darauf hinweist, daß die Einbeziehung psychotherapeutischer Maßnahmen in die Gesamtbehandlungspläne für Psychosen notwendig ist, da Ausmaß und Dauer der Besserungen nicht allein von der optimalen Medikation mit Psychopharmaka abhänge, sondern auch im Sinne einer „Milieutherapie" stark von den Umgebungseinwirkungen, denen der behandelte Psychotiker ausgesetzt wird.

Betrachtet man nun allerdings eine so verstandene Kombinationsbehandlung unter den Aspekten der Gesprächspsychotherapie, so muß festgestellt werden, daß hier keine verläßlichen Aussagen möglich sind, zumal es vorläufig an empirischen Untersuchungen mangelt. So wird zwar mehrfach von Kombinationsuntersuchungen berichtet, die Gesprächspsychotherapie taucht dabei als Behandlungsalternative jedoch nicht auf.

Als Beispiel mag hier eine zusammenfassende Interpretation für die Kombinationsbehandlung akuter Episoden depressiver Patienten herangezogen werden, wie sie von GAEBEL u. LINDEN (1984, S. 199) vorgenommen werden: Danach kann eine signifikante Zustandsverbesserung sowohl hinsichtlich der Psychopathologie als auch hinsichtlich sozialer Integration durch Antidepressiva erreicht werden. Zudem könnten ebenfalls Psychotherapieformen, die speziell darauf abgestellt sind, depressive Zustände zu behandeln und die „vorwiegend aus dem Kreis der verhaltenstherapeutisch-kognitiven Verfahren stammen", ebenfalls zu signifikanten Verbesserungen im Zustand des Patienten führen, wohingegen analytische Therapie im Vergleich dazu keine überzeugenden Wirkungen bei depressiven Patienten habe.

Derartige Hinweise verdeutlichen hinsichtlich der psychotherapeutischen Anteile einer Kombinationsbehandlung erneut die Bedeutung kognitiver Aspekte einer Intervention. Es läßt sich vermuten, daß die bisher fehlende Einbeziehung der Gesprächspsychotherapie in die Untersuchungen zur Kombinationsbehandlung u. a. im weitgehenden Fehlen dieser kognitiven Aspekte in der veröffentlichten Meinung über die Methodik der Gesprächspsychotherapie begründet liegt, was dann ihre Anwendung unter spezifischen Bedingungen gar nicht erst angeraten erscheinen läßt. Welche „Potenz" der (dieser eingeschränkten Sichtweise enthobenen) Gesprächspsychotherapie im Rahmen einer Kombinationsbehandlung zuzuschreiben ist, muß derzeit als ungeklärt betrachtet werden.

Genauere Hinweise über die spezifische Wirksamkeit der Gesprächspsychotherapie lassen sich dagegen aus dem direkten Vergleich dieser Therapieform mit anderen *psycho*therapeutischen Interventionsformen, etwa der Psychoanalyse bzw. der Verhaltenstherapie, entnehmen. Hier läßt sich heute mit einiger Sicherheit aussagen, daß die Gesprächspsychotherapie offensichtlich spezifische Qualitäten der Veränderungen bei den Klienten mit sich bringt.

Erste Hinweise in dieser Richtung lieferten bereits die Arbeiten von GRAWE (1976) und PLOG (1976). Gesprächspsychotherapie und Verhaltenstherapie zeigten danach bei phobischen Patienten qualitativ unterschiedliche Wirkungen. Verhaltenstherapie wirkte besonders erfolgreich bei Patienten mit starken phobischen Ängsten und einem ausgeprägt phobischen Leidensdruck; bei den gesprächspsychotherapeutisch behandelten Patienten waren die Veränderungen der phobischen Symptomatik und anderer Besserungen unabhängig von der Ausgangsstärke der phobischen Symptomatik. Darüber hinaus zeigte sich, daß gesprächspsychotherapeutisch behandelte Patienten offensichtlich im Gegensatz zu verhaltenstherapeutisch behandelten Patienten ihren Zustand eher in Abhängigkeit von ihren Lebensbedingungen sehen lernen als nur von der phobischen Symptomatik. Ähnliche Hinweise ergeben sich aus einer Untersuchung bei Patienten mit Neurosen und Persönlichkeitsstörungen in bezug auf psychoanalytisch und gesprächspsychotherapeutisch behandelte Patienten (vgl. ECKERT 1984): Danach unterscheiden sich gesprächspsychotherapeutisch und analytisch behandelte Patienten (Gruppenpsychotherapie) insbesondere darin, welchen Maßstab bzw. welches Beurteilungsraster sie zur Beurteilung ihrer eigenen Person und ihrer

Umwelt zugrunde legen. Gesprächspsychotherapeutisch behandelte Patienten bewerten danach die Beziehungsfähigkeit in erheblichem Maße, während psychoanalytisch behandelte Patienten ihre Autonomie, Selbständigkeit und Durchstehungsvermögen als Maßstab für die Beurteilung der Veränderungen heranziehen.

In die gleiche Richtung weisen Ergebnisse einer Untersuchung von MEYER u. BOLZ (1981), die bei Patienten einer psychosomatischen Ambulanz nachweisen konnten, daß sowohl Gesprächspsychotherapie als auch psychoanalytische Kurztherapie erfolgreich waren. Dabei zeigten die Gesprächspsychotherapie-Klienten in Nachinterviews tendenziell günstigere Werte im Bereich „Persönlichkeit und zwischenmenschliche Beziehungen", während die Psychoanalyse-Patienten mehr „Einsicht" zeigten. Gemäß einer Symptomliste konnte die Gesprächspsychotherapie vor allem körperliche Anzeichen von Spannung mildern.

Die bisher vorliegenden Erkenntnisse aus vergleichenden Analysen lassen es angemessen erscheinen, weniger nach einer allgemeinen und lediglich quantitativ definierten Wirksamkeit (und nach globalen Prozessen) einer Psychotherapie zu fragen (eine Wirksamkeit ist sicherlich bei globaler und gruppenstatistischer Betrachtung für jede Therapieform im Hinblick auf einzelne Aspekte der psychischen Veränderung nachweisbar), als vielmehr die spezifische Wirkungsrichtung und Veränderungsqualität eines therapeutischen Ansatzes zu berücksichtigen und nutzbar zu machen. Eine Möglichkeit zur präziseren Klassifikation und Beschreibung von Symptomen (vgl. z. B. MÖLLER u. VON ZERSSEN 1984) sowie eine konkretere Erfassung der therapeutischen Einzelinterventionen wäre hierbei nützlich.

C. Ausblick

Versucht man auf der Basis der bisher vorliegenden Erkenntnisse über gesprächspsychotherapeutische Maßnahmen im psychiatrischen Bereich einige Zielbereiche zu definieren, auf die hin sich zukünftige Arbeiten zu konzentrieren haben, so lassen sich hier mindestens 4 Schwerpunkte formulieren:

Auf der konzeptuellen Ebene der Gesprächspsychotherapie wird es darum gehen müssen, deutlicher als bisher zu berücksichtigen, daß die Gesprächspsychotherapie nicht gleichzusetzen ist mit einer Analyse der Gefühle des Klienten, sondern daß auch kognitive Interventionsmaßnahmen im Rahmen dieses Therapieansatzes nutzbar gemacht werden können und müssen. Mit welchen Interventionselementen eine Klärung, Präzisierung und Fortentwicklung des „inneren Bezugsrahmens" des Klienten erreicht wird, ist letztlich sekundär. Daher kann in der therapeutischen Praxis mit einer erheblich größeren Methodenvielfalt gearbeitet werden, als dies gemeinhin realisiert wird. Die Analyse von belastenden und behindernden Gedanken sowie von Träumen kann ebenso in den Methodenkanon einbezogen werden wie Rollenspiele oder gestaltende Übungen. Wichtig ist dabei jeweils nur, daß die Auswertung immer im Hinblick auf die Sichtweisen und Bewertungen des Klienten (und nicht z. B. im Hinblick auf sog. objektive Gegebenheiten) vorgenommen wird. Unter diesen Gesichtspunkten ist der Indikationsbereich der Gesprächspsychotherapie im Hinblick auf psychiatrische Symptome verstärkt zu beleuchten, wobei insbesondere die Aspekte der differentiellen Indikation im Vordergrund stehen sollten.

Auf der Ebene der Prozeß- und Ergebnisforschung gilt es, vergleichende Untersuchungen in verstärktem Maße durchzuführen, um die bereits erhaltenen Hinweise auf die unterschiedliche qualitative Auswirkung verschiedener psychotherapeutischer Maßnahmen abzusichern oder zu modifizieren. Dies gilt ebenfalls für die Frage der Kombinationsbehandlungen, wobei insbesondere die Auswirkung der Kombination von Pharmakotherapie und Gesprächspsychotherapie (im oben verstandenen Sinne) geprüft werden sollte.

Auch auf der Ebene der Diagnostik und Klassifikation bestehen noch erhebliche Defizite: So wird es für eine genaue Wirksamkeitsbeschreibung der Gesprächspsychotherapie im psychiatrischen Bereich unumgänglich sein, zum einen die gesprächspsychotherapeutischen Interventionselemente zu konkretisieren und zu präzisieren, d. h. es gilt zu verdeutlichen, auf welchem Wege im spezifischen Einzelfall durch den Therapeuten Einfluß auf den „inneren Bezugsrahmen" des Klienten genommen wird. Pauschale Angaben von eher weltanschaulichem Niveau sind hier wenig hilfreich. Zum anderen dürfte es nützlich sein, auch die psychiatrische Symptomatik verhaltens- und veränderungsbezogener zu formulieren.

Letztlich stünde es gerade der Gesprächspsychotherapie gut an, die Leitprinzipien psychotherapeutischer Forschung nicht nur auf Untersuchungspläne zu beschränken, die die Defizite der untersuchten Klienten in den Mittelpunkt stellen, sondern ebenso herauszuarbeiten, in welchen Bereichen durch therapeutische Einflußnahme auch bei psychiatrischen Patienten eventuelle Überlegenheiten aufrechterhalten bzw. gefördert werden könnten.

Literatur

Anderson W (1974) Personal growth and client-centered therapy: an information-processing view. In: Wexler DA, Rice LN (eds) Innovations in client-centered therapy. Wiley, New York, pp 21–48

Bauer M et al. (1976) Psychiatrie. Psychosomatik – Psychotherapie. Thieme, Stuttgart

Baumann U (1981) Indikation zur Psychotherapie. Urban & Schwarzenberg, München

Beck AT, Rush AJ, Shaw BF, Emery G (1979) Cognitive therapy of depression. Guilford Press, New York

Beese F (1978) Individuelle oder Milieupsychotherapie in der Behandlung von Psychosen? In: Reimer F (Hrsg) Möglichkeiten und Grenzen der Psychotherapie im psychiatrischen Krankenhaus. Thieme, Stuttgart, S 42–50

Binder U, Binder HJ (1979) Klientenzentrierte Psychotherapie bei schweren psychischen Störungen. Fachbuchhandlung f Psychol, Frankfurt/Main

Bleuler E (1969) Lehrbuch der Psychiatrie, 11. Aufl. Springer, Berlin Heidelberg New York

Bommert H (1980) Outcome research in client-centered psychotherapy. In: de Moor W, Wijngaarden HR (eds) Psychotherapy: research and training. Elsevier, Amsterdam, pp 125–128

Bommert H (1981) Problemschwerpunkte klinisch-psychologischer Diagnostik. In: Bommert H, Hockel M (Hrsg) Therapie-orientierte Diagnostik. Kohlhammer, Stuttgart Berlin Köln Mainz, S 17–33

Bommert H (1982a) Grundlagen der Gesprächspsychotherapie, 3. Aufl. Kohlhammer, Stuttgart Berlin Köln Mainz

Bommert H (1982b) Determination of psychotherapy outcome. Paper presented at XIIth Intern Congr Psychotherapy, Rio de Janeiro

Bommert H, Henning T, Wälte D (1985) Überlegungen zur Neuformulierung der Indikationsentscheidung. In: Hehl FJ (Hrsg) Psychologische Diagnostik – Planung und Kontrolle psychologischer Entscheidungen (im Druck)

Brown GW, Bhrolchain MN, Harris T (1975) Social class and psychiatric disturbance among women in urban population. Sociology 9:225–254

Degkwitz R, Helmchen H, Kockott G, Mombour W (1978) Diagnosenschlüssel und Glossar psychiatrischer Krankheiten, 4. Aufl. Springer, Berlin Heidelberg New York

Dennig U (1984) Kognitives Therapeutenverhalten, die Person des Therapeuten und kognitive Wirkungen der GPT im Verhältnis zur gefühlszentrierten Konzeption und Praxis: Eine theoretische Analyse und ihre empirische Validierung. Diss Univ Münster

Dörner K, Plog U (1982) Irren ist menschlich oder Lehrbuch der Psychiatrie/Psychotherapie, 6. Aufl. Psychiatrie Verlag, Rehburg Loccum

Eckert J (1974) Prozesse in der Gesprächspsychotherapie: Die Bedeutung subjektiver Erfahrungen von Klient und Therapeut im Hinblick auf Therapieverlauf und Therapieerfolg. Diss Univ Hamburg

Eckert J (1984) Stationäre Gruppenpsychotherapie – vergleichende empirische Prozeß- und Erfolgsstudien über stationäre gesprächspsychotherapeutische und psychoanalytische Gruppenpsychotherapie. Habil Univ Hamburg

Eckert J, Schwartz HJ, Tausch R (1977) Klienten – Erfahrungen und Zusammenhang mit psychischen Änderungen in personenzentrierter Gesprächspsychotherapie. Z Klin Psychol VI:177–184

Espe H (1980) Zusammenhänge zwischen Prozeßerfahrungen und Therapieerfolg in der Gesprächspsychotherapie. In: Schulz W, Hautzinger M (Hrsg) Klinische Psychologie und Psychotherapie, Bd 2. DGVT u. GwG, Tübingen Köln, S 111–123

Fahrenberg J, Selg H, Hampel R (1973) Das Freiburger Persönlichkeitsinventar FPI, 2. Aufl. Hogrefe, Göttingen

Finke J, Tölle R (1978) (Hrsg) Aktuelle Neurologie und Psychiatrie. Springer, Berlin Heidelberg New York

Franke A (1982a) Verhaltenstherapie und Gesprächspsychotherapie bei Patienten mit psychosomatischen Störungen. In: Schulz W, Hautzinger M (Hrsg) Klinische Psychologie und Psychotherapie, Bd III. Steinbauer u. Rau, München, S 181–191

Franke A (1982b) Klientenzentrierte Psychotherapie bei Anorexia nervosa? In: Schulz W, Hautzinger M (Hrsg) Klinische Psychologie und Psychotherapie, Bd III. Steinbauer u. Rau, München, S 277–285

Gaebel W, Linden M (1984) Kombination von Pharmakotherapie und Psychotherapie in der Behandlung depressiver Störungen. In: Baumann U, Berbalk H, Seidenstücker G (Hrsg) Klinische Psychologie – Trends in Forschung und Praxis, Bd 6. Huber, Bern Stuttgart Wien, S 186–210

Gendlin ET (1980) Client-centered therapy as a frame of reference for training: the use of focusing during psychotherapy. In: de Moor W, Wijngaarden HR (eds) Psychotherapy: research and training. Elsevier, Amsterdam, pp 279–297

Grawe K (1976) Differentielle Psychotherapie. I. Indikation und spezifische Wirkung von Verhaltenstherapie und Gesprächspsychotherapie. Huber, Bern

Gronau H, Ostermann R, Schulz v Thun F, Tausch AM (1978) Mitmenschlicher Umgang von Krankenpflegekräften mit psychiatrischen Patienten. Z Klin Psychol VII:155–161

Hautzinger M (1985) Kritische Lebensereignisse, soziale Unterstützung und Depressivität bei älteren Menschen. Z Klin Psychol XIV:27–38

Helmchen H, Linden M, Rüger U (Hrsg) (1982) Psychotherapie in der Psychiatrie. Springer, Berlin Heidelberg New York

Huber G (1974) Psychiatrie. Systematischer Lehrtext für Studenten und Ärzte. Schattauer, Stuttgart

Jacobson S, Deykin E, Prusoff B (1977) Process and outcome of therapy with depressed women. Am J Orthopsychiatry 47:140–148

Jong R de, Henrich G, Treiber R (1983) Die Effekte von zwei psychologischen Therapien bei schwer neurotisch depressiven Patienten. In: Brengelmann JC, Bühringer G (Hrsg) Therapieforschung für die Praxis 3. Röttger, München, S 117–139

Jong R de, Henrich G, Noppeney G (1985) Die Erfassung „antidepressiver" Gedanken sowie der subjektiven Bewertung dieser Bewältigungsstrategien bei depressiven Patienten und nicht-depressiven Kontrollpersonen. Z Klin Psychol XIV:39–52

Kwiatkowski E (1980) Psychotherapie als subjektiver Prozeß. Beltz, Weinheim Basel

Mahrer AR (1975) Therapeutic outcome as a function of goodness of fit on an internal external dimension of interactions. Psychother Theory Res Pract 12:22–27

Meyer AE, Bolz W (1981) The Hamburg short psychotherapy comparison experiment. Psychother Psychosom 35:81–84

Meyer-Cording G (1978) Gesprächspsychotherapie und Verhaltenstherapie im psychiatrischen Krankenhaus. In: Reimer F (Hrsg) Möglichkeiten und Grenzen der Psychotherapie im psychiatrischen Krankenhaus. Thieme, Stuttgart, S 26–33

Möller HJ, Zerssen D von (1984) Klassifikation psychischer Störungen: Probleme und Verbesserungsmöglichkeiten aus der Sicht neuerer Forschungsergebnisse. In: Baumann U, Berbalk H, Seidenstücker G (Hrsg) Klinische Psychologie – Trends in Forschung und Praxis, Bd 6. Huber, Bern Stuttgart Wien, S 90–130

Neu C, Prusoff BA, Klerman GL (1978) Measuring the interventions used in the short-term interpersonal psychotherapy of depression. Am J Orthopsychiatry 48:629–636

Payk TR (1982) Therapie psychischer Erkrankungen. Hippokrates, Stuttgart

Petermann F, Bruns G (1981) Theoretische Grundrichtungen in der Schizophrenieforschung unter besonderer Beachtung psychologischer Erklärungsansätze. Z Klin Psychol X:27–50

Plessen U, Bommert H (1981) The measurement of change: an empirical evaluation. In: Minsel WR, Herff W (eds) Research on psychotherapeutic approaches. Lang, Frankfurt Bern New York, pp 135–140

Plog U (1976) Differentielle Psychotherapie II. Der Zusammenhang von Lebensbedingungen und spezifischen Therapieeffekten im Vergleich von Gesprächspsychotherapie und Verhaltenstherapie. Huber, Bern

Redlich FC, Freedman DX (1974) Theorie und Praxis der Psychiatrie, 2. Aufl. Suhrkamp, Frankfurt a. M.

Rees WL (1980) Einführung in die Psychiatrie und medizinische Psychologie. Reinhardt, München

Rogers CR (1951) Client-centered therapy: its current practice, implications and theory. Basler, Houghton Mifflin

Rogers CR, Gendlin ET, Kiesler DJ, Truax CB (1967) The therapeutic relationship and its impact: a study of psychotherapy with schizophrenics. Univ of Wisconsin Press, Madison

LaRusso L (1978) Sensitivity of paranoid patients to nonverbal cues. J Abnorm Psychol 87:463–471

Sarbin TR, Mancuso JC (1982) Schizophrenie. Urban & Schwarzenberg, München

Schulte W, Tölle R (1975) Psychiatrie, 3. Aufl. (4. Aufl 1977). Springer, Berlin Heidelberg New York

Schulz W (1981) Klassifikation und Indikation in der Gesprächspsychotherapie. In: Minsel WR, Scheller R (Hrsg) Psychotherapie. Kösel, München, S 184–207

Schwab R, Tönnies S (1984) Klientenzentrierte Einzelpsychotherapie und personenzentrierte Gesprächsgruppen – Neuere Forschungsergebnisse und Entwicklungen. In: Baumann U, Berbalk H, Seidenstücker G (Hrsg) Klinische Psychologie – Trends in Forschung und Praxis, Bd 6. Huber, Bern Stuttgart Wien, S 132–166

Seidenstücker G (1984) Indikation in der Psychotherapie: Entscheidungsprozesse – Forschung – Konzepte und Ergebnisse. In: Schmidt LR (Hrsg) Lehrbuch der klinischen Psychologie. Enke, Stuttgart, S 443–511

Struck KG, Petermann F (1982) Praxiskontrolle oder kontrollierte Praxis? Z Personenzentr Psychol Psychother 1:5–7

Süllwold L, Gentz K (1978) Überlegungen zu einer mehr spezifischen Psychotherapie bei schizophrenen Erkrankten. In: Reimer F (Hrsg) Möglichkeiten und Grenzen der Psychotherapie im psychiatrischen Krankenhaus. Thieme, Stuttgart, S 51–58

Teusch L, Beyerle U, Lange HU, Schenk GK, Stadtmüller G (1984) Ein empirischer Beitrag zur klientenzentrierten Gesprächspsychotherapie schizophrener Patienten. In: Gesellschaft f wiss Gesprächspsychotherapie (Hrsg). Info 55:79–91

Tress W, Paretsch H, Purpisch R (1984) Der Psychologe in der Akut-Psychiatrie. In: Benesch H, Dorsch F (Hrsg) Berufsaufgaben und Praxis des Psychologen. Reinhardt, München Basel, S 90–97

Weissman MM, Klerman GL (1973) Psychotherapy with depressed women: an empirical study of content themes and reflection. Br J Psychiatry 123:55–61

Weissman MM, Prusoff BA, DiMascio A, Nau C, Goclaney M, Klerman GL (1979) The efficiency of drugs and psychotherapy in the treatment of acute depressive episodes. Am J Psychiatry 136:555–558

Weitbrecht HJ, Glatzel J (1979) Psychiatrie im Grundriß, 4. Aufl. Springer, Berlin Heidelberg New York

Wexler DA (1974) A cognitive theory of experience, self-actualisation and therapeutic process. In: Wexler DA, Rice LN (eds) Innovations in client-centered therapy. Wiley, New York, pp 49–116

Yalom ID (1970) The theory and practice of group psychotherapy. Basic Book, New York

Zeiss D, Lewinson DM, Munoz RF (1979) Nonspecific improvement effects in depression using interpersonal skills training, pleasant activity shedules, or cognitive training. J Consult Clinical Psychol 47:427–439

Zielke M (1979) Indikation zur Gesprächspsychotherapie. Kohlhammer, Stuttgart Berlin Köln Mainz

Psychiatrisch bedeutsame
sonstige psychotherapeutische Verfahren

A. Kuhr und H. H. Strupp

INHALTSVERZEICHNIS

A. Einführung

Bis in die sechziger Jahre hinein war Psychotherapie in der Praxis synonym mit tiefenpsychologisch fundierten Verfahren. Dann setzte ein grundlegender Wandel ein. Die Zahl abgrenzbarer Psychotherapien wuchs so rasch an, daß auch bei sorgfältiger Beobachtung der Entwicklung der Überblick verloren zu gehen drohte. Corsini (1983) beschreibt 70 psychotherapeutische Ansätze, Herink (1980) sogar ca. 250.

Welche Gründe kann diese Entwicklung haben? Ob psychische Störungen und Konflikte tatsächlich zugenommen haben, ist schwer zu entscheiden, sicher ist aber, daß frühere Möglichkeiten seelischer Hilfe durch Lockerung der Bande zu Familie und Religion in ihrer Bedeutung abgenommen haben. Ein anderer Aspekt, der ebenfalls mit verändertem Bedarf durch gesellschaftliche Entwicklung zu tun hat, ist die Definition dessen, was als menschliches Problem gilt und welche Lösungswege im Grundsatz einzuschlagen sind. Die Sorgen und Konflikte, die in das Beratungszimmer des Psychotherapeuten drangen, waren mit herkömmlichen Methoden offensichtlich nicht zu bewältigen. Konsequenterweise entwickelten klinisch arbeitende Therapeuten neue Methoden, die den Bedürfnissen gerechter werden sollten. Die Tatsache, daß sich so viele Systeme „etablieren" konnten, sagt weniger über ihren Wahrheitswert oder ihre Effektivität (die in der Regel unüberprüft blieb) aus, als darüber, inwieweit sie zumindest vorübergehend als wesentliche oder akzeptable Antwort auf menschliche Probleme gesehen werden.

Der Fragmentierung psychotherapeutischer Arbeit einerseits stand und steht andererseits die Rückbesinnung auf die Gemeinsamkeiten psychotherapeutischen Wirkens gegenüber. Diese geht von der Überlegung aus, daß Psychotherapie nach festen Regeln abläuft. Die Rollen der beteiligten Personen sind klar: Ein Therapeut, der die Fähigkeit hat, anderen zu helfen und ein Patient, der Hilfe für sein Problem sucht.

Ist diese Grundvoraussetzung gegeben, durchläuft die therapeutische Interaktion folgende Stadien: Identifikation und Analyse des Problems, Erklärung des Problems (Attribution) und Zielsetzung, Verschreibung der Veränderung, Etablierung einer Arbeitsbeziehung, Implementation der Veränderungsverschreibung, Beendung der Therapie.

Frank (1980, S. 301–302) faßt die gemeinsamen Faktoren psychotherapeutischen Herangehens in dieser Weise zusammen:

a) Erwecken eines Gefühls von Hoffnung im Patienten, das in sich einen heilenden Effekt haben kann und den Patienten darüber hinaus ermutigt, sich selbst zu erforschen und sich in Situationen zu begeben, die er/sie in der Vergangenheit aus Angst vermieden hat und somit neue Wege im Umgang mit Problemen zu erproben.

b) Neue Gelegenheiten für kognitives und Erfahrungs-Lernen schaffen.

c) Emotionale Aktivierung des Patienten, was die Aufnahmebereitschaft des Patienten für die Interventionen des Therapeuten zu fördern scheint.

d) Verbesserung des Selbstbildes des Patienten dadurch, daß er ein Gefühl von Problembewältigung bekommt, indem vorher unerklärliche Erfahrungen in einen kohärenten konzeptuellen Rahmen eingebunden werden und Erfolgserfahrungen vermittelt werden.

Viele Therapien scheinen dysphorische Gefühle dadurch zu löschen, daß sie dem Patienten Gelegenheit geben, diese wiederholt in einem nicht bekräftigenden oder aktiv unterstützenden Kontext zu erfahren.

Tabelle 1. Dimensionen therapeutischer Beeinflussung. (Nach STROTZKA 1982)

1. Lernen, Üben, Konditionieren ⟶ Biofeedback
   Verhaltensmodifikation

2. Persuasion ⟶ kognitive Psychotherapie (LAZARUS, ELLIS)

   Neuro-linguistisches Programmieren (BANDLER u. GRINDER)
   Autogenes Training (SCHULTZ)
   Progressive Relaxation (JACOBSON)

3. Suggestion ⟶ Hypnotherapie (ERICKSON)

4. Beraten ⟶ Gesprächstherapie (ROGERS)

5. Einsicht ⟶ Logotherapie (FRANKL)
   FREUD, ADLER, JUNG
   Neoanalytiker

   analytische Gruppentherapie

6. Gruppenwirkung ⟶ Psychodrama (MORENO)
   Gestalttherapie (PERLS)
   Transaktionsanalyse (BERNE)

   Bioenergetik (REICH, LOWEN)

7. Katharsis, Ekstase, ⟶ Primärtherapie (JANOV)
   Meditation
   (Transzendentale) Meditation

8. Konfrontation
   mit Paradoxa
   paradoxe Intervention (FRANKL)
   systemische Familientherapie (BATESON, WATZLAWICK, SELVINI, ERICKSON)

Strotzka (1982) hat ebenfalls versucht, die Grunddimensionen, die für die Veränderung menschlichen Verhaltens von Bedeutung sind, zusammenzufassen und sie verschiedenen therapeutischen Ansätzen zuzuordnen (s. Tabelle 1).

Wenn man auch die Gewichtung der Wirkfaktoren bzw. ihre Zuordnung zu therapeutischen Vorgehensweisen diskutieren kann, ermöglicht diese Übersicht doch eine gewisse Ordnung der verwirrenden Vielfalt psychotherapeutischer Verfahren. Da es weder möglich noch sinnvoll ist, in diesem Beitrag den Versuch zu machen, einen enzyklopädischen Überblick über die gegenwärtigen psychotherapeutischen Verfahren zu geben, sollen beispielhaft einige Ansätze vorgestellt werden.

Folgende Kriterien wurden bei der Auswahl berücksichtigt: Mehrere Jahre in Gebrauch, größere (relativ zu anderen Therapieformen) Verbreitung, verschiedene therapeutische Schwerpunkte (z. B. neben verbalen auch körperorientierte Techniken).

Trotz der gebotenen Kürze wird angestrebt, dem Leser eine Vorstellung davon zu geben, in welcher Weise der Ansatz auf besondere Patientenprobleme zugeschnitten ist, ob alte Wahrheiten neu eingepackt werden oder ob ein originaler Beitrag zu unserem Wissen geleistet wird und schließlich, ob die Therapie sich nur für eine kleine Gruppe von Menschen eignet oder von allgemeinem Interesse ist.

B. Transaktions-Analyse

I. Grundlagen

Schöpfer der Transaktions-Analyse (TA) ist der kanadische Psychiater Eric Berne, der nach Beendigung seiner psychoanalytischen Ausbildung mit dem Versuch scheiterte, in die psychoanalytische Vereinigung der USA aufgenommen zu werden. In der Folge entwickelte er in gewisser Unabhängigkeit von psychoanalytischen Lehren eigene Gedanken zur Persönlichkeitsbildung und Psychotherapie.

Analog zum Konzept der dreigeteilten Psyche nach Freud postulierte Berne – abgeleitet aus der Beobachtung zwischenmenschlicher Interaktionen – drei ICH-Zustände: Eltern-ICH, Erwachsenen-ICH und Kind-ICH. Diese stellen abgrenzbare Erlebens- und Verhaltensweisen dar, die aus verschiedenen Informationsquellen erschlossen werden können: Verhaltensbeobachtung, Inhaltsanalyse des Gesprochenen, emotionale Reaktion des Angesprochenen, „diagnostische" Befragung des Beobachteten. Menschliches Verhalten soll auf diese ICH-Zustände zurückgeführt werden. Das Kind-ICH wird durch die spontanen, schöpferischen Verhaltensweisen typisiert. Wünsche und Gefühle werden unvermittelt ausgedrückt. Das Erwachsenen-ICH umfaßt vernünftiges und planvolles Denken und Handeln, das sich an Tatsachen orientiert. Im Eltern-ICH sind die Einstellungen, Gefühle und Verhaltensweisen zusammengefaßt, die von Eltern oder wichtigen Bezugspersonen übernommen wurden. Jeder dieser ICH-Zustände kann, wenn eine feinere Analyse menschlichen Erlebens und Verhaltens gewünscht wird, im Hinblick auf Struktur und Inhalt weiter unterteilt werden.

Mit dem Begriff der „Transaktion" als der Grundeinheit jeder Sozialaktion werden kommunikationspsychologisch zwei Botschaften zusammengefaßt: Eine nonverbale oder verbale Anrede und darauf eine verbale oder nonverbale Antwort. Da die Transaktionen zwischen individuellen ICH-Zuständen stattfinden, besteht die Möglichkeit für komplementäre Transaktionen (der gleiche ICH-Zustand antwortet) oder für gekreuzte, nichtkomplementäre Transaktionen (unterschiedliche ICH-Zustände kommunizieren miteinander). Transaktionen können gleichzeitig offen und verdeckt ablaufen: Eine scheinbare Transaktion von Erwachsenem zu Erwachsenem mag die wichtigere Kind-zu-Kind Transaktion verbergen. „Spiele" sind habituelle, stereotype Transaktionen, wobei sich die Übernahme einer spezifischen Rolle in solchen „Spielen" am „Lebensskript" orientieren wird. Der Begriff „Skript" bezeichnet die Einstellungen, die das Selbst- und Weltbild ausmachen und die sich im wesentlichen in den ersten sechs Lebensjahren bilden.

II. Methodik

Die Transaktions-Analyse hat mit anderen humanistischen Ansätzen die Vorstellung gemein, daß jeder Mensch mit konstruktiven Anlagen auf die Welt kommt. Im Verlauf der Entwicklung mag dieses Potential durch ungünstige Prozesse verschüttet worden sein. In der Einzel- oder Gruppentherapie sollen die als wichtig erachteten Fähigkeiten Bewußtheit, Spontaneität und Intimität wieder hergestellt werden.

Aus dieser Grundvorstellung leitet sich ab, daß die Therapie ein Erziehungsprozeß ist, welcher der Revision destruktiver Skripte dient. Zu Beginn wird die Terminologie der Transaktions-Analyse erklärt, und der Therapeut versucht anhand genauer Beobachtung der Interaktion die Rolle der ICH-Zustände und das Skript des Patienten zu verdeutlichen. Transaktionen auf der Ebene des Erwachsenen-ICHs werden bekräftigt. Die vom Patienten zu Beginn festgelegten Ziele werden, häufig unterstützt durch „Verträge", die sich auch auf außertherapeutisches Verhalten beziehen können, schrittweise erarbeitet.

III. Bewertung

Die Fähigkeit BERNES, schwer zu erfassende Kommunikationsabläufe bildhaft und einleuchtend darzustellen, trugen zur schnellen Popularisierung der Transaktions-Analyse bei. Ihre Anhänger meinen, daß durch diese Entmystifizierung Psychotherapie „verbraucherfreundlicher" geworden sei. Die *relative* Vereinfachung (auch die TA benutzt esoterische Begriffe) führte andererseits dazu, daß die Transaktions-Analyse gelegentlich zum oberflächlichen Gesellschaftsspiel wurde, bei dem das Bemühen im Vordergrund stand, emotionales Wohlbefinden durch soziale Manipulation zu erlangen. Die deterministische Qualität des Lebensskripts steht im Widerspruch zu dem therapeutischen Optimismus der Transaktions-Analyse. Wenn es stimmt, daß Menschen von „Spielen" abhängig sind, liegt die Frage nahe, ob die Therapie selbst nicht ein weiteres Spiel ohne tiefere Wirkungen ist.

Die Effektivität der Transaktions-Analyse ist bislang ungeklärt. Sie scheint am besten für solche Patienten geeignet zu sein, die nur milde Fehlanpassungen aufweisen, die insgesamt gut integriert und sozial sensibel sind. Die Hauptanziehungskraft der Transaktions-Analyse liegt vermutlich in der Einfachheit und Klarheit der Theorie. Auch die eingesetzten Techniken sind unkompliziert. Für Psychotherapeuten, die in ihrem oft unstrukturierten Beruf nach Struktur suchen, mögen die Konstrukte der Transaktions-Analyse willkommen sein.

C. Gestalt-Therapie

I. Grundlagen

Der Gründer der Gestalt-Therapie, Frederic S. PERLS, ebenfalls als Psychoanalytiker ausgebildet, überwarf sich mit FREUD und begann ein eigenes System zu entwickeln. Einer der wesentlichen Grundgedanken der Gestalt-Therapie läßt sich folgendermaßen beschreiben: Körperliche Empfindungen des Mangels und psychologische Wünsche lösen im Organismus das Streben nach Bedürfnisbefriedigung aus. Sobald das geschehen ist, werden neue an deren Stelle treten. Ein ungestörter Prozeß dieser Art führt zu angemessener biologischer und psychologischer Anpassung an die Umwelt. Ist jedoch die Wahrnehmung eigener körperlicher oder seelischer Bedürfnisse behindert, führt dies zur Krankheit. Der therapeutische Ansatz muß berücksichtigen, daß „Leib" und „Seele" zwei Aspekte derselben Sache sind, somit reichen intellektuelle Mittel nicht aus; sie sind durch Arbeit an der sensomotorischen Bewußtheit und am körperlichen Ausdruck zu ergänzen.

In der Gestalt-Therapie zeigt sich eine humanistische Grundhaltung, welche die schöpferischen Fähigkeiten des Menschen in den Vordergrund stellt. Sie ist darauf angelegt, die gesund erhaltende Selbstregulation des Organismus zu restituieren.

II. Methodik

Die Gestalt-Therapie hat das Ziel, die Wahrnehmung der inneren und äußeren Realität zu fördern. Blockierungen des Bewußtseins sollen aufgedeckt werden. Dabei ist die Erkenntnis von Zusammenhängen mit früheren Erlebnissen weniger bedeutsam. Im Mittelpunkt steht die Erfahrung neuer Reaktionsmuster im „Hier und Jetzt". Um die Selbstverantwortlichkeit des Patienten zu unterstreichen, wird er dazu angehalten, „man" durch „ich" und „Ich kann nicht" durch „Ich will nicht" zu ersetzen. Die Technik des „leeren Stuhls" ist besonders bekannt geworden. Dabei sitzt der Patient einem leeren Stuhl gegenüber, auf den er eine signifikante Person projiziert und mit der er über Gefühle, Personen, Objekte oder Situationen spricht. In einer Variation dieser Technik mag der Patient verschiedene Ebenen oder Rollen eines Konflikts selbst darstellen, wobei er parallel zur gespielten Rolle seinen Platz wechselt. Dabei mag dem Patienten deutlich werden, daß all' die unterschiedlichen Bedürfnisse und Strebungen aus *einem* Organismus, nämlich ihm selbst, kommen.

Besondere Aufmerksamkeit gilt nonverbalen und paralinguistischen Signalen, die nach PERLS weniger der Verstellung zugänglich seien. Körperbewegungen, Gesichtsausdruck, Stimmfärbung, Sprechgeschwindigkeit des Patienten werden vom Therapeuten zu dem verbal Ausgedrückten in Beziehung gesetzt.

Gestalt-Therapie wird heute als Einzel- und Gruppentherapie durchgeführt. Gruppentherapie, die ursprünglich ein auf den Gruppenleiter zentriertes sternförmiges Interaktionsmuster aufwies, nutzt heute mehr die Gruppe als Medium im therapeutischen Prozeß. Eine Besonderheit sind die gestalttherapeutischen workshops, bei denen keine scharfe Grenze mehr zwischen „Therapie" und „Leben" gezogen wird. Therapeuten und Teilnehmer wohnen für eine begrenzte Zeit gemeinsam.

Die Gestalt-Therapie setzt einen Fundus an Techniken konsistent ein. Dennoch soll das therapeutische Vorgehen nicht in Routine erstarren. Vom Therapeuten wird erwartet, daß er für die spezifischen Probleme des einzelnen Patienten offen bleibt und ein positives Modell für schöpferisches, spontanes Handeln gibt.

III. Bewertung

Wenngleich sich die Gestalt-Therapie auf organismisch-biologische Grundlagen beruft, bleibt sie doch primär eine psychologisch orientierte Methode, die mit ihrem Diktum von der „Weisheit des Körpers" und dem Hinweis auf die „Einheit aller Erfahrung" naturphilosophische Züge besitzt. Die Neigung zum Transzendentalen scheint auch in der Terminologie auf („Gestalt-Gebet").

Auf diesem Hintergrund ist nicht verwunderlich, daß klar formulierte therapeutische Ziele fehlen. Aus dem oben genannten Grund kann das therapeutische Vorgehen kein systematischer Prozeß sein, der sich wissenschaftlich strenger Untersuchung öffnet. Indikationshinweise – Gestalt-Therapie eigne sich für übermäßig intellektualisierende Menschen oder für „alexithyme Psychosomatiker" – bleiben vorläufig unüberprüfbar. Problematisch erscheint die Förderung von organisierter, vorhersagbarer Rationalität, die für die Attraktivität der Therapie sicher bedeutsam ist. Direktes Erfahren des Gefühls wird als Basis therapeutischer Veränderung gesehen, ein richtiger, jedoch wenig origineller Gedanke. Konstruktiv ist die optimistische Sichtweise, daß Menschen nicht Gefangene ihrer Vergangenheit sind, sondern jederzeit die existentielle Wahlmöglichkeit zum Anderssein haben.

D. Bioenergetik

I. Grundlagen

Der FREUD-Schüler Wilhelm REICH kam zu der Auffassung, daß sich die Widerstände des Patienten in der Therapie besonders in Körperhaltung und Gestik ausdrückten. Nach dem Bruch mit der Psychoanalyse gab er den Versuch auf, diese „Charaktersperren", den „Muskelpanzer" mit verbalen Methoden zu durchbrechen und setzte körperorientierte Techniken ein. Die Veränderung der Atmung, der Muskelspannung und der Bewegungsabläufe sollten verhärtete emotionale Haltungen lockern oder lösen. Damit wurde REICH zum Vater einer Reihe von körperorientierten Therapien, deren bekannteste und verbreitetste die seines Patienten und Schülers Alexander LOWEN wurde. LOWEN nahm für sich in Anspruch, den metaphysischen Ballast REICHS abgeworfen zu haben und weniger einseitig zu sein, da er neben den „biofunktionalen" auch psychotherapeutische Aspekte in engerem Sinn einbeziehe. Die bioenergetische Analyse umfasse körperliche Übungen, untersuche die dabei freigesetzten Emotionen und integriere die neuen Erfahrungen in das Alltagsleben.

Grundgedanke der Bioenergetik ist, daß alle Lebenserfahrungen ihren Niederschlag im Körper finden. Modi des Reagierens auf konkrete Lebensumstände, Entwicklungen und Fehlentwicklungen eines Menschen zeigen sich im Körperausdruck. Muskuläre Verspannungen signalisieren Angst. Seelische und körperliche Veränderungen gehen Hand in Hand, wodurch es zu einer doppelten Blockierung kommt. Diese Blockierungen binden Energie, die in der Therapie freigesetzt werden soll, damit sie in befriedigender Weise zur Lebensbewältigung eingesetzt werden kann. Daraus leiten sich die drei prinzipiellen Schritte der Therapie ab:

- Körperliche Übung zur allgemeinen Verlebendigung und Befreiung der Atmung, Lösung des Ausdrucks, Einübung neuen Ausdrucks
- Analyse der bei den Übungen freigesetzten Emotionen
- Integration der neuen Verhaltensmöglichkeiten, Einbringen in den Alltag

II. Methodik

In der Exploration macht sich der Therapeut ein Bild von der Persönlichkeit und der Problematik seines Patienten, wobei die „Körper-Anamnese" eine besondere Rolle spielt. Wo fühlt sich der Patient wohl oder angespannt (falls nötig, ertastet der Therapeut die Spannungszonen)? Wie sind verschiedene Muskelgruppen ausgebildet? Allgemeine Körperhaltung? Diese Informationen lassen deutlich werden, wie der Patient sich durch das Leben „bewegt", wie er sich „verhält" und welche „Ein-Stellungen" er hat.

Der Körper-Therapeut setzt entsprechend der Problematik Methoden ein, die den Patienten darin unterstützen sollen, die Energien und Blockaden in seinem Körper deutlicher wahrzunehmen. Zur Anwendung kommen vor allem Übungen für Atmung und Muskulatur, u. U. auch massageähnliche Techniken. Berührungen spielen bei Kontaktproblemen eine besondere Rolle. Der Therapeut setzt verschiedene Formen ein: Die prüfende Berührung, mit der Tonus, Temperatur, Beweglichkeit des Gewebes ertastet wird, die bergende Berührung, die das Gefühl von Aufgehobensein oder Versöhnung vermittelt, die heilende Berührung, ein sanfter, direkter Kontakt, in dem der Austausch des Energiestroms zwischen Patient und Therapeut stattfindet. Gewalttätige Emotionen werden kathartisch an

Gegenständen ausagiert. Die Aufarbeitung des Erlebten erfolgt im Sinne psychoanalytischer Deutung.

Bioenergetische Behandlung wird als Einzel- oder Gruppentherapie, zeitlich gestreckt oder intensiv (workshop) angeboten. Die Gruppentherapie ist dyadenzentriert. Der Therapeut arbeitet mit einem Patienten, die Gruppe beschränkt sich auf Mitteilung der persönlichen Reaktionen auf das Beobachtete.

III. Bewertung

Akzeptiert man den Grundsatz, daß sich neurotische Fehlhaltungen körperlich manifestieren, ist es nur folgerichtig, Störungen menschlichen Erlebens und Verhaltens auch auf dieser Ebene zu behandeln. Die spezifische Art des Umgangs mit dem Patienten in der Bioenergetik erfordert erfahrene und verantwortungsbewußte Therapeuten, die in der Lage sind, die notwendige Distanz zu wahren und mit den gelegentlich freigesetzten intensiven Gefühlen umzugehen. Die körperbezogene Arbeit ist unbestreitbar positiv, allerdings scheint dieser Therapieansatz – trotz anderer Bekundungen – sonstige Lebensbereiche eher zu vernachlässigen.

Spezifische Indikationsaussagen sind nicht möglich, da herkömmliche Effektivitätsüberprüfung fehlt. In der Praxis wird Bioenergetik häufig bei sexuellen Funktionsstörungen eingesetzt (in der Folge von REICH, der sexuelle Dysfunktion als Kern emotionaler und verhaltensmäßiger Störungen sah), ein Bereich, für den großer therapeutischer Bedarf besteht. Der bioenergetischen Analyse wurde allerdings vorgeworfen, daß sie in Gefahr sei, sich zum Teil des modernen kulturellen Zwangs zur sexuellen Gratifikation zu machen und unrealistische Erwartungen hinsichtlich sexueller Erfülltheit zu fördern.

E. Entspannungsmethoden – Meditation, Autogenes Training, Progressive Relaxation und Biofeedback

I. Grundlagen und Methodik

1. Meditation

Unter Meditation fassen wir Techniken der Bewußtseinsfokussierung zusammen, die aus dem asiatischen Kulturraum kommen und trotz ihrer Vielfalt Gemeinsamkeiten aufweisen. Die Aufmerksamkeit wird aktiv auf einen gleichförmigen Prozeß begrenzt, wobei es irrelevant zu sein scheint, ob das Bewußtsein auf wiederkehrende Gedanken, gleichförmige Bewegungen, einen Körperteil, ein Wort oder Gebet zentriert ist.

Bei der „Transzendentalen Meditation" erhält der Übende ein speziell für ihn ausgesuchtes Wort, ein „Mantra", auf das er sich in ruhiger Umgebung und bequemer Lage konzentriert. Bei einem trainierten Patienten (geübt werden sollte in der Regel zweimal pro Tag für 20 Minuten) kommt es zur Einengung des Bewußtseins, einem Hypnoid, mit allen psycho-physiologischen Reaktionen, die auch aus abendländischen Entspannungsverfahren bekannt sind: Geringere Herzschlagrate, elektrokortikale Veränderungen (mehr Alphaaktivität), verminderter Sauerstoffverbrauch.

Gewisse meditative Anteile enthält auch die von STOLZE (1977) entwickelte „konzentrative Bewegungstherapie", deren historische Vorläufer in der Rhythmusbewegung des beginnenden zwanzigsten Jahrhunderts liegen. Meditation will STOLZE hier aber nicht im religiösen Sinn verstanden wissen, sondern als ein „Maßhalten nach allen Seiten".

Ausgehend von dem gestaltpsychologischen Postulat, daß der Mensch eine körperliche und geistige Einheit sei, wird der Patient angeleitet, sich auf Abläufe in seinem Organismus zu konzentrieren und über die Sensibilisierung für die eigene Körperlichkeit seine Sinne „lebendig zu machen". Bewegung spielt zumindest zu Beginn der Therapie nur eine geringe Rolle, da es primär auf das „innere-bewegt-sein" ankommt.

2. Autogenes Training

Angeregt durch den Gedanken des Neuropathologen VOGT, daß die Erlangung des hypnotischen Zustands bei manchen Patienten eher deren eigener Entscheidung überlassen bleiben solle und den daraus folgenden Versuchen mit „Autohypnose", entwickelte Johann Heinrich SCHULTZ das Autogene Training.

SCHULTZ hatte festgestellt, daß Hypnose-Patienten häufig über Schwere- und Wärmeerlebnisse und Gefühle der Ruhigstellung von Herz und Atmung berichteten. Diese körperlichen Empfindungen liefen mit den aus der Hypnose bekannten Gefühlen der Entspannung, der angenehmen Müdigkeit, der Angstfreiheit und Ausgeglichenheit einher. Im Gegensatz zu seinen Kollegen, die diese Erscheinungen als unwichtige Nebeneffekte betrachteten, stellte SCHULTZ sie in den Mittelpunkt seiner Überlegungen. Er hoffte, die therapeutische Wirkung der Hypnose zu nutzen, ohne Passivität und Abhängigkeit des Patienten zu fördern.

SCHULTZ (1969, S. 10) formulierte das Ziel des Autogenen Trainings in dieser Weise:

> „Die konzentrative Selbstentspannung des autogenen Trainings hat also den Sinn, mit genau vorgeschriebenen Übungen sich immer mehr innerlich zu lösen und zu versenken und so eine von innen kommende Umschaltung des gesamten Organismus zu erreichen, die es erlaubt, Gesundes zu stärken, Ungesundes zu mindern oder abzustellen."

Im Autogenen Training wird die „konzentrative Entspannung" in sechs Bereichen erarbeitet: Muskulatur, Blutgefäßsystem, Herz, Atmung, Körperorgane und Kopf. Das Training, das in einem warmen und ruhigen Raum durchgeführt werden sollte, beginnt mit der Schwereübung, da die Bewegungsmuskulatur am vertrautesten, am leichtesten beeinflußbar und deswegen am besten geeignet ist, Erfahrungen mit Körperkontrolle zu sammeln. Gliederschwere wird als Resultat vertiefter Muskelentspannung erlebt.

Die Durchführung dieser und der anderen Übungen mag im Liegen oder im Sitzen („Droschkenkutscherhaltung") erfolgen. SCHULTZ empfiehlt, die Übungsformeln, ähnlich wie bei der Meditation, ganz monoton ablaufen zu lassen und andere Einfälle oder Vorstellungen zu ignorieren. Bei täglichem Training sind die sechs Übungen (Schwere, Wärme etc.) in drei Monaten zu erlernen und sollten in den folgenden vier bis sechs Monaten vertieft werden, um die erwünschten Effekte immer rascher zu erreichen.

Ist die Grundstufe des Autogenen Trainings sicher erworben, mag die Fähigkeit zur Ruhigstellung dazu benutzt werden, unbewußte Inhalte bearbeitbar zu machen („Oberstufe"). SCHULTZ hat diesen spezielleren tiefenpsychologischen Zusammenhängen jedoch relativ wenig Aufmerksamkeit geschenkt, so daß diese Nutzung des Autogenen Trainings, die an den „gelenkten Tagtraum erinnert", sich nicht allgemein durchsetzte. Therapeuten, die mit solch einer Technik arbeiten wollen, wenden sich eher dem „katathymen Bilderleben" von Hanscarl LEUNER (1970) zu.

3. Progressive Relaxation

Die Methode der Progressiven Relaxation wurde von Edmund JACOBSON (1929) entwickelt, der in völliger Unabhängigkeit von SCHULTZ zu prinzipiell und faktisch sehr ähnlichen Feststellungen kam. JACOBSON konnte zeigen, daß intensive emotionale Empfindungen, wie z. B. Angst, wesentlich vermindert (gehemmt) werden konnten, wenn sich die betreffende Person in einem Zustand tiefer Entspannung befand.

JACOBSONS Methode war lange Jahre fast vergessen und wurde erst durch WOLPE (1958) wiederbelebt, der sie bei der „systematischen Desensibilisierung" einsetzte.

Im Sitzen oder Liegen bekommt der Patient, der seine Augen geschlossen hat, folgende Anfangsanweisung (nach WOLPE u. LAZARUS 1966, S. 177):

„Setzen Sie sich so bequem wie möglich ... Entspannen Sie sich, so gut es Ihnen möglich ist ... Jetzt, nachdem Sie sich entspannt haben, ballen Sie Ihre rechte Faust, ballen Sie sie fester und fühlen Sie die Spannung in Ihrer rechten Faust, in Ihrer Hand, in Ihrem Unterarm ... Und nun entspannen Sie ... Lassen Sie die Finger Ihrer rechten Hand locker werden und beobachten Sie den unterschiedlichen Eindruck ... Nun lassen Sie sich gehen und versuchen Sie, sich am ganzen Körper zu entspannen ..."

Diese Art der Instruktion fördert ein Diskriminationslernen. Der Patient wird empfindsamer für die Zustände Spannung und Entspannung und ist mit zunehmendem Training besser und schneller in der Lage, einen körperlichen Entspannungszustand zu erreichen, der zu mentaler Ruhe führt.

In der normalen Fassung, in der alle wichtigen Muskelgruppen berücksichtigt werden, dauert das Programm ca. 30 Minuten, mit zunehmendem Fertigkeitsgrad können Kurzformen eingesetzt werden. Für das häusliche Üben benutzt der Patient in der Regel eine vom Therapeuten besprochene Tonbandkassette.

4. Biofeedback

In den verschiedenen Biofeedback-Verfahren werden die physiologischen Entsprechungen des Entspannungsgefühls noch unmittelbarer als bei der Progressiven Relaxation verwendet. Die unmittelbare auditive oder visuelle Rückmeldung von Muskelaktivität, Gehirnstromtätigkeit, Hauttemperatur, Herzschlagrate, Blutdruck etc. erlaubt dem Patienten – innerhalb gewisser Grenzen – diese bislang für „autonom" gehaltenen Vorgänge zu beeinflussen. Biofeedback zog besonderes Interesse auf sich, weil durch chronische Übererregung („Streß") des „autonomen Nervensystems" Schäden an den dadurch innervierten Organen auftreten können.

Zu Beginn der Behandlung wird die individuell abgestimmte Elektrodenplazierung bestimmt. Nach Festlegung der „Grundrate" (Normalzustand) und Bestimmung der Grenzwerte (minimale und maximale Werte des gemessenen Parameters) kann die Behandlung beginnen. Für das Training muskulärer Entspannung wird häufig das Elektromyogramm (EMG)-Feedback angewandt. Mit Hilfe von Oberflächenelektroden werden Summationspotentiale der darunter liegenden Muskeln abgeleitet und optisch oder akustisch an den Patienten zurückgemeldet. Entsprechend dieser Informationen versucht der Patient – ohne spezifische Entspannungsanweisungen seitens des Therapeuten – sich an einen vorgegebenen Soll-Zustand anzunähern.

II. Bewertung

Die verschiedenen Entspannungsmethoden repräsentieren meist einen von zwei möglichen Zugängen: Schaffung „geistiger Ruhe" mit körperlicher Entspannung als Folge oder umgekehrt, Arbeit an den körperlichen Funktionen, um mentale Ruhe zu erreichen.

Unabhängig von der benutzten Methode scheint es allgemeine Entspannungseffekte zu geben:

– Angst- und Erregungsreduktion
– fixierte Aufmerksamkeit
– Herstellung gleichförmiger, zyklischer Erregungsmuster, dadurch Reduktion des sensorischen Inputs durch physiologisch-adaptive Prozesse
– Immobilität oder Trägheit im Verhalten
– Übergang der Kognitionen vom kritischen Reflektieren zum konkreten Denken

Gehen wir davon aus, daß diese Phänomene einem weitgehend übereinstimmenden zerebralen Erregungsmuster zugeordnet werden können, wäre zu folgern, daß die Entspannungs-Schulen lediglich unterschiedliche didaktische Verfahren für die Erzeugung desselben Zustands einsetzen. Eine praktische Konsequenz aus dieser Überlegung wäre, daß keine Differentialindikation gestellt werden müßte und die Patienten sich ein ihnen genehmes Verfahren aussuchen könnten.

Die vorgestellten Entspannungsmethoden sind alle leicht erlernbar und haben ein breites Indikationsgebiet. Meditative Verfahren sind allerdings wenig modulationsfähig und weisen gelegentlich einen geistesgeschichtlichen Hintergrund auf, der z. B. bei der Transzendentalen Meditation von deutlich artikuliertem Sendungsbewußtsein getragen ist und manchen Patienten abschrecken mag. Andererseits erleichtert die Einfachheit der Meditation ihre Übertragung in außerklinische Umwelten. Andere Methoden schneiden hierbei möglicherweise schlechter ab. So ist noch unklar, ob die durch Biofeedback erworbene Selbstkontrolle auch nach Ende der Behandlung aufrecht erhalten werden kann. Als gesichert gilt die Effektivität des Biofeedback für die Kontrolle kleinster Muskelbewegungen (z. B. Hilfe bei der Wiedergewinnung begrenzter Kontrolle über Teile des Körpers, die durch Gehirnschlag gelähmt sind) oder die Migränebehandlung über Rückmeldung der Hauttemperatur. Dem Mangel an Flexibilität durch die notwendige Apparatur stehen zwei wichtige Vorteile gegenüber: Erschließung zusätzlicher Möglichkeiten, die andere Entspannungsverfahren nicht bieten und Objektivierung therapeutischer Fortschritte durch Messung.

Entspannungstraining hat bei ca. 5% der Patienten unerwünschte Wirkungen, insbesondere „paradoxe" Ängste (JACOBSON u. EDINGER 1982; HEIDE u. BORKOVEC 1983). Es ist in der Anwendung relativ langwierig, fordert vom Patienten viel Selbstdisziplin und überraschende Erfolge sind nur selten zu verzeichnen. Dennoch bleibt es Methode der Wahl bei der Minderung psychosomatischer Symptome, bei der Senkung des allgemeinen Angstniveaus und in der Prävention von Streßfolgen.

Das Training in der Selbststeuerung somatischer Funktionen kann zu bedeutsamen Veränderungen und Verbesserungen führen. Dies darf dem Therapeuten jedoch nicht den Blick darauf verstellen, daß die körperlichen Symptome einen organischen oder psychologischen Hintergrund haben können, der berücksichtigt werden muß, wenn dauerhaft Abhilfe geschaffen werden soll. Insofern sind Entspannungsverfahren meist nur *eine* Facette in der Behandlung eines Patienten.

F. Psychodrama

I. Grundlagen

Angeregt durch die Beobachtung kindlichen Spiels und durch seine Erfahrungen in Literaten- und Theaterkreisen entwickelte der in Wien aufgewachsene Psychiater Jakob L. MORENO die psychodramatische Methode, das „seelisch bewegte Schauspiel". Beim Psychodrama werden im therapeutischen setting interpersonelle und intrapsychische Konflikte sichtbar und damit verarbeitbar gemacht. Nicht die Besprechung von Konflikten, sondern ihr Spiel steht im Vordergrund. Dabei wird über die Wirklichkeit hinausgegangen und der Bereich der Phantasie einbezogen.

Im Mittelpunkt des therapeutischen Geschehens steht der Mensch als soziales Wesen, der in ein zwischenmenschliches Beziehungsgeflecht eingebunden ist und dessen Befindlichkeit wesentlich von diesen Beziehungen abhängt. Reicher Erkenntnisgewinn wird erzielt, wenn der Patient *Subjekt* im therapeutischen Prozeß wird. Er soll selbst an der Erforschung seiner zwischenmenschlichen Beziehungen und Interaktionen beteiligt sein. Aus dem Wiedererleben und der unmittelbaren Anschauung erlaubt die szenische Darstellung Analyse und Veränderung in Richtung auf Unabhängigkeit und Spontaneität.

II. Methodik

Eine Psychodramasitzung läuft typischerweise in drei Phasen ab:

In der Erwärmungsphase wird Konfliktmaterial gesammelt und daraufhin überprüft, ob es sich für psychodramatische Arbeit eignet. In der Spielphase erfolgt die szenische Darstellung. Eine Bühne wird eingerichtet, die Mitspieler werden ausgewählt, und mit Hilfe geeigneter Techniken werden die Probleme eines oder mehrerer Gruppenteilnehmer dargestellt bzw. anschaulich gemacht. Beim „Doppeln" steht der Psychodrama-Leiter oder ein erfahrenes Gruppenmitglied hinter dem Protagonisten (Hauptdarsteller) und spricht in der Ich-Form die Empfindungen aus, die den Protagonisten gerade bewegen könnten. Beim „Rollentausch" nimmt der Protagonist die Rolle eines anderen (z. B. seines Widersachers) ein und gewinnt damit für dessen Position ein verändertes Verständnis. Die inhaltlichen Schwerpunkte der psychodramatischen Arbeit mögen von in der Vergangenheit liegenden Problemen über aktuelle Konflikte bis hin zu zukunftsbezogenen Erwartungen reichen. Mit eher heilpädagogischer Ausrichtung kann das Psychodrama ganz allgemein zur Förderung von Kreativität und Rollenflexibilität eingesetzt werden.

III. Bewertung

Morenos Auffassung, daß die psychodramatische Methode in ihrer Anwendung praktisch unbegrenzt sei, hat sich in der praktischen Arbeit nicht bestätigt. Gegenindikation besteht bei präpsychotischen oder akut psychotischen Zuständen und bei Suizidalität. Die Stärke des Psychodramas liegt in der Möglichkeit zu intensiver Selbsterfahrung und zur Erschließung neuer Verhaltensformen. Über das Probehandeln gewinnt der Patient Verständnis für eigene Motivationen und Bedürfnisse.

Je nach eigener Position mag man die Tatsache, daß das Psychodrama keine grundsätzlich neue Theorie der Entstehung psychischer Erkrankungen bietet, als Vor- oder Nachteil sehen. Wie auch schon bei den anderen bisher beschriebenen Methoden gibt es keine kontrollierte Forschung zur Effektivität des Psychodramas, so daß hierzu keine Aussagen gemacht werden können.

Entsprechend der Anwendungsbreite gibt es eine nach Schwerpunkten differenzierte Ausbildung, die in der Regel auf einem psycho-sozialen Beruf aufbaut. Die Grundqualifikation wird in der zweijährigen Ausbildung zum Psychodrama-Assistenten erworben. Das entsprechende Zertifikat berechtigt zur selbständigen, wenn auch supervidierten Psychodramaarbeit.

Zwei weitere Jahre nimmt die Ausbildung zum Psychodrama-Leiter mit den Arbeitsschwerpunkten Sozialarbeit, Persönlichkeitsentfaltung, Erziehungshilfe oder zum (im engeren Sinne) psychotherapeutisch tätigen Psychodrama-Therapeuten in Anspruch.

G. Logotherapie

I. Grundlagen

Unter dem Einfluß der existentiellen Philosophie entwickelte Viktor E. FRANKL in den zwanziger und dreißiger Jahren seinen als Logotherapie bezeichneten therapeutischen Ansatz. Die Erfahrungen FRANKLS als Insasse eines Konzentrationslagers während des 2. Weltkriegs bekräftigen seine Einstellung, daß auch unter extremsten Bedingungen das Überleben des Menschen mit davon abhängt, wie weit er in der Lage ist, seinem Leben Sinn zu geben.

Die Unfähigkeit der Menschen, das eigene Leben mit Bedeutung zu füllen, ist die wesentliche Problematik, der sich ein Psychotherapeut heute stellen muß. Da diese Leere nicht mit einer Neurose gleichzusetzen ist, muß in der Therapie weiter gegriffen werden. Die Psychoanalyse bearbeitet lediglich die intrapsychische Dynamik und führt zur Anpassung an die sozialen Bedingungen. Sie ist nicht darauf eingerichtet, existentielle Probleme anzugehen. Die Logotherapie befaßt sich mit der existentiellen Unzufriedenheit des Patienten und hilft ihm bei seiner Suche nach „Sinn".

II. Methodik

Aus der Zielsetzung – FRANKL selbst benutzt den Begriff „ärztliche Seelsorge" – ergibt sich, daß die Logotherapie relativ wenig Struktur aufweist. Psychotherapie muß improvisieren und sich immer wieder selbst erfinden.

Zu Beginn der Gespräche geht es in der Regel um menschliches Leid. Der Patient lernt, daß es nötig und sinnvoll ist, die subjektive Erfahrung von Leid zu akzeptieren. Da es nicht krank oder falsch, sondern eine normale Facette menschlichen Lebens ist, verliert es an Wichtigkeit. Die eigene Existenz kann unter einem anderen Blickwinkel betrachtet werden. Im nächsten Schritt wird der Patient darin angeleitet, sich von den eingrenzenden Elementen seiner Vergangenheit freizumachen und die eigene Zukunft aktiv zu gestalten, wobei er die Verantwortlichkeit für seine Existenz und die von ihm verfolgten Werte übernimmt.

Die „paradoxe Intention" und die „Dereflexion" sind über die Grenzen der Logotherapie hinaus bekannt geworden. Die paradoxe Intention gründet sich auf den Gedanken, daß antizipatorische Angst bei Phobien, die „Angst vor der Angst" am schnellsten durchbrochen werden kann, wenn der Patient bewußt das Gefürchtete herbei wünscht. Das Ausbleiben der negativen Konsequenzen führt zur raschen Lösung der Angst. Bei der Dereflexion wird der Patient angewiesen, seine Aufmerksamkeit von normalerweise automatisch ablaufenden Vorgängen abzulenken, da die Aufmerksamkeitszuwendung den normalen Prozeß stört.

III. Bewertung

Begriffe wie „humanistisch" oder „existentiell" lassen sich nicht präzise definieren und konsequenterweise ist Logotherapie kein systematischer Psychotherapiean-

satz, der im technischen Vorgehen spezifiziert wäre. Die Bedeutung der Logotherapie liegt in dem Hinweis auf eine Dimension, die in der traditionellen Psychotherapie kaum enthalten ist: Die Frage nach der geistigen Natur des Menschen
und der Bedeutung menschlicher Existenz. Die Anwendbarkeit der Methode ist
begrenzt. Sie setzt Patienten voraus, die in der Lage sind, differenziert zu denken
und ein hohes Maß an Selbstreflexion zu realisieren. Beurteilt man ihren Einsatz-
bereich nach den veröffentlichten Fallbeschreibungen, scheint sie insbesondere
bei einigen Formen der Depression einsetzbar.

Wenngleich Logotherapie herkömmliche Psychotherapie nicht ersetzen kann,
zeigt sie doch Wege zum fundierten Umgang mit Patienten, die nicht primär
„Symptome" aufweisen, sondern unter diffuseren („existentielleren") Schwierigkeiten leiden.

H. Primärtherapie

I. Grundlagen

Die Primärtherapie wurde von Arthur JANOV aufgrund von Erfahrungen entwik-
kelt, die er während seiner Arbeit als Psychoanalytiker machte.

Neurosen sind das Ergebnis unbefriedigter kindlicher Grundbedürfnisse. Im
Leben des Kindes kommt irgendwann ein Punkt, an dem es erkennt, daß seine
Wünsche nach Liebe und Anerkennung niemals angemessen befriedigt sein werden. Dieser entscheidende Augenblick, der durch ein objektiv kleines Ereignis
ausgelöst sein mag, wird als Primärszene bezeichnet und stellt die Basis neurotischer Störungen dar. Danach beginnt sich das „wirkliche Selbst" zurückzuziehen,
es entwickelt sich ein „unwirkliches Selbst", das zur Fassade des Neurotikers
wird. Jede erneute Verweigerung von Basisbedürfnissen führt zu weiterem sich
kumulierendem Schmerz. Der vom Bewußtsein getrennte, unterdrückte Schmerz
manifestiert sich in physiologischer Spannung.

II. Methodik

Der Urschmerz befindet sich im Körper als „Schmerzenergie". Die Abführung
der Schmerzenergie ist nur gegen starken Widerstand möglich, was den therapeutischen Ansatz besonders fordert.

Vor dem Beginn der Psychotherapie wird der Patient körperlich untersucht.
Außerdem schreibt er seine Lebensgeschichte, die alle problemrelevanten Informationen enthält. Zur Einleitung der Kerntherapie verläßt der Patient seinen normalen Lebensraum, isoliert sich für zwei volle Tage und Nächte in einem Hotel-
zimmer und beginnt somit die Therapie in einem Zustand erhöhter Deprivation,
der die Verteidigungshaltung schwächen soll.

Für die Zeit der eigentlichen Primärtherapie (2–3 Wochen, 10–15 Kontakte)
hat der Therapeut nur einen einzigen Patienten. Damit ist die Möglichkeit gegeben, jede Sitzung so lange auszudehnen, bis der Patient erschöpft ist. Der Thera-

peut versucht, den Patienten am Einsatz seiner üblichen Verteidigungsmechanismen zu hindern, ermutigt ihn, bestimmte Szenen nachzuspielen, mit besonderem Schwerpunkt auf frühen Kindheitserfahrungen und -gefühlen. Bei planmäßigem Ablauf der Therapie führt das zu „Vorschmerzanfällen", die schließlich in den alles überflutenden „Primärschmerz" münden.

Nach dem Ende dieser intensiven Individualtherapie geht der Patient für mehrere Monate in eine ambulante Gruppe. Die Interaktion ist auf ein Minimum beschränkt. Die Patienten arbeiten in Gegenwart der anderen für sich allein oder beobachten, wenn sie nicht aktiv sind, die anderen. Ziel ist es, weiterhin Primärempfindungen zu durchleben. Am Ende der Gruppensitzung tauschen sich die Teilnehmer über ihre Gefühle aus. Das Ende der Therapie ist erreicht, wenn der Weg zu den Primärerfahrungen ohne Beistand des Therapeuten möglich ist.

III. Bewertung

Die Behauptung, Primärtherapie sei innovativ und originell, hält genauerer Prüfung nicht stand. Einmal lehnt sie sich stark an die Neurosentheorie der frühen Psychoanalyse an, zum anderen bestehen enge Bezüge zu den Körpertherapien, die sich auf die Arbeit von Wilhelm REICH gründen. JANOV sieht keinen Nutzen in den adaptiven Funktionen defensiver Strukturen – darüber kann man geteilter Meinung sein – und versucht folgerichtig, sie mit Hilfe massiver Einflußnahme zu durchbrechen. Der therapeutische Effekt – Zugang zu den eigenen tiefen Gefühlen – soll im wesentlichen durch Abreaktion und Katharsis erreicht werden. Es kann wenig Zweifel daran bestehen, daß die eingesetzte therapeutische Methodik Effekte hat, wenngleich die Wirkbehauptungen JANOVs bislang nicht genauer überprüft wurden.

JANOV und seine Schüler fühlen sich wissenschaftlicher Forschung verpflichtet. Es bleibt abzuwarten, ob diese Arbeit dazu führt, daß die unangemessen einfachen Antworten zur Ätiologie von Störungen und zur Persönlichkeitsentwicklung aufgegeben werden. Das würde bedeuten, daß JANOV seinen Alleinvertretungsanspruch – es gebe kein anderes wirklichkeitsbezogenes Psychotherapiesystem –, fallen lassen müßte. Es wird auch interessant sein zu beobachten, wie sich der erhebliche Druck, der sich für Therapeuten durch das Forcieren der Regression ergibt, langfristig auswirken wird.

Der relative Erfolg der Primärtherapie leitet sich wohl aus dem weit verbreiteten Bedürfnis nach einer reinigenden, beinahe mystischen emotionalen Erfahrung ab, die, legt man Patientenberichte zugrunde, den Charakter einer religiösen Konversion haben kann.

I. Hypnotherapie

I. Grundlagen

Trance als Mittel zur Heilung körperlicher oder seelischer Krankheiten hat eine lange Geschichte. Der dokumentierte Beginn der hypnotherapeutischen Behandlung liegt am Ende des 18. Jahrhunderts, als der Arzt MESMER Techniken einsetzte, die später als Hypnose bezeichnet wurden. MESMERS Methoden wurden von den einflußreichen Wissenschaftlern seiner Zeit zurückgewiesen, und erst um 1880 wurde Hypnose durch CHARCOT rehabilitiert. Auch FREUD versuchte sich nach seinem Aufenthalt bei CHARCOT mit der Hypnose, wandte sich aber nach einigen Mißerfolgen wieder von ihr ab. Mit der Entwicklung der Psychoanalyse verlor die Hypnose als Behandlungstechnik wieder an Bedeutung und galt seither als randständiges Verfahren. Mit dem amerikanischen Psychiater Milton H. ERICKSON, der die klassische Hypnose in schöpferischer Weise weiterentwickelte, kam es zu einer Wiederbelebung. Hypnose nach ERICKSON hat nicht mehr die Form der klassischen Suggestivbehandlung, sondern der Zustand der Trance wird mit Hilfe indirekter Methoden erreicht.

Trance ist nichts Wesensfremdes, sondern eine Fähigkeit, die der Mensch unter besonderen Bedingungen aktiviert. Ihr therapeutischer Einsatz soll den Zugang zum Unbewußten ermöglichen, da es wesentliche Quelle für schöpferisches Problemlösen ist. Hypnotherapie bewegt sich innerhalb der prinzipiellen Grenzen des Menschen, versucht jedoch deutlich werden zu lassen, daß diese Grenzen weiter sind als angenommen.

II. Methodik

Bei der Mehrzahl der Patienten sind sechs Stunden anfänglichen Trance-Trainings hinreichend, um jenen Zustand herzustellen, der innere Beweglichkeit und Kreativität ermöglicht. Es hängt dann vom Geschick des Therapeuten ab, diesen veränderten Bewußtseinszustand im Einklang mit den Lebenserfahrungen und Beschränkungen des Patienten optimal zu nutzen.

Die meisten von ERICKSON entwickelten Techniken therapeutischer Kommunikation sind als indirekte Formen der Suggestion zu verstehen. Der Patient bekommt keine Anweisungen, da er ihnen Widerstand entgegensetzen könnte. Die Einflußnahme erfolgt eher durch gezielte Stimmveränderung, Vorgabe von Scheinalternativen oder dem Einstreuen scheinbar unwesentlicher Bemerkungen im anderem Kontext. Mit Hilfe geschickt formulierter Doppelbindungen oder dem Abdecken aller Möglichkeiten innerhalb einer Reaktionskategorie wird eine Situation geschaffen, die dem Klienten keine andere Wahl läßt, als seinen Widerstand konstruktiv in die Therapie einzubringen. Das bedeutet, daß auch Reaktionen, die normalerweise den therapeutischen Fortgang behindern, im Sinne der Therapieziele nutzbar gemacht (utilisiert) werden. Wenn es andererseits dem Therapeuten nützlich erscheint, Widerstand herauszufordern, mag er besonders direktiv werden. Der Einsatz therapeutischer Techniken erfolgt höchst individuell und erfordert ein hohes Maß an Sensibilität und Flexibilität des Therapeuten.

III. Bewertung

ERICKSON machte nicht den Versuch, eine Theorie der Hypnose zu entwickeln. Er betrachtete hypnotische Psychotherapie als einen Lernprozeß, bei dem der Therapeut den Patienten zu Aktivität anregt. Indirekte Suggestionen sollen vom bewußten Willen relativ unabhängige Suchvorgänge einleiten, bei denen innerhalb des individuellen Repertoires nach Lösungen Ausschau gehalten wird.

Vertreter der Hypnotherapie vertreten die Ansicht, daß damit Autonomie und individuelle Schöpferkraft respektiert und gefördert werde. Ob dieser Anspruch angesichts sehr direktiver Methodik eingelöst werden kann, muß bezweifelt werden.

Hypnotherapie ist ein pragmatisches Verfahren, das nicht auf die grundsätzliche Veränderung der Person, sondern auf die Beseitigung oder Erleichterung einer bestimmten Symptomatik hinzielt. Daraus folgt, daß sie in der Regel als Kurztherapie durchgeführt wird, was dem Trend zu ökonomischer Arbeit entgegenkommt. Die Entwicklung neuer hypnoseinduzierender Methoden erlaubt es, beim größten Teil der Patienten zumindest eine leichte Trance zu erreichen. Fallberichte deuten darauf hin, daß Hypnotherapie bei vielen Formen psychoneurotischer oder psychosomatischer Störungen angewandt werden kann. Auch bei der Behandlung von Schmerzen scheint sie effektiv zu sein. Gegenindikationen bestehen in der Regel bei psychotischen Störungen und bei organischen Symptomen so lange differential-diagnostische Befunde uneindeutig sind.

Da die Hypnotherapie ihre Ziele teilweise ohne, teilweise aber auch mit Einsicht des Patienten erreicht, ist es unangemessen, sie den zudeckenden Verfahren zuzurechnen.

Es muß abgewartet werden, ob Hypnotherapie, die in ihrer gegenwärtigen Form eng mit der schöpferischen und farbigen Persönlichkeit ERICKSONS verbunden ist, sich im klinischen Alltag in der Hand weniger „begnadeter" Therapeuten als überdauernd nützlich erweist.

J. Neuro-linguistisches Programmieren

I. Grundlagen

Das neuro-linguistische Programmieren (NLP) des Computer-Fachmanns BANDLER und des Linguisten GRINDER ist Ergebnis des Gedankens, die therapeutische Technik besonders herausragender, anerkannter Therapeuten zu analysieren, um deren „Kunst" erlernbar zu machen.

„Neuro" bezieht sich auf neurologische Reflexmuster, die bei der Gestaltung von Kommunikation eine Rolle spielen; mit „linguistisch" ist die Anwendung sprachlicher und grammatikalischer Muster gemeint und „Programmieren" weist auf die Technik zur Veränderung von Kommunikationsstrukturen hin.

NLP ist ein eklektisches Therapiemodell – bzw. ein Entwurf zur Optimierung von Kommunikation schlechthin – das Techniken anbieten will, die rasch und dauerhaft Ergebnisse zeitigen. Da das „Meta-Modell" bezüglich des Inhalts therapeutischer Begegnung neutral ist, lassen sich die Methoden in andere Therapieformen integrieren.

Wie bei anderen therapeutischen Ansätzen wird auch beim NLP angenommen, daß jeder Mensch die nötigen Ressourcen hat und die Intervention nicht

dem Ausgleich von Mängeln, sondern der Aktualisierung vorhandenen Potentials
dient.

II. Methodik

NLP-Therapeuten werden darin geschult, unter Einsatz verschiedener „Inputka-
näle" (Sinne) die Botschaften des Patienten möglichst verzerrungsfrei wahrzunehmen und rasch zu begreifen, welches Repräsentationssystem (Sinnessystem) der
Patient zur Wahrnehmung der Welt vornehmlich benutzt. Therapie ist die Veränderung oder Erweiterung der Repräsentationsprozesse. Verändern sich die Wahrnehmungen, wird sich auch das Verhalten ändern.

Entsprechend dem pragmatischen Hintergrund des NLP wird ein breites Spektrum therapeutischer Techniken eingesetzt. Darunter befinden sich:

- Hypnotherapeutische Verfahren (angelehnt an ERICKSON)
- Benutzung von Metaphern, Symbolen, Analogien, Geschichten, um „nichtlineare Prozesse"
  der rechten Gehirnhälfte zu beeinflussen
- „Verankerung" – Assoziationslernen „in einem Versuch"

III. Bewertung

Die Vertreter des NLP behaupten nicht, neue Lösungen für therapeutische Fragen anzubieten, sondern über eine Analyse existierender Techniken – mit Hilfe
neuester wissenschaftlicher Methodik – deren Wirkung zu optimieren. Dabei
wurde primär auf Ausnahmetherapeuten der Gegenwart, aber auch auf asiatische
Philosophie zurückgegriffen. Der beachtliche Erfolg des NLP ist darauf zurückzuführen, daß es unsicheren (oder unsicher gewordenen) Psychotherapeuten die
Möglichkeit zu eröffnen scheint, das zu erlernen, was die „Therapie-Gurus" können. Inwieweit diese Vorstellung einlösbar ist, muß abgewartet werden. Bedenklich ist der Trend zur außertherapeutischen Anwendung des NLP. In Trainings-
seminaren für Mitarbeiter großer Firmen wird nach dem Grundsatz gearbeitet,
daß „Systeme" mit der größten Flexibilität Kontrolle über andere „Systeme" ausüben können. Folglich wird derjenige am meisten erreichen, der Manipulations-
techniken am geschicktesten einsetzen kann.

K. Schluß

Die vorgestellten Therapieverfahren sind vielfältig und teilweise widersprüchlich.
Manche Therapiegründer deklarieren die Gesellschaft als krank, die den Menschen unvermeidlich neurotisch oder psychotisch mache (z. B. JANOV). Andere sehen den fehlenden Sinn moralischer Verantwortung als Hauptgrund für die Probleme des gegenwärtigen Menschen (z. B. FRANKL). Wie weit die Gegensätze in
der Theorie und der daraus abgeleiteten Technik in den therapeutischen Alltag
hineinreichen, ist jedoch schwer zu entscheiden. Therapievergleichsstudien haben

gezeigt, daß Therapeuten verschiedener Schulrichtungen bei weitem weniger Unterschiede aufweisen als man sie im Hinblick auf den theoretischen Hintergrund erwarten würde (SLOANE et al. 1981). Die gelegentlich sehr spezialisierte Begrifflichkeit weist nicht unbedingt auf neue Sachverhalte hin, sondern reflektiert das Bedürfnis, Profil zu zeigen. Das Albert EINSTEIN zugeschriebene Wort „Frage nie jemanden was er macht, sondern folge ihm und schaue was er tut" hat für die Praxis der Psychotherapie besondere Bedeutung.

Die wichtigste Frage, die der Indikation, versuchten wir zumindest gelegentlich mit groben Hinweisen zu beantworten. Dennoch bleibt festzuhalten, daß wissenschaftlich begründete Indikationsstellung vorläufig aus vielerlei (bekannten) Gründen nicht möglich ist, Intuition und Erfahrung bleiben die Hauptelemente für die Entscheidung darüber, wer mit welcher Therapieform behandelt werden sollte.

Ebensowenig ist es möglich, die Effektivität der beschriebenen Therapien anzugeben, da empirisch gewonnene Ergebnisse weitgehend fehlen. Soweit Untersuchungen vorliegen, scheinen die Unterschiede zwischen den Verfahren gering zu sein (KÄCHELE 1981). Die Entscheidung des Praktikers für eine bestimmte Therapie ist primär eine Frage des eigenen Urteils oder persönlicher Vorliebe. In dieser Hinsicht hat die Methodenvielfalt einen Vorteil: Therapeuten können sich einen Ansatz heraussuchen, der ihrem eigenen Stil entspricht.

Daß professionell durchgeführte Psychotherapie hilft, kann trotz abweichender Aussagen (DURLAK 1979) als etabliert gelten (SMITH et al. 1980). Warum sie das tut, bleibt unklar. Eine mögliche Antwort wäre diese:

„... wahrscheinlich, ja gewiß, ist seit Anbeginn aller Medizin die leidende Menschheit viel öfter durch Suggestion geheilt worden, als wir ahnen und die Heilkunde zuzugeben geneigt ist. Welthistorisch erweislich war nie eine medizinische Methode so widersinnig, daß nicht doch durch den Glauben an sie den Kranken eine Zeitlang geholfen worden wäre." (Stefan ZWEIG 1982, S. 49–50).

Wenngleich der Faktor der Suggestion zweifellos Bedeutung hat, hoffen wir doch, daß es die menschlichen Qualitäten des Therapeuten, die Güte seiner Ausbildung und seine Erfahrung sind, die letztlich über den Erfolg entscheiden.

Literatur

Bandler R, Grinder J (1984) Neue Wege der Kurzzeit-Therapie. Junfermann, Paderborn

Berne E (1967) Spiele der Erwachsenen. Rowohlt, Reinbek, Hamburg

Burrows GD, Dennerstein L (eds) (1980) Handbook of hypnosis and psychosomatic medicine. Elsevier, North-Holland; Biomedical Press, Amsterdam New York Oxford

Clarke JC, Jackson JA (1983) Hypnosis and behavior therapy. Springer, New York Berlin Heidelberg

Corsini RJ (1983) Handbuch der Psychotherapie. Beltz, Weinheim Basel

Durlak JA (1979) Effectiveness of paraprofessional and professional helpers. Psychol Bull 86:80–92

Fliegel S, Groeger WM, Künzel R, Schulte D, Sorgatz H (1981) Verhaltenstherapeutische Standardmethoden. Urban & Schwarzenberg, München Wien Baltimore

Frank JD (1980) Effective principles of psychotherapy. Cogn Ther Res 4:271–306

Frankl VE (1980) Ärztliche Seelsorge, verbesserte Ausgabe der 8. Aufl. Kindler, München

Haley J (1978) Die Psychotherapie Milton H. Ericksons. Pfeiffer, München

Heide FJ, Borkovec TD (1983) Relaxation-induced anxiety: paradoxial anxiety enhancement due to relaxation training. J Consult Clin Psychol 51:171–182

Herink R (1980) The psychotherapy handbook: the A to Z guide to more than 250 different therapies in use today. A Meridan Book, New American Library, New York

Jacobson R, Edinger JD (1982) Side effects of relaxation treatment. Am J Psychiatry 139:952–953

Janov A (1973) Der Urschrei. Fischer, Frankfurt/Main

Kächele H unter Mitarbeit von Schors R (1981) Ansätze und Ergebnisse psychoanalytischer Therapieforschung. In: Baumann U, Berbalk H, Seidenstücker G (Hrsg) Klinische Psychologie: Trends in Forschung und Praxis, Bd 4. Huber, Bern

Kovel J (1977) Kritischer Leitfaden der Psychotherapie. Campus, Frankfurt/Main New York

Kraft H (1982) Autogenes Training. Hippokrates, Stuttgart

Kraiker C, Peter B (1983) Psychotherapieführer: Wege zur seelischen Gesundheit. Beck, München

Leuner H (Hrsg) (1983) Katathymes Bilderleben, 2. Aufl. Huber, Bern Stuttgart Wien

Lowen A (1979) Bioenergetik. Rowohlt, Reinbek, Hamburg

Moreno JL (1959) Gruppenpsychotherapie und Psychodrama. Thieme, Stuttgart

Perls F (1978) Grundlagen der Gestalttherapie. Pfeiffer, München

Petzold H (Hrsg) (1977) Die neuen Körpertherapien. Junfermann, Paderborn

Schlegel L (1984) Die Transaktionale Analyse, 2. Aufl. Francke, München

Schultz JH (1932) Das autogene Training (Konzentrative Selbstentspannung): Versuch einer klinisch-praktischen Darstellung. Thieme, Stuttgart

Schultz JH (1969) Übungsheft für das autogene Training. Konzentrative Selbstentspannung, 14. Aufl. Thieme, Stuttgart

Sloane RB, Staples FR, Cristol AH, Yorkston NJ, Whipple K (1981) Analytische Psychotherapie und Verhaltenstherapie. Enke, Stuttgart

Smith ML, Glass GV, Miller TI (1980) The benefits of psychotherapy. Johns Hopkins University Press, Baltimore

Stolze H (1977) Konzentrative Bewegungstherapie. In: Petzold H (Hrsg) Psychotherapie und Körperdynamik. Junfermann, Paderborn

Strotzka H (1982) Psychotherapie und Tiefenpsychologie. Ein Kurzlehrbuch. Springer, Berlin Heidelberg New York

Wolpe J (1958) Psychotherapy by reciprocal inhibition. Stanford University Press, Stanford

Wolpe J, Lazarus AA (1966) Behavior therapy techniques: a guide to the treatment of neuroses. Pergamon Press, London

Zweig S (1982) Die Heilung durch den Geist. Fischer, Frankfurt

Psychotherapie-Evaluation

U. Baumann und Ch. Reinecker-Hecht

INHALTSVERZEICHNIS

A. Psychotherapie-Evaluation: Begriffsklärungen und Rechtfertigung

Unter *Evaluation,* d. h. *Bewertung* oder *Beurteilung,* versteht man nach Wittmann (1984, S. 88) den „Prozeß der Beurteilung des Wertes eines Produktes, Prozesses oder Programms". Dieser Prozeß ist mindestens gekennzeichnet durch den zu bewertenden Gegenstand, die Bewertungskriterien, das Bewertungsprozedere (Informationsgewinnung und -verarbeitung) und die Bewertungsinstanzen. Im Gegensatz zur traditionellen Form der Therapieevaluation, die mehr impressionistisch und punktuell ist, finden in der wissenschaftlichen Evaluation entsprechende Forschungsmethoden und -techniken Eingang in die Bewertung. Im folgenden Beitrag soll gezeigt werden, in welcher Form *Psychotherapie* systematisch evaluiert wird (allgemeiner Überblick s. Parloff 1979; Kazdin u. Wilson 1978; Vandenbos 1980; Garfield 1981; Parloff 1982; London u. Klerman 1982; Klerman 1983; APA 1982; Williams u. Spitzer 1984).

Die enorme Entwicklung dieses Feldes in den letzten Jahrzehnten brachte es mit sich, daß die Verwendung des Begriffs Psychotherapie in vielen Varianten erfolgt. Stark verkürzt könnte man den heute üblichen Gebrauch des Begriffes Psychotherapie wie folgt umreißen (LONDON u. KLERMAN 1982; BAUMANN et al. 1984): In der Psychotherapie sollen mittels psychologischer, theoretisch und empirisch fundierter Interventionen positive (angestrebte) Veränderungen in problematischen (eingeschränkten oder einschränkenden), vielfach als krank bewerteten Erlebens- und Verhaltensbereichen erzielt werden (zur Psychotherapie s. BAUMANN 1981, 1984; HELMCHEN et al. 1982; GARFIELD u. BERGIN 1978; SEIDENSTÜKKER 1984).

Für die Notwendigkeit der systematischen Evaluation (Evaluationsforschung) von Psychotherapie lassen sich verschiedene Gründe anführen, von denen die drei folgenden besonders wichtig erscheinen.

1. Wissenschaftliche Begründung. Psychologische und psychiatrische Theoriensysteme des Grundlagen- oder Anwendungsbereiches erfordern eine systematische Überprüfung in der Empirie, sofern sie Anspruch auf Wissenschaftlichkeit erheben (HERRMANN 1979). Psychotherapie, die wissenschaftlich fundiert sein will, kann daher auf Evaluationsmethoden nicht verzichten. Der mit der Psychotherapieforschung verbundene Erkenntnisgewinn liegt u. a. darin, daß Modelle des therapeutischen Prozesses entworfen und überprüft werden, die mit verschiedenen Kontextvariablen (Techniken, Patientenmerkmale etc.) in Beziehung gesetzt werden (GREENSPAN u. SHARSTEIN 1981). Dabei sind Psychotherapietheorien in enger Verbindung zu ätiologischen Theorien zu sehen.

2. Gesundheitspolitische Begründung. In Anbetracht der zunehmenden Bedeutung von Psychotherapie ist auch deren Stellenwert für die Gesundheitsversorgung zu rechtfertigen [vgl. dazu American Psychologist 38(8):907–959, 1983]. Auf den enormen Zuwachs im Psychotherapiebereich weist eine Studie des NIMH (National Institute of Mental Health), wonach in den USA 1955 1% der Bevölkerung Kontakt mit *Mental Health Practicioners* hatte; 1980 waren es bereits 10%. Regierung, Versicherungsgesellschaften und die – durch direkte oder indirekte Finanzierung in jedem Fall betroffene Bevölkerung fordern daher Informationen und Nachweise der Effizienz und Sicherheit psychotherapeutischer Maßnahmen. Programmevaluation in großem Rahmen, d. h. unter Zusammenarbeit verschiedener Forschergruppen, unabhängiger Gutachter, politischer Vertreter etc. dient daher in den USA seit längerer Zeit als Grundlage für gesundheitspolitische Entscheidungen. In der Bundesrepublik Deutschland ist die Evaluationsforschung weit später in Gang gekommen, hat aber in den letzten Jahren zunehmend an Bedeutung gewonnen (BIEFANG 1980; LANGE 1983). Nicht nur somatische Maßnahmen, sondern auch Psychotherapie werden nicht mehr als Angelegenheit des Einzelnen betrachtet, obwohl jede Form von Intervention individuelle Freiräume und Autonomie benötigt. Die Legitimation zur Psychotherapie-Evaluation aus gesundheitspolitischer Perspektive ist um so größer, als der *Normalisierungsanspruch* von Psychotherapien teilweise zu einem *Optimierungsanspruch* zu werden droht (PARLOFF 1982). Über 250 therapeutische Ansätze und Zuständigkeits- bzw. Kompetenzüberschneidungen werfen Fragen der adäquaten, effizienten und finanziell vertretbaren Intervention auf. Die ökonomisch angespannte Situation erfordert eine Rechtfertigung des Verbrauchs öffentlicher Gelder und steigender finanzieller Forderungen.

3. Ethische Begründung. Jede Form von Forschung und deren Anwendung muß auch mit ethischen Prinzipien vereinbar sein, was die verschiedensten Gremien und Fachgesellschaften zur Formulierung von ethischen Richtlinien geführt hat (z. B. APA 1973; SCHULER 1980). Von besonderer Problematik sind Forschungsvorhaben bei in ihren Möglichkeiten eingeschränkten Menschen (somatisch kranke Patienten, psychisch beeinträchtigte Personen, Kinder, inhaftierte Rechtsbrecher etc.). Psychotherapieforschung bedarf daher einer besonderen Rechtfertigung und Sorgfalt, vergleichbar der medikamentösen Forschung in der Psychiatrie (HELMCHEN u. MÜLLER-OERLINGHAUSEN 1978). Methodische Forderungen [unbehandelte Kontrollgruppen, Heranziehen von Bezugspersonen zur Überprüfung von Therapieergebnissen, unvollständige Aufklärung (z. B. bei paradoxer Intention)] stehen in diesem Sektor in besonderem Widerspruch zu gesetzlichen Vorschriften oder ethischen Überlegungen. Dies läßt einen Verzicht auf Forschung vordergründig als plausibel erscheinen. Andererseits muß die Frage gestellt werden, ob es ethisch vertretbar ist, bestimmte Formen von Hilfe (Psychotherapie) anzubieten, ohne daß nach wissenschaftlich akzeptierten Regeln gesichert ist, daß diese Maßnahmen tatsächlich helfen und nicht sogar Schaden anrichten, oder daß nicht andere Formen von Intervention eine bessere Hilfe darstellen. Diese Frage ist um so gravierender, als sich Psychotherapie an Menschen richtet, die durch ihre Beeinträchtigung das Hilfsangebot oft nicht ausreichend genug beurteilen können. Dazu kommt, daß Psychotherapie professionell ausgeübt wird und daher auch finanzielle Aspekte hat (direkt oder indirekt über Versicherungen). Damit ist die Frage verbunden, ob die mit Psychotherapie verbundenen Kosten in angemessener Relation zur Güte des „Produktes" stehen. Es ist daher nicht verwunderlich, wenn von verschiedener Seite gefordert wird, daß Psychotherapie aus ethischen Gründen systematisch zu evaluieren sei und nicht allein der *persönlichen* Evaluation des Therapeuten überlassen werden darf.

Zusammenfassend ist daher zu folgern, daß Psychotherapie aus verschiedenen Gründen systematisch zu evaluieren sei. Allgemeinstes Ziel dieser Evaluationsforschung ist die Gewährleistung optimaler therapeutischer Vorgehensweisen bei einem konkreten Patienten. Wenn auch die Notwendigkeit zur Evaluationsforschung in der Psychotherapie vielfach akzeptiert ist, lassen sich dennoch zwei unterschiedliche Formen der Beweisführung beobachten: Zum einen handelt es sich um den in der Psychoanalyse häufig vertretenen hermeneutischen Ansatz, wonach Daten deutend aufgelöst und interpretiert werden und die Evaluation auf dem Hintergrund der Theorie in der Interaktion Therapeut/Patient erfolgt (LORENZER 1976).

Zum anderen handelt es sich um den in der Psychologie und Psychiatrie dominierenden nomologischen Ansatz, der auch unseren Überlegungen zugrunde liegt. HERRMANN (1979, S. 17 ff.) umschreibt dieses Konzept wie folgt: „Wissenschaftlich tätige Psychologen formulieren gesetzesförmige Aussagen von hypothetischem Charakter, betten diese Aussagen in theoretische Begründungszusammenhänge ein, arbeiten an einer Formalisierung ihrer Theorien und Modelle, prüfen ihre theoretischen Annahmen mit Hilfe von Erwartungen über möglichst objektive und reliable Beobachtungs- und Meßergebnisse, unternehmen Erklärungen und Vorhersagen von Ereignissen mittels deduktiver Erklärungs- und Prognose-Modelle oder als induktiv-statistische Ereigniserklärungen und halten das Experiment für ihr wichtigstes Erkenntnismittel". Diese vielleicht etwas pointierte Position macht klar, daß Forscher, die sich einem solchen Wissenschaftsbegriff gänzlich verpflichtet fühlen, das randomisierte Experiment als Ideal zum Vergleich und der Bewertung verschiedener Behandlungsformen ansehen (WITTMANN 1984). Der dem „humanistischen" Ideal verpflichtete Forscher propagiert dagegen naturalistische Fallstudien, da quantitative experimentelle Evaluation nicht geeignet sei, die relevanten Bereiche der menschlichen Persönlichkeit und deren Veränderung zu erfassen. Vielmehr diene die Methode des Verstehens, Einfühlens und der umfassenden Beschreibung der Bewertung.

Wie die Forschungspraxis zeigt, stehen sich die beiden akzentuiert dargestellten Positionen heute vielfach nicht mehr so unversöhnlich gegenüber, da sich quantitative und qualitative Forschung nicht ausschließen und Evaluation beide Ansätze miteinbezieht. Indem wir uns auf den nomologischen Wissenschaftsbegriff beziehen, fordern wir für die Psychotherapie eine Evaluation, die sich auf Daten stützt, die systematisch erhoben, ausgewertet und bewertet werden.

In den folgenden Ausführungen werden wir zuerst auf die Bewertungskriterien eingehen (Abschn. B). Daran schließt sich die Darstellung verschiedener Psychotherapie-Forschungskonzepte an (Abschn. C), die den Rahmen für Psychotherapie-Evaluation abgeben. Anhand einiger Spezialprobleme der Psychotherapie-Forschung wird gezeigt, daß sich kontrovers diskutierte methodische Vorgehensweisen in einem umfassenden Evaluationskonzept ergänzen (Abschn. D). Abschließend (Abschn. E) sollen Grenzen und Perspektiven der Evaluationsforschung erörtert werden.

B. Bewertungskriterien

I. Bewertungsmaßstäbe

Nach BERBALK u. MINSEL (1981) (vgl. dazu auch Abschn. C) lassen sich drei unterschiedliche Ebenen der Psychotherapie-Bewertung unterscheiden: 1. Bewertung von Psychotherapie als psychologische Dienstleistung im Rahmen der psychosozialen Versorgung (Makro-Ebene), 2. Bewertung von Psychotherapie als Therapieform, die für einen einzelnen Patienten indiziert ist und 3. Bewertung von Psychotherapie hinsichtlich des Prozesses, der als adaptiver Interaktionsprozeß verstanden werden kann (Mikro-Ebene). Wo nun die Schwerpunkte im Bewertungsprozeß gesetzt werden, hängt weitgehend von den an der Evaluation Beteiligten und deren Anliegen ab: Auftraggeber, Therapeut, Wissenschaftler, Patient, Hilfspersonal etc. bestimmen das Ziel und die Vorgehensweisen. Für den betroffenen Patienten stehen andere Gesichtspunkte im Vordergrund (individuelle Ebene) als für den Forscher und den Praktiker (Mikro-Ebene) oder den Politiker (Makro-Ebene, BAUMANN 1984).

Unabhängig von den Betrachtungsebenen werden folgende drei Bewertungskriterien als Minimalkatalog für die Psychotherapieevaluation gesehen (PARLOFF 1980): Wirksamkeit, Sicherheit (incl. Risiko, unerwünschte Wirkungen), Effizienz (Kosten, Nutzen). Als weiteres Kriterium ist aus wissenschaftlicher Perspektive die theoretische Integrität zu nennen (BERBALK u. MINSEL 1981). Im folgenden werden wir uns mit den Kriterien Wirksamkeit, Effizienz (Kosten, Nutzen), Patienten-Zufriedenheit, ethische Angemessenheit beschäftigen; Fragen der Sicherheit werden im Rahmen der Wirksamkeit und ethischen Angemessenheit direkt und indirekt angesprochen. Nicht eingegangen wird auf die Frage, wie anhand der verschiedenen Einzelkriterien eine umfassende Bewertung erfolgt. In der Evaluationsforschung werden dafür unterschiedliche Strategien vorgelegt (WITTMANN 1981); es ist einsichtig, daß das Ergebnis einer Evaluation je nach Kriteriumspräferenz unterschiedlich ausfällt.

II. Kriterium der Wirksamkeit

Die *Wirksamkeit oder Effektivität* einer psychotherapeutischen Methode und von Psychotherapie ganz allgemein kann nur im Hinblick auf ein bestimmtes Ziel und im Vergleich zu Verläufen, die ohne psychotherapeutische Intervention stattfinden, beurteilt werden (BASTINE 1982). Davon zu unterscheiden ist die Überprüfung der *Wirkung* oder des *Effektes* einer therapeutischen Methode, die Veränderungen eng umschriebener Problemverhaltensweisen bis hin zu gesellschaftlichen Gegebenheiten betreffen. Vom Begriff Wirksamkeit oder Effektivität ist der Begriff *Effizienz* zu unterscheiden. Während die Wirksamkeit den Zielabstand bewertet, kommen bei der Effizienz Gesichtspunkte wie Kosten, Nutzen etc. hinzu (vgl. Abschn. B.III.).

Wirksamkeit oder Effektivität stellt ein theoretisches Konstrukt von hohem Abstraktionsniveau und wechselseitiger Verknüpfung mit anderen Konstrukten wie Krankheit, Gesundheit (vgl. STRUPP u. HADLEY 1977), Zielen etc. dar (HERRMANN u. KERN 1983); die Überprüfung der Wirksamkeit erfolgt innerhalb bestimmter klinischer Modelle, und Aussagen darüber sind implizit oder explizit theorienabhängig. Für die Überprüfung der Wirksamkeit sind einerseits der Ausgangszustand, andererseits das Ziel zu formulieren. Zur genauen Beschreibung und Erfassung des Ist-Zustandes steht eine große Anzahl von Diagnostik-Verfahren zur Verfügung (z. B. WASKOFF u. PARLOFF 1975; APA 1982). Zur Festlegung und Erfassung des Soll-Zustandes dienen „Strategien und Vorgehensweisen zur Zielfindung und Zielfestlegung, Zielentscheidung, Zielquantifizierung, Zielevaluation, sowie Verfahren zur Zielbegründung und Zielkritik" (LUDWIG 1982, S.12). Auch wenn solche Soll-Sätze weder direkt aus den Ist-Sätzen ableitbar noch einer rationalen Letztbegründung fähig sind, gewährleistet ihre Offenlegung genügend Transparenz und Information über die impliziten Ziele und Werte, um eine wissenschaftlich-rationale Diskussion zu ermöglichen (LUDWIG 1982; WITTMANN 1981).

Bei der Evaluation der Wirksamkeit geht es um eine Beurteilung von Veränderungen. Dabei sind nach KAZDIN u. WILSON (1978) folgende Gesichtspunkte wichtig:

– *Bedeutsamkeit der Veränderung.* Damit ist das Problem der klinischen versus statistischen Signifikanz angesprochen, wobei in der bisherigen Forschung letzterer Gesichtspunkt dominiert. Für die klinische Praxis ist aber die Bedeutsamkeit von Veränderungen wichtig, d. h. ob der Patient z. B. seinen Verhaltensspielraum im täglichen Leben erweitern konnte. Für die Formulierung von bedeutsamen Veränderungen sind folgende Ansätze möglich (Bühringer u. Hahlweg 1984): allgemeine Festlegung der Veränderungsgröße, die als Therapieerfolg angesehen wird, durch Experten etc.; Bestimmung individueller Therapieziele durch Therapeut/Patient (vgl. Goal-attainment-scaling; Wittmann 1981); Orientierung an Normen (z. B. Reduktion von Übergewicht auf Normalgewicht).

– *Prozentsatz der gebesserten Patienten.* Die vielfach zu beobachtende Therapie-Evaluation mittels Mittelwertvergleichen läßt offen, bei wievielen Patienten eine bedeutsame positive Veränderung bzw. Verschlechterung zu beobachten ist. Es ist daher der gruppenstatistische Ansatz mit der Individualauswertung zu koppeln (vgl. Ausführungen in Abschn. D).

– *Breite der Veränderung* (vgl. auch Ausführungen in Abschn. D). Vielfach erfordert die Komplexität einer psychischen Störung eine komplexe Wirksamkeitserfassung. Diese ist auch deswegen notwendig, damit unerwünschte Wirkungen („Nebenwirkungen") und Transfer und Generalisierungen, die in Psychotherapien angestrebt werden, überprüft werden können.

– *Dauerhaftigkeit der Veränderung.* Psychotherapie erhebt meist nicht nur den Anspruch, eine Veränderung gestützt auf Therapiesitzungen zu erreichen, sondern über das Therapieende hinaus stabile Veränderungen zu bewirken. Daher sind für die Wirksamkeitsüberprüfung Katamnesen notwendig, wobei die Zeitdauer von den Krankheitstheorien abhängig ist und keine allgemeinen Richtlinien gegeben werden können.

Die Forderung nach Wirksamkeitsüberprüfung richtet sich primär an neu entwickelte Verfahren, doch müssen sich auch schon bewährte, eingeführte Verfahren immer wieder dem Vergleich stellen (vgl. Abschn. C.IV.). Die Wirksamkeitsüberprüfung im Vergleich zwischen *verschiedenen Methoden* ist dann schwierig, wenn kein Konsens über Ziele besteht bzw. diese unterschiedlich und auf verschiedenen Abstraktionsebenen formuliert werden (z. B. Selbstverwirklichung versus Bewältigung einer konkreten Situation). Gemeinsame Kriterien wiederum können oft nur sehr allgemein formuliert werden (z. B. *Zurechtkommen* des Patienten außerhalb der Therapie und in seiner *normalen Umgebung*). Die mit dieser Festsetzung verbundenen methodischen Probleme der Überprüfung sind evident und systematische Effektivitätskontrollen, die die objektiven Schätzwerte über die Erfolgswahrscheinlichkeit als Basis für rational fundierte Interventionsentscheidungen (Perrez 1983) liefern sollen, werden dadurch problematisch.

Im Vordergrund der bisherigen Wirksamkeitsüberprüfung stand die Frage, ob Psychotherapie prinzipiell wirksam ist. Dies konnte in zahlreichen Sammelreferaten und Meta-Analysen (vgl. Abschn. D) nachgewiesen werden (z. B. Luborsky et al. 1976; Smith et al. 1980; Rachman u. Wilson 1980). Bisher weniger befriedigend gelöst ist die Spezifitätsfrage bzw. das Indikationsproblem (Williams u. Spitzer 1984; Baumann 1981; Seidenstücker 1984): Welche Therapieform ist bei welchen Randbedingungen wie wirksam? Wirksamkeitsüberprüfungen unter differentieller Perspektive sind daher von großer Bedeutung für die Weiterentwicklung des Psychotherapiebereiches.

III. Kriterium der Effizienz

Wirksamkeit stellt eine abstrakte Größe dar ohne Bezug zu den realen Möglichkeiten der Gesundheitsversorgung. Effizienz dagegen analysiert das therapeutische Handeln unter den konkreten Randbedingungen, bei denen Kosten und Nutzen mitzuberücksichtigen sind (APA 1982; WITTMANN 1984; VANDENBOS 1980). Bei der Kosten-Effektivitäts-Analyse wird geprüft, mit welchen Kosten das Erreichen von Therapiezielen verbunden ist (z. B. Kosten von Programm zur Gewichtsreduktion, wobei die Kosten bezogen werden können auf alle oder nur die gebesserten Patienten). Bei der Kosten-Nutzen-Analyse wird der durch eine Therapie erreichte Gewinn berücksichtigt (z. B. bessere Arbeitsleistungen). Grundlage für Berechnungen dieser Art stellen die jeweiligen Input- und Output-Kosten dar. Auf der Input-Seite stehen die direkten Kosten wie Personal-, Einrichtungs- und Materialkosten, die indirekten Kosten der Fahrtspesen, des Arbeitsausfalls, der Kosten professionellen Trainings, des Einbezugs Angehöriger oder anderer Dienste etc., aber auch Kosten, die der Patient selbst bereit ist, für eine Psychotherapie aufzubringen (als Indikator für den Leidensdruck). Häufig wird auch eine Berücksichtigung potentieller Kosten für Freiwillige, unbezahlte Dienste gefordert (*opportunity value costs*). Auf der Output-Seite können einerseits *hard-monetary effects* geltend gemacht werden, worunter direkte positive Gewinne (z. B. Steigerung des Einkommens) und Einsparung an diversen krankheitsbedingten Ausgaben für Medikamente etc. fallen (vgl. MANGEN et al. 1983). Andererseits stehen auf der Ergebnisseite *soft-monetary effects,* wie subjektive Zufriedenheit des Patienten, Verhaltensänderungen hinsichtlich bestimmter Symptome, die höchstens mittels entsprechender Transformation in monetären Einheiten ausgedrückt werden können.

Gegen die ökonomische Betrachtungsweise von Psychotherapie wurden verschiedenste Kritikpunkte vorgebracht, die teilweise grundsätzlicher Art (z. B. Psychotherapie als Akt der Menschlichkeit ist monetär nicht meßbar), teilweise methodisch begründet sind (Problem der soft-monetary effects) (WITTMANN 1984). Ethische Überlegungen (s. o.), aber auch die Notwendigkeit zur Kostendämpfung im Gesundheitswesen lassen es als dringend notwendig erscheinen, das Kriterium der Effizienz stärker als bisher miteinzubeziehen; YATES u. NEWMAN (1980) schätzen, daß nur bei 5% aller Psychotherapiestudien Kostenangaben aufscheinen. Der Sinn derartiger Studien wurde verschiedentlich belegt (McGUIRE 1981). So führen BÜHRINGER u. HAHLWEG (1986) Studien an, die nachweisen, daß bei bestimmten Patientengruppen durch psychotherapeutische Betreuung und adäquate Diagnostik die medizinischen Konsultationen, Krankenstände, Operationskomplikationen etc. deutlich zurückgehen und die Kosten für die Psychotherapie vergleichsweise geringer sind (auch kostengünstige Kurztherapien zeigen häufig gute Effizienz).

IV. Kriterium der Patienten-Zufriedenheit (Consumer-Satisfaction)

Die Faktoren, die in die subjektive Bewertung der Therapie durch den Patienten eingehen, sind dermaßen vielschichtig, daß eine wissenschaftliche Analyse und Generalisierung der Ergebnisse mit großen Problemen verbunden sind. In der Praxis kommt man allerdings nicht darum herum, Vorlieben oder Abneigungen für bzw. gegen bestimmte Verfahren, Ziele und Therapeuten zu akzeptieren, ebenso hat die Forschung entsprechende Hinweise geliefert (HALDER 1977). Aus der empirischen Forschung geht hervor, daß die Kongruenz der Rollenerwartungen bzw. die Übereinstimmung zwischen Rollenpräferenzen des Patienten und tatsächlichem Therapeutenverhalten positive Therapieergebnisse fördern (RICHERT 1983). Die Vorbereitung des Patienten auf die Psychotherapie durch Information über Behandlungsmaßnahmen, Ziele, Dauer, Therapeutenstil etc. führt zu einer positiven Beurteilung des Therapeuten und einer aktiveren Mitarbeit. Auch die Compliance-Forschung zur medikamentösen Therapie hat immer wieder auf die Notwendigkeit hingewiesen, Konzepte des Patienten zur Entstehung und Behandlung von Störungen miteinzubeziehen, um so eine bessere Zusammenarbeit zwischen Therapeut und Patient zu erreichen. Trotz der verschiedenen methodischen Probleme der Psychotherapie-Evaluation aufgrund von Consumer-Satisfaction (BERGER 1983), ist diesem Kriterium verstärkt Beachtung zu schenken und es empirisch breiter zu untersuchen.

V. Kriterium der ethischen Angemessenheit

Wie einleitend betont, ist Psychotherapie auch unter ethischer Perspektive zu sehen. Bei der Bewertung einzelner Vorgehensweisen ist insbesondere die Frage zu stellen, ob die gewählte Methode mit dem angestrebten Ziel ideell kompatibel ist oder nicht (Ziel-/Mittel-Diskrepanz). Geht man von allgemeinen Psychotherapiezielen wie Selbstverwirklichung, Autonomie etc. aus, so sind Aversionsmethoden, bestimmte Formen von Sexualtherapien, aber auch Verfahren, die massive Abhängigkeit des Patienten vom Therapeuten fördern, besonders kritisch zu hinterfragen. Wirksamkeits- und Effizienznachweise allein sind noch nicht ausreichend, um die ethische Angemessenheit einer Methode uneingeschränkt zu befürworten („Der Zweck heiligt nicht immer die Mittel"). Ähnliche Probleme ergeben sich nicht nur bei der Psychotherapie, sondern auch bei anderen Behandlungsmethoden wie Psychopharmaka und Elektroschock. Gerade bei Ziel-/Mittel-Diskrepanzen ist daher der Indikationsbereich des Verfahrens besonders eng zu ziehen und genau abzuwägen, ob nicht Alternativen mit evtl. geringerer Effizienz, aber größerer ethischer Angemessenheit vorliegen. Ein weiteres Problem ergibt sich dann, wenn Therapieverfahren nicht nur Auswirkungen auf den Patienten selbst, sondern seine Umgebung haben (Gefahr der unerwünschten Wirkungen). Auch hier ist zu fordern, daß für die einzelnen Therapiemethoden derartige Probleme theoretisch erörtert werden und angemessene Lösungsvorschläge vorliegen.

Sogar sorgfältig überprüfte Methoden gewährleisten nicht ein ethisch angemessenes Vorgehen. Dafür ist die ethisch verantwortungsbewußte *Anwendung* einer Methode durch den Psychotherapeuten entscheidend. Entsprechende Ausbildungsrichtlinien, berufsrechtliche Vorschriften, aber auch ethische Standards von Berufsverbänden suchen verantwortungsbewußtes Handeln zu gewährleisten (z. B. APA 1973; HELMCHEN u. MÜLLER-OERLINGHAUSEN 1978). Vielfach wird gefordert, die Würde des einzelnen zu wahren und dessen Menschenrechte zu schützen. Das Wohlergehen des Hilfesuchenden ist zu schützen und Mißbrauch zu unterbinden. Indem eine evaluierte Methode allein noch keine für den Patienten optimale Maßnahme gewährleistet, wird die Notwendigkeit, *Berufsgruppen* zu evaluieren, postuliert. Dieser Aspekt kann im Rahmen dieses Artikels nicht weiter vertieft werden, doch ist gerade für den Psychotherapiesektor dessen Wichtigkeit nicht zu unterschätzen.

C. Konzepte der empirischen Psychotherapieforschung

In Abschn. B wurden die für die Psychotherapie-Evaluation wichtigen Kriterien dargestellt. Basis einer Bewertung sind in der Regel einzelne oder mehrere Therapiestudien. Evaluation bedeutet aber nicht nur die in Abschn. B angeführten Parameter zur Kenntnis zu nehmen und sie in ein Gesamturteil einfließen zu lassen, sondern kritisch zu analysieren, in welcher Form die Kriteriumsaussagen gewonnen worden sind. Insbesondere ist die Schlüssigkeit und Generalisierbarkeit der Aussagen zu überprüfen (vgl. unten). Im weiteren ist zu fragen, für welchen Aussagebereich (z. B. Makro-/Mikrobereich; s. Abschn. B.I. und C.V.) eine Studie verwendet wird. Das Hintergrundwissen für derartige Beurteilungen stellen die Leitbilder der Psychotherapieforschung dar, ohne deren Kenntnis eine differenzierte Evaluation nicht möglich ist. Im folgenden sollen einige zentrale Konzepte der Psychotherapieforschung dargestellt werden, wobei sich die Darstellung an der historischen Abfolge orientiert. Die Relation der Leitbilder zueinander wird in Abschn. E angesprochen.

I. Eysencks Postulat nach Mindesterfolgsquote und nach kontrollierten Studien

EYSENCK (1960) hat provokativ behauptet, daß psychische Störungen des Neurosebereiches unabhängig davon, ob mit Psychotherapie behandelt oder nicht, nach zwei Jahren zu zwei Dritteln geheilt oder erheblich gebessert seien. Die zu kritisierenden Thesen bezüglich Spontanremission stehen hier nicht zur Diskussion; wesentlich sind die sich daraus ergebenden methodischen Forderungen.

– Erfolgsaussagen sind in Relation zu einem Vergleichsmaßstab zu bewerten, wobei der ideale Vergleich in einer Kontrollgruppe bzw. im Einzelfall in Kontrollphasen (Baseline) besteht.

– Bei der Evaluation ist die Frage zu stellen, ob Psychotherapie überhaupt notwendig ist oder ob nicht andere Hilfsformen sinnvoller sind. Die „gesellschaftliche Organisierung psychischen Leidens" (KEUPP u. ZAUMSEIL 1978) bringt auch Nachteile mit sich (z. B. wird das Selbsthilfepotential vermindert, Problem der Ausgliederung), so daß Psychotherapie im Vergleich zu Spontanverläufen bzw. nicht-professionell beeinflußten Verläufen zu evaluieren ist. Veränderungsprozesse bei psychischen Störungen sind auch außerhalb von Psychotherapie möglich.

II. Gittermodell von Kiesler als Plädoyer für differentielle Aspekte

Kiesler (1969) hat überzeugend dargelegt, daß Psychotherapie nicht global, sondern differentiell zu evaluieren sei; Aussagen in der Form „Psychotherapie ist bei psychischen Störungen erfolgreich" seien wenig aussagekräftig. Er forderte daher für Therapiestudien die explizite Berücksichtigung differentieller Aspekte bei Patienten (z. B. Diagnosen, Alter), Therapeuten (z. B. Ausbildungsstand, theoretische Orientierung), Techniken (für mögliche Unterteilungen s. Baumann u. von Wedel 1981), Erfolg (multivariate multimethodale Erfassung; Seidenstücker u. Baumann 1978). Im weiteren betonte Kiesler die Notwendigkeit, Psychotherapie nicht punktuell, d. h. am Therapieende, sondern als Gesamtprozeß mit Ausgangs-, Verlaufs-, Erfolgs- und Katamnesedaten zu überprüfen.

Das von Kiesler postulierte Gittermodell, das die Psychotherapieforschung bis zum heutigen Zeitpunkt beeinflußt hat, impliziert also einen mehrfaktorellen Versuchsplan mit den unabhängigen Variablen (Faktoren) Patient, Therapeut, Technik, und mit den multivariat, multimethodal erfaßten abhängigen Variablen, die wiederholt zu messen sind.

Beim Faktor Technik ist nicht nur der Vergleich *zwischen* Technik und unbehandelten bzw. „Placebo"-behandelten Gruppen oder der Vergleich zwischen zwei grundsätzlich verschiedenen Techniken zu sehen, sondern auch die Variation *innerhalb* einer Technik, um den Stellenwert einzelner Therapieelemente genauer zu analysieren. Auf diese Vorgehensweise hat Kazdin (1983) hingewiesen und folgende Formen unterschieden: 1. Subtraktives bzw. additives Vorgehen (Dismantling-, constructive treatment strategy) bei dem eine Standardtechnik mit der um ein wesentliches Element reduzierten bzw. erweiterten Standardtechnik verglichen wird. 2. Elementen-Variation (Parametric treatment strategy), bei der ein zentrales Element in unterschiedlicher Ausprägung vorgegeben wird.

Obwohl das Postulat nach differentiellen Gesichtspunkten allgemein akzeptiert ist, bringt dessen Realisierung dennoch Schwierigkeiten mit sich; es gibt keine allgemein verbindlichen Taxonomien für die angesprochenen Parameter, komplexere mehrfaktorielle Versuchspläne sind klinisch kaum realisierbar, und multimethodale Diagnostik bringt grundsätzliche Interpretationsprobleme mit sich (vgl. Fahrenberg 1984). Die Herausarbeitung zentraler differentieller Unterteilungen, die auch für die klinische Praxis bedeutsam sind, ist daher eine wichtige Forschungsaufgabe der Psychotherapieforschung, da trotz der Bedenken eine Abkehr vom Postulat nach differentieller Betrachtungsweise nicht sinnvoll erscheint.

III. Aus der Psychotherapieforschung komprimierte Methodenkriterien

Haben wir bisher mehr Überlegungen zur Versuchsplanung vorgelegt, so sind im folgenden pragmatische Leitbilder zur Forschung zu nennen, die sich aus der Synopsis der bisherigen Psychotherapieforschung ergeben. Basierend auf der Validitätstheorie von Cook und Campbell haben Baumann et al. (1978; Köhnken et al. 1979) Methodenkriterien erarbeitet, die sich in der allgemeinen Methodenlehre und der speziellen Methodenliteratur zur Psychotherapieforschung als wichtig erwiesen haben. Der Kriterienkatalog beinhaltet die methodisch kritischen Punkte der Psychotherapieforschung mit Lösungsvorschlägen und stellt die Grundlage für eine detaillierte Evaluation einzelner Psychotherapiestudien dar. Eine Auflistung der kritischen Punkte findet sich z. B. im Expertenbericht der American Psychiatric Association (APA Commission on Psychotherapies 1982). Derartige Sammlungen stellen eine wesentliche Planungs- und Bewertungshilfe für Psychotherapieforscher dar, indem sie den aktuellen Stand komprimiert beinhalten. Die einzelnen Punkte haben den Stellenwert eines Bewertungsrasters, dem sich der Forscher stellen muß, indem er seine getroffene Lösung begründet. Die Umsetzung derartiger Beurteilungsraster in quantitative Qualitätsurteile über die methodische Dignität einer Studie ist zwar verschiedentlich versucht worden, befriedigende Lösungen stehen diesbezüglich aber noch aus.

IV. Phasen-Modell als Basis für Psychotherapieforschung

Die Bewertung von Therapiestudien ist nicht absolut vorzunehmen, sondern hängt vom jeweiligen Forschungsstand ab. Eine Erkundungsstudie in einem bisher unerforschten Sektor hat anderen methodischen Kriterien zu folgen als die Überprüfung im Großversuch. Diesen Überlegungen liegt das Konzept eines Forschungsprozesses zugrunde, bei dem die einzelnen Phasen/Stufen mit unterschiedlichen methodischen Ansprüchen und Bewertungen einhergehen. In der medikamentösen Forschung hat sich folgendes vierstufiges Phasenmodell durchgesetzt, das verschiedentlich auch als geeignet für den Psychotherapiesektor angesehen wurde (MÜLLER-OERLINGHAUSEN u. LINDEN 1981):

Phase I: Erkundungsphase (vielfach in Form von Einzelstudien und bei Medikamenten als offene Studien); dient der erstmaligen Durchführung der Intervention.

Phase II: Pilot-Phase (meist Gruppenstudien); es soll die therapeutische Wirkung genau beschrieben und überprüft werden.

Phase III: Testphase (meist mittels Verbundstudien über mehrere Zentren hinweg); in Großversuchen soll die Intervention in verschiedenen Institutionen überprüft werden.

Phase IV: Follow-Up (bei Medikamenten: Drug monitoring); die Wirkung der Intervention soll unter Routinebedingungen nach erfolgter Implementation in der Praxis weiter überprüft werden.

Modelle für den Forschungsprozeß, die mit diesem Phasenmodell vergleichbar sind, haben für den Psychotherapiesektor GOTTMAN u. MARKMAN (1978) und AGRAS u. BERKOWITZ (1980) aufgestellt. Dessen ungeachtet und obwohl die verschiedensten Ansätze der Psychotherapieforschung in entsprechende Phasenmodelle eingeordnet werden könnten, finden wir diesen Gedanken bisher kaum explizit realisiert. Vielfach ist die Psychotherapieforschung punktuell, d. h. nicht von institutioneller Tradition und umfassenderen, längerfristigen Forschungskonzepten getragen. Ebenso ist die Verbundforschung äußerst selten zu beobachten. Für die Psychotherapieforschung wird es unerläßlich sein, sich künftig vermehrt des Phasenmodells zu bedienen. Der jetzige Zustand ist so charakterisiert, daß häufig Techniken breit propagiert werden, die vom Forschungsprozeß her der Phase I, evtl. Phase II zuzuordnen wären. Die fehlende Forschungskontinuität und Forschungssystematik (kaum Studien zu Phasen II–IV) sind u. a. Kennzeichen des unerwünschten „Psychobooms".

V. Psychotherapie: Makro-/Mikroperspektive

Wie im vorherigen Abschnitt gezeigt, ist Psychotherapieforschung prozeßhaft zu sehen, wobei die einzelnen Stufen unterschiedliche methodische Anforderungen mit sich bringen. Ergänzend dazu ist eine zusätzliche Betrachtungsweise als Leitkonzept notwendig. Psychotherapie kann unter drei verschiedenen Perspektiven erforscht und bewertet werden (Baumann et al. 1984; vgl. auch Mackinger 1984).

Systemanalyse: Makroperspektive. Psychotherapie wird als Dienstleistung in der Gesundheitsversorgung gesehen. Im Vordergrund stehen die Rahmenbedingungen psychotherapeutischen Handelns, die sich in Versorgungskonzepten, Institutionen, Berufsgruppen, Versicherungen etc. manifestieren. Diese Rahmenbedingungen sind verantwortlich, inwieweit und mit welchem Erfolg Psychotherapie zum Tragen kommt. Deren Erforschung und Evaluation ist daher unerläßlich.

Handlungsanalyse: Schnittstelle Makro-/Mikroperspektive. Psychotherapie wird von Therapeuten mit Patienten durchgeführt bzw. nicht durchgeführt. Psychotherapie ist nicht nur von den Rahmenbedingungen des Makrobereiches abhängig, sondern auch von den individuellen Rahmenbedingungen der in diesem Sektor involvierten Personen. Bei den potentiellen Patienten interessieren in diesem Zusammenhang u. a. Bewältigungsverhalten, soziale Netzwerke, Gesundheits- und Krankheitsverhalten; bei den therapieanbietenden Personen ist u. a. deren Handlungsstruktur (Kaminski 1970) von Interesse, d. h. die Frage, von welchen Determinanten das konkrete therapeutische Handeln gesteuert wird; als dritte Gruppe sind die überweisenden Personen (z. B. Allgemeinärzte) mit ihren Überweisungsregeln zu erforschen und zu bewerten.

Prozeßanalyse: Mikroperspektive. Darunter sind die eigentlichen Therapiestudien zu verstehen, bei denen das konkrete Therapiegeschehen mittels Prozeß-/Erfolgsstudien erforscht wird.

Die drei Perspektiven sind nicht unabhängig voneinander zu sehen, da sie sich gegenseitig beeinflussen und ergänzen. Dennoch erfordern sie unterschiedliche Fragestellungen, Untersuchungspläne und Bewertungen.

D. Einzelfragen der Psychotherapie-Evaluation

Eine umfassende Darstellung aller Einzelprobleme der Psychotherapie-Evaluation ist hier nicht möglich. Es sollen daher vier zentrale Probleme der Psychotherapieforschung und deren Konsequenzen für die Evaluation diskutiert werden.

Insbesondere soll gezeigt werden, daß der Stellenwert einzelner methodischer Zugänge je nach Perspektive und Forschungsphase unterschiedlich zu bewerten ist.

I. Analogstudien/Patientenstudien

Die frühere Psychotherapieforschung hat sich oft auf „artifizielle" Störungen bezogen, was die Evaluation im Hinblick auf die klinische Verwendung erschwert hat. Sogenannte Analogstudien wurden daher kritisiert und „echte" klinische Studien gefordert. Diese Studien beziehen sich auf Patienten, die aufgrund ihres Leidensdruckes und/oder sozialer Auffälligkeit Zugang zu klinischen Institutionen gefunden haben. Wie KAZDIN (1980) zu Recht betont, ist die Unterscheidung zwischen Analogstudien und klinischen Studien mit Präferenz der letzteren problematisch und keinesfalls dichotom vorzunehmen; eine ähnliche Kritik wurde auch an der verwandten Dichotomie Labor–versus Feldforschung geübt (PATRY 1982). Jede Therapiestudie ist eine Abbildung, Verkürzung und Typisierung des Therapiealltags mit seiner immensen Varianz, wobei Abbildungen in verschiedenen Dimensionen möglich sind (KAZDIN 1980). Therapiealltag, klinische Realität ist dabei ein Sammelbegriff für unterschiedlichste Handlungsräume, deren Äquivalenz nicht stillschweigend vorausgesetzt werden darf.

Beispiel
Jede Form von systematischer Beobachtung und Messung beim Patienten und/oder Therapeuten zu Forschungszwecken stellt eine Abweichung vom klinischen Alltag dar, bei dem diese Daten nur sehr begrenzt und für eigene Zwecke erhoben werden.

Jede klinische Studie umfaßt eine selegierte Stichprobe aus einer in der Regel nicht exakt definierten, unbekannten Population. Überweisungsmodalitäten, Zustimmungserklärung der Patienten etc. sind Selektionsfaktoren.

Therapiestudien ohne ein Mindestmaß an Standardisierung der Vorgehensweisen sind nicht möglich. Gegenüber dem klinischen Alltag haben wir in der Regel eine beträchtliche Eingrenzung der Freiheitsgrade des klinischen Handelns.

Jede Studie weicht daher in verschiedenen Dimensionen und in unterschiedlichem Ausmaß von der „klinischen Realität" ab: bei besonders deutlichen Abweichungen wird der Begriff Analogstudien verwendet. Je nach Fragestellung können derartige Studien durchaus sehr wichtig und aussagekräftig sein, wenn der Abweichungsgrad spezifiziert und der Aussagegehalt eingegrenzt wird. Insbesondere für die Phase I der Überprüfung von Psychotherapien sind sogenannte Analogstudien wertvoll, ebenso zur Klärung von Spezialfragen.

II. Einzelfallstudien/Gruppenstudien

In der empirischen Psychotherapieforschung wurde das „Therapie-Experiment", d. h. Zweigruppenpläne mit Zufallsteilung der Patienten als ideale Überprüfungsform angesehen. In den 70er Jahren wurde vermehrt der Einsatz von Einzelfallstudien gefordert, die nach methodisch-statistischen Gesichtspunkten realisiert werden (KRATOCHWILL et al. 1984). Beide Vorgehensweisen – Gruppen- und Einzelfallstudien – wurden oft als Gegensätze einander gegenübergestellt und einseitig favorisiert. Berechtigte Kritik an beiden Vorgehensweisen haben beide Ansät-

ze relativieren und eine Kombination beider in einem umfassenden Evaluationskonzept fordern lassen (Agras u. Berkowitz 1980, s. Abschn. C).

Einerseits zeigte sich, daß sich statistische *Einzelfallanalysen,* insbesondere die
häufig propagierten ARIMA-Modelle, nur begrenzt in Therapiestudien umsetzen
ließen. Verschiedene Gründe sind dafür verantwortlich. Zum einen liegen nur wenig Meßverfahren vor, die für Mehrfachmessungen geeignet sind; zum anderen
ist die geforderte Vielzahl an Datenerhebungen in klinischen Studien oft nur
schwer realisierbar. Die vorgeschlagenen Versuchspläne (ABA etc.) mit systematischer Variation der Randbedingungen sind bei verschiedenen Patientengruppen
nicht verwendbar; die zur Verfügung stehenden statistischen Verfahren sind in ihren Modellannahmen und Interpretationen vielfach so weit von den Originalda-
ten entfernt, daß deren inhaltliche Interpretation Schwierigkeiten macht (vgl.
aber die neueren voraussetzungsärmeren Verfahren; Krauth 1981).

Kritik richtete sich aber auch gegenüber den *Gruppenstudien.* So wiesen Bergin u. Lambert (1978) auf die Problematik der vielfach praktizierten Prä-/Post-
designs mit anschließendem Mittelwertvergleich hin. Mittelwerte fassen unterschiedliche Teilgruppen in einem Kennwert zusammen (gebesserte, nicht gebesserte, verschlechterte Patienten). Erforderlich sind daher differenziertere Versuchspläne und Auswertungsstrategien (Grawe 1981). Insbesondere sind auch
Gruppenstudien der Forderung Kieslers entsprechend als Prozeß-/Erfolgsstudi-
en durchzuführen, d.h. die Datenerhebung muß den Therapieprozeß begleiten.
Für die Auswertung ist eine Kombination von Einzelfall- und Gruppenstatistik
notwendig, indem zusätzlich zur bisherigen gruppenstatistischen Auswertung
auch die Einzelverläufe genauer analysiert werden. Für umfassendere Prozeß-Erfolgsstudien ist das Fehlen adäquater Prozeßtheorien und entsprechender Erhe-
bungsinstrumente hinderlich, so daß gerade in diesem Feld vermehrte For-
schungsbemühungen notwendig sind. Ansätze der Textanalyse und der Erfassung
nonverbaler Interaktionen erscheinen besonders erfolgversprechend zu sein
(Baumann 1984).

Für Einzelfall- und Gruppenstudien sind, wenn letztere in Form von kombinierten Prozeß-/Erfolgsstudien durchgeführt werden, die methodischen Unterschiede nicht mehr so grundsätzlich zu sehen, da beide Vorgehensweisen ineinander übergeführt werden können. Im Hinblick auf den Phasenablauf der Psychotherapieforschung, wie er in Abschn. C.IV. dargestellt worden ist, sind komplexe
Einzelfallstudien vorwiegend in den Phasen I und II zur Erkundung wenig er-
forschter Psychotherapieformen und zur Klärung von Spezialfragen sinnvoll einzusetzen. In Phase II kommen zusätzlich kombinierte Prozeß-Erfolgsstudien hinzu, die als Gruppendesign realisiert werden. Zur breiteren Überprüfung in Phase
III, vor allem aber in Phase IV werden eher Erfolgsstudien ohne differenziert erfaßten Prozeßverlauf zur Anwendung kommen; die Größen der Stichproben lassen aus erhebungstechnologischen und ökonomischen Gesichtspunkten nur begrenzt Prozeßdaten zu.

III. Univariate-/Multivariate Erfassung

Wie in Abschn. C.II. dargestellt, wurde von KIESLER der univariate Ansatz in der Erfolgsmessung kritisiert und ein multimethodales, multivariates Vorgehen gefordert. Nach SEIDENSTÜCKER u. BAUMANN (1978); BAUMANN (1982) ist zu unterscheiden zwischen Datenebenen (biologische, psychologische, soziologische, ökologische), Datenquellen (Patient; Therapeut, soziale Bezugsperson etc.; Instrument) und Funktionsbereichen (Einheiten innerhalb einer Datenebene wie z. B. Erleben, Verhalten, Leistung). Besonderes Interesse haben multimethodale Studien im Hinblick auf Konkordanz/Diskordanz (Übereinstimmung pro Zeitpunkt) bzw. Synchronizität/Desynchronizität (Übereinstimmung über die Zeit gefunden), indem Übereinstimmungen bzw. Nichtübereinstimmungen zwischen verschiedenen Datenquellen, Datenebenen oder Funktionsbereichen inhaltlich interpretiert worden sind. FAHRENBERG (1984) hat die Mehrebenen-Prozeßforschung kritisch analysiert und vor allzu leichtfertiger Anwendung und Interpretation multimethodaler Meßverfahren und -ergebnissen gewarnt, da verschiedene methodische Probleme bisher zu wenig berücksichtigt worden sind. Psychotherapieforschung steht damit im Dilemma von Uniformitätsmythos mit der Simplifizierung komplexer Tatbestände und von unverbindlicher Multimethodalität („Breitband"-Vorgehen) mit der Schwierigkeit der Integration. Einen Konsens, wie dieses Dilemma zu lösen ist, gibt es nicht. Sinnvoll erscheint es, anstelle von Breitbandverfahren – stärker als bisher – hypothesengeleitet vorzugehen und den betreffenden Bereich detaillierter zu erfassen. So verlangt z. B. ein therapeutisches Vorgehen mit der Hauptintervention „kognitive Umstrukturierung" Meßverfahren, die kognitive Strukturen erfassen lassen. Aus technologischer Sicht (Vergleichbarkeit zwischen verschiedenen Studien) ist es dennoch erwünscht, übergreifende einheitliche Erfolgsmessungen zu haben, wie es z. B. bei WASKOW u. PARLOFF (1975) vorgeschlagen worden ist. Dabei sollte man aber aufgrund der vorgebrachten Kritik nur sehr vorsichtig Diskordanzen bzw. Desynchronizitäten interpretieren; gleichzeitig sind zu den gewählten Testinstrumenten Methodenstudien im Sinne der multitrait-multimethod-Analyse wünschenswert.

IV. Meta-Analysen

Anstelle der üblichen Sammelreferate sind vor allem in der englischsprachigen Literatur sogenannte *Meta-Analysen* durchgeführt worden, bei denen die Literatur-Synopsis formalisiert wurde (SMITH et al. 1980; BENGEL u. WITTMANN 1982). Die Meta-Analysen umfassen dabei folgende Schritte:

1. Festlegung der zu untersuchenden *Population* (z. B. Psychotherapiebegriff, Kriterium für Akzeptanz von Studien (meist Kontrollgruppenpläne).
2. Strategie der *Identifikation* der zu untersuchenden Elemente (welche Publikationsorgane werden berücksichtigt).
3. Festlegung des *Merkmalskataloges,* wonach die einzelnen Studien beschrieben und bewertet werden sollen (z. B. Diagnosen, methodische Gütekriterien). Von besonderer Bedeutung ist die normierte Erfassung des Therapieerfolges; dazu

wird meist die sogenannte Effektstärke benutzt (ES: effect size): $ES = (M_T - M_K)/s_K$ (M_T, M_K: Mittelwert nach Therapieende von Therapie-, Kontrollgruppe; s_K: Standardabweichung der Kontrollgruppe am Therapieende).
4. Nach erfolgter Einstufung der einzelnen Studien werden die einzelnen Merkmale mit den Effektstärken in Verbindung gebracht (Datenanalyse).

Im Unterschied zu den klassischen Sammelreferaten sind die Schritte 3. und 4. formalisiert. Die Methode der sogenannten Meta-Analyse (für den deutschsprachigen Raum vgl. Wittmann 1984) hat vor allem im englischsprachigen Raum zu einer heftigen Kontroverse zwischen Befürwortern und Kritikern der Meta-Analyse geführt. Im Journal of Consulting and Clinical Psychology (Heft 1, 1983) sind die verschiedenen Positionen dargestellt, wobei die Kritik an Meta-Analysen einerseits grundsätzlich, andererseits punktuell vorgetragen wird. Grundsätzlich ist zu bemerken, daß sich aus der Mitteilung vieler Einzelstudien nicht zwingend ein Erkenntnisfortschritt ergibt, insbesondere nicht, wenn die Fehlervarianz nicht zufällig von Studie zu Studie variiert, wie die Autoren annehmen. Meta-Analysen gründen auf Mittelwertanalysen, deren Problematik in Teil II dieses Abschnittes angesprochen worden ist. Wichtige klinische Informationen sind oft zwischen den Zeilen angesprochen, was den Meta-Analysen, nicht aber der klassischen Literaturanalyse entgeht. Besonders kritisch ist das ungelöste Problem der methodisch unterschiedlichen Dignität von Studien (vgl. Abschn. C.III.); Einzelfallstudien können in Meta-Analysen keine Berücksichtigung finden.

Versucht man den Stellenwert der Metaanalysen im Rahmen der Psychotherapie-Evaluation zusammenfassend zu beurteilen, so kann man sie als Evaluations-Maß für Diskussionen im Makrobereich (s. Abschn. C.V.) sehen. In der bisherigen Form sind sie für den Mikrobereich zu wenig differenziert, als daß daraus konkrete Handlungsregeln abgeleitet werden könnten. Dazu sind Analysen von vielschichtigen Prozeß-/Erfolgsstudien klinisch-kasuistische Beobachtungen, methodisch konzipierte Einzelfallstudien etc. notwendig.

E. Grenzen der Psychotherapie-Evaluation und Ausblick

Als allgemeinstes Ziel der Evaluationsforschung von Psychotherapie ist die Gewährleistung optimaler therapeutischer Vorgehensweisen bei einem konkreten Patienten. Es stellt sich nun die Frage, ob die Ergebnisse der Evaluationsforschung tatsächlich in der Praxis ihren Niederschlag finden und ob die wissenschaftliche Therapieforschung praktiziertes therapeutisches Handeln abbildet (McGuire u. Frisman 1983). Oft wird dies bestritten, da die Ergebnisse teilweise von geringer praktischer Relevanz seien oder nicht in entsprechender Aufarbeitung an die Betroffenen gelangen (Praktiker, Versicherungsträger etc.). So kommt es, daß nach Barlow (1981) die Praktiker nicht nur zu wenig in die Forschung integriert sind, sondern auch wenig von den Forschungsergebnissen beeinflußt werden. Andererseits sind die sich aus der Praxis ergebenden Forschungsfragen aufgrund ihrer Komplexität oft nur schwer in wissenschaftliche Fragestellungen umzusetzen. Es besteht daher die Gefahr, daß Forschungsschwerpunkte zur Psychotherapie stärker an der Erforschbarkeit und weniger an den Bedürfnissen der Anwender orientiert sind. Wenn auch der Kritik an der bisherigen Psychotherapie-Forschung in vielen Punkten zuzustimmen ist, dürfen dennoch in die Forschung keine unrealistischen Hoffnungen gesetzt werden. Praktisches Handeln – dies gilt nicht nur für den Psychotherapiebereich – ist nicht allein aus wissenschaftlichen Untersuchungen und Theorien ableitbar, da Forschung immer Theorien unter idealisierten Bedingungen prüft (WESTMEYER 1978). Dazu kommen sprachliche Barrieren, da Wissenschaftssprache nicht Alltagssprache ist, also die Ergebnisse in zwischen Therapeut und Patient herrschende Alltagssprache umgesetzt werden muß (REINECKER 1983).

Obwohl also eine umfassende Psychotherapie-Evaluationsforschung optimale therapeutische Vorgehensweise im konkreten Einzelfall nicht garantiert, stellt sie eine *zentrale* und *notwendige* Bedingung für optimales therapeutisches Handeln dar. Psychotherapieforschung wird dann immer mehr zu einem wissenschaftlich begründeten Handeln beitragen, wenn sie einerseits die Vielschichtigkeit des zu untersuchenden Bereichs adäquat abbildet und sich andererseits an bewährten Forschungsstrategien orientiert. Unseres Erachtens sind wissenschaftliche Theorien und Untersuchungen notwendig, die die in Abschn. C.IV. und V. dargestellten Leitbilder zu realisieren suchen:

- Berücksichtigung der unterschiedlichen Perspektiven (Systemanalyse, Handlungsanalyse, Prozeßanalyse), um den verschiedenen Bewertungsebenen gerecht zu werden.
- Erarbeiten von längerfristigen Forschungskonzepten, die durch ihre Phasenstrukturierung Systematik, Kontinuität und Verbund beinhalten.

Innerhalb dieser zwei sich ergänzenden Leitbilder sind die verschiedenen Detailfragen mit der jeweils zutreffenden Methodik zu beantworten und bewerten. Die methodischen Forderungen der in Abschn. C.I., II. und III. dargestellten Leitbilder sind daher unterschiedlich zu formulieren und zu gewichten.

Psychotherapieforschung, die der Optimierung therapeutischen Handelns dient, muß aufgrund der oben angeführten Überlegungen auch Aus- und Weiterbildung von Psychotherapeuten evaluieren und Konzepte zur Evaluation der individuellen praktischen Tätigkeit entwickeln (z. B. Supervision, Dokumentation, Einzelfallanalyse). Psychotherapie, betrieben auf einem derart breit evaluierten Wissensstand, stellt eine wesentliche therapeutische Möglichkeit dar, deren grundsätzliche Bedeutung für die Gesundheitsversorgung bereits jetzt nachgewiesen ist.

Literatur

Agras WS, Berkowitz R (1980) Clinical research in behavior therapy: halfway there? Behav Ther 11:472–487
APA – American Psychological Association (1973) Ethical principles in the conduct of research with human subject
APA – Commission on Psychotherapies (eds) (1982) Psychotherapy research. American Psychiatric Association
Barlow DH (1981) On the relation of clinical research to clinical practice. Current issues, new directions. J Consult Clin Psychol 49:147–155

Bastine R (1982) Psychotherapie – Effekte. In: Bastine R et al. (Hrsg) Grundbegriffe der Psycho-
therapie. Edition Psychologie, Weinheim
Baumann U (Hrsg) (1981) Indikation zur Psychotherapie. Perspektiven für Praxis und For-
schung. Urban & Schwarzenberg, München
Baumann U (1982) Psychodiagnostische Verfahren zur Therapieindikation und Effektkontrolle.
In: Bastine R, Fiedler PA, Grawe K, Schmidtchen S, Sommer G (Hrsg) Grundbegriffe der
Psychotherapie. Edition Psychologie, Weinheim
Baumann U (Hrsg) (1984) Psychotherapie: Makro-/Mikroperspektive. Hogrefe, Göttingen
Baumann U, Wedel B von (1981) Stellenwert der Indikationsfrage im Psychotherapiebereich. In:
Baumann U (Hrsg) Indikation zur Psychotherapie. Urban & Schwarzenberg, München, S 1–
36
Baumann U, Seidenstücker G, Köhnken G (1978) Entwicklung und empirische Analyse eines
Beurteilungsrasters für indikationsorientierte Psychotherapiestudien. Kiel, DFG Bericht Ba
629/1
Baumann U, Hecht C, Mackinger H (1984) Psychotherapieforschung: Unterschiedliche Perspek-
tiven. In: Baumann U (Hrsg) Psychotherapie: Makro-/Mikroperspektive. Hogrefe, Göttin-
gen, S 3–28
Bengel J, Wittmann WW (1982) Bedeutung und Möglichkeiten von Sekundäranalysen in der
psychologischen Forschung. Psychol Rundsch 33:19–36
Berbalk H, Minsel WR (1981) Zur Bewertung des Erfolgs und Mißerfolgs von Psychotherapie.
In: Michaelis W (Hrsg) Bericht über den 32. Kongreß der Deutschen Gesellschaft für Psycho-
logie in Zürich, 1980, Bd. 2. Hogrefe, Göttingen, S 561–566
Berger M (1983) Toward maximizing the utility of consumer satisfaction as an outcome. In:
Lambert M, Christensen E, De Julio St (eds) The assessment of psychotherapy outcome.
Wiley, New York
Bergin AE, Lambert MJ (1978) The evaluation of therapeutic outcomes. In: Garfield SL, Bergin
AE (eds) Handbook of psychotherapy and behavior change. An empirical analysis. Wiley,
New York
Biefang S (Hrsg) (1980) Evaluationsforschung in der Psychiatrie. Fragestellungen und Metho-
den. Enke, Stuttgart
Bühringer G, Hahlweg K (1986) Kosten-Nutzen Aspekte psychologischer Behandlung. Psychol
Rundsch 37:1–19
Eysenck HJ (1960) The effects of psychotherapy. In: Eysenck HJ (ed) Handbook of abnormal
psychology. Pitman, London, pp 697–725
Fahrenberg J (1984) Methodische Überlegungen zur Mehrebenen-Prozeßforschung. In: Bau-
mann U (Hrsg) Psychotherapie: Makro-/Mikroperspektive. Hogrefe, Göttingen, S 198–222
Garfield SL (1981) Evaluating the psychotherapies. Behav Ther 12:295–307
Garfield SL, Bergin AE (1978) (eds) Handbook of psychotherapy and behavior change, 2nd edn.
Wiley, New York
Gottman OG, Markman HJ (1978) Experimental designs in psychotherapy research. In: Gar-
field SL, Bergin AL (eds) Handbook of psychotherapy and behavior research, 2nd edn.
Wiley, New York
Grawe K (1981) Vergleichende Psychotherapieforschung. In: Minsel WR, Scheller R (Hrsg)
Brennpunkte der Klinischen Psychologie, Bd 1. Kösel, München, S 149–183
Greenspan SI, Sharstein SS (1981) Efficacy of psychotherapy. Arch Gen Psychiatry 38:1213–
1219
Halder P (1977) Verhaltenstherapie und Patientenerwartung. Huber, Bern
Helmchen H, Müller-Oerlinghausen B (Hrsg) (1978) Psychiatrische Therapie-Forschung. Ethi-
sche und juristische Probleme. Springer, Berlin Heidelberg New York
Helmchen H, Linden M, Rüger U (Hrsg) (1982) Psychotherapie in der Psychiatrie. Springer, Ber-
lin Heidelberg New York
Herrmann TH (1979) Psychologie als Problem. Klett-Cotta, Stuttgart
Herrmann WM, Kern U (1983) Effect and efficacy – on the function of models for the assessment
of therapeutic efficacy. Pharmacopsychiatria 16:50–56
Kaminski G (1970) Verhaltenstheorie und Verhaltensmodifikation. Klett, Stuttgart
Kazdin AE (1980) Research design in clinical psychology. Harper & Row, New York

Kazdin AE (1983) Treatment research: the investigation and evaluation of psychotherapy. In: Hersen M, Kazdin AE, Bellack AS (eds) The clinical psychology handbook. Pergamon Press, New York

Kazdin AE, Wilson GT (1978) Evaluation of behavior therapy. Ballinger Publishing, Cambridge

Keupp H, Zaumseil M (Hrsg) (1978) Die gesellschaftliche Organisierung psychischen Leidens. Suhrkamp, Frankfurt

Kiesler DJ (1969) A grid model for theory and research in psychotherapies. In: Eron LD, Callahan R (eds) The relation of theory to practice in psychotherapy. Aldine Publ Comp, Chicago

Klerman GL (1983) The efficacy of psychotherapy as the basis for public policy. Am Psychologist 38:929–934

Köhnken G, Seidenstücker G, Baumann U (1979) Zur Systematisierung von Methodenkriterien für Therapiestudien. In: Baumann U, Berbalk H, Seidenstücker G (Hrsg) Klinische Psychologie – Trends in Forschung und Praxis, Bd 2. Huber, Bern, S 72–128

Kratochwill TR, Mott SE, Dodson CL (1984) Case study and single-case research in clinical and applied psychology. In: Bellack AS, Hersen M (eds) Research methods in clinical psychology. Pergamon Press, New York

Krauth J (1981) Statistische Methoden zur Veränderungsmessung. In: Baumann U, Berbalk H, Seidenstücker G (Hrsg) Klinische Psychologie – Trends in Forschung und Praxis, Bd 4. Huber, Bern

Lange E (1983) Zur Entwicklung und Methodik der Evaluationsforschung in der Bundesrepublik Deutschland. Z Soziologie 12:253–270

London P, Klerman GL (1982) Evaluation psychotherapy. Am J Psychiatry 139:709–717

Lorenzer A (1976) Die Wahrheit der psychoanalytischen Erkenntnis. Suhrkamp, Frankfurt

Luborsky L, Singer B, Luborsky L (1976) Comparative studies of psychotherapies. In: Spitzer RL, Klein DF (eds) Evaluation of psychological therapies. John Hopkins University Press, Baltimore

Ludwig G (1982) Technologische und ethische Implikationen von Therapiezellen. In: Zielke M (Hrsg) Diagnostik in der Psychotherapie. Kohlhammer, Stuttgart, S 12–41

Mackinger H (1984) Sind Rahmenbedingungen Randbedingungen? Verhaltensther u Psychosoz Praxis 4:543–552

Mangen SP et al. (1983) Cost-effectiveness of community psychiatric nurse or out-patient psychiatrist care of neurotic patients. Psychol Medicine 13:407–416

McGuire TG (1981) Financing psychotherapy: Costs, effects and public policy. Ballinger, Cambridge MA

McGuire T, Frisman L (1983) Reimbursement policy and cost-effective mental health care. Am Psychologist: May, 935–940

Müller-Oerlinghausen B, Linden M (1981) Rationalität der Indikation zur psychopharmakologischen Behandlung. In: Baumann U (Hrsg) Indikation zur Psychotherapie. Urban & Schwarzenberg, München, S 210–220

Parloff MB (1979) Can psychotherapy research guide the policymaker? Am Psychologist 34:296–306

Parloff MB (1980) Psychotherapy and research. An anaclytic depression. Psychiatry 43:279–293

Parloff MB (1982) Psychotherapy research evidence and reimbursement decisions: Bambi meets Godzilla. Am J Psychiatry 139:718–727

Patry Jl (Hrsg) (1982) Feldforschung. Huber, Bern

Perrez M (1983) Wissenschaftstheoretische Probleme der Klinischen Psychologie: Psychotherapeutische Methoden – zum Stand ihrer metatheoretischen Diskussion. In: Minsel WR, Scheller R (Hrsg) Forschungskonzepte der Klinischen Psychologie. Kösel, München

Rachman SJ, Wilson GT (1980) The effects of psychological therapy, 2nd edn. Pergamon Press, New York

Reinecker H (1983) Psychologie und Klinische Psychologie. Von einer losen Beziehung zur Beziehungslosigkeit. Bericht über den 33. Kongreß der Deutschen Gesellschaft für Psychologie, Bd 2. Hogrefe, Göttingen

Richert A (1983) Differential prescription for psychotherapy on the basis of client role preferences. Psychotherapy: Theory, Research and Practice 20:321–329

Schuler H (1980) Ethische Probleme psychologischer Forschung. Hogrefe, Göttingen

Seidenstücker G (1984) Indikation in der Psychotherapie: Entscheidungsprozesse – Konzepte und Ergebnisse. In: Schmidt LR (Hrsg) Lehrbuch der Klinischen Psychologie. Enke, Stuttgart

Seidenstücker G, Baumann U (1978) Multimethodale Diagnostik. In: Baumann U, Berbalk H, Seidenstücker G (Hrsg) Klinische Psychologie. Trends in Forschung und Praxis, Bd 1. Huber, Bern, S 134–182

Smith ML, Glass GV, Miller TI (1980) The benefits of psychotherapy. John Hopkins University Press, Baltimore

Strupp HH, Hadley SW (1977) A tripartite model of mental health and therapeutic outcomes: with special references to negative effects in psychotherapy. Am Psychologist 32:187–196

Vandenbos GR (ed) (1980) Psychotherapy. Practice, research, policy. Sage Publications, Beverly Hills

Waskow JE, Parloff MB (eds) (1975) Psychotherapy measures. National Institute of Mental Health, Rockville MD

Westmeyer H (1978) Wissenschaftstheoretische Grundlagen Klinischer Psychologie. In: Baumann U, Berbalk H, Seidenstücker G (Hrsg) Klinische Psychologie. Trends in Forschung und Praxis, Bd 1. Huber, Bern, S 108–132

Williams JBW, Spitzer RL (eds) (1984) Psychotherapy research: where are we and where should we go? Guilford Press, New York

Wittmann WW (1981) Zur Zielbestimmung bei therapeutischen Maßnahmen. In: Baumann U (Hrsg) Indikation zur Psychotherapie. Perspektiven für Praxis und Forschung. Urban & Schwarzenberg, München

Wittmann W (1984) Die Evaluation von Behandlungs- und Versorgungskonzepten. In: Baumann U (Hrsg) Psychotherapie: Makro-/Mikroperspektive. Hogrefe, Göttingen, S 87–107

Yates BT, Newman FL (1980) Approaches to cost-effectiveness analysis and cost-benefit analysis of psychotherapy. In: Vandenbos GR (ed) Psychotherapy. Practice, research, policy. Sage Publications, Beverly Hills, pp 103–162

Zur Integration von Fühlen und Denken
im Licht der „Affektlogik".
Die Psyche als Teil eines autopoietischen Systems

L. Ciompi

INHALTSVERZEICHNIS

A. Einleitung

In diesem Beitrag soll ein neuer Ansatz zum Verständnis der „Psyche", nämlich
derjenige der „Affektlogik" vorgestellt und in seinen praktischen Konsequenzen
kurz skizziert werden. Im wesentlichen handelt es sich um eine geraffte Darstellung von Konzepten, die viel ausführlicher in einem 1982 erschienenen Buch
(Ciompi 1982 a) sowie in einigen weiteren Publikationen (Ciompi 1981 a, 1982 b;
Ciompi u. Hubschmid 1985) begründet und diskutiert worden sind. Einige Elemente sind allerdings hier neu bzw. führen zuvor schon angelegte Entwicklungslinien weiter. Einen deutlichen Fortschritt bringt insbesondere das Konzept des
Lebendigen als „autopoietisches System" von Humberto R. Maturana et al.
(1982), das erlaubt, die Psyche als Teil eines übergeordneten, ständig sich selbst
erneuernden Ganzen zu verstehen. Auch von Jean Piagets „genetischer Epistemologie", die in der Formulierung der „Affektlogik" von Anfang an eine große
Rolle spielte, werden neue Befunde integriert. Damit ist angetönt, daß es sich bei
der „Affektlogik" noch keineswegs um ein bereits abgeschlossenes konzeptuelles
Gebäude, sondern um einen weiter in Entwicklung begriffenen Denkansatz handelt, der als Beitrag zu einem umfassenderen aktuellen Erkenntnisprozeß aufgefaßt werden kann.

Das zentrale Anliegen der „Affektlogik" ist es, Denken und Fühlen (oder einerseits kognitive, intellektuelle Funktionen im engern Sinn, und andererseits affektive, emotionale Funktionen) bei psychischen Vorgängen und Zuständen nicht mehr getrennt, sondern in ihrem dynamischen Zusammenwirken zu verstehen. Dieses Anliegen ist im Terminus „Affektlogik" enthalten, welcher sowohl die untrennbare Zusammengehörigkeit von Emotion und Kognition bzw. Fühlen und Denken, wie auch so etwas wie eine „Logik der Affekte" und eine „Affektivität der Logik" ausdrücken soll. Des weitern versucht die „Affektlogik", Beziehungen zwischen innerpsychisch-individuellen und zwischenmenschlich-sozialen Strukturen in einer beide umfassenden Sicht zu erfassen.

Obzwar neu in der Formulierung und in der Art der Zusammenschau, greift die Affektlogik doch auf verschiedene andere Konzeptualisierungen älteren und jüngeren Datums zurück, so im affektiven Bereich namentlich auf die FREUDsche Psychoanalyse mit Einschluß der modernen Ich- und Objektbeziehungspsychologie und im kognitiven Bereich, wie schon erwähnt, auf die genetische Epistemologie Jean PIAGETs. Eine integrative, beiden übergeordnete Rolle spielen dabei die allgemeine Systemtheorie, Kybernetik und Kommunikationstheorie (vgl. v. BERTALANFFY 1950; RAPAPORT 1950; WATZLAWICK et al. 1969; MILLER 1975; MATURANA 1982) und deren Anwendungen auf die Familiendynamik. Weitere Elemente kommen vom französischen Strukturalismus; gewisse Querverbindungen bestehen ebenfalls zur strukturdynamischen Sichtweise Werner JANZARIKS (1980, 1981).

Mit dem Bestreben, affektive Elemente in ihrem Zusammenwirken mit kognitiven zu verstehen, trifft sich die Affektlogik ferner mit einem wichtigen Anliegen der zeitgenössischen Psychologie. Angesichts der Fülle von Publikationen zur Rolle der Emotionen, die nach Jahrzehnten weitgehender Vernachlässigung in den letzten paar Jahren erschienen sind, ist dort geradezu die Rede von einer „emotionalen Wende", die im übrigen ebenfalls in Kunst, Literatur und Architektur bemerkbar sei (vgl. EULER u. MANDL 1983). Damit gehört die Affektlogik auch in den weiteren Rahmen einer aktuellen Zeitströmung, die in den Publikationen von Autoren wie RIEDL u. PARLY (1979), JANTSCH (1979), BATESON (1981), PRIGOGINE u. STENGERS (1981), CAPRA (1977, 1982) besonders klar zum Ausdruck kommt und entgegen der reduktionistischen Aufsplitterung des Wissens in viele Einzelwissenschaften zu einem gebietsübergreifenden Menschen- und Weltverständnis hinzukommen trachtet. Daß es sich jedoch nicht etwa darum handeln kann, erneut reduktionistisch das eine oder andere Element – z. B. das ganzheitlich-synthetische gegenüber dem analytischen, oder das affektive gegenüber dem kognitiven – überzubetonen, sondern zu einer ausgewogenen Synthese hinzufinden, sei zum vornherein mit Nachdruck hervorgehoben.

Dies gilt nicht nur für die theoretische Konzeptualisierung, sondern ebenfalls für die Praxis. Ohne daß dies zum Vornherein direkt angestrebt worden wäre – die Affektlogik zielte zunächst nicht auf ein Tun, sondern auf ein vertieftes *Verstehen* normaler und pathologischer psychischer Phänomene – ergaben sich nämlich daraus doch sozusagen von selber eine ganze Reihe von praktischen Anwendungen, u. a. auf dem Gebiet von Psychopathologie und Therapie. Obwohl das Hauptgewicht des vorliegenden Beitrags beim Konzeptuellen liegt, sollen einige praktische Konsequenzen in einem Schlußkapitel doch kurz aufgezeigt werden.

B. Die Psyche als Teil eines autopoietischen Systems

Wie erwähnt, sind die neuen, wissenschaftstheoretischen Konzeptualisierungen der chilenischen Biologen um MATURANA, VARELA, URIBE, FRENK, die dem deutschsprachigen Leser kürzlich im Sammelband „Erkennen: Die Organisation und Verkörperung von Wirklichkeit" (MATURANA 1982) zugänglich geworden sind, geeignet, das Konzept der Affektlogik in einen übergeordneten systemtheoretischen Rahmen zu stellen. Sie zeichnen sich durch große innere Konsistenz und einen hohen Abstraktionsgrad aus und beanspruchen eine entsprechende Allgemeingültigkeit. Deshalb scheint es gerechtfertigt, vorgängig der Darstellung der Grundzüge der Affektlogik einige der für uns wichtigsten Einsichten der genannten Forschergruppe kurz zusammenzufassen.

Zentral ist in ihrer Sichtweise die Erkenntnis, daß alle lebenden Systeme „autopoietische Systeme" sind, mit andern Worten, daß die wichtigste Eigenschaft lebender Systeme darin besteht, daß sie sich dauernd selber erneuern. MATURANA (1982, p. 141) schreibt hierzu:

> „Es gibt eine Klasse mechanistischer Systeme, in der jedes Element ein dynamisches System ist, das als eine Einheit durch Relationen definiert wird, welche es als ein Netzwerk von Prozessen der Produktion von Bestandteilen konstituieren. Diese Bestandteile wirken einmal durch ihre Interaktionen in rekursiver Weise an der Erzeugung und Verwirklichung eben jenes Netzwerks von Prozessen der Produktion von Bestandteilen mit, das sie selber erzeugte, und bauen zum andern dieses Netzwerk von Prozessen der Produktion von Bestandteilen dadurch als eine Einheit in dem Raum auf, in dem sie (die Bestandteile) existieren, daß sie die Grenzen dieser Einheit erzeugen.
>
> Ich nenne solche Systeme *autopoietische Systeme,* die Organisation eines autopoietischen Systems heißt die *autopoietische Organisation.* Ein autopoietisches System, das im physikalischen Raum existiert, ist ein lebendes System (MATURANA u. VARELA 1973; VARELA et al. 1974).
>
> Aufgrund dieser ihrer Organisation operieren autopoietische Systeme als homöostatische Systeme, die durch ihre Aktivität ihre eigene Organisationsform als die kritische fundamentale Variable konstant halten."

Lebende Systeme, von MATURANA als „zweckfreie physikalische Maschinen" aufgefaßt, unterscheiden sich von künstlichen, „allopoietisch" genannten Maschinen, welche durch ihr Funktionieren etwas von sich selbst Verschiedenes erzeugen, eben gerade durch diese Eigenschaft der Autopoiese. Ihr sind sämtliche Funktionen, Zustandsveränderungen usw. lebender Systeme untergeordnet; treten Prozesse auf, die der Autopoiese nicht entsprechen, so führt dies zur Zerstörung des lebenden Systems.

Aus dieser grundlegenden Einsicht ergeben sich viele weitreichende Konsequenzen, welche die genannten Autoren in immer neuen, teilweise stark redundanten Anläufen seit Anfang der siebziger Jahre mit zunehmendem Erfolg zu klären versuchen. Für unser Thema am wichtigsten sind die folgenden:

1. Sämtliche Zustandsveränderungen oder „Deformationen", die ein lebendes System unter den (Stör-)Einflüssen der Außenwelt durchmacht, sind nur unter dem übergeordneten Gesichtspunkt der Autopoiese adäquat zu verstehen. Jede solche Deformation kann als Kognition in einem weiten Sinn aufgefaßt werden. Solche Kognitionen sind entscheidend durch die Struktur und Organisation des lebenden Systems selbst bestimmt, die sich im Laufe der Phylo- und Ontogenese in Interaktion mit der Umwelt im Dienst der Autopoiese herausgebildet hat.

2. Zwischen dem lebenden System und seiner Umwelt kommt es aufgrund von rekursiven Interaktionen zu einer „strukturellen Koppelung", welche bei fundamental gleichbleibender Organisation im Dienst der Autopoiese zu vorübergehenden oder dauernden Strukturveränderungen im Interaktionsbereich führt.

3. Das gesamte Nervensystem ist als ein funktionell geschlossenes, homöostatisches, plastisches neuronales Netzwerk aufzufassen, das trotz struktureller Verformungen durch äußere Störungen seine autopoietische Organisation unverändert aufrechterhält. So gesehen kennt es weder "Input" noch "Output", noch nimmt es „Informationen" aus der Außenwelt auf und bildet sie in „Repräsentationen" ab. Solche Begriffe gehören nicht der Funktionsweise des Nervensystems selber, sondern nur der Beschreibung durch einen äußeren Beobachter und damit einem phänomenal verschiedenartigen „konsensuellen Bereich" an, der vom Beobachteten selber klar zu unterscheiden ist.

4. Ebenfalls klar zu unterscheiden sind die neurophysiologischen Prozesse einerseits, die innerhalb des Nervensystems ablaufen, und das interaktive und kommunikative („äußere") Verhalten andererseits. Auch sie sind Teil von unterschiedlichen, einander nicht überschneidenden phänomenalen Bereichen. Zwischen ihnen eventuell feststellbare Korrelationen gehören wiederum nicht den Phänomenen selber, sondern der Beschreibung eines Beobachters an, der zu beiden Phänomenenbereichen Zugang hat. Deshalb werden sich grundsätzlich Fragen hinsichtlich des Verhaltens oder des Bewußtseins nicht durch Bezugnahme auf neurophysiologische Prozesse zureichend beantworten lassen.

Es ist nicht möglich, hier die Konzepte *Maturana*s detaillierter zu rapportieren. Schon diese wenigen Grundbegriffe dürften indessen erkennen lassen, daß die Autoren eine umfassende, wissenschaftstheoretisch bedeutsame Neuorientierung versuchen, u. a. indem sie weit klarer als bisher die Rolle des Beobachters und seiner möglichen Beschreibungen vom anvisierten Phänomen selber unterscheiden. In einem neuen, u. E. über die Decartessche Unterscheidung zwischen Subjekt und Objekt klar hinausgehenden Schritt der „Dezentration" im Sinn von Piaget, d. h. des immer weitergehenden Absehens vom Gefangensein im eigenen Bezugssystem, versuchen die Autoren das Wesen lebender Organismen sozusagen „von innen heraus" zu verstehen. Auch die klare Abgrenzung verschiedener, sich nicht überschneidender phänomenaler Bereiche wie desjenigen der Neurophysiologie, des Verhaltens, der Interaktion oder eben der Beschreibungen in einem „konsensuellen Bereich" scheint zu einer konzeptuellen Klärung wesentlicher Grundfragen hinzuführen. Sie reichen weit tiefer in zentrale Fragen der Psychologie und Psychiatrie hinein, als aus diesen paar Angaben sichtbar werden kann; die Autoren, obwohl von Haus aus Biologen, beschäftigen sich denn auch vielfach explizit mit Phänomenen wie Kognition, Kommunikation, Sprache und Bewußtsein, bis hin zur Rolle moralischer und ethischer Wertsysteme. Auf einige ihrer diesbezüglichen Überlegungen wird im Nachfolgenden noch zurückzukommen sein.

Vorderhand ist für uns vor allem bedeutsam, daß – abgesehen von gewissen definitorischen Differenzen hinsichtlich des Strukturbegriffs – die Anschauungen Maturanas mit den Konzepten der Affektlogik nicht nur in keinem Widerspruch stehen, sondern geeignet sind, diese in verschiedener Hinsicht fruchtbar zu ergänzen. So stellen sie namentlich das zentrale Postulat der Affektlogik, daß nämlich Fühlen und Denken (resp. affektive und kognitive Funktionen) in der ganzheitlichen Funktionsweise der Psyche untrennbar zusammengehören, in ein neues Licht: Das (phylo- und ontogenetisch ältere) „Fühlsystem" und das (jüngere) „Denksystem" erscheinen nun als zwei zwar qualitativ verschiedenartige, aber doch beide gleichermaßen im Dienst der Autopoiese stehende Reaktionsweisen lebender Organismen auf „Deformationen" aus der Umwelt. Dabei paßt MATU-RANAS genereller Begriff von Kognition vorzüglich zur These der Affektlogik, wonach es sich beim Fühlen und Denken um komplementäre und ebenbürtige Erfassungsweisen der begegnenden Wirklichkeit handelt – wobei unter „Wirklichkeit" hier „alles was (auf die Psyche) *wirkt*" zu verstehen ist. Vor allem aber eröffnet MATURANAS klare Unterscheidung von verschiedenen zwar strukturell gekoppelten, aber doch sich nicht überschneidenden „phänomenalen Bereichen" autopoietischer Systeme die Möglichkeit, analog zu den von MATURANA et al. bereits getroffenen Abgrenzungen auch den *psychischen Bereich* als eigenständigen derartigen Aspekt aufzufassen. Dieser Bereich läßt sich insofern z. B. vom Bereich der neurophysiologischen Prozesse oder demjenigen des von außen beobachtbaren Verhaltens abgrenzen, als er *direkt einzig durch Selbstbeobachtung zugänglich und erfaßbar* ist. Zu ihm gehören Gefühle, Gedanken, Vorstellungen, innere Bilder und Wahrnehmungen und andere Bewußtseinsinhalte, von deren Vorhandensein bei andern wir immer nur indirekt – z. B. über sprachliche Mitteilungen oder über Beobachtungen mit Analogieschlüssen – wissen können. Diese bisher wissenschaftstheoretisch nicht gebührend beachtete Grundtatsache erhellt die zentrale methodologische Schwierigkeit aller objektivierenden wissenschaftlichen Psychologie und die unausweichlich reduktionistische Beschränktheit ihrer Befunde. Auf der andern Seite verleiht sie subjektiv teilnehmenden Beobachtungsmethoden des Psychischen wie z. B. denjenigen der Psychoanalyse eine neue Dignität. Die Bedeutung der „rekursiven Selbstbeobachtung" des Beobachters wird übrigens auch von MATURANA et al. (1982, p. 257 f.) hervorgehoben; bemerkenswerterweise hält er ebenfalls die objektivierende Wissenschaft für „subjektiv" in einem weiteren Sinn (weiteres hierzu im Abschn. D über den affektlogischen Wahrheitsbegriff).

In der Tat darf und muß der spezifische *„psychische Bereich"*, der in diesem Beitrag im Zentrum des Interesses steht, unseres Erachtens ganz gleich wie etwa das neuronale System oder das beobachtbare Verhalten des Gesamtorganismus als ein in sich geschlossener und eigengesetzlicher Aspekt eines autopoietischen Systems verstanden werden. Seine Hauptaufgabe und Spezifität im autopoietischen Gesamtsystem scheint im Bereich von Regulationsprozessen höherer Ordnung zu liegen, wie sie insbesondere durch zunehmende Verdichtung von „Information" (im weitesten Sinn) zustandekommen. Die „Psyche" als Ganzes kann nämlich als ein hochkomplexes Informationsverarbeitungs- und Regulationsorgan verstanden werden, das sich im Austausch zwischen Organismus und Umwelt entwickelt und im Dienste der Autopoiese zu einem immer besser äquilibrierten „interaktiven System" differenziert. Die menschliche Psyche zeichnet sich dabei gegenüber der tierischen durch eine viel größere Kapazität zur Verdichtung (zum „Zusammenzug") von Information auf höhere logische Ebenen bis hin zur Symbolik (Sprache), zum bewußten Denken und zur Abstraktion aus. Ganz gleich wie das Nervensystem ist auch die Gesamtheit von innerpsychischen Prozessen und

Zuständen aufzufassen als ein homöostatisch sich dauernd selbst erhaltendes Ganzes, dessen „Zweck" in erster Linie gerade in dieser Selbsterhaltung besteht. Optimal ökonomisches und spannungsarmes Gelingen solcher Regulations- und Äquilibrationsprozesse äußert sich in subjektivem Wohlbefinden, d. h. wiederum *innerhalb* des psychischen Bereichs.

Eine solche Auffassung hat weiterreichende Konsequenzen, als vielleicht auf den ersten Blick evident wird: Sie bedeutet unter anderem, daß neben den normalen auch alle als pathologisch bezeichneten psychischen Zustände und Prozesse als Ausdruck eben dieser Autopoiese, d. h. in gewissem Sinn als momentan angesichts aller obwaltenden Umstände „beste Lösungen" zu betrachten sind. Es scheint einleuchtend, daß eine solche Sicht zu einem neuen Verständnis nicht nur von krankhaften psychischen Prozessen, sondern auch der allenfalls zu treffenden therapeutischen Maßnahmen hinführen kann.

C. Grundkonzepte der Affektlogik

I. Zur Charakteristik von Fühlen und Denken

Als zentrales Postulat der „Affektlogik" bezeichneten wir die – am klarsten in der Selbstbeobachtung erfahrbare – Annahme, daß Fühlen und Denken untrennbar zusammengehören und gesondert voneinander gar nicht vorkommen. Dieses Postulat ist an sich keineswegs neu. Wir finden es seit Jahrzehnten sowohl in der FREUDschen Psychoanalyse wie auch in PIAGETs genetischer Epistemologie, und sogar schon WUNDT stellte zu Ende des Jahrhunderts ähnlich lautende Leitsätze auf. PIAGET u. INHELDER (1977, p. 117) schrieben z. B.:

> „Es gibt deshalb kein Verhalten, so intellektuell es auch sein mag, das nicht als Triebfeder affektive Faktoren enthalten würde; doch umgekehrt kann es auch keine affektiven Zustände geben, ohne daß Wahrnehmungen und Anschauungen mitwirken, die ihre kognitive Struktur ausmachen. [...]. Der affektive und der kognitive Aspekt sind weder voneinander zu trennen noch aufeinander zurückzuführen."

Das Zusammenwirken beider ist indessen bisher kaum je vertieft untersucht worden. Das Hauptgewicht z. B. der Psychoanalyse lag und liegt ganz eindeutig bei der affektiven Dynamik, während intellektuell-kognitive, denkerische Operationen höchstens in der sogenannten analytischen „Ich-Psychologie" (vgl. HARTMANN 1939; HARTMANN et al. 1946; RAPAPORT 1950; JACOBSON 1973 etc.) eine gewisse Beachtung fanden. Auch dort sind kognitive Elemente (im engern Sinn) indessen nur sehr summarisch als „Denken im Allgemeinen" erfaßt. Schon FREUD faßte das Denken als „Probebehandlung" auf, dessen eigentlicher Ursprung und Motor ganz wie beim Handeln in der Affektivität und namentlich in der Vermeidung von Unlust bzw. in der Suche nach Lustgewinn zu finden sei. Umgekehrt beschäftigten sich PIAGET und seine Mitarbeiter während mehr als 5 Jahrzehnten ganz vorwiegend mit der Erforschung von Genese und Struktur kognitiver Funktionen beim Kind, während affektive Elemente in ihrem Denken nur eine marginale Rolle spielten. Allerdings ist kürzlich posthum eine hochinteressante Vorlesungsserie PIAGETs (1981) aus den Jahren 1953/54 ediert worden, in welcher die Beziehungen zwischen Affekt und Intellekt sehr differenziert untersucht werden. Obwohl die untrennbare Zusammengehörigkeit von Fühlen und Denken auch dort durchweg betont wird, bleiben doch die aus der Sicht der Affektlogik wesentlichsten Wechselwirkungen zwischen ihnen weiterhin unberücksichtigt. Diesem Umstand ist es wohl zuzuschreiben, daß PIAGET in der Folge diesen Ansatz kaum weiterverfolgte und auch erstaunlich wenig in seine späteren Forschungen integrierte.

Was die moderne Emotionspsychologie und -soziologie anbetrifft, so hat sie gewiß seit einigen Jahren dem Zusammenspiel zwischen kognitiven und affektiven Faktoren immer mehr Aufmerksamkeit geschenkt (vgl. z. B. FREY 1980; ULICH 1982; EULER u. MANDL 1983; MANDL u. HUBER 1983). Aber diese ganze Forschungsrichtung ist noch viel zu neu und widersprüchlich, als daß schlüssige Resultate bereits vorliegen würden. Unter anderem scheint die Emotionspsychologie eben erst daran zu sein, sowohl die erwähnten psychoanalytischen Erkenntnisse wie auch diejenigen der PIAGETschen Schule zur Kenntnis zu nehmen. Von einer umfassenderen Gesamtsicht, wie sie hier unter systemtheoretischen Gesichtspunkten angestrebt wird, ist indessen dort offenbar noch kaum die Rede.

Dies wiederum scheint nicht zuletzt mit dem Umstand zusammenzuhängen, daß sich die besagten Wissenschaften immer wieder im Gestrüpp der – an sich unzweifelhaften – Schwierigkeiten einer genauen Definition und Abgrenzung von Fühlen und Denken verstricken und darob die unseres Erachtens wesentlichen Charakteristika beider (s. u.) aus den Augen verlieren. So zählen EULER u. MANDL (1983) 11 verschiedene Versuche zur Definition von „Emotionen" (oder von teils synonym und teils unterschiedlich verwendeten Ausdrücken wie Gefühlen, Affekten, Gemütsbewegungen, Stimmungen) auf, darunter affektive, kognitive, situative, psychophysiologische, expressive, motivationale, ohne daß eine befriedigende Klärung dabei herausschauen würde. Eine weitere, seit Jahrzehnten viel diskutierte Frage ist ferner, ob Gefühle in erster Linie zentralnervöse oder peripher-körperliche Ursprünge hätten. Die klassische Theorie von LANGE (1885) und JAMES (1890) vertrat erstere These („wir sind traurig, weil wir weinen"), während etwa CANNON (1927) und später aufgrund attributionskognitiver Forschungen wiederum SCHACHTER u. SINGER (1962) eher das Primat zentraler, kognitiver Vorgänge betonen. Experimentell scheinen beide Gesichtspunkte weder eindeutig ausschließbar noch beweisbar zu sein.

Demgegenüber vertritt die Affektlogik zum vornherein einen ganzheitlicheren Standpunkt. Sie stützt sich zentral auf den Begriff des *affektiv-kognitiven Bezugssystems,* in welchem sowohl emotional-körperliche wie auch kognitiv-geistige Elemente zu einem untrennbaren psychophysischen „Schaltkreis" und Gesamtsystem verschmolzen sind, dessen einzelne Elemente – im Regelfall – nur *miteinander* in Erscheinung treten können. Im Kontinuum psychischen Erlebens lassen sich Fühlen und Denken bzw. Affekt und Intellekt nur künstlich scharf voneinander abgrenzen; definitorisch sind sie am ehesten über die Beschreibung ihrer teils gemeinsamen und teils polar unterschiedlichen Eigenschaften zu fassen. Ihre wichtigste Gemeinsamkeit besteht unseres Erachtens darin, daß es sich bei beiden, wie gesagt, um „Kognitionen" im weitesten Sinn, das heißt um prinzipiell durchaus ebenbürtige und gleichermaßen überlebensnotwendige Erfassungsmodi der begegnenden Wirklichkeit handelt. Gerade dieser „kognitive" Aspekt der Gefühle bleibt indessen in allen erwähnten Konzeptualisierungen, mit Einschluß derjenigen PIAGETs und der Psychoanalyse, unberücksichtigt. Auch ihre nach unserer Auffassung wichtigsten Unterschiede, die einander in der nachfolgenden Synopsis gegenübergestellt sind, werden u. W. von anderen Autoren kaum beachtet:

Fühlen	*Denken*
– phylogenetisch älter (Stamm- und Zwischenhirn, limbisches System)	– phylogenetisch jünger (Neokortex)
– körpernahe, materiell, konkret	– körperfern, immateriell, abstrakt
– vorwiegend ganzheitlich-synthetisch	– vorwiegend partikular-analytisch
– relativ langsam, relative „Invarianz" („Grobmodulation")	– relativ schnell, relative „Varianz" („Feinmodulation")
– vorwiegend synchron-simultan, analogisch, bildhaft (= „rechtshirnig"?)	– vorwiegend diachron-sequentiell, digital, sprachlich (= „linkshirnig"?)

Die Gegenüberstellung ergibt als wohl wichtigsten Unterschied, daß *Gefühle innerpsychische Ereignisse sind, die mit peripheren körperlichen Veränderungen einhergehen, während solche beim („reinen") Denken fehlen.* Anders als das Gefühl erfassen und verarbeiten die „Gedanken" weniger unmittelbare Erlebnisse als vielmehr etwas logisch-hierarchisch viel Höheres, nämlich die – in ihrem Wesen durchaus immateriellen und abstrakten, d.h. „geistigen" – *Relationen* zwischen ihnen. Das gefühlshafte Erfassen der Umwelt ist phylogenetisch viel älter als das Denken und gehört auch primitiveren Hirnregionen an. Grundlegende Gefühle wie Freude, Trauer, Interesse, Gleichgültigkeit usw. finden sich unzweifelhaft bereits bei höheren Säugern; erste Anklänge hierzu lassen sich aber in Form von Aufmerksamkeitsreaktionen, Veränderungen im generellen Erregungsniveau, Aktivität-Passivität usw. als ganzheitliche „Gestimmtheiten" bereits bei sehr niederen Tieren nachweisen. Kognitive Funktionen im Sinn eines eigentlichen Denkens dagegen, die an einen hochdifferenzierten Neokortex mit entsprechender Verdichtung (= Abstraktion) der Information gebunden sind, sind offensichtlich selbst bei den nicht-menschlichen Primaten erst in rudimentärer Form ausgebildet.

Der direkte Bezug der Gefühle zum ganzen Körper – und damit zu einer Fülle von alles durchflutenden biochemisch-humoralen Vorgängen und Zuständen (bzw. „Gestimmtheiten") – wird auch durch die Ergebnisse der modernen psychophysiologischen Forschung belegt. Gefühle ohne Körperbeteiligung kommen überhaupt nicht vor. „Die Gefühle sitzen im Körper", „spielen sich im Körper ab", könnte man etwas überspitzt sagen. Die durchgehende Simultaneität von Gefühlen und körperlichen „Begleiterscheinungen" ist unseres Erachtens viel wesentlicher als die vieldiskutierte Frage, ob periphere oder zentrale Vorgänge „primär" seien: Nach dem Konzept der Affektlogik müssen alle Elemente eines zirkulären affektiv-kognitiven Bezugssystems, d.h. sowohl die affektiv-körperlichen wie die kognitiv-geistigen Anteile, regelhaft *miteinander* aktiviert werden, da sie im Laufe der Entwicklung zu einem äquilibrierten, ganzheitlichen Funktionssystem mit obligater gegenseitiger Abhängigkeit aller Teile voneinander zusammengewachsen sind. Auch praktisch von erheblichem Interesse ist dagegen die Frage, ob bestimmten Gefühlen bestimmte körperliche Erregungsmuster zugeordnet werden können oder nicht. SCHACHTER u. SINGER (1962) hielten die physiologische Erregung für unspezifisch und unabhängig von der Qualität der Gefühle, während LAZARUS et al. (1970) im Gegenteil ein bestimmtes „Profil" physiologischer Reaktionen für jedes Gefühl vermuteten. Klare experimentelle Anhaltspunkte fehlen noch für beide Annahmen. Letztere Hypothese erscheint indessen aus der Sicht der Affektlogik als weitaus wahrscheinlicher, da sich nach diesem Konzept die oben erwähnten affektiv-kognitiven Bezugssysteme resp. Funktionsabläufe von angeborenen Anlagen aus aufgrund von ganz individuellen Lerngeschichten entwickeln. Nicht nur ist bereits mit bedeutsamen konstitutionellen Unterschieden zu rechnen – manche Menschen erröten z. B. besonders leicht bei Scham oder Wut, andere erblassen, dritten „schlägt es auf den Magen" etc. –, sondern es ist auch zu erwarten, daß sich bestimmte Gefühle je nach individuellen Erfahrungen mit verschiedenen Körperbereichen verbinden können. So gibt es etwa psychoanalytische Fallbeispiele, bei denen sich bei einem vielgeschlagenen Kind bestimmte Ängste vor allem in der Haut und in der Muskulatur „lokalisiert" haben. Untersuchungen zur Psychosomatik weisen in dieselbe Richtung (vgl. ALEXANDER et al. 1968; BRÄUTIGAM 1981).

Die relative Ganzheitlichkeit der Gefühle im Vergleich zum Denken verdient als weiterer wichtiger Unterschied hervorgehoben zu werden. In Analogie wohl zu ihren Ursprüngen bei primitiven organismischen Reaktionen niederer Tiere auf Außenweltreize wie Licht, Wärme und Kälte, Berührung usw., müssen Gefühle wesentlich als umfassende psycho-physische Reaktionen des ganzen Organismus aufgefaßt werden, die im Sinn von generellen „Gestimmtheiten" alle seine Teile in bestimmten Mustern „affizieren". Das bekannteste Beispiel hierfür ist der Sympathiko- und der Parasympathikotonus; zwischen diesen beiden Polen gibt es eine Fülle von Übergängen und Kombinationen. Berücksichtigt man weiter die relative Langsamkeit von Stimmungsschwankungen im Vergleich zur Mobilität der – nicht an ein (peripheres) körperliches Substrat gebundenen – „immateriellen" Gedanken, so erscheint das Gefühl als eine Art von „Grundschwingung" von relativer Invarianz, auf die sich die schneller wechselnden gedanklichen Inhalte dann gewissermaßen als Varianz aufmodulieren. Aus der regelhaften Verbindung von bestimmten Invarianzen mit Varianzen aber entstehen (bzw. *bestehen*) nach dem Konzept der Affektlogik typische „Strukturen"; von besonderer Bedeutung ist dabei, daß gemäß den modernen strukturalistischen ebenso wie systemtheoretischen Definitionen die Begriffe „Struktur" und „System" praktisch als synonym betrachtet werden müssen (vgl. CIOMPI 1982a, Kap. 3).

Diese Unterschiede mögen schließlich auch im Zusammenhang stehen mit dem in der synoptischen Gegenüberstellung angedeuteten Sachverhalt, wonach das Fühlen eine engere Beziehung zur Synchronie, zum Bild und damit zum *Raum,* d. h. zur mehr analogisch-intuitiven, „rechtshirnigen" Erfassungsweise der Wirklichkeit zu haben scheint, während das Denken mehr der digital-sprachlichen und diachron-sequentiellen, auf *„zeitliche"* Strukturen gerichteten Erfassungsweise des linken (Groß-)Hirns zuzuordnen ist. Noch stellen solche Entsprechungen allerdings, obwohl ähnlich von anderen Autoren postuliert (vgl. HOPPE 1975; WEXLER 1980; GAZZANIGA et al. 1983; SIMON 1983) vielmehr plausible Vermutungen als schon wirklich gesicherte Forschungsergebnisse dar. Sollten sie sich bewahrheiten, so wären sie von hohem Interesse: Nicht nur würden sie die oben angeführte Auffassung der Komplementarität von Fühlen und Denken weiter stützen, sondern es würden sich damit auch bedeutsame Querverbindungen zu so grundlegenden psychischen „Kategorien" wie zum Raum- und Zeiterleben und zur semiotischen Funktion ergeben (es ist unmöglich, hier detaillierter auf diese interessanten Zusammenhänge einzugehen; für eine ausführliche Erörterung vgl. Ciompi 1982a, Kap. 4).

Zusammenfassend erscheint somit das Denken in vielerlei Hinsicht gewissermaßen als Gegenpol oder Gegen-Teil des Fühlens. Alles spricht dafür, daß es sich entwicklungsgeschichtlich als solches aus ersterem herausdifferenziert hat. Beide Erfassens- bzw. Erlebensweisen sind „Verarbeitung von Information", oder, um mit Maturana zu reden, Reaktion des autopoietischen Gesamtsystems auf Deformationen, was gleichbedeutend ist mit Kognition in einem weiten Sinn. Sie verarbeiten Umweltreize in komplementärer Weise: Das Gefühl perzipiert in erster Linie Ganzheiten, das Denken Teile; aus ihrem regelhaften Zusammenwirken ergeben sich geordnete psychische Strukturen bzw. Systeme. In ihrem Zusammenspiel „orten" (bzw. *ordnen*) beide Erfassungsweisen die begegnende Wirklichkeit optimal ökonomisch wie zwei Schnittlinien einer Peilung: Das phylogenetisch ältere, körpernahe, deutlich trägere und unschärfere aber viel umfassendere „Fühlsystem" auf der einen Seite verleiht dem entstehenden, operationellen „Bild" der Wirklichkeit gewissermaßen Tiefe und Ganzheitlichkeit, während das phylogenetisch jüngere, körperferne, abstraktere, präzisere aber auch viel punktuellere „Denksystem" zu seiner Schärfe beiträgt. Es ist klar, daß die resultierende „Tiefenschärfe" eminent im Dienst des Überlebens, d. h. der Autopoiese steht.

II. Zur Genese und Struktur affektiv-kognitiver Bezugssysteme

Im Begriff des affektiv-kognitiven (oder „affektlogischen") Bezugssystems vereinigen sich affektive und kognitive Komponenten zu einem operationalen Ganzen, das die persönliche Geschichte aller Interaktionen mit der Umwelt gleichsam als „Niederschlag" integriert und als „Fühl-, Denk- und Verhaltensprogramm" für weitere Interaktionen in ähnlichem Kontext bereitstellt.

Diese Auffassung von der Bedeutung affektlogischer Bezugssysteme stützt sich in erster Linie auf die genetische Epistemologie Jean Piagets und in zweiter Linie auf psychoanalytische und emotionspsychologische Erkenntnisse. Zwischen diesen Ansätzen bestehen bedeutsame, bisher nicht genügend beachtete Übereinstimmungen. Solche trotz allerhand Divergenzen im einzelnen, die keineswegs geleugnet werden sollen, sichtbar zu machen ist das Ziel der nachfolgenden Ausführungen.

Piaget und seine Mitarbeiter haben bekanntlich in jahrzehntelangen Untersuchungen an Kindern verschiedenen Alters minutiös erforscht, wie sich sämtliche kognitiven Strukturen ausgehend von angeborenen Elementen von Geburt an durch die ganze Kindheit hindurch in einem stufenweisen, ungeheuer vielfältigen Entwicklungsprozeß weiterdifferenzieren bis zum Erwerb einer voll „reversiblen" operationalen Logik in der Adoleszenz. Mit dem Begriff der Reversibilität ist gemeint, daß internalisierte Operationen im Geist nun ohne weiteres sowohl vor- wie rückwärts, z. B. sowohl in der Affirmation wie in der reziproken Negation, in der Addition und Subtraktion, in der Multiplikation und Division etc. oder, allgemeiner, als zusammengehöriger Teil und Gegen-Teil vollzogen und in ihrer wechselseitigen Bedingtheit erkannt werden können. Mit diesem Prozeß geht eine Entwicklung von einer totalen, anfänglichen Egozentrizität ohne Unterscheidung zwischen Ich und Außenwelt bis zu einer weitgehenden „Dezentration", das heißt der wachsenden Fähigkeit des Absehens von sich selbst und seinen eigenen Handlungen, Erlebnissen und Bezügen zugunsten einer realistischen „allozentrierten" Sichtweise einer (vgl. u. a. PIAGET 1972, 1973, 1976a, b; PIAGET u. INHELDER 1977).

Nach PIAGET gehen die Anfänge dieses komplexen geistigen Prozesses auf die Sensori-Motorik des ersten Lebensjahres zurück, welche ihrerseits nichts anderes als eine Weiterentwicklung von angeborenen reflektorischen Schemata darstellt. Mit andern Worten, die geistige Entwicklung erwächst – nicht nur in den ersten Stadien, sondern immer wieder – aus der konkreten *Aktion;* diese verdichtet sich durch viele Wiederholungen zu einem geläufigen „Schema", das im Laufe der Entwicklung zunehmend internalisiert wird und damit immer wieder für neue Aktionen (gewissermaßen „Aktualisierungen") in ähnlichem Kontext zur Verfügung steht. „Mental" oder „geistig" werden diese zunächst rein sensori-motorischen Schemata erst mit der Zeit; eine wichtige Rolle spielt dabei vom zweiten Lebensjahr an auch die Sprache als differenzierteste Form der semiotischen oder symbolischen Funktion, das heißt der Fähigkeit, konkrete Erlebnisse durch zunehmend abstrakte Zeichen auszudrücken (andere Manifestationen der selben Funktion sind die Nachahmung, die Gestik, das symbolische Spiel, die mentalen Bilder, Vorstellungen und andere Gedächtnisinhalte). Sprachliche Symbole sind Zeichen von stattgehabten Verdichtungsprozessen, die sich zunehmend vom konkreten Erleben loslösen und schließlich einen hohen Grad von Abstraktion erreichen können. Sie erfassen vorwiegend Relationen zwischen Ganzheiten, also wiederum etwas wesenhaft Abstraktes und erlauben damit, ganz analog wie etwa das symbolische Geld im Handel, einen zunehmend mobilen Umgang mit konkreten Fakten und Ereignissen. Solche Relationen sind nicht nur in Konjunktionen wie „und", „oder", „wenn … dann", „entweder … oder", „weder … noch" etc. (logische Operationen der Implikation, der Ausschließung, der Unvereinbarkeit etc.), sondern ebenfalls in Verben und Substantiva (s. u.) enthalten. Tradiert von Generation zu Generation enthält deshalb die Sprache in jedem Wort eine ungeheure Menge kondensierter Erfahrung, die dem Kind sozusagen als „Fertigelement" übergeben wird und seine geistige Entwicklung in hohem Maße beschleunigt.

Ein weiteres, für unser Thema bedeutsames Element des PIAGETschen Lehrgebäudes liegt in den aufgezeigten Zusammenhängen mit der biologischen Entwicklung und mit modernen systemtheoretischen und kybernetischen Konzepten. Nach PIAGET beruht die Entwicklung von internalisierten geistigen Schemata, völlig vergleichbar der Differenzierung von biologisch-stofflichen Interaktionen zwischen dem lebenden Organismus und seiner Umwelt, auf einem ständigen Äquilibrationsprozeß zwischen assimilatorischen und akkomodatorischen Vorgängen. Assimilation ist der Einbau von äußeren Reizen (oder „Informationen") in die bereits bestehenden innern Schemata; Akkomodation ist die Anpassung dieser Schemata an die Umwelt. In den Anfangsstadien der geistigen Entwicklung überwiegt die Assimilation; mit dem Erwerb des Stadiums der voll reversiblen formalen Logik in der Adoleszenz ist ebenfalls ein ausgewogenes Gleichgewicht zwischen assimilatorischen und akkomodatorischen Vorgängen erreicht. Äquilibrationsvorgänge spielen also auf allen Stufen der kognitiven Entwicklung eine zentrale Rolle. Piagets „Schemata", als welche er die internalisierten kognitiven „Programme" bezeichnet, stellen damit nichts anderes als äquilibrierte psychische Strukturen bzw. Funktionssysteme dar, in welchen sich eine große Zahl von einzelnen konkreten Handlungen aufgrund von Gemeinsamkeiten schließlich zu einem ausgewogenen Ganzen abschleifen. Dies gilt durchaus auch für nur scheinbar konkrete, in Wirklichkeit aber bereits sehr abstrakte Begriffe wie z. B. „Stuhl" oder „Tisch". In ihnen verdichtet sich nämlich eine große Zahl von ganz verschiedenartigen, konkret begegneten Tischen oder Stühlen zu einem allgemeinen Begriff, in welchem sich eine ganz bestimmte Varianz mit einer bestimmten Invarianz zu einer typischen „Struktur" (oder zu einem „System") verbindet. Beim Tisch z. B. besteht diese Invarianz in der – konkret immer wieder verschiedenartigen – Kombination zwischen Stützelementen und waagrechter Abstellfläche, die sämtliche Variationen von Tischen gemeinsam haben; beim Stuhl ist die gemeinsame Invarianz eine bestimmte Konfiguration von Sitzfläche und Stützelementen.

Von entscheidender Wichtigkeit ist die von Piaget bereits in den Zwanzigerjahren vorweggenommene Einsicht, daß alle kognitiven Begriffe bzw. „Schemata" typische *Systeme* im heutigen Sinn darstellen, die ihrerseits wieder zu Systemen höherer Ordnung zusammenwachsen und so schließlich ein hochkomplexes, in seiner hierarchischen Gliederung durchaus einem lebenden Organismus vergleichbares Gesamtsystem bilden. Aus ihr ergibt sich nämlich die Möglichkeit, Erkenntnisse der modernen Systemtheorie ebenfalls auf geistige Gebilde anzuwenden: Auch die mentalen „Schemata" sind aus einem „Set" von sich gegenseitig beeinflussenden Elementen gebildete Ganze, die mehr sind als die Summe ihrer Teile (Miller 1975). Sie unterliegen Äquilibrationsprozessen, besitzen eine Homöostase und werden durch negative oder positive Feedbacks aus der Umwelt stabilisiert oder destabilisiert, etc. (s. u.).

Dagegen spielt die Affektivität wie gesagt im konzeptuellen Gebäude Piagets eine untergeordnete Rolle. Immerhin beschäftigte sich der Genfer Forscher mit ihr bereits in den zwanziger- und dreißiger Jahren im Rahmen seines Interesses für die Psychoanalyse (Piaget 1923, 1933); später taucht sie sporadisch in verschiedenen Publikationen wieder auf. Ihre weitaus ausführlichste Berücksichtigung findet die Affektivität indessen in der schon erwähnten, erst vor kurzem edierten Sammlung von Vorlesungen in der Sorbonne aus den Jahren 1953–54 mit dem Titel „Intelligenz und Affektivität". Piagets (1981) Schlußfolgerungen aus dieser wichtigen, uns zur Zeit der Niederschrift der „Affektlogik" noch nicht bekannten Abhandlung stimmen voll mit unserer Grundthese überein, daß affektive und kognitive Elemente bis in die abstraktesten geistigen Operationen hinein untrennbar zusammengehören. Piaget versteht die Affekte allerdings auch dort nur als eine energetisierende Kraft, vergleichbar etwa dem Treibstoff im Auto, die aus dem Ungleichgewicht zwischen Assimilation und Akkomodation resultiere und bei der Entwicklung der (wesensverschiedenen) kognitiv-strukturellen Schemata ebensowenig eine kausale Rolle spiele wie die kognitiven Schemata bei der Entwicklung der Affekte. Erstmals entwickelt er indessen die These, daß sich die Affekte parallel zu den kognitiven Strukturen stufenweise weiterdifferenzieren: Von angeborenen, zunächst ganz an die momentane Situation gebundenen Gefühlsempfindungen (im ersten Lebensjahr) würden sich die Emotionen über eine der kognitiven „Dezentration" und „Objektkonstanz" vergleichbare „Affektdezentration und -konstanz" (im zweiten Lebensjahr) allmählich weiterentwickeln bis zu weitgehend stabilen, „semi-normativen" (im siebenten oder achten Jahr) und schließlich voll „normativen" operationalen Gefühls- und Wertsystemen (in der Adoleszenz), die analog den kognitiven Operationen dezentriert und reversibel würden. Genau den gleichen Prozeß beschreibt die Psychoanalyse als Entwicklung zu „reifen" (oder „ödipalen", „genitalen") Objektbeziehungen. Ebenfalls sehr ähnlich der Psychoanalyse betont PIAGET insbesondere die Rolle der Gefühle als „Regulatoren" im zwischenmenschlichen Bereich, ohne freilich ihre Bedeutung auch im Umgang mit Gegenständen etc. zu leugnen. Mit „normativ" (bzw. „semi-normativ") ist die Internalisierung von moralischen Gefühlen und Wertnormen gemeint. Ihre Reversibilität sieht PIAGET in ihrer Reziprozität im zwischenmenschlichen Verkehr und im gegenseitigen, nur aufgrund von Dezentrationsvorgängen möglichen Respekt. Ganz in unserem Sinn gebraucht auch er in diesem Zusammenhang wiederholt den Ausdruck „affektive Logik" bzw. „Logik der Affekte"; ferner spricht er (in Anlehnung an JANET) des öftern von „affektiven Schemata", welche sich gleich wie die intellektuellen Schemata in zunehmend stabiler Weise hierarchisieren würden. Beispiele hierfür wären etwa affektive Wert- und Interessenhierarchien.

Besonders bemerkenswert ist PIAGETs Vorschlag zur Lösung des rätselhaften *Problems des Willens:* Nach einer Diskussion der historisch wichtigsten philosophischen und psychologischen Willenskonzepte und deren Verwerfung als unbefriedigend kommt er zum Schluß, daß der Wille vom Standpunkt der genetischen Epistemologie ganz analog den kognitiven „Operationen" als eine affektive „Regulation von Regulationen" aufgefaßt werden müsse: Beim sogenannten „Willen" handle es sich um den regulierenden Gefühlsimpuls, der dann vorliege, wenn eine gegebene Situation einer höhern affektiven Werthierarchie untergeordnet werde. Auf einige Implikationen dieser scharfsinnigen Deutung für die Affektlogik werden wir noch zurückkommen.

Was die *Psychoanalyse* betrifft, so betont bekanntlich auch sie das stete, untrennbare Zusammenwirken von affektiven und kognitiven Funktionen. Im Unterschied zur genetischen Epistemologie beschäftigt sie sich jedoch ganz vorwiegend mit der Affektentwicklung. Emotionale Elemente erscheinen anfänglich in der kindlichen Entwicklung als elementare Lust- und Unlusterlebnisse (Hunger-Sättigung, gustatorische, olfaktorische, taktile, optische Eindrücke etc.), die sich immer fester mit simultan auftauchenden und wieder verschwindenden Sinnesreizen (mütterliche Brust, später als Ganzheit wahrgenommene Muttergestalt, andere Menschen, bestimmte Gegenstände, Örtlichkeiten, Situationen etc.) verbinden. Solche Lust-Unlust-Gefühle konzentrieren sich nach psychoanalytischer Auffassung sukzessive bevorzugt auf verschiedene Körperregionen, woraus sich eine stufenweise Entwicklung von einer oralen über eine anale zu einer phallischen und genitalen Phase ergibt. Von einer eigentlichen Affektentwicklung spricht die Psychoanalyse des weiteren insofern, als die Gefühle sich mit der Zeit durch „Sublimation" von den elementaren Lust-Unlust- bzw. Liebe- und Haßaffekten zu nuancierteren sozialen Interessen verfeinern. In der ich-psychologischen Konzeptualisierung von HARTMANN (1939) und HARTMANN et al. (1946) treten zudem die Affekte zumindest zeitweilig durch „Neutralisierung" gegenüber den kognitiven Elementen in den Hintergrund.

Einen systematischen Versuch, ähnlich wie PIAGET affektive und kognitive Entwicklungslinien miteinander in Verbindung zu bringen, hat indessen die Psychoanalyse unseres Wissens bisher nicht unternommen. Übereinstimmung besteht jedoch insofern, als auch für die Psychoanalyse die Affekte den eigentlichen Motor der psychischen Entwicklung darstellen. Ebenso stehen für die Psychoanalyse, ähnlich wie für die genetische Epistemologie, die affektiven Beziehungen mit Personen ganz im Vordergrund gegenüber solchen mit Gegenständen.

Des weiteren hat die psychoanalytische Exploration der Relationen zwischen affektiven und kognitiven Faktoren im Rahmen der modernen Ich- und Objektbeziehungspsychologie (vgl. JACOBSON 1973; BLANCK u. BLANCK 1974; KERNBERG 1976, 1980) in jüngerer Zeit einen neuen Aufschwung genommen. Ihr Gegenstand ist die Entwicklung der innerpsychischen Repräsentanzen von „Objekten" (d. h. von wichtigen Bezugspersonen) und vom „Selbst". Dabei ergaben sich erneut bedeutsame Übereinstimmungen mit der PIAGETschen genetischen Epistemologie: Es zeigte sich nämlich auch hier, daß sich solche Objekt- und Selbstrepräsentanzen im Laufe der Entwicklung aus kognitiven und affektiven Teilelementen sehr allmählich aufbauen, indem grundlegende positive und negative Affekte aus dem aktuellen Erleben dauernd in die sich bildenden kognitiven Strukturen mit einfließen und sich schließlich zu stabilen affektiven Wertkonnotationen verdichten. Sehr ähnlich unserem Konzept des affektiv-kognitiven Bezugssystems (s. u.) spricht ebenfalls KERNBERG (1980) wiederholt von „kognitiv-emotional-motorischen Einheiten", die eine Art Programm aufgrund von erlebten Erfahrungen und dazugehörigen Dispositionen darstellen würden.

Die *moderne Emotionspsychologie und -soziologie* schließlich steht trotz der vielen, weiter oben angetönten Unklarheiten im Detail doch im Ganzen zu den bisher berichteten Befunden kaum im Widerspruch. Aus der verwirrlichen Fülle von Gesichtspunkten, die uns aus den neuesten Übersichtswerken wie denjenigen von FREY (1980), MANDL u. HUBER (1983) und EULER u. MANDL (1983) entgegentritt, ist für unser Thema namentlich der Kommunikationsaspekt der Gefühle von besonderem Interesse. Schon DARWIN (1872) sah demnach die Funktion der Emotionen, bzw. des emotionalen Ausdrucksverhaltens in der Evolution vorwiegend im Dienst von Kooperation und Kommunikation, nämlich in der Mitteilung affektiver Reaktionen und damit einhergehender Handlungsintentionen unter Mitgliedern einer Sozietät. Averbale körperliche Begleiterscheinungen von Gefühlen wie z. B. Erröten, Erblassen, Veränderungen der Atmung, der Körperhaltung, und ganz speziell natürlich die paraverbale Mimik und Gestik sprechen eine Sprache, die selbst zwischen verschiedenen Spezies, z. B. zwischen Tier und Mensch, unmittelbar verstanden wird und untergründig in jeder zwischenmenschlichen Interaktion eine größere Rolle spielt als alle Worte. Gefühle stellen also nicht nur

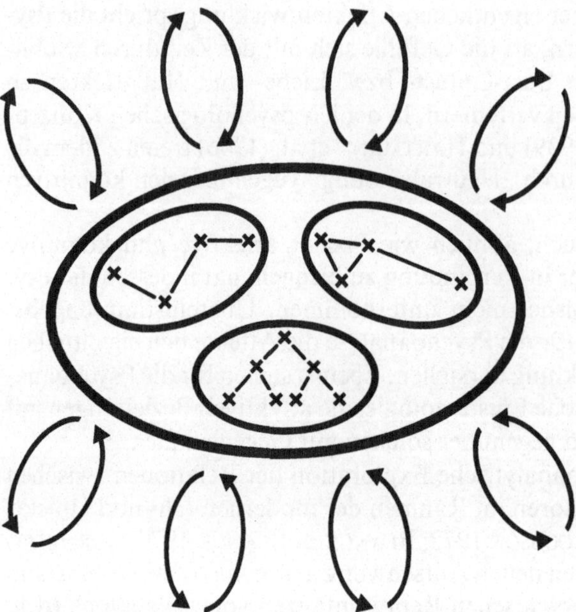

Abb. 1. Schematische Darstellung von hierarchisierten affektiv-kognitiven Bezugssystemen (mit Feedbackschlaufen zur Umwelt). Die affektive Komponente könnte durch zusätzliche (hier nicht wiedergegebene) warme oder kalte Farbtöne symbolisiert werden

einen fundamentalen Modus der Perzeption, sondern ebenfalls der Kommunikation dar.

In der *Affektlogik* nun finden sich alle erwähnten Elemente aus genetischer Epistemologie, Psychoanalyse und moderner Emotionspsychologie im *zentralen Konzept des „affektlogischen Bezugssystems"* vereint. Dieses beruht auf der Annahme, daß die nach PIAGETschen Befunden gebildeten kognitiven Schemata sich im Laufe der kindlichen Entwicklung fortwährend mit bestimmten zugehörigen Affekten (bzw. mit zugehörigen „affektiven Schemata") verbinden, welche den kognitiven Strukturen eine spezifische und zunehmend stabile emotionale „Färbung" verleihen (vgl. Abb. 1).

Dabei wird es sich freilich kaum je um nur eine einzige Art von Affekt handeln. Ganz ähnlich wie vorhin für die Struktur von kognitiven Begriffssystemen wie „Tisch" oder „Stuhl" gezeigt wurde, umfassen solche Zuordnungen vielmehr ein ganzes Spektrum von Affekten innerhalb einer bestimmten Variationsbreite. Einzelne kognitive Ganze, zuerst was nahe Bezugspersonen und dann ganze Personengruppen, aber auch Tätigkeiten, Orte, Situationen etc. anbetrifft, werden aufgrund der tatsächlich gemachten Erfahrungen (bzw. „Informationen") mit einer Skala von Affekten belegt, die in der Folge immer wieder aktiviert werden, wenn von diesem Konzept die Rede ist. Die Zuordnung ist zweifellos zunächst rein statistisch (es wird verbunden, was häufig zusammen vorkommt), aber unter raffinierter Mitberücksichtigung der Intensität von Affekten (ein einziger überstarker Affekt, z. B. ein Schreck, mag mehr wiegen als hundert schwache). Mit der Zeit werden diese Affektkomponenten zu zunehmend stabilen internalisierten *Motiva-*

tions- bzw. *Wertsystemen.* Es ist evident, daß gerade solche Zuordnungen in hohem Maß im Dienst des Überlebens stehen: Auf diese Weise gehen erlebte Lust und Unlust, Gefahren etc. in die sich bildenden Handlungsschemata mit ein und regulieren damit das künftige Verhalten in ähnlichem Kontext. Ohne sie dagegen würden gerade die lebenswichtigen Lust-Unlust-Erlebnisse für das künftige Verhalten nicht sinnvoll verwertet.

Etwas ganz Ähnliches passiert übrigens offensichtlich bereits bei den Tieren, etwa bei einer Katze, welche die Wege ihres Reviers erlebend internalisiert und je nach Umständen (z. B. Futterquellen, gefährlichen Passagen, unangenehmen Begegnungen etc.) mit positiven oder negativen Konnotationen versieht, die künftig ihre „affektive Gestimmtheit" und damit ihr ganzes Verhalten in diesem Kontext prägen. Affektiv-kognitive Bezugssysteme erscheinen damit als synchron gewordene Niederschläge der gesamten diachronen Erfahrung; es sind äquilibrierte Fühl-, Denk- und Handlungsprogramme, die entsprechend den PIAGETschen Einsichten assimilatorisch-akkomodatorisch in der „Aktion" gebildet werden und homöostatisch regulierte Ganzheiten darstellen, welche schließlich nur noch aufgrund von nicht mehr assimilierbaren Störungen (z. B. massiven Widersprüchen) verändert und eventuell höherentwickelt werden.

Alles deutet somit darauf hin, daß mit der kognitiven ebenfalls eine *affektive Hierarchie* entsteht, und zwar so, daß übergeordneten kognitiven Ganzen auch übergeordnete Affekte entsprechen. Als Beispiel wäre etwa an die verschiedenen Gefühlstönungen zu denken, die durch hierarchisch so verschiedene Entitäten wie eine einzelne Person, ihre Familie, die Volksgruppe, die Nation aktiviert werden: Spätestens beim Beispiel der Nation wird deutlich, daß mit dem Erfassen von umfassenderen kognitiven Ganzen neuartige Gefühle möglich werden, die als „übergeordnet" angesehen werden dürfen. Die „höchsten" Gefühle wären wohl diejenigen, die den umfassendsten Ganzheiten gelten, also etwa die allgemeinmenschlichen, religiösen oder „kosmischen" Gefühle. (KANT: „Zwei Dinge erfüllen das Gemüt mit immer neuer und zunehmender Bewunderung und Ehrfurcht, je öfter und anhaltender sich das Nachdenken damit beschäftigt; der bestirnte Himmel über mir und das moralische Gesetz in mir".[1]) Da die Affekte nach dem Konzept der Affektlogik Komponenten von integrierten Denk-, Fühl- und Handlungsprogrammen sind, sind mit solchen Gefühlshierarchien ebenfalls Aktionshierarchien impliziert: „Vaterländische Gefühle" z. B. verleiten zu vaterländischen Handlungen! Daraus ergibt sich eine plausible Verbindung zu PIAGETs Auffassung des Willens als „affektive Regulation von Regulationen": Der „Wille" ist der Gefühls- und damit auch Handlungsimpuls, der, von einem affektiv-kognitiven Bezugssystem höherer Ordnung ausgehend, hierarchisch niedrigere Bezugssysteme dominiert bzw. reguliert. Er ist gewissermaßen ein „verdichtetes Gefühl" und stellt insofern ein symmetrisches Gegenstück zur gedanklichen Verdichtung auf höherem Niveau, d. h. zur Abstraktion dar.

In diesem Sinn kann schließlich die gesamte „Psyche" als ein hochkomplexes, hierarchisiertes Gefüge von affektiv-kognitiven Bezugssystemen betrachtet werden. Viele Anhaltspunkte aus der Neuroanatomie und -physiologie, mit Einschluß ihrer Phylo- und Ontogenese, weisen darauf hin, daß diesen Verhältnissen

---

1 In: „Kritik der reinen Vernunft"

im psychischen Bereich ganz ähnliche im „materiellen Substrat" entsprechen. Gemäß der Drei-Hirn-Theorie von MCLEAN (1964) zum Beispiel wirken beim Menschen alte, der Entwicklung der Reptilien und mittlere, den niederen Säugetieren entsprechende Hirnanteile, die mit gefühlsmäßigen Reaktionen und viszeralen Körperveränderungen in Verbindung stehen, fortwährend zusammen mit dem Neokortex der höheren Säuger. Entsprechende Verbindungsbahnen bestehen zwischen Hypothalamus, Zwischenhirn und limbischem System einerseits, von welchen aus affektive Reaktionen und Gestimmtheiten reguliert werden, und dem Neokortex als Sitz höherer kognitiver Funktionen andererseits. „Hypothalamus und limbisches System modifizieren und färben die bewußten Wahrnehmungen, die von sensorischen Inputs kommen, mit Emotionen und beladen sie mit motivierenden Trieben" (POPPER u. ECCLES 1977, p. 273). Hochinteressante russische, wenn auch u. E. nicht über alle Zweifel erhabene Untersuchungen an Menschen mit implantierten Mikroelektroden in verschiedensten Hirnregionen zeigen, daß „Gefühle" (bzw. ihre offenbaren elektro-physiologischen Äquivalente) effektiv das Gehirn von bestimmten Ausgangszonen im limbischen System her aufsteigend überfluten und für Stunden oder Tage in seiner „Stimmung" verändern können (vgl. BECHTEREVA et al. 1984). Ein weiteres Argument zugunsten der vorgebrachten These ist die erst in neuerer Zeit nachgewiesene „neuronale Plastizität" des Gehirns, d. h. die Ausbildung von dendritisch-synaptischen Verbindungen je nach Zahl und Art der einlaufenden Außenreize. Reichhaltige Stimuli erzeugen im betroffenen Assoziationsbereich eine dendritische Hypertrophie, Stimulusarmut dagegen eine Atrophie (vgl. COTMAN 1978; AKERT 1979). ECCLES schreibt hierzu:

> „Je öfter ein bestimmter, spatio-temporaler Impuls im Kortex durchgespielt wird, desto effizienter werden seine Synapsen im Verhältnis zu anderen. Dank dieser synaptischen Effizienz werden spätere synaptische Inputs die Tendenz haben, die gleichen neuronalen Systeme zu durchlaufen und so dieselben, sowohl direkten wie psychischen Antworten hervorzurufen wie der ursprüngliche Input" (POPPER u. ECCLES 1977, p. 386).

Sowohl das Gehirn wie die Psyche lassen sich also weitgehend mit einem – anfänglich nur in Rudimenten angelegten – Wegsystem vergleichen, das durch den Gebrauch selber entsteht und sich in der Interaktion mit der Umwelt zu einem immer komplexer hierarchisierten und äquilibrierten Gefüge von Haupt- und Nebenstraßen weiterentwickelt. Es besteht aus lauter „Programmen" mit kognitiven und affektiven Anteilen. Erstere umfassen vor allem abstrakt-mathematische Beziehungsstrukturen, letztere dagegen die emotionale Tönung dieser Strukturen. Jeder Mensch verfügt aufgrund seiner Geschichte über ein ganz persönliches, individuelles Netz von Bezugssystemen; Menschengruppen mit gemeinsamer Vergangenheit zeigen entsprechende Übereinstimmungen. Auch die allmählichen Wandlungen und Entwicklungen, die dieses Gefüge durchmacht, besitzen je einen persönlichen und einen sozialen bzw. soziokulturellen Aspekt.

III. Psycho-Dynamik aus der Sicht der Affektlogik

Aus der geschilderten Genese und Struktur von affektiv-kognitiven Bezugssystemen ergeben sich eine Reihe von evidenten Konsequenzen für die Funktionsweise der Psyche, d. h. für eine „Psycho-Dynamik" im weiten Sinn. Einige der wichtigsten sollen im folgenden kurz aufgezeigt werden. Zunächst ist noch einmal hervorzuheben, daß zwischen diachronem, handelndem Erleben und synchronen, internalisierten „Programmen" regelhafte dynamische Beziehungen bestehen: Die internalisierten Fühl-, Denk- und Handlungsschemata entstehen aus der Aktion als Niederschlag der Erfahrung; sie aktualisieren sich im entsprechenden Kontext und kanalisieren damit künftige Gefühle, Gedanken und Handlungen gemäß den in der Vergangenheit angelegten Mustern. Mit andern Worten, durch Aktion gebahnte affektiv-kognitive „Bezugssysteme" oder Funktionsabläufe stellen das eigentliche *„Gedächtnis"* dar; affektive Faktoren bestimmen dabei nicht nur weitgehend, was überhaupt beachtet und damit gespeichert wird, sondern sie organisieren auch in gleicher Stimmung Erlebtes zu zusammenhängenden affektiv-kognitiven Ganzen (Kernberg 1976) und spielen später wiederum bei der Öffnung oder Hemmung des Zugangs zu spezifischen Gedächtnisinhalten eine entscheidende Rolle. Die Existenz eines „affektiven Gedächtnisses" wird übrigens ebenfalls von neurophysiologischer Seite postuliert (Arnold 1970). Eine solche Auffassung stimmt sowohl mit dem psychoanalytischen Verständnis der Gedächtnisdynamik, insbesondere mit den Begriffen des „Wiederholungszwangs" und der „Übertragung", wie mit modernen Lerntheorien und aktuellen systemtheoretischen Konzepten überein. Sie entspricht ebenfalls der „struktur-dynamischen" Sichtweise Janzariks:

> „Strukturen sind hervorgegangen aus Situationen. Sie sind ein Niederschlag der Dynamik."
> „Die in der mnestischen Vergegenwärtigung [...] für prospektive Entwürfe verfügbar gewordenen Situationen werden zum Material für den Aufbau einer Innenwelt, die ihrerseits auswählend und gestaltend auf die im äußern Raum erlebten Situationen zurückwirkt" (Janzarik 1981, p. 398).

Maturana (1982, p. 283) hebt hierzu hervor, daß Umweltreize das Funktionieren autopoietischer Systeme nicht eigentlich bestimmen, sondern aus den zuvor phylo- und ontogenetisch angelegten Funktionsweisen lediglich diejenigen konkreten Sequenzen von Zuständen auswählen, die im jeweiligen Augenblick durch die Struktur des Organismus zugelassen werden. Ein Organismus kann deshalb die Umwelt immer nur durch einen bestimmten Raster, der von seiner Vergangenheit abhängt, wahrnehmen. Dieser Umstand hat weitreichende Konsequenzen einerseits für die Wechselwirkungen zwischen erlebten Interaktionen und inneren Strukturen, d. h. zwischen Außen- und Innenwelt, und andererseits für den generellen Begriff von „Realität" oder „Wahrheit". Beide Problemkreise sind sowohl theoretisch wie praktisch von großem Interesse; sie sollen deshalb weiter unten gesondert besprochen werden.

Ein anderer, wichtiger Aspekt der Psycho-Dynamik von affektiv-kognitiven Bezugssystemen ist deren *„Trägheit"*. Gleich andern, homöostatisch regulierten Systemen setzen sie – wie Piaget (1976a) u. a. im Zusammenhang mit der „majorisierenden Äquilibration" sehr klar nachgewiesen hat – irgendwelchen Veränderungen erhebliche Widerstände entgegen: Störfaktoren z. B. in Form von Widersprüchen zu den angelegten kognitiven Schemata werden in einer ersten, von Piaget α genannten Phase zunächst kurzerhand übersehen und negiert. Erst wenn sie anhalten, kommt es in einer Phase β zu einem fluktuierenden Hin- und Herschwanken zwischen alten und neuen Gesichtspunkten, bis dann schließlich in der

Phase γ die Störung in Form eines veränderten und eventuell „majorisierten" Schemas integriert wird. Offensichtlich stehen sowohl diese Trägheit wie auch die Möglichkeit ihrer schließlichen Überwindung durch übermächtige Störfaktoren eminent im Dienst der Autopoiese, d. h. sind *lebenswichtig:* Erst eine gewisse Stabilität internalisierter Strukturen ermöglicht ihre zweckmäßige Anwendung in ähnlichem Kontext; auf der andern Seite aber ist eine funktionelle Anpassung an wesentlich veränderte Umstände nur dank der Plastizität solcher Systeme möglich.

Von großer praktischer Wichtigkeit ist ferner die Erkenntnis, daß die innerpsychischen Strukturen ständig mit der Umwelt durch eine Fülle von positiven und negativen *Feedbackprozessen* verkoppelt sind. Konstante und gleichsinnige Erfahrungen bestätigen und verstärken, inkonstante und gegensinnige dagegen dementieren und verändern die angelegten inneren Schemata. Diese werden also fortwährend von Außenreizen gewissermaßen „in Form gehalten" wie eine Pflanze vom Wasser. Fallen sämtliche Außenreize weg, so verlieren die inneren Strukturen, wie die sensorischen Deprivationsexperimente frappant gezeigt haben, überraschend schnell ihren normalen Tonus: Dekompensationserscheinungen bis zur Psychose können die Folge sein. Umgekehrt aber wirkt einleuchtenderweise auch die Reizüberflutung destabilisierend; sie kann ebenfalls zu Dekompensationserscheinungen von psychotischem Ausmaß führen. Es besteht kein Zweifel, daß derartige Mechanismen in Entstehung und Verlauf psychischer Störungen eine Rolle spielen; gute Beispiele hierfür sind einerseits der ungünstige Einfluß einer zu reizarmen Umgebung bei der Genese des sog. Institutionalismussyndroms, und andererseits der Reizüberflutung bei der Auslösung von akut produktiven Krisen und Exazerbationen. Wie darüber hinaus möglicherweise fortgesetzte positive Feedbackeffekte teufelskreisartig bis zum „Überschnappen" psychischer Systeme in die Psychose beitragen können, soll im Abschn. E erläutert werden.

Ein weiterer interessanter Aspekt der Psycho-Dynamik aus der Sicht der Affektlogik besteht darin, daß affektiv-kognitive „Bezugssysteme" in der Tat, wie im Wort enthalten, Gefühle, Gedanken und Handlungen aus verwandtem Kontext ganz ähnlich „anziehen" wie ein Wegsystem den Verkehr oder ein Kanalsystem das Wasser. Solche Systeme wirken effektiv wie präformierte Raster, durch die wir die Wirklichkeit nicht nur „wahrnehmen", sondern auch ordnen, klassifizieren und evtl. deformieren. Insofern besitzen sie interessanterweise gleich wie materielle Systeme neben der Trägheit auch eine Art von *„Schwerkraft":* Sie ziehen psychische Vorgänge in ihrem Einflußbereich ganz ähnlich an, bzw. „zwingen ihnen ihre Ordnung auf", wie materielle Verdichtungen physikalische Prozesse in ihrem Bannkreis anziehen bzw. „ordnen". In der Ferne zeigt sich aus solchen Perspektiven die Möglichkeit einer „generellen Feldtheorie" auf hohem Abstraktionsniveau, die sowohl materielle wie auch psychische und soziale Phänomene umfassen würde.

Zum *zeitlichen Aspekt* der „affektlogischen Psycho-Dynamik" sind u. a. die – z. B. zirkadianen oder jahreszeitlichen – Stimmungsverschiebungen zu erwähnen, die unter hormonellem Einfluß bekanntlich die Psyche mit einiger Regelmäßigkeit durchpulsen. Sie „verfärben" die kognitiven Strukturen periodisch und zeugen damit von einer gewissen Labilität der affektiv-kognitiven Zuordnungen, der wir noch anderweitig begegnen werden. Daneben aber beobachten wir in der psychischen Dynamik gleich wie in andern Entwicklungsprozessen unregelmäßige Äquilibrationsvorgänge, die fortwährend sowohl im zeitlichen Querschnitt, d. h. in Wechselwirkung mit allen gleichzeitig einwirkenden Faktoren im relevanten (Aktions-)Raum, wie auch im zeitlichen Längsschnitt, d. h. in Wechselwirkung mit früheren Ereignissen ablaufen. Erstere können mit einer Schaukel, letztere mit einem Pendel verglichen werden; die tatsächlich in jedem Moment vorliegenden Zustände (die „Gegenwart") sind die Resultate *beider*. Eine klarere Berücksichtigung dieses Sachverhalts wäre zweifellos geeignet, eine ganze Reihe von angeblichen Widersprüchen im bisherigen Verständnis von „Psychodynamik" zu beseitigen, so z. B. solche zwischen der psychoanalytischen und systemorientierten Sichtweise: Die Psychoanalyse richtet ihr Augenmerk vorwiegend auf das *„diachrone System"*, d. h. auf dynamische Prozesse in weiten zeitlichen Dimensionen bis hin zur gesamten Lebenszeit. Dagegen vernachlässigt sie weitgehend die im *„synchronen System"*, d. h. in der Gegenwart jetzt und hier einwirkenden Einflüsse. Bei der Systemtheorie dagegen, zumindest in ihrer gängigen familientherapeutischen Variante, ist es gerade umgekehrt: Sie erfaßt vor allem synchrone Äquilibrationsvorgänge und tendiert dazu, die zeitliche Dimension zu vernachlässigen. Von einem grundsätzlichen Gegensatz zwischen den zwei Perspektiven kann nicht die Rede sein; sie sind komplementär und werden deshalb in der „Affektlogik" zu einer umfassenderen Sichtweise vereint. Verwandte Gedanken finden wir übrigens ebenfalls bei PIAGET, etwa wenn er im Zusammenhang mit Kurt LEWINS Feldbegriff schreibt:

„Das Feld ist nicht länger nur in Termini seiner räumlichen Konfiguration definiert. *Seine Struktur ist spatiotemporal* [..]. Von spatiotemporalen Gesichtspunkten aus entdecken wir wiederum das System der Regulationen und der Werte. Dem *räumlichen,* d. h. simultanen, aktuellen und synchronen *Aspekt* entsprechen Verhaltensweisen, die direkt dem *Regulationssystem* entspringen. Dem *zeitlichen Aspekt* entsprechen die von der Geschichte des Subjekts abhängigen *Wertsysteme*" (PIAGET 1981, p. 36; Hervorhebungen von PIAGET, Übersetzung vom Autor).

Was die Frage von *Wechselwirkungen zwischen affektiven und kognitiven Komponenten* anbetrifft, so sind wir allerdings anders als PIAGET nicht nur der Auffassung, daß solche eindeutig stattfinden, sondern daß sie sogar bei der Entwicklung von psychischen Strukturen eine zentrale Rolle spielen. PIAGETS (1981, p. 25) Formulierung „Verstehen ist nicht mehr die Ursache von Affekten als die Affektivität die Ursache von Verstehen ist. Energetika können nicht Strukturen generieren noch können Strukturen Energie schaffen" ist u. E. zumindest nach zwei Richtungen hin zu korrigieren: Erstens schafft, wie PIAGET z. T. selber andeutet, erst das kognitive Erkennen von hierarchisch übergeordneten Ganzheiten (und Beziehungen zwischen solchen) die Voraussetzung zu „höheren Gefühlen" (und entsprechenden Willensimpulsen). Und zweitens sind – was PIAGET merkwürdigerweise völlig vernachlässigt – affektive Faktoren u. E. wesentlich beim Erkennen von kognitiven Stimmigkeiten, und damit auch bei sämtlichen Abstraktionsvorgängen und „majorisierenden Äquilibrationen" beteiligt: Kognitive Widersprüche erzeugen Unlust, ihre Lösung Lust (Lust kann ganz allgemein als Lösung einer psychophysischen Spannung definiert werden). Lust- und Unlusterlebnisse sind also auch *Indikatoren* von erfolgreichen kognitiven Erkenntnisprozessen; sie *begleiten* diese nicht nur, sondern lenken und *leiten* sie in einem gewissen Ausmaß. „Die Gefühle sind die Spürhunde des Intellekts", könnte man metaphorisch sagen; sie zeigen ganzheitlich an, ob eine kognitive Operation, Gestalt oder Struktur auf jeder Ebene, vom einfachsten Schema und Begriff bis hin zur komplexesten mathematischen Gleichung oder wissenschaftlichen Theorie, insgesamt „stimmt" und „ins Gleichgewicht gekommen ist", oder „nicht stimmt". Viel mehr als bloße „Reaktionen" z. B. in Form von Freude oder Ärger über eine gelungene oder mißlungene intellektuelle Leistung funktionieren Gefühle deshalb bei kreativen Erkenntnisprozessen auch als eigentliche „Instrumente des Erkennens", d. h. wiederum als eine Art von „Kognition" im weiteren Sinn. Nirgends so sehr wie in diesem Sachverhalt kommen wir der erwähnten „Affektivität der Logik" bzw. der „Logik der Affekte" näher: Es sind letztlich Gefühle, die gleich einem innern Kompaß das Denken immerzu auf „Stimmigkeiten", d. h. auf Gleichgewichtigkeiten bis hin zur vollen PIAGETschen Reversibilität des Denkens hinleiten; umgekehrt besteht die „Logik der Affekte" – und damit eigentlich des Körpererlebens! – gerade darin, daß das „Gefühl" auf kognitive Unstimmigkeiten sehr empfindlich reagiert. Genau das gleiche ist zweifellos mit dem Begriff der „Intuition" gemeint, die bekanntlich bei allen schöpferischen Leistungen eine große Rolle spielt. Affekt und Intellekt äquilibrieren und regulieren sich darin gegenseitig. Gerade aus dem Zusammenspiel dieser so ausgesprochenen „Gegen-Teile" resultiert u. E. die Dynamik der Höherentwicklung psychischer Strukturen. Gleichzeitig stoßen wir hier auf eine der wohl faszinierendsten Manifestationen der „Selbstorganisation" der Psyche.

Ein letzter allgemeiner Aspekt einer „affektlogischen Psycho-Dynamik" soll hervorgehoben werden. Er ergibt sich aus der *grundsätzlichen Dialektik zwischen affektiven und kognitiven Komponenten* von affektiv-kognitiven Bezugssystemen, d. h. zwischen Gedanken und Gefühlen. Fühlen und Denken – und damit auch körpernähere und abstraktere innerpsychische Ereignisse – können konvergieren oder divergieren, im Gleichgewicht sein und sich gegenseitig bestärken oder in verschiedener Weise im Ungleichgewicht und Widerspruch zueinander stehen. Im ersten Fall besteht zwischen ihnen eine optimale, jedenfalls mit psychischer Gesundheit und „Ichstärke" gleichzusetzende Harmonie: Denken und Fühlen, manifest einerseits z. B. in der Rede und andererseits in Körperhaltung, Muskeltonus, Durchblutung, Mimik, Gestik und weiteren averbalen Erscheinungsformen von Gefühlen, zeichnen sich in diesem Fall durch eine sozusagen holzschnittartige Klarheit und Prägnanz aus. Sie sind „im Gleichgewicht" und „sagen beide dasselbe". Im Störungsfall dagegen liegen allerhand Verzerrungen und Verdrehungen im Verhältnis zwischen Fühlen und Denken vor: Die „körperliche Stimmung" und das Reden und Denken sprechen nicht mehr die selbe Sprache, sondern „sagen je etwas anderes", z. B. auf der einen Seite etwas Aggressives oder Trauriges, und auf der andern etwas Freundliches oder Freudiges. Eine solche Psycho-Dynamik ist offensichtlich in neurotischen, psychotischen und psychosomatischen Störungen am Werk; sie kommt aber auch im Alltag vor. In jedem Fall ist sie weniger ökonomisch als eine affektiv-kognitiv kongruente Funktionsweise. Sie zeugt von innerpsychischen Konflikten und geht mit einem gewissen Grad von bewußter oder unbewußter Unlustspannung einher. Zugleich teilen sich solche double-bind-artige Inkongruenzen (z. B. ein auffälliger Gegensatz zwischen schönen Worten und drohender Mimik und Körperhaltung) dank der kommunikativen Funktion der Gefühle ebenfalls der Umgebung mit: Sie wirken verwirrend und spannungserzeugend. Aufgrund der beschriebenen Wechselwirkungen zwischen Außenwelt und Innenwelt muß andererseits angenommen werden, daß innerpsychische Verzerrungen im Verhältnis von Gefühlen und Gedanken auch widersprüchliche Umgebungseinflüsse widerspiegeln. Eine ganze, simultan innerpsychische wie zwischenmenschliche „affektlogische Psychopathologie" zeichnet sich ab. Von ihr und ihren möglichen therapeutischen Implikationen soll im übernächsten Abschnitt die Rede sein.

D. Zur strukturellen Koppelung zwischen Innen- und Außenwelt und zum affektlogischen Wahrheitsbegriff

Aus der berichteten Auffassung von Genese, Struktur und Funktionsweise von affektlogischen Bezugssystemen ergeben sich vielfältige Konsequenzen, darunter namentlich solche für die Beziehungen zwischen äußerer Umwelt und psychischer Innenwelt, und damit auch für unsere Begriffe von „Realität" oder „Wahrheit". Insofern als innerpsychische Strukturen bzw. Schemata ein Produkt der gesamten Erfahrung darstellen, müssen evidenterweise zwischen ihnen und der begegnenden äußern Wirklichkeit enge Korrelationen bestehen. Aufgrund einer „strukturellen Koppelung", wie MATURANA (1982) formuliert, formen und beeinflussen sich Umwelt und Psyche in einem Interaktionsbereich gegenseitig. Erstere wird sich also in letzterer in gewissem Sinne „abbilden", freilich nach MATURANAS Auffassung nicht in Form von eigentlichen „Repräsentanzen", sondern von umweltangepaßten Funktionsabläufen im Dienste des innern Gleichgewichts, d. h. der Autopoiese. Ganz ähnliche Gedanken äußerte übrigens seinerzeit schon PIAGET (1976 b) in seiner Auseinandersetzung mit der Psychoanalyse.

Immerhin ist zu bemerken, daß im hier ins Auge gefaßten, definitionsgemäß direkt nur introspektiv zugänglichen phänomenalen Bereich des *Psychischen,* in dem sich Fühlen und Denken abspielen, solche „Repräsentanzen" in Form von – affektgetönten – innern Bildern und Vorstellungen durchaus existieren. Ich stelle mir z. B. eine bestimmte Landschaft oder Person vor; es *gibt* somit diese Vorstellung – im psychischen Bereich! Trotz MATURANAS Vorbehalten bleibt deshalb z. B. die psychoanalytische Lehre von den Selbst- und Objektrepräsentanzen für diesen Bereich durchaus gültig; eigentliche „Repräsentanzen" gibt es dagegen offenbar nicht in dem von MATURANA betrachteten neurophysiologischen Bereich.

Gerade bei der Bildung solcher Selbst- und Objektrepräsentanzen nun spielen zweifellos die postulierten Beziehungen zwischen tatsächlichem, „äußerem" Geschehen – z. B. in der Familie – und den verinnerlichten Vorstellungen hinsichtlich der beteiligten Personen eine große Rolle. Dieser elementare Sachverhalt wurde bisher u. a. von der Psychoanalyse merkwürdigerweise weitgehend vernachlässigt. So werden sich Klarheit, Eindeutigkeit und Konstanz tatsächlicher familiärer Transaktionen aller Wahrscheinlichkeit nach in einer ähnlichen Klarheit, Eindeutigkeit und Konstanz der entstehenden Repräsentanzen seiner selbst, der andern und ihrer gegenseitigen Beziehungen wiederspiegeln; durch Wechselwirkungen zwischen Innen- und Außenwelt verstärken sich derartige Ähnlichkeiten zusätzlich. Widersprüchlichkeit und Inkonstanz in prägenden familiären und sozialen Interaktionen dagegen schlagen sich umgekehrt in einer größeren Labilität und Widersprüchlichkeit der betreffenden internalisieten Fühl-, Denk- und Handlungsschemata nieder: Die innerpsychische Konfusion und mangelnde Abgrenzung Schizophrener z. B. entspricht durchaus den vielfältigen kommunikatorischen Unklarheiten und Widersprüchen bis hin zum berüchtigten "Doublebind", die Autoren wie Bateson et al. (1956), Singer et al. (1978) im familiären Umfeld vieler Schizophrener nachweisen konnten. Die bekannte Verletzlichkeit Schizophrener für komplexe affektiv-kognitive Belastungen, die in der modernen Vulnerabilitäts- und Informationsverarbeitungshypothese der Schizophrenie (vgl. Zubin et al. 1977, 1983; Ciompi 1981, 1985; Suellwold 1983) eine zentrale Rolle spielt, besteht nach unserer Vermutung hauptsächlich in einer unklaren und labilen Strukturierung der internalisierten Objekt- und Selbstrepräsentanzen. Allerdings braucht eine gewisse Labilität wichtiger affektiv-kognitiver Bezugssysteme nicht unbedingt nur negative Auswirkungen zu haben: Neben einer erhöhten Verletzlichkeit mag daraus auch eine größere Anpassungsfähigkeit an wechselnde Umstände resultieren. In der Tat scheint das Erlernen des Umgangs mit Widersprüchen eine wesentliche entwicklungsmäßige Leistung zu sein, die mehr oder weniger gelingen oder mißlingen kann (vgl. Kafka 1971).

Für den sich bildenden *Realitäts- und Wahrheitsbegriff* nun ist entscheidend, daß die Außenwelt immer nur durch die vorher phylo- und ontogenetisch angelegten innern Strukturen und Bezugssysteme, d. h. durch präformierte Raster hindurch wahrgenommen werden kann. Stellen wir zudem in Rechnung, daß diese Strukturen auf Autopoiese und nicht etwa auf Wahrheitsfindung als oberste Finalität angelegt, d. h. in erster Linie internen Gleichgewichtsgesetzen unterworfen sind, so muß klar werden, daß prinzipiell eine „objektive äußere Realität" gar nicht erfaßbar ist: Streng genommen hat kein Individuum weder von der Phylogenese noch gar von der Ontogenese her die gleichen innern Strukturen; was als „Realität" erlebt wird, ist weitgehend subjektabhängig. „Wahrheiten" sind deshalb nichts als Konventionen in einem „konsensuellen Bereich" (Maturana 1982) aufgrund von gemeinsamen Erfahrungen. Zu diesem Schluß ist die gesamte Wissenschaftsphilosophie im Laufe dieses Jahrhunderts mit immer größerer Klarheit gelangt; einen entscheidenden Beitrag zu diesem fortwährenden Dezentrationsprozeß, d. h. zum Erkennen und Relativieren der eigenen Bezugs- und Wahrnehmungssysteme lieferte, in Weiterführung der kopernikanischen Revolution, schon Einstein mit seiner bahnbrechenden Erkenntnis der bestimmenden Rolle des Beobachters bei der Erfassung von so grundlegenden Kategorien wie Raum und Zeit. Heute begegnen wir einer entsprechenden Relativierung in allen möglichen Bereichen der Wissenschaft, so etwa bei Karl Popper (1976), wenn er schreibt:

> „Unsere Theorien sind unsere Erfindungen, sie mögen nichts als schlecht bedachte Vermutungen, Spekulationen, Hypothesen sein. Aus ihnen kreieren wir eine Welt: Nicht die wirkliche Welt, aber unsere eigenen Netze, in welchen wir die wirkliche Welt einzufangen suchen" (p. 60).

Maturana (1982) geht noch weiter, indem er nicht nur jegliche Erkenntnis mit Einschluß der wissenschaftlichen als kontext- und subjektabhängig bezeichnet, sondern gerade daraus ihre Operationalität erklärt. Er zieht hieraus auch ethische

Konsequenzen, etwa für den Umgang verschiedener kultureller „Wahrheitssysteme" untereinander:

> Kulturelle Verschiedenheit besteht nicht nur darin, dieselbe objektive Realität in verschiedener Weise zu bearbeiten, sondern in völlig gleichberechtigten, aber unterschiedlichen kognitiven Bereichen. Kulturell unterschiedliche Menschen leben in unterschiedlichen kognitiven Wirklichkeiten, die eben dadurch, daß sie in diesen leben, in rekursiver Weise ausgebildet werden. [...] Außerdem sind alle Kulturen notwendigerweise innerhalb jenes Vorhersagebereichs erfolgreich, welchen sie definieren, und es ist daher falsch, eine Kultur aus der Perspektive einer andern Kultur als erfolglos anzuklagen" (p. 308).

Ganz analoge Schlüsse ergeben sich aus der Sicht der Affektlogik, wobei freilich die Rolle von Affekten eine besondere Berücksichtigung erfährt. Die Affektlogik faßt sämtliche innerpsychischen Konstrukte, vom einfachsten Begriff bis zum komplexesten wissenschaftlichen, ideologischen, religiösen Gedankengebäude als assimilatorisch-akkomodatorisch im Umgang mit der begegnenden Umwelt äquilibriertes Denk-, Fühl- und Handlungs- sowie Wahrnehmungs- und Kommunikationssystem auf, in dessen Bildung ständig auch affektive Elemente mit eingehen. Trotz einer gewissen Variabilität innerhalb bestimmter Grenzen ist diese Affekttönung wesentlich konstanter als wir gemeinhin annehmen, u. a. da sich, wie erläutert, zunehmend stabile Fühl- bzw. *Wertsysteme* bilden, die unter der Herrschaft des Lustprinzips, d. h. der Tendenz zum Ausgleich von psychophysischen Spannungen stehen und somit jeder größeren Veränderung in Form von Unlust rasch einen erheblichen Widerstand entgegensetzen. Dies läßt sich nirgens besser verdeutlichen als bei emotional stark beladenen Bezugssystemen etwa religiöser, ideologischer oder politischer Art. So wecken z. B. Worte wie „Kommunismus" oder „Kapitalismus", „Juden", „Araber", „Nationalsozialisten" usw. je nach Herkunft, d. h. je nach dem Erfahrungsbereich des Zuhörers sofort, und oft weitgehend unbewußt, ganz bestimmte positive oder negative Affekte, die die ganze „Einstellung" – ein sehr aufschlußreiches Wort! – des Betroffenen und damit die Art, wie er mit dem in Frage stehenden Thema umgehen wird, bestimmen. Äquilibrierte affektiv-kognitive Bezugssysteme bilden somit eigentliche „Gestalten", die selbst durch bloße Teile regelhaft als Ganze aktiviert werden. Fakten, die zu dieser affektiv-kognitiven Gestalt im Widerspruch stehen, werden sehr rasch, weil spannungs- und unlusterzeugend, verdrängt. Änderungen im Sinne einer „majorisierenden Äquilibration" dagegen kommen folgerichtig erst dann in Gang, wenn dadurch noch größere Unlust vermieden werden kann.

Wir haben bereits erwähnt, daß derartige Affektkomponenten durchaus auch in der Wissenschaft bis hinein in ihre höchsten Abstraktionen am Werk sind. So schrieb z. B. Einstein (1911) im Zusammenhang mit den Widersprüchen, in die sich die theoretische Physik zu Beginn des Jahrhunderts im Zusammenhang mit der Theorie vom „Weltäther" verstrickt hatte: „... Das sind zwei Resultate, die einander zu widersprechen scheinen und es war ungeheuer schmerzlich für die Physiker, daß man diesen unangenehmen Zwiespalt nicht loswerden konnte." Die Relativitätstheorie löste diese Spannung und ersetzte sie durch positivere Affekte. Die spezifische Gefühlstönung, die operationalen mathematischen oder wissenschaftlichen Theorien anhaftet, kann geradezu als eine bestimmte Art von kühler Lust charakterisiert werden, die das Gegenstück zum besagten „Schmerz" vor der Lösung des Problems bildet und sich beim Nachvollzug eben dieser Lösung untergründig immer wieder einstellt. Wenn etwa von der „Eleganz" oder „Ästhetik" gewisser mathematischer Lösungen die Rede ist, so klingen solche Affekte noch deutlich nach.

Indessen darf nicht übersehen werden, daß neben affektiven Faktoren ebenfalls rein kognitive Gründe für die unausweichliche Subjektivität der Wissenschaft im Sinn von MATURANA verantwortlich sind: Allein schon die Taxonomie der Wissenschaft, d. h. ihre Art der Unterteilung des Begegnenden in bestimmte Bereiche und Unterbereiche, ganz zu schweigen von der Art der „Interpunktion" bzw. Abgrenzung (vgl. WATZLAWICK et al. 1969) einzelner Phänomene schaffen ordnende Raster, die unsern Realitätsbegriff nicht nur bestimmen, sondern auch deformieren. Wie ungeheuer verschieden aufgrund solcher Ordnungen unsere Auffassung der „Wirklichkeit" ausfallen kann, hat niemand eindrücklicher gezeigt als LEVI-STRAUSS (1962) in seinen anthropologischen Studien zum „wilden Denken".

Zusammenfassend ergibt sich, daß alle sogenannten „Wahrheiten" mit Einschluß der wissenschaftlichen nichts als durch Erfahrung erworbene und in einem konsensuellen Bereich abgeschliffene, funktionelle affektlogische *„Stimmigkeiten"* sind. Sie gewährleisten aufgrund einer „Verrechnung" (Äquilibrierung) aller wichtigen früheren Erfahrungen im gleichen Kontext einen optimal ökonomischen, d. h. spannungsarmen Umgang mit einem bestimmten Problem; die gefundene (Spannungs-)Lösung hängt mindestens so sehr von der inneren Struktur des Beobachters (d. h. dessen internalisierten Denk-, Fühl-, Handlungs- und Wahrnehmungssystemen) wie vom begegnenden Außenweltkontext ab. Berücksichtigt man die unübersehbare Vielfalt von Welterklärungen, Theorien, Ideologien, die nicht nur historisch, sondern auch in der Gegenwart nebeneinander existieren und bestimmten Menschen oder Menschengruppen mit Erfolg als Denk-, Fühl- und Handlungsanweisungen dienen, so erscheinen unsere „Wahrheiten" bzw. „Stimmigkeiten" schließlich ganz wie ökologische „Reviere" oder Interaktionssysteme, die wir um uns in Anpassung und Wechselwirkung mit der jeweiligen Umwelt (im weitesten Sinn) anlegen und gerade deshalb für „wahr" halten, weil sie sich in dieser Umwelt bewähren. Für ein- und denselben Kontext sind indessen sehr verschiedene Lösungen möglich („durch ein und dieselbe Wirklichkeit lassen sich die verschiedensten operationalen Stimmigkeiten legen", könnte man formulieren). Sämtliche „Weltbilder" bis hin zu den wissenschaftlichen erscheinen aus dieser Sicht nur als eine Art von „Sprachen" oder semantischen Systemen (Bedeutungssystemen) für eine Realität, die als solche nie wirklich „objektiviert" werden kann.

Trotz dieser Relativität aller Erkenntnis ist freilich zu betonen, daß in der Praxis einheitliche operationale „Wahrheitssysteme" absolut nötig sind. Ohne sie vermögen wir uns in der begegnenden Wirklichkeit nicht zu orientieren; ein zielgerichtetes Verhalten wird unmöglich, wenn wir uns auf kein stabiles, affektiv-kognitives Bezugssystem stützen können, oder statt dessen etwa deren mehrere und gegensätzliche verwenden. Ebenso funktionsnotwendig erscheint, sobald man den Handlungsaspekt von derartigen Bezugssystemen in Rechnung stellt, eine eindeutige Werthierarchie; ohne eine solche ist keine gerichtete Intentionalität möglich. Im Phänomen der pathologischen Ambivalenz zum Beispiel, auf das wir noch zurückkommen werden, beobachten wir ein flackriges Hin- und Hersprin-

gen von einem Bezugssystem in ein anderes. Ein solcher Zustand ist nicht nur
qualvoll, sondern auch hochgradig dysfunktionell. Er muß irgendwie beseitigt
werden, um wiederum ein kohärentes Denken, Fühlen und Handeln zu gewährleisten.

E. Praktische Konsequenzen

Ziel dieses Schlußkapitels ist es, aufzuzeigen, daß Konzeptualisierungen wie diejenige der Affektlogik, so theoretisch sie zunächst anmuten mögen, notwendig zu
praktischen Konsequenzen führen, sofern sie einen echten Erkenntnisgehalt besitzen. Obwohl wir uns auf Neuland bewegen und erst Fragmente erkennen, sind
psychiatrische Anwendungsmöglichkeiten der affektlogischen Theorie doch mindestens in zwei Bereichen offensichtlich, nämlich einerseits in der Psychopathologie und andererseits in der Therapie. Einige davon sollen im folgenden kurz diskutiert werden; für eine ausführlichere Erörterung verweisen wir auf andere Publikationen (CIOMPI 1981 b, 1982 a, 1983, 1985; CIOMPI u. HUBSCHMID 1985).

I. Krankhafte psychische Zustände in der Sicht der Affektlogik

In Abschn. D haben wir gesehen, daß wir in und mit unseren Bezugssystemen in
der Umwelt sozusagen funktionieren wie eine Spinne in ihrem Netz: Wir bewegen
uns auf Denk-, Fühl- und Handlungswegen, die wir selber vorher angelegt haben,
und perzipieren auch die Außenwelt nur über sie. Optimal im Dienst der Autopoiese, d. h. des Überlebens funktioniert dieses Netz von affektiv-kognitiven Bezugssystemen dann, wenn spannungserzeugende „Deformationen" aus der Umwelt unter Erhaltung des innern Gleichgewichts immer wieder harmonisch ausgeglichen werden können. Fühlen, Denken und Handeln, oder auf anderen Ebenen
neuronale, körperliche und soziale Vorgänge greifen bei einer solchen Funktionsweise im Dienst der Autopoiese ineinander wie die Räder eines Uhrwerks. Sie ist
mit dem *Zustand einer optimalen Gesundheit* identisch. Im einzelnen bedeutet dies
namentlich, daß all die vielen kontextorientierten Bezugssysteme (oder „Facet-
ten"), über welche unsere Transaktionen mit der Außenwelt ablaufen, gut an die
tatsächlich begegnenden Stimuli angepaßt sind. Optimal ökonomisches und
spannungsarmes, d. h. „gesundes" Funktionieren ist also immer eine Frage des
Verhältnisses zwischen den angelegten innern Programmen und dem Ausmaß der
Umweltanforderungen.

Verallgemeinernd kann die Aufgabe, mit welcher die Psyche (und überhaupt
der ganze lebende Organismus) ständig konfrontiert ist, als Ausgleich von „Störungen" oder „Widersprüchen" bzw., in kybernetischer Sprache, als *Informationsverarbeitung* definiert werden. („Gesundheit ist das Vermögen, Widersprüche
zu lösen, so leiblich wie psychisch", sagte schon KIERKEGAARD.) In der Tat sind
affektiv-kognitive Bezugssysteme, wie wir gesehen haben, immer auch informati-
onsverarbeitende Systeme. Mißverhältnisse zwischen Anforderungen und Verarbeitungskapazität führen zu Spannungen im innerpsychischen Gleichgewicht.

Nach den Resultaten der modernen *Krisenforschung* (vgl. LINDEMANN 1956; CAPLAN 1964; BRANDON 1970; JACOBSON 1974; SIFNEOS 1980) kommt es bei wachsender Überforderung praktisch ubiquitär zu psychopathologischen Störungen in Form von nervöser Gespanntheit, Unsicherheit, Angst und Ambivalenz, die sich progressiv über Irritation, Aggressivität oder Depressivität zu Stupor, Erregung und affektiv-kognitiver Verwirrung, ja schließlich zu Depersonalisations- und Derealisationserscheinungen und zu weiteren psychotischen Phänomenen mit Einschluß von Wahn und Halluzinationen steigern können. Analog zur generellen Epilepsiefähigkeit ist offenbar also grundsätzlich jedermann auch psychosefähig; außerordentlich variabel sind bloß die individuellen Schwellenwerte. Eine solche Auffassung liegt nicht nur der schon mehrfach erwähnten Vulnerabilitäts- und Informationsverarbeitungshypothese der Schizophrenie zugrunde – schizophrene und schizophreniegefährdete Menschen unterscheiden sich demnach von gesunden vor allem durch eine besondere, teils genetisch und teils umweltbedingte Verletzlichkeit und Streßempfindlichkeit (vgl. ZUBIN et al. 1977, 1983; CIOMPI 1981 b, 1985; SUELLWOLD 1983) –, sondern sie werden auch durch die Ergebnisse der neuen life-events-Forschung weiter gestützt: Akut schizophrene, depressive und andere Krisen gehen bekanntlich statistisch signifikant mit besonderen Lebensereignissen, die Wechsel und Neuanpassung implizieren (Umzug, Orts- oder Arbeitswechsel, Beförderung, Verheiratung, Kindsgeburt, Verluste, Unfälle etc.) einher (vgl. BROWN et al. 1968; DOHRENWENDT et al. 1981). Es ist offensichtlich, daß derartige Veränderungen erhöhte Anforderungen ans Informationsverarbeitungsvermögen (im weiten Sinn) stellen. Auch die erhöhte Krisenanfälligkeit in Perioden von tiefgreifenden existentiellen Umstellungen wie Pubertät, Menopause, Pensionierung etc. gehört in denselben Zusammenhang.

Die angeführte Progression von „Störsymptomen" umfaßt fast das gesamte Spektrum der sogenannten „funktionellen" Psychopathologie. Daraus ergibt sich die Möglichkeit einer *Hierarchisierung psychischer Krankheitsbilder* je nach dem Ausmaß der psychischen Gleichgewichtsstörung, bzw. des Mißverhältnisses zwischen Anforderungen und Verarbeitungskapazität. Zuunterst in dieser Hierarchie nach Schweregrad wären die einfachen psychogenen Reaktionen zu situieren, gefolgt von den Neurosen, den Borderline-Zuständen und schließlich den manisch-depressiven und schizophrenen Psychosen. Eine sehr ähnliche, aber noch bis zu den organischen Störungen weitergeführte Stufenleiter hat von ganz anderer Warte aus kürzlich ebenfalls PRIEST (1984) vorgeschlagen. Er weist darauf hin, daß leichtere Störungen in den schwereren meist mitenthalten und bei deren Auftreten oder Abklingen fast regelmäßig für kürzere oder längere Zeit allein zu beobachten sind. Auch dieses Phänomen läßt sich aus der Sicht der Affektlogik gut als Ausdruck von zu- bzw. abnehmenden Verzerrungen im innerpsychischen Gleichgewichtssystem verstehen. Solche Gleichgewichtsverschiebungen manifestieren sich namentlich als *Distorsionen zwischen affektiven und kognitiven Komponenten,* z. B. als abnormes Hervortreten oder Zurücktreten einzelner Gefühle oder Gedanken. Es wäre interessant, sie von den Reaktionen und Neurosen bis zu den Psychosen systematisch zu untersuchen; auch auf diesem Weg würde man wahrscheinlich auf eine Stufenfolge von leichten, flüchtigen und umschriebenen bis zu schweren, permanenten und globalen Verzerrungen zwischen Denken und Fühlen gelangen. Bei abnormen Trauerreaktionen z. B. sind oftmals bestimmte

Affekte wie ausgestanzt aus den zugehörigen kognitiven Bezügen; bei Neurosen sieht man bereits ausgedehntere und längerdauernde Distorsionen zwischen gedanklichen Inhalten und Affekten (Verschiebung, Verdrängung, Verkehrung ins Gegenteil usw.). Bei manisch-depressiven Psychosen dagegen liegen sehr umfassende, aber zeitlich noch begrenzte abnorme Veränderungen in der emotionalen Färbung von nahezu allen kognitiven Strukturen vor. In schizophrenen Zustandsbildern schließlich beobachtet man entweder eine durchgehende Desorganisation in der gegenseitigen Zuordnung von Gefühlen und Gedanken, oder aber in späteren Stadien eine kompensatorisch anmutende Überorganisation, z. B. in Form eines rigiden Wahns oder einer fixierten „Affektverflachung".

Von besonderem Interesse sind in diesem Zusammenhang die *psychosomatischen Störungen* im engeren Sinn: (Magenulkus, Colitis ulcerosa, Asthma bronchiale, gewisse Hypertonieformen etc.). Offenbar ist hier, zumindest nach dem Konzept der „Alexithymie" oder der «pensée opératoire» der Franzosen (Marty 1972; Nemiah 1977), die Verbindung vom Denken zum Fühlen, und damit zum Körper, über weite Strecken völlig unterbrochen. Das Denken ist gefühlsentleert und mechanisch; die Gefühle aber sitzen – und wirken! – sozusagen unzugänglich abgekapselt in bestimmten Körperregionen oder Organen. Solche Beobachtungen sind ein weiteres Indiz für die schon einmal geäußerte Vermutung, daß die Zuordnungen vom ontogenetisch älteren und an primitivere Hirnregionen gebundenen „Fühlsystem" zum jüngeren, vorwiegend im Neokortex lokalisierten „Denksystem" nicht immer so stabil und untrennbar sind, wie wir dies für den Normalfall postuliert haben: Sie können pathologischerweise verzerrt oder gar unterbrochen sein; man könnte deshalb spekulieren, daß in den Verbindungsbahnen zwischen neo- und paläoenzephalen Gehirnregionen gewissermaßen Schwachstellen sitzen, die von massiven Deformationen bevorzugt betroffen sein können. Auch in der pathologischen Ambivalenz, z. B. in der abwechselnden Besetzung von ein- und denselben Personen oder Situationen mit völlig positiven oder völlig negativen Affekten (vgl. Kernberg 1976) ist diese Labilität zu konstatieren.

Schließlich lassen sich möglicherweise, wie bereits in Abschn. C.III. angedeutet, auch die Vorgänge beim „Überschnappen" von normalen in psychotische Funktionsweisen mit dem Konzept der Psyche als „System von äquilibrierten affektiv-kognitiven Bezugssystemen" besser verstehen. Diese Vorgänge gleichen auffällig den Eskalationsprozessen, die nach den Erkenntnissen des Nobelpreisträgers Prigogine in physikalischen oder biologischen Gleichgewichtssystemen unter fortwährender Energiezufuhr ablaufen können. Prigogine u. Stengers (1981) haben bekanntlich gezeigt, daß sich solche Systeme durch fortgesetzte positive Feedbackeffekte über turbulente „Fluktuationen" in neue „Regimes", sog. „dissipative Strukturen", treiben lassen, die fern vom Gleichgewicht relativ stabil bleiben können. Abweichungsverstärkende Eskalationsprozesse mit ungünstigen Feedbackwirkungen aus der Umwelt auf die Psyche sind u. a. von Searles (1959) als „verrückt machende Kommunikationsformen", von Bateson (1981) als psychosoziale "Runaways" oder von Leff et al. (1982) als "high expressed emotions" in Familien Schizophrener beschrieben worden. Als typische „Fluktuationen" imponieren im psychischen Bereich namentlich die schon mehrfach erwähnten Ambivalenzphänomene und weitere Zeichen von hochgradiger Instabilität im

Vorfeld der Psychosen. Es ist durchaus denkbar, daß solche Fluktuationen bei vulnerablen Individuen über komplexe sozio-psycho-somatische Teufelszirkel ähnlich den aus der Streßforschung bekannten schließlich bis zum Umschlag in psychotische „Regimes" zu führen vermögen.

II. Therapeutische Konsequenzen

Es bleibt die Frage zu beantworten, in welcher Weise die entwickelten Konzepte therapeutisch nutzbar gemacht werden können. Allerdings kann es sich auch hier bloß um die Skizzierung einiger recht allgemeiner Gesichtspunkte handeln; eine ins einzelne gehende Erörterung therapeutischer Fragen würde den Rahmen dieses Beitrags sprengen. Wenn Psychopathologie wesentlich als Störung des Ausgleichs von „Deformationen" im autopoietischen psychischen System, d. h. als Ausdruck von Informationsverarbeitungsstörungen aufgrund eines Mißverhältnisses zwischen Umweltreizen und Verarbeitungskapazität aufzufassen ist, so muß jede Therapie generell auf eine *Verbesserung der Informationsverarbeitung* im weitesten Sinn hinzielen. Eine solche kann grundsätzlich auf folgenden zwei Wegen erreicht werden:

- Klärung und Vereinfachung der zu verarbeitenden Information,
- Stärkung der informationsverarbeitenden Systeme.

Da die innerpsychischen Verarbeitungssysteme, wie beschrieben, aufgrund von „strukturellen Koppelungen" sowohl mit der Umwelt wie mit dem Körper eng verbunden sind, führt die affektlogische Sichtweise notwendig zu einem umfassenden therapeutischen Ansatz, in welchem Körper und Geist, innerpsychische Strukturen und soziales Umfeld als Teile eines solidarisch zusammengehörigen Ganzen verstanden und behandelt werden. Die Klärung und Vereinfachung der ganzen kognitiven und emotionalen Umweltsituation z. B. muß demnach die Stabilität der internalisierten Bezugssysteme ebenso sehr befördern wie deren direkte psychotherapeutische Bearbeitung. Auch zwischen körperlichen und seelischen Zuständen ist mit vielfältigen Wechselwirkungen zu rechnen. Aus dieser Einsicht ergeben sich u. a. eine Reihe von einfachen und naheliegenden, aber trotzdem in der Praxis noch viel zu wenig befolgten *allgemeinen therapeutischen Regeln.* Zunächst von uns vor allem in der multifokalen Schizophreniebehandlung, dann aber zunehmend auch bei anderen schwereren Störungen als nützlich befunden, zielen sie namentlich darauf ab, die internale Strukturierung und Informationsverarbeitung dadurch zu verbessern, daß ein dysfunktional ungeordnetes psychosoziales Umfeld mit entsprechend konfusen innerpsychischen Vorstellungen bei allen Beteiligten in ein einheitlich auf bestimmte Ziele und Erwartungen hin „polarisiertes" therapeutisches Kraftfeld umgewandelt wird (vgl. Abb. 2).

Diese Regeln lassen sich wie folgt zusammenfassen:

1. *Systematischer Einbezug des relevanten sozialen Umfeldes:* Familie, Betreuer und weitere wichtige Bezugspersonen sind systematisch ins therapeutische Geschehen einzubeziehen. Dies mag je nach Umständen in Form von mehr informellen Kontakten oder aber einer organisierten Familientherapie oder Angehörigenarbeit (vgl. HUBSCHMIDT 1985) geschehen. In jedem Fall aber ist eine vertrauensvolle „therapeutische Allianz" aller Beteiligten anzustreben.

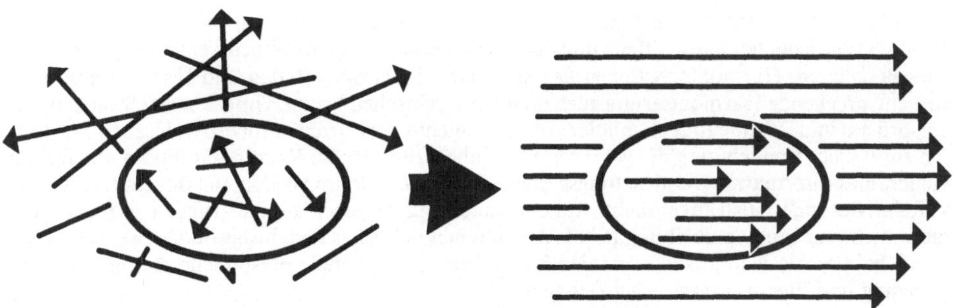

Abb. 2. Systematische Polarisierung des therapeutischen Umfeldes

2. *Vereinheitlichung der allseits verfügbaren Information:* Patient, Betreuer und Angehörige sollen über eine einheitliche und klare Information über die Natur der Krankheit, ihre Prognose, Behandlung und Prophylaxe, die Funktion und Verantwortung verschiedener Betreuer usw. verfügen. Eine solche kann u. a. durch Einzel- oder Familiengespräche, Merkblätter, Angehörigengruppen etc. gefördert werden.

3. *Induktion von realistisch positiven Zukunfts-Erwartungen:* Mehrere eigene Studien haben gezeigt, daß die Erwartungshaltungen nicht nur der Patienten selber, sondern fast noch mehr ihrer Betreuer und Familienangehörigen ausgeprägte verlaufsbeeinflussende Wirkungen wohl im Sinn der „sich selbst erfüllenden Prophezeiungen" entfalten (CIOMPI et al. 1979; DAUWALDER et al. 1984). Auf der Basis der Resultate von ausgedehnten Langzeituntersuchungen, die selbst bei Schizophrenen noch in rund der Hälfte der Fälle gute Besserungs- und Heilungsaussichten aufzeigten (vgl. BLEULER 1972; CIOMPI u. MUELLER 1976; HUBER et al. 1979), lassen sich in den meisten Fällen vorsichtig positive Zukunftserwartungen aufbauen, die zu der erwünschten, konstruktiven „Polarisierung" des therapeutischen Feldes beitragen. Zugleich erlaubt es die bessere Kenntnis von Risikofaktoren (z. B. Überforderungssituationen, häufige Wechsel, emotional aufgeladene Familienatmosphäre usw., vgl. LEFF et al. 1982), adäquatere Präventionsstrategien zu entwickeln.

4. *Stufenweise Erarbeitung von konkreten gemeinsamen Behandlungszielen:* Auf der Grundlage von 1., 2. und 3. wird es möglich, mit allen Beteiligten sinnvolle Nah- und Fernziele auszuhandeln, auf welche dann auch gemeinsam hingearbeitet werden kann. Nahziele sollen etappenweise so festgelegt werden, daß sie Erfolge in kleinen Schritten ermöglichen. Nach unserer Erfahrung sind dabei meistens leicht faßliche, konkrete Zielsetzungen z. B. im Wohn- oder Arbeitsbereich (Bezug einer eigenen Wohnung, Eintritt in ein Rehabilitationsprogramm, Antritt einer Stelle etc.) vagen Vorstellungen wie „Persönlichkeitsreifung", „allgemeine Besserung" etc. vorzuziehen, nicht nur weil derartige „äußere" Fortschritte zugleich mit inneren einherzugehen pflegen, sondern weil dadurch gegebenenfalls auch konstruktive Konfliktbearbeitungen auf sachlicher Grundlage erleichtert werden.

5. *Adäquate Koordination und Kontinuität:* Das therapeutische Feld kann weiter geklärt werden durch Vermeidung jeglicher therapeutischer Konfusion. Wichtige Mittel hierzu sind die Koordination von Behandlungsansätzen auf verschiedenen Ebenen und die personelle und konzeptuelle Kontinuität. Insbesondere bei Schizophrenien oder anderen Störungen, welche längerfristige Behandlungsprogramme mit pluriprofessionellen Betreuerteams nötig machen, wirken Diskontinuitäten und Widersprüche aller Art sehr verwirrend. Zumindest *ein* zentraler Therapeut sollte während der ganzen Behandlungszeit, d. h. unter Umständen über Jahre, alle Fäden in der Hand behalten und sowohl dem Patienten selber wie seinen Angehörigen und den wechselnden Betreuern kontinuierlich als Bezugsperson dienen. Kurzzeitbehandlungen, z. B. während eines Klinikaufenthaltes, sollten den längerfristigen Zielen klar untergeordnet werden. Durch eine entsprechende Organisation der Versorgung, namentlich durch eine geographische Sektorisierung mit einheitlicher Leitung und freier Verschiebbarkeit von Personal und Mitteln von stationären über den halbstationären bis zum ambulanten Bereich wird die angestrebte Kontinuität stark erleichtert (vgl. MUELLER 1981).

6. *Einfachheit und Klarheit im Umgang:* Der Erleichterung der Informationsverarbeitung dient ebenfalls eine jederzeit klare, offene und vor allem affektiv-kognitive übereinstimmende Haltung aller Beteiligten. Harmonie zwischen Denken und Fühlen bzw. Reden und Handeln befördert eine entsprechende Harmonisierung auch im innerpsychischen Raum. Umgekehrt schwächen Widersprüche und Zweideutigkeiten aller Art die ohnehin verworrenen innerpsychischen Strukturen zusätzlich. Freilich mag die geforderte Offenheit zuweilen zu Konflikten führen, die für ein vulnerables Informationsverarbeitungssystem eine Überforderung bedeuten können. Eine gewisse Relativierung ist also angebracht. Auf die Dauer trägt indessen das Austragen von Konflikten meist mehr zur inneren Stärkung bei als das schonende Vertuschen, insbesondere wenn es – wie so oft bei psychisch Kranken – um den Kampf um eine optimale persönliche Autonomie, Abgrenzung und Eigenverantwortlichkeit geht.

7. *Transparentes und entspanntes Behandlungsmilieu:* Je ausgeprägter die innere Verwirrung und Erregung, desto einfacher, transparenter und entspannter sollte logischerweise das Behandlungsmilieu sein. Für aufgeregte Psychotiker zum Beispiel ist zweifellos eine ganz andere Atmosphäre anzustreben als diejenige, welche etwa in „unruhigen Wachsälen" alten Stils noch oftmals über sie hereinbricht. Ausgedehnte amerikanische, zur Zeit auch bei uns in Verifikation befindliche Untersuchungen haben zum Beispiel gezeigt, daß kleine, möglichst normale und familienähnliche Behandlungssettings vom Typus der "Soteria-Houses" bei der Behandlung von akuten Schizophrenen frappierende Vorteile besitzen (vgl. MOSHER et al. 1975; WILSON 1982). Auch in traditionellerer Umgebung sind viele Verbesserungen möglich. Verschiedene Patienten und Zustände benötigen, wie man heute immer klarer erkennt, verschiedene Behandlungsmilieus. Die „therapeutische Gemeinschaft" vom Maxwell-Jones-Typus zum Beispiel bedeutet offenbar für manche akuten Psychotiker eine klare Überforderung, während sie für Neurotiker und Persönlichkeitsgestörte sehr fruchtbar sein kann (vgl. FRIIS et al. 1982; HEIM 1985).

8. *Vermeidung von Über- und Unterstimulation:* Ganz im Sinn der Informationsverarbeitungshypothese ist des weiteren das – erstmals von WING u. BROWN (1970) für die Behandlung von Schizophrenen formulierte – „Prinzip der optimalen Stimulation", d. h. der Vermeidung sowohl von Über- wie von Unterforderungssituationen zu verstehen. Erstere begünstigen bekanntlich das krisenhafte Auftreten von akut-produktiven Symptomen wie Angst, Erregung, Verwirrung, Wahn, Halluzinationen, letztere dagegen dasjenige von regressiv-unproduktiven Dauerzuständen im Sinn des Institutionalismus (Affektverflachung, Gleichgültigkeit, Antriebsverlust, Sprachverarmung, Rückzug etc.). Beide lassen sich durch eine flexible Dosierung von beruflichen und sozialen Anforderungen, Wohnsituation, Freizeitgestaltung usw., d. h. von emotionalen und kognitiven Stimuli oder „Informationen" im weitesten Sinn, in erheblichem Maße beeinflussen.

9. *Integration von weiteren pharmako-, psycho- und soziotherapeutischen Verfahren:* Auch die Wirkung weiterer therapeutischer Verfahren läßt sich gut in das hier vorgeschlagene Konzept einordnen. So kann z. B. die Neuroleptikawirkung bei akuten Schizophrenen durchaus als Verbesserung der Informationsverarbeitung u. a. durch Dämpfung von emotionalen Überreaktionen und Filterung des Informationsflusses verstanden werden. Desgleichen laufen verhaltenstherapeutische Ansätze wie etwa das gezielte Training von sozialen und kognitiven Fertigkeiten in der Rehabilitationsarbeit (vgl. BRENNER et al. 1980) klar auf eine Stabilisierung und Valorisierung von internalen Bezugs- bzw. Verarbeitungssystemen, speziell der zentral wichtigen Selbst- und Objektrepräsentanzen hinaus. Auch alle familientherapeutischen Verfahren, die auf eine Klärung von familiären Strukturen und Hierarchien hinzielen (vgl. z. B. MINUCHIN 1974; STIERLIN 1980), wirken unseres Erachtens vor allem über die erwähnte Klärung und „Polarisierung" des relevanten sozialen Umfeldes. Die Integration von Fühlen und Denken (bzw. „Körper" und „Geist") schließlich, die sich als wohl allgemeinstes Therapieziel aus der Affektlogik ableiten läßt, ist zugleich das erklärte Ziel aller aufdeckenden Psychotherapie mit Einschluß der analytischen. Die Vorstellung von internalisierten, mit der Umwelt in vielfältigen Wechselbeziehungen stehenden affektiv-kognitiven Bezugssystemen als Träger und Regulatoren allen Verhaltens erlaubt es also, sehr verschiedenartige therapeutische Wirkungen unter übergeordneten Gesichtspunkten zu integrieren.

Weitere therapeutische Anwendungen der Affektlogik, die indessen im hier gesteckten Rahmen nicht mehr erörtert werden können, betreffen komplexere Techniken der „Bezugssystemveränderung" z. B. durch paradoxe Verschreibungen, therapeutische "double-binds", suggestive und hypnotische Verfahren (vgl. Ciompi 1982a, Kap. 7). Im übrigen finden manche der angeführten therapeutischen Grundsätze auch von anderer Warte aus zunehmend Eingang in die Behandlung schwieriger Patienten (vgl. z. B. Goldstein et al. 1978; Falloon et al. 1982; Leff et al. 1982; Anderson 1985). Überhaupt sind, wie eingangs erwähnt, viele Einzelelemente der hier vorgeschlagenen Sichtweise durchaus bekannt. Neu ist im Konzept der Affektlogik dagegen wohl u. a. die Art ihrer Zusammenschau unter übergeordneten Gesichtspunkten. Sie führt zur Formulierung von entsprechend übergeordneten therapeutischen Strategien und eröffnet damit die Möglichkeit, die enorme Vielfalt von therapeutischen Wirkungen und Methoden nicht nur besser zu verstehen, sondern auch sinnvoller und ökonomischer zu einem kohärenten Ganzen zu integrieren.

F. Zusammenfassung und Abschluß

Als Ergebnis der vorangegangenen Erörterungen sind wir zum folgenden Bild von Genese, Struktur und Dynamik der Psyche gelangt: Lebende Organismen sind autopoietische Systeme. Sie zeigen sich dem Beobachter in verschiedenen phänomenalen Bereichen, die in sich geschlossene und einander nicht überschneidende, aber strukturell über einen Interaktionsbereich miteinander gekoppelte Systeme mit einer eigengesetzlichen Dynamik unter der Herrschaft der Autopoiese bilden. Einer dieser Bereiche ist der gesamte periphere Körper mit all seinen stofflichen Vorgängen, ein anderer das Nervensystem als alles durchdringendes und nach eigenen homöostatischen Gesetzen funktionierendes neuronales Netzwerk, ein dritter das beobachtbare Verhalten des Organismus in seinen Interaktionen mit der Umwelt. Als weiterer, in gleicher Weise funktionell geschlossener und autopoietisch geregelter „phänomenaler Bereich" kann beim Menschen der *psychische Bereich* als jener Aspekt definiert werden, der direkt nur durch Introspektion, indirekt aber auch durch sprachliche Mitteilung, Verhaltensbeobachtung etc. erfaßbar wird. Zu ihm gehören Gefühle und Gedanken, Vorstellungen, Wahrnehmungen, Willensimpulse und überhaupt alle Inhalte, die gegebenenfalls im Bewußtsein erscheinen können.

Im Laufe der Entwicklung des Individuums baut sich die Psyche, ausgehend von angeborenen Anteilen, in assimilatorisch-akkomodatorischen Interaktionen mit der Umwelt zu einer komplex verschachtelten *Hierarchie von Bezugssystemen mit komplementären affektiven und kognitiven Anteilen* auf, die sich gegenseitig äquilibrieren und jederzeit engstens zusammenwirken. Die Annahme ist berechtigt, daß zugleich im Bereich des neuronalen Netzwerks ein analoges, ebenfalls assimilatorisch-akkomodatorisch durch den Gebrauch gebahntes System von Assoziations- oder Schaltkreisen entsteht. Alle solchen Bezugssysteme stellen homöostatisch geregelte Ganze oder Subganze dar, insgesamt vergleichbar dem hierarchischen Gefüge eines durch den Gebrauch gebahnten Wegsystems. Sie besitzen eine gewisse Trägheit und auch eine Anziehungskraft, indem sie Perzeptionen und Kommunikationen in ihrem Einflußbereich aufgrund ihrer Struktur in ganz bestimmter Weise kanalisieren, ordnen und organisieren.

Affektive, kognitive und sensori-motorische Elemente sind in solchen Bezugssystemen untrennbar zu äquilibrierten „Fühl-, Denk-, Wahrnehmungs-, Kommunikations- und Handlungsprogrammen" integriert. Gefühle und Gedanken können beide als *„Kognitionen"* im weitesten Sinn, d. h. als verschiedenartige Erfassungsweisen der begegnenden Wirklichkeit aufgefaßt werden. Sie stellen polare Aspekte im psychischen Erlebniskontinuum dar; als „Gefühle" definieren wir diejenigen innerpsychischen Ereignisse, die mit peripheren körperlichen Veränderungen einhergehen, während solche beim („reinen") Denken fehlen. Das phylogenetisch viel ältere, gefühlsmäßige Erfassen und Kommunizieren ist vorwiegend ganzheitlich; es affiziert den Körper vermutlich in erlernten, gefühls- und individuumsspezifischen Mustern. Das – phylogenetisch jüngere – Denken dagegen ist vorwiegend partikular und analytisch. Es perzipiert und kommuniziert in erster Linie ein Gefüge von Relationen und ist insofern in seinem Wesen körperfern-immateriell und abstrakt.

Durch *„strukturelle Koppelung"* steht die Psyche sowohl mit dem neuronalen und körperlichen Bereich wie auch mit der gesamten stofflichen, psychischen und sozialen Umwelt in ständiger Interaktion. Einflüsse aus gekoppelten Nachbarbereichen führen zu Gleichgewichtsstörungen („Deformationen") im psychischen System, die im Dienst der Autopoiese laufend wieder ausgeglichen werden. Die ganze „Psycho-Dynamik" erscheint als Resultante von ständig sowohl synchronen wie auch diachronen Äquilibrationsprozessen. Besonders häufige oder intensive Deformationen haben über Lern- und Bahnungseffekte Strukturveränderungen in den internalisierten Fühl-, Denk- und Handlungsabläufen zur Folge. Außeneinflüsse können als negative und positive Rückkoppelungen (Feedbacks) für das internalisierte psychische System verstanden werden. Negative Rückkoppelungen wirken systemerhaltend und positive systemverändernd. Letztere spielen nicht nur bei der Weiter- und Höherentwicklung affektlogischer Bezugssysteme im Sinn der majorisierenden Äquilibration und Abstraktion, sondern wahrscheinlich ebenfalls bei der Destabilisierung psychischer Funktionssysteme bis zu ihrem Umschlag in pathologische Zustände eine wichtige Rolle.

Die Umwelt kann nur durch die affektiv-kognitiven Bezugssysteme perzipiert werden, die sich im Dienst der Autopoiese durch Interaktionen mit eben dieser Umwelt gebildet und in einem interindividuellen konsensuellen Bereich sozialisiert haben. Jede *Perzeption der Außenwelt* ist deshalb notwendig „subjektiv", d. h. von der autopoietisch determinierten inneren Struktur des Systems abhängig. Eine „objektive Realität" kann grundsätzlich nicht erfaßt werden; selbst wissenschaftliche „Wahrheiten" sind nichts als konsensuell äquilibrierte, operationale Stimmigkeiten im Umgang mit einem bestimmten Kontext, gut vergleichbar einem bedürfnisgerechten lokalen Wegsystem.

Psychische Gesundheit kann gleichgesetzt werden mit optimal spannungsarmökonomischer, *psychische Krankheit* dagegen mit spannungsvoll-unökonomischer Informationsverarbeitung. Bei Mißverhältnissen zwischen Anforderungen und Verarbeitungskapazität entstehen Gleichgewichtsstörungen verschiedenen Ausmaßes, die sich krisenhaft namentlich in abnormen Veränderungen und Verzerrungen des gewohnten Zusammenspiels von „Fühlsystem" und „Denksystem" manifestieren. Eine Hierarchisierung psychopathologischer Störungen von den Reaktionen und Neurosen über Borderline-Zustände bis zu den Psychosen scheint prinzipiell möglich aufgrund von Art und Schweregrad der vorliegenden „Deformationen".

Für die *Therapie* ergibt sich aus dieser Sicht generell die Forderung nach Verbesserung der Informationsverarbeitung, sei es durch Herabsetzung der Anforderungen oder durch Stärkung der relevanten informationsverarbeitenden Systeme. Allgemeines Therapieziel ist die Harmonisierung von Gedanken und Gefühlen. Bei gravierenden psychischen Störungen ist die Schaffung eines auf bestimmte Ziele hin „polarisierten" therapeutischen Feldes notwendig, was zur Aufstellung der folgenden *therapeutischen Grundregeln* führt: 1. Systematischer Einbezug des relevanten sozialen Umfeldes; 2. Vereinheitlichung der allseits verfügbaren Information; 3. Induktion von realistisch positiven Zukunftserwartungen; 4. Stufenweise Erarbeitung von konkreten, gemeinsamen Behandlungszielen; 5. Adäquate Koordination und Kontinuität; 6. Einfachheit und Klarheit im Umgang; 7. Transparentes und entspanntes Behandlungsmilieu; 8. Vermeidung von Über- und Unterstimulation; 9. Integration von weiteren pharmako-, psycho- und soziotherapeutischen Verfahren unter übergeordneten Gesichtspunkten.

Die Sichtweise der Affektlogik eröffnet auch Zugänge zu komplexeren Techniken der „Bezugssystemveränderung". Sie überschneidet sich dabei sowohl theoretisch wie praktisch in mancher Hinsicht mit andersartigen aktuellen Ansätzen. Ihre besondere Stärke liegt indessen wohl in ihrer integrativen Kraft: Die Vorstellung der Psyche als hierarchisiertes Gefüge von affektiv-kognitiven Bezugssystemen, die einen internalisierten Niederschlag der gesamten konkreten Erfahrung darstellen, läßt in Verbindung mit der Annahme eines entsprechend organisierten zerebralen Substrates breiten Raum für den Einbezug von sowohl genetischen und biochemisch-somatischen wie auch psychosozialen Gesichtspunkten. Sie scheint konform zu sein mit dem gegenwärtigen Stand der Forschung auf allen genannten Gebieten und verbindet Erkenntnisse aus Biologie, genetischer Epistemologie, allgemeiner Psychologie, Psychoanalyse und Soziologie zu einem kohärenten Ganzen. In ihrem gebietsübergreifenden Ansatz und der angestrebten Integration von Denken, Fühlen und Körperleben ist sie zudem Teil einer wesentlichen Zeitströmung, die sich wissenschaftlich namentlich in der allgemeinen Systemtheorie als „übergeordnetes Bezugssystem" artikuliert. In ihren praktischen Anwendungen schließlich scheint die Affektlogik imstande zu sein, einen Beitrag zu einem neuen Krankheits- und Therapieverständnis zu leisten. Pharmakotherapie und andere körperorientierte Behandlungsverfahren, individuelle und kollektive Psychotherapien verschiedener Richtung, Verhaltens-, Sozio-, Milieu- und Familientherapie etc. stehen darin nicht mehr unintegriert nebeneinander, sondern werden verstehbar als sinnvolles Miteinander von Einwirkungen auf verschiedenen Ebenen mit gemeinsamer Zielsetzung und synergistischen Wirkungen.

Literatur

Akert K (1979) Morphologische Vielfalt und Komplexität von Synapsen und Mikroschaltungen. Schweiz Arch Neurol Neurochir Psychiat 125:217–229

Alexander F, French TM, Pollack GH (1968) Psychosomatic specificity, vol I. Experimental study and results. Univ of Chicago Press, Chicago

Anderson C (1985) Ein psychopädagogisches Modell zur Familientherapie der Schizophrenie. In: Stierlin H, Wynne LC, Wirsching M (Hrsg) Psychotherapie und Sozialtherapie der Schizophrenie. Ein internationaler Überblick. Springer, Berlin Heidelberg New York Tokyo, S 263–273

Arnold MB (Hrsg) (1970) Feelings and emotions. Academic Press, New York, pp 169–185

Bateson G (1981) Mind and nature. A necessary unit. Bantam Books, Toronto New York London

Bateson G, Jackson DD, Haley J, Weakland JW (1956) Towards a theory of schizophrenia. Behav Science 1:246–251

Bechtereva NP, Kumbarova DK, Ivanov GG (1984) Investigation and treatment of emotional disorders. In: Theoretical problems of modern psychiatry. Sandoz, pp 143–156

Bertalanffy L von (1950) An outline of general systems theory. Br J Phil Sci 1:134–165

Blanck G, Blanck R (1974) Ego-psychology, theory and practice. Columbia University Press, New York London

Bleuler M (1972) Die schizophrenen Geistesstörungen im Lichte langjähriger Kranken- und Familiengeschichten. Thieme, Stuttgart

Bräutigam W (1981) Körperliche Krankheit und psychotherapeutischer Prozeß. Psychosom Med 10:9–22

Brandon S (1970) Crisis theory and possibilities of therapeutic intervention. Br J Psychiatry 117:627–633

Brenner HD, Stramke WG, Mewes J, Liese F, Seeger W (1980) Erfahrungen mit einem spezifischen Therapieprogramm zum Training kognitiver und kommunikativer Fähigkeiten in der Rehabilitation chronisch schizophrener Patienten. Nervenarzt 51:106–112

Brown GW, Birley JLT (1968) Crisis and life changes and the onset of schizophrenia. J Soc Health Soc Behav 9:203–214

Cannon WB (1927) The James-Lange theory of emotions. In: Candland DK et al. (eds) Emotion. Wadsworth, Belmont CA, pp 1–84

Caplan G (1964) Principles of preventive psychiatry. Basic Books, New York

Capra F (1977) Der kosmische Reigen. Scherz, Bern München Wien

Capra F (1982) Wendezeit. Bausteine für ein neues Weltbild. Scherz, Bern München Wien

Ciompi L (1981 a) Psychoanalyse und Systemtheorie – ein Widerspruch? Psyche (Stuttg) 35:66–86

Ciompi L (1981 b) Wie können wir die Schizophrenen besser behandeln? – Eine Synthese neuer Krankheits- und Therapiekonzepte. Nervenarzt 52:506–515

Ciompi L (1982 a) Affektlogik. Über die Struktur der Psyche und ihre Entwicklung. Ein Beitrag zur Schizophrenieforschung. Klett-Cotta, Stuttgart

Ciompi L (1982 b) Über Affektlogik. Auf der Grundlage von Psychoanalyse und genetischer Epistemologie. Psyche (Stuttg) 36:226–266

Ciompi L (1983) Was unterscheidet unsern Umgang mit Akut-Kranken und mit Langzeitpatienten. In: Dörner K (Hrsg) Die Unheilbaren. Psychiatrie-Verlag, Rehburg-Loccum

Ciompi L (1985) Schizophrenie als Störung der Informationsverarbeitung. Eine Hypothese und ihre therapeutischen Konsequenzen. In: Stierlin H, Wynne LC (Hrsg) Sozialtherapie der Schizophrenie. Ein internationaler Überblick. Springer, Berlin Heidelberg New York Tokyo, S 59–72

Ciompi L, Hubschmid T (1985) Psychopathologie aus der Sicht der Affektlogik. Ein neues Konzept und seine praktischen Konsequenzen. In: Janzarik W (Hrsg.) Psychopathologie und Praxis. Enke, Stuttgart, S 115–123

Ciompi L, Mueller C (1976) Lebenslauf und Alter der Schizophrenen. Eine katamnestische Langzeitstudie bis ins Senium. Springer, Berlin Heidelberg New York

Ciompi L, Dauwalder HP, Ague C (1979) Ein Forschungsprogramm zur Rehabilitation psychisch Kranker. III. Längsschnittuntersuchungen zum Rehabilitationserfolg und zur Prognostik. Nervenarzt 50:366–378

Cotman CW (1978) Neuronal plasticity. Raven Press, New York

Darwin C (1872) Der Ausdruck der Gemütsbewegungen bei dem Menschen und den Tieren. Schweizerbart, Stuttgart

Dauwalder HP, Ciompi L, Aebi E, Hubschmid T (1984) Ein Forschungsprogramm zur Rehabilitation psychisch Kranker. IV. Untersuchung zur Rolle von Zukunftserwartungen bei chronisch Schizophrenen. Nervenarzt 55:257–264

Dohrenwendt WP, Egri G (1981) Recent stressfull life events and episods of schizophrenia. Schizophrenia Bull 7:12–23

Einstein A (1911) Die Relativitätstheorie. Jahresschrift der Naturforschenden Gesellschaft Zürich 56:1–14

Euler HA, Mandl H (Hrsg) (1983) Emotionspsychologie. Ein Handbuch in Schlüsselbegriffen. Urban & Schwarzenberg, München Wien Baltimore

Falloon IRH, Boyd JL, McGill CW, Razani J, Moss HB, Gilderman AM (1982) Family management in the prevention of exacerbations of schizophrenia. A controlled study. J Med 306(24):1437–1441

Frey D (1980) Kognitive Theorien der Sozialpsychologie. Huber, Bern Stuttgart Wien

Friis S, Karterod S, Kleppe H, Lorentzen S, Lystrup S, Vaglum P (1982) Reconsidering some limiting factors of therapeutic communities. In: Pines M, Rafaelsen L (eds) The individual and the group, vol I. Plenum Publ Corp

Gazzaniga MS, Doux JE le (1983) Neuropsychologische Integration kognitiver Prozesse. Enke, Stuttgart

Goldstein MJ, Rodnick EH, Evans JR, May PRA, Steinberg MR (1978) Drug and family therapy in the aftercare treatment of acute schizophrenics. Arch Gen Psychiatry 35:1169–1177

Hartmann H (1939) Ego-psychology and the problem of adaptation. Internat Univ Press, New York

Hartmann H, Kris E, Loewenstein RM (1946) Comments on the formation of psychic structure. Psychoanal Study Child 2:4–38

Heim E (1985) Praxis der Milieu-Therapie. Springer, Berlin Heidelberg New York Tokyo

Hoppe H (1975) Die Trennung der Gehirnhälften. Ihre Bedeutung für die Psychoanalyse. Psyche (Stuttg) 29:919–940

Huber G, Gross G, Schüttler R (1979) Schizophrenie, eine Verlaufs- und sozialpsychiatrische Studie. Springer, Berlin Heidelberg New York

Hubschmid T (1985) Von der Familientherapie zur Angehörigenarbeit oder vom therapeutischen zum präventiv-rehabilitativen Programm in der Schizophreniebehandlung. Fortschr Neurol Psychiat 53:117–122

Jacobson E (1973) Das Selbst und die Welt der Objektive. Suhrkamp, Frankfurt

Jacobson GF (1974) Programs and techniques of crisis intervention. In: Arieti S (ed) American handbook of psychiatry, vol 2. Basic Books, New York, pp 810–825

James W (1890) The principles of psychology. Holt, Rinchard & Winston, New York

Jantsch E (1979) Die Selbstorganisation des Universums. Hauser, München

Janzarik W (1980) Strukturdynamik. In: Peters UH (Hrsg) Die Psychologie des 20. Jahrhunderts, Bd X (Psychiatrie). Kindler, Zürich

Janzarik W (1981) Situation, Struktur, Reaktion und Psychose. Nervenarzt 52:396–400

Kafka JS (1971) Ambiguity for individuation. A critique and reformulation of the double-bind-theory. Arch Gen Psychiatry 25:232–239

Kernberg O (1976) Object relations theory and clinical psychoanalysis. Jason Aronson, New York

Kernberg O (1980) Internal world and external reality. Object relation theory applied. Jason Aronson, New York London

Lange K (1885) The emotions. Dänemark. William & Wilkins, Baltimore 1922

Lazarus RS, Kanner AD, Folkman S (1970) Towards a cognitive theory of emotion. In: Arnold MB (ed) Feelings and emotions. Academic Press, New York, pp 207–232

Leff J, Kuipers L, Berkowitz R, Eberlein-Vries R, Sturgeon D (1982) A controlled trial of social intervention in the families of schizophrenic patients. Br J Psychiatry 141:121–134

Levi-Strauss C (1962) La pensée sauvage. Plon, Paris

Lindenmann E (1956) The meaning of crisis in individual and family living. Teachers Coll Record 57:310–315

Mandl H, Huber L (1983) Emotion und Kognition. Urban & Schwarzenberg, München Wien Baltimore

Marty P (1972) Sur la pensée opératoire. Rev Fr Psychanal 36:805–816

Maturana HR (1982) Erkennen: Die Organisation und Verkörperung von Wirklichkeit. Vieweg, Braunschweig

Maturana HR, Varela FG (1973) De maguinas y seres vivos. Santiago/Chile

McLean P (1964) Man and his animal brain. Mod Medicine 25:95–106

Miller JG (1975) General systems theory. In: Freedman AM, Kaplan HJ, Sadock BJ (eds) Comprehensive textbook of psychiatry. William & Wilkins, Baltimore

Minuchin S (1974) Families and family therapy. Harvard University Press, Cambridge

Mosher LR, Menn AZ, Mathews S (1975) Soteria. Evaluation of a home-based treatment for schizophrenics. Am J Orthopsychiatry 45:455–467

Müller C (1981 a) Psychische Erkrankungen und ihr Verlauf sowie ihre Beeinflussung durch das Alter. Huber, Bern Stuttgart Wien

Müller C (1981 b) Psychiatrische Institutionen. Springer, Berlin Heidelberg New York

Nemiah JC (1977) Alexithymia. Theoretical considerations. In: Bräutigam W, von Rad M (eds) Toward a theory of psychosomatic disorders. Karger, Basel

Piaget J (1923) La pensée symbolique et la pensée de l'enfant. Arch Psychol 18:273–304

Piaget J (1933) La psychanalyse et le développement intellectuel. Rev Fr Psychanal 6:404–408

Piaget J (1972) Die Psychologie der Intelligenz. Walter, Olten-Freiburg

Piaget J (1973) Das moralische Urteil beim Kind. Suhrkamp, Frankfurt

Piaget J (1976 a) Die Aequilibration der kognitiven Strukturen. Klett, Stuttgart

Piaget J (1976 b) The affective unconscious and the cognitive unconscious. In: Inhelder B, Chipman HH (eds) Piaget and his school. Springer, New York Berlin Heidelberg

Piaget J (1981) Intelligence and affectivity. Their relationship during child development: In: Brown TA, Kaegi CE (eds) Annual reviews monograph. University of California, Palo Alto

Piaget J, Inhelder B (1977) Die Psychologie des Kindes. Fischer, Frankfurt a.M.

Popper K (1976) Unended quest. An intellectual autobiography. Collins, Glasgow

Popper K, Eccles J (1977) The self and its brain. Springer, Berlin Heidelberg London New York

Priest RG (1984) The diagnostic ladder of mental illness: implications for theory and practice. In: Theoretical problems of modern psychiatry. Sandoz, pp 15–20

Prigogine I, Stengers I (1981) Dialog mit der Natur. Neue Wege naturwissenschaftlichen Denkens. Piper, München

Rapaport A (1968) Foreword. In: Buckley W (ed) Modern systems research for the behavioral scientist. Aldine, Chicago

Rapaport D (1950) On the psychoanalytic theory of thinking. Int J Psycho-Anal 31:161–170

Riedl R, Parey P (1979) Biologie der Erkenntnis. Parey, Berlin Hamburg

Schachter S, Singer JE (1962) Cognitive, social and physiological determinants of emotional states. Psycholog Rev 69:379–399

Searles HF (1959) The effort to drive the other person crazy. Br J Med Psychol 32:1–19

Sifneos P (1980) Brief psychotherapy and crisis intervention. In: Kaplan HJ, Freedman AM, Sadock BJ (eds) Comprehensive textbook of psychiatry, III, vol 2. William & Wilkins, Baltimore

Simon F (1983) Die Evolution unbewußter Strukturen. Psyche 37:520–553

Singer MT, Wynne LC, Toohey BA (1978) Communication disorders in the families of schizophrenics. In: Wynne LC, Cromwell RL, Matthysse S (eds) The nature of schizophrenia. Wiley, New York Chichester Brisbane Toronto

Stierlin H (1980) Von der Psychoanalyse zur Familientherapie. Klett-Cotta, Stuttgart

Suellwold L (1983) Schizophrenie. Kohlhammer, Stuttgart Berlin Köln Mainz

Ulich D (1982) Das Gefühl. Urban & Schwarzenberg, München Wien Baltimore

Varela FG, Maturana HR, Uribe RB (1974) Autopoiesis: The organization of living systems, its characterization and a model. Biosystems (NY) 4:187–196

Watzlawick P, Beavin JH, Jackson DD (1969) Menschliche Kommunikation. Huber, Bern Stuttgart Wien

Wexler BE (1980) Cerebral laterality and psychiatry: a review of the literature. Ann J Psychiatry 137:279–291

Wing JK, Brown GW (1970) Institutionalism and schizophrenia. Cambridge Univ Press, London

Wilson HS (1982) Desinstitionalized residential care for the mentally disordered. The Soteria House approach. Grune & Stratton, New York

Wynne LC, Ryckoff IM, Dave J, Hirsch SJ (1958) Pseudomutuality in the family relations of schizophrenics. Psychiatry 21:205–220

Zubin J, Spring B (1977) Vulnerability – a new view on schizophrenia. J Abnorm Psychol 86:103–126

Zubin J, Magaziner J, Steinhauer SR (1983) The metamorphosis of schizophrenia: from chronicity to vulnerability. Psychol Med 13:551–571

Wandlungen des Verständnisses und der Therapie psychogener Störungen in jüngster Zeit

P. Fürstenau

INHALTSVERZEICHNIS

In der jüngsten Zeit hat sich ein beträchtlicher Wandel bezüglich des Verständnisses und der Therapie psychogener (erlebnisbedingter) Störungen vollzogen, dessen Konsequenzen noch nicht voll zu übersehen sind. Die wichtigste Veränderung ist eine wesentlich engere Verknüpfung von Verständnis (Theorie) und Therapie (Praxis) erlebnisbedingter Störungen als dies früher üblich und möglich war. Das hängt mit der wissenschaftstheoretischen Einsicht zusammen, daß Erforschung wie Therapie erlebnisbedingter (psychischer) Störungen nur innerhalb von Beziehungen (Interaktionen) möglich ist (Devereux 1973, 1974, 1984) und eine diesen Sachverhalt nicht primär berücksichtigende Verfahrensweise, die sich als bloße Beschreibung von Störungen (Krankheiten) versteht, das spezifisch Erlebnisbedingte, Psychische verfehlt. Dies hat zu einer Krise der beschreibenden Lehre von „den Krankheiten" (Nosologie, Psychopathologie) und der nicht interaktionell ausgerichteten Therapeutik geführt, die bestimmte Krankheiten mit bestimmten Behandlungsmethoden zu kurieren sucht. Im folgenden werden zunächst (Abschn. A) die wesentlichen Wandlungen des Verständnisses erlebnisbedingter Störungen, dann (Abschn. B) die der Therapie von Menschen, die an solchen Störungen leiden, dargestellt.

A. Verständnis psychogener Störungen

Die Geschichte des Verständnisses erlebnisbedingter Störungen der letzten Jahrzehnte führt von der Beschreibung punktueller grober Auffälligkeiten und auffälliger Veränderungen des Sichverhaltens und Sichbefindens, deren Klassifizierung als seelischer Krankheiten und Störungsformen sowie der Registrierung der diesen Krankheiten und Störungen jeweils zugeordneten seelischen „Mechanismen" zu einem subtilen Verständnis unterschiedlicher gesunder wie gestörter Persönlichkeitsstrukturen als Verlaufsstrukturen. Zudem wurden diese Verlaufsstrukturen nach innen wie nach außen genauer erforscht. Unser Verständnis wurde so an jeder Stelle dichter und zugleich umfassender, weiter: Immer weitere systemische Zusammenhänge wurden als für das Verständnis einer bestimmten seelischen Auffälligkeit oder Störung relevant erkannt. Die Ausweitung geschah sowohl in diachroner (entwicklungsmäßiger, das Nacheinander betreffender) wie synchroner (das gleichzeitige Nebeneinander betreffender) Richtung.

Die Vorstellung erlebnisbedingter Krankheiten und Störungen wandelte sich diachron zu dem Konzept unterschiedlicher sich lebenslänglich verändernder Persönlichkeitsstrukturen, deren auffällige bzw. krankhafte Züge nur auf dem Hintergrund der gesamten Entwicklung von Geburt (eigentlich Konzeption) an bis zur jeweiligen Gegenwart in ihrer Entstehung, Eigenart und Veränderlichkeit verständlich werden. In synchroner Hinsicht ergab sich in den letzten Jahren, daß selbst diese sich lebenslang verändernden Persönlichkeitsstrukturen mit unterschiedlichen Zügen in ihrer Entstehung, Eigenart und Dynamik nur durchsichtig werden, wenn die (früheren und gegenwärtigen) Lebensverhältnisse und -bezüge (Familie und Verwandtschaft, Arbeitsverhältnisse, gesellschaftlich-kulturelle Einbettung) mitberücksichtigt werden. Diese synchrone Ausweitung zum Verständnis psychosozialer Systeme bedeutet zugleich eine Ausweitung der diachronen Perspektive: Denn die jeweils aktuellen Lebensverhältnisse haben ja eine umfassendere Geschichte als die jeweils fokussierte Einzelperson.

Dies erweiterte Verständnis gesunder wie gestörter Erlebnisverarbeitung mündet in einer dynamischen Theorie der Entwicklung von Menschen in psychosozialen Verbänden (Familiensystemen) mit mehrfachem Positionswechsel des einzelnen im Laufe seines Lebens: Kind, Erwachsener, Elternteil, Schwiegerelternteil, Großelternteil. Erlebnisbedingte Störungen entwickeln sich latent, werden (durch Dekompensation oder schleichend) akut, remittieren, rezidivieren, alles dies im Kontext psychosozialer (systemischer) Konstellationen. Psycho- bzw. Soziotherapie ist dann eine künstliche (zwar nicht familiale, aber doch familienähnliche) „systemische Konstellation", durch die dieser Prozeß möglicherweise beeinflußt werden kann. Mit dieser letzten Bemerkung ist bereits angedeutet, worauf die bereits oben erwähnte wechselseitige Annäherung von Verständnis (Theorie) gesunden wie gestörten psychosozialen Lebens und einschlägiger Therapie (Praxis) beruht: Die konsequente Verfolgung der interaktionellen Perspektive führt zugleich zu einem grundlegenden Verständnis der psycho- bzw. soziotherapeutischen Beziehung und damit auch der Chancen und Möglichkeiten psycho- bzw. soziotherapeutischer Intervention (ggf. im Zusammenhang mit somatischer Therapie). Störungsverständnis und therapeutisches Handeln werden zunehmend durch einen gemeinsamen und umfassenden Verständnis-(Sinn-, Bedeutungs-)zusammenhang bestimmt und damit aufeinander beziehbar, ein entscheidender Fortschritt der Therapeutik erlebnisbedingter Störungen. Umrisse einer solch umgreifenden psychotherapeutischen Praxeologie zeichnen sich ab (vgl. FÜRSTENAU 1979, 1983; vgl. auch KRAIKER 1980).

I. Entwicklungsperspektive

Die Entwicklungsperspektive besagt, daß sich eine psychogene Störung nur aus dem Zusammenwirken von Einflüssen in jeder der bisher durchlaufenen Entwicklungsphasen der betreffenden Person hinsichtlich Entstehung, Aufbau, Verlauf und prognostischer Erwägungen verschiedener Art verstehen läßt, daß also alle psychogenen Störungen nur auf dem Wege einer systematischen Rückverfolgung bis zur Geburt der betreffenden Person in ihrer Eigenart, Entstehung und Verlaufsform durchsichtig werden. Es muß unter diesen Umständen davon ausgegangen werden, daß sämtliche Entwicklungsphasen zur Bildung der betreffenden Störung (als eines Zuges einer Verlaufsstruktur) beigetragen haben: im positiven (verstärkenden), negativen (abschwächenden) oder sonst modifizierenden Sinne. Die bisher geläufige Vorstellung einer mehr oder minder regelhaften Zuordnung bestimmter Störungstypen zu bestimmten Entwicklungsphasen hat demgemäß nur noch die Bedeutung eines seltenen Grenzwertes.

Diese Entwicklung hat beispielsweise die psychoanalytische Krankheitslehre in eine ziemliche Krise gebracht. Denn es hat sich immer mehr gezeigt, daß ähnliche Störungen (im Sinne von Syndromen) sehr unterschiedlich entwicklungsmäßig determiniert sein können und daß nur eine systematische Berücksichtigung dieser Entwicklungs-(Schichtungs-)Konstellation die Chance hat, zu angemessenen klinisch-therapeutischen Prognosen und Entscheidungen zu führen (BLANCK u. BLANCK 1978, 1980; GEDO 1979, 1981; KERNBERG 1981).

Zwei Forschungs- und Konzeptualisierungsschwerpunkte der letzten Jahre waren für die damit angedeuteten – folgenreichen – Veränderungen von besonderer Bedeutung: die Erforschung der Phase der Ich- bzw. Selbst-Bildung (im Gegensatz zu den späteren Phasen der Entwicklung des strukturell ausgebildeten Selbst bzw. Ich) und die Ausweitung der Entwicklungsperspektive auf das gesamte Leben.

In den letzten Jahren hat sich eine Konvergenz verschiedener Forschungsansätze ergeben, die sich mit den psychosozialen Prozessen der Ichbildung, Selbstbildung bzw. Individuation in den ersten beiden Lebensjahren beschäftigen. Dabei handelt es sich um Rekonstruktionen aus Erwachsenenpsychoanalysen und Kinderanalysen wie um Konzeptualisierungen aufgrund direkter Mutter-Kleinkind-Beobachtungen.

Auf dem Hintergrund älterer mit direkter Beobachtung operierender Forschungsansätze ist vor allem MAHLER (zusammenfassend 1975a, 1975b) dem frühkindlichen Individuationsprozeß im Zusammenhang mit Studien über kindlichen Autismus nachgegangen und hat Phasen der allmählichen Entwicklung des Kindes aus einer Mutter-Kind-Symbiose näher beschrieben und den Bezug zu psychotischen und psychosenahen Störungen herausgestellt. Vom psychoanalytischen Umgang mit psychotischen und neurotischen Patienten hat E. JACOBSON (1977, 1978) rekonstruktiv eine Konzeptualisierung des Prozesses der Differenzierung zwischen Ich (einschließlich Überich) und der Welt der Objekte, das heißt zunächst: der Mutter, vorgelegt.

Durch diese und weitere amerikanische Forschungen (vgl. Blanck u. Blanck 1978) ist ein englischer Ansatz, der seit den dreißiger Jahren von der Kinderanalyse ausgehend der Konzeptualisierung früher seelischer Prozesse gewidmet ist, erneut zu besonderer Bedeutung gelangt: der Melanie Kleins und ihrer Schule sowie verwandter Richtungen der „Objektbeziehungstheorie" (Meltzer 1978; Racker 1978; Rosenfeld 1981; Segal 1983; Guntrip 1977; Khan 1977; Winnicott 1974, 1976; Balint 1973; Ogden 1982).

Welche Variante dieser Konzeptualisierung man auch präferieren mag, die Bedeutung dieser Untersuchungen liegt darin, daß sie uns die eigentümliche Psychologik des frühen (entstehenden) Ich (Selbst) nahe gebracht haben, eines Ich, das erst dabei ist, sich Schritt für Schritt durch Aufbau einer eigenen Struktur von der Mutter und den weiteren Bezugspersonen abzugrenzen. Die archaischen Prozesse der Projektion und Introjektion, der Spaltung, des Zusammensetzens und Wiederzerstückelns, des Aufbaus und Zerfalls, des Erlebens innerer Prozesse als äußerer und äußerer als innerer, der Angst vor Verfolgung von außen und innen durch Teilobjekte (paranoid-schizoide Position), des Aufbaus und der libidinös-aggressiven Besetzung eines ganzen (Mutter-)Objekts und der Besorgtheit über mögliche Beschädigung oder Zerstörung dieses Objekts durch eigene Aggression (depressive Position; Schulderleben, Gewissensbildung) hat uns überhaupt erst instand gesetzt, verstehenden Zugang zu diesen Strukturbildungsprozessen der Persönlichkeit und damit zusammenhängender Pathologie zu finden und uns vom Adultomorphismus des mit normalem Ich ausgestatteten Erwachsenen möglichst frei zu machen.

Von diesen begrenzten Verstehensmöglichkeiten der mit strukturell gesundem Ich operierenden Erwachsenen ist noch weitgehend der negative Begriff der „Alexithymie" bestimmt, mit dem amerikanische Autoren die Schwierigkeit psychosomatisch Kranker, sich affektiv und verbal „angemessen" (= erwachsen) mitzuteilen, zu umschreiben suchen (zusammenfassend Stephanos 1979; ferner von Rad 1983). Dagegen schlagen französische Untersuchungen über die „atomistisch-mechanistische Objektbeziehung" psychosomatisch Kranker in der Interpretation und Fortführung von Stephanos (1979) schon einen Bogen zum Verständnis früher Ichbildungsprozesse einschließlich des Aufbaus der leibbezogenen Ich-Anteile, des sogenannten „Körperschemas", im Zusammenhang mit der Mutter-Kind-Symbiose. Ciompi (1982) hat versucht, die gut erforschten, aber mit der affektiven Entwicklung bisher wenig in Beziehung gesetzten Prozesse der Bildung kognitiver Strukturen mit psychoanalytischen Verlaufsmodellen zu integrieren.

Unser Verständnis der frühkindlichen Entwicklung in Hinsicht auf pathogenetisch relevante Faktoren für spätere psychische Erkrankungen ist noch durch einen weiteren Forschungsansatz in den letzten Jahrzehnten wesentlich gefördert worden, zu dem verschiedene Autoren mit unterschiedlicher Begrifflichkeit beigetragen haben: Die Erforschung der Entwicklung des Selbstwertgefühls und der Selbstwertregulation als einer eigenen Persönlichkeitsdimension in dialektischer Auseinandersetzung mit der Trieb-Ich-Objektbeziehungs-Entwicklung. Grunberger (1976), Kohut (1973, 1979) und Kernberg (1978, 1981) haben jeweils in unterschiedlicher Form die Besonderheit dieses mit der Sehnsucht nach Wiederherstellung intrauteriner Harmonie und Vollkommenheit zusammenhängenden Bereichs der dauernden Suche nach Allmacht, Sicherheit, Bestätigung der hervorragenden Bedeutung des eigenen Selbst und Kränkungsvermeidung in der Entwicklung verfolgt, die zugehörigen Manöver und Mechanismen untersucht und die Voraussetzungen gesunder wie unterschiedlich gestörter Entfaltung beschrieben.

Welche Bedeutung hat die skizzenhaft dargestellte Erweiterung des psychoanalytischen Verständnisses der Frühentwicklung des Kindes in der Interaktion mit seinen nächsten Bezugspersonen, das heißt der Ich- bzw. Selbstbildungsphase, für unser Verständnis psychogener Störungen? Die Bedeutung liegt in der Radikalisierung des epigenetischen Ansatzes, psychogene Störungen hinsichtlich Entstehung, Verlauf, Veränderlichkeit und Prognose zu verstehen. In vielen Fällen ist erst durch diese Vertiefung in die Anfänge der Persönlichkeitsentwicklung die Voraussetzung dafür geschaffen worden, Symptome und Verhaltensweisen, die uns bisher von unserer Erwachsenenlogik, der Logik des bereits strukturierten Ich (Selbst) her unverständlich und damit auch therapeutisch nicht zugänglich waren, verständnismäßig zu erreichen. Die Erforschung der Frühphase der Persönlichkeitsentwicklung unter klinisch relevanten psychoanalytischen Gesichtspunkten gibt uns die Möglichkeit, solche als Ichdefekte imponierende klinische Erscheinungen auf die traumatisierende Ursprungssituation zurückzuführen und dies Verständnis psychotherapeutisch fruchtbar zu machen. Die Erlebnisverarbeitung in dieser frühkindlichen Situation verstehen wir unter solchen Umständen zugleich als einen gewichtigen Beitrag zur späteren Erkrankung im Sinne eines frühen psychogenen dispositionellen Faktors für die Genese der häufig sich erst später manifestierenden Störung.

Der damit ermöglichte verständnismäßige Zugang zur aktuellen Symptomatik und Verhaltensweise eines Patienten und die dadurch ermöglichte Identifizierung eines frühen psychogenen dispositionellen Faktors entheben uns jedoch nicht der Verpflichtung, dem Schicksal der Störung in den weiteren Entwicklungsphasen des Patienten bis zur gegenwärtigen Lebenssituation nachzuspüren, da mit der Identifizierung früher psychogener Dispositionen ein notwendiges, aber noch kein zureichendes ätiologisches Verständnis gewonnen ist. Insofern ist die häufig gebrauchte Wendung von den „Frühstörungen" irreführend. Erst die Abklärung auch der späteren Erlebnisverarbeitung bis zur Gegenwart komplettiert die Kenntnis der für die „Entstehung" der gegenwärtig vorgefundenen psychogenen Störung entscheidenden verstärkenden, abschwächenden oder sonst modifizierenden dispositionellen und der letztlich auslösenden Faktoren. Nur eine solche konsequente und systematische Entwicklungsdiagnostik (BLANCK u. BLANCK 1980; GEDO 1979, 1981) entspricht dem heutigen Stand unseres Verständnisses psychogener Störungen; nur ein solches konsequent epigenetisches Vorgehen schafft festen diagnostischen Boden für angemessene therapeutische Einschätzungen und Entscheidungen. Damit ist ein beträchtlicher Wandel unseres klinischen Verständnisses psychogener Störungen formuliert, eines Fortschritts, der allerdings noch nicht Allgemeingut in der Psychiatrie und Psychotherapie der Bundesrepublik ist.

In den letzten Jahren ist das Verständnis erlebnisbedingter Störungen nicht nur durch die Erforschung und Rückverfolgung der Persönlichkeitsentwicklung bis in die Strukturbildungsphase wesentlich vertieft worden, sondern auch durch eine konsequente Verfolgung der Entwicklung der Person (in der Interaktion mit ihrer psychosozialen Umwelt) über das gesamte Leben hin bis zum hohen Alter. Dem liegt die Beobachtung zugrunde, daß die eigentümliche Verlaufsform psychogener Störungen, in bestimmten Entwicklungsphasen oder Lebenssituationen allmählich oder (durch Dekompensation) akut manifest zu werden, unter bestimmten entwicklungs- oder milieumäßigen Veränderungen zu remittieren bzw. latent zu bleiben, eine konzeptuelle Orientierung erfordert, die diese lebenslangen Prozesse verständlich zu machen vermag.

Seit ERIKSONs Darstellung von „Wachstum und Krisen der gesunden Persönlichkeit" (1953) ist dieser Ansatz als Lebensereignis- bzw. Krisenforschung in der Psychiatrie und Psychosomatischen Medizin der letzten Jahre sehr ausgearbeitet worden (JORASCHKY u. KÖHLE 1979). Obgleich die psychologische Bedeutung bestimmter Lebensereignisse für eine bestimmte Person von deren individueller psychischer Konstellation entscheidend abhängt, gibt es doch ähnlich wie bei der Entwicklung innerhalb von Kindheit und Jugend auch im Erwachsenenalter typische familiäre und familiären äquivalente Situationen, die eine Neueinstellung erfordern und daher unter bestimmten Umständen eine persönliche Anpassungskrise auszulösen eine Chance haben. Dieser Ansatz beruht darauf, daß das Thema „Kind-Eltern-Beziehung", „verbliebene Kindlichkeit" durch den mehrmaligen Wechsel der familiären Position, und das heißt: Relation zu Familienangehörigen, während des Lebens immer wieder variiert und damit aktualisiert wird: durch Tod der Eltern, Trennungen oder Tod von Lebenspartnern, Geburt, Heranwachsen, Heirat oder Tod von Kindern, aber auch durch Avancieren im Beruf, Arbeitslosigkeit, Pensionierung, somatische Erkrankungen oder sonstige Erschütterungen. Immer wieder steht jeder Mensch während seines Lebens vor der Aufgabe, auf dem Hintergrund seiner bisher entwickelten Struktur emotional gravierende Veränderungen des Lebensfeldes zu verarbeiten (HALEY 1978 b; HOFFMAN 1982, S. 167 ff.; MINUCHIN 1977).

II. Systemperspektive

Die im letzten Abschnitt geschilderte Radikalisierung der Entwicklungsperspektive als Weg zum vertieften Verständnis psychogener Störungen betrifft die Person im psychosozialen Austausch mit ihrer mitmenschlichen Umgebung. Das heißt, eine konsequente Verfolgung der für die Persönlichkeitsbildung, -entfaltung und -veränderung entscheidenden Vorgänge führt mühelos und direkt zur Familie als einem kontinuierlich sich wandelnden psychosozialen System, an dem mehrere Personen in unterschiedlichen Positionen (Rollen) langfristig beteiligt sind. Dieser (sozialpsychologische) Aspekt war schon immer in der psychoanalytischen Theorie seelischen Geschehens und persönlicher Entwicklung angelegt, ist jedoch erst in der letzten Zeit konsequent verfolgt und ausgearbeitet worden. Diese methodische Ausarbeitung der systemischen, insbesondere familiendynamischen Perspektive ist eins der wichtigsten, weil folgenreichsten Ereignisse der Psychiatrie und Psychotherapie der letzten Jahre. Sie geschah in unterschiedlichen parallel sich entfaltenden Forschungsansätzen, die einen mehr psychoanalytisch-inhaltlich, die anderen eher wissenschaftstheoretisch-methodologisch (systemisch) orientiert. Jetzt zeichnet sich jedoch eine wechselseitige Beeinflussung und damit Integration ab. Ein besonderer Vorteil dieses Ansatzes besteht darin, daß er auch nicht-psychologische, z. B. somatische, konstitutionelle, genetische Faktoren zu integrieren vermag.

Ist man aber erst einmal auf die systemischen Zusammenhänge, d. h. auf Interdependenzen im Bereich von seelischer Gesundheit und Krankheit, ausdrücklich aufmerksam geworden, dann ist kein Halten mehr: Sehr schnell werden die gesellschaftlichen und kulturellen Voraussetzungen und Implikationen seelischer Gesundheit, Erkrankung, Erkrankungsverhütung, Therapie und Rehabilitation mehr oder minder klar sichtbar. So gehört zum Bild der letzten Jahre eine starke Entwicklung der sozialwissenschaftlichen Erforschung dieses ganzen Lebensbereiches.

1. Von der psychoanalytischen Erforschung der Einzelperson zur Erforschung von Familien als psychosozialen Systemen

Nachdem deutlich geworden war, daß sich der Beitrag der nächsten Bezugspersonen eines Kindes zur Entwicklung von dessen Persönlichkeitsstruktur nicht darauf beschränkt, Initiator von kulturspezifischen Triebregulierungsvorgängen zu sein, sondern die Entwicklung der Persönlichkeit des Kindes mit ihren mannigfaltigen Trieb-, Ich-, Überich- (Wert-) und Selbst-Aspekten in der kontinuierlichen Wechselbeziehung mit der Persönlichkeit der Eltern, Geschwister und übrigen Bezugspersonen erfolgt, lag es nahe, die Eltern nicht als globale Erziehungsinstanzen in Ansatz zu bringen – mit der fiktiven Unterstellung psychischer Normalität –, sondern die Persönlichkeit der Eltern in klinisch differenzierter Form zu berücksichtigen und der unbewußten und bewußten Dynamik innerhalb der Familie als eines psychosozialen (Gleichgewichts-)Systems nachzugehen. Denn wenn in die Partnerbeziehungen Erwachsener verbliebene Kindlichkeit in Form von Übertragungen (frühen Objektbeziehungen) und Projektionen eigener bekämpfter oder besonders geliebter Ich-Anteile eingeht, dann gilt dies natürlich auch gegenüber Kindern (RICHTER 1963), dann erfüllen Kinder für Eltern, Eltern für Kinder, überhaupt Familienangehörige für einander jeweils spezifische unbewußte und bewußte Funktionen der Stabilisierung. Diese Stabilisierungsfunktion hängt offensichtlich ebensosehr von der aktuellen Lebensgemeinschaft wie von der jeweils geronnenen (zur inneren Struktur gewordenen) Vorerfahrung (Persönlichkeitsstruktur) aller jeweils Beteiligten ab.

Von verschiedenen konzeptuellen (und therapeutischen) Ansätzen her ist die psychiatrische und psychotherapeutische Forschung dieser Funktions-(Arbeits-)Teilung innerhalb psychosozialer Systeme, insbesondere Familien, in den letzten Jahren intensiv nachgegangen. Dabei hat sich gezeigt, daß psychogene Störungen hinsichtlich ihres Auftretens, Sichverschlimmerns, Sichbesserns, Verschwindens (und hinsichtlich therapeutischer Beeinflussung) in diese familiäre (systemische) Funktionsaufteilung einbezogen sind (HOFFMAN 1982; MINUCHIN et al. 1981; STIERLIN 1978; SELVINI-PALAZZOLI et al. 1978; WIRSCHING u. STIERLIN 1982).

Dies führte zur Beschreibung familiärer Mechanismen und Strategien der Bedürfnisregulation durch unbewußte Delegation (aufgrund von Übertragungen und Projektionen), der Ordnung der verschiedenen familiären Aufgaben und Tätigkeiten, der familiären Einstellung zu Werten und Normen und des familiären Selbstverständnisses („Mythologie") unter Gesichtspunkten gesunder wie gestörter (mißlingender) gemeinsamer Meisterung der sich in Abständen (diskontinuierlich) markant ändernden familiären Lebenssituation. Dabei findet die Einstellung der betreffenden Familie zu den beiden Großelternpaaren, der übrigen Verwandtschaft und zu weiteren Dritten (außerehelichen Partnern, Arbeitskollegen, Freunden) ebenso Berücksichtigung wie der Umgang mit der Generationsgrenze innerhalb der Kernfamilie (BOSZORMENYI-NAGY u. FRAMO 1975; MINUCHIN 1977, 1983). Für das Verständnis psychogener Störungen hat dieser familiendynamische Forschungsansatz deutlich gemacht, daß von den biographischen Störungsdispositionen der an dem Familienverband jeweils beteiligten Individuen (durch ihre organismische Einheit abgegrenzten Einzelpersonen) störungsrelevante Determinanten unterschieden werden müssen, die aus dem Zusammenleben dieser Personen in diesem psychosozialen System durch Wechselwirkung hervorgehen, eigentlich: die Regelung dieses Zusammenlebens ausmachen. Sie sind nur in einer entsprechenden System-(Familien-)Untersuchungssituation eruierbar.

Die aus der somatischen Medizin übernommene psychotherapeutische aufs Individuum eingeschränkte Einzeluntersuchung wird damit entscheidend relativiert – und problematisiert. Sie fokussiert nur ein Teilsystem (Person) des für den Gesamtzusammenhang psychogener Störung relevanten (hierarchisch übergeordneten) psychosozialen (Familien-)Systems, das seinerseits in noch größere systemische Zusammenhänge eingefügt ist. Wenn man bedenkt, daß unsere Medizin und unser gesamtes Gesundheitssystem auf Individuen abgestellt ist, ist klar, daß die Folgen dieser systemischen Orientierung für das Verständnis psychogener Störung bis heute nur sehr unvollkommen übersehen werden können.

2. Kybernetischer Ansatz

Neben Ansätzen, die sich der Familiendynamik mehr oder minder ausgeprägt mittels psychoanalytisch-psychodynamischer Konzeptualisierung zugewandt haben, sind in den letzten beiden Jahrzehnten Forschungsansätze entwickelt und ausgearbeitet worden, die – zum Teil in Abgrenzung von der Psychoanalyse als einer bis dahin vorzugsweise individuumszentrierten Arbeitsrichtung – die Familie als Kommunikationssystem auffassen und untersuchen. Die dazu gehörige Begrifflichkeit ist von der Kybernetik (Informations- und Kommunikationstheorie) und Allgemeinen Systemtheorie abgeleitet. Deutlicher noch als in den mehr oder minder psychoanalytisch beeinflußten Ansätzen wird hier die Synchronizität systemischer Zusammenhänge im Sinne offener hierarchisch organisierter Wechselwirkungs- bzw. Gleichgewichts-Systeme mit bestimmter Regelung (Normierung) artikuliert.

Diese Forschungsrichtung faßt psychogene Störungen als Kommunikationsstörungen auf, d. h. als Störungen der Interaktion innerhalb von Kommunikationssystemen. Anstoß für die Ausarbeitung des systemtheoretischen Konzeptes war das Problem der Kommunikation und Interaktion Schizophrener mit ihren

Familien. Die intensive Untersuchung der eigentümlich widersprüchlichen Kommunikationsweisen von Familien Schizophrener und der systemstabilisierenden Funktion dieser Kommunikationsform hat unser Verständnis schizophrener Phänomene wesentlich vertieft und stellt den bedeutendsten Beitrag neben dem psychoanalytischen zur Klärung des psychogenen (soziogenen) Determinationsanteils schizophrener Störung in jüngster Zeit dar (BATESON et al. 1969; SELVINI-PALAZZOLI et al. 1978; HALEY 1978 a).

Vor allem werden durch diesen Forschungsansatz die Möglichkeiten und Voraussetzungen erfolgversprechender psychotherapeutischer Einflußnahme durchsichtig. Das in diesem Zusammenhang entwickelte Instrumentar, eine spezifische Weiterentwicklung der Kybernetik in Richtung auf eine „Pragmatik der menschlichen Kommunikation" (WATZLAWICK et al. 1969), hat sich sehr bald auch bei der Analyse anderer Erscheinungen erlebnisbedingter Störung, z. B. psychosomatischer und süchtiger Phänomene, außerordentlich bewährt. Diese Forschungen sind ein hervorragendes Beispiel dafür, wie sehr die Güte von Forschungsergebnissen durch Klarheit, Stimmigkeit und Angemessenheit der zugrunde liegenden Konzeption beeinflußt wird. Auch in methodischer Hinsicht ist dieser Ansatz daher von großer Bedeutung. Die Untersuchungen dieser Forschergruppe verweisen alle Vorstellungen einfacher („linearer") Kausalität bezüglich des Verständnisses psychogener Störungen und überhaupt menschlicher Phänomene in den Bereich der Unwissenschaftlichkeit. Wissenschaftliches Denken ist hier wie auch sonst in den wissenschaftlichen Ansprüchen nachkommenden Grundlagendisziplinen der Medizin, ein Denken mit Konzepten funktionaler Wechselbeziehung innerhalb offener hierarchisch gestufter Systeme.

Diese wissenschaftstheoretische Position hat den Vorteil, über Alternativen wie „exogen" oder „endo-(somato-)gen" endgültig hinauszuführen. Denn eine systemtheoretische Orientierung hat, wie schon bemerkt, wegen der Hierarchie-Dimension keine Schwierigkeit, neben erlebnisbedingten Faktoren auch somatische (konstitutionelle, genetische, traumatische, neurologische, biochemische) Determinanten (Subsysteme) vorzusehen und zu integrieren (vgl. bezüglich Schizophrenie CIOMPI 1982; SCHEFLEN 1981; WING 1978). Das ist wohl das wichtigste Ergebnis der im Zusammenhang mit den skizzierten Entwicklungen intensiv in den letzten Jahren wieder aufgenommenen Diskussion über das Verständnis schizophrener Störungen, bei der es letzten Endes wie bei allen diagnostischen und „psychopathologischen" Auseinandersetzungen um Therapiechancen, -möglichkeiten und -aufwendungen geht, aber auch darum, wieviel Komplexität Wissenschaftler (Theoretiker wie Praktiker) kontinuierlich bei ihrer Arbeit im Auge zu behalten willens und imstande sind und wie sie auf diesem Hintergrund Arbeitsteiligkeit (Spezialistik) und Kooperation neu verstehen (vgl. hierzu DÖRNER 1981; REITER u. BECKER 1977).

3. Die Bedeutung der weiteren sozialkulturellen Umgebung
für das Verständnis psychogener Störungen

Die synchrone Perspektive auf die Zusammenhänge, die für Entstehung und Verlauf psychogener Störungen bestimmend sind, hat schon FREUD über die Familie

hinaus auf die „Gesellschaft" und deren „Kultur" blicken lassen. Dieser in den
dreißiger Jahren weiter ausgebaute Ansatz erwies sich besonders in der Verbindung mit ideologiekritischen Aspekten der marxistischen Gesellschaftstheorie als
sehr produktiv zum Verständnis gesellschaftsstruktureller Faktoren, die auf Familien und Einzelne einen die freie Entfaltung jeweils in bestimmter Hinsicht
mehr oder minder stark eingrenzenden („repressiven") Einfluß nehmen. In der
Nachkriegszeit ist dieser psychoanalytisch-sozialwissenschaftliche Ansatz im Zusammenhang mit Bürgerrechts- und Emanzipationsbewegungen, insbesondere
der Studentenbewegung, auf breites Interesse gestoßen (vgl. z. B. Marcuse 1957,
1967; Gente 1970, 1972; Lorenzer 1974; Parin 1978; Dahmer 1973).

Das sozialwissenschaftliche Instrumentar der Analyse institutioneller Faktoren unterschiedlicher Art hat sich in den letzten Jahrzehnten wesentlich verfeinert:
strukturell-funktionale Ansätze aus der Ethnologie und Organisationspsychoso-
ziologie, rollentheoretische Ansätze und sozialpsychologische Forschungsrich-
tungen haben uns instand gesetzt, die verhaltens- und mentalitätskanalisierenden
Aspekte der Institutionen unserer Gesellschaft konkret und scharf zu sehen, d. h.
zu erkennen, wie Einrichtungen und institutionalisierte Regelungen über Rollen-
angebote – teils durch Repression, eher noch durch Verführung, vor allem aber
schon durch die Bereitstellung „üblicher", „normaler" Verfahrensweisen – auf
Personen, ihre Bedürfnisbefriedigung und ihr internes Bewertungssystem steu-
ernd Einfluß nehmen, einen Einfluß, der unterstellbaren „wahren Interessen" der
Menschen oder bestimmter Gruppen von Menschen in vielen Fällen keineswegs
dienlich ist, sondern politischen Grundverhältnissen einer herrschaftlich gespaltenen Gesellschaft entspringt.

Der Gesichtspunkt, wie weit Institutionen den Interessen der in ihnen tätigen
oder der sie benutzenden Menschen in der Art ihrer Organisation und Arbeitsge-
staltung entsprechen, hat nicht nur ein breites öffentliches, sondern auch wissenschaftliches Echo gefunden (Pflanz 1979). Der Blick dafür, daß viele Institutionen, vor allem solche der sozialen und medizinischen Dienstleistung, ihrer dekla-
rierten Zielsetzung durch die Art der Organisation ihrer Arbeit widersprechen,
hat zu einer intensiven kritischen Auseinandersetzung mit diesen Einrichtungen
in verschiedenen Lebensbereichen geführt. Das Verständnis sozialer Faktoren,
die auf Entstehung und Verlauf erlebnisbedingter Störungen „von außen" aktuell
(situativ) oder chronisch (strukturell) Einfluß nehmen, ist durch diese und weitere, z. B. epidemiologische, Forschungen (Pflanz 1979) wesentlich vertieft worden.

Vor allem aber ist die Definition von „psychisch krank" in der Psychiatrie und
Psychopathologie, d. h. seitens der Psychiater, als ein brisanter sozialer Vorgang
der Zuschreibung und Kontrolle identifiziert und analysiert worden. Psychia-
trisch-psychopathologische Kritik (besonders Szasz 1978, 1982), mannigfaltige
sozialpsychologische Forschungen (zusammenfassend Keupp 1972, 1974) und so-
zialhistorische Studien (Foucault 1969; Dörner 1975; Castel 1983; Deleuze u.
Guattari 1974) sind den sozialen Prozessen nachgegangen, die die Einstellung
der bürgerlichen Gesellschaft zu und ihren Umgang mit seelischer „Krankheit"
als auffälligem (abweichendem) Verhalten zum Ausdruck bringen und ihren Niederschlag in der psychopathologischen Begriffsbildung und dem psychiatrischen
Procedere finden.

Durch mannigfaltige sich ergänzende Forschungsansätze gesellschaftsstruktureller oder prozessualer Art sind diese Zusammenhänge in den letzten Jahren durchsichtig geworden. Sie haben zu einer Problematisierung des medizinischen Modells der Auffassung seelischer Krankheit als einer organischen Störung des Individuums geführt, indem nachgewiesen wurde, daß dies organismisch-individualistische Modell genau diesen gesamten sozialen Zusammenhang und seine angemessene sozialwissenschaftliche Reflexion ausblendet und damit zu kritikloser Exekution gesellschaftlicher Aufträge an die Psychiatrie verführt.

Besonders stark werden strukturelle gesellschaftliche Interessen tangiert, wenn die strikte Unterscheidung von seelischer „Gesundheit" und „Krankheit" in Frage gestellt wird. Denn eine Änderung der Definition dessen, was eine seelische Störung von Krankheitswert sei, hat gesundheitspolitisch massive ökonomische Konsequenzen. Das traditionelle medizinische Modell ist an einer solchen strikten Unterscheidung und damit engen Definition seelischer „Krankheit" stark interessiert. Im Zusammenhang mit den gesellschaftlichen Prozessen, in denen sich wachsendes Bewußtsein für psychosoziale Lebenszusammenhänge und ihre günstige oder ungünstige Auswirkung im Befinden und Sichverhalten der einzelnen Menschen artikuliert, hat sich das Selbstverständnis der Menschen hinsichtlich seelischer „Gesundheit" und „Krankheit" in gewissen Bereichen der Gesellschaft wesentlich verändert. Manche potentielle Patienten sind ihren potentiellen Therapeuten hinsichtlich Sensibilität für gesundheitsrelevante gesellschaftliche Zusammenhänge weit überlegen und nicht mehr bereit, sich dem traditionellen medizinischen Modell und seinen Repräsentanten kritiklos zu unterwerfen.

H. E. RICHTER hat darauf hingewiesen, daß sich in der Praxis psychoanalytischer Therapeuten neue Klienten häufen, die sich „einerseits wie bisher als Träger eines persönlichen Defektes, andererseits als Glied eines defekten Kommunikationssystems" sehen. Sie verstehen sich „primär als Mitglieder eines sozialen Zusammenhanges, und so beziehen sie ihr psychisches Leiden auch unmittelbar auf die Struktur und die Dynamik dieses sozialen Zusammenhanges" (1972, S. 29).

Diese Klientel ist sich der Abhängigkeit ihres Erlebens, Sichbefindens und Sichverhaltens von den gesellschaftlichen Zusammenhängen, in denen sie lebt, voll bewußt. Sie fühlt sich im Bereich der Arbeit und gegenüber den Behörden bürokratischer Regelungen, aber auch Gruppenprozessen weitgehend ausgeliefert, erlebt familiale Interdependenz intensiv und beobachtet schmerzlich, daß ähnliche Prozesse auch in den Initiativgruppen auftreten, in denen sie sich engagiert. „Unbewußte Hörigkeit" schreibt RICHTER „ist kein Sonderfall, sondern ein Merkmal des durchschnittlichen Menschen" (1976, S. 78). Die Mitarbeit in Initiativgruppen hat RICHTERS Blick für die Überschätzung, Überforderung und Isolation der Menschen geschärft, die in der Gesellschaft und in der Wissenschaft vom Anspruch des fiktiven Begriffs „autonomes Individuum" ausgehen (RICHTER 1972, 1974, 1976, 1979). Die historische Singularität dieses Begriffs wird allerdings erst dann voll deutlich, wenn man andere mögliche Gestaltungen des Ich (innerhalb anderer Kulturen) damit vergleicht, z. B. das von PARIN u. MORGENTHALER beschriebene „Gruppen-Ich" (PARIN 1978). Indem sich RICHTER aktiv an Initiativgruppenarbeit beteiligt, sich in den letzten Jahren stark in der Friedensbewegung engagiert, zugleich diese Entwicklung reflektiert, partizipiert er an gesellschaftlichen Reflexionsprozessen, die die wissenschaftlichen Studien der Psychologie, Psychopathologie, Psychoanalyse und Psychotherapie zu überholen drohen.

Während sich die Wissenschaft schwer tut, gesundes wie gestörtes Erleben von Menschen in einen kohärenten umfassenden Verständnisrahmen (Kontext) zu stellen, der weit genug ist, um all den Faktoren differenziert Rechnung zu tragen, die auf das Erleben der Menschen Einfluß haben, werden sich die Menschen ihrer Abhängigkeit von weltweiten gesellschaftlichen Prozessen hinsichtlich Lebenschancen, Gesundheit und Krankheit immer mehr bewußt. Allerdings bedeutet dies Bewußtsein noch nicht Durchsichtigkeit der so klar als bedrohlich erlebten weltweiten gesellschaftlichen Komplexität. Ob die Bewältigung dieser Komplexität in den Diskussions- und Aktionsformen gelingen wird, in denen sich das wachsende Bewußtsein der Problematik gegenwärtig niederschlägt, scheint sehr fraglich. Dazu bedürfte es geistiger Anstrengungen, zu denen bisher nur wenige in der Lage und bereit sind. Es bedürfte einer gemeinsamen Grundorientierung an einem Konzept, das die Wechselbeziehungen zwischen der unbelebten Natur, der nichtmenschlichen belebten Natur, den Gesellschaften und den in ihnen lebenden Menschen angemessen artikuliert. BATESON hat dazu in zwei Büchern (1981, 1982) entscheidende Anregungen gegeben.

Er entwickelt eine „Ökologie des Geistes", die „Geist und Natur", alle beteiligten wissenschaftlichen Disziplinen, in einem von der Informationstheorie und Kybernetik geprägten morphologischen Ansatz zu umgreifen sucht. Er setzt dies geistige Instrumentar zur Bewältigung der Komplexität, mit der und in der wir leben, ein und weist damit einen Weg, der über die Beschränktheit der Sicht der einzelnen beteiligten wissenschaftlichen Ansätze hinweg zu ihrer Integration führt. Allerdings ist diese Integration nicht nur auf dem Niveau der Philosophie und Wissenschaftstheorie, d. h. in den Köpfen weniger, zu vollziehen; sie bedarf, um wirksam zu werden, der Aneignung und Ausarbeitung in den Köpfen vieler.

Und darin liegt ein bisher nicht gelöstes Problem, das sich hier im Bereich des Verstehens zeigt: Die Aufgabe, erlebnisbedingte (psychogene) seelische Störungen angemessen, d. h. in ihrer vollen weiten Bezüglichkeit, zu verstehen, zieht weiteste Kreise, führt voll und ganz in die Komplexität unseres Lebens hinein. Sie fordert einen geistigen Aufwand, der sich mit der uns vertrauten und von uns praktizierten Arbeitsteiligkeit (Spezialistik) der beruflichen Tätigkeit, der wissenschaftlichen Orientierung und Forschung, der Ausbildung und Weiterbildung nicht verträgt. Fast archaische Primitivität in der Verfolgung beschränkter Perspektiven verhindert einen angemessenen Umgang mit der uns bestimmenden Komplexität (DÖRNER 1981). Viele Psychiater und Psychotherapeuten schaffen es ja heute noch nicht einmal, sich von einem Patienten soweit emotional zu lösen, daß sie die zugehörige Familie als System zu erfassen vermögen, geschweige denn ihre Position und die ihrer Patienten in der institutionell strukturierten Gesellschaft. Sie verfangen sich in Alternativen wie „Pharmakotherapie oder Psychotherapie", „Endogenität oder Exogenität". So haben trotz des hohen Standes komplexer wissenschaftlicher Forschungsreflexion (REITER u. BECKER 1977) in der Praxis längst überholte begrenzte Perspektiven immer wieder die Chance, neue Anhänger zu finden.

B. Therapie psychogener Störungen

Der Bereich der Therapie psychogener Störungen ist in der letzten Zeit durch das Auftreten neuer Orientierungen, das Sichtbarwerden neuer Möglichkeiten, die Formulierung neuer Anspruchsniveaus und die Infragestellung von bisher Selbstverständlichem gekennzeichnet.

Die entscheidendste Veränderung ist vielleicht, daß die Medizin mit ihrer somatisch-naturwissenschaftlich-technischen Orientierung und Legitimation ihre unbestrittene Autorität im Bereich der Therapie psychogener Störungen verloren hat. Für die Medizin war und ist dieser Bereich ein peripheres Aufgabengebiet (s. dazu Abschn. B.V.). Wie weit es sich hier überhaupt um ernstzunehmende „Krankheiten" handelt, war und ist vielleicht auch heute noch mancherorts umstritten. Viele Ärzte haben daher bis heute die Tendenz, bei diesen Störungen mit mehr oder minder unspezifischen Techniken der Entspannung und Übung, Beruhigung, Überredung oder des Ratgebens, notfalls aber auch der Reglementierung durchzukommen. In den letzten Jahren hat sich im Zusammenhang mit gesellschaftlichen Veränderungen, die den immer stärkeren Ausbau helfender, beratender und psychotherapeutischer Dienstleistung erforderlich machten, eine wachsende Konkurrenz psychologischer und soziologischer, überhaupt sozialwissenschaftlicher Ansätze der Beratung, Psychotherapie und Sozialtherapie psychogener Störungen entwickelt, die die Medizin, die Psychiatrie, aber auch die Innere Medizin und andere organmedizinische Fächer, immer mehr unter Druck setzen. Die Vorstellung, daß die somatisch-naturwissenschaftlich-technisch orientierte Medizin eine zureichende Basis für das Verständnis von und den Umgang mit psychogenen Störungen darstelle, läßt sich nicht mehr aufrecht erhalten.

Jedenfalls sind sozialwissenschaftlich orientierte Therapiekonzeptionen in den letzten Jahrzehnten unbeschadet berufsrechtlicher und versicherungsrechtlicher Einschränkungen außerhalb, aber auch innerhalb bzw. in Kooperation mit der Medizin entwickelt, erprobt und verbreitet worden. Diese sozialwissenschaftliche Fundierung der Psychotherapie hat zu dem Ergebnis geführt, daß die konzeptuellen und methodischen Ansprüche innerhalb der Psychotherapie als Praxis wesentlich gewachsen sind. An die Stelle globaler normativer Vorstellungen (z. B. in der Psychoanalyse), wie Psychotherapie betrieben werden und was sie erreichen solle, tritt in den letzten Jahren eine immer mehr um Differenzierung bemühte klinische Theorie psychotherapeutischer Praxis (Praxeologie), die von der psychotherapeutischen Beziehung als einem Sozialverhältnis und vom klinischen Entscheidungsraum des Psychotherapeuten ausgeht (FÜRSTENAU 1979; KRAIKER 1980). Für diesen Ansatz ist die vergleichende Psychotherapieforschung von besonderem Interesse, aber auch die Ergebnisse der transkulturellen Ethnopsychiatrie (DEVEREUX 1974, 1984; WULFF 1972a) und die zugehörige wissenschaftstheoretisch-methodologische Grundlagenforschung über das Subjekt-Objekt-Verhältnis in den Verhaltenswissenschaften (DEVEREUX 1973, 1974, 1984), die konstruktiv-konzeptuellen Voraussetzungen von therapeutischem Handeln als Einflußnahme (zusammenfassend FÜRSTENAU 1979). Im Mittelpunkt dieses Ansatzes steht die psychotherapeutische Beziehung als Handlung (Praxis) innerhalb eines soziokulturellen Feldes. Rolle und Funktion des Psychotherapeuten sind auf diesem Hintergrund problematisiert und geklärt worden.

Dieser Ansatz hat in den letzten Jahren zu einer starken Vermannigfaltigung vorgeschlagener und praktizierter psychotherapeutischer Methoden und Techniken geführt, und zwar auf dem Hintergrund des Zugangs zu schwerer gestörten Gruppen von Patienten und kulturell spezifizierten Patientengruppen. Die sozialwissenschaftliche Grundorientierung hatte weiter die Konsequenz, daß dem Behandlungsarrangement als einer kurativ sehr wichtigen Dimension der psychotherapeutischen Beziehung erhöhte Beachtung geschenkt wird, was zur Auflösung mancher schulabhängiger „Selbstverständlichkeiten" bezüglich Behandlungssetting geführt hat. Folgerichtig gehören zu diesem Ansatz schließlich Untersuchungen der Funktion der therapeutischen Institutionen und der Bedeutung der sozio-kulturellen Umgebung für deren Gestaltung, Aufrechterhaltung und Veränderung. Der gesamte sozialwissenschaftliche Ansatz ist jedoch selbst in umfassende gesellschaftlich-kulturelle Bewegungen und Diskussionsprozesse eingebettet, die ihrerseits in Konkurrenz mit der professionellen Psychotherapie die Phänomene psychogener Störung nicht-professionell zu bewältigen suchen („Selbsthilfe"-Bewegung). Darauf kann hier jedoch nur hingewiesen werden (Badura u. von Ferber 1981; Moeller 1978).

I. Problematisierung und Präzisierung der Rolle des Psychotherapeuten

Der wichtigste psychoanalytische Beitrag zur Klärung von Rolle und Funktion des Psychotherapeuten besteht in der Ausarbeitung des psychoanalytischen Konzepts der „Gegenübertragung". In dem Maße, in dem sich das Verständnis der psychoanalytischen Beziehung, des psychoanalytischen Prozesses und der Genese psychogener Störungen in den letzten zwei Jahrzehnten wesentlich vertieft hat, wurde deutlich, daß sich die angemessene Ausübung der psychoanalytischen Funktion seitens des Analytikers nicht mehr nach dem medizinischen Modell des mühelos distanzierten „objektiven" Sachverständigen verstehen läßt, an dem sich noch Freud orientierte. Die persönlichen und fachlichen Voraussetzungen, die dazu besonders im Umgang mit schwereren Störungen erfüllt sein müssen, erwiesen sich als sehr kompliziert und präzisierungsbedürftig. Hinter vielen vermeintlich strukturiert neurotischen Störungen wird nämlich im Laufe des psychoanalytischen Prozesses eine „Grundstörung" (Balint 1973) sichtbar und gegenüber dem Psychoanalytiker übertragungsdynamisch wirksam, die eine entsprechende basale (Gegen-)Übertragungsreaktion auf Seiten des Analytikers unbemerkt auszulösen tendiert [Gegenübertragung im Sinne einer durch den Patienten provozierten (unbewußten) Übertragung des Analytikers auf den Patienten (Racker 1978)]. Die Aufgabe, diese provozierte Übertragung des Analytikers auf den Patienten so weit zu mildern, daß für den Analytiker eine ausdrückliche Wahrnehmung der jeweiligen Gefühle (Ängste) und die professionelle Verarbeitung der Wahrnehmung bis hin zu angemessener Intervention gegenüber dem Patienten möglich wird, erwies sich als ein mehr oder minder ständig aktuelles professionelles Problem, das auch durch die Lehranalyse nicht etwa vollständig vorweg ausgeräumt werden kann. Das führte zur Klärung der Aufgabe des Analytikers: anhand der von ihm möglichst vollständig und klar wahrgenommenen Gegenübertragungsgefühle und -phantasien (trotz ihrer Mitdetermination durch eigene emotionale Probleme) die jeweils aktuelle emotionale Problematik (Übertragung) des Analysanden klar zu erfassen, klinisch-psychoanalytisch in Hinblick auf die ursprüngliche traumatisierende Erlebnisverarbeitungssituation auszuwerten und auf diesem Hintergrund angemessen zu intervenieren (Gegenübertragungswahrnehmung und -auswertung als Methode der Analyse von Übertragung und Widerstand des Analysanden (LANGS 1978; GIOVACCHINI et al. 1975). Diese Radikalisierung des psychoanalytischen Verständnisses der bewußten und unbewußten Interaktion zwischen Analytiker und Analysand und damit auch der psychoanalytischen Auffassung vom Psychoanalytiker macht es möglich, psychoanalytische Prozesse fachlich klar zu beurteilen und das heißt auch: stagnierende bzw. maligne therapeutische Prozesse daraufhin zu untersuchen, welchen Anteil der Psychoanalytiker durch Verharren in der reaktiven Gegenübertragung an Stagnation oder malignem Verlauf hat, d. h. wie weit ein Gegenübertragungsagieren bzw. ein defensiver Pakt zwischen beiden Parteien vorliegt (LANGS 1978; OGDEN 1982; STRUPP et al. 1977). Die gemeinsame Abwehr erwies sich als eine Grenze des therapeutischen Prozesses und der kurativen Möglichkeiten.

Dies ist ein für die Psychiatrie wichtiger Gesichtspunkt, da ja im Bereich der Psychiatrie häufig Therapeuten mit sehr begrenzter psychoanalytischer persönlicher wie fachlicher Vorbildung psychotherapeutisch gerade mit schwer gestörten Gruppen von Patienten arbeiten.

Die Aufklärung emotionaler Verwicklungen zwischen Psychoanalytiker (Psychotherapeuten) und Patienten mittels des (mehrdimensionalen) Gegenübertragungsbegriffs hat häufig – selbst in Psychoanalytikergruppen – übersehen lassen, welche Bedeutung für die Distanzierung (Dezentrierung) des Gegenübertragungserlebens und die anschließende angemessene Auswertung der Gegenübertragungsgefühle und -phantasien kognitiven klinischen Orientierungen über den psychoanalytischen Prozeß, die Eigenart der Störung, die Schichtung der Persönlichkeit, systemische Bezüge und den sozialkulturellen Rahmen zukommt. Neben der persönlich bedingten Gegenübertragungsproblematik gibt es ein professionell bedingtes Gegenübertragungsagieren (bzw. -reagieren) (FÜRSTENAU 1979, S. 50 f.), das mit ungenügender bzw. unangemessener klinischer Erfahrung und Orientierung des betreffenden Therapeuten (Analytikers) zusammenhängt. Wenn z. B. ein analytischer Psychotherapeut oder Psychiater eine Persönlichkeitsstörung als strukturierte neurotische Störung verkennt und entsprechend unangemessen mit ihr umgeht, muß dies nicht an seiner persönlichen „Restneurose" liegen, es kann schlicht auf ein fachliches Informationsdefizit über psychiatrisch relevante Persönlichkeitsstörungen und den Mechanismus der projektiven Identifizierung (OGDEN 1982) zurückgehen. Das heißt: Gefühle und Phantasien können nicht im leeren Raum analysiert werden. Der Psychoanalytiker muß neben seiner Fähigkeit zum Erleben und Verarbeiten von Gefühlen und Phantasien das Gesamt des verfügbaren Wissens und Könnens in dem eben skizzierten Sinn in die psychoanalytische Beziehung einbringen. Wenn man es so versteht, kann man sagen, daß in dem durch die psychoanalytische Beziehung eröffneten psychoanalytischen Raum konstruktiv, nicht nur, wie man früher unter ausschließlichem Blick auf späte Phasen der Persönlichkeitsentwicklung meinte: re-konstruierend, Schritt für Schritt im Zusammenhang mit dem Abbau von aus der Kindheit überkommenen Ängsten, Phantasien und Strukturbildungen eine neue biographische

Sinn-(Bedeutungs-)Struktur von Analytiker und Analysand gemeinsam aufgebaut wird (VIDERMAN 1970; LOCH 1972, S. 66 ff.).

Die besondere Beachtung der mit der frühen Ich-(Selbst-)bildungsphase zusammenhängenden interaktionellen Probleme hat auch dazu geführt, deutlicher als das früher der Fall war, zu sehen, daß die psychoanalytische Beziehung eine artifizielle professionell gestaltete Variante der Eltern-Kind-Beziehung darstellt. (Bekanntlich sprach ja schon FREUD gelegentlich in diesem Zusammenhang von „Nacherziehung"). Das geht schon aus Bedeutung und Funktion von Übertragung und Regression innerhalb des psychoanalytischen Verfahrens hervor und führt, konsequent weitergedacht, zu einem systemisch-interaktionellen Verständnis des Behandlungsarrangements (s. unter B.III.).

Wenn aber die psychotherapeutische Beziehung, wie schon lange im Zusammenhang mit suggestiven Verfahren bekannt, methodisch (mehr oder minder ausdrücklich) auf die Beziehung zwischen Eltern und Kindern zurückgreift, dann müssen Forschungen sehr relevant sein, die der Macht- und Einflußproblematik zwischen Eltern, Kindern und Elternersatzpersonen wie Therapeuten näher nachgehen. Das ist in den kommunikations- und systemtheoretischen Untersuchungen der letzten Jahre geschehen. BATESON et al. (1969), HALEY (1977, 1978 a), SELVINI-PALAZZOLI et al. (1978), WATZLAWICK et al. (1969) und einige andere Forscher haben zum Teil im Anschluß an den Hypnotherapeuten ERICKSON den Macht-(Einfluß-)Aspekt verbaler Kommunikation herausgearbeitet und damit für das Verständnis von Funktion und Methodik des Psychotherapeuten einen wesentlichen Beitrag geleistet.

Sie haben gezeigt, daß die kurativen (verändernden) Chancen der therapeutischen Beziehung einerseits wesentlich davon abhängen, daß der Therapeut die Beziehung definiert und auch während des Prozesses Herr der Situation bleibt (was eigentlich eine Selbstverständlichkeit sein sollte, jedoch eben nicht ist). Andererseits hängen die Veränderungschancen der Psychotherapie davon ab, ob der Therapeut Autorität und Einfluß innerhalb der therapeutischen Beziehung als subtile enge Bezugnahme auf Mentalität, Eigenart und Lebensverhältnisse, d. h. die bewußte Motivation des Patientensystems ausübt. Nur dann hat die Therapie Erfolgschancen, wenn sie sich als Hilfe zu Optimierung der Lebens-, Gesundheits-, Entfaltungsmöglichkeiten des Patienten innerhalb seiner Familie versteht und sich im einzelnen genauestens auf den Patienten und seine Familie einstellt, sich somit deren Eigenart, Mentalität und Lebensregelung für die therapeutische Einflußnahme mehr oder minder verdeckt nutzbar macht (Utilitätsprinzip Ericksons). [Darin liegt ein Hauptunterschied der hypnotherapeutischen Position ERICKSONS gegenüber der älteren, in Deutschland noch sehr verbreiteten suggestivtherapeutischen Auffassung und Praxis (vgl. HALEY 1978 b).]

Die Untersuchungen und Positionen dieser Forschungsgruppe sind für die Psychotherapie deshalb von so großer Bedeutung, weil sie manche Orientierungsprobleme und Unsicherheiten von Psychotherapeuten bezüglich Autoritätsausübung und Interventionsmethodik zu beheben vermögen. Sie stellen eine klare Kritik der aus der Tradition des deutschen Idealismus stammenden Philosophie des zu freier Entscheidung fähigen (autonomen) Individuums dar, die auf der Seite des Therapeuten zu einer liberalen (wenn nicht Laissez-faire-) Position oder „antiautoritären" Einstellung und zu einer klinischen Überschätzung von Einsicht und Eigenverantwortung verführt.

Die dargestellten kommunikations- und systemtheoretischen Positionen relativieren diesen Freiheitsaspekt, indem sie die systemischen Bezüge und Abhängigkeiten auch des freiesten, reifsten und autonomsten Individuums mit zur Geltung bringen, damit (psychoanalytisch häufig übersehene) unbewußte familienbezogene Motive eines Patienten überhaupt erst identifizieren und nachdrücklich vertreten, daß der Umgang mit Patienten je nach ihrem Entwicklungs- bzw. Regressionsstand und der Eigenart ihrer Störung unterschiedlich starke Einflußnahmen seitens des Therapeuten erfordert, wenn therapeutische Ziele auch wirklich erreicht werden sollen. Denn in der Therapie ist die gute Absicht zwar honorig, es zählt jedoch nur der Erfolg.

Die kommunikationstheoretische Analyse der Psychotherapeuten-Patienten-Beziehung hat zugleich plausibel gemacht, weshalb es unbedingt nötig ist, sich ausdrücklich mit Eigenart, Chancen aber auch Risiken dieser Beziehung zu beschäftigen: weshalb psychotherapeutische Ansätze, die diese Beziehung als zu wenig „wissenschaftlich" ursprünglich meinten weitgehend außer Betracht lassen zu können, wie der verhaltenstherapeutische, sich bald nach ihrem Eintritt in das mannigfaltige Reich wirklich klinisch relevanter Störungen gezwungen sahen, ihre Auffassung zu revidieren.

Verschiedene Ansätze: psychoanalytisch-sozialwissenschaftliche, institutionssoziologische und wissenschaftskritische, haben schließlich in den letzten Jahren intensiv die sozialen Abhängigkeiten und Bezüge des Psychotherapeuten untersucht und offengelegt, wie diese neben persönlichen und fachlichen Faktoren als soziale Determinanten über ihn in die psychotherapeutische Beziehung und den psychotherapeutischen Prozeß hineinwirken. Von engeren institutionellen Bindungen aus dem Arbeitsverhältnis (bei in Institutionen tätigen Psychotherapeuten) über die Loyalität zu einer Fachvereinigung und Bindungen berufsrechtlicher Art bis hin zu Verpflichtungen gegenüber Kostenträgern und öffentlich-rechtlichen Instanzen sowie schließlich Folgen der Sozialklassenposition des Psychotherapeuten reichen die dabei identifizierten Faktoren, unter deren Einfluß der Psychotherapeut bei seiner Arbeit steht (STROTZKA 1980).

Wie er mit diesen sozialkulturellen Einflußfaktoren umgeht, wie er die expliziten und impliziten Anforderungen aus diesem weiten Bereich erlebt und wie reflektiert oder unreflektiert er sie beantwortet, davon hängen das Selbstverständnis seiner Tätigkeit, die Eigenart seiner Arbeit und deren Wirkung wesentlich mit ab. Intensität und Art seiner Reflexion auf seine soziale Position und seinen sozialen Ort entscheiden wesentlich mit darüber, ob seine fachlichen Überzeugungen auch hinsichtlich ihrer gesellschaftlich-politischen Implikationen vertretbar sind oder ob sie aus der Position umfassender gesellschaftlich-politischer Reflexion, Information und Orientierung eher als ideologisch bezeichnet werden müssen.

II. Kontaktaufnahme mit dem Patienten und Ernstnehmen seiner Eigenart

Gilt es nicht mehr, genau definierte „Krankheiten" nach bestimmten dafür „indizierten" Methoden zu behandeln, dann ist die erste Aufgabe des Psychotherapeuten, auch mit schwierigen Patienten therapeutischen Kontakt herzustellen, die

nicht von sich aus wie ein strukturierter Neurotiker um Hilfe nachsuchen oder die
nicht wie er ein Problem klar artikulieren. Im Mittelpunkt der psychotherapeutischen Bemühungen der letzten Jahre steht die Umsetzung des oben beschriebenen
neuen tieferen Verständnisses schwerer gestörter Patientengruppen in die Tat anläßlich der Aufgabe, mit solchen Patienten überhaupt Kontakt aufzunehmen,
sich ihnen mit dem Ziel der Realisierung psychotherapeutischer Hilfe zu nähern,
d. h. den Kontakt zu ihnen aktiv herzustellen und ihn dann auch über kritische
Situationen hinweg möglichst aufrechtzuerhalten. Als ein wesentlicher Weg dazu
hat sich eine im Grunde alte ärztliche Maxime erwiesen: den Patienten ernst zu
nehmen hinsichtlich seiner Beschwerden, Klagen, der Eigentümlichkeit seines Erlebens, seiner Mentalität, Lebensart und Lebensumstände – anstatt ihn schnell als
Fall unter eine bekannte Krankheit zu subsummieren und von seinen subjektiven
Beschwerden, seiner „Abwehr" oder seinem „Widerstand" zu seinem (ihm unbewußten bzw. unbekannten) „eigentlichen Problem" vorzustoßen.

Diesem Ernstnehmen der geklagten Beschwerden, dem Sicheinlassen auf die
Erlebensweise des Patienten verdankt die Verhaltenstherapie, die sich in den letzten Jahren intensiv auf klinische Mannigfaltigkeit eingelassen hat, einen guten
Teil ihres klinischen Erfolgs. Insbesondere hat jedoch die kommunikations- und
systemtheoretisch orientierte Psychotherapie mit ihrer schlicht zu formulieren-
den, aber nicht immer leicht zu realisierenden Anweisung, die Symptomatik von
Patienten positiv (im Sinne des Patienten und seines Umfeldes) zu verstehen und
solch positives Verständnis dem Patienten gegenüber vor allem zum Ausdruck zu
bringen, dazu beigetragen, Psychotherapeuten den Weg zur Kontaktaufnahme
mit dem schwierigen Patienten zu weisen und sie instand zu setzen, so mit solchen
Patienten umzugehen, daß eine begründete Chance entsteht, daß sich auch diese
Patienten therapeutischer Einflußnahme öffnen.

Die wachsende Kompetenz von Psychotherapeuten, sich auf Patientengruppen einzustellen, die in unterschiedlicher Richtung stark vom Selbstverständnis
bürgerlicher Normalität und „Autonomie" in ihrem Erleben, Sichverhalten, ihrer
Mentalität und Lebensweise abweichen, hat die Grenze der sogenannten Therapierbarkeit beträchtlich verschoben, leider jedoch nicht voll aufgehoben. Zu
Süchtigen, Dissozialen, narzißtischen und schizoiden Charakteren, aber auch zu
Menschen mit psychotischen oder psychosomatischen Störungen, zu schwer somatisch Kranken und Behinderten, aber auch zu extrem sozial oder politisch Belasteten: Randgruppen, politisch Verfolgten, Gastarbeitern und Minoritätsgrup-
pen verschiedener Art haben Psychotherapeuten, die sich spezifisch informiert
und engagiert haben, Zugang gefunden und damit bewiesen, daß die bezüglich
vieler dieser Gruppen von manchen Psychotherapeuten konstatierte Unzugäng-
lichkeit bzw. Nicht-Therapierbarkeit eine Folge der besonderen (für diese Patientengruppen nicht geeigneten) Umstände ist, mit denen die Annäherung dieser
Therapeuten an diese Patientengruppen ganz selbstverständlich und unbemerkt
für die Therapeuten verbunden ist, d. h. ein professionelles Interaktionsartefakt
darstellt.

Erkennt man, daß Vertrautheit mit der Besonderheit von Mentalität, Milieu
und Subkultur eine wesentliche Voraussetzung erfolgreicher Kontaktaufnahme
in diesen Fällen ist, dann ergibt sich ein weiterer neuer Gesichtspunkt, daß Psychotherapie in bezug auf diese Gruppen möglicher Patienten nicht ausschließlich

als verbale Therapie gestaltet werden kann. Im Zusammenhang mit den hier angesprochenen Erweiterungen des psychotherapeutischen Tätigkeitsfeldes haben Handeln, Gestalten und Erfahren der eigenen Leiblichkeit in mannigfaltigen unterschiedlichen Formen zentrale Bedeutung innerhalb eines – verbale Kommunikation allerdings stets miteinschließenden – therapeutischen Gesamtkonzepts gewonnen. Der Zugang zu Patienten auf diesen Wegen, die bis heute oft nur als Hilfsmethoden der verbalen Psychotherapie angesehen werden, hat sich in vielen Fällen als derjenige erwiesen, durch den überhaupt erst ein intensiver Kontakt mit dem Patienten zustande kam. Zu den schon länger bekannten Verfahren dieser Art sind eine große Mannigfaltigkeit neuer Verfahren hinzugekommen, die von psychologischer Seite entwickelt wurden, weitgehend außerhalb der Psychiatrie betrieben werden, schrittweise jedoch in psychiatrische und psychotherapeutische Institutionen Einlaß finden (PETZOLD 1977, 1982a, b; BECKER 1981; DAMM 1985).

Die klinische Bedeutung dieser aktions-, gestaltungs- oder leibbezogenen Verfahren liegt darin, daß sie viele psychogene Störungen direkt und unmittelbar zur Manifestation bringen, wodurch für die Bearbeitung eine lebensnahe konkrete Situation entsteht. Gegenüber der Unmittelbarkeit des Handelns, Gestaltens und Sich-Leiblich-Erlebens ist die verbale Mitteilung über sich selbst trotz ihrer Verknüpfung mit allen Aspekten der Person eine vermittelte, distanzierte Form der Äußerung. Da psychogene Störung stets mit Desintegration unterschiedlicher Art und unterschiedlichen Ausmaßes verbunden ist, wie uns Suggestivtherapie (Hypnose) wie Psychoanalyse gleichermaßen gelehrt haben, ist in all diesen Fällen die Beziehung der Kognition zum Antriebs- und Handlungsbereich, den Affekten, dem Leiberleben und der Motorik gestört. Es gibt keinen klinischen Grund für die Vorstellung, daß gerade der Zugang über die Kognition (sprachliche Mitteilung) für alle klinisch relevanten Patientengruppen den besten Weg zu therapeutisch günstiger Beeinflussung der personalen Integrationsstörung darstelle.

Eine gewisse Nähe zu den eben behandelten Verfahren zeigt die Verhaltenstherapie, die sich ebenfalls in den letzten Jahren beträchtlich weiterentwickelt hat. Sie hat in dem Maße, in dem sie sich neben Ratten und Studenten auch psychiatrisch Kranken zugewandt hat, zu einer immer intensiveren Auseinandersetzung mit dem (nicht unmittelbar wie Verhalten beobachtbaren) Bereich der Konzepte und Erwartungen, Überzeugungen, Einstellungen, Maximen und sonstigen Ordnungsschemata geführt, die Verhalten steuern und damit Verhaltensstörungen wesentlich mitbestimmen. Auf ihre Art hat die Verhaltenstherapie damit der Domäne der Psychoanalyse (die sie früher so sehr wegen ihrer Unwissenschaftlichkeit verachtet hat) Tribut gezahlt. Aus dieser verhaltenstherapeutischen Forschung sind eine Reihe von auf den kognitiven Bereich im Zusammenhang mit Verhalten direkt gerichteten Therapieverfahren hervorgegangen, die unser therapeutisches Repertoire des konkreten direkten handlungsmäßigen Umgangs mit Patienten durch Aufgabenstellung sehr bereichert haben (GOLDSTEIN 1978; HAUTZINGER 1981; HOFFMANN 1979; JAEGGI 1979; KANFER u. GOLDSTEIN 1977; SCHMIDTCHEN 1978).

In noch stärkerem Maße gilt dies für die kommunikations- und systemtheoretisch fundierten Behandlungsverfahren. Beruhen sie doch therapeutisch auf dem Prinzip, auf einzelne, insbesondere aber Familien so verbal (kognitiv) Einfluß zu nehmen, daß die jeweils intendierte Verhaltensänderung zustande kommt, indem

die das neue Verhalten bisher verhindernde Kognition modifiziert wird, ohne daß
es zu einer (die Verhaltensänderung erschwerenden, wenn nicht überhaupt in Frage stellenden kognitiv determinierten) Widerstandsreaktion des Patienten(systems) kommt. Dies gelingt (wenn es gelingt) durch eine sorgfältige und genaue
Berücksichtigung der Regeln, die das dysfunktionale (gestörte) Verhalten des Patientensystems bisher bestimmen, unter Ausnutzung der Möglichkeit, plausible
(bewußte) Zielsetzungen und Interessen, d. h. Kognitionen, einerseits ausdrücklich zu verstärken, andererseits durch die Art der Verstärkung unbemerkt umzudeuten, neu zu definieren.

Die anregende Bedeutung dieses scharfsinnigen Verfahrens für psychiatrisch
ernster gestörte Patienten besteht darin, daß das klinische Risiko des Steckenblei-
bens im „Widerstand" oder in folgenloser bloßer „Einsicht" bezüglich Hintergründen der eigenen Pathologie (einer Variante von Widerstand) weitmöglichst
vermieden wird. Dies Verfahren hat das Verdienst, daran sehr nachdrücklich
erinnert zu haben, daß nicht Einsicht des Patienten in Hintergründe seiner Störung Sinn und Ziel der Psychotherapie ist, sondern ein gesünderer, reiferer, zu
weiterer Entwicklung fähiger Mensch (bzw. Familie), und daß psychotherapeutische Verfahren nur so weit vertretbar sind, wie sie eine gute Chance haben, dies
Ziel in bezug auf eine bestimmte Klientel auch wirklich zu erreichen. Das leitet
bereits zur Psychoanalyse über.

Die oben skizzierte Vertiefung des psychoanalytischen Verständnisses psychiatrisch relevanter Störungen war und ist mit bedeutenden Veränderungen der
psychoanalytischen Möglichkeiten des Zugangs zu Patienten und des Umgangs
mit ihnen verbunden. Immer deutlicher stellte sich im Laufe der letzten Jahre heraus, daß die klassische Weise des psychoanalytischen Umgangs mit Patienten für
neurotische Störungen konzipiert ist, die sich erstens auf dem strukturellen Hintergrund eines intakten (strukturell normalen) Ich (Selbst) und zweitens relativ
spät, nämlich aus der Konfliktverarbeitung der (spätangesetzten) ödipalen Phase,
entwickeln. Viele Eigentümlichkeiten der psychoanalytischen Beziehung, viele
Erwartungen bezüglich des Analytikers wie des Patienten, lassen sich daraus ableiten, viele Normen und Maximen des Umgangs mit Patienten sind in diesem Zusammenhang plausibel und gültig – aber eben auch *nur* in diesem Zusammenhang. Folgerichtig stellte schon Freud fest, daß Patienten mit Ich-Defekten dieser klassischen psychoanalytischen Therapie gegenüber einen meist unüberwind-
lichen „Widerstand überhaupt" produzieren (vgl. Fürstenau 1979, S. 44 ff.).

In den letzten zwei Jahrzehnten entwickelte die psychoanalytische Forschung
Modelle eines komplexen Umgangs mit Patienten, d. h. manche Analytiker ent-
deckten Variablen (Dimensionen mit unterschiedlichen Werten), wo früher eine
Konstante „selbstverständlich" und die Dimension ganz unbekannt war: z. B.
Anzahl der in die Behandlung einbezogenen Personen auf der Patientenseite, Zielsetzung, Behandlungssetting, zeitliche Gestaltung der Behandlung, Anzahl der an
der Behandlung beteiligten Personen auf der Analytikerseite, Einbeziehung von
Aktion, Gestaltung und Leiberfahrung in die psychoanalytische Behandlungssituation (im Gegensatz zu ausschließlich verbaler Behandlungsgestaltung), dekla-
ratorische Interventionsweisen (neben sinnkommunizierenden). Damit wandelte
sich die ziemlich global-normative und ziemlich idealistische psychoanalytische
Behandlungstheorie in eine auf klinische Unterschiede bezugnehmende recht
komplexe Praxeologie (Fürstenau 1979, 1983).

Das führt konsequent sogar zu einer „neuen Sprache" für die nun primär als Handeln aufgefaßte psychoanalytische Therapie (SCHAFER 1982). Die mit all dem angedeutete Erweiterung des psychoanalytischen Behandlungsparadigmas (FÜRSTENAU 1983) zeugt von der bisher nicht ausgeschöpften Potenz des psychoanalytischen Prinzips: der Dialektik der bewußten und unbewußten Aspekte in der Beziehung zwischen Eltern und Kindern, der Dialektik von innerer Welt und sozialer Welt des Miteinander. So hat die Entwicklung der letzten Jahre viele für selbstverständlich erachtete Normen (Maximen) der psychoanalytischen Tradition in ihrem Geltungsbereich eingeschränkt, d. h. relativiert, und zu einer Erweiterung des psychoanalytischen Verständnisses und des psychoanalytischen Umgangs mit Patienten(systemen) geführt.

III. Das Behandlungssetting als kurativer Faktor

Der sozialwissenschaftliche Ansatz der vergleichenden Psychotherapieforschung der letzten Jahre hat uns das Behandlungssetting (-arrangement) als soziale Struktur sehen gelehrt und sehr dazu beigetragen, im Setting einen wesentlichen kurativen Wirkfaktor der Psychotherapie zu erkennen. Neben, ja schon „vor" dem, was der Psychotherapeut in der jeweiligen Behandlungssituation tut, sagt oder veranlaßt, „arbeitet" das Behandlungssetting als soziale Struktur für – oder gegen die Behandlungsintention. Diese sozialwissenschaftliche Perspektive sieht ein wesentliches Moment der Therapie als Veränderung schon darin, daß der Patient in diese für ihn neue Situation überhaupt eintritt, sich auf sie einläßt, sie akzeptiert und für längere oder kürzere Zeit als ein einzuhaltendes Ritual in sein Leben integriert. Das bedeutet konkret, daß sich das psychosoziale System, in dem der Patient (bzw. die Familie) lebt, durch Aufnahme der Therapie um die Behandlungsbeziehung erweitert. Diese Erweiterung ist ein mehr oder weniger folgenreicher Eingriff in das Patientensystem. Auf dem Hintergrund dieses soziodynamischen Verständnisses hat sich eine Sensibilität für die Bedeutung der Gestaltung des Behandlungsarrangements entwickelt. Die unbefangene Selbstverständlichkeit, mit der manche psychotherapeutische Schulen ohne Berücksichtigung des Systemgesichtspunkts bis heute Standardsettings propagieren und praktizieren, läßt sich unter diesen Umständen wissenschaftlich nicht mehr aufrechterhalten.

Versteht man die Etablierung einer Behandlungsbeziehung mit einem bestimmten Arrangement als Eingriff in ein bestimmtes psychosoziales System, dann wird sofort deutlich, daß das jeweilige Arrangement bestimmte Beziehungsaspekte und damit Themen, „Probleme", (Lebens-)Aufgaben fokussiert, d. h. zu besonderer Manifestation und Bearbeitung bringt, andere eher nur am Rande berührt. So setzen z. B. die Partnertherapie oder Familientherapie unter Einbeziehung von Kindern bzw. Großeltern bestimmte Akzente; aber auch die Einzeltherapie, die zur Beschäftigung mit „sich selbst" und den „inneren" Problemen einlädt.

Hinzu kommt ein zweiter soziodynamischer Gesichtspunkt: Jede psychotherapeutische Beziehung stellt eine artifizielle (professionelle) Variante der Eltern-Kind-Beziehung dar und aktualisiert diesbezügliche Regression und Übertragung (fixierte Verarbeitungen von Eltern-Kind-Erlebnissen). Das haben Suggestivtherapie wie Psychoanalyse gleichermaßen gezeigt. Insofern bringt jedes psychotherapeutische Beziehungsarrangement konflikthafte (innere wie äußere) Elternbindung, verbliebene Kindlichkeit zur Manifestation zwecks Bearbeitung. Mit diesem Bindungsaspekt hängen nun die klinischen Risiken insbesondere langfristiger Settings zusammen: Die Wirkungen der Einführung eines Elternrepräsentanten in das bestehende Beziehungssystem des Patienten durch das Setting können stärker sein als die gegenläufigen therapeutischen Anstrengungen, die Elternbindung durch verbale Intervention aufzuarbeiten, d. h. aufzulösen. Darin besteht systemdynamisch das klinische Mißlingensrisiko aller langfristigen psychotherapeutischen Arrangements, insbesondere jedoch des einzelpsychotherapeutischen. Indikationsentscheidungen ohne Berücksichtigung und d. h. Abklärung der erwartbaren systemdynamischen Rückwirkungen des erwogenen Behandlungsarrangements werden künftig deshalb als leichtfertig angesehen werden müssen.

Wiederum läuft der sozialwissenschaftlich begründete Fortschritt des Verständnisses auf eine Problematisierung der Vorbildfunktion der Organmedizin für die Psychotherapie hinaus, diesmal bezüglich der langfristigen Einzelpsychotherapie als „Methode der Wahl".

In dem Maße, in dem in der Psychotherapie der letzten Zeit eine Mannigfaltigkeit unterschiedlicher Behandlungsarrangements entwickelt wurde, tritt die akzentuierende Besonderheit, aber auch Beschränktheit jedes einzelnen Settings klarer hervor. Dies gilt natürlich auch für die im vorigen Abschnitt bereits besprochenen unterschiedlichen Zugangsweisen neben dem verbalen.

Das führt zu einem weiteren wichtigen Gesichtspunkt aus den Erfahrungen der letzten Jahre: Die Vorstellung, daß sich die gesamte psychogene Problematik eines bestimmten Patienten in einer einzigen Behandlung in einem einzigen Setting mit einem einzigen Therapeuten in der Regel und im wesentlichen erschöpfend aufarbeiten lasse, muß angesichts der klinischen Erfahrung aufgegeben werden, daß psychotherapeutische Beratung und Behandlung eher einem fraktionierten, seriellen, sequentiellen Muster entsprechen. Behandlungen in unterschiedlichen Settings folgen häufig aufeinander: Psychoanalyse, analytische Gruppentherapie oder: Krisenintervention, kurzfristige Beratungen, mittelfristige Behandlung, auch einmal eine längerfristige Therapie.

Dies hängt offensichtlich damit zusammen, daß neue Lebenslagen im Sinne des oben (Abschn. A.II.1.) skizzierten dynamischen Familienpositionsmodells Beschwerden aktualisieren, Krisen provozieren oder auch Beschwerden und damit auch Behandlungsmotivationen abklingen lassen, zu Überwindung von persönlichen Schwierigkeiten führen. In vielen Fällen suchen Klienten Hilfe in bestimmten Situationen für die Bewältigung bestimmter Lebensaufgaben oder Beschwerden, d. h. mit einem begrenzten Ziel, und suchen später in einer neuen Situation erneut um begrenzte Hilfe nach. Nur ein Teil der möglichen Klientel ist an langfristiger Behandlung interessiert. Schon vor 30 Jahren hat GLOVER (1955) registriert, daß viele Psychoanalysen nicht lege artis im Sinne einer idealistisch-normativen Theorie abgeschlossen werden.

Damit gewinnen Beratungen, Kriseninterventionen, kurz- und mittelfristige Behandlungsangebote besondere Bedeutung und fordern von der psychotherapeutischen Forschung entsprechende Beachtung (vgl. z.B. BELLAK u. SMALL 1972; STROTZKA 1978). Viele neuere Behandlungsverfahren sind von vornherein eher als kurz- bzw. mittelfristige angelegt; auch innerhalb der Psychoanalyse sind solche Verfahren in den letzten beiden Jahrzehnten konzipiert und erprobt worden.

Die Entwicklung vom Standardsetting zu einer beträchtlichen Differenzierung unterschiedlicher psychotherapeutischer Arrangements mit je verschiedener Akzentuierung hat dazu geführt, daß jetzt häufig mehrere Therapeuten mit einem bestimmten Patienten bzw. einer bestimmten Familie arbeiten. Organmediziner und Psychotherapeuten oder Stationsarzt, Gruppenpsychotherapeut, verschiedene Spezialtherapeuten und Pflegepersonal, d. h. ein ganzes Stationsteam sind an der Behandlung bestimmter Patienten beteiligt (Psychotherapiekombinationen bzw. komplexe Therapie; vgl. FÜRSTENAU 1979, S. 126 ff.; HELMCHEN et al. 1982 a, S. 349; JANSSEN 1979; VON UEXKÜLL 1981). Damit sind an die Kooperationsfähigkeit der Therapeuten große, häufig nicht angemessen bewältigte Anforderungen gestellt. Ohne ein umfassendes differenziertes gemeinsames Behandlungskonzept kann diese Kooperation nicht gelingen, und gerade dies fehlt vielerorts.

IV. Interventionstechniken und ihre konzeptuell-strategische Einbettung

Die Vertiefung unseres Verständnisses für unterschiedlichste Formen psychogener Störung, d. h. verschiedenste Gruppen von Patienten mit erlebnisbedingten Schwierigkeiten, hat in den letzten Jahren zu einer großen Mannigfaltigkeit vorgeschlagener und praktizierter Behandlungsverfahren geführt, für die häufig ganz bestimmte in ihren Grundgedanken einfach zu beschreibende Techniken charakteristisch sind. Diese Techniken üben auf Therapeuten häufig große Faszination aus. Diese Faszination führt zu der Versuchung, die betreffende Technik als eine Standardtechnik zu verstehen und zu gebrauchen – ohne genügende Reflexion auf die gesamte Konzeption, innerhalb derer die Technik von ihren Urhebern entwickelt und erprobt wurde. Damit entfällt dann die Möglichkeit, eine spezifische enge Indikation mit maximaler Wirkungschance zu stellen. Allerdings haben manche der in den letzten Jahren aufgekommenen und verbreiteten Techniken keine konzeptuell-strategische Einbettung, sondern sind Ad-hoc-Entwicklungen aus den spezifischen Vorlieben ihrer Kreatoren. Wird ein Verfahren ohne konzeptuellen Hintergrund propagiert und verbreitet, liegt die Vermutung nahe, daß es höchstens für leichte neurotische Störungen gedacht und geeignet ist, die häufig ebenso gut oder besser durch ein bereits länger erprobtes Verfahren zu behandeln sind. Jedenfalls setzt die Verwendung psychotherapeutischer Techniken wie z. B. der des katathymen Bilderlebens voraus, daß der Anwender über eine umfassende klinische Orientierung, z. B. anhand der psychoanalytischen Praxeologie, verfügt, aus der heraus er die Indiziertheit der betreffenden Technik für die betreffende Behandlungssituation sicher und richtig einzuschätzen versteht (FÜRSTENAU 1985).

An der Frage, wie reflektiert Psychotherapietechniken eingesetzt werden, entscheidet sich der klinische Standard der psychotherapeutischen Praxis zu einem guten Teil. Der heutige Stand des Verstehens psychogener Störungen und der Grad der Ausarbeitung klinisch umfassender differenzierter Behandlungskonzeptionen ermöglichen einen hohen Standard psychotherapeutischer Praxis, sofern die zugängliche klinische Erfahrung differenziert zur Kenntnis genommen und persönlich angeeignet wird.

V. Institutionalisierung der Behandlung psychogener Störungen

Auf dem Hintergrund der oben (Abschn. A.II.3.) geschilderten Entwicklung der Sensibilität für institutionelle, letztlich gesellschaftliche Zusammenhänge haben die mit der Institutionalisierung der Therapie psychogener Störungen zusammenhängenden Fragen in den letzten Jahren bei uns erhöhte Beachtung gefunden. Der Bedarf an Hilfe, Beratung und Psychotherapie wurde öffentlich diskutiert und führte zum Ausbau helfender, beratender, behandelnder Dienste und Einrichtungen, allerdings regional und auch sonst sehr unterschiedlich. Die Ausbildung für soziale, sozialpädagogische, psychologische und therapeutische Berufe wurde durch Grundorientierungen und -informationen bezüglich psychosozialer Zusammenhänge und psychologisch-beratenden Umgangs mit einzelnen Klienten, Gruppen und Familien erweitert. Auch in die Ärzteausbildung wurden neue – weitere – „Fächer" eingeführt; in der ärztlichen Weiterbildung stehen jetzt zwei Bereichsbezeichnungen („Psychotherapie" und „Psychoanalyse") zur Verfügung.

Das öffentliche Interesse am Stand der psychiatrischen und psychotherapeutisch-psychosomatischen Versorgung der Bevölkerung führte Anfang der siebziger Jahre zum Auftrag an die Bundesregierung, eine diesbezügliche Bestandsaufnahme und Reformvorschläge zu veranlassen. Dies war der Anstoß zur Erarbeitung des umfassenden Berichtes über die Lage der Psychiatrie und der psychotherapeutisch/psychosomatischen Versorgung der Bevölkerung (1975), der gemeinsamen Leistung einer größeren Anzahl engagierter Fachkräfte aus den verschiedenen beteiligten Berufen.

Der Bericht fordert eine größere Differenzierung im Bereich der psychiatrisch-psychotherapeutischen Dienstleistung, fachliche und organisatorische Reformen und planmäßigen Ausbau der notwendigen Einrichtungen. Die Enquête steht jedoch nicht so sehr am Anfang einer Phase des Ausbaus psychiatrisch-psychotherapeutischer Dienste, sondern fast schon am Ende eines solchen Expansionsprozesses.

Im ambulanten Beratungsbereich konnten die Erziehungsberatungsstellen der Ausweitung der fachlichen Perspektive wegen ihrer inneren Gestaltungsfreiheit (im Rahmen der durch den jeweiligen Träger gesetzten Grenzen) am ehesten nachkommen. In speziellen ambulanten Bereichen wie der Drogenberatung, der Rehabilitationsarbeit im Justizvollzugswesen, der Studentenberatung und Schwangerenberatung wurde die politische Brisanz der entsprechenden Arbeit im Hin und Her von öffentlicher Förderung, Ausbau, Restriktion, Behinderung bis hin zur Schließung eklatant deutlich (vgl. z. B. Spazier u. Bopp 1975). Die Institutionalisierung der analytischen bzw. tiefenpsychologisch fundierten Psychotherapie innerhalb der gesetzlichen Krankenversicherung (unter dem Einfluß der Rechtsprechung) mittels eines singulären Begutachtungs- und Genehmigungsverfahrens versucht, die diesbezüglichen Kosten in Grenzen zu halten. Dem gleichen Zweck dient das suggestive Verfahren, Begrenzungen des Leistungsumfangs durch Formulierung von „Regel-"Erwartungen über die Dauer einer ausreichenden Behandlung zu erreichen. Die Bereitschaft der Ärzte, sich im Einzelfall für eine längere notwendige und angemessene Behandlung einzusetzen, wird damit sehr gedämpft, und die Chance der Patienten, von ihren Ärzten über die Leistungspflicht ihrer Krankenkasse richtig und klar informiert zu werden, ebenfalls.

Dabei machen die genehmigungspflichtigen psychotherapeutischen Leistungen nach einer verdienstvollen Erhebung von Faber (1984) häufigkeitsmäßig nur 7% (!) der gesamten Leistungen aus, die in den letzten Jahren im ambulanten Bereich von Kassenärzten für Psychotherapie geltend gemacht wurden.

Die Institutionalisierung der analytischen Psychotherapie ist mit fachlicher Unflexibilität und Rückständigkeit erkauft und erfüllt ihren Zweck, jedem Versicherten zu der nach heutigem Erfahrungsstand angemessenen und noch dazu wirtschaftlichen Behandlung zu verhelfen, nicht: Weder mindestens 50 minütige Sitzungen noch die Alternative „Einzel- oder Gruppentherapie" sind für bestimmte Patientenkategorien angemessen, denen psychoanalytische Verfahren helfen könnten und die auf eine Psychotherapie Anspruch haben.

Unter all diesen Umständen ist es verständlich, daß manche Psychoanalytiker mit diesem Verfahren zunehmend unzufrieden sind, es für adaptiv in einem schlechten Sinne halten und die psychoanalytische Beziehung am liebsten ganz von Krankenbehandlung abgegrenzt wissen wollen (Lohmann 1983, 1984; vgl. aber auch Cremerius 1981).

Vor- und Nachteile ambulanter psychologischer Beratung, die nur unter den unmittelbar Beteiligten vertraglich ausgehandelt wird, sind an den Verhältnissen ablesbar, die im Bereich der hauptsächlich von Psychologen außerhalb kassenärztlicher Regelungen in freier Praxis angebotenen und durchgeführten Beratungen herrschen. Die Nachteile dieses atomistischen Marktes sind evident, die Vorteile werden heute meistens übersehen und wohl erst deutlich im historischen Rückblick erkennbar werden, wenn öffentlich-rechtliche Regelungen früher oder später auch diesen Dienstleistungssektor erfaßt haben.

Für die Situation des psychotherapeutischen Umgangs mit psychogenen Störungen innerhalb der kassenärztlichen Versorgung überhaupt ist bemerkenswert, daß der Häufigkeitsanteil aller psychotherapeutischen Leistungen innerhalb des Gesamts abgerechneter ambulanter kassenärztlicher Leistungen 1982/83 weit unter 1% lag! Faber schreibt dazu: „Der Anteil psychodiagnostischer und psychotherapeutischer Interventionen in der medizinischen Versorgung ist mit 0,56% der gesamten Frequenz aller kassenärztlichen Leistungen so gering, daß man auf eine halbseitige Lähmung unseres Gesundheitssystems und der medizinischen Wissenschaft schließen muß" (Faber 1984, S. 3652).

Im Bereich der stationären Behandlung psychogener Störungen zeigt sich ein beträchtlicher Unterschied zwischen psychosomatisch-psychotherapeutischen Kliniken und psychiatrischen.

Die psychosomatisch-psychotherapeutischen Kliniken, die meistens ursprünglich eher Neurosenkliniken als psychosomatische waren, haben sich den methodischen Fragen des erfolgreichen Umgangs mit schwerer gestörten Patientengruppen (Psychosomatosen, psychosenahen Persönlichkeitsstörungen, diffusen Angstzuständen, Abhängigkeitshaltungen) intensiv zugewandt. Janssen (1983) stellt in der Bundesrepublik in diesem Feld eine Entwicklung von pragmatisch orientierter Anwendung psychotherapeutischer Verfahren mit Übernahme ambulanter Behandlungsmodelle in den stationären Bereich über bipolare Modelle (die einen stationären Lebensraum und einen psychotherapeutischen Raum unterscheiden) zu integrativen gruppentherapeutischen Modellen fest, innerhalb deren die Therapie als Behandlung der Patientengruppe durch die Therapeutengruppe im Sinne einer dynamischen Einheit verstanden wird (vgl. hierzu ferner BEESE 1978; HEIGL u. NEUN 1981; HILPERT et al. 1981; VON UEXKÜLL 1981).

Was in diesem Bereich weitgehend noch aussteht, ist die methodische Berücksichtigung systemischer (familiendynamischer) Gesichtspunkte.

Schwieriger ist – aus vielerlei Gründen – die Lage im Bereich der stationären Psychiatrie (HELMCHEN et al. 1982a, b). Auf die gesellschaftlichen Aspekte institutioneller Psychiatrie ist oben (Abschn. A.II.3.) bereits hingewiesen worden, ebenso auf einen gewissen Reformtrend, der insbesondere organisatorische Faktoren betrifft.

Zu einer konsequenten sozialpsychiatrischen Perspektive ist es in der Bundesrepublik bisher nicht gekommen. „Nicht zustande kommt eine eigenständige sozialpsychiatrische Perspektive, die weder Sozialhygiene, noch Fürsorge, noch Klinik, noch Rehabilitation allein anvisiert, sondern diesen und anderen Teil-Aspekten ihren Platz und ihre Vordringlichkeit erst einräumt aus der Einsicht, wie ökonomische, soziale, administrative sowie kulturell-normative Prozesse durch die Institutionen hindurch – hier wären vor allem Familie und Arbeitsplatz zu nennen – pathogene Wirkungen entfalten können. Erst eine solche sozialpsychiatrische Perspektive würde den Teilbereichen sinnvolle Arbeitsziele und -methoden zuordnen können und ihren Wirkungskreis nach objektiv vernünftigen Gesichtspunkten eingrenzen. Die Freilegung eines solchen sozialpsychiatrischen Feldes würde allerdings den Rahmen der Medizin sprengen und neben fachbezogenen Entscheidungen auch politische Optionen nötig machen" schrieb WULFF 1972 (S. 142f.). Aber das gilt auch noch heute: „Was bei uns fehlt, ist die politische Durchsetzung und die konkrete Bereitschaft der Aufnahme der psychisch Kranken in den normalen Lebens-, Ausbildungs- und Arbeitszusammenhang. ... Hierin scheint mir auch der objektive Grund dafür zu liegen, weshalb die Reformanstrengungen in der Psychiatrie in unserem Lande nicht so sehr auf eine tatsächliche Wiedereingliederung der seelisch Behinderten hinzielen, sondern auf eine zunehmende Perfektionierung des Versorgungssystemes und eine Schaffung von immer mehr und humaneren sozialen Nischen. Dies ist sicherlich ein Fortschritt gegenüber früher. Dieser Fortschritt bringt aber auch Gefahren mit sich. Die erstrittenen Lebenserleichterungen für Behinderte können in Krisensituationen vom Staat, aber auch von den Kommunen wieder rückgängig gemacht werden" (WULFF 1980, S. 253). Auf diesem Hintergrund ist es verständlich, daß es bezüglich des psychotherapeutischen Umgangs mit den Patienten einschließlich des sozio- und milieutherapeutischen in den psychiatrischen Einrichtungen keinen dem heutigen Erkenntnisstand entsprechenden Standard gibt (vgl. HELMCHEN et al. 1982a, b). Stattdessen herrscht eine große Unsicherheit. Schon über den Umfang der psychotherapeutischen Aufgaben besteht wenig Klarheit. Handelt es sich nur um die Verarbeitung des Krankheitserlebens und die Herstellung einer verläßlichen Kooperation bezüglich Medikation, oder gehört das Eingehen auf die Lebensproblematik (die persönliche Vorgeschichte und die aktuelle soziale Situation) mit zu den Aufgaben auch schon der stationären psychiatrischen Behandlung? Soll man sich fast ganz auf die Medikamentenwirkung verlassen, was leicht zu einer gewohnheitsmäßigen Überdosierung und den damit verbundenen klinischen Risiken führt, oder existiert ein Konzept differenzierter Medikation, das auf die psycho-, sozio- und milieutherapeutischen Angebote abgestimmt ist? Gibt es ein unkoordiniertes Nebeneinander verschiedenster psycho-, sozio-, milieutherapeutischer Aktivitäten mit der Gefahr von Konfusions- und Spannungserhöhung bei Patientengruppe wie Personal, ein Experimentieren mit verschiedensten psychotherapeutischen und sonstigen Methoden und Techniken je nach den Vorlieben der betreffenden Mitarbeiter und ihrer zufälligen Vor- und Fortbildung mit den entsprechenden Verständigungs- und Kooperationsschwierigkeiten, oder existiert eine von ärztlicher Leitung, Pflegedienstleitung und Verwaltung gemeinsam vertretene differenzierte umgreifende Konzeption für die Gestaltung des stationären Milieus, die verschiedenen therapeutischen Angebote und Aktivitäten, die Methodik der therapeutischen Arbeit in diesen Sparten und die Kommunikation der Mitarbeiter über ihre Beobachtungen und Erfahrungen mit gemeinsamer Erarbeitung eines Verständnisses für die Geschichte und aktuelle Lebensproblematik eines jeden Patienten? Ist eine dieser Konzeption entsprechende Ausstattung mit fachlich genügend vorgebildetem und mit der Konzeption vertrautem Stammpersonal sichergestellt, geschieht eine entsprechende Personalauswahl seitens der Leitung, und ist die Fort- und Weiterbildung aller Mitarbeitergruppen einschließlich der Einweisung des jeweils neuen Personals auf die therapeutische Gesamtkonzeption abgestimmt und konzentriert?

Daß über alle diese Fragen vielerorts so viel Unklarheit besteht, hängt bekanntlich damit zusammen, daß Psychotherapie in der psychiatrischen Behandlung schwererer Störungen bei uns traditionell so gut wie keine Rolle spielte und daher hinsichtlich Personalausstattung, fachlicher Vorbildung des Personals, Gestaltung des stationären Milieus und Einsatzes von psychotherapeutischen Verfahren noch heute Standards als Ausgangslagen herrschen, die dem heutigen wissenschaftlichen Erkenntnis- und Erfahrungsstand überhaupt nicht entsprechen.

Literatur

Badura B, Ferber C von (Hrsg) (1981) Selbsthilfe und Selbstorganisation im Gesundheitswesen. Oldenbourg, München Wien
Balint M (1973) Therapeutische Aspekte der Regression. Die Theorie der Grundstörung. Rowohlt, Reinbek
Bateson G (1981) Ökologie des Geistes. Anthropologische, psychologische, biologische und epistemologische Perspektiven. Suhrkamp, Frankfurt/M.
Bateson G (1982) Geist und Natur. Eine notwendige Einheit. Suhrkamp, Frankfurt/M.
Bateson G et al. (1969) Schizophrenie und Familie. Beiträge zu einer neuen Theorie. Suhrkamp, Frankfurt/M.
Becker H (1981) Konzentrative Bewegungstherapie. Integrationsversuch von Körperlichkeit und Handeln in den psychoanalytischen Prozeß. Thieme, Stuttgart New York
Beese F (Hrsg) (1978) Stationäre Psychotherapie. Vandenhoeck & Ruprecht, Göttingen Zürich
Bellak L, Small L (1972) Kurzpsychotherapie und Notfallpsychotherapie. Suhrkamp, Frankfurt/M.

Bericht (1975) über die Lage der Psychiatrie in der Bundesrepublik Deutschland – Zur psychiatrischen und psychotherapeutisch-psychosomatischen Versorgung der Bevölkerung – mit
      Anhang. Deutscher Bundestag, 7. Wahlperiode, Drucksachen 7/4200 und 4201. Heger,
      Bonn
Blanck G, Blanck R (1978) Angewandte Ich-Psychologie. Klett-Cotta, Stuttgart
Blanck G, Blanck R (1980) Ich-Psychologie II. Psychoanalytische Entwicklungspsychologie.
      Klett-Cotta, Stuttgart
Boszormenyi-Nagy I, Framo L (Hrsg) (1975) Familientherapie. Theorie und Praxis, Bd I u. II.
      Rowohlt, Reinbek
Castel R (1983) Die psychiatrische Ordnung. Suhrkamp, Frankfurt/M.
Ciompi L (1982) Affektlogik. Über die Struktur der Psyche und ihre Entwicklung. Ein Beitrag
      zur Schizophrenieforschung. Klett-Cotta, Stuttgart
Cremerius J (1981) Die Präsenz des Dritten in der Psychoanalyse. Zur Problematik der Fremdfinanzierung. Psyche (Stuttg) 35:1–41
Dahmer H (1973) Libido und Gesellschaft. Suhrkamp, Frankfurt/M.
Damm S (1985) Eine an Janovs Primärtherapie orientierte neuartige Methode der Gruppentherapie auf psychoanalytischer Grundlage. In: Kutter P (Hrsg) Methoden und Theorien der
      Gruppenpsychotherapie. Psychoanalytische und tiefenpsychologische Perspektiven. Fromann-Holzboog, Stuttgart
Deleuze G, Guattari F (1974) Anti-Ödipus. Kapitalismus und Schizophrenie. Suhrkamp, Frankfurt/M.
Devereux G (1973) Angst und Methode in den Verhaltenswissenschaften. Hanser, München
Devereux G (1974) Normal und Anormal. Aufsätze zur Allgemeinen Ethnopsychiatrie. Suhrkamp, Frankfurt/M.
Devereux G (1984) Ethnopsychoanalyse. Die komplementaristische Methode in den Wissenschaften vom Menschen, 2. Aufl. Suhrkamp, Frankfurt/M.
Dörner D (1981) Über die Schwierigkeiten menschlichen Umgangs mit Komplexität. Psychol
      Rundsch 31:163–179
Dörner K (1975) Bürger und Irre. Fischer, Frankfurt/M.
Erikson EH (1953) Wachstum und Krisen der gesunden Persönlichkeit. Klett, Stuttgart
Faber FR (1984) Ärztliche Psychotherapie in der Praxis. Daten und Thesen. Dtsch Ärztebl
      81:3647–3654
Foucault M (1969) Wahnsinn und Gesellschaft. Eine Geschichte des Wahns im Zeitalter der Vernunft. Suhrkamp, Frankfurt/M.
Fürstenau P (1979) Zur Theorie psychoanalytischer Praxis. Psychoanalytisch-sozialwissenschaftliche Studien. Klett-Cotta, Stuttgart
Fürstenau P (1983) Paradigmawechsel in der Psychoanalyse (angesichts der strukturellen Ich
      Störungen). In: Studt HH (Hrsg) Psychosomatik in Forschung und Praxis. Urban & Schwarzenberg, München
Fürstenau P (1985) Das Katathyme Bilderleben aus der Sicht einer differenzierten psychoanalytischen Behandlungstheorie. Prax Psychother Psychosom 30:80–86
Gedo JE (1979) Beyond interpretation. Toward a revised theory for psychoanalysis. Intern Univ
      Press, New York
Gedo JE (1981) Advances in clinical psychoanalysis. Intern Univ Press, New York
Gente H-P (Hrsg) (1970) Marxismus, Psychoanalyse, Sexpol, Bd I. Fischer, Frankfurt/M.
Gente H-P (Hrsg) (1972) Marxismus, Psychoanalyse, Sexpol, Bd II. Fischer, Frankfurt/M.
Giovacchini PL (ed) (1972) Tactics and techniques in psychoanalytic therapy, vol I. Science
      House, New York
Giovacchini PL et al. (eds) (1975) Tactics and techniques in psychoanalytic therapy, vol II: Countertransference. Aronson, New York
Glover E (1955) The technique of psycho-analysis. Baillière, Tindall & Cox, London
Goldstein AP (1978) Strukturierte Lerntherapie. Ansätze zu einer Psychotherapie der sozial Benachteiligten. Urban & Schwarzenberg, München Wien
Grunberger B (1976) Vom Narzißmus zum Objekt. Suhrkamp, Frankfurt/M.
Guntrip H (1977) Schizoid phenomena, object relations and the self. Hogarth, London
Haley J (1977) Direktive Familientherapie. Strategien für die Lösung von Problemen. Pfeiffer,
      München

Haley J (1978a) Gemeinsamer Nenner Interaktion. Strategien der Psychotherapie. Pfeiffer, München

Haley J (1978b) Die Psychotherapie Milton H. Ericksons. Pfeiffer, München

Hautzinger M (Hrsg) (1981) Kognitive Therapie der Depression. Urban & Schwarzenberg, München Berlin Wien

Heigl F, Neun H (Hrsg) (1981) Psychotherapie im Krankenhaus. Behandlungskonzepte und -methoden in der stationären Psychotherapie. Vandenhoeck & Ruprecht, Göttingen

Helmchen H et al. (1982a) Psychiatrische Psychotherapie. In: Helmchen et al. (Hrsg) Psychotherapie in der Psychiatrie. Springer, Berlin Heidelberg New York

Helmchen H et al. (Hrsg) (1982b) Psychotherapie in der Psychiatrie. Springer, Berlin Heidelberg New York

Hilpert H, Schwarz R, Beese F (Hrsg) (1981) Psychotherapie in der Klinik. Von der therapeutischen Gemeinschaft zur stationären Psychotherapie. Springer, Berlin Heidelberg New York

Hoffman L (1982) Grundlagen der Familientherapie. Konzepte für die Entwicklung von Systemen. Isko, Hamburg

Hoffmann N (Hrsg) (1979) Grundlagen kognitiver Therapie. Theoretische Modelle und praktische Anwendung. Huber, Bern Stuttgart

Jacobson E (1977) Depression. Eine vergleichende Untersuchung normaler, neurotischer und psychotisch-depressiver Zustände. Suhrkamp, Frankfurt/M.

Jacobson E (1978) Das Selbst und die Welt der Objekte. Suhrkamp, Frankfurt/M.

Jaeggi E (1979) Kognitive Verhaltenstherapie. Kritik und Neubestimmung eines aktuellen Konzepts. Beltz, Weinheim Basel

Janssen PL (1979) Zur Identität verschiedener Berufsgruppen in einer stationären psychoanalytischen Therapie. In: Fischle-Carl H (Hrsg) Theorie und Praxis der Psychoanalyse. Bonz, Stuttgart

Janssen PL (1983) Behandlungsmodelle der stationären Psychosomatik und Psychotherapie. Prax Psychother Psychosom 28:95–102

Joraschky P, Köhle K (1979) Maladaptation und Krankheitsmanifestation. Das Streßkonzept in der Psychosomatischen Medizin. In: Uexküll T von (Hrsg) Lehrbuch der Psychosomatischen Medizin. Urban & Schwarzenberg, München Wien Baltimore

Kanfer FH, Goldstein AP (Hrsg) (1977) Möglichkeiten der Verhaltensänderung. Urban & Schwarzenberg, München Wien

Kernberg O (1978) Borderline-Störungen und pathologischer Narzißmus. Suhrkamp, Frankfurt/M.

Kernberg O (1981) Objektbeziehungen und Praxis der Psychoanalyse. Klett-Cotta, Stuttgart

Keupp H (1972) Psychische Störungen als abweichendes Verhalten. Zur Soziogenese psychischer Störungen. Urban & Schwarzenberg, München Berlin Wien

Keupp H (Hrsg) (1974) Verhaltensstörungen und Sozialstruktur. Epidemiologie: Empirie, Theorie, Praxis. Urban & Schwarzenberg, München Berlin Wien

Khan MMR (1977) Selbsterfahrung in der Therapie. Theorie und Praxis. Kindler, München

Kohut H (1973) Narzißmus. Eine Theorie der psychoanalytischen Behandlung narzißtischer Persönlichkeitsstörungen. Suhrkamp, Frankfurt/M.

Kohut H (1979) Die Heilung des Selbst. Suhrkamp, Frankfurt/M.

Kraiker C (1980) Psychoanalyse, Behaviorismus, Handlungstheorie. Theoriekonflikte in der Psychologie. Kindler, München

Langs R (1978) Technique in transition. Aronson, New York London

Loch W (1972) Zur Theorie, Technik und Therapie der Psychoanalyse. Fischer, Frankfurt/M.

Lohmann H-M (Hrsg) (1983) Das Unbehagen in der Psychoanalyse. Eine Streitschrift. Qumran, Frankfurt/M. Paris

Lohmann H-M (Hrsg) (1984) Die Psychoanalyse auf der Couch. Qumran, Frankfurt/M. Paris

Lorenzer A (1974) Die Wahrheit der psychoanalytischen Erkenntnis. Ein historisch-materialistischer Entwurf. Suhrkamp, Frankfurt/M.

Mahler M (1975a) Symbiose und Individuation. Psyche (Stuttg) 29:609–625

Mahler M (1975b) Die Bedeutung des Loslösungs- und Individuationsprozesses für die Beurteilung von Borderline-Phänomenen. Psyche (Stuttg) 29:1078–1095

Marcuse H (1957) Eros und Kultur. Ein philosophischer Beitrag zu Sigmund Freud. Klett, Stuttgart

Marcuse H (1967) Der eindimensionale Mensch. Studien zur Ideologie der fortgeschrittenen Industriegesellschaft. Luchterhand, Neuwied Berlin

Meltzer D (1978) The Kleinian development, Pt I–III. Clunie, Pertshire

Minuchin S (1977) Familien und Familientherapie. Lambertus, Freiburg/Br.

Minuchin S, Fishman HC (1983) Praxis der strukturellen Familientherapie. Strategien und Techniken. Lambertus, Freiburg/Br.

Minuchin S et al. (1981) Psychosomatische Krankheiten in der Familie. Klett-Cotta, Stuttgart

Moeller ML (1978) Selbsthilfegruppen. Rowohlt, Reinbek

Ogden TH (1982) Projective identification and psychotherapeutic technique. Aronson, New York London

Parin P (1978) Der Widerspruch im Subjekt. Ethnopsychoanalytische Studien. Syndikat, Frankfurt/M.

Petzold H (Hrsg) (1977) Psychotherapie und Körperdynamik. Verfahren psychophysischer Bewegungs- und Körpertherapie, 2. Aufl. Junfermann, Paderborn

Petzold H (Hrsg) (1982a) Die neuen Körpertherapien, 3. Aufl. Junfermann, Paderborn

Petzold H (Hrsg) (1982b) Angewandtes Psychodrama in Therapie, Pädagogik und Theater, 3. Aufl. Junfermann, Paderborn

Pflanz M (1979) Medizinsoziologie. In: König R (Hrsg) Handbuch der empirischen Sozialforschung, 2. Aufl. Bd 14. Enke, Stuttgart

Racker H (1978) Übertragung und Gegenübertragung. Studien zur psychoanalytischen Technik. Reinhardt, München Basel

Rad M von (1983) Alexithymie. Empirische Untersuchungen zur Diagnostik und Therapie psychosomatisch Kranker. Springer, Berlin Heidelberg New York

Reiter L, Becker AM (1977) Interdisziplinäre Zusammenarbeit und theoretischer Pluralismus: Programme und Probleme. In: Becker AM, Reiter L (Hrsg) Psychotherapie als Denken und Handeln. Methodenvielfalt und Brücken zu Nachbardisziplinen. Festschrift für Hans Strotzka. Kindler, München

Richter HE (1963) Eltern, Kind und Neurose. Psychoanalyse der kindlichen Rolle. Klett, Stuttgart

Richter HE (1972) Die Gruppe. Hoffnung auf einen neuen Weg, sich selbst und andere zu befreien. Psychoanalyse in Kooperation mit Gruppeninitiativen. Rowohlt, Reinbek

Richter HE (1974) Lernziel Solidarität. Rowohlt, Reinbek

Richter HE (1976) Flüchten oder Standhalten. Rowohlt, Reinbek

Richter HE (1979) Der Gotteskomplex. Rowohlt, Reinbek

Rosenfeld HA (1981) Zur Psychoanalyse psychotischer Zustände. Suhrkamp, Frankfurt/M.

Schafer R (1982) Eine neue Sprache für die Psychoanalyse. Klett-Cotta, Stuttgart

Scheflen AE (1981) Levels of schizophrenia. Brunner/Mazel, New York

Schmidtchen S (1978) Handeln in der Kinderpsychotherapie. Entwicklung und erste Überprüfung einer Theorie des zielgerichteten Therapeuten- und Klientenverhaltens. Kohlhammer, Stuttgart Berlin Köln Mainz

Segal H (1983) Melanie Klein. Eine Einführung in ihr Werk. Fischer, Frankfurt/M.

Selvini-Palazzoli M et al. (1978) Paradoxon und Gegenparadoxon. Ein neues Therapiemodell für die Familie mit schizophrener Störung. Klett-Cotta, Stuttgart

Selvini-Palazzoli M et al. (1984) Hinter den Kulissen der Organisation. Klett-Cotta, Stuttgart

Spazier D, Bopp J (1975) Grenzübergänge. Psychotherapie als kollektive Praxis. Suhrkamp, Frankfurt/M.

Stephanos SF (1979) Das Konzept der «pensée opératoire» und das „psychosomatische Phänomen". In: Uexküll T von (Hrsg) Lehrbuch der Psychosomatischen Medizin. Urban & Schwarzenberg, München Wien Baltimore

Stierlin H (1978) Delegation und Familie. Suhrkamp, Frankfurt/M.

Strotzka H (Hrsg) (1978) Psychotherapie: Grundlagen, Verfahren, Indikationen, 2. Aufl. Urban & Schwarzenberg, München Berlin Wien

Strotzka H (Hrsg) (1980) Der Psychotherapeut im Spannungsfeld der Institutionen. Erfahrungen, Forderungen, Fallbeispiele. Urban & Schwarzenberg, München Wien Baltimore

Strupp HH et al. (1977) Psychotherapy for better or worse. The problem of negative effects. Aronson, New York
Szasz TS (1978) Psychiatrie. Die verschleierte Macht. Fischer, Frankfurt/M.
Szasz TS (1982) Schizophrenie. Das heilige Symbol der Psychiatrie. Fischer, Frankfurt/M.
Uexküll T von (Hrsg) (1981) Integrierte psychosomatische Medizin. Modelle in Praxis und Klinik. Schattauer, Stuttgart New York
Viderman S (1970) La construction de l'espace analytique. Denoël, Paris
Watzlawick P et al. (1969) Menschliche Kommunikation. Formen, Störungen, Paradoxien. Huber, Bern Stuttgart Wien
Wing JK (ed) (1978) Schizophrenia. Towards a new synthesis. Grune & Stratton, New York
Winnicott DW (1974) Reifungsprozesse und fördernde Umwelt. Kindler, München
Winnicott DW (1976) Von der Kinderheilkunde zur Psychoanalyse. Kindler, München
Wirsching M, Stierlin H (1982) Krankheit und Familie. Konzepte, Forschungsergebnisse, Therapie. Klett-Cotta, Stuttgart
Wulff E (1972a) Psychiatrie und Klassengesellschaft. Zur Begriffs- und Sozialkritik der Psychiatrie und Medizin. Athenäum Fischer, Frankfurt/M.
Wulff E (1972b) Kritische Sozialpsychiatrie in der Bundesrepublik. In: Dörner K, Plog U (Hrsg) Sozialpsychiatrie. Psychisches Leiden zwischen Integration und Emanzipation. Luchterhand, Neuwied Berlin
Wulff E (1980) Nachwort. In: Simons T (Hrsg) Absage an die Anstalt. Programm und Realität der demokratischen Psychiatrie in Italien. Campus, Frankfurt/M. New York

Sachverzeichnis

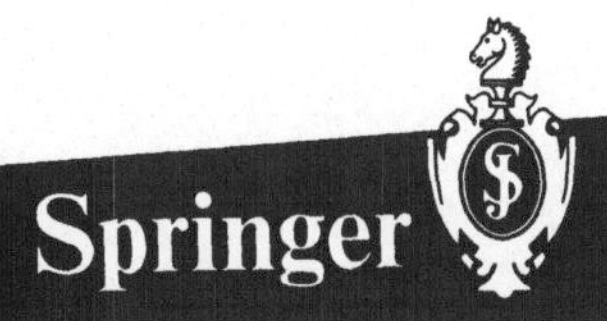
Springer